中医必读经典丛书

古典医籍编辑部 主编

# 医宗金鉴

（上册）

［清］吴谦 等编

张永泰 校注

全国百佳图书出版单位
中国中医药出版社
·北 京·

图书在版编目（CIP）数据

医宗金鉴：上、下册 /（清）吴谦等编；张永泰校注. -- 北京：中国中医药出版社，2024.6
（中医必读经典丛书）
ISBN 978-7-5132-8493-6

Ⅰ. ①医… Ⅱ. ①吴… ②张… Ⅲ. ①中国医药学－清代－总集 Ⅳ. ① R2-52

中国国家版本馆 CIP 数据核字 (2023) 第 196806 号

中国中医药出版社出版
北京经济技术开发区科创十三街 31 号院二区 8 号楼
邮政编码　100176
传真　010-64405721
保定市中画美凯印刷有限公司印刷
各地新华书店经销

开本 880×1230　1/32　印张 59　字数 1748 千字
2024 年 6 月第 1 版　2024 年 6 月第 1 次印刷
书号　ISBN 978－7－5132－8493－6

定价　198.00 元
网址　www.cptcm.com

**服务热线　010-64405510**
**购书热线　010-89535836**
**维权打假　010-64405753**

**微信服务号　zgzyycbs**
**微商城网址　https://kdt.im/LIdUGr**
**官方微博　http://e.weibo.com/cptcm**
**天猫旗舰店网址　https://zgzyycbs.tmall.com**

如有印装质量问题请与本社出版部联系（010-64405510）

# 出版者的话



中医药学是中华民族文化宝库中之瑰宝，是中华民族文化基因的重要组成部分。其源远流长，传千载而不衰，统百世而未坠，发皇古今，历久弥新，熠熠生辉，不仅使中华民族生生不息，更是为人类文明做出了重要贡献。

中医典籍是众多名医先贤智慧的结晶，蕴含着博大精深的医学理论和临证经验。在中医学术传承中，中医典籍发挥了不可替代的关键作用。只有通达谙熟中医典籍，继承前人宝贵的学术成果，才能创新和发展。正如唐代王冰在《黄帝内经素问》序中所云："将升岱岳，非径奚为；欲诣扶桑，无舟莫适。"由此可见，古籍整理是读书治学的重要门径，如果不凭借古籍整理的手段，我们欲"见古人之心"，解中医典籍之秘是非常困难的，学术的传承可能因此而失去依托或发生断裂。鲁迅先生曾一针见血地指出："清代的考据家有人说过'明人好刻古书而古书亡'，因为他们妄行校改。"纵观当今中医古籍图书市场，泥沙俱下，鱼龙混杂。有径改而不出注者，有据明清医家著作而补《黄帝内经素问》而不加注者，有不明句读而乱加标点者……变乱旧式，删改原文，实为刻书而"古书亡"的原因，这是水火兵虫以外古籍之大厄。为正本清源，传承中医文脉，全面提升中医素养和临床诊治疗效，我们在汲取古今中医古籍整理成果的基础上，广泛听取中医名家意见，深入调研，多次论证，充分酝酿，反复甄选，特此整理出版了《中医必读经典丛书》，希冀成为广大中医研习者必备的"经典读本"，使每一位读者朋友读有所本，思有所获，习有所进，学有所成。

本套丛书甄选的书目，多为历代医家所推崇，向被尊为必读经典之圭臬，具有全面的代表性、珍稀的版本价值、极高的学术价值和卓著的临床实用价值。由于中医古籍内容广博，年代久远，版本在漫长的历史流传中散佚、缺残、衍误等为古籍的研究整理带来很大困难。我们的整理原则遵循：忠于原书原貌，不妄加删改，精编精校，严谨求真，逢校有注，勘误有证。力求做到：版本精良，原文准确，校勘无误，注释精当。每书前撰有内容提要、整理说明，简要介绍该书的作者生平、成书背景、版本源流、学术成就、学术特点、指导意义以及整理方法，以启迪研习者的感悟。

纵观古今中医前贤大家，无不是谙熟中医经典，勤于体悟临证，才能成为发皇古义而立新论，发古人之未发而创新说者。回顾每一次对中医古籍的整理过程都是一次知识的叠加与升华。“问渠哪得清如许，为有源头活水来（朱熹《活水亭观书有感》）”，历经长期的积淀与洗礼，中医药学结构和体系更加完整与科学，中医药学发展的信心更加坚定。我们衷心地希望《中医必读经典丛书》的整理出版，能为传承中医经典，弘扬中华传统文化，为中医人才队伍的培养和成长，为中医药事业的创新与发展，为中华文明的积淀发挥积极的推动作用。



中国中医药出版社

二〇二四年五月

# 整理说明

《医宗金鉴》是清代乾隆皇帝诏令、命时任太医院院判吴谦和刘裕铎为总修官，组织清廷精通医学兼通文理的官员、御医70多位共同编修，“分门聚类，删其驳杂，采其精华，发其余蕴，补其未备”，历时三年，编纂而成。乾隆皇帝钦定书名为《医宗金鉴》，并颁行为国家医学教科书，因此，本书是中国医学教育史上影响最大的国家医学教材。全书内容广博，体例严谨，赅括百科，简明实用，既适合教学，又适于临证，正所谓“酌古以准今，芟繁而摘要，古今医学之书，此其集大成矣”。由于需求广泛，政府与商家刻本印刷十分频繁，至今其版本流传已有50余种，平均4～5年即有一次新版本问世。

本次整理原则与方法如下。

1. 本次整理，以人民卫生出版社1957年影印武英殿版为底本，广泛汲取了人民卫生出版社1963年排印本的合理部分进行校订。

2. 整合并调整了原书总目录及各卷分目录，将各卷分目录合并到总目录中，并进行厘正和补充。

3. 原书为繁体字竖排，今改为规范简体字横排，并进行现代标点。

4. 对《订仲景全书》中的《伤寒论注》《金匮要略注》进行了必要的校勘。主要校本为:《伤寒论》《金匮要略》，明赵开美摹宋刻本（简称赵本）;《脉经》，元广勤书堂本;《备急千金要方》（简称《千金要方》)，《千金翼方》，人民卫生出版社影印本;《外台秘要》（简称《外台》)，人民卫生出版社影印本;《金匮玉函经》（简称《玉函》)，人民卫生出版社影印本;《文渊阁四库全书·子部·御纂医宗金鉴》，中国台湾商务印书馆影印本（简称四库本）。

5. 原书中古字、异体字、俗写字原则上予以径改，个别字如“俞”“腧”、“评”“谵”等保留未改。各卷末“音切”内容原则上保持原貌，如有改动，于括号内注明。通假字、避讳字不改，首见撰写校注。

6. 原书中冷僻字，加以注释，注音采用拼音加直音字方法。

7. 药名中传统的古药名如栝蒌、连轺等不改，有属异体字、俗写字如白芨（白及）、蝉退（蝉蜕）、石苇（石韦）、蝟皮（猬皮）、磐蝥（斑蝥）、茵藤（茵陈）、黄檗、黄蘗（黄柏）等按今通行药名改正。原书病证名、方剂名、穴位名以保留原貌为原则。

8. 原书表示内容前后顺序的“右”径改为上。

9. 本书卷十七《正误存疑篇》“字上加□者，删去者也”当改之文，本次整理以括号（ ）标示，以示区别，如“下（不）利呕逆”等。

10. 原书插图精美，数量颇多，在保持原貌的基础上进行摹绘，并以卷次为单元统一编排序号，以便于查阅。

11. 书后附有方剂索引，以便检索和查阅。

张永泰

二〇二四年五月十八日

# 奏疏



太医院院使加光禄寺卿衔臣钱斗保等谨奏：

为钦奉上谕事：乾隆四年十一月十七日，右院判臣王炳、御医臣吴谦奉上谕："尔等衙门该修医书，以正医学。钦此。"臣等闻命之下，曷胜惶惧欣跃。医道废弛，师范不立久矣。皆因医书驳杂，人不知宗。今我皇上圣慈仁心，视民如子，欲其同登寿域，德意之厚，与天无极，此乃万世寿民公事。随会同院使臣钱斗保、左院判臣陈止敬、御医臣刘裕铎，合词恭谢天恩。臣等窃闻上古之医，通天之纪，察地之理，调其运，和其化，使上下合德，皆神圣为之，其道大也如此。周时以冢宰[1]领其职，上保圣躬，下全民命，其任重也如此。至汉而降，医入方技，然习之者，犹非常人，淳于意、张机之属。迨后视医甚轻，习之者仅为一己衣食计，并不存心济世。自好之士，耻与同俦。是以良医代乏，其道日衰，其术失传。今惟我皇上仰体圣祖仁皇帝、世宗宪皇帝圣心未就，下颁修医书之旨。臣等思维，医虽小道，实天下苍生性命所关，非诸末艺之可比也。考医之书，《天元玉册》《本草》《灵枢》《素问》三经，始自伏羲氏、神农氏、轩辕黄帝与臣岐伯等所作也。殷时伊尹著《汤液本草》，战国时扁鹊著《难经》，后汉时张机著《伤寒论》，其书世远，词奥难明，且多编次传写

---

[1] 冢宰：周时官名，为六卿之首，又称太宰。

错讹。自晋而下至今，医书甚夥，不能枚举。虽诸大家多所发明，然亦各自成家。或博而不精，或杂而不一，间有自相牴牾，反足惑人者，皆当改正注释，分别诸家是非。先自张机书起，盖以前之书，皆有法无方。《伤寒论》《金匮要略杂病论》，创立方法格式，始有法有方。诚医宗之正派，启万世之法程，实医门之圣书也。故先改正错讹注释，以利天下时用。臣等请将大内所有医书发出，再命下京省，除书坊现行医书外，有旧医书无板者，新医书未刻者，并家藏秘书，及世传经验良方，著[1]地方官婉谕购买，或借抄录，或本人愿自献者，集送太医院，命官纂修。上自三皇以至我朝，分门聚类，删其驳杂，采其精粹，发其余蕴，补其未备，成书二部。其小而约者，以便初学诵读；其大而博者，以便学成参考。使为师者，必由是而教；为弟子者，必由是而学，则医学昌明，寿民于万万世矣。其纂修照何馆例，书成如何颁给之处，仰候钦定。谨此奏闻。

乾隆四年十二月初二日奏

奉旨：著大学士鄂尔泰酌议具奏。其一应纂修事宜，并著总管考核。钦此。



---

[1] 著：表示命令或嘱咐。

# 奏疏



太保议政大臣大学士三等伯总管医书馆事务臣鄂尔泰谨奏：

为遵旨酌议事：太医院院使钱斗保等，为钦奉上谕纂修医书等因一折，奉旨："著大学士鄂尔泰酌议具奏。其一应纂修事宜，并著总管考核。钦此。"臣查修书各馆旧例，所用纂修官、提调官、收掌官及考取誊录生监，以及供事纸匠，俱酌量人数足用，多寡不等，请旨遵行在案。今蒙皇上特命纂修医书，以正医学。臣谨详加酌议，所修医书，不必另行开馆，即于太医院衙门内，将现在闲房，照例量加修葺，尽可充用。该医院官员到馆办事，亦称近便。其纂修官只需八员，总修官须用二员。御医吴谦、刘裕铎，应令充总修官，仍兼纂修，外其余纂修官八员。应令太医院堂官并吴谦、刘裕铎等，将平日真知灼见、精通医学、兼通文理之人，保举选派。如不足数，再于翰林院及各部院官员内，有通晓医学者，酌量查派。盖因前代医书，词义深奥，诠解不易，而分门别类，考订成书，既欲理明，亦须辞达；既贵详晰，尤须贯串。此医理、文理、分修、总修，四者缺一，必不能成完书，以垂诸久远者也。再院使钱斗保、左院判陈止敬、右院判王炳，俱有本衙门办理事件。且内庭差事，所关重大，难以分任修书之事，请将该馆一切应行事务，令钱斗保等三员照看经理。其收掌官酌用二员，亦令该医院堂官于所属人员内选派。再于该医院效力人等内，选取字画尚好者，以备誊录。如不敷用，照例行文国子监直隶学政，将生监秉公考试，务择字画端楷，咨送本馆，以凭选取。供事酌用四名。纸匠二名，亦照例于内阁取用。其在馆官员人役，月支桌饭、工食银两，俱照八旗志书馆例支领。其应用桌凳、什物、纸张、笔墨等项，照例酌量向各该处咨取。至院使钱斗保等奏折内请将大内所有医书发出，再请敕下直省，除书坊现行医书外，有旧医书无板者，新医书未刻者，并家藏秘书，及世传经验良方，著地方官婉谕购买，或暂借抄录，或本人愿自献者，俱集送太医院等语，应照所奏咨明该部，行文各省督抚，转饬地方官遵照办理可也。臣未敢擅便，谨奏请旨。

于乾隆四年十二月十二日奏

奉旨：医书馆与修书各馆不同该馆纂修等官公费，著照修书各馆例减半支给。余依议。钦此。

# 奏疏



照管医书馆事务和硕和亲王臣弘昼谨奏：为遵旨议奏事：

乾隆五年二月初七日，奉旨太医院设馆纂修医书一事，著臣详细查明，妥议具奏，钦此钦遵。臣谨查得院使钱斗保等，以古今医书甚繁，虽诸大家多所发明，或博而不精，或杂而不一，皆当改正注释，以利天下时用。请将大内所有医书发出，命下京省，令将新旧医书，并家藏秘书，及世传经验良方，集送太医院纂修成书等情。经大学士伯鄂尔泰遵旨议称：纂修医书不必另行开馆，即于太医院闲房内修葺充用。所需总修官二员，应令吴谦、刘裕铎充当，仍兼纂修；外其余纂修官只需八员，收掌官二员。再于该院人员内，选取字画尚好者，以备誊录。仍酌用供事四名、纸匠二名。该馆一切应行事务，令钱斗保等三员照看经理。至官员人役，月支桌饭、工食银两，俱照八旗志书馆例支领。所需桌凳、纸张、笔墨等项，向各处咨取应用。所请大内医书发出，命下京省，将新旧医书，并家藏秘书，及世传经验良方，集送太医院之处，应照所奏施行，等因具奏。奉旨："医书馆与修书各馆不同，该馆纂修等官公费，照修书各馆例减半支给。余依议。钦此钦遵。"臣复详加确查，该院遵旨将纂修事宜、工食、什物等项，咨查各馆，尚未移覆。及行取各省医书之处，亦未咨部通行。其需用人员且未选定，是以至今未曾开馆。臣将未即速办情节，询于钱斗保等。据吴谦词称：以前之书有法无方，惟《伤寒论》《金匮要略杂病论》等书创立，始有法有方。谦于余暇已详加删订，书成八九，稍加增减，即可告竣等语。窃思吴谦既称删订已成八九，兼之大内颁发医书，详加参考。诚如圣谕。纵天下之书，亦未必有过于此者也。请将大内所有医书，及吴谦删订未成之书，一并发与太医院，选择吉期，即行开馆纂修。其应行事宜，俱照原议办理。今既有大内之书，并吴谦未成之书，足可纂修。应将行文各省咨取医书之处，毋庸议等因。

于乾隆五年二月十六日具奏

奉旨：这所奏是馆内事宜，亦著和亲王照看。钦此。

# 表

照管医书馆事务和硕和亲王臣弘昼等，奉敕纂修医书，今已告成。谨奉表恭进者。

伏以帝德播生成易简协阴阳之撰，皇仁大胞与中和阐位育之功。敛箕福以敷民，统寒燠雨旸而廑念❶；辨禹图而正位，合刚柔燥湿以咸宜。体好生之心以为心，五辰顺布；本博济之学以为学，二气均调。荡荡难名，薄海蕴恬熙之化；巍巍莫并，普天蒙乐利之休。臣等诚惶诚恐，稽首顿首上言：窃惟医书肇自《灵》《素》，方药著于汉唐。仓扁以前，禁方每多不传之秘；宋元而后，著述皆属补救之文。乃法立理明，往哲示圆机之妙，而执方废法，后世鲜淹贯之儒。非有明镜以烛其源流，万物何以尽归仁寿？必比玉策以通其表里，群言乃能得所会归。钦惟皇帝陛下，道接羲轩，业隆参赞。沛膏雨于山陬海澨❷，蔀屋❸春生；扇仁风于云牖松扉，瑶阶日丽。既已登斯民于衽席，更欲进斯世于吉康。念天时之寒暑不齐，人事之寝兴难节，将正医门之旨，以昭爱养之方。爰发宫府藏书，遍集古今典籍，特命臣等纂修既往，以诏将来。诚亿万年未遇之鸿恩，千百世难逢之旷典。臣等四诊



---

❶ 廑（jǐn 仅）念：殷切怀念。

❷ 山陬（zōu 邹）海澨（shì 士）：山陬，山脚；海澨，海边。比喻遥远偏僻的地方。

❸ 蔀（bù 布）屋：草席盖顶的屋子。

未谙，五味粗分。闻命自天，悚惶无地。慎选医员，细陈纲目；焚膏继晷，不辞午夜。丹铅分校合参，务竭一心研悦。饮蔗浆以解热，旁搜摩诘之诗；进昌阳以引年，远证昌黎之说。理求精当，不尚奇衺[1]；词谢浮华，惟期平易。证详表里、阴阳、虚实、寒热；方按君臣、佐使、性味、功能。酌古以准今，芟繁而摘要。书凡九十卷，类分十一科。恭辑书成，敬呈御览。经宸衷之鉴定，弥觉义理精深；蒙圣主之披陈，益见微文灿著。钦定嘉名：《医宗金鉴》。赤文绿字，诚哉！寿世鸿编；云笈瑶函，允矣！仁民妙术。悬之九市，不妨家遇越人；宝之千秋，正使代生岐伯。实乃万方之庆，谁云一家之言？伏愿泽永春台，恩覃夏甸。修善政于六府，水火金木土谷，大德常流；培元化于一心，知仁圣义中和，神功默运。将见阳回天上，人歌舜日之舒长；瑞溢寰中，世戴尧天之广大矣！臣等无任瞻天仰圣，激切屏营之至，谨奉表恭进以闻。

乾隆七年十二月十五日



---

❶ 奇衺（xié 斜）：亦作“奇邪”。诡诈，邪伪不正。

# 诸臣职名

武英殿监理照管医书馆事务和硕和亲王臣弘昼
太保议政大臣大学士三等伯总管医书馆事务臣鄂尔泰

**经理提调官**

太医院院使加光禄寺卿衔食三品俸纪录三次臣钱斗保
内务府坐办堂郎中纪录三次臣吉庆
内务府总管六库郎中纪录三次臣普福
内务府郎中兼佐领云骑尉纪录三次臣兴贵
太医院左院判食五品俸纪录三次臣陈止敬
内务府总领纪录三次臣福宁

**总修官**

太医院右院判食五品俸兼经理事纪录三次臣吴谦
太医院右院判食五品俸纪录三次臣刘裕铎

**纂修官**

太医院御医加二级纪录三次臣李毓清
太医院御医加二级纪录三次臣武维籓

太医院御医加二级纪录三次臣花三格
太医院御医加三级纪录三次臣施世德
太医院御医加一级纪录二次臣邓锡璋
太医院御医加一级臣樊君彩
太医院八品吏目加一级纪录二次臣刘绅
太医院八品吏目加一级纪录二次臣甄瀚
太医院八品吏目纪录三次臣何徵图
太医院九品吏目纪录二次臣章垣采
太医院额外九品吏目加一级纪录二次臣金世荣
太医院额外吏目加一级臣刘植
原任钦天监博士臣刘裕锡
遴选廪贡生臣孙埏柱



## 效力副纂修官

太医院御医加二级臣俞士烜
太医院八品吏目纪录二次臣朱伯德
太医院九品吏目纪录二次臣栗坚
太医院九品吏目纪录二次臣张隆
太医院医士纪录三次臣张圣格
太医院医士纪录三次臣李国勋
太医院恩粮纪录三次臣屠文彬
遴选监生考授县丞臣祁宏源
太医院顶带吏目臣肯国忠
太医院遴选医生臣孙铨
太医院遴选医生臣吴灏
遴选生员臣任永年

**校阅官**

太医院御医纪录二次臣沈恒宲

太医院御医加二级臣盛继祖

太医院御医加三级纪录二次臣施世琦

太医院御医加一级纪录二次臣陈灿

太医院御医加二级纪录二次臣龚可法

太医院八品吏目加四级纪录二次臣朱廷锦

太医院八品吏目纪录二次臣朱嘉猷

太医院吏目加一级军功纪录二次又二次臣陶起麟

太医院医士纪录二次臣周嚣

太医院医士纪录二次臣姬斌

**收掌官**

太医院额外吏目加一级臣崔生伟

太医院额外吏目加一级臣甘仁

**誊录官**

监生捐职州同臣福海　监生臣改师立　监生臣唐明俊　监生臣孙燕　监生臣萨克慎　监生臣姜起蛟　生员臣马玢　生员臣张尔谌　生员臣于铎　生员臣李成瑄　武生臣杨瑛

**效力誊录官**

监生捐职州同臣陈诚　监生考授县丞臣伍弘杰　监生考授吏目臣舒弘量　监生臣郑尚樗　生员臣吴秉乾　生员臣刘文炯　生员臣孙宏度　生员臣马琰　生员臣雷开基　生员臣冯洲　生员臣章继轮　医生臣朱观

**武英殿监造**

内务府南苑郎中兼佐领加五级纪录十次臣雅尔岱

内务府钱粮衙门郎中兼佐领加五级纪录十一次臣永保

内务府慎刑司员外郎纪录一次臣永忠

同知加一级纪录九次臣英廉

内务府广储司司库加二级臣三格

监造加一级臣李保

监造臣郑桑格

库掌臣李延伟

库掌臣虎什泰

# 凡例



——医书自《灵》《素》而后，惟汉·张机《伤寒论》《金匮要略》二书，实一脉相承。但义理渊深，方法微奥，领会不易，且多讹错。旧注随文附会，难以传信。今于其错讹者，悉为订正，逐条详加注释，更集诸注之实足阐发微义者，以备参考。

——方者一定之法，法者不定之方也。古人之方，即古人之法寓焉。立一方必有一方之精意存于其中，不求其精意而徒执其方，是执方而昧法也。旧有《医方考》《医方解》等书，尚未能畅发前人之精意。今于各书中能透发古方之精意者，萃而集之，不当者删之，未备者补之。

——天时之不齐，民病所由生也。《素问》言五运六气特详，医不明此，则不识亢害承制、淫胜郁复之理，不足以称医之良也。但经文散见诸篇，学者每有望洋之叹。今搜集成编，俾一览无遗，庶易于融会贯通。

——望、闻、问、切，古圣称为圣、神、工、巧，盖医者之首务也。经云：能合色脉，可以万全。又云：闻其声而知其人之疾苦，问其苦欲而知其病之所在。是虽圣人不能舍此以为法也，而况后学乎！今取崔紫虚《四言脉诀》，上合《灵》《素》之言望、闻、问、切者，集为一编。学者熟读玩味，临证之时，自有得心应手之妙。

——妇科诸证，与方脉无异，惟经带、崩漏、胎产、癥瘕不同。兹集于此数证，折衷群书，详加探讨，病情方药，要归正当。其他诸证，与方脉同者，仍当于杂证门求之。

——婴儿气血未充，形神怯弱，脏腑柔脆，风、痰、惊、食，诸邪易乘难去。故急则为惊，缓则成疳。即吐泻、感冒等证，治之稍不如法，皆足变生不测。前贤称为难医，不诚然哉！非理明心细，识精胆大，未易擅场。兹分门别类，博采群书，撮其精粹，以为幼科指南。

——痘疹，亦婴儿之一证也。而必专其科者，以其传变迅速，犹方脉之伤寒，不可以时日待也。虽然治痘诚难，而得其要旨，则难者易矣。盖痘自禀赋天时人事，以及发热见点，起胀灌浆，结痂落痂，莫不有顺、险、逆之三候。顺证不药而愈，险证非药不愈，逆证虽药无济。业是科者，能于此辨之明、审之确，更详察其虚实寒热，所兼所夹之证而治之，则于以挽回造化也无难矣。疹证虽有数种，惟麻疹一证，变幻莫测，更宜详究。若夫种痘一法，则又去逆就顺，化险为平，欲以人定胜天者也。自宋以后，始有是法，皆互相授受，未有成书。今取专科世业、屡经试验方法，载之于书。

——眼科，自《灵枢·大惑》篇数语，已足该后世五轮八廓之义。《千金》《外台》又演其旨，《银海精微》列证百余条，《龙木论》分为五轮八廓，内障、外障七十二证。宋、金、元、明诸贤著述，各有发明，可谓既详且尽矣。然五轮之说，尚本于经，而八廓则凭臆立论，三因病情未见精切。兹特据经订正，采辑诸书精蕴，弃其驳杂。

——《灵枢经》为刺灸家鼻祖，其文精微详尽。铜人一图，星罗棋布。《甲乙》《千金》等书，阐其意旨。然精斯术者，恒不易得，何也？诚以经脉流行，交会支别，过接之际，与夫井、荥、俞、经、合、原等穴，毫厘一差，千里遂谬。非穷究博考，口传心授，鲜能得其奥旨。近世惟天星奇穴，犹有得其传者，其他未之尝闻。今取《灵枢》各家之书，精研详究，考其分寸，明其行列，一一绘图立说。

——人身脏腑根于内，经络行于外，气血流贯于其中，医固无内外之可分也。第以证之形于外，故称之曰外科。经云：六腑不和，留结为痈。亦可知无外之非本于内矣。是集绘图立说，外以辨其形色、部位、经络，内以察其脏腑、气血，与夫阴阳虚实、六淫七情、病因方药、内治外治诸法，详载于篇。

——正骨科向无成书，各家著述，惟《准绳》稍备，然亦只言其证药，而于经络、部位、骨度、名目、手法，俱未尝详言之。今考《灵》《素》骨度篇，及十二经络与所伤部位，及外治、内治、药饵、手法、器具，一一绘图立说，汇集成书。

——证候传变，难以言尽，而其要不外阴、阳、表、里、寒、热、虚、实八者而已。是集凡论一证，必于是八者反复详辨，故谓之心法。经云：知其要者，一言而终，不知其要，流散无穷。此之谓欤！

——医者，书不熟则理不明，理不明则识不精。临证游移，漫无定见，药证不合，难以奏效。今于古今之言病机、病情、治法、方药，上参《灵》《素》，弃其偏驳，录其精粹，编为歌铃，学者易于成诵，故曰要诀。

# 总目录

## 上册



## 下册

# 目录

## 上册

## 订正仲景全书伤寒论注

## 订正仲景全书金匮要略注

## 删补名医方论

## 编辑四诊心法要诀



## 编辑运气要诀

## 编辑伤寒心法要诀

## 编辑杂病心法要诀

## 编辑妇科心法要诀

# 订正仲景全书

# 伤寒论注

# 订正仲景全书凡例

——《伤寒论》与《金匮要略》原是一书，自林亿校刊遂分为二，殊失先贤之意。后赵开美仍合为一书，今复其旧，使后学知伤寒与杂证原非有二也。

——全书经文，诸家旧本，或字有增减，或节有分合，或重出不书衍文，或正误各不相同，是集则以《仲景全书》为准，而参之各家，以昭画一。

——《伤寒论》《金匮要略》，法律本自井然，但系千载遗书，错误颇多。虽经历代注家编次诠解，然各执己见，位置无常，难以为法。兹集《伤寒》分经，仍依方有执《条辨》，而次序先后，则更为变通。《金匮》门类，悉照林亿校本，而纲领条目，则详为分别。并不拘泥前人，惟在启发后学，足裨实用。

——经中凡错简遗误，文义不属，应改、补、删、移者，审辨精核，皆详于本条经文之下。其有全节文义不相符合，绝难意解者，虽勉加注释，终属牵强。然其中不无可采之句，故另汇二帙：一曰“正误”，一曰“存疑”，附之卷末，以备参考。《金匮要略》仿此。

——书中辞精义奥，注释诚难。若徒尚辞华，必支离蔓衍，何以阐发微言？是注惟期简易明显，发挥经旨；间或旁参互证，亦惟援引本经，不事虚文，用滋眩惑。

——《伤寒论》自成无己创注以来，踵之者百余家；《金匮要略》自赵良衍义后，继之者十余人。各有精义，羽翼经文。然或涉浮泛，或近隐晦，醇疵并见，难以适从。兹汰其重复，删其冗沓，取其精确，实有发明者，集注于上，用资考证。

——上古有法无方，自仲景始有法有方。其规矩变化之妙，立法成方之旨，各有精义，皆当明晰。兹于每方必审究其立方主治之理，君臣佐使之相辅，功能性味之相合，一一解于其后。即方中用水之甘澜、麻沸，火之宜文、宜武，煎之缓急，渍之迟速，服之频顿，莫不各有适病之宜。前人或置而不论者，必备录而详解之。

——是集《伤寒》，则首六经，次合病、并病，次差[1]后劳复、食复、阴阳易，次坏病、温病、痉、湿、暍、霍乱，次可汗不可汗、可吐不可吐、可下不可下，次平脉、辨脉法，此一书之次第也。首纲领，次具证，次出方，次因误致变，次因逆成坏，此一篇之次第也。首经文，次注释，次集注，次方药，次方解、集解。其经文有缺误者，则加辨论于经文之下，以按字冒之；其与本条互相发明，而非专论本条者，加辨论于本注之后，亦以按字冒之，此逐条之次第也。俾后学了然心目，易于融会贯通。《金匮要略》序法仿此。

——《金匮》二十五章内有与《伤寒》文同者，十之一二，虽为重出，然亦间有义别之处。今将《伤寒论》中已有专注者，则不复赘释。其与本经切要者，必重加发明，以阐扬其旨。

——古人姓氏，有传记详明者，昭昭可考。若仅书其字，则无从知其名矣。夫以其人竭虑殚精，久而泯其迹，所不忍也。故于无考者书其字，可考者书其名，以示不没其善之意。





---

[1] 差（chài 瘥）：通“瘥”。病愈。《后汉书》卷八二《华佗传》：“操积苦头风眩，佗针，随手而差。”

# 卷一

# 订正仲景全书伤寒论注

《伤寒论》后汉张机所著，发明《内经》奥旨者也。并不引古经一语，皆出心裁，理无不该，法无不备。盖古经皆有法无方，自此始有法有方。启万世之法程，诚医门之圣书！但世远残阙，多编次传写之误。今博集诸家注释，采其精粹，正其错讹，删其驳杂，补其阙漏，发其余蕴，于以行之天下，则大法微言，益昭诸万世矣！

## 辨太阳病脉证并治上篇

太阳主表，为一身之外藩，总六经而统荣卫。凡外因百病之袭人，必先于表。表气壮，则卫固荣守，邪由何入！经曰：虽有大风苛毒，勿之能害是也。若表气虚，则荣卫之气不能御外，故邪得而乘之。经曰：虚邪不能独伤人，必因身形之虚而后客之也。卫，阳也。荣，阴也。风，阳邪也。寒，阴邪也。邪之害人，各从其类，故中风则卫受之，伤寒则荣受之。卫分受邪，则有汗为虚邪，桂枝证也。荣分受邪，则无汗为实邪，麻黄证也。荣卫俱受邪，均无汗，皆为实邪，大青龙证也。大纲三法，用之得当，其邪立解；用违其法，变病百出。缘风为百病之长，故以风中卫列为上篇，寒伤荣与风寒两伤，列为中、下二篇。其条目俱详于本篇之下，俾读者开卷了然，有所遵循也。

太阳之为病，脉浮，头项强痛而恶寒。

**【注】**太阳，膀胱经也。太阳之为病，谓太阳膀胱经之所为病也。太阳主表，表统荣卫，风邪中卫，寒邪伤荣，均表病也。脉浮，表病脉也。头项强痛，恶寒，表病证也。太阳经脉，上额交颠，入络脑，还出别下项，连风府，故邪客其经，必令头项强痛也。恶寒者，因风寒所伤，故恶之也。首揭此条，为太阳病之提纲。凡上、中、下三篇内称太阳病者，

皆指此脉证而言也。

【按】荣卫二者，皆胃中后天之谷气所生。其气之清者为荣，浊者为卫。卫即气中之慓悍者也；营即血中之精粹者也。以其定位之体而言，则曰气血；以其流行之用而言，则曰营卫。营行脉中，故属于阴也；卫行脉外，故属于阳也。然营卫之所以流行者，皆本乎肾中先天之一气，故又皆以气言，曰营气、卫气也。

【集注】滑寿曰：脉在肉上行，主表也。

方有执曰：表即皮肤，荣卫丽焉。故脉见尺寸俱浮，知病在太阳表也。项，颈后也。恶寒者，该风而言也。风寒初袭而郁于表，不能再胜风寒之外忤，故畏恶之。

程应旄曰：太阳经之见证，莫确于头痛、恶寒，故首揭之。

吴人驹曰：头为三阳之通位，项为太阳之专位，有所障碍，不得如常之柔和，是为强痛。

**太阳病，发热，汗出，恶风，脉缓者，名为中风。**

【注】太阳病，即首条脉浮，头项强痛而恶寒之谓也。卫为表阳，风属阳邪，风邪中人，则卫受之，从其类也。风中于卫即发热者，以风、卫皆阳，其性本热，故变热甚捷，不似伤寒待其闭郁而始热也。卫病不能固表，又为阳邪所蒸，故腠理疏而汗出也。汗出表虚，为风所忤，故恶风也。风性柔软，故脉缓也。此承上条言太阳病又兼见此脉证者，名曰中风，以为中风病之提纲。后凡称中风者，皆指此脉证而言也。

【集注】方有执曰：脉缓即下文阳浮而阴弱之谓。言既有如首条所揭之太阳病，加之发热，汗出，恶风而脉缓者，则其病乃是触犯于风所致，故名中风。

汪琥曰：中风，非东垣所云中腑、中脏、中血脉之谓。盖中字与伤字同义。仲景论中不直言伤风者，恐后学不察，以咳嗽、鼻塞、声重之伤风，混同立论，故以中字别之也。脉缓当作浮缓看。浮是太阳病脉，缓是中风脉。中篇紧脉，亦当仿此。

**太阳中风，阳浮而阴弱，阳浮者热自发，阴弱者汗自出，啬啬[1]**

[1] 啬啬（sèsè 色色）：肌体畏寒收缩貌。

恶寒，淅淅[1]恶风，翕翕[2]发热，鼻鸣，干呕者，桂枝汤主之。

【注】太阳中风，即上二条合而言之，又详举其证以出其治也。后凡称太阳中风者，皆指此脉此证也。阴阳指荣卫而言，非指尺寸浮沉也。阳浮，即越人曰：三菽之浮，肺之浮也。肺主皮毛，取之而得者，即卫分之浮也。六菽之浮，心之浮也。心主血脉，取之而得者，即营分之浮也。营分之浮较之卫分之浮，则无力而弱，故曰：阳浮而阴弱也。卫为风客，则卫邪强而发热矣。故曰：阳浮者热自发。营受邪蒸，则营不固而汗出矣。故曰：阴弱者汗自出。营卫不和，则肌表疏缓，故有啬啬之恶寒，淅淅之恶风，翕翕之发热也。然在皮肤之表，非若伤寒之壮热无汗，恶寒虽近烈火而不减，恶风虽处密室而仍畏也。皮毛内合于肺。皮毛不固，风邪侵肺，则气壅而鼻鸣矣。胸中者，阳气之本。卫阳为风邪所干，不能敷布，则气上逆而为干呕矣。故宜桂枝汤，解肌固表，调和营卫也。

【集注】程应旄曰：啬啬恶寒者，肌被寒侵，怯而敛也。淅淅恶风者，肌因风洒，疏难御也。翕翕发热者，肌得热蒸，合欲扬也。啬啬、淅淅、翕翕字俱从皮毛上形容，较之伤寒之见证，自有浮、沉、浅、深之别。

**桂枝汤方**

桂枝三两　芍药三两　甘草炙，二两　生姜切，三两　大枣擘，十二枚

上五味，㕮咀三味，以水七升，微火煮取三升，去滓，适寒温，服一升。服已须臾，歠[3]热稀粥一升余，以助药力。温覆令一时许，遍身漐漐[4]，微似有汗者益佳，不可令如水流漓，病必不除。若一服汗出，病差，停后服，不必尽剂；若不汗，更服，依前法；又不汗，后服，当小促其间，半日许，令三服尽。若病重者，一日一夜周时观之。服一剂尽，病证犹在者，更作服。若汗不出者，乃服至二三剂。禁生冷、黏滑、肉面、





---

[1] 淅淅：畏风貌。
[2] 翕翕（xīxī 西西）：发热貌。
[3] 歠（chuò 辍）：饮也，喝也。《说文解字注·欠部》："歠，饮也。"又指羹汤。《战国策·燕策》："即酒酣乐，进热歠。"
[4] 漐漐（zhízhí 直直）：汗出貌。

五辛、酒酪、臭恶等物。

**【按】**桂枝汤方，桂枝下有“去皮”二字。夫桂枝气味辛甘，全在于皮，若去皮，是枯木矣，如何有解肌发汗之功？宜删此二字。后仿此。

**【方解】**名曰桂枝汤者，君以桂枝也。桂枝辛温，辛能发散，温通卫阳。芍药酸寒，酸能收敛，寒走阴营。桂枝君芍药，是于发汗中寓敛汗之旨；芍药臣桂枝，是于和营中有调卫之功。生姜之辛，佐桂枝以解表；大枣之甘，佐芍药以和中。甘草甘平，有安内攘外之能，用以调和中气，即以调和表里，且以调和诸药。以桂芍之相须，姜枣之相得，借甘草之调和，阳表阴里，气卫血营，并行而不悖，是刚柔相济以相和也。而精义在服后须臾，歠稀粥以助药力。盖谷气内充，不但易为酿汗，更使已入之邪，不能少留，将来之邪，不得复入也。又妙在温覆令一时许，漐漐微似有汗，是授人以微汗之法也。不可令如水流漓，病必不除，是禁人以不可过汗之意也。此方为仲景群方之冠，乃解肌发汗、调和营卫之第一方也。凡中风、伤寒，脉浮弱，汗自出而表不解者，皆得而主之。其他但见一二证即是，不必悉具。故麻、葛、青龙发汗诸剂，咸用之也。若汗不出，麻黄证也。脉浮紧，麻黄脉也，固不可与桂枝汤。然初起无汗，已用麻黄发汗，汗解后复烦，脉浮数者；与下后脉仍浮，气上冲者；及下后下利止，而身痛不休者，经中皆用此以解外。诚以此时表虽未解，腠理已疏，邪不在皮毛，而在肌肉。且经汗下，津液已伤，故脉证虽同麻黄，而主治当属桂枝也。粗工妄谓桂枝汤专治中风，不治伤寒，使人疑而不用。又谓专走肌表，不治他病。不知此汤，倍芍药生姜，加人参，名桂枝新加汤，用以治荣表虚寒，肢体疼痛；倍芍药加饴糖，名小建中汤，用以治里虚心悸，腹中急痛；再加黄芪，名黄芪建中汤，用以治虚损虚热，自汗盗汗。因知仲景之方，可通治百病也。适寒温服，歠热稀粥以助药力，欲使谷气内充，易为酿汗也。温覆令一时许，微似有汗，不令如水流漓，谓不可过汗也。盖取汗，在不缓不急，不多不少。缓则邪必留连，急则邪反不尽。汗多则亡其阳，汗少则病必不除。若一服汗出病差，谓病轻者，初服一升病即解也。停后服，不必尽剂，谓不可再服第二升，恐其过也。若不汗，更服，依前法，谓初服不汗出未解，再服一升，依前法也。又不汗后服，谓病仍不解，后服第三升也。小促其间，半日许令三服尽，谓服此第三升，当小促其服，亦不可太缓，以半日三时许为度，令三服尽，始适中其服之宜也。若病重者，初服一剂，三升尽，病不解，再服一剂，病犹不解，乃更服三剂，以一日一夜周十二时为度，务期汗出病解而后已。后凡有曰依服桂枝汤法者，即此之谓也。

**太阳病，发热汗出者，此为荣弱卫强，故使汗出。欲救邪风者，宜桂枝汤。**

**【注】**此释上条阳浮阴弱之义也。经曰："邪气盛则实，精气夺则虚。"卫为风入则发热，邪气因之而实，故为卫强，是卫中之邪气强也。营受邪蒸则汗出，精气因之而虚，故为营弱，是营中之阴气弱也。所以使发热汗出也，欲救邪风者，宜桂枝汤。

**【集注】**方有执曰：上言阳浮而阴弱，此言营弱卫强。卫强即阳浮，营弱即阴弱，彼此互言而互相发明者也。救者，解救救护之谓。不曰风邪，而曰邪风者，以本体言也。

**病人脏无他病，时发热自汗出而不愈者，此卫气不和也。先其时发汗则愈，宜桂枝汤。**

**【注】**此释上条荣卫不和之证，而又就其时发热汗出者，以明其治也。脏，里也。无他病，谓里无他病也。有时发热，有时不热，有时汗出，有时不汗出，其表病流连而不愈者，非荣不和，是卫强不与荣和也。当于未热未汗之时，预用桂枝汤解肌发汗，迎而夺之，以遏其势，则热退汗敛，而病自愈矣。

**【集注】**方有执曰：时以暂言。卫气不和者，表有邪风而不和也。先其时者，言于未发热之先也。

程知曰：阴虚诸病，亦时发热自汗。若里无他病，而时热自汗，则为卫受风邪，未得解散，宜于将发之时，先用桂枝汤乘其欲动而击之。

程应旄曰：桂枝为解肌之剂，而有时云发汗者，何也？以其能助卫气升腾，使正气得宣而汗出，与麻黄汤逐邪气，使汗从外泄者不同。

汪琥曰：及其发热自汗之时，用桂枝汤发汗则愈。苟失其时，则风邪入里，病热必深，桂枝汤非所宜矣。

**病常自汗出者，此为荣气和。荣气和者外不谐，以卫气不共荣气**

谐和故尔。以荣行脉中，卫行脉外，复发其汗，荣卫和则愈，宜桂枝汤。

**【注】**此又释上条荣卫所以不和之义也。言病有时常自出汗者，此为荣气已和也。荣气和而热仍不解者，则是卫外之气犹不谐，而不与荣气共和谐也。所以荣气虽和，而时时自汗出，病犹不解也。盖以荣行脉中，卫行脉外，卫不和，则荣虽和而病不解。故复发其汗以抑卫而和荣，荣卫和而病自愈矣。亦宜桂枝汤。

**【集注】**方有执曰：此与上条同。上以暂言，此言常者，谓无时不然也。上言脏，脏为阴而主里。此言荣，荣亦阴而主里。以暂言，故其词略；以常言，故其词详。两相互发，义不殊也。

喻昌曰：此明卫受邪风，荣自汗出之理。凡汗出荣和，而发热不解，是卫强不与荣和也。复发其汗，俾风邪从肌窍外出，斯卫不强而与营和矣。正如中酒发狂，酒去其人帖然也。荣受寒邪，不与卫和，宜麻黄汤亦然。

吴人驹曰：上条发作有时，此则无时。而不自汗出，但热不解者，亦属荣卫不和。盖荣卫相得之为和，而荣不得独为之和也。

张锡驹曰：卫气者，所以肥腠理，司开阖，卫外而为固也。今受邪风，不能卫外，故常自汗出而热不解，此为荣气和而卫不和也。

魏荔彤曰：前以桂枝解肌者，和其卫而时发热之热止；此以桂枝发汗者，和其卫而常自汗之汗止。盖发其表而热解矣。故总结之曰：荣卫和则愈。

太阳病，初服桂枝汤，反烦不解者，先刺风池、风府，却与桂枝汤则愈。

**【注】**太阳病，服桂枝汤，外证不解者，可更作服。今初服不惟不解，而反加烦，是表邪太盛。若遽与桂枝，恐更生烦热。故宜先行刺法，疏其在经邪热，然后却与桂枝，发其肌腠风邪，俾外内调和，自然汗出而解矣。

**【集注】**方有执曰：桂枝全在服法，发汗切要如经。若服不如法，汗不如经，病必不除，所以反烦。反者，转也，言转加热闷也。风池穴在耳后陷者中，按之引于耳中，手足少阳脉之会，刺可入同身寸之四分。

风府穴在项上人发际，同身寸之一寸，大筋内宛宛中，督脉、阳维二经之会，刺可入同身寸之四分。

张志聪曰：风池、风府虽非太阳穴道，乃属太阳经脉所循之部，故刺之以衰太阳之病势。

魏荔彤曰：恐误认此为已传之躁烦，故标出以示人。言不解则太阳之证俱在，但添一烦，知其非传里之烦，而仍为表未解之烦也。

**欲自解者，必当先烦，乃有汗而解。何以知之？脉浮，故知汗出解也。**

【**注**】汗之不解而烦，太阳证仍在者，是表邪盛也；有阳明证者，是里热盛也。然亦有欲自解而未解先烦者，则又为邪正相争，作汗之兆也。当其烦时，解与不解，固不可定，但诊其六脉俱浮，则知邪欲还表，当汗出而解矣。

【**集注**】程知曰：天地郁蒸而雨作，人身烦闷而汗作，当以脉浮决之。设脉不浮则烦，又为入里之候矣。

程应旄曰：如诊得脉浮，即是邪还于表之兆，切勿妄治其烦，使汗却而当解者反不解也。

沈明宗曰：夫自解证，有从衄解，有从下血而解，有从下利而解，有从小便暗除而解者。此即太阳战汗之一端，或从脉辨，或从证参。仲景妙义，散见诸篇，务必合参则备。

**病六七日，手足三部脉皆至，大烦而口噤不能言，其人躁扰者，必欲解也。**

【**注**】病至六七日，手足阴阳三部脉皆至而浮，忽然大烦，口噤不能言，躁扰不宁者，此邪正俱实，争胜作汗之象。故曰必欲解也。

【**集注**】成无已曰：手足三部脉皆至，为正气盛，邪气虽甚，必欲解也。

**若脉和，其人大烦，目重睑，内际黄者，此欲解也。**

【**按**】睑字当是“睑”字。睑，眼弦也。作睑字，非。

【**注**】脉和而大烦者，其解未可卜也。若其人目重睑者，是睑覆下垂目欲合也，为阴来济阳之兆。内际黄者，为胃气来复之征，故曰：此欲解也。

**问曰：脉病欲知愈未愈者，何以别之？答曰：寸口、关上、尺中三处，大小、浮沉、迟数同等，虽有寒热不解者，此脉阴阳为和平，虽剧当愈。**

**【注】**脉偏胜则病，脉和平则愈。今寸口、关上、尺中三部脉，俱见浮沉、迟数、大小同等，阴阳和平之象，即有寒热不解之病，虽剧亦当愈也。

**【集注】**《内经》曰：寸口、人迎两者相应若引绳，大小齐等者，名曰平人。

程知曰：大、小、浮、沉、迟、数同等，谓三部九候无相失也。盖大，不甚大；小，不甚小；浮，不甚浮；沉，不甚沉；迟，不甚迟；数，不甚数，为冲和平等之象也。

**病有发热恶寒者，发于阳也；无热恶寒者，发于阴也。发于阳者七日愈，发于阴者六日愈，以阳数七，阴数六故也。**

**【注】**病谓中风、伤寒也。有初病即发热而恶寒者，是谓中风之病，发于卫阳者也。有初病不发热而恶寒者，是谓伤寒之病，发于荣阴者也。发于阳者七日愈，发于阴者六日愈，以阳合七数，阴合六数也。

**【集注】**方有执曰：此推原中风、伤寒之所以始，以要其所以终之意。凡在太阳皆恶寒也。发，起也。愈，瘳也。

程知曰：此辨太阳病有发热有不发热之故也。风，阳也；卫，亦阳也。寒，阴也；荣，亦阴也。中风、伤寒均为表证。而风入卫，则邪发于阳而为热；寒入荣，则邪发于阴而不即热。阳行速，故常过经而迟愈一日；阴行迟，故常循经而早愈一日。观此，则风寒之辨了然矣。

魏荔彤曰：风伤卫，寒伤荣，既在太阳，则未有不发热者，但迟速有间耳。至于恶寒则同也。发于阳、发于阴之义，不过就风为阳卫亦阳、寒为阴荣亦阴而言，殊未及于三阴也。

**问曰：凡病欲知何时得，何时愈？答曰：假令夜半得病者，明日日中愈。日中得病者，夜半愈。何以言之？日中得病，夜半愈者，以阳得阴则解也。夜半得病，明日日中愈者，以阴得阳则解也。**

**【注】**凡病之起，不外乎阴阳以为病，非阳胜阴，即阴胜阳。凡病之愈，亦不外乎阴阳以为和，非阳得阴解，即阴得阳解。阳得阴解者，谓

日中得病，今日夜半愈也。阴得阳解者，谓夜半得病，明日日中愈也。

**【集注】**方有执曰：日中、夜半以大略言，余时可仿此意而推也。

**太阳病，头痛至七日已上自愈者，以行其经尽故也。若欲作再经者，针足阳明，使经不传则愈。**

**【注】**太阳病，头痛至七日已上自愈者，以行其经尽故也，谓太阳受病，其邪传行六日，三阳、三阴经尽，至七日已上，三阳、三阴之病日衰，大邪皆去，此不作再经，故自愈也。再者，再传阳明经也，谓其邪已传经尽，热盛不衰，欲再转属阳明故也。针足阳明，以泄其热，使其邪不再传，则愈矣。

**【集注】**方有执曰：七日已上者，该六日而言也。

魏荔彤曰：方有执谓针以遏其邪，喻昌谓针以竭其邪，言遏、言竭，皆言泄之也。凡针刺者，泄其盛气也。故前言刺风池、风府，亦主泄其风邪暴甚之意。因刺法乃治热之善策，不欲人妄施汗、下、温三法也。言足阳明，自是胃之经穴，必有实欲再传之势，方可刺之。

闵芝庆曰：太阳受病，以次而终于厥阴为传经尽。诸经受病，至七日已上自愈者，为行其经尽故也。今有自太阳再传之说，若果传遍六经，厥阴再传太阳，太阳再传阳明，则何不于厥阴未传太阳之前，预针太阳；而必待传阳明，然后针阳明哉！于此可知三阴从无再传太阳之病，但转属阳明耳。

**风家表解而不了了者，十二日愈。**

**【注】**风家，谓太阳中风也。表解，谓用桂枝汤病已解也。不了了者，不清楚也。言用桂枝汤其表已解而犹不清楚者，在经余邪未尽耳。十二日经尽之时，余邪尽，自然愈也。

**【集注】**魏荔彤曰：此条申明太阳中风病愈后，风邪留滞之证，应听其自愈也。

**太阳病，头痛，发热，汗出，恶风者，桂枝汤主之。**重出衍文。**桂枝本为解肌，若其人脉浮紧，发热，汗不出者，不可与也。常须识此，勿令误也。**

**【注】**夫桂枝汤本为解肌，中风表虚之药也。若其人脉浮紧，发热，汗不出者，乃伤寒表实之病，不可与也。常须识此为麻黄汤证，勿令误

与桂枝汤也。

【集注】程应旄曰：可与不可与，在毫厘疑似之间，误多失之于仓促。须常将营卫之分别处，两两互勘，阴阳不悖，虚实了然。不以桂枝误治脉浮紧、汗不出之伤寒，自不致以麻黄误治脉浮缓汗自出之中风矣。

若酒客病，不可与桂枝汤。得之则呕，以酒客不喜甘故也。

【注】酒客，谓好饮之人也。酒客病，谓过饮而病也。其病之状：头痛、发热、汗出、呕吐，乃湿热熏蒸使然，非风邪也。若误与桂枝汤服之，则呕，以酒客不喜甘故也。

【集注】成无己曰：酒客内热，喜辛而恶甘。桂枝汤甘，酒客得之，则中烦而呕。

凡服桂枝汤吐者，其后必吐脓血也。

【注】凡酒客得桂枝汤而呕者，以辛甘之品能动热助涌故也。若其人内热素盛，服桂枝汤又不即时呕出，则益助其热，所以其后必吐脓血也。然亦有不吐脓血者，则是所伤者轻，而热不甚也。

【集注】刘宏璧曰：桂枝气味甚薄，酒客不可与者，举一以例其余也。庸工不得其解，每遇热盛之人，但去桂枝，于甘辛极热之类，全无顾忌。仲景岂意后人如此之愚哉！即如产后不宜寒凉，所以举一白芍之味酸微寒者以示戒。今只知除去白芍，于三黄寒凉等药，反恣用无忌。殊不知圣人一语，该括无穷。味薄者尚不可与，其味厚者可知；微寒者既在宜禁，而大寒者尤所当戒。世俗不能引申触类，徒以卤莽灭裂[1]为事。可见上古医书，非精详玩味，乌能有得耶！

太阳病，发汗，遂漏不止。其人恶风，小便难，四肢微急，难以屈伸者，桂枝加附子汤主之。

【注】太阳中风，本当解肌，若大发其汗，如水流漓，因而遂漏不止。其人必腠理大开，表阳不固，故恶风也。液伤于内，膀胱津少，故小便难也。液伤于外，复加风袭，故四肢微急，难以屈伸也。宜桂枝加附子汤主之。服依桂枝汤法者，是于固阳敛液中，和营卫解风邪也。

【集注】方有执曰：此太阳中风误汗之变证。小便难者，以汗漏不

[1] 灭裂：指言行草率、粗略、毁灭。

止，必亡阳、亡津液。亡阳则气不足，亡津液则水道枯竭。且小便者，膀胱所司也。膀胱本太阳经，而为诸阳主气，气不足则化不行矣。

程知曰：此阳气与阴液两亡，复加外风袭入，与真武证微细有别。真武汤是救里寒亡阳之失，急于回阳者；桂枝加附子汤是救表寒漏风之失，急于温经者。

**桂枝加附子汤方**

于桂枝汤方内，加附子一枚，余依桂枝汤法。

**【集解】**柯琴曰：是方以附子加入桂枝汤中，大补表阳也。表阳密，则漏汗自止，恶风自罢矣。汗止津回，则小便自利，四肢自柔矣。汗漏不止与大汗出同，而从化变病则异。服桂枝麻黄汤，大汗出后，而大烦渴，是阳陷于里，急当救阴，故用白虎加人参汤。服桂枝麻黄汤发汗，遂漏不止，而不烦渴，是亡阳于外，急当救阳，故用桂枝加附子汤。要之，发汗之剂，用桂枝不当，则阳陷于里者多；用麻黄不当，则阳亡于外者多。因桂枝汤有芍药而无麻黄，故虽汗大出而元府尚能自闭，多不致亡阳于外耳。

服桂枝汤，大汗出后，大烦渴不解，脉洪大者，白虎加人参汤主之。

**【注】**大烦渴，阳明证也。洪大，阳明脉也。中风之邪，服桂枝汤，大汗出后不解，大烦渴脉洪大者，是邪已入阳明，津液为大汗所伤，胃中干燥故也。宜与白虎加人参汤，清热生津，而烦渴自除矣。

**【集注】**张璐曰：白虎汤，实解内蒸之热，非治外经之热也。昔人以石膏辛凉，能解利阳明风热，若不佐以麻、葛之品，何以走外？此说似是而实非。盖阳明在经之邪，纵使有大热而不烦渴，自有葛根汤、桂枝加葛根汤等治法，并无借于石膏也。

**白虎加人参汤方**见《阳明篇》。

太阳病，三日，发汗不解，蒸蒸发热者，属胃也。调胃承气汤主之。

**【注】**太阳病，三日，发汗后热不解，若仍阵阵发热有汗而不解者，是太阳表证未罢也，则当以桂枝汤和之。今蒸蒸发热，有汗而不解者，乃属阳明里证不和也，故用调胃承气汤。

【集注】程应旄曰：太阳病，三日，经期尚未深也，何以发汗不解便属胃也？盖以胃燥素盛，故他表证虽罢，而汗与热仍不解也。第征其热，如炊笼蒸蒸而盛，则知其汗必连绵濈濈[1]而来，此即大便已硬之征，故曰属胃也。热虽聚于胃，而未见潮热、谵语等证，主以调胃承气汤者，于下法内从乎中治，以其为日未深故也。

汪琥曰：言太阳病，不可拘以日数，但见属胃之证，即可下也。病方三日，曾经汗矣，其热自内腾达于外，非表邪不解，乃太阳之邪转属于胃，病热不能解也。

**调胃承气汤方**见《阳明篇》。

太阳病，发汗后，大汗出，胃中干[2]，烦躁不得眠，欲得饮水者，少少与饮之，令胃气和则愈。若脉浮，小便不利，微热，消渴者，五苓散主之。

【注】太阳病，发汗后，或大汗出，皆令人津液内竭，胃中干，烦躁不得眠，欲得饮水，当少少与之，以滋胃燥，令胃气和，则可愈也。倘与之饮，胃仍不和，若脉浮，小便不利，微热消渴者，则是太阳表邪未罢，膀胱里饮已成也。经曰：膀胱者，津液之府，气化则能出矣。今邪热熏灼，燥其现有之津；饮水不化，绝其未生之液。津液告匮，求水自救，所以水入即消，渴而不止也。用五苓散者，以其能外解表热，内输水府，则气化津生，热渴止而小便利矣。

【集注】张兼善曰：白虎治表证已解，邪传里而烦渴者。今脉浮身有微热而渴，乃表邪未得全解，故用五苓。借桂枝之辛散，和肌表以解微热也。术、泽、二苓之淡渗，化水生津以止燥渴也。

喻昌曰：脉浮当用桂枝，何以变用五苓耶？盖热邪得水，虽不全解，势必衰其大半，所以热微兼小便不利，证成消渴，则蓄饮证具，故不从单解而从两解也。凡饮水多而小便少，谓之消渴。里热饮盛，不可单用桂枝解肌，故兼以利水，惟五苓有全功耳！

程应旄曰：微热字对下条发热字看。彼以发热在表，则知犯本未深，

---

[1] 濈濈（jíjí 及及）：汗出貌

[2] 干：《脉经》卷七作“燥”。为是。

故邪热蓄而拒水。此曰微热，则表热犯本已深，故热邪结而耗液。所以不惟与水与五苓主治有别，而前五苓、后五苓主治亦俱有别也。

**中风发热，六七日不解而烦，有表里证。渴欲饮水，水入则吐者，名曰水逆，五苓散主之。**

【**注**】中风发热，六七日不解而烦者，是有表证也。渴欲饮水，水入则吐者，是有里证也。若渴欲饮水，水入即消，如前条之胃干，少少与饮，令胃和则愈。今渴欲饮水，水入不消，上逆而吐，故名曰水逆。原其所以吐之之由，则因邪热入里，与饮相抟，三焦失其蒸化，而不能通调水道，下输膀胱，以致饮热相格于上，水无去路于下，故水入则吐。小便必不利也，宜五苓散辛甘淡渗之品，外解内利。多服暖水，令其汗出尿通，则表里两解矣。

【**集注**】方有执曰：中风发热，必自汗出。六七日不解而烦者，汗出过多，亡津液而内燥也。表以外证未罢言，里以烦渴属腑言。欲饮水者，燥甚而渴，希救故也。水入则吐者，伏饮内作，故外水不得入也。盖饮亦水也，以水得水，涌溢而为格拒，所以谓之水逆，与五苓散两解表里，汗出而愈也。

喻昌曰：伤风证原有汗。以其有汗也，延至日久，不行解肌之法，汗出虽多，徒伤津液，表终不解，转增烦渴。邪入于腑，饮水则吐，名曰水逆。乃热邪夹积饮上逆，故外水格而不入也。服五苓，饮热汤，得汗则表里俱解，是一举而两得也。

**五苓散方**

猪苓去黑皮，十八铢　茯苓十八铢　泽泻一两六铢　白术十八铢　桂半两

上五味为散，更于臼中杵之，白饮和方寸匕服之，日三服，多饮暖水，汗出愈。

【**方解**】是方也，乃太阳邪热入腑，水气不化，膀胱表里药也。一治水逆，水入则吐；一治消渴，水入则消。夫膀胱者，津液之府，气化则能出矣。邪热入之，与水合化为病。若水盛于热，则水壅不化；水蓄于上，故水入则吐。乃膀胱之气化不行，致小便不行也。若热盛于水，则水为热灼；水耗于上，故水入则消。乃膀胱之津液告竭，致小便无出也。二证皆小便不利，故均得而主之。若小便自利者，不可用，恐重伤津液，

以其属阳明之里，故不可用也。由此可知五苓散非治水热之专剂，乃治水热小便不利之主方也。君泽泻之咸寒，咸走水府，寒胜热邪；佐二苓之淡渗，通调水道，下输膀胱，则水热并泻也；用白术之燥湿，健脾助土，为之限防以制水也；用桂之辛温，宣通阳气，蒸化三焦以行水也。泽泻得二苓下降，利水之功倍，则小便利，而水不蓄矣。白术借桂上升，通阳之效捷，则气腾津化，渴自止也。若发热不解，以桂易桂枝，服后多服暖水，令汗出愈。是知此方不止治停水小便不利之里，而犹解停水发热之表也。加人参名春泽汤，其意专在助气化以生津。加茵陈名茵陈五苓散，治湿热发黄，表里不实，小便不利者，无不效也。

**【集注】**程应旄曰：太阳为标，膀胱为本。中风发热，标受邪也。六七日不解，标邪转入膀胱矣。是谓犯本。五苓散与麻黄、桂枝二汤，虽同为太阳经之药，一则解肌而治表，一则利小便而治里，表与本所主各有别矣。

**【按】**此条谓有表里证者，非发热有汗，口干烦渴，水入则消，小便自利，太阳、阳明之表里证也。乃发热无汗，口润烦渴，水入则吐，小便不利，太阳、膀胱之表里证也。此病虽未发明无汗小便不利之证，若汗出小便利，则渴饮之水得从外越下出，必无水逆之证。仲景用五苓散，多服暖水令汗出愈，其意在利水发汗，故知必有无汗小便不利之证也。

太阳病，小便利者，以饮水多，必心下悸；小便少者，必苦里急也。

**【注】**太阳初病，不欲饮水，将传阳明，则欲饮水，此其常也。今太阳初病，即饮水多，必其人平素胃燥可知。设胃阳不衰，则所饮之水，亦可以敷布于外，作汗而解。今饮水多，而胃阳不充，即使小便利，亦必停中焦，而为心下悸。若更小便少，则水停下焦，必苦里急矣。

**【集注】**方有执曰：饮水多而心下悸者，心为火脏，水多则受制也。小便少则水停，所以里急也。

汪琥曰：太阳病，小便利者，是膀胱之腑无邪热也。若其人饮水多，此热在上焦，心火亢甚，小便虽利，而渴饮水多，则水停犯火，必心下悸。若其人饮水多而小便少，此热在下焦，为太阳邪热，随经入腑，水积不行，膀胱之里，必苦急也。

**发汗后，饮水多必喘，以水灌之亦喘。**

【注】上条未发汗饮水多，胃热津少也。此条发汗后饮水多，津亡胃干也。而不病心下悸、苦里急者，盖以水不停于中焦、下焦，而停于上焦，所以攻肺必作喘也。水灌者，以水浇洗也。饮水多者必喘，是饮冷，冷伤于内也。以水灌之亦喘者，是形寒，寒伤于外也。均伤肺，故俱喘。

【集注】魏荔彤曰：此申明本条喘急一证，有因水而成者。盖渴而饮水多之喘，与不渴而灌之亦喘，其由虽不同，而致病则一也。

**发汗后，不可更行桂枝汤。汗出而喘，无大热者，可与麻黄杏仁甘草石膏汤。**

【注】太阳病，下之后微喘者，表未解也，当以桂枝加厚朴杏仁汤，解太阳肌表，而治其喘也。太阳病桂枝证，医反下之。下利脉促，汗出而喘，表未解者，当以葛根黄连黄芩汤，解阳明之肌热，而治其喘也。今太阳病发汗后，汗出而喘，身无大热而不恶寒者，知邪已不在太阳之表；且汗出而不恶热，知邪亦不在阳明之里。其所以汗出而喘，既无大热，又不恶寒，是邪独在太阴肺经，故不可更行桂枝汤，可与麻黄杏子甘草石膏汤，发散肺邪而汗、喘自止矣。

**麻黄杏仁甘草石膏汤方**

麻黄去节，四两　杏仁去皮尖，五十枚　甘草炙，二两　石膏碎，绵裹，半斤

上四味以水七升，先煮麻黄减二升，去白沫，内[1]诸药，煮取三升，去滓，温服一升。

【集注】柯琴曰：石膏为清火之重剂，青龙、白虎皆赖以建功，然用之不当，适足以召祸。故青龙以无汗烦躁，得姜、桂以宣卫外之阳；白虎以有汗烦渴，须粳米以存胃中之液。今但内热而无外寒，故不用姜、桂。喘不在胃而在肺，故不需粳米。其意重在存阴，不虑其亡阳也。故于麻黄汤去桂枝之监制，取麻黄之专开，杏仁之降，甘草之和，倍石膏之寒，除内蕴之实热，斯溱溱之汗出，而内外之烦热与喘悉除矣。

**下后不可更行桂枝汤。若汗出而喘，无大热者，可与麻黄杏仁甘草石膏汤。**

[1] 内：音义同“纳”。收入；接受。

【注】此详上条，受病两途，同乎一治之法也。又有下后身无大热，汗出而喘者，知邪亦不在表而在肺，故亦不可更行桂枝汤，可与麻黄杏仁甘草石膏汤以治肺也。彼之汗后喘，此之下后喘，虽其致病之因不同，而其所见之证不异，所以从其证，不从其因，均用此汤，亦喘家急则治其标之法也。

【集注】方有执曰：汗与下虽殊，其为反误致变之喘则一。惟其喘一，故同归一治也。

**太阳中风，下利呕逆，表解者，乃可攻之。其人漐漐汗出，发作有时，头痛，心下痞硬满，引胁下痛，干呕短气，汗出不恶寒者，此表解里未和也，十枣汤主之。**

【按】下利之“下”字，当是“不”字。若是“下”字，岂有上呕下利而用十枣汤峻剂攻之之理乎？惟其大便不利，痞硬满痛，始属里病；小便不利，呕逆短气，始属饮病，乃可攻也。发作之“作”字，当是“热”字。若无热汗出，乃少阴阴邪寒饮，真武汤证也。且“作”字与上下句文义皆不相属。

【注】太阳中风，表邪也。不利呕逆，里饮也。表邪解者，乃可攻里饮也。审其人微汗漐漐不辍，发热有时，头痛，若仍恶寒，是表未解，尚不可攻。若不恶寒，则为表已解矣。而更见里未和之心下痞硬满，引胁下痛，干呕短气，水蓄无所从出之急证，故径以十枣汤峻剂，直攻水之巢穴而不疑也。

【按】伤寒表未解，水停心下，呕逆者，是寒束于外，水气不得宣越也，宜小青龙汤汗而散之；中风表未解，水停心下而吐者，是饮格于中，水气不得输泄也，宜五苓散散而利之。此皆表未解，不可攻里之饮证也。至如十枣汤与下篇之桂枝去芍药加白术茯苓汤二方，皆治饮家有表里证者。十枣汤治头痛、发热、汗出、不恶寒之表已解，而有痞硬满痛之里未和，故专主攻里也。桂枝去芍药加白术茯苓汤，治头痛、发热、无汗之表未解，而兼有心下满微痛之里不和，故不主攻里，当先解表也。然其心下硬满痛之微甚，亦有别矣。

【集注】杜任曰：十枣汤惟壮实者宜之，不宜轻用。

方有执曰：乃可攻之，以上喻人勿妄下早之意。漐漐汗出至短气，言证虽有里，犹未可下。直至汗出不恶寒，方是承上起下，言当下以出其治也。

喻昌曰：此证与结胸颇同。但结胸者，邪结于胸，其位高；此在心下及胁，其位卑。然必表解乃可攻之，亦与攻结胸之戒不殊也。药用十枣，亦与陷胸汤相仿，因伤寒下法，多为胃实而设。胃实者邪热内盛，不得不用硝、黄以荡涤之。今证在胸胁而不在胃，则荡涤之药无所用，故取蠲热逐饮于胸胁之间，以为下法。

张志聪曰：头痛，表证也。然亦有在里者，如伤寒不大便五六日，头痛有热者，与承气汤。与此节之汗出不恶寒而头痛，为表解里有饮，用十枣汤。则凡遇风寒头痛，表未解之证，当审别矣。

程应旄曰：所可惑者，头痛外惟身汗一证，表里难辨。汗出发热恶寒，则微有表；若汗出发热不恶寒，则只从不恶寒处认证，知表已解，里气为饮邪抟结不和，虽头痛亦属里邪上攻，非关表也。

魏荔彤曰：太阳之邪既入里，宜下矣。又有不下胸膈，不下肠胃，而下心与胁下者，较下结胸部位稍卑，较下胃实部位又稍高，此下中之又一法也。须认明同一下也，证不同而法自别。盖太阳、阳明之交，必辨表里而施汗下。彼之在里应下，乃邪热夹食物为胃实；此之在里应下，乃邪热夹水饮为饮实。二者俱必待表解而后下，此大同也。

**十枣汤方**

芫花熬　甘遂　大戟　大枣擘，十枚

上三味等分，各别捣为散。以水一升半，先煮大枣肥者十枚，取八合，去滓，内药末。强人服一钱匕，羸人服半钱，温服之，平旦服。若下少病不除者，明日更服，加半钱，得快下利后，糜粥自养。

【**方解**】仲景治水之方，种种不同，此其最峻者也。凡水气为患，或喘，或咳，或悸，或噎，或吐，或利，病在一处而止。此则水邪留结于中，心腹胁下痞满硬痛，三焦升降之气阻隔难通。此时表邪已罢，非汗散之法所宜；里饮实盛，又非淡渗之品所能胜；非选逐水至峻之品，以直折之，则中气不支，束手待毙矣。甘遂、芫花、大戟三味，皆辛苦气寒而禀性最毒，并举而用之，气味相济相须，故可直攻水邪之巢穴，决其渎而大下之，一举而患可平也。然邪之所凑，其气必虚，以毒药攻邪，必伤及脾胃，使无冲和甘缓之品为主宰，则邪气尽而大命亦随之矣。然此药最毒至峻，参、术所不能君，甘草又与之反，故选十枣之大而肥者以君之。一以顾其脾胃，一以缓其峻毒。得快利后，糜粥自养。一以使谷气内充；一以使邪不复作。此仲景用毒攻病之法，尽美又尽善也。昧者惑于甘能中满之说而不敢用，岂知承制之理乎！

**太阳病，外证未解不可下也，下之为逆。欲解外者，宜桂枝汤。**

**【注】**太阳病外证未解者，谓桂枝汤之表证未解也。凡表证未解，无论已汗未汗，虽有可下之证，而非在急下之例者，均不可下。下之为逆也。欲解外者，仍宜桂枝汤主之。

**【集注】**王肯堂曰：但有一毫头痛恶寒，即为表证未解，不可下也。

程应旄曰：若下后外证未解者，仍当解外，有是证用是药，不可以既下而遂谓桂枝汤不中与也。

汪琥曰：下之为逆，逆者，为病在外而反攻其内，于治法为不顺也。

**太阳病，先发汗不解，而复下之，脉浮者不愈。浮为在外，而反下之，故令不愈。今脉浮，故知在外，当须解外则愈，宜桂枝汤。**

**【注】**太阳病，先发汗表未解，仍宜汗之，而复下之，治失其宜矣。脉浮者不愈，盖以脉浮，邪在外而反下之，故令不愈也。今误下未成逆，脉仍浮，故知邪尚在外，仍宜桂枝汤解外则愈也。

**【集注】**程应旄曰：愈不愈辨之于脉。其愈者，必其脉不浮而离于表也。若脉浮者，知尚在表，则前此之下，自是误下，故令不愈。从前之误，不必计较，只据目前。目前之证，不必计较，只据其脉。脉若浮，知尚在外，虽日久尚须解外则愈。有是脉，用是药，亦不以既下，而遂以桂枝汤为不中与也。

**本发汗而复下之，此为逆也；若先发汗，治不为逆。本先下之，而反汗之，为逆；若先下之，治不为逆。**

**【注】**立治逆之法，不外乎表里；而表里之治，不外乎汗下。病有表里证者，当审其汗、下何先，先后得宜为顺，失宜为逆。若表急于里，本应先汗而反下之，此为逆也；若先汗而后下，治不为逆也。若里急于表，本应先下，而反汗之，此为逆也；若先下而后汗，治不为逆也。

**【集注】**程知曰：言汗下有先后缓急，不得倒行逆施。

汪琥曰：治伤寒之法，表证急者即宜汗，里证急者即宜下，不可拘拘于先汗而后下也。汗下得宜，治不为逆。

太阳病，下之，其脉促不结胸者，此为欲解也。脉浮者必结胸，脉紧者必咽痛，脉弦者必两胁拘急，脉细数者头痛未止，脉沉紧者必欲呕，脉沉滑者协热利，脉浮滑者必下血。

【**按**】脉促当是“脉浮”，始与不结胸为欲解之文义相属。脉浮当是“脉促”，始与论中结胸、胸满同义。脉紧当是“脉细数”，脉细数当是“脉紧”，始合论中二经本脉。脉浮滑当是“脉数滑”，浮滑是论中白虎汤证之脉，数滑是论中下脓血之脉。细玩诸篇自知。

【**注**】病在太阳，误下，为变不同者，皆因人之脏气不一，各从所入而化，故不同也。误下邪陷，当作结胸，反不结胸，其脉浮，此里和而不受邪，邪仍在表为欲解也。若脉促者，为阳结实邪之脉，故必结胸也。脉细数，少阴邪热之脉；咽痛，少阴邪热之证。误下邪陷少阴，法当从少阴治也。脉弦，少阳之脉；两胁拘急，少阳之证。误下邪陷少阳，法当从少阳治也。脉紧，太阳脉；头痛，太阳证。误下邪仍在表，法当从太阳治也。脉沉紧，寒邪入里之脉；欲呕，胃阳格拒之证。有表误下，邪陷在胃，法当从阳明治也。脉沉滑，宿食脉。有表误下，协热入里下利，法当从协热下利治也。脉数滑，积热脉。有表误下，邪陷入阴，伤营下血，法当从下脓血治也。

【**按**】脉促固阳脉也。若促而有力为实，则为结胸实邪之诊；若促而无力为虚，则为胸满虚邪之诊。故论中有脉促结胸，头汗小潮热者，用陷胸汤攻之；脉促胸满，汗出微恶寒者，用桂枝去芍药加附子汤温之。观此促脉虚实治法，则可以类推矣。

【**按**】咽痛，少阴寒热俱有之证也。咽干肿痛者为热，不干不肿而痛者为寒，故少阴论中有甘桔汤、通脉四逆汤二治法也。

【**集注**】方有执曰：凡在太阳皆表证也。误下则变证杂出，而不可以一途拘之。

程知曰：不宜下而下之，诸变不可胜数，此之谓也。今咽痛胁急欲呕，是寒邪入里之变。头痛热利下血，是风邪入里之变。所以然者，脉浮滑数为阳，沉弦紧细为阴也。

程应旄曰：据脉见证，各著一必字，见势所必然。考其源头，总在太阳病下之而来，故虽有已成坏病、未成坏病之分，但宜以活法治之，不得据脉治脉、据证治证也。

**太阳病，二三日，不能卧，但欲起，心下必结。脉微弱者，此本有寒分也。反下之，若利止，必作结胸；未止者，四日复下之，此作协热利也。**

【按】四日复下之“之”字，当是“利”字。上文利未止，岂有复下之理乎？细玩自知，是必传写之误。

【注】太阳病，谓头项强痛而恶寒也。二三日见不得卧，但欲起之证，谓已传阳明也。心下，胃之分也。必结，谓胃分必有结也。若脉实大乃胃分有热而结也，则当下之。今脉微弱，是胃分有寒而结也，法不当下，不当下而下之，谓之反下。二三日正当解太阳、阳明之表，反下之，表热乘虚入里，必自利。设利自止，是其人胃实而同燥化，必作结胸矣。今利未止，四日仍复下利，是其人胃虚而同湿化，故必作协热利也。

【集注】程知曰：此表证误下，有结胸、热利之变，不可不慎也。脉既微弱，则是寒结心下，法当温散。医见心下结，而下之使利，是治之反也。

汪琥曰：太阳病，二三日，不卧欲起，心下热结，似乎可下，然脉微弱，其人本有寒分，岂可下乎？

**太阳病，外证未除，而数下之，遂协热而利；利下不止，心下痞硬，表里不解者，桂枝人参汤主之。**

【注】此承上条脉微弱，协热利，互详其证，以明其治也。外证未除，谓太阳病未除。而数下之，是下非一次也。里因数下而虚，遂协表热而利，利下不止，里虚不固也。心下痞硬，里虚而邪结也。外证既未除，是表不解也，故用桂枝以解表。利下痞硬，里因下虚而从寒化也，其脉必如上文之微弱，故用参、术、姜、草以温里，此温补中两解表里法也。若其脉有力者，又当从甘草泻心汤之法矣。

【集注】喻昌曰：误下而致里虚，外热乘之，变而为利不止者，里虚不守也。痞硬者，正虚邪实，中成滞碍，痞塞而不通也。以表未除，故用桂枝以解之。以里适虚，故用理中以和之。此方即理中加桂枝而易其名，乃治虚痞下利之法也。

李中梓曰：经云：桂枝证医反下之，利遂不止，与葛根黄芩黄连汤。此则又与桂枝人参汤。何用药有温凉之异耶？盖彼证但曰“下之”，此则曰“数下之”；彼证但曰“利下”，此则曰“利不止”。合两论味之，自有虚实之分矣。

程知曰：表证误下，下利不止，喘而汗出者，治以葛根、芩、连。心下痞硬者，治以桂枝、参、术。一救其表邪入里之实热，一救其表邪入里之虚寒，皆表里两解法也。

程应旄曰：协热而利，向来俱作阳邪陷于下焦，果尔，安得用理中耶？盖不知利有寒热二证也。

**桂枝人参汤方**

桂枝四两　甘草炙，四两　白术三两　人参三两　干姜三两

上五味，以水九升，先煮四味，取五升，内桂更煮，取三升，去滓，温服一升，日再服，夜一服。

**太阳病，桂枝证，医反下之，利遂不止。脉促者，表未解也。喘而汗出者，葛根黄芩黄连汤主之。**

**【注】**此承上条又言协热利之脉促者，以别其治也。太阳病桂枝证，宜以桂枝解肌，而医反下之，利遂不止者，是误下，遂协表热陷入而利不止也。若表未解，而脉缓无力，即有下利而喘之里证，法当从桂枝人参汤以治利，或从桂枝加杏子厚朴汤，以治喘矣。今下利不止，脉促有力，汗出而喘，表虽未解，而不恶寒，是热已陷阳明，即有桂枝之表，亦当从葛根黄芩黄连汤主治也。方中四倍葛根以为君，芩、连、甘草为之佐，其意专解阳明之肌表，兼清胃中之里热，此清解中兼解表里法也。若脉沉迟，或脉微弱，则为里寒且虚，又当用理中汤加桂枝矣。于此可见上条之协热利，利不止，心下痞硬，表里不解者，脉不微弱，必沉迟也。

**【按】**协热利二证，以脉之阴阳分虚实，主治固当矣。然不可不辨其下利之黏秽、鸭溏，小便或白或赤，脉之有力无力也。

**【集注】**成无己曰：病有汗出而喘者，谓自汗出而喘也，是邪气外甚所致。若喘而汗出者，谓因喘而汗出也，是里热气逆所致，故与葛根黄芩黄连汤，散表邪除里热也。

方有执曰：利与上条同。而上条用理中者，以痞硬、脉弱属寒也。此用芩、连者，以喘汗、脉促属热也。

喻昌曰：太阳病，原无下法，当用桂枝解外，医反下之，则邪热之在太阳者，未传阳明之表，已入阳明之里。所以其脉促急，其汗外越，其热上奔则喘，下奔则泄，故舍桂枝而用葛根，以专主阳明之表，加芩、连以清里热，则不治喘而喘止，不治利而利止。此又太阳、阳明两解表里之变法也。

汪琥曰：误下虚其肠胃，为热所乘，遂利不止，此非肠胃真虚证，乃胃有邪热，下通于肠而作泄也。脉促者，脉来数时一止复来也，此为阳独盛之脉也。脉促见阳，知表未解，此表乃阳明经病，非犹太阳桂枝之表证也。喘而汗出者，亦阳明胃腑里热气逆所致，非太阳风邪气壅之喘，亦非桂枝汤汗出之证也。故当解阳明表邪，清胃腑里热也。

**葛根黄芩黄连汤方**

葛根半斤　黄芩三两　黄连三两　甘草炙，二两

上四味，以水八升，先煮葛根，减二升，内诸药，煮取二升，去滓，分温再服。

**【集注】**柯琴曰：外热不除，是表不解；下利不止，是里未和。误下致利，病因则同。一则脉微弱，心下痞硬，是脉不足而证有余也；一则脉促而喘，反汗自出，是脉有余而证不足也。表里、虚实，当从脉辨，况弱脉见于数下后，则痞硬为虚，更可知也。故用理中之辛甘温补，止下利化痞硬，又加桂枝以解表。先煮四味，后内桂枝，和中之力饶，而解肌之气锐，是于两解中寓权宜法也。桂枝证本脉缓，误下后而反促，阳气内盛，邪蒸于外，故汗出也；热暴于内，火逆上冲，故为喘也；暴注下迫，故为利也。故君清轻升发之葛根，以解肌而止利；佐苦寒清肃之芩、连，以止汗而定喘；又加甘草以和中。先煮葛根，后内诸药，解肌之力纯，而清中之气锐，又与补中逐邪者殊法矣。

太阳病，下之后，脉促胸满者，桂枝去芍药汤主之。若微恶寒者，去芍药方中，加附子汤主之。

**【按】**若微恶寒者，当是汗出微恶寒方合。若无“汗出”二字，乃表未解，无取乎加附子也。

【注】太阳病，表未解而下之，胸实邪陷，则为胸满，气上冲咽喉不得息，瓜蒂散证也。胸虚邪陷，则为气上冲，桂枝汤证也。今下之后，邪陷胸中，胸满脉促，似乎胸实而无冲喉不得息之证，似乎胸虚又见胸满之证，故不用瓜蒂散以治实，亦不用桂枝汤以治虚，惟用桂枝之甘辛，以和太阳之表；去芍药之酸收，以避胸中之满。若汗出微恶寒，去芍药方中加附子主之者，以防亡阳之变也。

【按】上条脉促，喘而汗出不恶寒，下利不止，云属实热。此条脉促胸满，汗出微恶寒，不喘不下利，反属虚寒者何也？上条是里热蒸越之汗，故汗出不恶寒，阳实也，喘而下利，皆为热也。此条乃表阳不固之汗，故汗出微恶寒，阳虚也，即不喘利亦为寒也。要知仲景立法，每在极微处设辨，恐人微处易忽也。今以微恶寒发其义，却不在汗出上辨寒热，而在汗出恶寒、不恶寒上辨寒热；不在脉促上辨寒热，而在脉促之有力、无力辨寒热。于此又可知不惟在胸满上辨虚实，而当在胸满之时满、时不满、常常满而不减上辨虚实矣。

【集注】喻昌曰：此条之微恶寒，合上条观之，则脉促、胸满、喘而汗出之内，原伏有虚阳欲脱之机。故仲景于此条，特以“微恶寒”三字发其义。可见阳虚则恶寒矣；又可见汗不出之恶寒，即非阳虚矣。

程应旄曰：有阳盛而见促脉，亦有阳虚而见促脉者，当辨之于有力无力，仍须辨之于外证也。

沈明宗曰：误下扰乱阴阳之气则脉促，邪入胸膈几成结胸，但结满而未痛耳！故以桂枝汤单提胸膈之邪，使从表解。去芍药者，恶其酸收，引邪内入故也。若脉促胸满而微恶寒，乃虚而局蹐[1]，阳气欲脱，又非阳实之比，所以加附子固护真阳也。然伤风下后之恶寒，与未下之恶寒，迥然有别。而汗后之恶寒，与未汗之恶寒亦殊。

**桂枝去芍药汤方**

于桂枝汤内去芍药，余依前法。

**桂枝去芍药加附子汤方**

于桂枝汤方内去芍药，加附子一枚，炮，去皮，破八片，余依前法。

---

[1] 局蹐（jí 急）：急促，慌乱。

太阳病下之，微喘者，表未解故也，桂枝加厚朴杏子汤主之。喘家作，桂枝汤加厚朴杏子佳。

【注】太阳病，当汗而反下之，下利脉促，喘而汗出不恶寒者，乃邪陷于里，热在阳明，葛根黄芩黄连汤证也。今太阳病当汗而反下之，不下利而微喘，是邪陷于胸，未入于胃，表仍未解也。故仍用桂枝汤以解肌表，加厚朴、杏子以降逆定喘也。喘家，谓素有喘病之人。遇中风而喘者，桂枝汤皆宜用之，加厚朴、杏子为佳也。

【集注】方有执曰：喘者，气逆于上，故呼吸不顺而声息不利也。微者，声息缓，不似大喘之气急也。以表尚在，不解其表，则喘不可定，故用桂枝解表，加厚朴利气，杏仁下气，所以为定喘之要药。

喻昌曰：此风邪误下作喘治法之大要。其寒邪误下作喘，当用麻黄、杏仁、石膏、甘草，即此可推。又曰：微喘表未解，则是表邪因误下上逆，与虚证不同。

程应旄曰：喘之一证，有表有里，不可不辨。下后汗出而喘，其喘必盛，属里热壅逆火炎故也。下后微喘，汗必不大出，属表邪闭遏气逆故也；仍用桂枝汤解表，内加朴、杏以下逆气。

魏荔彤曰：凡病人素有喘证，每感外邪，势必作喘，故谓之喘家。

**桂枝加厚朴杏仁汤方**

于桂枝汤方内，加厚朴二两，杏仁五十个，余依桂枝汤方。

【按】戴原礼曰：太阳病有喘咳，无汗喘者，宜麻杏石甘汤；有汗喘者，宜桂枝加厚朴杏仁汤；无汗咳者，宜小青龙汤。少阳病无喘有咳，咳者，宜小柴胡汤加五味、干姜。阳明病无咳有喘，内实喘者，宜大承气汤；下利者，宜葛根黄芩黄连汤。三阴惟少阴有喘咳，喘者宜四逆汤加五味、干姜；咳者阴邪下利，宜真武汤加五味、干姜；阳邪下利，宜猪苓汤。然喘皆危候也。

太阳病，下之后，其气上冲者，可与桂枝汤，方用前法。若不上冲者，不可与之。

【注】太阳病，表未解而下之，里实者，邪陷则为结胸，大陷胸汤证也；里虚者，邪陷则为下利，桂枝人参汤证也。胸实者，邪陷则为胸中痞硬，气上冲咽喉不得息，瓜蒂散证也。今胸虚邪陷于胸，故但为气

上冲，是表尚未罢，然无壅满不得息痞硬之证，故不可吐下，仍当解表，可与桂枝汤，如法汗之。使陷胸之邪，不受外束，胸中之气，得以四达，自不致内壅而上冲矣。若不上冲者不可与也。

**【集注】**方有执曰：气上冲者，阳主气而上升，风属阳邪，下后入里乘虚而上冲也。若不上冲，则非阳邪可知，故不可与。

**病如桂枝证，头不痛，项不强，寸脉微浮，胸中痞硬，气上冲咽喉不得息者，此为胸有寒也，当吐之，宜瓜蒂散。**

**【注】**病如桂枝证，乃头项强痛，发热汗出，恶风脉浮缓也。今头不痛，项不强，是桂枝证不悉具也。寸脉微浮，是邪去表未远，已离其表也。胸中痞硬，气上冲喉不得息，是邪入里未深而在胸中，必胸中素有寒饮之所致也。寒饮在胸，不在肌腠，解肌之法，无可用也。痞硬在胸，而不在心下，攻里之法，亦无所施。惟有高者越之一法，使胸中寒饮，一涌而出，故宜吐之以瓜蒂散也。

**【集注】**程应旄曰：痞硬一证，因吐下者为虚，不因吐下者为实。实邪痰饮填塞心胸，中、下二焦为之阻绝，自不得不从上焦为出路。所谓“在上者因而越之”是也。

汪琥曰：伤寒一病，吐法不可不讲，所以仲景以此条特出之太阳上篇者，以吐不宜迟，与太阳汗证之法相等，当于二三日间，审其证而用此法也。

沈明宗曰：素有痰饮内积，稍涉风寒，引动其痰，即外如桂枝汤证，但无头痛项强，知非风邪中表矣。

张锡驹曰：气上冲咽喉不得息者，邪夹寒饮从太阳之气而上越也。

**瓜蒂散方**

瓜蒂熬黄，一分　赤小豆一分

上二味，各别捣筛，为散已，合治之，取一钱匕，以香豉一合，用热汤七合，煮作稀糜，去滓，取汁和散，温顿服之。不吐者，少少加服，得快吐乃止。诸亡血虚家，不可与瓜蒂散。

**【方解】**胸中者，清阳之府。诸邪入胸府，阻遏阳气，不得宣达，以致胸满痞硬，热气上冲，燥渴心烦，嗢嗢欲吐。脉数促者，此热郁结也；胸满痞硬，气上冲咽喉不得息，手足寒冷，欲吐不能吐，脉迟紧者，此寒郁结也。凡胸中寒热与气与饮郁结为病，谅非汗下之法所能治，必得酸苦涌泄之品，因而越之，上焦得通，阳气得复，痞硬可消，胸中可和也。瓜蒂极苦，赤豆味酸，相须相益，能疏胸中实邪，为吐剂中第一品也。而佐香豉汁合服者，借谷气以保胃气也。服之不吐，少少加服，得快吐即止者，恐伤胸中元气也。此方奏功之捷，胜于汗下，所谓汗、吐、下三大法也。今人不知仲景、子和之精义，置之不用，可胜惜哉！然诸亡血虚家，胸中气液已亏，不可轻与，特为申禁。

病发于阳，而反下之，热入因作结胸；病发于阴，而反下之，因作痞。所以成结胸者，以下之太早故也。

【注】此总释结胸与痞硬之因也。中风阳邪，故曰病发于阳也。不汗而反下之，热邪乘虚陷入，因作结胸。伤寒阴邪，故曰病发于阴也。不汗而反下之，热邪乘虚陷入，因作痞硬。所以成结胸与痞硬者，以表未解而下之太早故也。病发于阴，不言热入者，省文耳。然病发于阳而误下者，未尝无痞硬；病发于阴而误下之，亦时成结胸。良由人之气体不同，或从实化，或从虚化也。

【集注】张兼善曰：风邪入里则结胸，寒邪入里则为痞。然此皆太阳病之所由来，非别阴证阳证也。

太阳病，脉浮而动数，浮则为风，数则为热，动则为痛，数则为虚，头痛发热，微盗汗出，而反恶寒者，表未解也。医反下之，动数变迟，膈内拒痛，胃中空虚，客气动膈，短气躁烦，心中懊憹[1]，阳气内陷，心下因硬，则为结胸，大陷胸汤主之。若不结胸，但头汗出，余处无汗，跻[2]颈而还，小便不利，身必发黄。

【按】“数则为虚”句，疑是衍文。

【注】太阳病，脉浮而动数，浮则为风邪脉也，数则为热邪脉也，动则为诸痛脉也。头痛发热，太阳证也。热蒸于阳，阳虚则自汗出；热蒸于阴，阴虚则盗汗出。阴虚当恶热，今反恶寒，故知此非阴虚之盗汗，乃表未解之盗汗，微微而出也。表未解当解表，医反下之，遂使动数之

❶ 懊憹（náo挠）：烦乱。憹，《集韵》：“心乱也。”
❷ 跻：赵本作“剂”。跻，《说文解字·足部》：“登也。”

热脉变为寒迟。盖动数乃表邪欲传，因下而逆于膈中，故不传而脉亦变也。表客阳邪，乘胃空虚，陷入胸膈而拒痛，短气不能布息，烦躁，心中懊侬，心下因硬，径从实化而为结胸矣。法当以大陷胸汤主之。若不从实化，不成结胸，但头汗出至颈，余处无汗，则热不得越也。小便不利，则湿不得泻也，热湿合化，故身必发黄也。

**【集注】**成无己曰：动数变迟，而浮脉独不变者，以邪结胸中，上焦阳分，脉不得而沉也。

朱震亨曰：太阳病，表未解而攻里，里已虚矣。虽见浮而动数之阳脉，一经误下，则必变为迟阴之脉矣。胃中空虚，短气躁烦，虚之甚矣。借曰：阳气内陷，心中因硬而可迅攻之乎？大陷胸之力，不缓于承气，下而又下，宁不畏其重虚耶？即阳病实邪下后，若胃中空虚，客气动膈，心中懊侬者，亦以栀子豉汤吐胸中之邪可也。况太阳误下后，明有虚证乎！

**【按】**震亨所论治，以栀子豉汤吐之，亦是未成结胸，从胸虚有热而化者宜也。若从胸虚有寒而化者，不论已成未成结胸，则又当从《活人书》温补法矣，不可混施也。

方有执曰：太阳之脉本浮，动数者亦传也。太阳本自汗，而言微盗汗，本恶寒，而言反恶寒者，稽久而然也。膈，心胸之间也。拒，格拒也。言膈气与邪气相格拒而为痛也。客气，邪气也。短气，促气不能布息也。懊侬，心为邪乱而不宁也。阳气，客气之别名也，以本外邪，故曰客气。以邪本风，故曰阳气。以里虚因而陷入，故曰内陷。自“若不结胸”句至末，以变之轻者而言也。

**大陷胸汤方**

大黄去皮，六两　芒硝一升　甘遂另碾，一钱

上三味，以水六升，先煮大黄，取二升，去滓，内芒硝，煮一两沸，内甘遂末，温服一升，得快利，止后服。

**【集解】**方有执曰：上焦有高邪，必陷下以平之，故曰陷胸汤。平邪荡寇，将军之职也，以大黄为君；咸能软坚，以芒硝为臣；彻上彻下，破结逐水，以甘遂为佐；惟大实者，乃为合法。如夹虚或脉浮，不可轻试。

太阳病，重发汗而复下之，不大便五六日，舌上燥而渴，日晡[1]所，小有潮热，从心下至少腹，硬满而痛，不可近者，大陷胸汤主之。

**【注】**此承上条互发其义，以详其证治也。太阳病，重发汗而复下之，津液伤矣。不大便五六日，胃腑燥矣。舌上燥渴，胃中干也。日晡潮热，胃热盛也。从心下至少腹，硬满而痛不可近者，谓胸腹之中上、下俱硬满结实，大痛，手不可近，故以大陷胸汤主之无疑也。

**【集注】**《内台方议》曰："日晡所"作"日晡所发"。

方有执曰：此明结胸有阳明内实疑似之辨。晡，日加申时也。小有，微觉有也。盖不大便，燥渴，日晡潮热，从心下至少腹硬满而痛，皆似阳明内热。惟小有潮热，不似阳明大热之甚。所以阳明必以胃家实为主，而凡有一毫太阳证在，皆不得入阳明例者，亦以此也。

程知曰：太阳结胸兼阳明内实，故用大陷胸汤，由胸胁以及肠胃，皆可荡涤无余。若但下肠胃结热，而遗胸上痰饮，则非法矣。

吴人驹曰：一腹之中，上、下邪气皆盛，证之全实者，其脉常沉伏，不可生疑畏，惟下之，而脉自渐出也。

小结胸，病正在心下，按之则痛，脉浮滑者，小陷胸汤主之。

**【注】**大结胸，邪重热深，病从心下至少腹，硬满痛不可近，脉沉实，故宜大陷胸汤，以攻其结，泻其热也。小结胸，邪浅热轻，病正在心下硬满，按之则痛，不按不痛，脉浮滑，故用小陷胸汤以开其结，涤其热也。

**【集注】**程应旄曰：按陷胸条曰："心下痛按之石硬"。又曰："心下满而硬痛"。此曰："病正在心下"。则知结胸不拘在心下与胸上，只在痛不痛上分别，故痞证亦有心下硬者，但不痛耳。

张锡驹曰：汤有大小之别，证有轻重之殊。今人多以小陷胸汤治大结胸证，皆致不救，遂诿结胸为不可治之证。不知结胸之不可治，只一二节，余皆可治者，苟不体认经旨，必致临时推诿，误人性命也。

魏荔彤曰：小结胸无实热之邪，但微热而夹痰饮为患。故虽结胸而

[1] 晡（bū 逋）：申时。即下午三时到五时。

不能高踞胸颠，但正在心下而已；不能实力作痛，惟按之痛而已；诊之不沉而深，惟浮而轻浅而已；不能作石硬，惟虚而结阻而已。所以大陷胸汤不应用，而另设小陷胸汤。高下、坚软、轻重、沉浮之间，病机治法昭然已。又云：痞，阴邪；结胸，阳邪。然于阳邪中又有大小之分，学者审之。于凡寒热杂合之证，无大实大热。俱宜斟酌下法，勿孟浪也。

**小陷胸汤方**

黄连一两　半夏洗，半斤　栝蒌实大者，一枚

上三味，以水六升，先煮栝蒌，取三升，去滓，内诸药，煮取二升，去滓，分温三服。

**【方解】**黄连涤热，半夏导饮，栝蒌润燥下行，合之以涤胸膈痰热，开胸膈气结；攻虽不峻，亦能突围而入，故名小陷胸汤。分温三服，乃缓以治上之法也。

**伤寒六七日，结胸热实，脉沉而紧，心下痛，按之石硬者，大陷胸汤主之。**

**【注】**伤寒表不解，误下成痞，此其常也。伤寒或有因误下而成结胸者，乃其变也。今伤寒六七日，结胸不因误下而成此热实之证，若脉沉紧，里实脉也。心下痛，按之石硬，里实证也。此为脉病皆实，故以大陷胸汤主之也。

**【集注】**喻昌曰："热实"二字，形容结胸之状甚明，见邪热填实于胸而不散漫也。浮紧主伤寒无汗，沉紧主伤寒结胸，此与中风之阳邪结胸迥别，所以不言浮也。又曰：阳邪误下成结胸，阴邪误下成痞。然中风间有痞证，伤寒间有结胸证，又不可不知。

程应旄曰：虽曰阳邪内陷，然"阴阳"二字从虚实寒热上区别，非从中风伤寒上区别。表热盛实转入胃腑，则为阳明证；表热盛实不转入胃腑，而陷入于膈，则为结胸证，故不必误下始成也。不因下而成结胸者，必其人胸有燥邪，以失汗而表邪合之，遂成里实。观此条曰："伤寒六七日"，又曰："脉沉而紧"，则可知矣。

汪琥曰：或问脉沉紧，焉知非寒实结胸？答曰：胸中者，阳气之所聚也。邪热当胸而结直至心下，石硬且痛，则脉不但沉紧，甚至有伏而不见者，乌可以脉沉紧为非热耶？大抵辨结胸之法，但当凭证最为有准。

寒实结胸，无热证者，与三物小陷胸汤，白散亦可服。

**【按】**无热证之下，与三物小陷胸汤，当是“三物白散”，“小陷胸汤”四字，必是传写之误。桔梗、贝母、巴豆三物，其色皆白，有三物白散之义，温而能攻，与寒实之理相属；小陷胸汤，乃栝蒌、黄连，皆性寒之品，岂可以治寒实结胸之证乎？“亦可服”三字，亦衍文也。

**【注】**结胸证，身无大热，口不燥渴，则为无热实证，乃寒实也，与三物白散。然此证脉必当沉紧，若脉沉迟或证见三阴，则又非寒实结胸可比，当以枳实理中汤治之矣。

**【集注】**王肯堂曰：热实结胸，及寒实结胸，《活人书》不拘寒热，但用陷胸汤，不瘥者用枳实理中丸，即应手而愈。

方有执曰：寒以饮言，饮本寒也，又得水寒，两寒抟结而实于胸中，故谓无热证也。

程知曰：结胸有大小之别，寒热之异，不得概用硝、黄也。

郑重光曰：水寒结实在胸，则心阳被据，自非细故，用三物白散下寒而破结，皆不得已之兵也。

**三物白散方**

桔梗三分　巴豆去皮心，熬黑，研如脂，一分　贝母三分

上件二味为末，内巴豆，更于臼中杵之，以白饮和服。强人半钱匕，羸者减之。病在膈上必吐，在膈下必利。不利，进热粥一杯；利过不止，进冷粥一杯。

**【方解】**是方也，治寒实水结胸证，极峻之药也。君以巴豆，极辛极烈，攻寒逐水，斩关夺门，所到之处，无不破也；佐以贝母，开胸之结；使以桔梗，为之舟楫，载巴豆搜逐胸邪，悉尽无余。膈上者必吐，膈下者必利。然惟知任毒以攻邪，不量强羸，鲜能善其后也。故羸者减之，不利进热粥，利过进冷粥。盖巴豆性热，得热则行，得冷则止。不用水而用粥者，借谷气以保胃也。

伤寒十余日，热结在里，复往来寒热者，与大柴胡汤。但结胸无大热者，此为水结在胸胁也，但头微汗出者，大陷胸汤主之。

**【注】**伤寒十余日，热结在里，若胸胁满硬者，此结胸也。今不满硬，复往来寒热者，乃少阳表里病，非结胸也，当与大柴胡汤两解之。

但结胸证，亦有水结者。水结胸不但表无大热，里亦无大热也。有结胸状，头微汗出者，此水停于胸，为热气上蒸使然也。故曰水结在胸胁也。亦以大陷胸汤主之，饮热并攻也。

【集注】方有执曰：水即饮也，以不实硬，故曰水结。胸胁亦里也，以热结不高，故曰在里。

程知曰：此言热结于里兼少阳者，则不宜陷胸；水结于胸者，虽无大热，犹宜大陷胸也。

程应旄曰：大柴胡与大陷胸，皆能破结。大柴胡之破结，使表分无留邪；大陷胸之破结，使里分无留邪。

林澜曰：此言水结胸之与热结在里不同也。十余日，邪深入腑之时，然热结在里，而犹有半表半里之邪，作往来寒热者，必以大柴胡两解之。若但胸胁结满，初无大热，收敛入内者，此亦不得为大柴胡证，必水结胸胁也。何以知之？水结胸者，头汗出，今但头微汗，为水结胸明矣，与大陷胸汤。

**结胸者，项亦强，如柔痓❶状，下之则和，宜大陷胸丸。**

【注】结胸从心上至少腹，硬满痛不可近，则其势甚于下者，治下宜急攻之，以大陷胸汤。结胸从胸上，满硬项强，如柔痉状，则其热甚于上者，治上宜缓攻之，以大陷胸丸直攻胸肺之邪。煮服倍蜜，峻治缓行，下而和之，以其病势缓急之形既殊，汤丸之制亦异也。故知此项强乃结胸之项强，下之则和，非柔痉之项强也。

【集注】成无己曰：项强者，为邪结胸中，胸膈结满，但能仰而不能俯，是项强也。

程知曰：项强如柔痉者，胸中邪气紧实，项势常昂，有似柔痉之状。然痉病身手俱张，此但项强原非痉也，借此以验胸邪十分紧逼耳。

汪琥曰：下之则和者，言邪实去，胸中和而项自舒之意。若不云如柔痉，恐医人认以为太阳经风寒之邪未解，反疑其当用发汗之药。殊不知项虽强，表证已解，里证甚急，治法宜下也。

---

❶ 痓：赵本作“痉”。《注解伤寒论·辨痉湿暍脉证》成无己注：“痓，当作痉。传写之误。”《说文解字·疒部》：“痉，强急也。”作“痉”为是。

**大陷胸丸方**

大黄半斤　葶苈子熬，半升　芒硝半升　杏仁去皮尖，熬黑，半升

上四味，捣筛二味，内杏仁、芒硝，合研如脂，和散。取如弹丸一枚，别捣甘遂末一钱匕，白蜜二合，水二升，煮取一升，温顿服之，一宿乃下。如不下，更服，取下为效。禁如药法。

结胸证，其脉浮大者，不可下，下之则死。

【注】结胸证，若脉大，是为胃实，知结热已实乃可下，下之则愈。今其脉浮大，是尚在表，知热结未实，故不可下。若误下之，未尽之表邪复乘虚入里，误而又误，结而又结，病热弥深，正气愈虚，则死矣。

【集注】张兼善曰：结胸为可下之证，若脉浮大，心下虽结，表邪尚多，下之重虚其里，外邪复聚则死矣。

程知曰：结胸亦有不可下者，宜审其脉以施治也。结胸为邪结上焦之分，得寸脉浮，关脉沉或沉紧，则为在里可下也。若脉浮大，则邪犹在表，下之是令其结而又结也，故死。

结胸证悉具，烦躁者亦死。

【注】结胸证悉具，谓硬满而痛，结在膈之上下也。悉具者，谓胸之下，少腹之上，左右两胁，无不硬满而痛也。较之大结胸为尤甚，此时宜急下之，或有生者；若复迁延，必至邪胜正负，形气相离，烦躁不宁，下亦死，不下亦死矣。

【集注】方有执曰：结胸证全具，已主死矣。而更加以烦躁，即不再下，亦主死也。

程应旄曰：结胸证，妄下不可，失下亦不可。总在适当其宜，则去邪即所以安正也。

魏荔彤曰：此条乃承上条脉见浮大而言。必结胸证具，脉兼见浮大，而加以烦躁，方可卜其死。不然，烦躁亦结胸证中之一也，何遽云死耶！

问曰：病有结胸，有脏结，其状何如？答曰：按之痛，寸脉浮，关脉沉，名曰结胸也。何谓脏结？答曰：如结胸状，饮食如故，时时下利，寸脉浮，关脉小细沉紧，名曰脏结。舌上白苔滑者，难治。

【注】邪结三阳，名曰结胸；邪结三阴，名曰脏结。二者皆下后邪气乘虚入里所致，而其脉与证之状则不同。其硬满而按之痛，结胸证也。

寸脉浮、关脉沉，结胸脉也。寸浮主胸主表，关沉主胃主里，是知其邪由胸表陷入胃里而结也。如结胸状，饮食如故，时时下利，脏结证也。寸脉浮，关脉细小沉紧，脏结脉也。细小沉紧主脏结寒痛，是知其邪由胸表陷入脏里而结也。脏结虽硬满而痛，如结胸状，然结胸病，属里壅塞，必不能饮食；脏结病，属里空虚，故饮食如故。结胸属实热，故硬痛不大便而脉沉石；脏结属虚寒，故硬痛下利而脉细紧也。舌上白苔滑者，胸中无热可知。脏结阴邪，得之为顺，尚可以理中辈温之；结胸阳邪，得之为逆，不堪攻下，故难治也。

【集注】成无已曰：气宜通也，以塞故痛。邪结阳分，则阴气不得下通；邪结阴分，则阳气不得上通。故知二者，皆按之痛硬也。

方有执曰：此设问答以明结胸、脏结之同异。脏结之时时下利者，阴邪结于阴脏，而寒甚也。以寒甚，故脉小细紧，此其所以不同也。盖结胸以阳邪结于阳，脏结以阴邪结于阴故也。

汪琥曰：结胸证，其人本胃中有饮食，下之太早，则食去不尽，外邪反入，结于胸中，以故按之则痛，不能饮食。脏结证，其人胃中本无饮食，下之太过，则脏虚，邪入与寒结于阴分，所以状如结胸，按之不痛，能饮食，时下利也。

魏荔彤曰：人知此条为辨结胸，非指脏结而论，不知正谓脏结与痞有相类，而与结胸实有不同。盖结胸阳邪也，痞与脏结阴邪也。痞则尚有阳浮于上，脏结则上下俱无阳，是皆误下、误吐之过也。

【按】此条"舌上白苔滑者难治"句，前人旧注皆单指脏结而言，未见明晰，误人不少。盖舌苔白滑，即结胸证具，亦是假实；舌苔干黄，虽脏结证具，每伏真热。脏结阴邪，白滑为顺，尚可温散；结胸阳邪，见此为逆，不堪攻下，故为难治。由此可知，著书立论，必须躬亲体验，真知灼见，方有济于用。若徒就纸上陈言，牵强附会，又何异按图索骥耶。

病胁下素有痞，连在脐旁，痛引少腹，入阴筋者，此名脏结，死。

【注】病脏结之人，若胁下素有痞连在脐旁，新旧病合，痛引少腹，入阴筋者，其邪又进厥阴，乃属脏结之死证也。

【集注】程知曰：宿结之邪，与新结之邪交结而不解，痞连脐旁，脾脏结也；痛引少腹，肾脏结也；自胁入阴筋，肝脏结也；三阴之脏俱结矣，故主死。

**脏结无阳证，不往来寒热，其人反静，舌上苔滑者，不可攻也。**

【注】脏结无三阳证。不发热，无太阳也；不往来寒热，无少阳也；其人反静，无阳明也。舌苔滑白，胸中有寒，故可温不可攻也。

【集注】方有执曰：苔滑本丹田有热、胸中有寒而成。然丹田，阴也。胸中，阳也。热反在阴而寒反在阳，所以为不可攻也。

程知曰：经于脏结白苔滑者，只言难治，未尝言不可治也。只言脏结无热舌苔滑者，不可攻，未尝言脏结有热舌苔不滑者，亦不可攻也。意者丹田有热，胸中有寒之证，必有和解其热，温散其寒之法。俾内邪潜消，外邪渐解者，斯则良工之苦心乎！

**病在阳，应以汗解之，反以冷水潠[1]之，若灌之，其热被却不得去，弥更益烦，肉[2]上粟起，意欲饮水，反不渴者，服文蛤散；若不差者，与五苓散。身热皮粟不解，欲引衣自覆者，若水以潠之洗之，益令热被却不得出，当汗而不汗则烦。假令汗出已，腹中痛，与芍药三两，如上法。**

【注】病在阳，谓病发于阳而身热也。此应以汗解之，而反以冷水潠之灌之，则身热虽被劫而暂却，然终不得去，故热烦益甚也。水寒外束，肤热乍凝，故肉生肤粟，热入不深，故意欲饮水反不甚渴也，故以文蛤散内疏肤热。若不差，与五苓散外解水寒；则皮粟、身热当解矣。若不解且恶寒，引衣自复，是尚有表也。当以桂枝汤汗解之。假令服桂枝汤，汗已出，热、粟俱解，而腹中增痛，又为表已和里未调也，宜与桂枝汤倍加芍药，调里以和其表。若渴欲饮水而不腹痛，则不须调太阴里，而仍当调太阳腑矣，宜仍取乎五苓也。

**文蛤散方**

文蛤五两

上一味，为散，沸汤和一钱匕服，汤用五合。

【按】文蛤即五倍子也。

---

❶ 潠（xùn 训）：口中喷出水或液状物。《说文解字·水部》：“含水喷也。”
❷ 肉：《玉函》卷三、《脉经》卷七作“皮”。为是。

## 音切

强群养切　恶污，去声　中音众　啬音色　淅音锡　翕音吸　㕮音父　咀音苴　去上声　滓音第　歠与啜同　覆芳救切　漐音蛰　差与瘥同　谐音鞋　噤渠饮切　剧音屐　传音啭　为去声　识与志同　乾音干　散上声　和去声　悸音季　灌音贯　更去声　痞音否　鞕（硬）音硬　颈音景　羸音雷　养上声　糜音迷　咽音咽　数音朔　懊影考切　侬音农　燥音扫　晡布胡切　痓音泾　溪心艮切

# 卷二

## 辨太阳病脉证并治中篇

太阳统摄之营卫，乃风寒始入之两途。风则伤卫，寒则伤营。卫气慓疾，统气而行脉外，其用疏泄而属阳，邪之犯也易，故其犯之也，则有汗，为虚邪。营气专精，统血而行脉中，其体固密而属阴，邪之犯也难，故其犯之也，则无汗，为实邪。夫冬固寒令也，然春月余寒，秋末早寒，皆能致病，但有无汗，实邪证候显然，即可谓之伤寒，不必尽属隆冬也。然太阳经也，膀胱腑也，由经视腑，则经为表，而腑为里矣。上篇用桂枝汤解肌，所以治风伤卫之表也，而未及卫分之里，故又立五苓散一方，佐桂枝以和卫分之里焉。此篇用麻黄汤发汗，所以治寒伤营之表也，而未及营分之里，故又立桃核抵当方，佐麻黄以攻营分之里焉。至于汗下失宜，过之则伤正而虚其阳，不及则热炽而伤其阴。虚其阳，则从少阴阴化之证多，以太阳少阴为表里也。伤其阴，则从阳明阳化之证多，以太阳、阳明递相传也，此篇中所以又有四逆、承气之治也。凡风伤卫之虚邪已列上篇，兹以寒伤营之实邪疏为中篇，使读者先会大意于胸中，斯临证处方，自不致误矣。

**太阳病，或已发热，或未发热，必恶寒，体痛，呕逆，脉阴阳俱紧者，名曰伤寒。**

**【注】**太阳病，即上篇首条脉浮，头项强痛，恶寒之谓也。营，表阴也。寒，阴邪也。寒邪伤人则营受之，从其类也。已发热者，寒邪束于皮毛，元府闭密，阳气郁而为热也。未发热者，寒邪初入，尚未郁而为热，顷之即发热也。恶寒者，为寒所伤，故恶之也。必恶寒者，谓不论已热未热，而必恶寒也。寒入其经，故体痛也。胃中之气被寒外束不能发越，故呕逆也。寒性劲急，故脉阴阳俱紧也。此承上篇首条言太阳病，又兼此脉此证者，名曰伤寒。以为伤寒病之提纲。后凡称伤寒者，皆指此脉证而言也。

**【集注】**方有执曰：“或”者，未定之辞；“必”者，定然之谓。曰

"或"曰"必"者，言发热早晚不一，而恶寒则定然即见也。

喻昌曰：仲景虑恶寒、体痛、呕逆、又未发热，恐误认为阴经之证，故早于篇首揭明此语以辨之。

程应旄曰：伤寒阴阳俱紧之脉，大不同于中风阳浮而阴弱之缓脉矣。证与脉兼得其实，然后乃得正其名曰，此太阳伤寒之病，而非中风所能混也。

魏荔彤曰：伤寒、中风同一浮脉，而彼为浮缓，此为浮紧；阳邪舒散故缓，阴邪劲急故紧。同为在表之浮，而一缓一紧，风寒迥异矣。

**太阳病，头痛发热，身疼腰痛，骨节疼痛，恶风无汗而喘者，麻黄汤主之。**

**【注】**此承上条而详言其证，以出其治也。太阳经脉起于目内眦，上额交巅，入络脑还出，别下项，循肩膊内，夹脊抵腰中，至足小指出其端。寒邪客于其经，则营血凝涩，所伤之处，无不痛也。营病者恶寒，卫病者恶风。今营病而言恶风者，盖以风动则寒生，恶则皆恶，未有恶寒而不恶风，恶风而不恶寒者。所以仲景于中风、伤寒证中，每互言之，以是知中风、伤寒，不在恶寒、恶风上辨，而在微、甚中别之也。无汗者，伤寒实邪，腠理闭密，虽发热而汗不出，不似中风虚邪，发热而汗自出也。阳气被寒邪所遏，故逆而为喘。主之以麻黄汤者，解表发汗，逐邪安正也。

**【集注】**成无己曰：寒则伤营，头痛身疼腰痛，以致牵连骨节疼痛者，太阳经营血不利也。

程应旄曰：头痛发热，太阳病皆然，而身疼腰痛，骨节疼痛，是寒伤营室，若风伤卫，则无是也。恶风，太阳病皆然，而无汗而喘，是阳被壅遏，若风伤卫，则无是也。得其所同，因以别其所异也。

沈明宗曰：太阳之邪从皮毛而入，郁逆肺气，以故作喘。且寒主收敛，伤营则腠理闭密，故用麻黄汤发之。

**麻黄汤方**

麻黄去节，三两　桂枝二两　甘草炙，一两　杏仁汤浸，去皮、尖，七十个

上四味，以水九升，先煮麻黄，减二升，去上沫，内诸药，煮取二升半，去渣，温服八合，覆取微似汗，不须歠粥。余如桂枝法将息。

**【方解】**名曰麻黄汤者，君以麻黄也。麻黄性温，味辛而苦，其用在迅升；桂枝性温，味辛而甘，其能在固表。证属有余，故主以麻黄必胜之算也；监以桂枝，制节之师也。杏仁之苦温，佐麻黄逐邪而降逆；甘草之甘平，佐桂枝和内而拒外。饮入于胃，行气于元府，输精于皮毛，斯毛脉合精，溱溱汗出，在表之邪，必尽去而不留；痛止喘平，寒热顿解，不须歠粥而借汗于谷也。必须煮掠去上沫者，恐令人烦，以其轻浮之气，过于引气上逆也。其不用姜、枣者，以生姜之性横散于肌，碍麻黄之迅升；大枣之性泥滞于膈，碍杏仁之速降，此欲急于直达，少缓则不迅，横散则不升矣。然此为纯阳之剂，过于发汗，如单刀直入之将，用之若当，一战成功；不当，则不戢而召祸。故可一而不可再。如汗后不解，便当以桂枝代之。此方为仲景开表逐邪发汗第一峻药也。庸工不知其制在温覆取汗，若不温覆取汗，则不峻也，遂谓麻黄专能发表不治他病。孰知此汤合桂枝汤，名麻桂各半汤，用以和太阳留连未尽之寒热；去杏仁、加石膏，合桂枝汤，名桂枝二越婢一汤，用以解太阳热多寒少之寒热；若阳盛于内，无汗而喘者，又有麻黄杏仁甘草石膏汤，以解散太阴肺家之邪；若阴盛于内而无汗者，又有麻黄附子细辛甘草汤，以温散少阴肾家之寒。《金匮要略》以此方去桂枝，《千金方》以此方桂枝易桂，皆名还魂汤，用以治邪在太阴，卒中暴厥，口噤气绝，下咽奏效，而皆不温覆取汗。因是而知麻黄汤之峻与不峻，在温覆与不温覆也。此仲景用方之心法，岂常人之所得而窥耶！

**【集解】**王肯堂曰：此方为元气不虚者设也。如夹时气者宜十神汤，夹暑湿者宜正气汤，夹寒者宜五积散，夹热者宜通圣散，夹食者宜养胃汤，夹痰者宜芎苏散。按：肯堂之议诚当矣。然必证兼表里，邪因错杂，似伤寒而非伤寒者，乃可于诸方中斟酌选用。若脉证与麻黄桂枝吻合，自当遵仲景之法治之。即元气素虚，或平素有热，不宜麻桂者，亦必如刘完素、张洁古法，缓缓消息治之，庶不误人。临病之工，宜详审焉。

吴绶曰：凡伤寒，寒邪在表，闭其腠理，身痛拘急，恶寒无汗，须用麻黄辛苦之药，开发腠理，逐寒邪，使汗出而解。惟夏月炎暑之时，虽有是证，宜加凉药方可用，如防风通圣散、三黄石膏汤是也。

伤寒一日，太阳受之，脉若静者，为不传；颇欲吐，若躁烦，脉数急者，为传也。

【注】伤寒一日，太阳受之，当脉浮紧，或汗，或未汗，若脉静如常，此人病脉不病，为不传也。初病或呕未止，颇欲吐，若躁烦脉数急者，此外邪不解，内热已成，病势欲传也。宜以大青龙汤发表解热，以杀其势；或表里有热证者，则当以双解汤两解之也。

【集注】沈明宗曰：此凭脉辨证，知邪传与不传也。脉浮而紧，为太阳正脉，乃静是不传他经矣。若颇欲吐，或躁烦而脉数急，则邪机向里已著，势必传经为病也。

伤寒二三日，阳明、少阳证不见者，为不传也。

【注】伤寒二日，阳明受之，三日少阳受之，此其常也。若二三日，阳明证之不恶寒反恶热、身热心烦、口渴不眠等证，与少阳证之寒热往来、胸胁满、喜呕、口苦、耳聋等证不见者，此为太阳邪轻热微，不传阳明、少阳也。

【集注】程知曰：伤寒一二日太阳，二三日阳明，三四日少阳，四五日太阴，五六日少阴，六七日厥阴，此第言其常耳！其中变证不一，有专经不传者，有越经传者，有传一二经而即止者，有发于阳即入少阴者，有直中三阴者，有足经冤热[1]而传手经者，有误药而传变者。大抵热邪乘经之虚即传，若经实即不受邪而不传；阳邪胜则传，阴邪胜多不传。故经谓脉静为不传，脉数急为欲传也。又曰：足经自足上行胸腹头背，主一身之大纲，故寒邪入之，即见于其经。若手经第行于胸手，不能主一身之大纲也。邪既入足经，必传入手经，故感风寒之重者，头项痛，肩、背、肘、节亦痛也。圣人言足不言手，足可该手，手不可该足也，非不传手也。夫五脏六腑十二经，气相输，络相通，岂有传足而不传手者哉！亦岂有伤足而不伤手者哉！虞天民谓：热先手，寒先足，义亦可互通也。

程应旄曰：伤寒之有六经，无非从浅深而定部署。以皮肤为太阳所辖，故署之太阳；肌肉为阳明所辖，故署之阳明；筋膜为少阳所辖，故署之少阳云耳！所以华佗曰：伤寒一日在皮，二日在肤，三日在肌，四

❶ 冤热：即郁热。冤，曲缩，郁结不疏。

日在胸，五日在腹，六日入胃，只就躯壳间约略其浅深，而并不署太阳、阳明等名。然则仲景之分太阳、阳明等，亦是画限之意，用以辖病也。

**脉浮者，病在表，可发汗，宜麻黄汤。脉浮而数者，可发汗，宜麻黄汤。**

【**注**】伤寒脉浮紧者，麻黄汤诚为主剂矣。今脉浮与浮数，似不在发汗之列，然视其病皆伤寒无汗之表实，则不妨略脉而从证，亦可用麻黄汤汗之。观其不曰以麻黄汤发之、主之，而皆曰可发汗，则有商量斟酌之意焉。

【**集注**】方有执曰：伤寒脉本紧，不紧而浮，则邪见还表而欲散可知矣。发者，拓而出之也；麻黄汤者，乘其欲散而拓出之也。或脉浮而数，伤寒之欲传也，而亦宜麻黄汤发汗者，言乘寒邪有向表之浮，当散其数，而不令其至于传也。

程应旄曰：麻黄汤为寒伤营之主剂，然亦当于脉与证之间互参酌之，不必泥定“紧”之一字，始为合法也。脉浮无紧，似不在发汗之列，然视其证，一一寒伤营之表病，则不妨略脉而详证，无汗，可发汗，宜麻黄汤。若脉浮数，邪势欲传于里，亦不妨略证而详脉，无汗，可发汗，亦宜麻黄汤。就此二者之脉与证互参之，其有脉见浮紧，证具伤寒，二者俱符，又何麻黄汤之必在禁例哉！

刘宏璧曰：但脉浮不紧，何以知其表寒实也？必然无汗始可发也。脉数何以知其未入里也？以脉兼浮故可汗也。

**太阳病，外证未解，脉浮弱者，当以汗解，宜桂枝汤。**

【**注**】太阳病外证未解，谓太阳病表证未解也。若脉浮紧，是为伤寒外证未解。今脉浮弱，是为中风外证未解也，故当以桂枝汤汗解之。

【**集注**】方有执曰：外证未解，谓头痛、项强、恶寒等证犹在也。浮弱即阳浮而阴弱。此言太阳证凡在未传变者，仍当从于解表，盖严戒不得早下之意。

程知曰：外证未解，脉见浮弱，即日久犹当以汗解。然只宜桂枝解肌之法，不宜误行大汗之剂。至于不可误下，更不待言矣。

**伤寒发汗已解，半日许复烦，脉浮数者，可更发汗，宜桂枝汤。**

【**注**】伤寒服麻黄汤发汗，汗出已，热退身凉解，半日许复烦热而脉

浮数者，是表邪未尽退而复集也，可更发汗。其不用麻黄汤者，以其津液前已为发汗所伤，不堪再任麻黄，故宜桂枝更汗可也。

**【集注】**方有执曰：伤寒发汗者，服麻黄汤以发之之谓也。解，散也；复，重复也。既解半日许，何事而复哉？言发汗或不如法，或汗后不谨风寒，而复烦热，脉转浮数也，故曰可更发汗。更，改也。言当改前法，故曰宜桂枝汤。

喻昌曰：用桂枝汤者，一以邪重犯卫，一以营虚不能复任麻黄也。

程应旄曰：改前发汗之法为解肌，则虽主桂枝，不为犯伤寒之禁也。

汪琥曰：仲景法脉浮而数者，可发汗，宜麻黄汤。然此条已曾用过麻黄汤矣，故当更方以发其汗，宜桂枝汤。

**发汗病不解，反恶寒者，虚故也，芍药甘草附子汤主之。**

**【按】**发汗病不解之"不"字，当是衍文。盖发汗病不解，则当恶寒。今曰"反恶寒"者，正所谓病解之义也。病解恶寒，始谓之虚。

**【注】**伤寒，发汗病不解，则当恶寒，非表虚也，是表邪犹在不解，仍当汗也。今发汗汗出，病已解，不当恶寒矣。反恶寒者，非表邪也，乃阳虚不能卫外所致，故以芍药甘草附子汤主之。盖用附子以扶阳，芍药以补阴，甘草佐附、芍补阴阳而调营卫也。

**【集注】**方有执曰：未汗而恶寒，邪盛而表实；已汗而恶寒，邪退而表虚。汗出之后，大邪退散，荣气衰微，卫气疏慢，而但恶寒，故曰虚。

**芍药甘草附子汤方**

芍药三两　甘草炙，二两　附子炮，去皮，破八片。一枚

已上三味，以水五升，煮取一升五合，去滓，分温服。

**【集解】**程应旄曰：伤寒发汗一法，原为去寒而设。若表已解，较前反恶寒者，非复表邪可知。缘汗外泄而表遂虚，故主之以芍药甘草附子汤。芍药得桂枝则发表，得附子则补表，甘草和中从阴分，敛戢其阳，阳回而虚者不虚矣。

**发汗后恶寒者，虚故也；不恶寒但热者，实也，当和胃气，与调胃承气汤。**

**【注】**伤寒发汗，汗出病解，必不恶寒，亦不恶热，始可为愈。若发汗后恶寒者，是阳虚也，宜用芍药甘草附子汤主之。今发汗后不恶寒，

但恶热，则是胃实也，故与调胃承气汤泻热以和胃也。

【集注】方有执曰：发汗后不恶寒，其人表气强也。但热、亡津液而胃中干，故曰实也。当和胃气，以干在胃而实也。故曰与调胃承气汤所以泻实，而甘草则有泻中调和之义。

程知曰：汗后恶寒，则为荣卫俱虚；汗后不恶寒但发热，则为津干胃实，故有调胃通津之法。然曰当、曰与，则似深有酌量而不肯妄下，以重虚其津者。

**调胃承气汤方**见《阳明篇》。

**脉浮紧者，法当身疼痛，宜以汗解之。假令尺中迟者，不可发汗。何以知之然？以荣气不足血少故也。**

【注】脉浮紧者，寒伤荣之脉也；身痛者，寒伤荣之证也。脉证皆表实邪，则当发汗，宜麻黄汤。设若寸关脉浮紧，惟尺中迟者，则又不可发汗。何也？以其人平素荣气不足血少故也。由此可知，脉阴阳不俱紧，不可轻汗也。

【集注】方有执曰：尺以候阴，迟为不足。荣主血，汗者血之液。尺迟不宜汗者，嫌夺血也。

张璐曰：尺中脉迟，不可用麻黄发汗，当频与小建中汤和之。和之而邪解，不须发汗；设不解，不妨多与之，覆而汗之可也。

**发汗后，身疼痛，脉沉迟者，桂枝加芍药生姜各一两、人参三两新加汤主之。**

【注】发汗后，身疼痛脉浮紧或浮数，乃发汗未彻，表邪未尽也，仍当汗之，宜桂枝汤。今发汗后身虽疼痛，脉见沉迟，是荣卫虚寒，故宜桂枝新加汤，以温补其荣卫也。

【集注】成无己曰：表邪盛则身疼，血虚亦身疼。其脉浮紧者邪盛也，脉沉迟者血虚也。盛者损之则安，虚者益之则愈。

喻昌曰：脉沉迟者，六部皆然，与尺迟大异。尺迟乃素虚，此为发汗新虚，故于桂枝方中，倍加芍药、生姜各一两以去邪，加人参三两以补正。名曰新加汤者，明非桂枝汤中之旧法也。

汪琥曰：身疼痛脉沉迟，焉知非中寒证？要知此证，乃太阳伤寒发汗后身疼不止，脉变沉迟，非中寒比也。

**桂枝新加汤方**

桂枝一两　芍药四两　甘草二两　人参三两　生姜切，四两　大枣擘，十二枚

上六味，以水一斗二升，微火煮取三升，去滓，分温服，如桂枝法。

【**方解**】是方即桂枝汤倍芍药、生姜，加人参也。汗后身疼痛，是荣卫虚而不和也，故以桂枝汤调和其荣卫。倍生姜者，以脉沉迟荣中寒也；倍芍药者，以荣不足血少故也；加人参者，补诸虚也。桂枝得人参，大气周流，气血足而百骸理；人参得桂枝，通行内外，补荣阴而益卫阳，表虚身疼未有不愈者也。

病发热头痛，脉反沉，若不差，身体疼痛，当温其里，宜四逆汤。

【**按**】身体疼痛之下，当有“下利清谷”四字，方合“当温其里”之文。观《太阴篇》云：伤寒医下之，续得下利清谷不止，身痛者，急当救里，宜四逆汤。此虽未下，但脉反沉，可知里寒，必是脱简。

【**注**】病发热头疼，太阳表证也。脉当浮，今反沉，是太阳表证而得少阴里脉也。凡太阳、少阴表里皆寒无汗之病，均宜以麻黄附子细辛汤发之。若不差，不下利者，更以麻黄附子甘草汤和之；若下利清谷，即有身体疼痛之表未解，不可更汗，当温其里，宜四逆汤。防其阳从阴化，变厥惕亡阳之逆，断不可谓病在太阳，无可温之理也。

**四逆汤方**见《少阴篇》。

伤寒，若吐、若下后，七八日不解，热结在里，表里俱热，时时恶风，大渴，舌上干燥而烦，欲饮水数升者，白虎加人参汤主之。

【**按**】伤寒二字之下，当有“若汗”二字，盖发汗较吐下更伤津液为多也。时时恶风，当是“时汗恶风”，若非“汗”字，则时时恶风，是表不解，白虎汤在所禁也。论中谓发热无汗，表不解者，不可与白虎汤；渴欲饮水，无表证者，白虎加人参汤主之。读者细玩经文自知。

【**注**】伤寒，若汗、若吐、若下后，七八日不解，以致热结表里，时汗恶风者，结热在表未解也；大渴，舌上干燥而烦，欲饮水数升者，结热在里已彰也。故曰表里俱热，宜白虎加人参汤主之。以白虎能外解肌热，内清里热也。加人参者，因汗吐下后，津亡气弱，借此以益气生

津也。

【按】大青龙汤治太阳表里俱热，表多里少，故不渴也。白虎汤治阳明表里俱热，里多表少，故大渴也。今大渴躁烦，时汗恶风，是热在阳明又兼太阳也。而用白虎汤者，以阳明里热证多，太阳表热证少也。若无汗微渴，则为太阳表证多，即表里大热，又当用大青龙汤矣。

【集注】喻昌曰：玩此条本文，热结在里，表里俱热，已自酌量。惟热结在里，所以表热不除，况加大渴饮水，安得不以清热为急耶！

程知曰：表热者，身热也；里热者，内热也。以汗、吐、下后不解，故邪气乘虚结为里热；惟结热在里，所以表热不除，有恶风证也。大渴引饮，里热炽盛，安得不以白虎急解之。石膏辛寒，能清里热，兼散表热也；惟其在汗、吐、下后，故必加人参以顾其正气也。

汪琥曰：与白虎汤加人参扶正气，以分解内外之邪热。要之，此汤惟正气虚而邪气微者宜之；若邪气甚者，不敢轻加人参也。

**白虎加人参汤方**见《阳明篇》。

发汗已，脉浮数，烦渴者，五苓散主之。

【按】脉浮数之下当有“小便不利”四字，若无此四字，则为阳明内热口燥之烦渴，白虎汤证也。以其有小便不利烦渴，则为太阳水热瘀结之烦渴，五苓散证也。况无小便不利证而用五苓散，则犯重竭津液之禁矣。《太阳上篇》，类此证者数条，惟一条水入即吐，水不下行，故无小便不利之文，此条应有“小便不利”四字。

【注】发汗已，为太阳病已发过汗也。脉浮数，知邪仍在表也。若小便利而烦渴者，是初入阳明胃热，白虎汤证也。今小便不利而烦渴，是太阳腑病，膀胱水蓄，五苓证也。故用五苓散，如法服之，外疏内利，表里均得解矣。

【集注】方有执曰：已者言发汗毕，非谓表病罢也。烦渴者，膀胱水蓄，不化津液，故用四苓以利之；浮数者，外表未除，故凭一桂以和之，所以谓五苓能两解表里也。

伤寒汗出而渴者，五苓散主之；不渴者，茯苓甘草汤主之。

【注】此申上条或渴而不烦，或烦而不渴者，以别其治也。伤寒发汗后，脉浮数，汗出烦渴，小便不利者，五苓散主之，今惟曰汗出者，省

文也。渴而不烦，是饮盛于热，故亦以五苓散主之，利水以化津也。若不烦且不渴者，是里无热也。惟脉浮数汗出，小便不利，是荣卫不和也，故主以茯苓甘草汤和表以利水也。

【集注】郑重光曰：伤寒本无汗，汗因发而出也。上条烦而渴，此条但渴不烦，里证较轻，治亦不殊；若更不渴，则内无燥，里病少而表证犹多也。故用桂枝汤之三，五苓散之一，示三表一里之意，易名曰茯苓甘草汤者，乃桂枝五苓之变制也。

**茯苓甘草汤方**

茯苓二两　桂枝二两　生姜切，三两　甘草炙，一两

上四味，以水四升，煮取三升，去滓，分温三服。

【方解】是方乃仿桂枝、五苓二方之义，小制其法也。有脉浮数汗出之表，故主以桂枝。去大枣、芍药者，因有小便不利之里，恐滞敛而有碍于癃闭也。五苓去术、泽、猪苓者，因不渴不烦，里饮无多，惟小便一利可愈，恐过于燥渗伤阴也。

【集解】汪琥曰：五苓散、茯苓甘草汤二方，皆太阳标本齐病，表里兼主之剂。何谓标？太阳之经是也。何谓本？膀胱之腑是也。经在表，本在里。五苓散，邪已入腑，表证已微，故方中只用桂枝一味以主表，其余四味皆主里之药也。茯苓甘草证，邪犹在经，里证尚少，故方中只用茯苓一味以主里，其余三味皆主表之药也。

**脉浮数者，法当汗出而愈，若下之，身重心悸者，不可发汗，当自汗出乃解。所以然者，尺中脉微，此里虚，须表里实，津液自和，便自汗出愈。**

【注】伤寒未发热，脉多浮紧，寒盛也。已发热，脉多浮数，热盛也。均宜麻黄汤发汗则愈。若不发汗而误下之，不成逆坏者，必其人里气素实也。故惟见失汗身重之表，误下心悸之里，则不可复发其汗；当待其表里自和，自然汗出而解。所以然者，因失汗表实，误下里虚，尺中脉微，表里未谐，故不即解也。须待其里亦实而与表平，平则和，和则阳津阴液自相和谐，所以便自汗出而愈也。使里实之法，即下条用小建中汤法也。

【集注】喻昌曰：此亦先建中而后发汗之变法。要知仲景云：尺脉微

者，不可发汗。又云：尺微者，不可下。无非相人津液之奥旨。所以误下之，脉虽浮数不改，亟宜发汗者，亦必当谛其尺脉，不可率意径情有如此者。

张璐曰：误下身重心悸，纵脉仍浮数，亦不可复发其汗。设尺脉微，为里阴素虚，尤宜戒也。脉浮而数，热邪已甚，将欲作汗，今误下之，故身重心悸，当与小建中和其津液，汗出而愈。

伤寒二三日，心中悸而烦者，小建中汤主之。

【注】伤寒二三日，未经汗下，即心悸而烦，必其人中气素虚，虽有表证，亦不可汗之。盖心悸阳已微，心烦阴已弱，故以小建中汤先建其中，兼调荣卫也。

【集注】王肯堂曰：伤寒二三日，心中悸而烦者，小建中汤主之。伤寒脉弦细，属少阳，不可汗，汗之则谵语，胃不和则烦而悸。大抵先烦而后悸者是热，先悸而后烦者是虚，治病必求其本者此也。

程应旄曰：可见阳去入阴，必有其先兆，善治者，急宜杜之于未萌。心中悸而烦，则里气虚而阳为阴袭，建中汤补虚和里，保定中州，以资气血为主。虽悸与烦，皆小柴胡汤中兼见之证，而得之二三日，里证未必即具，小柴胡汤非所宜也。

魏荔彤曰：建中者治其本也。与建中后，徐审其在表，则仍当发汗，以中州既建，虽发汗阳亦不致亡矣。审其传里，则应下之，以中州既建，虽下阳亦不致陷矣。所谓急则从标，而缓则从本也。

**小建中汤方**

桂枝三两　芍药六两　甘草二两　生姜切，三两　胶饴一升　大枣擘，十二枚

上六味，以水七升，煮取三升，去滓，内胶饴，更上微火消解，温服一升，日三服。呕家不可用建中汤，以甜故也。

【方解】是方也，即桂枝汤倍芍药加胶饴也。名曰小建中者，谓小小建立中气也。盖中气虽虚，表尚未和，不敢大补，故仍以桂枝和营卫，倍芍药加胶饴，调建中州，而不歠稀粥温覆令汗者，其意重在心悸中虚，而不在伤寒之表也。中州建立，营卫自和，津液可生，汗出乃解，悸烦可除矣。呕家不可用，谓凡病呕者不可用，恐甜助呕也。

伤寒脉结代，心动悸，炙甘草汤主之。

【注】心动悸者，谓心下筑筑[1]，惕惕[2]然动而不自安也。若因汗下者多虚，不因汗下者多热，欲饮水小便不利者属饮，厥而下利者属寒。今病伤寒，不因汗下而心动悸，又无饮热寒虚之证，但据结代不足之阴脉，即主以炙甘草汤者，以其人平日血气衰微，不任寒邪，故脉不能续行也。此时虽有伤寒之表未罢，亦在所不顾，总以补中生血复脉为急，通行营卫为主也。

【集注】成无己曰：脉之动而中止，能自还者，名曰结；不能自还者，名曰代，由血气虚衰，不能相续也。

程知曰：此又为议补者，立变法也。曰伤寒，则有邪气未解也。心主血，曰脉结代，心动悸，则是血虚而真气不相续也。故峻补其阴以生血，更通其阳以散寒，无阳则无以绾摄[3]微阴，故方中用桂枝汤去芍药，而渍以清酒，所以挽真气于将绝之候，而避中寒于脉弱之时也。观小建中汤，而后知伤寒有补阳之方；观炙甘草汤，而后知伤寒有补阴之法也。

程应旄曰：此又以脉论，邪气留结曰结，正气虚衰曰代。伤寒见此，而加以心动悸，乃真气内虚，故用炙甘草汤，益阴宁血，和荣卫以为主。又曰：太阳变证，多属亡阳，少阳变证，兼属亡阴，以少阳与厥阴为表里，荣阴被伤故也。用炙甘草汤，和荣以养阴气为治也。

**炙甘草汤方**

甘草炙，四两　生姜切，三两　桂枝三两　麦门冬半升　麻子仁半斤　大枣擘，十二枚　人参二两　阿胶二两　生地黄一斤

上九味，以清酒七升，水八升，先煮八味，取三升，去滓，内阿胶，烊消尽，温服一升，日三服。一名复脉汤。

【集解】张璐曰：津液枯槁之人，宜预防二便秘涩之虞。麦冬、生地溥滋膀胱之化源；麻仁、阿胶专主大肠之枯约。免致阴虚泉竭，火燥血枯，此仲景救阴退阳之妙法也。

柯琴曰：仲景凡于不足之脉，阴弱者用芍药以益阴，阳虚者用桂枝

[1] 筑筑：脉跳动急速貌。
[2] 惕惕：惊恐不安，心绪不宁。
[3] 绾（wǎn 晚）摄：统领，掌握。

以通阳，甚则加人参以生脉。未有用麦冬者，岂以伤寒之法，义重扶阳乎？抑阴无骤补之法，与此以中虚脉结代，用生地黄为君，麦冬为臣，峻补真阴者，是已开后学滋阴之路矣。然地黄、麦冬味虽甘而气则寒，非发陈蕃秀之品，必得人参、桂枝以通阳脉，生姜、大枣以和营卫，阿胶补血，酸枣安神，甘草之缓，不使速下，清酒之猛，捷于上行，内外调和，悸可宁而脉可复矣。酒七升，水八升，只取三升者，久煎之则气不峻，此虚家用酒之法，且知地黄、麦冬得酒则良。此证当用酸枣仁，肺痿用麻子仁可也。如无真阿胶，以龟板胶代之。

**未持脉时，病人叉手自冒心，师因教试令咳而不咳者，此必两耳聋无闻也，所以然者，以重发汗，虚，故如此。**

**【注】**未持脉时，病人叉手自冒其心，师因教试令咳而不咳者，此必两耳聋无所闻也。其聋与叉手冒心同见，则非少阳之邪可知，乃重发汗，阳虚，故致此也。

**【集注】**喻昌曰：此示人推测阳虚之一端也。阳虚耳聋，宜急固其阳，与少阳传经邪盛之耳聋迥别。

程应旄曰：诸阳受气于胸中，而精气上通于耳，今以重发汗而虚其阳，阳气所不到之处，精气亦不复注而通之，故聋。

**发汗过多，其人叉手自冒心，心下悸，欲得按者，桂枝甘草汤主之。**

**【注】**此申上条，以详其证而明其治也。发汗过多，外亡其液，内虚其气，气液两虚，中空无倚，故心下悸，惕惕然不能自主，所以叉手冒心，欲得自按，以护庇而求定也，故用桂枝甘草汤，以补阳气而生津液，自可愈矣。

**【集注】**方有执曰：汗多则伤血，血伤则心虚，心虚则动惕而悸，故叉手自冒，而欲得人按也。桂枝走表，敛液宅心，能固疏漫之表；甘草和里，补中益气，能调不足之中。合二物以为方，盖敛阴补阳之法也。

程知曰：此汗后心虚补阳法也。阳受气于胸中，胸中阳气衰微，故叉手冒心，心悸欲按也。

程应旄曰：汗为心液，不惟妄汗不可，即当汗而失其分数亦不可。叉手冒心欲得按者，因阳虚不能自主，而心下悸也。然心悸有心气虚，有水气乘，水乘先因心虚。今心下悸者，乃阳气虚惕然自恐，欲得按以御之，故用桂枝、甘草，载还上焦之阳，使回旋于胸中也。

魏荔彤曰：此条乃发汗过多之禁也。风伤卫，固不宜汗出如水流漓矣。即寒伤营，宜发汗，亦只汗出表解斯已耳！不可听其大汗不止，致有阳虚之变证也。仲景言“其人叉手自冒心，心下悸欲得按者”，乃形容汗多亡阳之象也。

**桂枝甘草汤方**

桂枝四两　甘草炙，二两

上二味，以水三升煮取一升，去滓，顿服。

**【集解】**柯琴曰：汗出多，则心液虚，中气馁，故悸。叉手自冒，则外有所卫，得按，则内有所依。如此不堪之状，望之而知其为虚矣。桂枝本营分药，得麻黄则令营气外发而为汗，从辛也；得芍药则收敛营气而止汗，从酸也；得甘草则补中气而养血，从甘也。故此方以桂枝为君，独任甘草为佐，以补阳气，生心液，甘温相得，斯气血和而悸自平。不须附子者，以汗虽多，而未至于亡阳；不须芍药者，以汗已止，而嫌其敛阴也。

**发汗后，其人脐下悸者，欲作奔豚❶，茯苓桂枝甘草大枣汤主之。**

**【注】**发汗后心下悸者，乃虚其心中之阳，本经自病也。今发汗后，脐下悸，欲作奔豚者，乃心阳虚，而肾水之阴邪，乘虚欲上干于心也。主之以茯苓桂枝甘草大枣汤者，一以扶阳，一以补土，使水邪不致上干，则脐下之悸可安矣。

**【集注】**程知曰：发汗后心下悸者，心液虚而肾气将动也，肾气欲上奔，故脐下先悸也。谓之豚者，指肾气也。

喻昌曰：汗本心之液，发汗后脐下悸者，心气虚而肾气发动也。故取茯苓、桂枝直趋肾界，预伐其邪，所谓上兵伐谋也。

汪琥曰：奔豚者，肾之积名也。发于少腹，上至心下，若豚状，乃肾气发动，有似乎奔豚之状，非真脐下有积如豚也。

---

❶ 奔豚（tún 囤）：又称奔豚气。由于寒气上冲，犹如小豚奔突之状。豚，即小猪。

**茯苓桂枝甘草大枣汤方**

茯苓半斤　桂枝四两　甘草炙，一两　大枣擘，十五枚

上四味，以甘澜水一斗，先煮茯苓，减二升，内诸药，煮取三升，去滓，温服一升，日三服。

作甘澜水法：取水二斗，置大盆内，以杓扬之，水上有珠子五六千颗相逐，取用之。

**【方解】**此方即苓桂术甘汤，去白术加大枣倍茯苓也。彼治心下逆满，气上冲胸，此治脐下悸，欲作奔豚。盖以水停中焦，故用白术；水停下焦，故倍茯苓。脐下悸，是邪上干心也，其病由汗后而起，自不外乎桂枝之法。仍以桂枝、甘草补阳气，生心液；倍加茯苓以君之，专伐肾邪；用大枣以佐之，益培中土；以甘澜水煎，取其不助水邪也。土强自可制水，阳建则能御阴，欲作奔豚之病，自潜消而默化矣。若已作奔豚，肾阴邪盛，又非此药所能治，则当从事乎桂枝加桂汤法矣。

**服桂枝汤，或下之，仍头项强痛，翕翕发热，无汗，心下满，微痛，小便不利者，桂枝汤去桂加茯苓白术汤主之。**

**【按】**去桂当是去芍药。此方去桂，将何以治仍头项强痛、发热无汗之表乎？细玩服此汤，曰余依桂枝汤法煎服，其意自见。服桂枝汤已，温覆令一时许，通身漐漐微似有汗，此服桂枝汤法也。若去桂则是芍药、甘草、茯苓、白术，并无辛甘走营卫之品，而曰余依桂枝汤法，无所谓也。且论中有脉促胸满，汗出恶寒之证，用桂枝去芍药加附子汤主之。去芍药者，为胸满也。此条证虽稍异，而其满则同，为去芍药可知矣。

**【注】**此条为汗下后表不解、而心下有水气者立治法也。服桂枝汤或下之，均非其治矣。仍有头项强痛，翕翕发热，无汗之表证；心下满，微痛，小便不利，停饮之里证。设未经汗下，则是表不解，而心下有水气，当用小青龙汤汗之。今已经汗下，表里俱虚，小青龙汤非所宜也。故用桂枝汤去芍药之酸收，避无汗心下之满，加苓、术之燥渗，使表里两解，则内外诸证自愈矣。

**【集注】**《外台方议》问曰：心下满微痛，乃是欲成结胸，何缘作停饮治之？答曰：诸证皆似结胸，但小便不利一证，乃停饮也，故此条仲景只作停饮治之。

喻昌曰：服桂枝汤，病不解而证变，又或下之，则邪势乘虚入里，是益误矣。在表之邪未除，而在里之饮上逆，故仿五苓两解表里之法也。

张璐曰：此条颇似结胸，所以辨为太阳表证尚在者，全重在翕翕发热无汗上。

林澜曰：头项强痛，经汗下而不解，心下满，微痛，小便不利，此为水饮内蓄，故加苓、术，得小便利，水饮行，腹满减，而表证悉愈矣。如十枣汤证，亦头痛，乃饮热内蓄，表证已解，故虽头痛，只用逐饮，饮去则病自安也。

**桂枝去桂加茯苓白术汤方**

于桂枝汤方内去桂，加茯苓、白术各三两，余依桂枝汤法煎服。小便利则愈。

【**按**】去桂去芍之义，详见上条经文下正误文内。

【**方解**】曰：余依桂枝汤法煎服，谓依桂枝汤法取汗也。小便利则愈，谓饮病必输水道始愈也。此方即苓桂术甘汤，而有生姜、大枣，其意专在解肌，利水次之，故用生姜、大枣佐桂枝以通津液取汗也。苓桂术甘汤，不用生姜、大枣，而加茯苓，其意专在利水，扶阳次之，故倍加茯苓，君桂枝，于利水中扶阳也，所以方后不曰依服桂枝汤法也。

**伤寒若吐若下后，心下逆满，气上冲胸，起则头眩，脉沉紧，发汗则动经，身为振振[1]摇者，茯苓桂枝白术甘草汤主之。**

【**注**】伤寒若过发汗，则有心下悸，叉手冒心，脐下悸，欲作奔豚等证。今误吐下，则胸虚邪陷，故心下逆满，气上冲胸也。若脉浮紧，表仍不解，无汗，当用麻黄汤，有汗当用桂枝汤，一汗而胸满气冲可平矣。今脉沉紧，是其人必素有寒饮相夹而成，若不头眩，以瓜蒂散吐之，亦自可除。今乃起则头眩，是又为胸中阳气已虚，不惟不可吐，亦不可汗也。如但以脉之沉紧为实，不顾头眩之虚，而误发其汗，则是无故而动经表，更致卫外之阳亦虚，一身失其所倚，故必振振而摇也。主之以苓桂术甘汤者，涤饮与扶阳并施，调卫与和营共治也。

---

[1] 振振：战栗貌。

**茯苓桂枝白术甘草汤方**

茯苓四两　桂枝三两　白术二两　甘草炙，二两

上四味，以水六升，煮取三升，去滓，分温三服。

**【方解】**身为振振摇者，即战振身摇也；身振振欲擗地者，即战振欲堕于地也。二者皆为阳虚失其所恃，一用此汤，一用真武者，盖真武救青龙之误汗，其邪已入少阴，故主以附子，佐以生姜、苓、术，是壮里阳以制水也；此汤救麻黄之误汗，其邪尚在太阳，故主以桂枝，佐以甘草、苓、术，是扶表阳以涤饮也。至于真武汤用芍药者，里寒阴盛，阳衰无依，于大温大散之中，若不佐以酸敛之品，恐阴极格阳，必速其飞越也；此汤不用芍药者，里寒饮盛，若佐以酸敛之品，恐饮得酸，反凝滞不散也。

发汗，若下之而烦热、胸中窒者，栀子豉汤主之。

**【注】**发汗表未解，若下之，表邪入里，既不从实化而为结胸气冲，亦不从虚化而为痞鞕下利，但作烦热胸中窒者，以表邪轻，所陷者浅，故只为烦热，胸中不快也。栀子苦能涌泄，寒能胜热，豆豉轻腐上行，佐栀子使邪热上越于口，庶一吐而胸中舒，烦热解矣。

**【集注】**方有执曰：窒者，邪热壅滞而窒塞，未至于痛，较痛为轻也。

程知曰：下之而阳邪内结，则以陷胸攻之；阴邪内结，则以泻心开之；至虚热上烦，则以栀豉涌之。未经下而胸中多痰，则以瓜蒂吐之；已经下而胸中虚烦，则以栀豉吐之。古人于虚实寒热之法，既明且备如此。

林澜曰：阳受气于胸中，若汗若下，使阳气不足，邪热客于胸中，结而不散，烦热窒塞，故宜此汤吐胸中之邪。

汪琥曰：胸中窒者，胸中有物也。下之而不出，以其物在膈上，故宜吐之。

**栀子豉汤方**

栀子擘，十四枚　香豉绵裹，四合

上二味，以水四升，先煮栀子，得二升半，内豉煮取一升半，去滓，分为二服，温进一服，得吐者，止后服。

下利后更烦，按之心下濡者，为虚烦也，宜栀子豉汤。

**【注】**此承上条误下下利后，不见诸逆，惟更加烦者而言。然按之心下濡而不痞者，是虚烦也，故亦宜栀子豉汤。若按之不濡而痞硬，则又

为实烦，当用大黄黄连泻心汤矣。

【集注】方有执曰：更烦本有烦，不为利除而转甚也。

林澜曰：此利后余热之证也。曰下利后而利止者，必非虚寒之烦，乃热遗于胸中也。按之心下濡，虽热而非实热，故用此以清其虚烦。

程应旄曰：热利则烦，若得之利后而心下不硬者，此为虚烦，乃余热乘虚而客于胃中也。

**发汗吐下后，虚烦不得眠。若剧者，必反复颠倒，心中懊侬，栀子豉汤主之；若少气者，栀子甘草豉汤主之；若呕者，栀子生姜豉汤主之。**

【注】未经汗吐下之烦多属热，谓之热烦；已经汗吐下之烦多属虚，谓之虚烦。不得眠者，烦不能卧也。若剧者，较烦尤甚，必反复颠倒心中懊侬也。烦，心烦也。躁，身躁也。身之反复颠倒，则谓之躁无宁时，三阴死证也；心之反复颠倒，则谓之懊侬，三阳热证也。懊侬者，即心中欲吐不吐，烦扰不宁之象也。因汗吐下后，邪热乘虚客于胸中所致。既无可汗之表，又无可下之里，故用栀子豉汤，顺其势以涌其热，自可愈也。有前证若更加少气者，是热伤其气也，加甘草以扶之；若呕者，是热迫其饮也，加生姜以散之。

【集注】方有执曰：虚烦不得眠者，大邪乍退，正气暴虚，余热闷乱，胃中不和也。剧，极也。反复颠倒，心中懊侬者，胸膈壅滞，不得舒快也。所以用栀子豉汤，高者因而越之之法也。

程应旄曰：发汗若吐若下，或胸中窒，或虚烦不得眠，或反复颠倒，心中懊侬，皆属三法后，遗热壅遏在上，客于心胸，是以扰乱不宁也。并非汗不出之烦躁，大青龙无所用，诸法亦无所用，惟宜以栀子豉汤主之。盖栀子气味轻越，合以香豉，能化浊为清，但使涌去客邪，则气升液化，而郁闷得舒矣。

汪琥曰：虚烦证奚堪再吐？不知虚者正气之虚，烦者邪气之实，邪热郁于胸中，是为邪实，吐证仍在，理宜更用吐法。所以“虚烦”二字，不可作真虚看，作汗、吐、下后暴虚看。

**栀子甘草豉汤方**

于栀子豉汤方内，加入甘草二两，余依前法。得吐，止后服。

**栀子生姜豉汤方**

于栀子豉汤方内，加生姜五两，余依前法。得吐，止后服。

**伤寒下后，心烦腹满，卧起不安者，栀子厚朴汤主之。**

【注】论中下后满而不烦者有二：一热气入胃之实满，以承气汤下之；一寒气上逆之虚满，以厚朴生姜甘草半夏人参汤温之。其烦而不满者亦有二：一热邪入胸之虚烦，以竹叶石膏汤清之；一懊侬欲吐之心烦，以栀子豉汤吐之。今既烦且满，满甚则不能坐，烦甚则不能卧，故卧起不安也。然既无三阳之实证，又非三阴之虚证，惟热与气结，壅于胸腹之间，故宜栀子、枳、朴，涌其热气，则胸腹和而烦自去、满自消矣。此亦吐中寓和之意也。

【集注】程应旄曰：凡邪客胸，便上下不交，此与结胸心下痞相等。虽吐、下和解，各不同法，其为交通阴阳则一也。

沈明宗曰：下后微邪内陷，而无痰饮抟结，故无结胸下利。但邪陷胸膈，扰乱于上则心烦；邪入腹中，在下则腹满；两邪逼凑胸腹，所以心烦腹满。用此一涌一泻，亦表里两解法也。

**栀子厚朴汤方**

栀子擘，十四枚　厚朴姜炙，四两　枳实去瓤，炒，四两

已上三味，以水三升半，煮取一升半，去滓，分三服，温进一服，得吐，止后服。

**伤寒，医以丸药大下之，身热不去，微烦者，栀子干姜汤主之。**

【按】栀子干姜汤当是栀子豉汤，栀子豉汤当是栀子干姜汤，断无烦热用干姜，结痛用香豉之理。

【注】伤寒表邪未解，医以丸药大下之，不至结胸痞硬，犹未成逆也。然身热不去，表仍未罢也；微烦者，热陷于胸也。表热之在胸者，既轻且微，故不可下，亦不可清，惟宜以栀子豉汤，微涌其热，则微烦可除，而吐中有发散之意，身热亦可解矣。

【集注】汪琥曰：丸药误下，邪热不除，所以身热不去，邪气乘虚客于胸中，故令微烦也。

**栀子干姜汤方**

栀子擘，十四枚　干姜二两

上二味，以水三升半，煮取一升半，去滓，分二服，温进一服，得吐者，止后服。

【按】此方干姜当是香豉。余义详前经文下正误文内。

**伤寒五六日，大下之后，身热不去，心中结痛者，未欲解也，栀子豉汤主之。**

【按】此方香豉当是干姜。余义亦详前经文下正误文内。

【注】伤寒五六日，邪气在里之时也。大下之后，若身热去，心胸和，是为欲解矣。今身热不去，邪仍在表也。心中结痛，过下里寒也，故曰未欲解也。但此表热里寒之证，欲温其里，既碍表热，欲解其表，又碍里寒，故惟以栀子之寒，干姜之热，并举而涌之，则解表温里两得之矣。岂尚有身热结痛而不尽除者哉！此仲景立两难治法，其妙如此，余可类推矣。

【集注】王肯堂曰："身热不去"四字宜玩。结胸身不热，知热不在表也，今身热不去，惟宜越之而已。

程应旄曰：痛而云结，殊类结胸，但结胸身无大热，知热已尽归于里，为实邪。此则身热不去，则所结者，因下而结，客邪仍在于表，故云未欲解也。

**凡用栀子汤，病人旧微溏者，不可与服之。**

【注】若汗、吐、下后，懊侬少气，呕逆烦满，心中结痛者，皆宜以栀子等汤吐之。以其邪留连于胸胃之间，或与热、与虚、与饮、与气、与寒相结而不实，则病势向上，即经所谓在上者因而越之之意也。若未经汗、吐、下，而有是证，则为实邪，非栀子汤轻剂所能治矣，又当以瓜蒂散重剂主之也。若病人旧微溏者，虽有是证，但里既久虚，不可与服；若与之，即使客邪尽去，亦必正困难支，盖病势向下，涌之必生他变也。本草不言栀子为吐剂，仲景用之以为吐者，何也？栀子本非吐药，以其味苦能吐，故用之以涌其热也。

【按】吐药不止栀子也，诸药皆可为之，惟要确审胸胃之邪，是寒是热？是食是水？是痰是气？因何阻滞，使胸胃阳气不伸？遂以当用之药而吐涌之，自可愈也。如欲吐寒，则以干姜、桂皮之类；吐热，则以栀子、苦茶之类；吐食，平胃、食盐之类；吐水，五苓、生姜之类；吐痰稀涎，橘皮之类；吐气流气，枳、朴之类。但形气弱者，药宜少，仍当佐以补中益气等升药为妥；形气壮者药宜多，更佐以瓜蒂、藜芦等猛药更效。凡煎吐药汤及调散，或用酸米汤，或用白汤，或用稀米粥，须备十余钟[1]。令病者顿服一钟，即用指探吐药出，再服一钟，亦随用指探吐药出，再服再吐，以顺溜快吐为度，则头额身上自有微汗，所有病证轻减，即为中病，不必尽服余药。若过吐之，即使病尽除，恐损胸中阳气也。近世之医，以吐为古法不可用久矣。皆因仲景之道不彰，其法失传，无怪乎其不敢用也。夫不知其妙，而不敢用，犹之可也；若竟委之曰古法不可用，则不可也。盖邪之在上者，非吐不愈。若如俗工所云，使病者畏不敢服，因循生变，致轻者重，重者死，夫谁之咎欤？抑知汗、吐、下三法，用之诚当，其证无不立时取效。后之业医者，又安可只言汗下两法，而置吐法于不用，致使古法沦亡也耶！

【集注】程知曰：此言服栀子亦有禁忌也。病人旧微溏，里虚也，又服苦寒，则不能上涌，而反下泄，故禁之。

张志聪曰：此言栀子而不言豉者，申明栀子之苦能下泄，故病人旧微溏，不可与服之也。

**太阳病，脉浮紧，无汗，发热，身疼痛，八九日不解，表证仍在，此当发其汗。服药已，微除，其人发烦目瞑；剧者必衄，衄乃解。所以然者，阳气重故也。麻黄汤主之。**

【按】张兼善曰："麻黄汤主之"五字，不当在"阳气重"之下，岂有衄乃解之后，而用麻黄汤之理乎？其说甚是。况"服药已"之上，并无所服何药之文，宜将此五字移于其上始合。

【注】太阳病，脉浮紧无汗，发热身疼痛，八九日不解，谓伤寒表证仍在，当以麻黄汤发其汗也。服药已，微除者，谓已发汗，邪虽微除，犹未尽除也，仍当汗之，若因循失汗，则阳邪久郁营中，不得宣泄，致热并于阳而发烦，热郁于阴而目瞑。剧者，谓热极也。热极于营，势必逼脉中之血妄行为衄，衄则热随血去而解矣。所以然者，阳气重故也。

【集注】程知曰：脉见浮紧，表证仍在，虽八九日，仍当以麻黄汗

---

[1] 钟：古时盛酒的器皿。今亦称盅。

解。服汤已，其病微除，至于烦瞑剧衄，乃热郁于营，阳气重盛，表散之药，与之相搏而然。然至于逼血上衄，则热随血解矣。此言发汗当主以麻黄汤，非衄解之后，仍用麻黄汤也。

张璐曰，服药已微除，复发烦者，余邪未尽也。目瞑烦剧者，热盛于经也，故迫血妄行而为衄，衄则余热随血而解也。以汗后复衄，故为阳气重也。或言汗后复衄，而热邪仍未尽，重以麻黄汤散其未尽之邪，非也。若果邪热不尽，则“衄乃解”三字从何著落？

**太阳病，脉浮紧，发热身无汗，自衄者愈。**

**【注】**太阳病脉浮紧，发热无汗，此伤寒脉证也，当发其汗。若当汗不汗，则为失汗。失汗则寒闭于卫，热郁于营，初若不从卫分汗出而解，久则必从营分衄血而愈也。故太阳病凡从外解者，惟汗与衄二者而已。今既失汗于营，则营中血热妄行，自衄，热随衄解，必自愈矣。

**【集注】**方有执曰：此承上条复以其证之较轻者言，以见亦有不治而自愈者，所以晓人勿妄治以致误之意。太阳病脉浮紧，发热身无汗，与上条同，而无疼痛，则比之上条较轻可知矣。所以不待攻治，得衄自愈也。汗本血之液，北人谓衄为“红汗”，即此说耳。

程知曰：言得衄虽无汗，必自愈也。人之伤于寒而为热者，得衄发越故愈。

张璐曰：衄血成流，则邪热随血而散。夺血则无汗也。设不自衄，当以麻黄汤发之。发之而邪解，则不衄矣；发之而余邪未尽，必仍衄而解。

**伤寒脉浮紧，不发汗，因致衄者，麻黄汤主之。**

**【注】**此承上条以出其治也。伤寒脉浮紧，法当发汗，若不发汗，是失汗也。

失汗则热郁于营，因而致衄者，宜麻黄汤主之。若能于未衄之先，早用麻黄汤汗之，汗出则解，必不致衄。其或如上条之自衄而解，亦无须乎药也。

**【按】**凡伤寒初起，但不甚恶寒，便知夹热后多得衄。其热多寒少者，则热随衄去；继而汗出，表与热均解也。其热少寒多者，纵热随衄去，继必不汗出，表仍不解。诚能用青龙、麻黄汤于未衄之先发之，则汗衄两解矣。若已经衄后而汗不出，表不解，即用麻、桂之药，以和荣卫，亦须少兼芩、连、犀、地清阴凉血之品佐之，以护及阴血可也。然大衄之后，麻黄、青龙不可轻用，若用之不当，则犯衄家不可汗之戒矣。

**【集注】**《活人书》云：衄后脉浮者，宜麻黄汤；衄后脉微者，不可行麻黄汤，宜黄芩芍药汤。盖衄后脉浮，表未解也；脉微，表已解也。于此见仲景用麻黄汤于衄后之大旨。

方有执曰：伤寒脉浮紧者，寒多风少之谓也。上二条皆风多寒少，前条以服药已微除，汗发不透而致衄，上条以较轻得自衄，此以寒多不发汗而致衄，三条之所以辨差分也。盖寒多，则于法当发汗，而不发汗，热郁血乱，所以衄也。衄则阳邪之风散。麻黄汤者，发其尚未散之寒也。

程知曰：此言寒邪不发之衄，仍宜温散也。不发汗而致衄，是入荣之寒，不得泄越而然也。寒不尽则衄不止，故仍用麻黄，不必待其衄也。此与上条有寒热之别。

程应旄曰：大抵伤寒见衄者，由其荣分素热，一被寒闭，荣不受遏，从而上升矣。

**伤寒不大便六七日，头痛有热者，与承气汤。其小便清者，知不在里，仍在表也，当须发汗。若头痛者，必衄，宜桂枝汤。**

**【按】**若头痛之"若"字，当是"苦"字。苦头痛，方为必衄之证。若是"若"字，则凡头痛皆能致衄矣。

**【注】**伤寒不大便六七日，里已实，似可下也。头痛热未已，表未罢，可汗也。然欲下则有头痛发热之表，欲汗则有不大便之里，值此两难之时，惟当以小便辨之。其小便浑赤，是热已在里，即有头痛发热之表，亦属里热，与承气汤下之可也；若小便清白，是热尚在表也，即有不大便之里，仍属表邪，宜以桂枝汤解之。然伤寒头痛不论表里，若苦头痛者，是热剧于荣，故必作衄，衄则荣热解矣。方其未衄之时，无汗宜麻黄汤，有汗宜桂枝汤汗之，则不衄而解矣。

**【集注】**汪琥曰：头痛不已者，为风寒之邪上壅，热甚于经，势必致衄。须乘其未衄之时，酌用麻黄汤或桂枝汤以汗解之。而验小便，实为仲景妙法。

魏荔彤曰：此条之衄，乃意料之辞，非已见之证也。

**太阳病不解，热结膀胱，其人如狂，血自下，下者愈。其外不解**

者，尚未可攻，当先解其外；外解已，但少腹急结者，乃可攻之，宜桃核承气汤。

【注】太阳病不解，当传阳明，若不传阳明而邪热随经，瘀于膀胱荣分，则其人必如狂。如狂者，瘀热内结，心为所扰，有似于狂也。当此之时，血若自下，下者自愈；若不自下，或下而未尽，则热与瘀血，下蓄膀胱，必少腹急结也。设外证不解者，尚未可攻，当先以麻黄汤解外；外解已，但少腹急结痛者，乃可攻之，宜桃核承气汤，即调胃承气加桃核，所以攻热逐血也。盖邪随太阳经来，故又加桂枝以解外而通荣也。先食服者，谓空腹则药力下行捷也。

【按】太阳病不解，不传阳明，邪热随经入里，谓之犯本。犯本者，谓犯膀胱之腑也。膀胱腑之卫为气分，膀胱腑之荣为血分。热入而犯气分，气化不行，热与水结者，谓之犯卫分之里，五苓散证也；热入而犯血分，血蓄不行，热与血结者，谓之犯荣分之里，桃核承气汤证也。二者虽皆为犯本之证，二方虽皆治犯本之药，而一从前利，一从后攻，水与血，主治各不同也。

【集注】喻昌曰：桃核承气汤用桂枝解外，与大柴胡汤解外相似，益见太阳随经之热，非桂枝不解也。

程知曰：太阳病不解，随经入腑，故热结膀胱。其人如狂者，瘀热内结，心不安宁，有似于狂也。若血自下，下则热随瘀解矣。然必外证已解，乃可直攻少腹急结之邪，于调胃承气中加桃核者，欲其直达血所也；加桂枝以通血脉，兼以解太阳随经之邪耳！

汪琥曰：膀胱乃小腹中之物。膀胱热结，在卫则尿不利，在荣则血不流，故作急结之形，为下焦蓄血之证谛也。所以用桃核承气汤，乃攻下焦蓄血，治少腹急结之药，实非通膀胱热结之药也。

**桃核承气汤方**

桃核去皮、尖，五十个　桂枝三两　大黄四两　芒硝二两　甘草炙，二两

上五味，以水七升，煮取二升半，去滓，内芒硝，更上火微沸，下火，先食温服五合，日三服，当微利。

太阳病六七日，表证仍在，脉微而沉，反不结胸，其人发狂者，以热在下焦，少腹当硬满。而小便自利者，下血乃愈。所以然者，以

**太阳随经瘀热在里故也，宜下之以抵当汤。**

【注】太阳病六七日，表证仍在者，脉当浮大。若脉微而沉，则是外有太阳之表而内见少阴之脉，乃麻黄附子细辛汤证也。或邪入里，则为结胸、脏结之证。今既无太阳、少阴兼病之证，而又不作结胸、脏结之病，但其人发狂，是知太阳随经瘀热，不结于上焦之卫分，而结于下焦之营分也，故少腹当硬满。而小便自利者，是血蓄于下焦也。下血乃愈者，言不自下者，须当下之，非抵当汤不足以逐血下瘀，乃至当不易之法也。

【集注】喻昌曰：蓄血而至于发狂，则热势攻心，桃核承气不足以动其血，桂枝不足以散其邪，非用单刀直入之将，必不能斩关取胜也，故名其汤为抵当。抵者，至也，乃至当不易之良法也。

张璐曰：邪结于胸，则用陷胸以涤饮；邪结少腹，则用抵当以逐血。

程知曰：脉微而沉，邪结于里也。表证仍在，而反不结胸，太阳随经之邪，不结上焦，而结下焦。小便自利，血病而气不病也。

程应旄曰：热结于气分，则为溺涩；热结于血分，则为蓄血。血既蓄而不行，自非大下其血不愈。

**抵当汤方**

水蛭熬，三十个　虻虫熬，去头、足，三十个　大黄去皮，破六片。三两　核桃去皮、尖，二十个

上四味，以水五升，煮取三升，去滓，温服一升。不下者更服。

**太阳病，身黄，脉沉结，少腹硬满，小便不利者，为无血也。小便自利，其人如狂者，血证谛，属抵当汤。**

【注】此承上条详其脉证，互发其义也。太阳病，无论中风、伤寒，但身黄脉大，腹满小便不利兼头汗出者，乃湿热之黄，非瘀血也。今身黄，脉沉结，少腹硬，小便自利，其人如狂者，则是血证，非湿热也，故宜抵当汤以攻其血。

【集注】方有执曰：谛，审也。言如此为血证审实，无复可疑，必须抵当汤，勉人勿二之意。

程知曰：身黄，脉沉结，少腹硬，三者皆下焦蓄血之证。然尚与胃热发黄证相近，故当以小便辨之。其少腹满而小便不利者，则为无形之

气病，属茵陈证也；其少腹硬而小便自利者，则为有形之血证，属抵当无可疑矣。

汪琥曰：按本文云“小便不利者”之下，仲景不言治法。成注云：可与茵陈汤。《补亡论》云：与五苓散。《后条辨》云：属茵陈五苓散。此三方可选而用之。

**伤寒有热，少腹满，应小便不利。今反利者，为有血也，当下之，宜抵当丸。**

**【注】**此承上条而言证之轻者，以互发其义而酌其治也。伤寒荣病，有热不已，伏于荣中，其血不随经妄行致衄，则必随经下蓄膀胱。少腹者，膀胱之室也，故少腹满。若小便不利，则为病在卫分，有停水也。今小便反利，则为病在荣分，有瘀血也，法当下之，宜以抵当汤。小其制为丸，缓缓下之，不可过用抵当汤也。

**【集注】**方有执曰：上条之方，变汤而为丸。名虽丸也，而犹煮汤焉。汤者，荡也。丸者，缓也。变汤为丸，而犹不离乎汤，盖取欲缓不缓，不荡而荡之意也。

程应旄曰：夫满因热入气分，而蓄及津液者，应小便不利，今反利者，则知其所蓄非津液也，乃血也。血因热而满结，故用抵当汤，变易为丸，煮而连滓服之，使之直达血所，以下旧热，荡尽新瘀，乃除根耳！

**抵当丸方**

水蛭熬，二十个　虻虫熬，去翅、足，二十个　桃核去皮、尖，二十五个　大黄三两

上四味，捣筛为四丸，以水一升，煮一丸，取七合，服之。晬时[1]当下血，若不下者更服。

**【集解】**柯琴曰：膀胱为水腑，血本无所容蓄者也。少腹者，膀胱之室也。热结硬满，当小便不利，而反利者，是病不在膀胱之内，而在少腹之内也。其随经之荣血，因瘀热结于少腹之里，而非膀胱之里也。所以小便虽利，而硬满急结如故，是蓄血瘀于少腹也。热淫于内，神魂不安，故发狂；血瘀不行，则荣不运，故脉微而沉；荣不运则气不宣，故

[1] 晬（zuì 最）时：一周时，一整天。

脉沉而结也；荣气不周于身，则身黄。消谷善饥者，胃火炽盛也；大便反易者，血之濡也；色黑者，蓄血之化也；善忘者，血不荣智不明也。此皆瘀血之征，非至峻之剂，不足以抵其巢穴，而当此重任，故立抵当汤。蛭、虫之善饮血者，而利于水；虻虫之善吮血者，而猛于陆。并取水陆之善取血者以攻之，同气相求。更佐以桃核之苦温，推陈致新；大黄之苦寒，荡涤邪热，故名抵当也。若热虽盛而未狂，少腹满而未硬，则宜小其制为丸，以缓治之。若外证已解，少腹急结，其人如狂者，是又为转属阳明之证，用调胃承气加桃核、桂枝之行血者于其中，以微利之，使胃和则愈矣。此桃核承气所以为治之缓也。

**伤寒大下后，复发汗，心下痞，恶寒者，表未解也。不可攻痞，当先解表，表解乃可攻痞。解表宜桂枝汤，攻痞宜大黄黄连泻心汤。**

**【注】**伤寒大下后，复发汗，先下后汗，治失其序矣。邪热陷入，心下痞结，法当攻里。若恶寒者，为表未尽也。表既未尽，则不可攻痞，当先解表，表解乃可攻痞。解表宜桂枝汤者，以其为已汗已下之表也；攻痞以大黄黄连泻心汤者，以其为表解里热之痞也。

**【集注】**《活人书》云：大抵结胸、痞皆应下，然表未解者，不可攻也。

方有执曰：表非初病之表，乃下后复汗，疏缓其表之表也。解，犹救也，如解渴、解急之类是也。解表与发表不同，伤寒初病之表当发，故用麻黄汤。此以汗后之表当解，故曰宜桂枝汤。

张璐曰：大下之后复发汗，先里后表，颠倒差误。究竟已陷之邪痞结心下，证兼恶寒，表邪不为汗衰，即不可更攻其痞，当先行解肌之法以治外，外解已后，乃用大黄黄连攻其邪热凝聚之痞，方为合法。

**大黄黄连泻心汤方**

大黄二两　黄连一两

上二味，以麻沸汤二升渍之，须臾绞去滓，分温再服。

**【方解】**痞硬虚邪，而用大黄、黄连，能不起后人之疑耶？然仲景使人疑处，正是使人解处。盖因后人未能细玩，不得其法，竟煎而服之，大悖其旨矣。观其以滚沸如麻之汤，渍大黄、黄连，须臾绞去滓，仅得其无形之气，不重其有形之味，是取其气味俱薄，不大泻下。虽曰攻痞，而用攻之妙，不可思议也。

**脉浮而紧，而复下之，紧反入里，则作痞，按之自濡，但气痞耳。**

【注】伤寒脉浮紧，不汗而下之，浮紧之脉，变为沉紧，是为寒邪内陷作痞之诊也。按之自濡者，谓不硬不痛，但气痞不快耳。此甘草泻心汤证也。

【集注】程应旄曰：误下成痞，既误在证，尤误在脉，则救之之法，仍当兼凭夫脉与证而定治矣。紧反入里，则浮紧变为沉紧，表邪陷入而不散，徒怫郁于心下，故作痞。

**心下痞，按之濡，其脉关上浮者，大黄黄连泻心汤主之。**

【按】濡字上当有“不”字。若按之濡，乃虚痞也。补之不暇，岂有用大黄泻之之理乎？

【注】此承上条以互明之也。按之自濡者，但气痞耳！若心下痞，按之不濡，此为可攻之热痞也。然其脉，关上不沉紧而浮，则是所结之热亦浅，未可峻攻也，故以大黄黄连泻心汤主之。

**心下痞，而复恶寒汗出者，附子泻心汤主之。**

【注】心下硬痛，结胸也。硬而不痛，心下痞也。心下痞而复恶寒汗出者，非表不解，乃表阳虚也。故以大黄、黄连、黄芩泻痞之热，附子温表之阳，合外寒内热而兼治之。其妙尤在以麻沸汤渍三黄，须臾绞去滓，内附子别煮汁。义在泻痞之意轻，扶阳之意重也。

【集注】方有执曰：痞本阴邪内伏而虚热上凝，复恶寒汗出，则表虚而阳不为护卫可知矣。泻心汤固所以为清热倾痞之用，加附子者，盖欲敛其汗，而固其阳也。黄芩因附子而更加，表里两解俱见矣。

李中梓曰：以三黄之苦寒，清中济阴；以附子之辛热，温经固阳。寒热互用，攻补并施而不悖，此仲景之妙用入神也。

程应旄曰：此条宜与伤寒大下后，复发汗，心下痞，恶寒者，表未解也，不可攻痞，当先解表，表解乃可攻痞，解表宜桂枝汤，攻痞宜大黄黄连泻心汤合看。彼条用桂枝者，缘发汗汗未出，而初时之恶寒不罢，故属表未和；此条加附子者，缘汗已出，恶寒已罢，而复恶寒汗出，故属之表阳虚，须于异同处细细参看。

**附子泻心汤方**

大黄二两　黄连一两　黄芩一两　附子炮，去皮，破，别煮取汁。一枚

上四味，切三味，以麻沸汤二升渍之，须臾绞去滓，内附子汁，分温再服。

**伤寒中风，医反下之，其人下利，日数十行，谷不化，腹中雷鸣，心中痞硬而满，干呕，心烦不得安。医见心下痞，谓病不尽，复下之，其痞益甚。此非结热，但以胃中虚，客气上逆，故使硬也，甘草泻心汤主之。**

**【注】**毋论伤寒中风，表未解总不当下。医反下之，或成痞，或作利。今其人以误下之故，下利日数十行，水谷不化，腹中雷鸣，是邪乘里虚而利也。心下痞硬而满，干呕，心烦不得安，是邪陷胸虚而上逆也。似此痞、利，表里兼病，法当用桂枝加人参汤两解之。医惟以心下痞，谓病不尽，复下之，其痞益甚，可见此痞非热结，亦非寒结，乃乘误下中虚，而邪气上逆、阳陷阴凝之痞也，故以甘草泻心汤以缓其急，而和其中也。

**【集注】**沈亮宸曰：半夏泻心、甘草泻心，皆下后伤气之过也。生姜泻心，因于饮食；大黄泻心，因于内热；附子泻心，因于外寒。证既不同，药亦各异也。

喻昌曰：下利完谷，腹鸣呕烦，皆误下而胃中空虚之故也。设不知此义，以为结热而复下之，其痞必益甚，故复以胃中虚，客气上逆，昭揭病因。

程应旄曰：仲景恐结热之疑难明，故特揭出胃中空虚，客气上逆之故，以明其非。所以用辛温以调其阳，制住客气，使不得上逆；用苦寒清肃，彻去客热，使无阻留。庶两勿羁縻[1]，阴阳相和，否转为泰矣。

汪琥曰：其人下利，日数十行，则胃中之物已尽，何得而不虚？况医复下之，而痞益甚，愈可知其非实证矣。若是实证，当必曰硬而痛，不曰硬而满矣。只此“满”字，而虚实之证了然。

魏荔彤曰：前条因恶寒汗出，阳随汗而在表，恐亡阳于外，故用附

[1] 羁縻：亦作“羁靡”。束缚，控制。

子以回阳；此条重在胃虚，阳微于中，故用甘草干姜以益阳；亦表里分治之急务也。而其固阳以为泻邪之本，则一意耳。

**甘草泻心汤方**

甘草炙，四两　黄芩三两　黄连一两　干姜三两　半夏洗，半升　大枣擘，十二枚

上六味，以水一斗，煮取六升，去滓，再煎取三升，温服一升，日三服。

**【方解】**方以甘草命名者，取和缓之意也。用甘草、大枣之甘，补中之虚，缓中之急；半夏之辛，降逆止呕；芩、连之寒，泻阳陷之痞热；干姜之热，散阴凝之痞寒。缓中降逆，泻痞除烦，寒热并用也。

**伤寒汗出，解之后，胃中不和，心下痞硬，干噫食臭，胁下有水气，腹中雷鸣下利者，生姜泻心汤主之。**

**【注】**伤寒汗出表解之后，余邪转属阳明，心下痞满硬痛不大便者，必其人胃素燥热，因而成实，攻之可也。今其人平素胃虚，兼胁下有水气，即不误下，而余热亦乘虚入里，以致胃中不和，谷气不化，故心下痞硬，干噫食臭也。水气不行，故腹中雷鸣下利也。主之以生姜泻心汤者，其意重在散水气之虚痞耳。

**【集注】**喻昌曰：篇中论结胸及痞之根源，云胃中空虚。此云胃中不和，以其未经误下而致空虚耳。故但言不和也，然不和已足成痞，胃气所关之巨，固若此哉。

程知曰：此为汗后，未经误下，心中痞硬，水饮抟聚者，立治法也。外邪虽解，然必胃气通和，始得脱然无恙。汗出解后，胃中不和，饮食抟结，故心中痞硬。中焦不能消谷，故干噫食臭。土弱不能制水，故胁下有水气旁流。腹中雷鸣者，抟击有声，下利而清浊不分也。故于泻心汤内，君生姜以散之，法用再煮，取其熟而和胃也。

程应旄曰：汗多亡阳，人皆知之矣。然人身之阳，部分各有所主。有卫外之阳，为周身营卫之主，此阳虚，遂有汗漏不止，恶寒身疼痛之证；有肾中之阳，为下焦真元之主，此阳虚，遂有发热眩悸，身瞤动，欲擗地之证；有膻中之阳，为上焦心气之主，此阳虚，遂有叉手冒心、耳聋及奔豚之证；有胃中之阳，为中焦水谷化生之主，此阳虚，遂有腹

胀满，胃中不和，而成心下痞之证。虽皆从发汗后所得，然救误者，须观其脉证，知犯何逆，以法治之，不得以汗多亡阳一语，混同漫及之也。

**生姜泻心汤方**

甘草炙，三两　人参三两　干姜一两　半夏洗，半升　黄芩三两　黄连一两　生姜切，四两　大枣擘，十二枚

上八味，以水一斗，煮取六升，去滓再煎，取三升，温服一升，日三服。

**【方解】**名生姜泻心汤者，其义重在散水气之痞也。生姜、半夏散胁下之水气，人参、大枣补中州之土虚，干姜、甘草以温里寒，黄芩、黄连以泻痞热，备乎虚水寒热之治，胃中不和下利之痞，焉有不愈者乎？

伤寒五六日，呕而发热者，柴胡汤证具，而以他药下之，柴胡证仍在者，复与柴胡汤。此虽已下之不为逆，必蒸蒸而振，却发热汗出而解。若心下满而硬痛者，此为结胸也，大陷胸汤主之。但满而不痛者，此为痞，柴胡不中与之，宜半夏泻心汤。

**【注】**结胸兼阳明里实者，大陷胸汤证也；兼阳明不成实者，小陷胸汤证也。痞硬兼少阳里实证者，大柴胡汤证也；兼少阳里不成实者，半夏泻心汤证也。今伤寒五六日，呕而发热者，是邪传少阳之病也。既柴胡证具，乃不以柴胡和之，而以他药下之，误矣。若柴胡证仍在者，此虽已下，尚未成逆，则当复与柴胡汤，必蒸蒸而振战，然后发热汗出而解矣。盖以下后虚中、作解之状皆如是也。若下后心下满而硬痛者，此为结胸，大陷胸汤固所宜也；若但满而不痛，此为虚热气逆之痞，即有呕而发热之少阳证，柴胡汤亦不中与之。法当治痞也，宜半夏泻心汤主之。

**【集注】**成无己曰：若下后阳邪传里者，则结于胸中为结胸，以胸中为阳受气之分也。阴邪传里者，则留于心下为痞，以心下为阴受气之分也。

程应旄曰：泻心虽同，而证中具呕，则功专涤饮，故以半夏名汤也。曰泻心者，言满在心下清阳之位，热邪夹饮，尚未成实，故清热涤饮，使心下之气得通，上下自无阻留，阴阳自然交互矣。然枢机全在于胃，故复补胃家之虚，以为之斡旋，与实热入胃而泻其蓄满者，大相径庭矣。

痞虽虚邪，乃表气入里，寒成热矣。寒虽成热，而热非实，故用苦寒以泻其热，兼佐辛甘以补其虚，不必攻痞而痞自散。所以一方之中，寒热互用。若阴痞不关阳郁，即郁而亦未成热，泻心之法概可用也。

汪琥曰：少阳病误下，邪在半表半里，居阴阳之间，故有痞结证。夫人身膈以下属阴，膈以上属阳，少阳居清道而介乎膈之间，亦为半表半里。此可征少阳病误下，邪气乘虚入里，而结胸痞气所由分也。

**半夏泻心汤方**

半夏洗，半升　黄芩三两　干姜三两　人参三两　黄连一两　甘草炙，三两　大枣擘，十二枚

上七味，以水一斗，煮取六升，去滓再煮，取三升，温服一升，日三服。

**本以下之，故心下痞，与泻心汤。痞不解，其人渴而口燥烦，小便不利者，五苓散主之。**

【**注**】本以下之早，故成心下痞。如系结热成实之痞，则宜大黄黄连泻心汤，寒攻之法也；如系外寒内热之痞，则宜附子泻心汤，温攻之法也；如系虚热水气之痞，则宜生姜泻心汤，散饮之法也；如系虚热而呕之痞，则宜半夏泻心汤，折逆之法也；如系虚热益甚之痞，则宜甘草泻心汤，缓急之法也。今以诸泻心汤，审证与之，而痞不解，则当审其人。若渴而口燥，心烦小便不利者，非辨证不明，药力之不及也，盖水饮内蓄，津液不行，故痞病不解耳。宜五苓散外发内利，汗出小便利则愈，于此可类推矣。

【**集注**】方有执曰：泻心汤治痞而痞不解，则非气聚之痞可知。渴而口燥、烦、小便不利者，津液涩而不行，伏饮凝结也。五苓散利水生津，津生而渴烦止，水利而痞自除，所以又为消痞满之一法也。

程应旄曰：泻心诸方，开结、荡热、益虚，可谓备矣。然其治法实在上、中二焦。亦有痞在上而治在下焦者，斯又不同其法也。若痞之来路虽同，而其人口渴燥烦，小便不利，则知下后胃虚，以致水饮内蓄，津液不行，痞无去路，非结热也。以五苓散主之者，使浊阴出下窍，而清阳之在上焦者，自无阻留矣。况五苓散宣通气化，兼行表里之邪，使心邪不从心泻，而从膀胱泻，又一法也。

伤寒服汤药，下利不止，心下痞硬，服泻心汤已，复以他药下之，利不止，医以理中与之，利益甚。理中者，理中焦。此利在下焦，赤石脂禹余粮汤主之；复利不止者，当利其小便。

【注】伤寒服汤药，下利不止，心中痞硬者，误下之所致也。下利痞硬，乃虚痞也，服泻心汤已合法矣。而痞不愈，复以他药下之，痞虽去而利不止，医与理中汤温之，其利益甚。不知理中者，理中焦也，此利在下焦，属滑脱也，故用赤石脂禹余粮汤，涩滑固脱，利可止也。若止而复利，则当审其小便之利与不利。小便若利，当佐以温补之药以收全功；小便不利，是水无去路，固涩日久，所以复利不止。则又当利其小便，使水道通而利自止矣。

【集注】郑重光曰：汤者，荡也，即下药也。误下利不止，心下痞硬，服泻心汤为合法矣。乃复以他药下之，误而又误，用理中开痞止利，原不为过，而利益甚者，以屡下伤肾，下焦失守也。故用石脂、禹粮固肠虚而收滑脱，利仍不止，当利其小便。盖膀胱者，肾之府也。肾主二便，开窍于二阴，利小便者，令脏腑各司其事，庶水谷分而下利自止也。

**赤石脂禹余粮汤方**

赤石脂碎，一斤　太乙禹余粮碎，一斤

上二味，以水六升，煮取二升，去滓，分温三服。

【方解】柯琴曰：甘、姜、参、术，可以补中宫元气之虚，而不足以固下焦脂膏之脱。此利在下焦，未可以理中之剂收功也。然大肠之不固，仍责在胃；关门之不紧，仍责在脾。此二味皆土之精气所结，能实胃而涩肠。盖急以治下焦之标者，实以培中宫之本也。要之，此证是土虚而非火虚，故不宜于姜、附。若水不利而湿甚，复利不止者，则又当利其小便矣。

伤寒发汗，若吐若下，解后，心下痞硬，噫气不除者，旋覆代赭石汤主之。

【注】伤寒发汗，若吐若下，解后，设表里俱清，自然胃和思食而愈。今邪虽解，而心下痞硬，胃虚结也；噫气不除，胃气逆也。然治痞之法，无出诸泻心汤。故于生姜泻心汤方中，去芩、连、干姜，以病解无寒热之邪也。佐旋覆、代赭石者，所以补虚宣气，涤饮镇逆也。

【集注】方有执曰：解，谓大邪已散也。心下痞硬，噫气不除者，正气未复，胃气尚弱，而伏饮为逆也。故用旋覆代赭石汤，以养正而散余邪也。

喻昌曰：大意重在噫气不除上。既心下痞硬，更加噫气不除，则胃气上逆，全不下行，有升无降。所谓弦绝者，其声嘶；土败者，其声哕也。故用代赭石领人参下行，以镇安其逆气也。

汪琥曰：此噫气，较前生姜泻心汤之干噫不同，是虽噫而不至食臭，故知其为中气虚也。

沈明宗曰：误下成痞，观此之发汗解后，亦可成痞。盖发汗、吐、下，皆伤内气。然最虚之处，便是容邪之处，所以微邪从虚内陷，浊阴上逆冲心，则心下痞硬，而噫气不除也。

**旋覆代赭石汤方**

旋覆花三两　人参二两　生姜切，五两　代赭石一两　半夏洗，半升　甘草炙，三两　大枣擘，十二枚

上七味，以水一斗，煮取六升，去滓再煎，取三升，温服一升，日三服。

【方解】罗天益曰：汗、吐、下解后，邪虽去而胃气已亏矣。胃气既亏，三焦因之失职，清无所归而不升，浊无所纳而不降，是以邪气留滞，伏饮为逆，故心下痞硬，噫气不除也。方中以人参、甘草养正补虚，生姜、大枣和脾养胃，所以安定中州者至矣。更以代赭石之重，使之敛浮镇逆；旋覆花之辛，用以宣气涤饮。佐人参以归气于下，佐半夏以蠲饮于上，浊降则痞硬可消，清升则噫气可除矣。观仲景治少阴水气上凌，用真武汤镇之；治下焦滑脱不守，用赤石脂禹余粮汤固之。此胃虚气失升降，复用此法理之，则胸中转否为泰。其为归元固下之法，各极其妙如此。

**伤寒大吐、大下之，极虚，复极汗出者，以其人外气怫郁，复与之水，以发其汗，因得哕。所以然者，胃中寒冷故也。**

【注】伤寒大吐、大下之后，津液极虚。其人面赤，表气怫郁，渴欲引饮，复与汤水，以助发其汗，因得哕。所以然者，大吐、下已虚其中，又发其汗，阳从外亡，故曰胃中虚冷故也。宜以吴茱萸汤，温中降

逆可也。

**【按】**胃主纳，下通地道。若胃病失职，则不下输大小肠，不纳而反出也。物出无声，谓之吐；声物并出，谓之呕；声出无物，谓之干呕。干呕者，即哕也，以其有哕哕之声，故名曰哕也。论中以呕为轻，以哕为重。盖以胃中有物，物与气并逆，所伤者轻；胃中空虚，惟气上逆，所伤者重故也。哕，与三阴证同见者，为虚为寒；与三阳证同见者，为实为热。虚寒者，四逆、理中、吴茱萸等汤；实热者，调胃、大小承气等汤，择而用之，勿谓哕者胃败不可下也。论中云：伤寒哕而腹满，视其前后，知何部不利，利之则愈是也。又世有谓哕为呃逆、吃逆、噫气者，皆非也。盖哕之声气，自胃出于口，而有哕哕之声，壮而迫急也；呃逆之声，气自脐下冲上，出口而作格儿之声，散而不续也。夫所谓呃逆者，即论中《平脉篇》所谓𩛰，𩛰者，气噎结有声也。观呃逆之人，与冷水即时作格，哕则不然，自可知也。吃逆、噫气者，即今之所谓嗳气也，因饱食太急，比时作嗳，而不食臭，故名曰吃逆也。因过食伤食，过时作嗳有食臭气，故名曰噫气也。哕、𩛰、嗳、噫，俱有声无物，虽均属气之上逆，然不无虚实寒热、轻重新久之别也。甚至以咳逆为呃逆者，殊不知咳逆即今之喘嗽也，兹乃与呃逆混而为一，皆不考之过，而得失利害系焉，不可以不辨。干呕即哕，咳逆即喘嗽。详在《金匮要略》中。

**【集注】**程应旄曰：哕之一证，有虚有实。虚自胃冷得之，缘大吐大下后，阴虚而阳无所附，因见面赤，以不能得汗，而外气怫郁也。医以面赤为热气怫郁，复与水而发汗令大出，殊不知阳从外泄而胃虚，水从内抟而邪格。胃气虚弱矣，安得不哕！

汪琥曰：伤寒既大吐、大下之后，已极虚矣！复极发其汗者何也？以其人外气怫郁，面上之气，恰如外来之邪怫郁于表也。此系阳明胃腑虚极，浮热之气上升于面，医人认以为邪热胃燥过极，不得汗，复与之水以助其汗，因而得哕。

**音切**

沫音末　内音纳　合音鸽　见音现　饴音怡　烊音羊　欬（咳）溪介切　眩匣绢切　振平声　窒陟力切　瞑音冥　衄汝六切　蛭音质　虻音盲　谛音帝　当去声　瘀影据切　噫乙介切　濡音软　哕于月切

# 卷三

## 辨太阳病脉证并治下篇

太阳中风者，风伤于卫也；伤寒者，寒伤于荣也。其说已详上、中二篇。兹以风寒两伤，荣卫俱病者，疏为下篇。盖风寒二气，多相因而少相离，有寒时不皆无风，有风时不皆无寒。风寒并发，邪中于人，则荣卫兼病。惟其证均无汗，皆谓之实邪，故立大青龙汤两解之法，发其寒邪外闭，风邪内郁，不汗出而烦躁之汗也。然必审其人脉不微弱，无少阴证者，乃可与之。若误施之，则大汗淋漓，厥逆筋惕肉瞤，必致亡阳之变，故又立真武一汤，以救青龙之误。夫表寒里热者，大青龙固所宜也。若表里俱热，则又非大青龙之所胜任。爰立白虎一汤，以辅青龙之不逮。至于寒热轻微者，则更出桂枝二越婢一汤、麻黄桂枝各半汤、桂枝二麻黄一汤，皆两解荣卫法也。合上、中二篇而熟读之，则三法了然，以之施治，庶不紊耳。

**太阳中风，脉浮紧，发热恶寒，身疼痛，不汗出而烦躁者，大青龙汤主之。若脉微弱，汗出恶风者，不可服，服之则厥逆，筋惕肉瞤。此为逆也。**

【注】太阳中风，脉当浮缓，今脉浮紧，是中风之病而兼伤寒之脉也。中风当身不痛，汗自出，今身疼痛，不汗出，是中风之病而兼伤寒之证也。不汗出而烦躁者，太阳郁蒸之所致也。风，阳邪也。寒，阴邪也。阴寒郁于外则无汗，阳热蒸于内则烦躁，此风寒两伤，营卫同病，故合麻、桂二汤加石膏，制为大青龙汤，用以解荣卫同病之实邪也。若脉微弱，汗出恶风者，即有烦躁，乃少阴之烦躁，非太阳之烦躁也。禁不可服，服之则厥逆、筋惕肉瞤之患生，而速其亡阳之变矣。故曰：此为逆也。

【**集注**】成无已曰：风并于卫者，为荣弱卫强；寒并于荣者；为荣强卫弱。今风寒两伤，故为荣卫俱实，所以宜大青龙汤主之也。

喻昌曰：大青龙汤为太阳无汗而设，与麻黄汤证何异？因有烦躁一证兼见，则非此法不解。

程应旄曰：此汤非为烦躁设，为不汗出之烦躁设。若脉微弱，汗出恶风者，虽有烦躁证，乃少阴亡阳之象，全非汗不出而郁蒸者比也。

**伤寒，脉浮缓，身不疼，但重，乍有轻时，无少阴证者，大青龙汤发之。**

**【注】**伤寒脉当浮紧，今脉浮缓，是伤寒之病而兼中风之脉也。伤寒当身疼，今身不疼，是伤寒之病而兼中风之证也。身轻，邪在阳也；身重，邪在阴也；乍有轻时，谓身重而有时轻也。若但欲寐，身重无轻时，是少阴证也。今无但欲寐，身虽重，乍有轻时，则非少阴证，乃荣卫兼病之太阳证也。脉虽浮缓，证则无汗，属实邪也，故亦以大青龙汤发之。前条以脉微汗出示禁，此条以无少阴证发明，盖详审慎重之至也。此二条，承上篇首条、次条，中篇首条、次条，再揭太阳风寒两伤，以为下篇荣卫兼病之提纲。后凡称太阳中风伤寒，涉于荣卫同病者，皆指此二条而言也。

**【集注】**方有执曰：大青龙汤，一则曰主之，一则曰发之，何也？主之者，以烦躁之急疾，属动而言；发之者，以但重之沉默，属静而言也。

喻昌曰：无少阴证，“但重乍有轻时”六字，早已指明。言但身重而无少阴之欲寐，其为寒因可审。况乍有轻时，不似少阴之昼夜俱重。又兼风因可审，所以力驱其在表之风寒而无疑也。若脉微弱，身重欲寐，则内顾少阴且不遑矣，敢发之乎？又曰：细玩二条文义，伤风脉本浮缓，反见浮紧；伤寒脉本浮紧，反见浮缓，是为伤风见寒，伤寒见风，两无疑矣。又当辨无少阴证相杂，则用青龙，万举万当矣。故脉见微弱，即不可用大青龙汤，以少阴病脉必微细也。方氏注，泥“弱”字牵入中风之脉，阳浮阴弱为解。不思中风之脉，以及误汗等证，《太阳上篇》已悉，此处但归重分别少阴，以太阳膀胱经与少阴肾经合为表里，其在阴虚之人，表邪不俟传经，早从膀胱袭入肾脏者有之。况两感夹阴等证，临病犹当细察。设少阴不亏，表邪安能飞渡而见身重欲寐等证耶！故有少阴证者，不得已而行表散，自有温经散邪，两相绾照之法，岂可径用青龙之猛剂，立铲孤阳之根乎！

魏荔彤曰：身重一证，必须辨明，但欲寐而常重，则属少阴。误发其汗，变上厥下竭者，少阴热也；变筋惕肉瞤者，少阴寒也。其犯误汗之忌一也。

**大青龙汤方**

麻黄去节，六两　桂枝二两　甘草炙，二两　杏仁去皮、尖，四十枚　生姜切，三两　大枣擘，十二枚　石膏碎，绵裹，如鸡子大

上七味，以水九升，先煮麻黄，减二升，去上沫，内诸药，煮取三升，去滓，温服一升，取微似汗，汗出多者，温粉扑之。一服汗者，停后服。若复服，汗多亡阳，遂虚恶风，烦躁不得眠也。

**【方解】**名大青龙者，取龙兴云雨之义也。治风不外乎桂枝，治寒不外乎麻黄。合桂枝、麻黄二汤以成剂，故为兼风寒中伤者之主剂也。二证俱无汗，故减芍药，不欲其收也；二证俱烦躁，故加石膏以解其热也。设无烦躁，则又当从事于麻黄桂枝各半汤矣。仲景于表剂中加大寒辛甘之品，则知麻黄证之发热，热全在表；大青龙证之烦躁，热兼肌里矣。初病太阳即用石膏者，以其辛能解肌热，寒能清胃火，甘能生津液，是预保阳明存津液之先着也。粗工疑而畏之，当用不用，必致热结阳明，斑黄狂冒，纷然变出矣。观此，则可知石膏乃中风、伤寒之要药，故得麻、桂而有青龙之名，得知、草而有白虎之号也。服后取微汗，汗出多者，温粉扑之。一服得汗，停其后服，盖戒人即当汗之证，亦不可过汗也。所以仲景桂枝汤中不用麻黄者，是欲其不大发汗也；麻黄汤中用桂枝者，恐其过汗无制也。若不慎守其法，汗多亡阳，变生诸逆，表遂空虚，而不任风，阴盛格阳，而更烦躁不得眠也。

**【集解】**许叔微曰：仲景治伤寒，一则桂枝，二则麻黄，三则青龙。桂枝治风，麻黄治寒，青龙兼治风寒，不拘时候，施与脉证相对者，无不应手而愈。今人皆能言之，而未晓前人处方用药之意，多不敢用，无足怪也。

吴绶曰：大青龙汤，治伤寒发热，恶寒不得汗出，烦躁不安，脉浮紧或浮数者，急用此汤发汗则愈，乃仲景之妙法也。譬若亢热已极，一雨而凉，其理可见也。若不晓此理，见其躁热，投以寒凉之药，其害可胜言哉！若脉微弱汗出恶风者，不可用也；如误用之，其害亦不浅。所以脉证不明者，多不敢用也。

脉浮而紧，浮则为风，紧则为寒，风则伤卫，寒则伤荣。荣卫俱病，骨节烦疼，当发其汗而不可下也。

【注】此发明风寒两伤，荣卫俱病之义也。浮，风邪脉也；风，阳也；卫，阳也。紧，寒邪脉也；寒，阴也；荣，阴也。各从其类而伤之。荣卫俱病，骨节烦疼，是大青龙发汗之脉证，虽发热烦躁，其热在肌而不在胃，不可下也。

太阳病发汗，汗出不解，其人仍发热，心下悸，头眩身瞤动，振振欲擗地者，真武汤主之。

【注】此申首条，示人以救逆之法也。首条言误汗，此条言过汗，互文以明其义也。盖二证皆属亡阳，故均当以真武汤主之，扶阳抑阴以救其逆也。大汗出，仍热不解者，阳亡于外也；心下悸筑筑然动，阳虚不能内守也；头眩者，头晕眼黑，阳微气不能升也；身瞤动者，蠕蠕[1]然瞤动，阳虚液涸，失养于经也。振，耸动也。振振欲擗地者，耸动不已，不能兴起，欲堕于地，阳虚气力不能支也。

【集注】张璐曰：此为误用大青龙因而致变者立法也。汗出虽多而热不退，则邪未尽而正已大伤。况里虚为悸，上虚为眩，经虚为胸，身振振摇，无往而非亡阳之象，所以用真武，把关坐镇之法也。

汪琥曰：或问治不在表，何以方中尚用生姜？盖病自过汗而来，虽无郁热可发，其内外寒邪犹在，用生姜者，乃温中有发也。

**真武汤方**见《少阴篇》。

太阳病二日，反躁，反熨其背，而大汗出，大热入胃，胃中水竭，躁烦，必发谵语；十余日，振栗自下利者，此为欲解也。故其汗从腰以下不得汗，欲小便不得，反呕欲失溲，足下恶风，大便硬，小便当数而反不数，及多大便已，头卓然而痛，其人足心必热，谷气下流故也。

【注】太阳病中风、伤寒，二日不躁，今反躁者，是不得汗出而躁，大青龙汤证也。不以青龙汤发汗，反以火劫熨背，逼汗大出，火邪入胃，胃热水竭，则烦躁谵语所必发也。十有余日，邪正相持，持久必争，争

[1] 蠕蠕：像虫子一样慢慢移动。

必振栗作解，然解非汗出及下利，邪无从解也。若自下利，此为欲从里解也；若自汗出，此为欲从表解也。今十余日不自下利，而有欲小便不得，反呕欲失溲者，是里不解也；不自汗出，而下身无汗，足下恶风者，是表不解也。里不解者，大便必硬，小便当数而反不数，则知水留胃中，久必肠润，其久积之大便自应多下而解也。及多大便已，虽小便不得，诸病不解，其头卓然而痛，是里解表未悉解也。表未悉解者，是因火逼汗出，而从腰以下不得汗，乃上解而下未解也。故有小便不得，诸在下之病。今虽里解，而其人头卓然而痛者，是表之余邪上逆也。足心必热者，里之余热下流也。谷气者，即胃气也，言胃中热气随大便而下流也。此病皆由妄行火劫致变，难以拘定成规，当诊犯何逆，随证治之可也。

**服桂枝汤，大汗出，脉洪大者，与桂枝汤如前法。若形似疟，一日再发者，汗出必解，宜桂枝二麻黄一汤。**

**【注】**服桂枝汤，大汗出，病不解，脉洪大，若烦渴者，则为表邪已入阳明，是白虎汤证也。今脉虽洪大而不烦渴，则为表邪仍在太阳，当更与桂枝汤如前法也。服汤不解，若形如疟，日再发者，虽属轻邪，然终是为风寒所持，非汗出必不得解，故宜桂枝二麻黄一汤，小发荣卫之汗。其不用麻黄桂枝各半汤者，盖因大汗已出也。

**【集注】**方有执曰：服桂枝汤，证转大汗出，脉转洪大者，乃风多寒少，风邪欲散而以微寒持之，两者皆不得解，而寒热如疟也。桂枝二麻黄一汤者，重解风而轻于散寒也。

**桂枝二麻黄一汤方**

桂枝一两十七铢　芍药一两六铢　麻黄去节，十六铢　甘草一两二铢　杏仁去皮、尖，十六枚　生姜切，一两六铢　大枣擘，五枚

上七味，以水五升，先煮麻黄一二沸，去上沫，内诸药，煮取二升，去滓，温服一升，日再服。

**【集解】**张璐曰：详此方药品，与各半不殊，惟铢分稍异，而证治攸分，可见仲景于差多差少之间，分毫不苟也。

**太阳病，得之八九日，如疟状，发热恶寒，热多寒少，其人不呕，清便欲自可，一日二三度发，脉微缓者，为欲愈也；脉微而恶寒者，此阴阳俱虚，不可更发汗，更下更吐也；面色反有热色者，未欲**

解也，以其不能得小汗出，身必痒，宜桂枝麻黄各半汤。

【注】太阳荣卫两伤，风多寒少之病，得之八九日，有如疟状之寒热，热多寒少，其人不呕，小便清白者，此里和不受邪，虽为欲愈，然必审其人。如疟状之寒热，一日二三度，轻轻而发，诊其脉微且缓，则知邪已衰，正欲复，表里将和，始为欲愈也。若脉微不缓，是正犹未复，恶寒是邪犹未衰，尚不能自愈，但已为前之汗、吐、下，虚其表里，不可更发汗、更下、更吐也。脉微恶寒，表里俱虚，则面色当白，今色反赤，犹有余邪怫郁于表，不能得小汗出，宣发阳气，故面赤身痒，未欲解也。宜桂枝麻黄各半汤，小小汗之，以和荣卫，自可愈也。

【集注】吴人驹曰：此不专事桂枝，而兼合乎麻黄者，谓其面热身痒，邪在轻虚浮浅之处，惟麻黄能达也。

**桂枝麻黄各半汤方**

桂枝一两十六铢　芍药一两　生姜一两　甘草炙，一两　麻黄去节，一两　大枣擘，四枚　杏仁去皮、尖，二十四枚

上七味，以水五升，先煮麻黄一二沸，去上沫，内诸药，煮取一升八合，去滓，温服六合。

**脉浮而迟，面热赤而战惕者，六七日当汗出而解，反发热者差迟，迟为无阳，不能作汗，其身必痒也。**

【注】此承上条，发明面赤身痒之义也。表阳气虚，故脉浮迟；邪气怫郁，故面热赤；正虚邪盛相争，故战惕也。至六七日，则邪当衰，应汗出而解。若反发热，是邪未衰，故差迟也。迟者，正不胜邪也。阳微怫郁，其身必痒，以无阳气，不能宣发作汗故也。

【集注】程知曰：此言阳虚不能作汗之脉也。浮则邪在肌表；迟则阳虚；气怫郁而不得越，则面热赤；正与邪争而不得出，则身战惕。至六七日传经尽，当汗解之时，乃不得汗，反发热者，其差必迟。盖阳虚不能领汗外出，其热邪浮于肌肤，必作身痒也。

**太阳病，发热恶寒，热多寒少，脉微弱者，此无阳也，不可更汗，宜桂枝二越婢一汤。**

【注】太阳病发热恶寒，热多寒少，此为荣卫兼病，风邪多而寒邪少也。若脉浮紧，或脉浮数，是表有阳邪郁蒸，则为无汗热多之实邪，以

大青龙汤汗之可也。今脉阳微阴弱，乃为虚邪之诊，即有无汗热多之实邪，亦不可用大青龙汤更汗也。盖以脉微弱，是无太阳表脉也，故不可更大汗也。然既有无汗、热多、寒少之表证，麻黄、桂枝、石膏之药，终不可无，故只宜桂枝二越婢一汤之轻剂，令微微似汗，以解肌表而和荣卫也。

**【集注】**喻昌曰：此亦风多寒少之证。“无阳”二字，仲景言之不一。无阳乃无表、无津液之通称也，故以不可更汗为戒。然非汗则风寒终不能解，惟取桂枝之二以治风，越婢之一以治寒，乃为合法耳。

汪琥曰：“不可更汗”四字，当是不可更大发汗意，因其人脉微弱无阳也。此方比上小发汗之方更轻。

吴人驹曰：微乃微甚之微，非微细之微，但不过强耳。既曰热多，脉安得微？无阳者，谓表之阳邪微，故不可更大汗。热多者，谓肌之热邪甚，故佐以石膏。越婢者，发越之力如婢子[1]之职，狭小其制，不似大青龙之张大也。

**桂枝二越婢一汤方**

桂枝十八铢　芍药十八铢　甘草炙，十八铢　石膏碎，绵裹，二十四铢　麻黄去节，十八铢　大枣擘，四枚　生姜一两二铢

上七味，以水五升，煮麻黄一二沸，去上沫，内诸药，煮取二升，去滓，温服一升。本方当裁为越婢汤、桂枝汤合之，饮一升。今合为一方，乃桂枝汤二分，越婢汤一分。

**【方解】**此方即大青龙汤以芍药易杏仁也。名虽越婢辅桂枝，实则大青龙汤之变制也。去杏仁，恶其从阳而辛散；用芍药，以其走阴而酸收。以此易彼，裁而用之，则主治不同矣。以桂枝二主之，则不发汗。可知越婢一者，乃麻黄、石膏二物，不过取其辛凉之性，佐桂枝二以和表而清肌热，则是寓微汗于不发之中，亦可识也。非若大青龙汤以石膏佐麻黄，而为发汗驱肌热之重剂也。

**【按】**桂枝二麻黄一汤，治形如疟，日再发者，汗出必解，而无热多寒少，故不用石膏之凉也。桂枝麻黄各半汤，治如疟状，热多寒少，而

[1] 婢子：富贵人家的侍妾。此指发越之力微弱。

不用石膏，更倍麻黄者，以其面有怫郁热色，身有皮肤作痒，是知热不向里而向表，令得小汗，以顺其势，故亦不用石膏之凉里也。桂枝二越婢一汤，治发热恶寒，热多寒少。而用石膏者，以其表邪寒少，肌里热多，故用石膏之凉，佐麻、桂以和荣卫，非发荣卫也。今人一见麻、桂，不问轻重，亦不问温覆与不温覆，取汗与不取汗，总不敢用，皆因未究仲景之旨。麻黄、桂枝只是荣卫之药，若重剂温覆取汗，则为发荣卫之药；轻剂不温覆取汗，则为和荣卫之方也。

**【集解】**吴人驹曰：发散表邪，皆以石膏同用者，盖石膏其性寒，寒能胜热；其味薄，薄能走表。非若芩、连之辈，性寒味苦而厚，不能升达也。

伤寒，无大热，口燥渴，心烦，背微恶寒者，白虎加人参汤主之。

**【注】**伤寒身无大热，不烦不渴，口中和，背恶寒，附子汤主之者，属少阴病也。今伤寒身无大热，知热渐去表入里也。口燥渴心烦，知热已入阳明也。虽有背微恶寒一证，似乎少阴，但少阴证口中和，今口燥渴，是口中不和也。背恶寒，非阳虚恶寒，乃阳明内热熏蒸于背，汗出肌疏，故微恶之也。主白虎汤，以直走阳明，大清其热。加人参者，盖有意以顾肌疏也。

**【集注】**喻昌曰：此条辨证最细。脉必滑而带浮，浑身无大热，又不恶寒，但背间微觉恶寒，是表邪已将罢；其人口燥渴心烦，是里热已大炽。更不可姑待，而当急为清解，恐迟则热深津竭，无济于事矣。

伤寒表不解，心下有水气，干呕发热而咳，或渴，或利，或噎，或小便不利、少腹满，或喘者，小青龙汤主之。

**【注】**伤寒表不解，谓脉浮紧、头痛、身痛、发热、无汗、恶寒之证仍在也。心下有水气，谓干呕而咳也。然水之为病不一，故曰或渴，或利，或噎，或小便不利、少腹满，或喘者，皆有水气之证，故均以小青龙汤，如法加减主之也。经曰：三焦者决渎之官，水道出焉；膀胱者州都之官，津液藏焉，气化则能出矣。太阳受邪，若无水气，病自在经；若有水气，病必犯腑。病腑，则膀胱之气化不行，三焦之水气失道；停上焦则或咳，或喘，或噎；停中焦则或渴，或干呕，或满；停下焦则或

小便不利、少腹满，或下利。凡水所行之处，皆得而病之也。小青龙汤外发太阳之表实，内散三焦之寒饮，亦汗法中之峻剂，与大青龙汤并得其名。一以治太阳表实之热躁，一以治太阳表实之寒饮也。

**【集注】**程知曰：此明伤寒表证未解，水积心下，散寒涤饮法也。

汪琥曰：《明理论》云：青龙主风寒两伤之疾固已。伤寒表不解，则麻黄可以发；中风表不解，则桂枝可以散。惟其表不解，而又加之心下有水气，则非二汤所能发散，必以小青龙汤，始可祛除表里之邪气尔。

**小青龙汤方**

麻黄去节，三两　芍药三两　五味子半升　干姜二两　甘草炙，三两　半夏洗，半升　桂枝三两　细辛三两

上八味，以水一斗，先煮麻黄，减二升，去上沫，内诸药，煮取三升，去滓，温服一升。

加减法：若渴，去半夏加栝蒌根三两。若噎者，去麻黄加附子一枚炮。若小便不利，少腹满，去麻黄加茯苓四两。若喘，去麻黄加杏仁半升去皮尖。若微利，去麻黄加荛花如一鸡子，熬令赤色。

**【按】**加荛花如鸡子大，熬令赤色，此必传写之误。盖《本草》荛花，即芫花类也。用之攻水，其力甚峻，五分可令人下行数十次，岂有治停饮之微利，而用鸡子大之芫花者乎？似当改加茯苓四两。

**【方解】**太阳停饮有二：一中风有汗为表虚，五苓散证也；一伤寒无汗为表实，小青龙汤证也。表实无汗，故合麻、桂二方以解外。去大枣者，以其性滞也；去杏仁者，以其无喘也，有喘者，仍加之；去生姜者，以有干姜也，若呕者，仍用之。佐干姜、细辛，极温极散，使寒与水俱得从汗而解；佐半夏逐痰饮，以清不尽之饮；佐五味收肺气，以敛耗伤之气。若渴者，去半夏加花粉，避燥以生津也；若微利与噎，小便不利，少腹满，俱去麻黄，远表而就里也。加附子以散寒，则噎可止；加茯苓以利水，则微利止，少腹满可除矣。此方与越婢汤同治水饮溢于表，而为腹胀水肿，宜发汗外解者，无不随手而消。越婢治有热者，故方中君以石膏，以散阳水也；小青龙治有寒者，故方中佐以姜、桂以散阴水也。

**【集解】**柯琴曰：两青龙俱治有表里证，皆用两解法。大青龙是里热，小青龙是里寒，故发表之药相同，而治里之药则殊也。此与五苓同

为治表不解，而心下有水气。然五苓治水之蓄而不行，故专渗泻以利水，而微发其汗，使水从下而去也；此方治水之动而不居，故备举辛温以散水，而大发其汗，使水从外而出也。仲景发表利水诸法，精义入神矣。

赵良曰：溢饮之证，《金匮》云：当发其汗，小青龙汤治之。盖水饮溢出于表，荣卫尽为之不利，必仿伤寒荣卫两伤之法，发汗以散其水，而后荣卫行，经脉通，则周身之水可消，必以小青龙汤为第一义，于此可类推矣。

**伤寒，心中有水气，咳而微喘，发热不渴，服汤已，渴者，此寒去欲解也，小青龙汤主之。**

**【按】**“小青龙汤主之”六字，当在“发热不渴”之下，始与“服汤已，渴者”之文义相属。岂有寒去欲解，而更服小青龙汤之理乎？

**【注】**伤寒，心下有水气，咳而微喘，发热不渴，此为外伤寒邪，内停寒饮，宜以小青龙汤两解之。服汤汗解已后渴者，乃已汗寒去内燥之渴，非未汗饮停不化之渴，故曰：寒去欲解也。当少少与水饮之，以滋其燥，令胃和自可愈也。

**【集注】**成无己曰：咳而微喘者，水寒射肺也。发热不渴者，表证未罢也。与小青龙汤发表散水。服汤已，渴者，里气温，水气散，为欲解也。

方有执曰：发热不渴，寒胜也，故以服汤已而渴，为寒去欲解，大意与上条相仿，故治亦同。

程知曰：此明水寒未解，治宜小青龙也。心下有水气，寒在膈上也，故喘咳；发热不渴，服汤已而渴，则水寒解矣。此解水气之法，当用小青龙，非谓解后仍用小青龙也。

张璐曰：风寒夹水饮，为病在表者，故不渴。服汤后而渴者，是为寒去津伤欲解之征，所以虽渴而不必服药，但当静俟津回可也。咳而微喘，为水饮上逆。今水去而渴，与水逆而渴不同。世本“小青龙汤主之”在“寒去欲解也”之下，错简也。

汪琥曰：上条云渴，是未服汤而渴，乃水停津液不化而渴；此条云渴，是服汤已而渴，乃汗后津液既亡而渴。渴既不同，岂可仍用上药小青龙主之？当在“服汤已”之上可知。

下之后，复发汗，必振寒，脉微细，所以然者，以内外俱虚故也。

【注】发汗当于未下之先，今下之后，复发汗，必振寒。脉微细者，表里皆虚也。所以然者，以下之失宜，则内守之阳虚，故脉微细也。以汗之失宜，则外固之阳衰，故振寒也。

【集注】郑重光曰：治伤寒先汗后下，此定法也。若下后外邪不尽，不得已而复汗之，邪虽去而内外俱虚，是以脉细振寒，所伤滋大矣。

下之后，复发汗，昼日烦躁不得眠，夜而安静，不呕不渴，无表证，脉沉微，身无大热者，干姜附子汤主之。

【注】此承上条互详脉证，以出其治也。既下之以虚其里，复发汗以虚其表，阴阳两虚，阳无所附。夜而安静，不呕不渴，是内无阳证也；无表证，身无大热，脉沉微，是外无阳证也。表里无阳，内外俱阴，惟有昼日烦躁不得眠，一假阳证，则是独阴自治于阴分，孤阳自扰于阳分，非相胜乃相离也，故以干姜附子汤，助阳以配阴。盖以阴虽盛而未相格，阳气微而自不依附也。

【集注】喻昌曰：上条但言振寒及微细之脉，未定所主之病，以虚证不一也。然振寒脉微细，阳虚已见一班[1]。设昼日烦躁不得眠，其为虚阳扰乱可知；夜反安静，不呕不渴，则虚阳扰乱不兼外邪可知。脉沉微，身无大热，则烦躁，为亡阳之诊，干姜、附子在所必需。由此可推，日中安静，夜而烦躁，则为阴病而阳不病，又可知矣。

程应旄曰：下之后，复发汗，昼日烦躁不得眠，虚阳扰乱，外见假热也。夜安静，不呕不渴，无表证，脉沉微，身无大热，阴气独治，内系真寒也。宜干姜附子汤，直从阴中回阳，不当于昼日烦躁，一假热证狐疑也。

**干姜附子汤方**

干姜一两　附子去皮，生用，破八片，一枚

上二味，以水三升，煮取一升，去滓，顿服。

发汗若下之，病仍不解，烦躁者，茯苓四逆汤主之。

【注】此又承上条言。先汗后下，于法不逆，病应解而仍不解，反烦躁者，以别其治也。盖汗、下俱过，表里两虚，阴盛格阳，故昼夜见此

---

[1] 班：通“斑”。

扰乱之象也。当以四逆汤，壮阳胜阴，更加茯苓以抑阴邪，佐人参以扶正气，庶阳长阴消，正回邪退，病自解而烦躁安矣。大青龙证，不汗出之烦躁，乃未经汗下之烦躁，属实；此条病不解之烦躁，乃汗下后之烦躁，属虚。然脉之浮紧沉微，自当别之，恐其误人，故谆谆言之也。

**【集注】**汪琥曰：伤寒汗下，则烦躁止而病解矣。若阴盛之烦躁，强发其汗，则表疏亡阳；复下之，则里虚亡阴。卫阳失护，营阴内空，邪仍不解，更生烦躁，此亦虚烦虚躁，乃假热之象也。只宜温补，不当散邪，故以茯苓四逆汤主之。

**茯苓四逆汤方**

茯苓六两　人参一两　甘草炙，二两　干姜一两半　附子生用，去皮，破八片，一枚

上五味，以水五升，煮取三升，去滓，温服七合，日三服。

**【方解】**表里之病，治不如法，先过汗后复过下，或下后复汗，误而又误，变成坏病。若其人阳盛而从热化，则转属三阳；阳衰而从寒化，则系在三阴。此二条烦躁皆坏病也。烦躁，虽六经俱有，而多见于太阳、少阴者，太阳为真阴之标，少阴为真阳之本也。未经汗下而烦躁，多属阳，其脉实大，其证热渴，是烦为阳盛，躁为阴虚。已经汗下而烦躁，多属阴，其脉沉微，其证汗厥，是烦为阳虚，躁为阴盛也。夫先下后汗，于法为逆。外无大热，内不呕渴，似乎阴阳自和，而实阳虚阴盛。所以虚阴扰乱于阳分，故昼日烦躁不得眠；盛阴独治于阴分，故夜而安静；脉沉微，是真阳将脱而烦躁也。用干姜、附子，壮阳以配阴。姜、附者，阳中阳也，生用则力更锐，不加甘草，则势更猛，比之四逆为更峻，救其相离，故当急也。先汗后下，于法为顺，病仍不解，遽增昼夜烦躁，亦是阴盛格阳之烦躁也，用茯苓四逆，抑阴以回阳。茯苓感太和之气化，伐水邪而不伤阳，故以为君；人参生气于乌有之乡，通血脉于欲绝之际，故以为佐；人参得姜、附，补气兼以益火；姜、附得茯苓，补阳兼以泻阴；调以甘草，比之四逆为稍缓和，其相格故宜缓也。一去甘草，一加参、苓，而缓急自别，仲景用方之妙如此。

太阳病，先下而不愈，因复发汗，以此表里俱虚，其人因致冒，冒家汗出自愈。所以然者，汗出表和故也。得里未和，然后复下之。

【注】太阳表病，当汗不汗，先下之而不愈，因复发其汗，以此表里俱虚，因虚其人致冒，理必然也。冒家者，谓凡因病而昏冒者也。然冒家或有汗出自愈，其所以然者，非表里俱虚，乃邪正皆衰，表里自和故也。得汗出而自愈者，和于表也；得下利而自愈者，和于里也。得里未和，然后下之，宜调胃承气汤和之。由此推之，得表未和，然后汗之，当以桂枝汤和之，自在言外矣。

【集注】程知曰：冒者，神识不清，如有物为之冒蒙也。得汗出，表和而邪解矣。得表和而里未和，然后下之，明不得以其冒而认为入里之邪，遂致妄下，亦不得以其冒而认为表之未解，复妄用汗也。

汪琥曰：得里未和“里”字，诸注指二便言。窃思经文中既云然后下之，此专指大便而言。若利小便，则不言下矣。其义可不辨而自明。

**凡病，若发汗、若吐、若下、若亡血、若亡津液，阴阳自和者，必自愈。**

【注】凡病，谓不论中风、伤寒一切病也，若发汗、若吐、若下、若亡血、若亡津液，施治得宜，自然愈矣。即或治未得宜，虽不见愈，亦不至变诸坏逆，则其邪正皆衰，可不必施治，惟当静以俟之，诊其阴阳自和，必能自愈也。

【集注】方有执曰：阴阳以脉言，而二便在其中。两者和，则血气无相胜负，故可必自愈。

程知曰：脉以左右三部匀停为无病。故汗、吐、下后，阴阳和者必自愈，不须过治也。

**问曰：病有战而汗出，因得解者何也？答曰：脉浮而紧，按之反芤，此为本虚，故当战而汗出也。其人本虚，是以发战，以脉浮，故当汗出而解也。若脉浮而数，按之不芤，此人本不虚，若欲自解，但汗出耳，不发战也。问曰：病有不战而汗出解者何也？答曰：脉大而浮数，故知不战汗出而解也。问曰：病有不战、不汗出而解者何也？答曰：其脉自微，此以曾发汗，若吐，若下，若亡血，以内无津液，此阴阳自和，必自愈，故不战不汗出而解也。**

【注】脉浮而紧，邪实也；按之反芤，正虚也。正虚邪实，邪与正争，故发战汗出而解也。脉浮而数，邪未实也；按之不芤，正不虚也。

正不虚，邪未实，邪不能与正争，故不战汗出而解也。脉不芤，知不发战也；脉不浮，知不汗出也；脉自微，知曾经发汗。若吐、若下、若亡血也，因内无津液，邪正俱衰，阴阳自和，故不发战不汗出而解也。

问曰：伤寒三日，脉浮数而微，病人身凉和者何也？答曰：此为欲解也，解以夜半。脉浮而解者，濈然汗出也；脉数而解者，必能食也；脉微而解者，必大汗出也。

【注】脉浮而数，按之无力，当发战，汗出而解，以其人本虚故也。脉浮而数，按之有力，当不发战，但汗出而解，以其人本不虚故也。脉自微，曾经发汗，若吐、若下、若亡血，不发战，不汗出而解，以其人邪正皆衰，阴阳自和故也。伤寒三日，未经汗、吐、下、亡血也，脉浮数而微，病人热减身和，此谓欲解。解以夜半者，阳病至阴时则和也。盖浮、数、微三脉，虽均为可解之脉，然解之征，则不无别也。如脉浮，濈然汗出，则邪还于表而解；脉数能食，则胃和而解；脉微，必大汗出而解者，以其未经汗、吐、下，其人未虚，故均不发战；津液未伤，故汗大出而解也。

【集注】方有执曰：三日，言遍三阳也。浮数，不传阴也。微，邪气衰也。夜半，阴尽阳生之时也。濈然，和而汗出貌。能食，胃气回也。

太阳病未解，脉阴阳俱停，必先振栗，汗出而解。但阳脉微者，先汗出而解；但阴脉微者，下之而解。若欲下之，宜调胃承气汤。

【注】太阳病未解，当见未解之脉，今不见未解之脉，而阴阳脉俱停，三部沉伏不见；既三部沉伏不见，则当见可死之证；而又不见可死之证，是欲作解之兆也。作解之兆，必先见振栗汗出而始解者，乃邪正交争作汗故也。但作解之脉，不能久停，脉之将出，必有其先。先者何？先于三部上下、阴阳、沉伏不见处求之也。若从寸脉阳部微微而见者，则知病势向外，必先汗出而解；若从尺脉阴部微微而见者，则知病势向内，必自下利而解；如不自下利，若欲下之以和里，宜调胃承气汤主之。由此推之，则可知如不自汗出，若欲汗之以和表，宜麻桂各半汤主之也。观“若欲下之，宜调胃承气汤”，意甚轻活，无取于大下，俱在言外矣。

【集注】程应旄曰：振栗汗解，单指脉停者言。下边两解，不必有战汗，是指其脉渐出而言也。

**伤寒，腹满谵语，寸口脉浮而紧，此肝乘脾也，名曰纵，刺期门。**

【注】伤寒脉浮紧，太阳表寒证也。腹满谵语，太阴、阳明里热也。欲从太阳而发汗，则有太阴、阳明之里；欲从太阴、阳明而下之，又有太阳之表，主治诚为两难，故不药而用刺法也。虽然，太阴论中，太阳表不解，太阴腹满痛，而用桂枝加大黄汤，亦可法也。“此肝乘脾，名曰纵，刺期门”，与上文义不属，似有遗误。

**伤寒发热，啬啬恶寒，大渴欲饮水，其腹必满，自汗出，小便利，其病欲解。此肝乘肺也，名曰横，刺期门。**

【注】伤寒发热，啬啬恶寒，无汗之表也。大渴欲饮水，其腹必满，停饮之满也。若自汗出，表可自解，小便利满可自除，故曰：其病欲解也。若不汗出，小便闭，以小青龙汤先解其外；外解已，其满不除，十枣汤下之，亦可愈也。“此肝乘肺，名曰横，刺期门”，亦与上文义不属，似有遗误。

**太阳病欲解时，从巳至未上。**

【注】凡病欲解时，必于其经气之旺。太阳，盛阳也。日中阳气盛，故从巳、午、未之旺时而病解。

**音切**

惕音踢　瞤日轮切　擗滂吉切　慄音栗　溲所留切　评职廉切　噎一结切　荛音饶　芤苦侯切　濈阻立切

# 卷四

## 辨阳明病脉证并治全篇

阳明主里，内候胃中，外候肌肉，故有病经、病腑之分。如论中身热烦渴，目痛鼻干不得眠，不恶寒，反恶热者，此阳明经病也；潮热谵语，手足腋下濈然汗出，腹满痛，大便硬者，此阳明腑病也。而其候各有三：经病则有邪已传阳明而太阳之表未罢，兼见头痛，恶寒，无汗之太阳证者；有太阳之邪已罢，悉传阳明，但见壮热有汗，心烦不眠，口渴引饮之阳明证者；有阳明之邪未已，复转少阳，兼见胸胁痛，寒热往来，口苦而呕，目眩耳聋之少阳证者。腑病则有太阳阳明，谓太阳病，或发汗，或吐，或下，或利小便，亡其津液，胃中干燥，太阳之邪，乘胃燥而转属阳明，致小便反数，大便硬者，所为脾约是也；有正阳阳明，谓阳气素盛，或有宿食，太阳之邪，一传阳明，遂入胃腑，致大便不通者，所为胃家实是也；有少阳阳明，谓病已到少阳，法当和解，而反发汗，利小便，亡其津液，胃中燥热，复转属阳明，致大便结燥者，所为大便难者是也。其治阳明经病，则以葛根汤或桂枝加葛根汤发之，或以白虎汤清之，或以柴胡白虎汤和之，随其证而施之可也。其治阳明腑病，虽均为可下，然不无轻重之分，故或以三承气汤下之，或麻仁丸通之，或蜜煎胆汁导之，量其病而治之可也。此阳明病之大略也。兹以在经、在腑二者，详疏于篇，俾读者易为分别，则临证施治，自不紊矣。

阳明之为病，胃家实是也。

【注】阳明经，内以候胃，外以候肌。言阳明之为病，由太阳之邪，传于其经，则为阳明病外证；由太阳之邪，传入胃腑，则为胃家实也。

【集注】方有执曰：阳明，经也；胃，腑也；实者，大便结为硬满而不得出也。虽则迟早不同，而非日数所可拘也。

伤寒三日，阳明脉大。

【注】伤寒一日太阳，二日阳明，三日少阳，乃《内经》言传经之次第，非必以日数拘也。此云三日阳明脉大者，谓不兼太阳阳明之浮大，

亦不兼少阳阳明之弦大，而正见正阳阳明之大脉也。盖由去表传里，邪热入胃，而成内实之诊，故其脉象有如此者。

**【集注】**方有执曰：伤寒三日，该中风而大约言也。脉大者，阳明气血俱多也。

沈明宗曰：此正阳明之正脉也。仲景谓三日阳明脉大，因阳明乃多气多血之腑，风寒传入，邪盛于中，故脉显大，是为阳明邪实之正脉。但病阳明务具此脉，方可下夺，或兼太阳之浮紧，少阳之弦细，或迟疾滑涩虚弱，乃属气血阴阳之虚，虽见大实大满，亦当详审顾虑，或以小承气汤试之，或用蜜煎导法，不得直施攻下也。

本太阳初得病时，发其汗，汗先出不彻，因转属阳明也。

**【注】**阳明之病，本自太阳初得病时，发其汗，汗先出而不透彻，乃为汗不如法，故未尽之邪，因而转属阳明也。邪在经则为外证；邪入腑则为胃家实矣。

**【集注】**方有执曰：此言由发太阳汗不如法，致病入胃之大意。

阳明病，若能食，名中风；不能食，名中寒。

**【注】**太阳之邪传阳明病，有自中风传来者，有自伤寒传来者，当于食之能否辨之。若能食，名中风，是自中风传来者，以风乃阳邪，阳能化谷，故能食也。不能食，名中寒，是自伤寒传来者，以寒乃阴邪，不能化谷，故不能食也。

**【集注】**方有执曰：此以食之能否，验风寒之辨。盖阳明主水谷，风能食，阳能化谷也；寒不能食，阴不杀谷也。名，犹言为也。中寒，即伤寒之互词。大意推原风寒自太阳传来，其辨验有如此者，非谓阳明自中而然也。

汪琥曰：仲景云：中寒与伤寒同义，非真寒证也。若系真中寒，是胃家虚冷，药宜理中汤之类。今不能食，是胃气实，但邪未入腑，不作郁热耳。因名中寒，实与伤寒无异。

问曰：阳明病，外证云何？答曰：身热汗自出，不恶寒反恶热也。

**【注】**阳明病有外证有内证。潮热、自汗、不大便，内证也；身热、汗自出、不恶寒、反恶热，外证也。今汗自出，是从中风传来，故与中

风之外证同；而身热、不恶寒反恶热，则知为阳明外证，故不与中风外证同也。然阳明之热，发于肌肉，必蒸蒸而热，又不似太阳之阵阵发热，可知矣。

【集注】方有执曰：此以太阳中风，传入阳明之外证言。

魏荔彤曰：病有太阳中风不解，传入阳明者，何以辨之？故设问曰：阳明未知其里之何时传来？必先验其外之何所见证？答曰：太阳病，有身热，汗自出而恶风者，此太阳中风之本证也；若身热，汗自出，竟不恶风寒而反恶热，则病已去太阳而入阳明矣。此阳明病，由太阳中风而传入者也。

**问曰：病有得之一日，不发热而恶寒者，何也？答曰：虽得之一日，恶寒将自罢，即自汗出而恶热也。**

【注】太阳病当恶寒，阳明病当恶热。今阳明病，有初得之一日，不发热而恶寒者，是太阳去表之邪未尽，故仍恶寒也。然去表未尽之邪，欲传阳明，不能久持，故恶寒必将自罢，即日当自汗出而恶热矣。

【集注】方有执曰：此以太阳伤寒，传入阳明之外证言。

程应旄曰：阳明恶寒，终是带表，至于腑病则恶热矣。表之罢否，须于此验之。

郑重光曰：此辨阳明伤寒之外证，不发热而恶寒，起自伤寒也。恶寒将自罢，邪过表也。即自汗出，邪热郁于肌肉，腠理开，汗外泄也。

魏荔彤曰：太阳伤寒亦有传入阳明者，又何以辨之？故设问曰：病有得之一日，起初之时，不见发热，而但见恶寒者，何病也？答曰：得之一日恶寒，虽为太阳伤寒之证，而恶寒亦将自罢，即自汗出而恶热，此是阳明病由太阳伤寒而传入者也。可知太阳中风，则发热恶风，汗自出为正病；太阳伤寒，则恶寒无汗为正病。若传入阳明，则必以汗出、恶热为正病也。

**问曰：恶寒何故自罢？答曰：阳明居中，主土也。万物所归，无所复传。始虽恶寒，二日即止，此为阳明病也。**

【注】此释上条阳明恶寒自罢之义。阳明属胃居中，土也。土为万物所归，故邪热归胃则无所复传，亦万物归土之义。阳明初病一日，虽仍恶寒，是太阳之表未罢也。至二日恶寒自止，则是太阳之邪已悉归并阳

明，此为阳明病也。

【集注】方有执曰：恶寒二日自止者，热入里而将恶热，此以正阳阳明言也。

程应旄曰：六经虽分阴阳，而宰之者胃，五脏六腑，皆朝宗而禀令焉。一有燥热，无论三阳传来之邪，从而化热，即三阴传来之邪，亦转属而变热。阴阳之邪，皆归胃土，故曰万物所归无所复传也。

**问曰：何缘得阳明病？答曰：太阳病，若发汗、若下、若利小便，此亡津液，胃中干燥，因转属阳明；不更衣，内实，大便难者，此名阳明也。**

【注】问曰：何缘得阳明胃实之病？答曰：由邪在太阳时，发汗，若下，若利小便，皆为去邪而设，治之诚当，则邪解而愈矣。如其不当，徒亡津液，致令胃中干燥，则未尽之表邪，乘其燥热，因而转属阳明。为胃实之病者有三：曰不更衣，即太阳阳明脾约是也；曰内实，即正阳阳明胃家实是也；曰大便难，即少阳阳明大便难是也。三者虽均为可下之证，然不无轻重之别，脾约自轻于大便难，大便难自轻于胃家实。盖病脾约大便难者，每因其人津液素亏，或因汗下利小便，施治失宜所致。若胃实者，则其人阳气素盛，胃有宿食，即未经汗下，而亦入胃成实也。故已经汗下者，为夺血致燥之阳明，以滋燥为主；未经汗下者，为热盛致燥之阳明，以攻热为急。此三承气汤、脾约丸及蜜煎、土瓜根、猪胆汁导法之所由分也。

【集注】方有执曰：古人大便必更衣；不更衣，言不大便也。

程应旄曰：转属层次，不止有表罢、不罢之分；而表罢入里，复有燥实燥不实之辨。所以有不更衣之阳明病，有内实之阳明病，有大便难之阳明病也。其中有属表属里，所以下法有禁有宜。受气有里实里燥，所以下法有应大应小。

汪琥曰：或问太阳病若下矣，则胃中之物已去，纵亡津液，胃中干燥，未必复成内实。答云：方其太阳初病时，下之不当，徒亡津液，胃中之物去之不尽，邪传阳明而成燥粪，故有内实之证。

**问曰：病有太阳阳明，有正阳阳明，有少阳阳明，何谓也？答曰：太阳阳明者，脾约是也；正阳阳明者，胃家实是也；少阳阳明**

者，发汗利小便已，胃中躁烦实，大便难是也。

【注】阳明可下之证，不止于胃家实也。其纲有三，故又设问答以明之也。太阳之邪，乘胃燥热，传入阳明，谓之太阳阳明，不更衣无所苦，名脾约者是也；太阳之邪，乘胃宿食与燥热结，谓之正阳阳明，不大便，内实满痛，名胃家实者是也；太阳之邪已到少阳，法当和解，而反发汗利小便，伤其津液，少阳之邪复乘胃燥，转属阳明，谓之少阳阳明，大便涩而难出，名大便难者是也。

【集注】程知曰：言三阳皆有入胃腑之证也。阳明为水谷之海，中土为万物所归，故三阳经皆能入其腑。邪自太阳传入胃腑者，谓之太阳阳明，即经所谓太阳病，若吐、若下、若发汗后，微烦，小便数，大便因硬者是也。由脾之敛约，故用小承气微下以和之。邪自阳明经传入胃腑者，谓之正阳阳明，即经所谓发热汗出，胃中燥硬谵语者是也。乃胃中邪实，故用大承气以攻下之。邪自少阳转属胃腑者，谓之少阳阳明，即经所谓少阳不可发汗，发汗则谵语，此属胃者是也。系津液内竭，故用麻仁丸润下，以和其津液也。若三阳外证未除，则阳明正治之法，又不可用矣。

阳明病，脉浮而紧者，必潮热，发作有时；但浮者，必盗汗出。

【按】自汗是阳明证，盗汗是少阳证，盗汗当是自汗，文义始属。

【注】阳明病在经，脉当浮长；入腑，脉当实大。今脉浮而紧，潮热有时者，是阳明病而见太阳伤寒脉也，则知是从伤寒传来。太阳伤寒之邪未罢，必无汗，故虽见阳明潮热发作有时之证，仍当从太阳阳明伤寒治之，宜麻黄加葛根汤汗之。若见潮热发作有时之证，而脉但浮不紧，是阳明病而见太阳中风脉也，则知是从中风传来。太阳中风之邪未罢，必自汗出，当从太阳阳明中风治之，宜桂枝加葛根汤解之。

【集注】沈明宗曰：此阳明证而见太阳脉也。脉浮而紧，太阳表寒未罢之脉；潮热发作有时，则阳明里证已具；但浮者，太阳风伤卫脉，故必汗出也。

阳明病，脉迟，汗出多，微恶寒者，表未解也，可发汗，宜桂枝汤。

【按】“汗出多”之下，当有“发热”二字；若无此二字，脉迟，汗出多，微恶寒，乃是表阳虚，桂枝附子汤证也，岂有用桂枝汤发汗之理乎？必是传写之遗。

【注】阳明病脉当数大，今脉迟、汗出多，设不发热恶寒，是太阳表邪已解矣。今发热微恶寒，是表犹未尽解也，故宜桂枝汤解肌以发其汗，使初入阳明之表邪，仍还表而出也。

【集注】程知曰：此言中风传阳明，表邪未解，仍宜用桂枝汤以解肌也。

汪琥曰：此太阳病初传阳明经，中有风邪也。脉迟者，太阳中风缓脉之所变，传至阳明，邪将入里，故脉变迟。汗出多者，阳明热而肌腠疏也。微恶寒者，在表风邪未尽也。故仍从太阳中风例治之。又曰：虽从太阳例治，但既云阳明病，仲景法还宜用桂枝加葛根汤为是。

阳明病，脉浮，无汗而喘者，发汗则愈，宜麻黄汤。

【注】阳明病，脉应浮大，证应汗出。今脉但浮，表病脉也；无汗而喘，表实证也。是太阳之邪，未悉入阳明，犹在表也。当仍从太阳伤寒治之，发汗则愈，宜麻黄汤。

【集注】张璐曰：阳明荣卫难辨，辨之全借于脉证。风邪之脉，传至阳明，自汗已多，则缓去而迟在；寒邪之脉，传至阳明，发热已甚，则紧去而浮在。此皆邪气在经之征。若入腑，则迟者必数，浮者必实矣。设不数不实，非胃实也，必不胜攻下矣。

汪琥曰：无汗而喘，但浮不紧，何以定其为阳明病？必其人目痛鼻干，身热不得眠，故云阳明病也。

魏荔彤曰：此太阳阳明之证，入阳明未深，故令其邪仍自表出，不至归于胃而无所复传也。

阳脉微而汗出少者，为自和也；汗出多者，为太过。阳脉实，因发其汗，出多者，亦为太过。太过者，为阳绝于里，亡津液，大便因硬也。

【注】此承上条互详其脉，以出其证也。脉阳微，谓脉浮无力而微也；阳脉实，谓脉浮有力而盛也。凡中风伤寒脉，阳微则热微，微热蒸表作汗；若汗出少者，为自和欲解，汗出多者，为太过不解也。阳脉实则热盛，因热盛而发其汗，出多者，亦为太过；汗出太过，则阳极于里，

亡津液，大便因硬而成内实之证矣。势不得不用下法。故欲发其汗者，不可不早虑及此也。

【集注】喻昌曰：阳微者，中风之脉，阳微缓也；阳实者，伤寒之脉，阳紧实也；阳绝，即亡津液之互辞。仲景每于亡津液者，悉名无阳。玩本文阳绝于里，亡津液，大便因硬甚明。伤寒发太阳膀胱经之汗，即当顾虑阳气，以膀胱主气化故也。发阳明胃经之汗，即当顾虑阴津，以胃中藏津液故也。所以阳明多有热越之证，谓胃中津液随热而尽越于外，汗出不止耳。然则阳明病，不论中风，伤寒，脉微，脉实，汗出少而邪将自解，汗出多则阴津易致竭绝也。

**阳明病法多汗，反无汗，其身如虫行皮中状者，此以久虚故也。**

【注】阳明病法当汗多，反无汗，其身如虫行皮中状者，以其人胃气久虚，邪郁于太阳之表，阳明肌腠不能宣发作汗故也。宜葛根汤小剂微汗，和其肌表，自可愈也。

【集注】汪琥曰：按此条论仲景无治法。常器之云：可用桂枝加黄芪汤。郭雍云：宜用桂枝麻黄各半汤。不知上二汤，皆太阳经药，今系阳明无汗证，仍宜用葛根汤主之。

魏荔彤曰：阳明病法应多汗，今反无汗，但见身如虫行皮中状者，此邪热欲出表作汗，而正气衰弱不能达之也。

**阳明病，初欲食，小便反不利，大便自调，其人骨节疼，翕翕如有热状，奄然发狂，濈然汗出而解者，此水不胜谷气，与汗共并，脉紧则愈。**

【注】阳明病，初欲食，知其从中风热邪传来也。阳明受邪，当小便数，大便硬，今小便反不利，大便自调，知津未伤而胃自和，不成里实也。既不成实，则在经之邪本轻，可自愈也。若其人骨节疼，翕翕如有热状，是太阳之表未除也。奄，忽也。忽然发狂，濈然汗出而解者，盖以太阳传来之邪本轻，阳明所受之邪自浅，津未伤而胃自和，仍当还表作解也。然必待发狂而解者，此胃中水气不胜，初欲食之谷气，谷气长阳化热，水不胜热，酿汗共并而出，所以发狂作解也。凡将汗解，脉必先浮，今言脉紧则愈者，亦邪还于表，欲解应见之脉也。

**伤寒发热无汗，呕不能食，而反汗出濈濈然者，是转属阳明也。**

【注】伤寒发热无汗，呕不能食，为太阳之邪欲传也。若无汗，为太阳阳明之表尚在，汗之可也。今反汗出濈濈然者，是邪已转属阳明之腑，可下不可汗也。

【集注】成无己曰：伤寒发热无汗，呕不能食者，太阳受病也。若反汗出濈濈然者，是太阳之邪转属阳明也。故经曰：阳明病法多汗。

方有执曰：呕不能食，热入胃也。反汗出者，肌肉著热，肤腠反开也。

程应旄曰：太阳本证现在，而反汗出濈濈然者，虽表证未罢，已是转属阳明也。濈濈，连绵之意，即俗云汗一身不了又一身是也。

伤寒脉浮，发热无汗，其表不解，不可与白虎汤；渴欲饮水，无表证者，白虎加人参汤主之。

【注】伤寒之邪，传入阳明，脉浮，发热无汗，其表不解者，虽有燥渴，乃大青龙汤证，不可与白虎汤。即有阳明渴欲饮水热证，应与白虎者，亦必审其无太阳表证，始可与也。加人参者，以其脉浮不滑，非有余也；且欲于大解热中，速生其津液也。

【集注】郑重光曰：此申明用白虎汤之法。以白虎但能解热而不解表，若稍带外感，有无汗、恶寒、身痛、头疼之表证，慎不可用也。

**白虎加人参汤方**

于白虎汤方内加人参三两，余依白虎汤方。

伤寒脉浮滑，此以表有热里有寒，白虎汤主之。

【按】王三阳云：经文“寒”字，当“邪”字解，亦热也。其说甚是。若是“寒”字，非白虎汤证矣。

【注】此言伤寒太阳证罢，邪传阳明，表里俱热，而未成胃实之病也。脉浮滑者，浮为表有热之脉，阳明表有热，当发热汗出；滑为里有热之脉，阳明里有热，当烦渴引饮，故曰：表有热里有热也。此为阳明表里俱热之证，白虎乃解阳明表里俱热之药，故主之也。不加人参者，以其未经汗、吐、下，不虚故也。

【集注】程知曰：滑则里热，云浮滑则表里俱热矣。大热之气，得辛凉而解，犹之暑暍之令，得金风而爽，故清凉之剂，以白虎名之。又曰：厥阴条中有伤寒，脉滑而厥者，里有热也，白虎汤主之，可证此条之非里有寒矣。

魏荔彤曰：此里尚为经络之里，非脏腑之里，亦如卫为表，营为里，非指脏腑而言也。

**白虎汤方**

知母六两　石膏碎，一斤　甘草炙，二两　粳米六合

上四味，以水一斗，煮米熟，汤成去滓，温服一升，日三服。

**【集解】**柯琴曰：阳明邪从热化，故不恶寒而恶热；热蒸外越，故热汗出；热烁胃中，故渴欲饮水；邪盛而实，故脉滑，然犹在经，故兼浮也。盖阳明属胃，外主肌肉，虽内外大热而未实，终非苦寒之味所宜也。石膏辛寒，辛能解肌热，寒能胜胃火，寒能沉内，辛能走外，此味两擅内外之能，故以为君；知母苦润，苦以泻火，润以滋燥，故用为臣；甘草、粳米调和于中宫，且能土中泻火，稼穑作甘[1]，寒剂得之缓其寒，苦剂得之平其苦，使二味为佐，庶大寒大苦之品，无伤损脾胃之虑也。煮汤入胃，输脾归肺，水精四布，大烦大渴可除矣。白虎为西方金神，取以名汤，秋金得令，而炎暑自解。方中有更加人参者，亦补中益气而生津也。用以协和甘草、粳米之补，承制石膏、知母之寒，泻火而土不伤，乃操万全之术者也。

病人烦热，汗出则解，又如疟状，日晡所发热者，属阳明也。脉实者，宜下之；脉浮虚者，宜发汗。下之与大承气汤，发汗宜桂枝汤。

**【注】**病人，谓病太阳经中风、伤寒之人也。太阳病烦热，汗出则应解矣。今又寒热如疟状，每至日晡所即发潮热。日晡者，乃申酉阳明旺时，故曰属阳明也。证虽如此，当审其果尽归阳明耶，抑或尚兼太阳也？故又当以脉辨之。若脉实者，邪已入里，则汗出潮热，为阳明下证，宜与大承气汤下之；若脉浮虚者，邪尚在表，则寒热如疟，仍属太阳当汗之证也，宜与桂枝汤汗之。

**【集注】**程知曰：病人得汗后，烦热解，太阳之邪，将尽未尽，其人

---

[1] 稼穑（jiàsè 架色）作甘：典出《尚书·洪范》。言甘味生于百谷。稼，种植；穑，收割。

复如疟状，日晡时发热，则邪入阳明审矣。然虽已入阳明，尚恐未离太阳，故必重辨其脉。脉实者可下；若脉浮虚者，仍是阳明兼太阳，便宜汗而不宜下也。

**太阳病，若吐、若下、若发汗后，微烦小便数，大便因硬者，与小承气汤和之愈。**

【注】太阳病，若吐、若下、若发汗后不解，入里微烦者，乃栀子豉汤证也。今小便数，大便因硬，是津液下夺也，当与小承气汤和之。以其结热未甚，入里未深也。

【集注】喻昌曰：微烦小便数，大便因硬，皆是邪渐入里之机，故用小承气汤和之。

程应旄曰：吐、下、汗后而见烦证，征之于大便硬，固非虚烦者比。然烦既微而小便数，当由胃家失润，燥气客之使然，胃虽实非大实也。以小承气汤取其和也，非大攻也。

**小承气汤方**

大黄四两　厚朴去皮，炙。二两　枳实大者，炙。三枚

已上三味，以水四升，煮取一升二合，去滓，分温二服。初服汤当更衣；不尔者，尽饮之。若更衣者，勿服之。

**趺阳脉浮而涩，浮则胃气强，涩则小便数，浮涩相搏，大便则硬，其脾为约，麻仁丸主之。**

【注】趺阳，胃经脉也。趺阳脉浮而涩，阳浮则胃气强，阴涩则小便数，阴阳相搏，则热盛而液竭矣，故大便则硬也。其名为约者，谓脾为邪所约束，不能为胃行其津液，故名脾约也。以麻仁丸主之，养液润燥，清热通幽，其不敢恣行承气者，以脉涩故也。

【集注】程知曰：言胃脉浮涩，不可大攻，宜用麻仁丸润法也。趺阳，胃脉也。在足跗上，动脉应手。浮则阳热盛而胃强，涩则阴津少而小便数。脾主为胃行其津液者也，胃阳强则脾阴弱，不能为胃行其津液，故约其食物，如一二弹丸也。此不当下而当润之。

程应旄曰：麻仁丸润燥通幽，伤寒不可恣行大承气可知矣。所以然者，以其为太阳阳明，非正阳阳明胃家实者比也。推之少阳阳明，其不可以正阳阳明胃家实之法治之，更可知矣。

汪琥曰：以胃强脾弱为脾约作解，盖以胃中之邪热盛为阳强，故脉浮；脾家之津液少为阴弱，故脉涩。用麻仁丸者，以泻胃中之阳而扶脾之阴也。

**麻仁丸方**

麻仁二升　芍药半斤　枳实半斤　大黄去皮，一斤　厚朴去皮，一斤　杏仁去皮、尖，熬，别作脂。一升

上六味，蜜合丸，如桐子大。饮服十丸，日三服，渐加，以和为度。

【**集解**】方有执曰：麻子、杏仁能润干燥之坚，枳实、厚朴能导固结之滞，芍药敛液以辅润，大黄推陈以致新，脾虽为约，此能疏之。

**伤寒吐后，腹胀满者，与调胃承气汤。**

【**注**】伤寒吐后，胸不胀满而腹胀满者，是表邪已尽，胃中壅热故也。宜与调胃承气汤，下其热而和之。以无硬痛，故不用大小承气也。

【**集注**】程知曰：言吐后腹胀满，宜调胃也，热在上焦则吐，吐后腹胀满，则邪不在胸，其为里实可知。然胀满而不硬痛，自不宜用急下之法，但与调胃承气，和其胃热可耳！《内经》云：诸胀腹大，皆属于热也。

程应旄曰：吐伤津液，燥气不能下达，遂成土郁，是以腹胀满，用调胃承气，一夺其郁可耳！

**调胃承气汤方**

大黄去皮，酒浸，四两　甘草炙，二两　芒硝半升

上三味，以水三升，煮取一升，去滓，内芒硝，更煮两沸，少少温服之。

【**方解**】方名调胃承气者，有调和承顺胃气之义，非若大小承气专攻下也。经曰：热淫于内，治以咸寒；火淫于内，治以苦寒。君大黄之苦寒，臣芒硝之咸寒，二味并举，攻热泻火之力备矣。恐其速下，故佐甘草之缓；又恐其过下，故少少温服之，其意在不峻而和也。

**阳明病，不吐不下，心烦者，可与调胃承气汤。**

【**注**】阳明病，谓已传阳明，不吐、不下心烦者，谓未经吐、下而心烦也，其为热盛实烦可知。故与调胃承气汤泻热，而烦自除也。

【**集注**】成无己曰：吐后心烦，谓之内烦；下后心烦，谓之虚烦。今

阳明病不吐、不下心烦，则是胃有郁热也，与调胃承气汤以下其郁热。

喻昌曰：胃气及津液，既不由吐、下而伤，则心烦明系胃中热炽，故可与调胃承气汤。

**阳明发热汗多者，急下之，宜大承气汤。**

**【注】**阳明病，不大便，发热汗多不止者，虽无内实，亦当急下之。盖因阳气大蒸于内，恐致阴液暴亡于外，故以全津液为急务也，宜大承气汤下之。

**【集注】**喻昌曰：汗多则津液外渗，加以发热，则津液尽随热势，蒸蒸腾达于外，更无他法以止其汗，惟有急下一法，引热势从大肠而出，庶津液不致尽越于外耳。

程应旄曰：此等之下，皆为救阴而设，不在夺实。夺实之下可缓，救阴之下不可缓。

沈明宗曰：阳明里实，以潮热微汗为正。兹见发热汗多，乃里热炽盛之极，蒸腾胃中津液，尽越于外，非亟夺其邪以救津液不可，故宜大承气汤急下也。

**大承气汤方**

大黄酒洗，四两　厚朴炙，去皮，半斤　枳实炙，五枚　芒硝三合

上四味，以水一斗，先煮二物，取五升去滓，内大黄更煮；取二升去滓，内芒硝，更上微火一两沸，分温再服。得下，余勿服。

**【方解】**诸积热结于里而成满、痞、燥、实者，均以大承气汤下之也。满者，腹胁满急䐜胀，故用厚朴以消气壅；痞者，心下痞塞硬坚，故用枳实以破气结；燥者，肠中燥屎干结，故用芒硝润燥软坚；实者，腹痛大便不通，故用大黄攻积泻热。然必审四证之轻重，四药之多少适其宜，始可与也。若邪重剂轻，则邪气不服；邪轻剂重，则正气转伤，不可不慎也。

**【集解】**柯琴曰：诸病皆因于气，秽物之不去，由于气之不顺也。故攻积之剂，必用气分之药，因以承气名汤。方分大小有二义焉：厚朴倍大黄，是气药为君，名大承气；大黄倍厚朴，是气药为臣，名小承气。味多性猛，制大其服，欲令大泻下也，因名曰大；味寡性缓，制小其服，欲微和胃气也，因名曰小。且煎法更有妙义，大承气用水一斗煮朴、枳，

取五升去滓，内大黄，再煮取二升，内芒硝，何哉？盖生者气锐而先行，熟者气纯而和缓，仲景欲使芒硝先化燥屎，大黄继通地道，而后枳、朴除其痞满。若小承气，以三味同煎，不分次第。同一大黄而煎法不同，此可见仲景微和之意也。

程知曰：调胃承气，大黄用酒浸；大承气，大黄用酒洗，皆为芒硝之咸寒而以酒制之。若小承气，不用芒硝，则亦不事酒浸洗矣。

**阳明病，下之，心中懊憹而烦，胃中有燥屎者，可攻。腹微满，初头硬，后必溏，不可攻之。若有燥屎者，宜大承气汤。**

**【注】**阳明病，下之后，心中懊憹而烦者，若腹大满，不大便，小便数，知胃中未尽之燥屎复硬也，乃可攻之。若腹微满，不可攻也。误攻必变胀满不能食，饮水则哕等，逆矣。若果有燥屎，宜下者，以大承气汤下之。

**【集注】**方有执曰：可攻以上，以转失气[1]言。懊憹，悔憹痛恨之意。盖药力不足以胜病，燥硬欲行而不能，故曰可攻。言当更服汤以促之也。腹微满以下，以不转失气言。头硬后溏里热轻也，故曰：不可攻之，言当止汤勿服也。

程知曰：言有燥屎，即可大攻下也。下后心中懊憹而烦者，虚烦也，当与栀子豉汤。若胃有燥屎，则非虚烦，故可攻。腹不甚满，则无必攻之法，有燥屎则非先硬后溏者也，故可攻。又曰：便硬与燥屎不同。便硬者，大便实满而硬；燥屎者，胃中宿食，因胃热而结为燥丸之屎也。故便硬，犹有用小承气者；若燥屎，则无不用芒硝之咸寒也。

程应旄曰：末句乃申可攻句，以决治法。

**得病二三日，脉弱，无太阳柴胡证，烦躁心下硬，至四五日，虽能食，以小承气汤，少少与微和之，令小安。至六日，与承气汤一升。若不大便六七日，小便少者，虽不能食，但初头硬，后必溏，未定成硬，攻之必溏。须小便利，屎定硬，乃可攻之，宜大承气汤。**

**【注】**得病二三日，无太阳、少阳证，烦躁心下硬，至四五日，不大便，若脉大，属正阳阳明，胃实之证也，下之无疑。今脉弱，虽胃和能

---

[1] 失气：指气体从肛门漏泄。俗称"放屁"。

食，不可轻下，只可与小承气汤，少少与而微和之，令其小安。次日仍不大便，继与小承气汤促之。若六七日竟不大便而小便少者，即不能食，亦属胃中尚未干燥，屎未定硬，如大攻之，初见硬复必溏也。须待小便利，知屎定硬，乃可攻之，宜大承气汤。

**【集注】**方有执曰：太阳不言药，以有桂枝、麻黄之不同也；少阳言药，以专主柴胡也。凡以此为文者，皆互发也。以无太、少二经证，故知此属阳明，以脉弱，故宜微和，至六日以下，乃历叙可攻、不可攻之节度也。

程应旄曰：能食以结在肠间，而胃火自盛也。先以小承气汤少少与之，和胃中之火，令少安后，以前药增至一升，去肠中之结。既用小承气矣，而又减去分数，接续投之，以脉弱之胃，其禀素虚，而为日又未久也。

张璐曰：此段之能食、不能食，全与辨风寒强弱无涉。言能食者，不可以为胃强而轻下；不能食者，不可以为胃中有燥屎而轻下也。

阳明病，脉迟，虽汗出不恶寒者，其身必重，短气，腹满而喘，有潮热者，此外欲解，可攻里也。手足濈然汗出者，此大便已硬也，大承气汤主之。若汗多，微发热恶寒者，外未解也。其热不潮，未可与承气汤。若腹大满不通者，可与小承气汤，微和胃气，勿令大泄下。

**【注】**阳明病脉迟，虽汗出不恶寒，外证欲解而脉不实，尚未可攻也。若其人身重，热困于体也；短气而喘，热壅于上也；腹满潮热，热聚于中也，手足濈然汗出，大便已硬，热结于下也，斯为外邪已解，内实已成，始可攻之，主以大承气汤可也。若汗出，微发热恶寒者，则外犹未解也，其热不潮者，里犹未实也，不可与承气汤。即有里急、腹大满、不通等证，亦只宜与小承气汤微和胃气，勿令大泄下，盖以脉迟故也。

**【集注】**方有执曰：潮热，阳明旺于申酉戌，故热作于此时，如潮之有信也。手足濈然而汗出者，脾主四肢而胃为之合，胃中燥实而蒸蒸腾达于四肢，故曰大便已硬也。

林澜曰：此节辨脉迟内结之，或宜大承气攻之，或但可以小承气微和之也。阳明病脉迟证，兼汗出不恶寒，身重短气，腹满而喘，似属可攻。然必有潮热者，为外证已解，里证已具，手足濈然汗出者，为大便已硬，主以大承气汤攻之奚疑。若汗出虽多，犹见发热恶寒，则表尚在也，其热不潮，汗亦非手足濈然之汗，安可与承气以攻之乎？即腹大满不通，亦只可与小承气微和，勿令大泄下。此何以故？脉迟便非必下之脉，虽内结亦岂大承气所宜哉！

阳明病，潮热，大便微硬者，可与大承气汤；不硬者，不可与之。若不大便六七日，恐有燥屎，欲知之法，少与小承气汤，汤入腹中，转失气者，此有燥屎也，乃可攻之；若不转失气者，此但初头硬，后必溏，不可攻之，攻之必胀满不能食也。欲饮水者，与水则哕，其后发热者，必大便复硬而少也，以小承气汤和之。不转失气者，慎不可攻也。

**【注】**阳明病，潮热大便微硬者，可与大承气汤；不硬者，不可与之也。若不大便六七日，恐有燥屎，欲知之法，少与小承气汤，汤入腹中转失秽气，则为有燥屎，乃可攻之。若不转失秽气，此但初头硬后必溏，是尚未成硬也，不可攻之，攻之必寒气乘虚上逆，胀满不能食也。欲饮水者，得水则哕，亦由虚寒之气上逆，不能化水而下输也。若其后所发潮热不退，必是大便再硬，但已经下后，所硬者无多，只以小承气汤和之可也。故凡服承气汤不转失气者，慎不可攻也。此盖仲景戒人不可轻下之意。

**【集注】**方有执曰：此以潮热、转失气次第而详言之，以决当下之候也。转失气，反屁出也。胀满，药寒之过也。哕，亦寒伤胃也。复硬而少者，重下故也。末句重致叮咛之意。

喻昌曰：若腹中气仍不转，则不但用大承气大差，即小承气亦差矣。

程知曰：上条曰：外欲解，可攻里；曰：外未解，未可与承气；曰：可与小承气，微和胃气，勿令大泄下。此条曰：可与；曰：不可与；曰：乃可攻之，不可攻之；曰：少与小承气；曰：以小承气和之，慎不可攻。多少商量慎重之意。故惟手足濈然汗出，大便燥硬者，始主之以大承气，若小承气，犹是微和胃气之法也。

汪琥曰：转失气，则知其人大便已硬，肠胃中燥热之甚，故其气不外宣，时转而下；不转失气，则肠胃中虽有热，而渗孔未至于燥，此但初头硬，后必溏也。

阳明病，谵语，发潮热，脉滑而疾者，小承气汤主之。因与承气汤一升，腹中转失气者，更服一升；若不转失气者，勿更与之。明日又不大便，脉反微涩者，里虚也，为难治，不可更与承气汤也。

【注】阳明病，谵语，潮热，脉滑而疾者，是可攻之证脉也。然无濈濈然之汗出，与小便数、大便硬燥实等证，则不可骤然攻之，宜先与小承气汤一升试之。若腹中转失秽气，则知肠中燥屎已硬，以药少未能遽下，所转下者，但屎之气耳！可更服一升促之，自可下也。若不转失气，则勿更与服。俟明日仍不大便，诊其脉仍滑疾，则更服之。今脉反见微涩，则是里虚无气，不能承送，故为难治，所以不可更与承气汤也。

【集注】方有执曰：滑以候食，故为大便硬之诊。疾者，属里热也。微者，阳气不充，无以运行。涩者，阴血不足，无以润送。故曰：阳微不可下，无血不可下。此之谓也。

张璐曰：此条脉滑而疾，有谵语、潮热，而无硬满实证，只宜以小承气汤下之。下之而脉反微涩，证变里虚，故为难治。

伤寒若吐、若下后不解，不大便五六日，上至十余日，日晡所发潮热，不恶寒，独语如见鬼状。若剧者，发则不识人，循衣摸床，惕而不安，微喘直视。脉弦者生，涩者死。微者，但发热、谵语者，大承气汤主之。若一服利，则止后服。

【按】赵嗣真曰：《活人书》云：弦者，阳也；涩者，阴也。阳病见阳脉者生。在仲景脉法中，弦涩属阴不属阳，得无疑乎？今观本文内，脉弦者生之“弦”字，当是“滑”字。若是“弦”字，弦为阴负之脉，岂有必生之理？惟滑脉为阳，始有生理。滑者通，涩者塞，凡物理皆以通为生，塞为死。玩上条脉滑而疾者小承气主之，脉微涩者里虚，为难治，益见其误。

【注】伤寒，若吐、若下后，津液已亡，而表不解，邪因入里，不大便五六日，上至十余日仍不大便，日晡所发潮热，不恶寒者，此乃表邪悉罢，里热渐深也，仍宜大承气汤，荡尽余邪，以存阴液，自可愈也。若因循失下，以致独语如见鬼状，病势剧者，则不识人，循衣摸床，惊惕不安，微喘直视，见一切阳亢阴微，孤阳无依，神明扰乱之象。当此之际，惟诊其脉滑者为实，堪下则生；涩者为虚，难下则死。若病势微

者，但见潮热、谵语、不大便之证，而无前神昏等剧者，宜以大承气汤下之。若一服利，即止后服，盖恐其过也。

【按】循衣摸床，危恶之候也。一以阴气未竭为可治。如太阳中风，火劫变逆，捻衣摸床，小便利者生，不利者死是也。一以阳热之极为可攻，如阳明里热成实，循衣摸床，脉滑者生，涩者死是也。大抵此证，多生于汗、吐、下后，阳气大虚，精神失守。经曰：四肢者，诸阳之本也。阳虚，故四肢扰乱失所倚也，以独参汤救之；汗多者，以参芪汤；厥冷者，以参附汤治之。愈者不少，不可概谓阳极阴竭也。

【集注】喻昌曰：此条举谵语之势重者为言。而势重之中，复分二等：剧者主死，微者主生，故以大承气汤下之。

程知曰：娄全善治循衣摸床，每以补益得愈，亦因其脉证之不足也。刘守真每以承气治热病，法虽祖于仲景，而辨证其未能如此详悉，故开后人卤莽之端。又曰：喘则气欲上脱。微喘者邪实于内，而又不能大喘也。不识人、循衣摸床，心欲绝也；动惕不安，肝欲绝也；微喘，肺欲绝也；直视，肾欲绝也。《内经》所谓三阴三阳，五脏六腑皆受病，荣卫不行，脏腑不通，故脉涩者死也。

汪琥曰：日晡所发潮热者，腑实燥甚，故当其经气旺时发潮热也。独语者，即谵语也。病人自言为谵。独语如见鬼状，乃阳明腑实而妄见妄闻。剧者，甚也。成注云：热甚昏冒正气，故不识人。循衣摸床者，阳热偏胜而躁动于手也。惕而不安者，胃热冲膈，心神为之不宁也。又胃热甚而气上逆则喘，直视则邪干脏矣。故其生死之机，须于脉候决之。

阳明病，本自汗出，医更重发汗，病已差，尚微烦不了了者，此大便必硬故也。以亡[1]津液，胃中干燥，故令大便硬，当问其小便日几行。若本小便日三四行，今日再行，故知大便不久出。今为小便数少，以津液当还入胃中，故知不久必大便也。

【注】阳明病，本应自汗出，医误以为风邪，更重发汗，病已差，尚微烦不了了者，此大便必硬故也。然无或满、或痛之苦者，以重汗亡津，胃中干燥，故大便硬，本无宿食也。则当问其小便日几行，若本一日

[1] 亡：原误作“忘”，据赵本改。

三四行，今日只再行，可知大便不久则出。盖小便数少，则津液当还胃中，故知不久必大便自出，不须药也。

**【集注】**方有执曰：水谷入胃，其精者为津液，粗者成渣滓。水精渗出肠胃之外，清者为津液，浊者外而为汗，下而为小便。故汗与小便过多者，皆能夺乎津液；所以渣滓之为大便者，干燥结硬而难出也。然二便者，水谷分行之道路，此通则彼塞，此塞则彼通。小便出少，则津液还停胃中，必大便润而自出也。

阳明病，自汗出，若发汗，小便自利者，此为津液内竭，虽硬不可攻之，当须自欲大便，宜蜜煎导而通之。若土瓜根及大猪胆汁，皆可为导。

**【注】**此承上条，详其义以明其治也。阳明病，自汗出，或发汗、小便自利者，此为津液内竭，虽大便硬而无满痛之苦，不可攻之。当待津液还胃，自欲大便，燥屎已至直肠，难出肛门之时，则用蜜煎润窍滋燥，导而利之。或土瓜根宣气通燥，或猪胆汁清热润燥，皆可为引导法，择而用之可也。

**【集注】**成无己曰：津液内竭，肠胃干燥，大便因硬，此非结热，故不可攻，宜以润药外治而导引之。

张璐曰：凡系多汗伤津，及屡经汗下不解，或尺中脉迟弱，元气素虚之人，当攻而不可攻者，并宜导法。

程应旄曰：小便自利者，津液未还入胃中，津液内竭而硬，故自欲大便，但苦不能出耳。须有此光景时，方可从外导法，渍润其肠。肠润则水流就湿，津液自归还于胃，故不但大便通，而小便亦从内转矣。

**蜜煎导方**

蜜七合，一味，内铜器中，微火煎之，稍凝似饴状，搅之勿令焦著，欲可丸，并手捻作挺子，令头锐大如指，长二寸许。当热时急作，冷则硬，以内谷道中，以手急抱，欲大便时乃去之。

《内台方》用蜜五合，煎凝时，加皂角末五钱，蘸捻作挺，以猪胆汁或油润谷道，内之。

**猪胆汁方**

大猪胆一枚，泻汁和法醋少许，以灌谷道内，如一食顷，当大便，出宿食恶物甚效。

《内台方》不用醋，以小竹管插入胆口，留一头用油润，内入谷道中，以手将胆捻之，其汁自入内，此方用之甚便。

**土瓜根方**缺

【**按**】土瓜，即俗名赤雹也。《肘后方》治大便不通，采根捣汁，用筒吹入肛门内。此与上猪胆汁方同义。《内台方》用土瓜根削如挺，内入谷道中，误矣。盖蜜挺入谷道能烊化而润大便，土瓜根不能烊化，如削挺用之，恐失仲景制方之义。

**伤寒六七日，目中不了了，睛不和，无表里证，大便难，身微热者，此为实也。急下之，宜大承气汤。**

【**注**】少阴病，得之二三日，口燥咽干，急下之，宜大承气汤者，乃因热势甚速，消灼肾水，津液不能到咽，故不必待其有可下之证而急下之，是下其热，以救将绝之水；缓则肾水干竭，阳必无依，躁冒自焚而死也。目中不了了而睛和者，阴证也；睛不和者，阳证也。今伤寒六七日，目中不了了，睛不和者，是肾水为胃阳所竭，水既不能制火，则火上熏于目，而眸子蒙眬，为之不了了也。此热结神昏之渐，危恶之候也。虽外无阳证，惟身微热，内无满痛，只大便难，亦为热实，故曰此为实也。急以大承气汤下之，泻阳救阴，以全未竭之水可也。睛不和者，谓睛不活动也。

【**集注**】方有执曰：了了，犹瞭瞭也。《素问》曰：阳明主肉，其脉夹鼻络于目。《灵枢》曰：足阳明之正，上循咽出于口，还系目系合于阳明也。又曰：足阳明之筋，其支者，上颈，上夹口，合于頄，下结于鼻，上合于太阳。太阳为目上纲，阳明为目下纲，所以目中不了了，睛不和，知胃实也。急下者，任脉循面入目，督脉上系两目中央，诸脉皆属于目，而人之精神注焉，是以宜急下也。

喻昌曰：少阴有急下三法以救肾水：一本经水竭，一木邪涌水，一土邪凌水。阳明亦有急下三法以救津液：一汗多津越于外，一腹满津结于内，一目睛不慧，津枯于中。合两经下法以观病情生理，如身在冰壶、腹饮上池矣。

张锡驹曰：阳火亢极，阴水欲枯，故使目中不了了而睛不和。急下之，所以抑亢极之阳火，而救垂绝之阴水也。

魏荔彤曰：阳明燥屎应下，胃实应下，俱详考其脉证矣。乃有表里无他证，独于阳明胃脉所发见端倪处，体认其证，如伤寒六七日，太阳已罢，阳明已成，其目昏暗蒙昧，若隔云雾而不了了明白者，此证名为睛不和也。阳明热盛，循经络而发其昏蒙之象，以致睛失其光，此内热盛而为实，其机已兆，兼以大便硬而难，身有微热者，则胃实已真，故曰：此为实也，急下之，宜大承气汤。

**病人小便不利，大便乍难乍易，时有微热，喘冒[1]不能卧者，有燥屎也，宜大承气汤。**

【注】阳明病之人，小便自利，大便当硬，小便不利，大便不硬。是知硬不硬，不在热不热，而在液之竭与不竭也。今小便不利，而大便乍难乍易者，盖热将欲作结，而液未竭也。有时微热者，热入里也；喘者，热乘肺也；冒者，热乘心也；不能卧者，热并阳也，此皆一派热结便硬之征。神昏谵狂之渐，虽无满痛，亦必有燥屎，宜大承气汤下之，自愈也。

【集注】王三阳曰：此证不宜妄动，必以手按之脐腹有硬块，喘冒不能卧，方可攻之。何也？乍难乍易故也。

林澜曰：既微热时作，喘冒不能卧，则有燥屎已的。自宜下逐里实为急，安可复以小便利、屎定硬，始可攻之常法拘哉！

汪琥曰：此条病未经下而有燥屎，乃医人不易识之证。成无已云：小便利则大便硬，此有燥屎乃理之常。今病人小便不利，大便乍难乍易，何以知其有燥屎耶？盖大实、大满之证，则前后便皆不通。大便为燥屎壅塞，其未坚结者，或有时而并出，故乍易；其极坚结者，终着于大肠之中，故乍难。燥屎结积于下，浊气攻冲于上，以故时有微热；微热者，热伏于内不得发泄也。《后条辨》云：浊气乘于心肺，故既冒且喘也；不得卧者，胃有燥屎所扰，即胃不和则卧不安也。凡此者，皆是有燥屎之征，故云：宜大承气汤。

**病人不大便五六日，绕脐痛，烦躁，发作有时者，此有燥屎，故**

---

[1] 喘冒：《千金翼方》卷九作“怫郁”。

使不大便也。

【注】病人不大便五六日，绕脐痛者，是肠胃中燥屎结无去路，故绕脐痛也。烦躁发作有时者，是燥屎秽热上攻则烦躁，不攻则不烦躁，故发作有时也。不须以小承气汤试之，直以大承气汤下其燥屎，大便利自可愈也。

【集注】方有执曰：病人，谓凡有病之人。而证犯如此者，则皆当如此治之。此示人辨凡百胃实之大旨也。

程应旄曰：攻法，必待有燥屎，方不为误攻。所以验燥屎之法，不可不备，无恃转失气之一端也。病人虽不大便五六日，屎之燥与不燥未可知也。但绕脐痛，则知肠胃干，屎无去路，滞涩在一处而作痛；烦躁发作有时者，因屎气攻动，则烦躁发作；又有时伏而不动，亦不烦躁，而有绕脐痛者，断其不大便当无差矣，何大承气汤之不可攻耶！

大下后，六七日不大便，烦不解，腹满痛者，此有燥屎也。所以然者，本有宿食故也，宜大承气汤。

【注】此承上条以明其治也。下之未尽，仍当下之。乃大下之后，六七日后不大便，烦亦不解，腹仍满痛者，此有燥屎下之未尽也。所以然者，本有宿食故也，宜大承气汤复下之自愈也。

【集注】程知曰：大下之后，宜乎病解矣，乃复六七日不大便，烦不解而腹满痛，此必有燥屎未尽而然。盖宿食因热复为之结硬也。

阳明病，下之，其外有热，手足温，不结胸，心中懊憹，饥不能食，但头汗出者，栀子豉汤主之。

【注】阳明经病下之，身热未除，手足温，不结胸者，是所陷之邪浅也。心中懊憹，饥不能食，但头汗出者，是阳邪蒸郁于胸膈间也，故宜栀子豉汤涌其热也。

【集注】程知曰：其外有热者，经邪未解也；手足温者，热入未深也。程应旄曰：懊憹扰胃，故饥不能食。热郁气蒸，故但头汗出。

魏荔彤曰：表邪未全入里，乃即以为胃实而遽下之，则其外仍有热，究不能随下药而荡涤也。于是虽热而不潮，手足虽温而无濈然之汗出，则是在表者，仍在表而下之，徒伤其里耳！即不至于全在太阳者，误下成结胸，而心下懊憹，饥不能食，但头汗出，其阳明蒸蒸之热，为阴寒之药所郁，俱凝塞于胸膈之上，其证已昭然矣。但病仍带表，既不可再下，且已入里，又不可复发汗，惟有主以栀子豉汤，仍从太阳治也。

伤寒呕多，虽有阳明证，不可攻之。

【注】伤寒三阳多有呕证，以其风寒之表未除，胸中阳气为寒所郁，故皆不可攻下也。其干呕而恶寒发热者，属太阳也；喜呕而寒热往来者，属少阳也。今虽只有恶热、不恶寒、大便硬之阳明证，而呕多亦不可攻之，其气逆在上而未敛，为实也。

【集注】沈明宗曰：恶寒发热之呕，属太阳；寒热往来之呕，属少阳；但恶热不恶寒之呕，属阳明。然呕多则气已上逆，邪气偏侵上脘，或带少阳，故虽有阳明证，慎不可攻也。

阳明中风，口苦咽干，腹满微喘，发热恶寒，脉浮而紧，若下之，则腹满小便难也。

【注】阳明，谓阳明里证。中风，谓太阳表证也。口苦咽干，少阳热证也。腹满，阳明热证也。微喘，发热恶寒，太阳伤寒证也。脉浮而紧，伤寒脉也。此为风寒兼伤表里同病之证，当审表里施治。太阳、阳明病多，则以桂枝加大黄汤两解之；少阳、阳明病多，则以大柴胡汤和而下之。若惟从里治，而遽以腹满一证，为热入阳明而下之，则表邪乘虚复陷，故腹更满也；里热愈竭其液，故小便难也。

【集注】程知曰：此言阳明兼有太阳、少阳表邪，即不可攻也。阳明中风，热邪也。腹满而喘，热入里矣。然喘而微，则未全入里也。发热恶寒，脉浮而紧，皆太阳未除之证，口苦咽干，为有少阳之半表半里，若误下之，则表邪乘虚内陷，而腹益满矣。兼以重亡津液，故小便难也。

程应旄曰：此条与太阳大青龙证同。太阳以风寒持其营卫，故有烦躁证而无腹满证；此以风寒持住阳明，故有腹满证而无烦躁证。然口苦、咽干，实与烦躁同其机兆也。

阳明病，脉浮而紧，咽燥口苦，腹满而喘，发热汗出，不恶寒反恶热，身重，若发汗则躁，心愦愦❶反谵语；若加温针❷，必怵惕❸烦

❶ 愦愦：烦乱不安貌。《广韵》：“愦，心乱也。”
❷ 温针：《注解伤寒论》作“烧针”。
❸ 怵惕：惊惧。

躁不得眠；若下之，则胃中空虚，客气动膈，心中懊侬，舌上苔者，栀子豉汤主之。若渴欲饮水，口干舌燥者，白虎加人参汤主之。若脉浮发热，渴欲饮水，小便不利者，猪苓汤主之。阳明病，汗出多而渴者，不可与猪苓汤，以汗多胃中燥，猪苓汤复利其小便故也。

【注】此承前条互发其义，以明其治也。前条表证居多，戒不可误下；此条表里混淆，脉证错杂，不但不可误下，亦不可误汗也。若以脉浮而紧，误发其汗，则夺液伤阴；或加烧针，必益助阳邪，故谵语烦躁，怵惕愦乱不眠也；或以证之腹满、恶热而误下之，则胃中空虚，客气邪热，扰动胸膈，心中懊侬，舌上生苔，是皆误下之过，宜以栀子豉汤一涌而可安也。若脉浮不紧，证无懊侬，惟发热，渴欲饮水，口干舌燥者，为太阳表邪已衰，阳明燥热正甚，宜白虎加人参汤，滋液以生津。若发热渴欲饮水，小便不利者，是阳明饮热并盛，宜猪苓汤利水以滋干。然阳明病，法当多汗，因汗出多，致小便少而渴者，不可与猪苓汤。盖以汗多胃燥，无水不能下行，乃水涸之小便少，非水蓄之小便不利也。恐猪苓汤更利其小便，则益竭津液而助燥矣。

【按】太阳病，烦热无汗而渴，小便利者，大青龙汤证也；小便不利者，小青龙汤去半夏加花粉、茯苓证也。太阳病，烦热有汗而渴，小便利者，桂枝合白虎汤证也；小便不利者，五苓散证。阳明病，烦热无汗而渴，小便利者，宜葛根汤加石膏主之；小便不利者，以五苓散加石膏、寒水石、滑石主之。阳明病，烦热有汗而渴，小便利者，宜白虎汤；小便不利者，以猪苓汤。少阳病寒热无汗而渴，小便利者，当以小柴胡汤去半夏加花粉；小便不利者，当以小柴胡汤加茯苓。太阴无渴。少阴阳邪，烦呕小便赤而渴者，以猪苓汤；少阴阴邪下利，小便白而渴者，以真武汤。厥阴阳邪消渴者，白虎加人参汤；厥阴阴邪，转属阳明，渴欲饮水者，少少与之则愈。证既不同，法亦各异，当详审而明辨之。

【集注】喻昌曰：发热以上与前条同，而汗出，不恶寒，反恶热，身重，四者皆阳明之见证，所以汗、下、烧针俱不可用。舌上苔，则膈热甚，故涌以栀子豉而彻去其膈热，斯治太阳而无碍阳明矣。若前证更加口干舌燥，则宜用白虎汤以解热生津；更加小便不利，则宜以猪苓汤，以导热滋干也。其汗多而渴，不可与猪苓汤者，以热邪传入阳明，必先耗其津液；加以汗多复夺之于外，又利小便更夺之于下，则津液有立亡之患，故示戒也。

程应旄曰：热在上焦，故用栀子豉汤；热在中焦，故用白虎加人参汤；热在下焦，故用猪苓汤。

**猪苓汤方**

猪苓去皮　茯苓　阿胶　泽泻　滑石碎。各一两

上五味，以水四升，先煮四味，取二升，去滓，内阿胶烊消，温服七合，日三服。

【集解】赵羽皇曰：仲景制猪苓一汤，以行阳明、少阴二经水热。然其旨全在益阴，不专利水。盖伤寒表虚，最忌亡阳，而里虚又患亡阴。亡阴者，亡肾中之阴，与胃家之津液也。故阴虚之人，不但大便不可轻动，即小水亦忌下通，倘阴虚过于渗利，则津液反致耗竭。方中阿胶质膏，养阴而滋燥；滑石性滑，去热而利水；佐以二苓之渗泻，既疏浊热而不留其壅瘀，亦润真阴而不苦其枯燥，是利水而不伤阴之善剂也。故利水之法，于太阳用五苓者，以太阳职司寒水，故加桂以温之，是煖肾以行水也；于阳明、少阴用猪苓者，以二经两关津液，特用阿胶、滑石以润之，是滋养无形以行有形也。利水虽同，寒温迥别，惟明者知之。

脉浮而大，心下反硬，有热。属脏者攻之，不令发汗；属腑者不令溲数。溲数则大便硬，汗多则热愈，汗少则便难，脉迟尚未可攻。

【注】属脏，谓属里也；属腑，谓属表也。溲，谓小便也。脉浮而大，太阳、阳明脉也。浮属表，大属里。今太阳脉浮之表未解，而心下反硬，阳明之里又急，权乎汗、下可也。设里有热实，攻之无疑，不须先汗以解外也。如无热实，而有脉浮之表，不但不令攻之，即小便不利，亦不令利小便，仍当解外也。盖恐溲数汗多，亡其津液，致大便硬，则热愈实也。若汗少脉迟，即有便硬，里尚未实，亦未可攻也。

【集注】王肯堂曰：论言脉浮大，反发汗反下之为逆。此以心下硬有热，知传邪入里，故舍脉而从证也。大便则许攻之，小便则不许利何也？曰：攻大便则内热除，利小便则津液伤也。

林澜曰：心下硬与腹硬满不同。腹硬邪已结聚成实，此但在心下，自与非下不可者异矣。腑与脏对举而言，见一为入里，一犹属表之义也。

阳明病，脉迟，食难用饱，饱则微烦头眩，必小便难，此欲作谷疸。虽下之，腹满如故，所以然者，脉迟故也。

【注】阳明病不更衣，已食如饥，食辄腹满脉数者，则为胃热，可下证也。今脉迟，迟为中寒，中寒不能化谷，所以虽饥欲食，食难用饱，饱则烦闷，是健运失度也。清者阻于上升，故头眩；浊者阻于下降，故小便难。食郁湿瘀，此欲作谷疸之征，非阳明热湿，腹满发黄者比。虽下之腹满暂减，顷复如故，所以然者，脉迟中寒故也。

【集注】方有执曰：迟为寒不化谷，故食难用饱。湿郁而蒸，气逆而不下行，故微烦头眩，小便难也。疸，黄病也。谷疸，水谷之湿蒸发而身黄也。

张璐曰：下之腹满如故，盖腹满已是邪陷，脉迟则胃不实，徒下其糟粕，病既不除，而反害之耳！夫阳明证本当下，阳明而至腹痛，尤当急下。独此一证下之，腹满必如故者，缘脉迟则胃气空虚，津液不充，其满不过虚热内壅，非结热当下之比也。可见脉迟胃虚，不但下之无益，即发汗利小便之法，亦不可用，惟当用和法，如甘草干姜汤，先温其中，然后少与调胃微和胃气可也。

程应旄曰：热蓄成黄之腹满，下之可去。此则谷气不得宣泄，属胃气虚寒使然，下之益虚其虚矣。故腹满如故。

阳明病，若中寒者，不能食，小便不利，手足濈然汗出，此欲作固瘕，必大便初硬后溏。所以然者，以胃中冷，水谷不别故也。

【注】阳明病内热，则不大便，能食，小便利，手足濈然汗出，是可下之证也。今中寒不能食，小便不利，虽手足濈然汗出，不可下也，此为中寒欲作固瘕。何以知之？以大便必初硬而后溏也。所以然者，胃中虚冷，水谷不分，故小便不利而大便必溏也。

【按】不能食与上条食难用饱，同一不能腐熟水谷也。小便不利与上条小便难，同一不能下输膀胱也。惟手足濈然汗出，与上条饱则微烦、头眩不同，彼欲作谷疸，此欲作固瘕，皆胃中寒冷。一以微烦头眩，阳在中上，故不病泻而病疸；一以手足汗出，阳在四肢，故不病疸而病泻也。再上条中寒食难用饱，无汗小便难，欲作谷疸，以其尚能少食微烦，犹有阳气故也。此条中寒不能食，手足冷汗，小便不利，欲作固瘕，则是寒湿不化，纯阴故也。固瘕者，大瘕泻也，俗谓之溏泻。固者，久而不止之谓也。

【按】人之汗以天地之雨名之，阴阳和而后有雨，阳亢则热而雨少，阴盛则寒而雨多，人之汗亦若是也。四肢手足属土，土主脾胃，若脉大，其汗蒸蒸而热，则为阳盛可下之证也；若脉迟，其汗漐漐而寒，则为阴盛可温之证也。

【集注】程应旄曰：水谷不别，属湿热偏渗者多。此点出胃中冷，欲人知病本于寒，宜从寒治，不在小便也。

太阳病，寸缓关浮尺弱，其人发热汗出，复恶寒不呕，但心下痞者，此以医下之也；如其不下者，病人不恶寒而渴者，此转属阳明也。小便数者，大便必硬，不更衣十日，无所苦也，渴欲饮水，少少与之，但以法救之，渴者，宜五苓散。

【按】"但以法救之"五字，当是"若小便不利"，方与上文"小便数"、下文"渴者"之义相合。此条病势不急救之之文，殊觉无谓，必有遗误。王三阳亦云：此处五苓散难用，不然经文"渴者"之下，当有阙文也。

【注】太阳病脉浮缓而弱，中风脉也；发热汗出恶寒，中风证也。不呕则里气和，缘何而有心下痞证？此必以医下之故也。如其不经医下，邪热自传于里，病人不恶寒而渴者，此邪去太阳，已转属阳明也。若小便数者，大便必硬，然使不更衣十余日，而无或满或痛之苦，是仍属虚燥不实之硬，不可议下，俟之可也。如或渴欲饮水，必是胃中干燥，当少少与之以滋其胃可耳。其或小便不利而渴者，是又为水停不化，宜五苓散以导其所停之水矣。盖病在膀胱，故仍治太阳而不治阳明也。

【集注】张兼善曰：十日不更衣，而不用攻伐何也？曰：此非结热，虽不大便，而无潮热、谵语可下之证，当须审慎，勿以日数久而辄为攻下也。

喻昌曰：寸缓、关浮、尺弱，发热汗出恶寒，纯是太阳中风未罢之证，设非误下，何得心下痞结耶？如不误下，而太阳证必渐传经，乃至不恶寒而渴，邪入阳明审矣。然阳明津液既偏渗于小便，则大肠失其润而大便硬，与肠中热结自是不同，所以旬日不更衣无所苦也。

汪琥曰：小便数大便硬，仲景论中何以无治法耶？盖此正是仲景不须用药处，俟其阴阳自和，则小便渐少，大便必自出也。

阳明病，心下硬满者，不可攻之；攻之利遂不止者死，利止者愈。

【注】此申上条痞硬不更衣十日无所苦，误攻之变也。阳明病非胃家实，而心下硬满者，不可攻之。若攻之，其人利不止者，则正脱而死。其人利自止者，邪退则犹可愈也。

【集注】汪琥曰：或问结胸证同是心下硬满，又属可下何也？盖结胸证，心下硬满而痛者，为胃中实，故可下；此证不痛，当是虚硬虚满，与半夏泻心汤之心下痞硬略同，故云不可攻也。

诸虚者，不可下，下之则大渴。求水者易愈，恶水者剧。

【注】虚者下之，是为重虚，阴津消亡，自然大渴。其求水者，阳气犹存，故易愈；若恶水者，阳气已绝，则难愈矣。

【集注】程应旄曰：诸虚者，阳津阴液，必有所亡，故下之则大渴；求水者亡阴，恶水者亡阳，故有愈剧之分。观此知仲景虑误下之助阴，甚于虑误下之亡阴矣。

大下之后，复发汗，小便不利者，亡津液故也。勿治之，得小便利，必自愈。

【注】大下之后，复发其汗，重亡津液，小便当少，以水液内竭故也。勿治之，言勿利其小便也。须俟津液回而小便利，必自愈矣。

【集注】程知曰：言下后复发汗，有俟津液自回之法。若强责其小便，则膀胱之气化不行，有增硬满喘胀者矣。故宜以不治治之。

阳明病，下血谵语者，此为热入血室。但头汗出者，刺期门，随其实而泻之，濈然汗出则愈。

【注】妇人病伤寒，经血适至，则有热入血室之证，宜刺期门；男子病伤寒，有下血谵语者，亦为热入血室也。若热随血去，必通身汗出而解矣。若血已止，其热不去，蓄于阳明，不得外越而上蒸，但头汗出而不解者，亦当刺期门，随其实而泻之，则亦必通身濈然汗出而愈也。

【集注】方有执曰：血室、头汗、期门，注皆见《太阳篇》中。阳明之脉，其直者，从缺盆下乳内廉下，夹脐入气街中。血室之脉，起于气衔，上行至胸中而散。所以妇人经来，热入血室，则似结胸而谵语，从阳明里也。男子下血，热入血室，但头汗出亦谵语，从阳明外也，故并宜刺期门。

程应旄曰：下血则经脉空虚，热得乘虚而入血室，谵语以血室虽冲脉所属，而心经实血室之主，室被热扰，故心神不清也。但头汗出者，血下夺则无汗，热上扰则汗蒸也。刺期门者，热入阴分，实在阴，随其实而泻之，则荣气和而心气下通，故濈然汗出而解。

**阳明病，口燥，但欲漱水不欲咽者，此必衄。**

**【注】**阳明属胃，开窍于口。阳明有热，故口燥也。但欲漱水不欲咽者，虽燥而不渴，知热在经而不在腑，在血而不在气也。热在经血，迫血妄行，必致衄也。

**【集注】**喻昌曰：口中干燥与渴异，漱水不欲咽，知不渴也。阳明病，口燥但漱水不欲咽，知邪入血分。阳明之脉起于鼻，故知血得热而妄行，必由鼻而出也。

沈明宗曰：阳明病，口燥漱水而不欲咽，乃邪郁于经，未入于腑也。

**脉浮发热，口干鼻燥，能食者，则衄。**

**【注】**此承上条详出脉证，以互发其义也。阳明病，脉浮发热，口鼻干燥，热在经也。若其人能食，则为胃和，胃和则邪当还表作解也。然还表作解，不解于卫，则解于营，汗出而解者，从卫解也；衄血而解者，从营解也。今既能食、衄血，则知欲从营解也。

**【集注】**张锡驹曰：此论阳明经脉燥热也。夫热在经脉，故脉浮发热，热循阳明经脉而上，故口干鼻燥，不伤胃气，故能食。能食者则衄，言病不在胃腑，非因能食而致衄也。

**阳明证，其人喜忘者，必有蓄血。所以然者，本有久瘀血，故令喜忘。屎虽硬，大便反易，其色必黑者，宜抵当汤下之。**

**【注】**经曰：血并于下，乱而喜忘。喜忘者，好忘前言往事也。今阳明病，其人喜忘者，本有久瘀之血，与热上并于心，故令喜忘也。蓄血之屎虽硬，然大便反易，其色必黑，盖以血与糟粕共并，故反易而色黑也。不用桃仁承气汤，而用抵当汤大下之者，以其人本有久瘀之血故也。

**【集注】**张志聪曰：太阳蓄血在膀胱，故验其小便之利与不利；阳明蓄血在肠胃，故验其大便之黑与不黑。

张璐曰：大便色黑，虽曰瘀血，而燥结亦黑。但瘀血则黏如漆，燥结则晦如煤，此为明辨也。

郑重光曰：太阳热结膀胱证，轻者如狂，重者发狂。如狂者血自下，故用桃仁承气汤，因势而利导之；发狂者血不下，须用抵当汤。此条喜忘差减于狂，乃用发狂之重剂，何也？盖太阳经少血，阳明经多血，所以宜用抵当汤峻攻。太阳云“主之”，乃确然不易之法，此云“宜用”，则证有轻重，在于临时酌量耳。

**病人无表里证，发热七八日，虽脉浮数者，可下之。假令已下，脉数不解，合热则消谷善饥，至六七日，不大便者，有瘀血，宜抵当汤。若脉数不解，而下不止，必协热便脓血也。**

【注】此承上条言蓄血喜忘，热结而无表里证者，当下之义也。病人无表里证，是无太阳表、阳明里证也。但发热而无恶寒，七八日，虽脉浮数不可汗也。若屎硬可下之，假令已下，脉不浮而数不解，是表热去里热未去也。至六七日又不大便，若不能消谷善饥，是胃实热也，以大承气汤下之。今既能消谷善饥，是胃和合热，非胃邪合热，故屎虽硬色必黑，乃有瘀血热结之不大便也，宜用抵当汤下之。若脉数不解，不大便硬而下利不止，必有久瘀，协热腐化而便脓血也，则不宜用抵当汤下之矣。

【集注】张璐曰：病虽七八日，尚发热脉浮数，仍属太阳表证。因误下引邪内入，所以脉数不解，内外合邪而见消谷善饥。谷入既多，反至六七日不大便，且不烦渴，是知其证非热结在胃，乃热结在血。以其表证误下，尚兼太阳随经之热未尽，故以抵当为至当也。若脉数不解而下利不止，又当随其下血与不下血而异治之，倘血分之热邪不除，必协热而便脓血也。

**伤寒发汗已，身目为黄。所以然者，以寒湿在里不解故也，以为不可下也，于寒湿中求之。**

【注】伤寒发汗已，身目为黄。所以然者，以表有寒里有湿未解也。夫表寒里湿，郁而发黄，自非热湿内瘀，郁而成黄者比，故不可下。惟当于表寒里湿中求其治法，宜发其表寒，利其里湿可也。

【集注】喻昌曰：伤寒发汗已，热邪解矣，何由反蒸身目为黄？所以然者，寒湿抟聚，适在躯壳之里，故尔发黄也。里者，在内之通称，非谓寒湿深入在里，盖身目正属躯壳，与脏腑无关也。于寒湿中求之，求其寒湿中之治法也。

程应旄曰：其人素有湿邪在里，表寒虽经发汗，而其为里湿所持者，终在里而无从解散也。发汗后之寒，与湿郁蒸为热，非实热也，故不可下。仍当于寒湿中，责其或浅或深而治之可也。

伤寒瘀热在里，身必发黄，麻黄连轺赤小豆汤主之。

【注】伤寒表邪未解，适遇其人阳明素有湿邪，热入里而与湿合，湿热蒸瘀，外薄肌表，身必发黄也。若其人头有汗，小便不利，大便硬，则或清，或下，或利小便，自可愈也。今乃无汗小便利，是里之瘀热未深，表之郁遏犹甚，故用麻黄连轺赤小豆汤，外发其表，内逐其湿也。

【集注】喻昌曰：伤寒之邪，得湿而不行，所以热瘀身中而发黄，设泥“里”字，岂有邪在里而反治其表之理哉！

程应旄曰：凡伤寒瘀热在里者，由湿蒸而来，故身必发黄。此之瘀热未深，只从表一边开其郁滞，而散除湿热，麻黄连轺赤小豆汤是其主也。

林澜曰：麻黄连轺一证，虽曰在里，必因邪气在表之时，有失解散。今虽发黄，犹宜兼汗解以治之也。

汪琥曰：夫寒邪自外而来，若夹内湿瘀于经络之中，则郁而变热，故令其人身目发黄也。此条乃是太阳经传来者，太阳伤寒，理宜用麻黄汤，只因邪传阳明，热瘀于里。里非胃腑，以阳明经居太阳之里，即《尚论篇》所云躯壳之里是也。惟其里有热，所以方中用麻黄汤而去桂枝之辛热，更加赤小豆、姜、枣之甘辛，以祛散在表之寒湿，复加连轺、生梓白皮之苦寒，以清解肌里之瘀热也。

**麻黄连轺[1]赤小豆汤方**

麻黄去节，二两　赤小豆一升　杏仁去皮、尖，四十枚　生姜切，二两　大枣擘，十二枚　甘草炙，二两　生梓白皮切，一升　连轺二两

---

❶ 连轺（yáo 摇）：《千金翼方》卷九作“翘”。

已上八味，以潦水[1]一斗，先煮麻黄，再沸去上沫，内诸药，煮取三升，分温三服，半日则尽。

**【方解】**湿热发黄无表里证，热盛者清之，小便不利者利之，里实者下之，表实者汗之，皆无非为病求去路也。用麻黄汤以开其表，使黄从外而散。去桂枝者，避其热也；佐姜、枣者，和其营卫也；加连轺、梓皮以泻其热，赤小豆以利其湿，共成治表实发黄之效也。连轺，即连翘根。无梓皮以茵陈代之。

**【集解】**周扬俊曰：此亦两解表里法也，故用外汗之药，必兼渗湿之味。伤寒发黄者，必其人太阴素有湿热，更兼寒邪未散，两邪相合，因而蒸郁为黄也。

伤寒七八日，身黄如橘子色，小便不利，腹微满者，茵陈蒿汤主之。

**【注】**身黄湿热之为病也，湿盛于热，则黄色晦；热盛于湿，则黄色明。如橘子色者，谓黄色明也。伤寒七八日，身黄色明，小便不利，其腹微满，此里热深也。故以茵陈蒿治疸病者为君，佐以大黄，使以栀子，令湿热从大小二便泻出，则身黄腹满自可除矣。

**【集注】**唐不岩曰：熏黄，阴黄也；橘子黄，阳黄也。

程知曰：此驱湿除热法也。伤寒七八日，可下之时；小便不利，腹微满，可下之证。兼以黄色鲜明，则为三阳入里之邪无疑，故以茵陈除湿，栀子清热，用大黄以助其驱除。此证之可下者，犹必以除湿为主，而不专取乎攻下有如此者。

**茵陈蒿汤方**

茵陈蒿六两　栀子擘，十四枚　大黄去皮，二两

上三味，以水一斗二升，先煮茵陈，减六升，内二味，煮取三升，去滓，分三服，小便当利，尿如皂荚汁状，色正赤，一宿腹减，黄从小便出也。

伤寒身黄发热，栀子柏皮汤主之。

**【注】**伤寒身黄发热者，设有无汗之表，宜用麻黄连轺赤小豆汗之可

---

[1] 潦（liáo 辽）水：雨后积水。

也；若有成实之里，宜用茵陈蒿汤下之亦可也。今外无可汗之表证，内无可下之里证，故惟宜以栀子柏皮汤清之也。

【集注】林澜曰：伤寒身黄，胃有瘀热，须当下之，此以发热而热未实，故宜栀子柏皮汤解之。

汪琥曰：身黄兼发热者，乃黄证中之发热，而非麻黄、桂枝证之发热也。热既郁而发黄，虽表而非纯乎表证，但当清其郁，以退其黄，则发热自愈。

魏荔彤曰：此三条虽皆外寒夹湿之邪，瘀而成热之证。然在表、在里，湿胜、热胜，尤当加意也，岂可概以为里证而混下耶！

**栀子柏皮汤方**

栀子擘，十五枚　甘草炙，一两　黄柏二两

上三味，以水四升，煮取一升半，去滓，分温再服。

【按】此方之甘草，当是茵陈蒿，必传写之误也。

阳明病被火，额上微汗出，而小便不利者，必发黄。

【注】阳明病无汗，不以葛根汤发其汗，而以火劫取汗，致热盛津干，引饮水停，为热上蒸，故额上微汗出，而周身反不得汗也。若小便利，则从燥化，必烦渴，宜白虎汤；小便不利，则从湿化，必发黄，宜茵陈蒿汤。

【集注】喻昌曰：阳明病，湿停热郁而烦渴有加，势必发黄，然汗出热从外越，则黄可免；小便多，热从下泄，则黄可免。若误攻之，其热邪愈陷，津液愈伤，而汗与小便愈不可得矣。误火之，则热邪愈炽，津液上奔，额虽微汗，而周身之汗与小便愈不可得矣。发黄之变，安能免乎？

程知曰：太阳发黄，由寒郁湿，湿不得解；阳明发黄，由湿瘀热，热不得越，故宜分经论治。

阳明病，无汗，小便不利，心中懊憹者，身必发黄。

【注】阳明病无汗，以热无从外越也。小便不利，湿不能下泄也。心中懊憹，湿瘀热郁于里也。故身必发黄，宜麻黄连轺赤小豆汤，外发内利可也。若经汗吐下后，或小便利，而心中懊憹者，乃热郁也，非湿瘀也。便硬者，宜调胃承气汤下之；便软者，宜栀子豉汤涌之可也。

【集注】方有执曰：无汗小便不利，则湿停懊憹，湿停热郁，所以知必发黄也。

张璐曰：外不得汗，下不得溺，而湿热郁于胸中不得泄，势必蒸身为黄也。

阳明病，面合色赤，不可攻之，必发热色黄，小便不利也。

【注】阳明经病，面合当色赤，是热邪犹怫郁在经，尚未入里而成实也，故虽不大便，不可攻之。若攻之，则怫郁在经之邪不解，必令发热色黄。若其人里燥，小便利则同燥化，当不发黄，而必大便硬矣。

【集注】方有执曰：合，应也。赤，热色也。胃热上行，面应赤色，攻则亡津液，故发热色黄，因小便不利也。

程知曰：言热在阳明之经，不可攻也。热在于经，阳气怫郁在表也，攻之则经中之热，未得表散，必发热色黄，因小便不利也。

程应旄曰：热阻于肌肤之间，故发热而小便为之不利，郁而成黄也。

阳明病，发热汗出，此为热越，不能发黄也。但头汗出，身无汗，剂[1]颈而还，小便不利，渴饮水浆者，此为瘀热在里，身必发黄，茵陈蒿汤主之。

【注】阳明病发热汗出者，此为热越，小便若利，大便因硬，不能发黄也。但头汗出，身无汗，是阳明之热不得外越，而上蒸也；小便不利，湿蓄膀胱也；渴饮水浆，热灼胃腑也。此为湿热瘀蓄在里，外薄肌肤，故身必发黄也。茵陈蒿汤主之者，通利大小二便，使湿热从下窍而出也。

【集注】方有执曰：越，散也。头汗瘀热发黄注皆见《太阳篇》中。茵陈逐湿瘀之黄，栀子除胃家之热，大黄推壅塞之瘀。三物者，苦以泄热，泄热则黄散矣。

程应旄曰：头汗出，身无汗，剂颈而还，足征阳热之气，郁结于内而不得越，故但上蒸于头，头为诸阳之首故也。气不下达，故小便不利；腑气过燥，故渴饮水浆。瘀热在里，指无汗言。无汗而小便利者属寒，无汗而小便不利者属湿热。两邪交郁，不能宣泄，故盦[2]而发黄。解

---

❶ 剂：通“齐”。《说文解字·刀部》：“剂，齐也。”《病源》卷七、四库本作“齐”。

❷ 盦（ān安）：同“盦”，古代盛食物器皿的盖子。《说文解字注·皿部》清·段玉裁注：“盦，此谓器之盖也。”比喻像盖子一样覆盖严密。

热除湿，无如茵陈。栀子清上，大黄涤下，通身之热得泄，又何黄之不散耶？

伤寒脉浮而缓，手足自温者，是为系在太阴。太阴者，身当发黄；若小便自利者，不能发黄。至七八日大便硬者，为阳明病也。

【注】此太阴转属阳明证也。伤寒脉浮缓，手足热者，太阳也。今手足自温，非太阳证，是为系在太阴也。然太阴脉当沉缓，今脉浮缓，乃太阳脉也。证太阴而脉太阳，是邪由太阳传太阴也，故曰：系在太阴也。若小便自利者，则不从太阴湿化而发黄，至七八日大便硬者，则是从燥化，此为阳明也。

【集注】程应旄曰：阳明为病，本于胃家实。胃家之实，不特三阳受邪，能致其转属阳明，即三阴受邪，亦能致其转属阳明。聊举太阴一经例之：脉浮而缓，是为表脉，然无发热、头痛、恶寒等外证，而手足只温，是邪不在表而在里。但入里有阴阳之分，须以小便别之，小便不利，湿蒸热瘀而发黄，以其人胃中原无燥气也；小便自利者，胃干便硬而成实，以其胃中本有燥气也。病虽成于七八日，而其始证却脉浮而缓，手足自温，实是太阴转属而来也。即太阴、阳明推之，少阴三大承气证，厥阴一小承气证，何非转属阳明之病哉！

魏荔彤曰：病在太阳，热为湿郁，团聚于里，必有归着。既不能发黄，小便自利，则邪何归乎？不得不归之于万物所归之胃。至于七八日，小便自多，大便自硬，而为阳明病矣。

伤寒转[1]系阳明者，其人濈然微汗出也。

【注】凡伤寒，无论三阴、三阳，若转系阳明，其人必有濈濈然微汗出之证，始为转属阳明也。

太阳病吐之，但太阳病当恶寒，今反不恶寒，不欲近衣，此为吐之内烦也。

【注】太阳病吐之表解者，当不恶寒；里解者，亦不恶热。今反不恶寒，不欲近衣者，是恶热也。此由吐之后，表解里不解，内生烦热也。盖无汗烦热，热在表，大青龙证也；有汗烦热，热在里，白虎汤证也；

[1] 转：《千金翼方》卷九作“传”。

吐下后心中懊侬，无汗烦热，大便虽硬，热犹在内，栀子豉汤证也；有汗烦热，大便已硬，热悉入腑，调胃承气汤证也。今因吐后，内生烦热，是为气液已伤之虚烦，非未经汗下之实烦也。已上之法，皆不可施，惟宜用竹叶石膏汤，于益气生津中，清热宁烦可也。

**【集注】**张璐曰：此以吐而伤胃中之液，故内烦不欲近衣。虽显虚烦之证，较关上脉细数而成虚热，脾胃两伤者稍轻，虽不致逆，亦误吐之过也。

**太阳病，当恶寒发热。今自汗出，反不恶寒发热，关上脉细数者，以医吐之过也。一二日吐之者，腹中饥，口不能食；三四日吐之者，不喜糜粥，欲食冷食；朝食暮吐。以医吐之所致也，此为小逆。**

**【按】**"欲食冷食"之下，当有"五六日吐之者"六字。若无此一句，则不喜糜粥、欲食冷食，与朝食暮吐之文，不相联属。且以上文一二日、三四日之文细玩之，则可知必有"五六日吐之"一句，由浅及深之谓也。

**【注】**太阳病不解，当恶寒发热。今自汗出，不恶寒发热，是表已解也。关上脉细数，胃不和也。细者，胃气虚。数者，胃气热。证脉不和，询其故，知以医吐之过也。一二日病在太阳，正气未衰，吐之者，伤胃未深，故腹中知饥，口不能食也；三四日病在阳明，胃中已热，吐之者，复伤津液，故不喜糜粥，欲食冷食也；五六日病将转入阴经，正气已衰。吐之者，胃中虚冷，故朝食暮吐也。此皆医吐之所致，尚在可治。故曰：此为小逆也。

**【集注】**程知曰：本太阳病，医吐之，则表邪乘虚传入阳明，伤动胃气，而关脉细数矣。

程应旄曰：阳明之气，下行为顺，上行为逆。以医吐之所致，则非脾胃本来之病，此为小逆。更勿误治，使小逆变成大逆也。

**食谷欲呕，属阳明也，吴茱萸汤主之。得汤反剧者，属上焦也。**

**【注】**食谷欲呕，属阳明者，以胃主受纳也。今胃中寒，不能纳谷，故欲呕也。以吴茱萸汤温中降逆，而止其呕可也。若得汤反剧者，此必非中焦阳明之里寒，乃上焦太阳之表热也。吴茱萸气味俱热，药病不合，故反剧也。法当从太阳、阳明合病，不下利但呕之例治之，宜葛根加半夏汤。

【集注】方有执曰：食谷欲呕，胃寒也，故曰属阳明，言与恶寒呕逆不同也。上焦，以膈言也。

病人脉数，数为热，当消谷引食，而反吐者，此以发汗令阳气微，膈气虚，脉乃数也，数为客热，不能消谷，以胃中虚冷，故吐也。

【注】病人脉数，数为有热，则当消谷引食。今食而反吐者，盖以身热脉数，误为表热而发其汗，因使其人阳气微，膈气虚也。不知此脉之数，乃外邪客热之数，非胃中实热之数也，其不能消谷食而反吐者，乃胃中本虚冷故耳。

【集注】程知曰：此言汗后脉数吐食，当责胃之阳虚也。阳受气于胸中，发汗过多，令阳气微，膈气虚，客热外越，故脉数也。客热不能消谷而吐者，当责其胃之虚冷，若因其数而投以清胃之药，则左矣。

程应旄曰：见数脉而反吐者，数为热脉，无力则为虚脉。膈虚阳客于上，不能下温，故令胃中虚冷。热为客热，寒为真寒。究其根由，只由发汗令阳气微。然则阳气之珍重，何如而可误汗乎？

阳明病，不能食，攻其热必哕。所以然者，胃中虚冷故也。以其人本虚，攻其热必哕。

【注】阳明病不能食者，为中寒，即有脉数客热，上条既戒以不可汗，此又言亦不可攻。若攻其热，则寒其胃阳，亦必作哕矣。所以然者，客热虽除，胃亦虚冷故也。以其人本来胃虚，故攻其热必哕。哕，即干呕也。

【集注】方有执曰：攻热皆寒药，故知必哕。胃中虚以不能食言，此亦戒谨之意。

林澜曰：阳明谵语潮热，不能食者，可攻，由燥屎在内也。乃亦有胃中虚冷不能食者，须详别之，未可便以不能食为实证也。若误攻之，热去哕作矣。然则安得以阳明概为宜下哉！

若胃中虚冷，不能食者，饮水则哕。

【注】此承上条不攻亦哕之义也。若其人胃中虚冷，不能食者，虽不攻其热，饮水则哕。盖以胃既虚冷，复得水寒，故哕也，宜理中汤加丁香、吴茱萸，温而降之可也。

【集注】喻昌曰：表热里寒，法当先救其里。太阳经中亦用四逆汤，其在阳明更可知矣。此条比前条虚寒更甚，故不但攻其热必哕，即饮水亦哕也。

汪琥曰：若胃中虚冷不能食，饮水则水寒相抟，气逆而亦为哕矣，法当大温。

**趺阳脉浮，浮则为虚，浮虚相抟，故令气饲❶，言胃气虚竭也。脉滑则为哕，此为医咎，责虚取实，守空迫血。脉浮。鼻中燥者，必衄血也。**

【注】误攻饮冷，皆可致饲，固矣。今趺阳胃脉浮而不大，无力而虚，则是胃虚与邪相抟，即不误下饮冷，亦令饲也。若趺阳胃脉滑则为哕者，乃热气拥❷郁之饲，非胃气虚竭之饲，医何可取实责虚，以自取其咎耶！若趺阳胃脉浮而鼻中燥者，此热据营分，营热迫血妄行，必作衄也。世有以哕为呃逆者，不知哕即干呕也，以其有哕哕之声，故又名哕也。观今病呃逆之人，与饮冷水则气自脐下冲上，出口而作格儿格儿之声，声长时止者为实；可治；声短不已者，为虚，难治。

【集注】方有执曰：此又出趺阳脉，而以哕与衄言，皆逼汗而不得汗之所致也。咎，过愆也。责虚，言求病于虚。取实，言反以虚为实而攻取之也。血属阴而为内守，故曰守空。迫血，言劫汗也。

**寸口脉浮大，而医反下之，此为大逆。浮则无血，大则为寒。寒气相抟，则为肠鸣。医乃不知，而反饮冷水，令汗大出，水得寒气，冷必相抟，其人必饲。**

【按】“令汗大出”四字，当是衍文。

【注】寸口脉浮大，指六脉皆浮大也。六脉皆浮大，则非阳明。按之大脉，乃太阳不按之大脉也。医反下之，此为大逆，则从前浮脉变而为无血之虚，大脉变而为胃冷之迟。虚寒相抟，则为肠鸣。医乃不知，而反与饮冷水。其人得水寒之气，冷与虚相抟于胃中，故必饲也。饲者，气饲结有声，即今之呃逆也。

---

❶ 饲（yì 艺）：通“郁”。气结不通。《楚辞·九思》：“仰长叹兮气饲结，悒殟（yùnwēn 运温）绝兮咶（huài 坏）复苏。”

❷ 拥：通“壅”。阻塞。《史记·朝鲜列传》：“又拥阏（è 恶）不通。”

【集注】程知曰：言邪气在表妄下之变也。寸口浮大，而无硬满脏热之证，法应发汗，若反下之，此为大逆。既经妄下，则所谓浮者，至于内空而无血；所谓大者，变为里虚而有寒。虚寒相抟，则为肠鸣。医见脉大，以为有热，饮以冷水，欲以水寒胜热而作汗。里先虚寒，又得冷水与之相抟，则冷结上焦，必至咽噎塞而气逆矣。

**伤寒哕而腹满，视其前后，知何部不利，利之则愈。**

【注】伤寒哕而不腹满者，为正气虚，吴茱萸汤证也。哕而腹满者，为邪气实，视其二便何部不利，利之则愈也。

【集注】成无己曰：哕而腹满，气上而不下也。视其前后有不利者，即利之以降其气。前部小便也，后部大便也。

程知曰：前部不利，后人治以五苓；后部不利，后人治以承气是也。沈明宗曰：邪传于胃，胃气壅遏，两气相抟，气逆上冲，则为哕矣。

张锡驹曰：伤寒至哕，非胃气败，即胃中寒。然亦有里实不通，气不得下泄，反上逆而为哕者，当详辨之。

**夫实则谵语，虚则郑声。郑声者，重语也。**

【注】谵语一证，有虚有实。实则谵语，阳明热甚，上乘于心，乱言无次，其声高朗，邪气实也。虚则郑声，精神衰乏，不能自主，语言重复，其声微短，正气虚也。

【集注】戴元礼曰：谵语属阳，郑声属阴。经曰：实则谵语，虚则郑声。谵语者，颠倒错乱，言出无伦，常对空独语，如见鬼状。郑声者，郑重频烦，语虽谬而谆谆不已。老年人遇事则谇语[1]不休，以阳气虚不精明也。此谵语、郑声，虚实之所以不同也。二者本不难辨，但阳盛里实，与阴盛格阳，皆能错语，须以他证别之，随证施治可也。

娄全善曰：余用参、芪、归、术等剂治谵语，得愈者甚多，岂可不分虚实，一概用黄连解毒、大小承气等汤以治之乎？

按：其所云亦郑声也。

张锡驹曰：实则谵语者，阳明燥热甚而神昏气乱，故不避亲疏，妄言骂詈也。虚则郑声者，神气虚而不能自主，故声音不正，而语言重

---

[1] 谇（suì 岁）语：埋怨，责备。

复也。

伤寒四五日，脉沉而喘满。沉为在里，而反发其汗，津液越出，大便为难。表虚里实，久则谵语。

【注】伤寒四五日，入里之时也。脉沉而喘满，乃为在里之喘满，而反发其汗，津液越出，则表虚也；汗出胃干，大便为难，则里实也。久则胃热炽盛，必发谵语也。

【集注】方有执曰：越出，谓枉道而出也。

张璐曰：伤寒四五日，正邪热传里之时，况见脉沉在里之喘满，而反汗之，必致燥结谵语矣。盖燥结谵语，颇似大承气证。此以过汗伤津，而不致大实大满腹痛，只宜小承气为允当耳！

阳明病，其人多汗，以津液外出，胃中燥，大便必硬，硬则谵语，小承气汤主之。若一服谵语止者，更莫复服。

【注】此详上条以明其治也。阳明病其人多汗，以津液外出，胃中干燥，大便必硬，久则谵语，宜以小承气汤主之。若一服利，谵语止，慎不可更服也。

【集注】张璐曰：多汗谵语，下证急矣。以其人汗出既多，津液外耗，故不宜大下。但当略与小承气汤，和其胃气，谵语自止。若过服反伤津液也。

沈明宗曰：此汗多胃燥，非同实治也。

汗出谵语者，以有燥屎在胃中，此为风也。须下者，过经乃可下之。下之若早，语言必乱，以表虚里实故也。下之愈，宜大承气汤。

【注】病自汗出而谵语者，以素有燥屎在胃中，此为太阳风邪之所传也，须当下之。然必须太阳之邪，已过阳明之经，而入阳明之腑，乃可下之。若下之早，则里热未结，不但热去不尽，且虚其中。热乘虚而上干于心，语言必乱。此表虚汗出，里实谵语，所以必待过经入腑，而后下之则愈，宜大承气汤。

【集注】方有执曰：过经，谓宁迟迟，非谓必待十三日后也。

程知曰：此言谵语不当下早也。既出汗矣而谵语，则必有燥屎在胃，此当属风。风为阳邪，阳邪入里，故谵语。然须六七日乃可下之，下之早，则风邪未解于表，尽入于里，里邪燥实，语言更乱也。

阳明病，谵语有潮热，反不能食者，胃中必有燥屎五六枚也；若能食者，但硬尔。宜大承气汤下之。

【按】“宜大承气汤下”之句，应在“必有燥屎五六枚”之下，始合当用大承气汤下之之义。若但便硬而用大承气汤下之，殊失仲景顾虑误下、慎下之旨。

【注】阳明病谵语有潮热，反不能食者，知胃中必有燥屎已结实也，宜大承气汤下之。若能食者，知胃将和，但大便硬耳！当导之，不可下也。

【集注】张璐曰：此以能食、不能食辨燥结之微、甚也。潮热谵语，皆胃中热甚所致。胃热则能消谷，今反不能食，此必热伤胃中津液，气化不能下行，燥屎逆攻于胃之故。宜大承气汤，急祛亢极之阳，以救垂绝之阴。若能食者，胃中气化自行，热邪不盛，津液不致大伤，大便虽硬，不久自行，不必用药，反伤其气也。

下利谵语者，有燥屎也，宜小承气汤。

【注】下利里虚，谵语里实，若脉滑大，证兼里急，知其中必有宿食也。其下利之物，又必稠黏臭秽，知热与宿食合而为之也，此可决其有燥屎也，宜以小承气汤下之。于此推之，可知燥屎不在大便硬与不硬，而在里之急与不急，便之臭与不臭也。

【集注】汪琥曰：下利者，肠胃之疾也。若谵语，则胃家实，与厥阴无与，乃肠中有燥屎不得下也。治宜小承气汤者，此半利半结，只须缓以攻之也。又曰：或问既下利矣，则热气得以下泄，何由而致谵语有燥屎也？答曰：此系阳明腑实大热之证，胃中糟粕为邪所壅，留着于内，其未成硬者，或时得下，其已成硬者，终不得出，则燥屎为下利之根。燥屎不得出，则邪热上乘于心，所以谵语。要之此证，须以手按脐腹，当必坚痛，方为有燥屎之征。

直视谵语，喘满者死，下利者亦死。

【注】上条下利谵语为可治，此条下利谵语者死。要知谵语不死于下利，而死于直视也。直视者，精不注乎目也；谵语者，神不守乎心也，已属恶候。加之喘满，阳上脱也，故曰死。下利阴下脱也，故曰亦死也。

【集注】方有执曰：直视，精不荣于目也；谵语，神不主乎心也。喘则阳争于上，利则阴争于下。胃，中土也，阴阳争夺于上下，而中气不守，故无法可治，而皆主死也。

发汗多，若重发汗者，亡其阳。谵语，脉短者死；脉自和者不死。

【注】太阳病，发汗过多，不解，又复重发其汗，以致气液两亡，热邪乘燥传入阳明而生谵语。谵语者，胃热阳也；脉短者，气衰阴也。阳病见阴脉，为阴胜于阳，故死也。若脉不短，为阴阳自和，故不死也。

【集注】喻昌曰：方注以此为太阳经脱简，不知太阳经无谵语之例，必日久而兼阳明、少阳，方有谵语。故此言太阳经得病时，发汗过多，及传阳明时，重发其汗，因有亡阳而谵语之一证也。亡阳之人，所存者阴气耳，故神魂不定，而妄见妄闻，与热邪乘心之候不同。脉短则阴阳不附，脉和则阴阳未离，其生死但从脉定耳。

汪琥曰：谵语者，脉当大实或洪滑，为自和。自和者，言脉与病不相背也，病虽甚不死。若谵语脉短，为邪热盛，正气衰，乃阳证见阴脉也，无法可施。

发汗多，亡阳谵语者，不可下，与柴胡桂枝汤和其营卫，以通津液后自愈。

【注】此又承上条以出其治也。谵语者，属阳明热实，可下之证也。若发汗过多，大亡气液而发谵语者，乃津枯致燥之谵语，非热甚内实之谵语，不可下也。里有热，宜白虎加人参汤。表不解，与柴胡桂枝汤和其营卫，以通津液后自愈也。

【按】发汗过多，亡阳谵语，以无大便硬满痛，故不可下；以无身寒汗出恶寒，故不可温。于此可知发太阳汗出过多致谵语者，必无发热汗出恶寒也。发阳明汗出过多致谵语者，必有潮热恶热不大便也。此则发少阳汗多致谵语者，即论中少阳不可发汗，发汗则谵语是也。然舍小柴胡汤别无治法，若只用柴胡又恐升散，非亡阳所宜，故合桂枝和其营卫，通其津液自可愈也。

阳明中风，脉弦浮大而短气，腹都满，胁下及心痛，久按之，气不通，鼻干，不得汗，嗜卧，一身及目悉黄，小便难，有潮热，时时哕，耳前后肿。刺之小差，外不解，病过十日，脉续浮者，与小柴胡汤。脉但浮，无余证者，与麻黄汤。若不尿，腹满加哕者，不治。

【按】续浮之“浮”字，当是“弦”字，始与文义相属，则可与小柴胡汤。若俱是“浮”字，则上之浮，既宜用小柴胡汤，下之浮又如何用麻黄汤耶?

【注】中风传阳明，病太阳未罢，脉当浮缓。今脉弦浮大，弦，少阳脉也；浮，太阳脉也；大，阳明脉也。脉既兼见，证亦如之。腹满，太阳阳明证也；胁下及心痛，久按之气不通快，少阳证也；鼻干，阳明证也；不得汗，太阳证也；嗜卧，少阴证也；面目悉黄，太阴证也；小便难，太阳腑证也；潮热，阳明里证也；哕逆，胃败证也；耳前后肿，少阳证也；短气，气衰证也。凡仲景立法无方之条，皆是此等阴阳错杂，表里混淆之证，但教人俟其病势所向，乘机而施治也。故用刺法，待其小差，若外病不解，已成危候。如过十日，脉续弦不浮者，则邪机已向少阳，可与小柴胡汤和之，使阳明之邪从少阳而解。若脉但浮不大，而无余证者，则邪机已向太阳，当与麻黄汤汗之，使阳明之邪从太阳而解。若已过十余日，病势不减，又不归于胃而成实，更加不尿腹满哕甚等逆，即有一二可下之证，胃气已败，不可治也。

【集注】程知曰：此条全是表证未解，而无汗出燥渴之证，故不可用白虎。虽有潮热，而无硬满、谵语、濈濈汗出之证，故不可用承气。不如俟气之自回，犹可渐引其邪从外出也。

程应旄曰：此条证以“不得汗”三字为主，故酌量于柴胡、麻黄二汤间，以通其久闭，总是要得汗耳!

脉浮而芤，浮为阳，芤为阴，浮芤相搏，胃气生热，其阳则绝。

【注】脉浮而芤，浮为阳盛，芤为阴虚。阳盛则发热，阴虚则汗出。二者相搏，则胃气生热愈盛，胃中津液立亡。其阳则绝者，言阳亡津液绝也。

【集注】方有执曰：浮为气上行，故曰阳；芤为血内损，故曰阴。胃中生热者，阴不足以和阳，津液干而成枯燥也。

张璐曰：此言脾约当下不下，则浮涩转为浮芤，津液竭而难下矣。其阳则绝，即阳绝于里，亡津液之互词也。

赵良曰：胃中阳热亢甚，脾无阴气以和之，孤阳无偶，不至燔灼竭绝不止耳。

沈明宗曰：此辨阳明津竭之脉也。浮为邪气强，芤为阴血虚，阳邪盛而阴血虚，为浮芤相搏，胃气生热，故曰：其阳则绝。即亡津液之互词也。若见此脉，当养津液，不可便攻也。

**阳明病，反无汗，而小便利，二三日呕而咳，手足厥者，必苦头痛。若不咳不呕，手足不厥者，头不痛。**

【**注**】阳明病，法多汗，反无汗而小便利，是寒气内攻也；至二三日呕而咳，寒邪上逆也；手足厥者，寒气见于四肢也；气上逆，则咳而苦头痛矣。若不咳、干呕、不厥，则头不痛。此证之头痛者标也，咳逆、手足厥者本也。

【**集注**】程知曰：无汗小便利，呕咳肢厥头痛，曷不谓太阳病？盖初起无头痛诸表证也。此头痛是二三日后呕咳而厥所致，非因头痛致呕咳而厥也。呕、咳二证，太阳、少阳俱有之，其表证未解，则属太阳病；其寒热往来者，则谓之少阳病也。厥，则厥阴有之，但无呕与咳也。

张璐曰：阳明无汗，呕咳手足厥者，得之荣卫俱伤而邪入深也。然小便利，则邪不在内而在外，不在下而在上，故知必苦头痛，仍宜小青龙主之。若不呕、不咳、不厥而小便利者，邪必顺水道而出，岂有逆攻颠顶之理哉！

林澜曰：须识阳明亦有手足厥证，胃主四肢，中虚气寒所致也。然头苦痛而咳，自与阴寒但厥者异矣。此类数条最为难解。

吴人驹曰：呕咳手足厥头痛，皆由反无汗之故也。

**阳明病，但头眩，不恶寒，故能食而咳，其人咽必痛；若不咳者，咽不痛。**

【**注**】阳明病，当恶热不恶寒。若从伤寒传来，则不能食。今从中风传来，故能食也。伤寒夹寒邪，则有头痛证，今中风夹风邪，则有头眩证，理固然也。寒邪属阴，若兼饮则咳而呕，今不呕而咽痛，则以风属阳邪，风病则兼火，故咳而咽痛，以类相从也。

【**集注**】方有执曰：眩，风旋而目运[1]也，风，故不恶寒能食。咳，

[1] 运：通“晕”。眩晕。《灵枢经·经脉》：“五阴气俱绝，则目系转，转则目运。”

逆气也。咽门，胃之系也。胃热而气逆攻咽，则咳而咽伤也。

程知曰：阴邪下行，故无汗而小便利；阳邪上行，故不恶寒而头眩。寒则呕不能食，风则能食；寒则头痛，风则咽痛，是风寒入胃之辨也。

程应旄曰：阳明以下行为顺，逆则上行，故中寒则有头痛证，中风则有头眩证。以不恶寒而能食，知其郁热在里也。寒上攻能令咳，其咳兼呕，故不能食而手足厥；热上攻亦令咳，其咳不呕，故能食而咽痛，以胃气上通于肺，而咽为胃腑之门也。夫咽痛惟少阴有之，今以咳伤致痛，若不咳则咽不痛，况更有头眩不恶寒之证，益可辨其为阳明之郁热也。

病人有寒，复发汗，胃中冷，必吐蛔。

**【注】**病人有寒，谓胃中寒也。复发汗，谓汗而复汗也。胃寒复汗，阳气愈微，胃中冷甚，蛔不能安，故必吐蛔也，宜理中汤送乌梅丸可也。

**【集注】**程应旄曰：汗生于谷精，胃中阳气所酿也。有寒复发汗，知胃阳不复存于内矣，蛔何能安？

发汗后，水药不得入口为逆。若更发汗，必吐下不止。

**【按】**必吐下不止之“下”字，当是衍文。

**【注】**此承上条误而又误，必变而成逆也。胃中虚冷，本因误汗，水药不得入口，入口即吐而为逆也。若更发其汗，则胃逆益甚，不能司纳，不特水药入口方吐，且必无时而不吐逆也。

**【集注】**成无已曰：汗后水药不得入口，为之吐逆。发汗亡阳，胃中虚冷也，若更发汗，则愈损阳气，胃气大虚，故吐不止。

程应旄曰：发汗后见此者，由未汗之先，其人已是中虚而寒，故一误不堪再误也。

脉浮而迟，表热里寒，下利清谷者，四逆汤主之。

**【注】**阳明病，脉浮而迟，浮主表热，迟主里寒。今其证下利清谷，则为里寒太甚，法当温之，宜四逆汤主之。

**【集注】**汪琥曰：阳明经病，脉当从长，今脉但浮，此在表之热凝也。腑病脉当从数，今脉过迟，此在里之寒甚也，故见下利清谷。其所利之谷食，色不变，气不臭，即完谷不化也。此里寒已极，故与四逆汤也。

阳明病，欲解时，从申至戌上。

**【注】**凡阳明病，无论在经在腑，必乘其旺时而解。申、酉、戌，阳明旺时也。经气旺，则邪气自退，故解也。

**【集注】**张志聪曰：经云：日西而阳气衰，阳明之所主也。从申至戌上，乃阳明主气之时，表里之邪欲出，必随旺时而解。

**音切**

奄音厌　趺音夫　抟音团　屎音豕　摸音莫　捻音聂　蘸庄陷切　挺庭上声　绕音扰　愦古对切　怵勅律切　疸音旦　瘕匣牙切　漱音瘦　轺时饶切　蘖音伯　潦郎到切　沸音芾　尿同溺　转株恋切　饲音噎　蚘（蛔）音回

# 卷五

## 辨少阳病脉证并治全篇

少阳主春，其气半出地外，半在地中。人身之气亦如之，故主半表半里也。半表者，谓在外之太阳也；半里者，谓在内之太阴也。邪入其间，阴阳相移，寒热交作，邪正相持，进退互拒，此际汗、吐、下三法俱在所禁，故立小柴胡汤和解法，加减施治。然小柴胡加减法中，又有口不渴身有微热者，加桂枝以取汗；及下后胸胁满微结，小便不利，渴而不呕，头汗出，往来寒热者，用柴胡桂枝干姜汤汗之。又有柴胡证具，而反下之，心下满而硬痛者，此为结胸也，大陷胸汤主之；及柴胡证仍在者，先与小柴胡汤。呕不止心下急，郁郁微烦者，为未解也，与大柴胡汤下之。更有本柴胡证，医以丸药，下之微利，胸胁满而呕，日晡潮热者，小柴胡加芒硝汤下之等法。是仲景亦有汗、下之法，惟在临证详察，因病施治，不可执一也。

少阳之为病，口苦，咽干，目眩也。

【注】少阳者，胆经也。其脉起于目锐眦，从耳后入耳中，夹咽出颐颔中。邪伤其经，故口苦、咽干、目眩也。口苦者，热蒸胆气上溢也；咽干者，热耗其津液也；目眩者，热熏眼发黑也。此揭中风、伤寒邪传少阳之总纲，凡篇中称少阳中风、伤寒者，即具此证之谓也。

【集注】林澜曰：论中言少阳病，胸胁痛耳聋，往来寒热，心烦喜呕，胸胁痞硬，半表半里之证详矣。此何以曰口苦咽干目眩也？大抵病于经络者，此篇诸条已悉之矣，若胆热腑自病，则又必有此证也。

沈明宗曰：此虽少阳总证，然偏里矣。少阳主胆，其脉循胁络于耳，故胸胁痛而耳聋。仲景另出手眼，以补口苦、咽干、目眩之里证，乃括少阳风伤卫、寒伤荣，风寒两伤而言也。

吴人驹曰：少阳者，一阳也。少阳之上，相火主之。若从火化，火盛则干，故口苦咽干也。少阳属木，木主肝，肝主目，故病则目眩也。

魏荔彤曰：胆腑与少阳经为表里，而非半表半里之谓。半表者，对太阳之全表言；半里者，对太阴之全里言。故少阳在半表半里之间，总以经络之界为言。又曰：经中所谓不必悉具者，指或中余证，而少阳经胆腑之主病，未有不悉具而遽可指为少阳病成者。

**少阳中风，两耳无所闻，目赤，胸中满而烦者，不可吐下，吐下则悸而惊。**

【**注**】少阳，即首条口苦、咽干、目眩之谓也。中风，谓此少阳病，是从中风之邪传来也。少阳之脉，起目锐眦，从耳后入耳中；其支者，会缺盆，下胸中，循胁。表邪传其经，故目赤耳聋，胸中满而烦也。然此乃少阳半表半里之胸满而烦，非太阳证具之邪陷胸满而烦者比，故不可吐、下，若吐、下则虚其中，神志虚怯，则悸而惊也。此揭中风邪传少阳之大纲也。

【**集注**】程知曰：少阳惟宜和解，若吐之则虚其阳而悸，下之则虚其阴而惊。

汪琥曰：少阳有吐下之禁，只因烦满，故误行吐下之法。成注谓：吐则伤气，气虚者悸；下则亡血，血虚者惊。不知惊悸，皆主于心，误吐且下，则津液衰耗，神志虚怯，故悸而惊也。

沈明宗曰：胸中烦满似乎可吐，但在少阳，其邪已下胸循胁，吐之徒伤胸中之气，使邪内并逼迫神明，则悸而惊也。

魏荔彤曰：此条论仲景不出方。小柴胡条中有心烦心下悸之证，想可无事他求也。汗、吐、下三法既不可行，则当和解之。小柴胡为少阳对证之药，斯用之宜决耳！

**伤寒，脉弦细，头痛发热者，属少阳。少阳不可发汗，发汗则谵语。此属胃，胃和则愈，胃不和，则烦而悸。**

【**注**】不曰少阳伤寒，而曰伤寒，略言之也。谓此少阳病是从伤寒之邪传来也。脉弦细，少阳之脉也。上条不言脉，此言脉者，补言之也。头痛发热无汗，伤寒之证也。又兼见口苦、咽干、目眩少阳之证，故曰属少阳也。盖少阳之病已属半里，故不可发汗，若发汗，则益伤其津，而助其热，必发谵语。既发谵语，则是转属胃矣。若其人津液素充，胃能自和，则或可愈；否则津干热结，胃不能和，不但谵语，且更烦而悸矣。此揭伤寒邪传少阳之大纲也。

【集注】王肯堂曰：凡头痛、发热俱为在表，惟此头痛、发热为少阳者何也？以其脉弦细，故知邪入少阳之界也。

喻昌曰：少阳伤寒禁发汗，少阳中风禁吐、下，二义互举，其旨益严。盖伤寒之头痛发热，宜于发汗者，尚不可汗，则伤风之不可汗，更不待言矣。伤风之胸满而烦，似可吐、下者，尚不可吐、下，则伤寒之不可吐、下，更不待言矣。脉弦细者，邪欲入里，其在胃之津液已为热耗，重复发汗，而驱其津液外出，安得不谵语乎？

汪琥曰：误发其汗，谵语者，夺其津液而胃干，故言乱也。此少阳之邪，已转属胃。胃和则愈者，言当用药以下胃中之热，而使之和平也。胃不和，不但谵语，更加烦扰忪悸[1]，此言胃热上犯于心，故藏神不自宁也。

伤寒五六日，中风，往来寒热，胸胁苦满，默默不欲饮食，心烦，喜呕，或胸中烦而不呕，或渴，或腹中痛，或胁下痞硬，或心下悸，小便不利，或不渴，身有微热，或咳者，小柴胡汤主之。

【注】此承上三条，互详其证，以明其治也。伤寒中风三四日，见口苦、咽干、目眩之证，与弦细之脉，知邪已传少阳矣。若兼见耳聋目赤，胸满而烦者，则知是从中风传来也；若兼见头痛发热无汗者，则知是从伤寒传来也。今五六日，更见往来寒热，胸胁苦满，默默不欲饮食，心烦喜呕，则知是中风、伤寒兼见俱有之证也。少阳之邪，进可传太阴之里，退可还太阳之表，中处于半表半里之间。其邪外并于表，半表不解则作寒；内并于里，半里不和则作热。或表或里无常，故往来寒热不定也。少阳之脉，下胸循胁，邪凑其经，故胸胁苦满也；少阳邪近乎阴，故默默也；少阳木邪病则妨土，故不欲饮食也；邪在胸胁，火无从泄，上逼于心，故心烦也；邪欲入里，里气外拒，故呕；呕则木气舒，故喜之也。此皆柴胡应有之证也。其余诸证，时或有之，总宜以小柴胡汤主之，各随见证以加减治之可耳！然既分中风、伤寒之传，而不分其治者何也？盖以太阳有营卫之分，故风寒之辨宜严，及传阳明、少阳，则无营卫之分，且其邪皆化热，故同归一致也。

[1] 忪（zhōng 中）悸：心跳惊恐。

【集注】成无己曰：邪在表里之间，谓之半表半里。伤寒中风者，是或伤寒或中风，非伤寒再中风，中风复伤寒也。五六日，邪自表传里之时，邪在表则寒，在里则热，今在半表半里之间，未有定处，故往来寒热也。邪在表心腹不满，邪在里则心腹胀满，今言胸胁苦满，亦是在表里之间也。邪在表呻吟不安，邪在里则内烦。经云：阳入之阴，则静默默，由邪方自表之里，在表里之间也。邪在表则能食，邪在里不能食。不欲食者，未至于必不能食，故亦为在表里之间也。邪在表则不烦、不呕，邪在里则烦满而呕，烦而喜呕者，邪在表方传里也。邪初入里，未有定处，所传不一，故有或见之证也。

方有执曰：五六日，大约言也。往来寒热者，邪入躯壳之里，脏腑之外，两界之隙地，所谓半表半里，乃少阳所主之部位也。故入而并于阴则寒，出而并于阳则热。出入无常，故寒热间作也。太阳一经，有营卫之不同，所以风寒异治。阳明切近太阳，营卫之道在迩，风寒之辨尚严。少阳一经，越阳明去太阳远矣，风寒无异治。经以伤寒、中风五六日，往来寒热，交互为文者，发明风寒至此，同归于一致也。

**小柴胡汤方**

柴胡半斤　黄芩三两　人参三两　半夏洗，半升　甘草炙，三两　生姜切，三两　大枣擘，十二枚

上七味，以水一斗二升，煮取六升，去滓再煎，取三升，温服一升，日三服。

加减法：

若胸中烦而不呕，去半夏、人参，加栝蒌实一枚。

若渴，去半夏，加人参合前成四两半，栝蒌根四两。

若腹中痛者，去黄芩加芍药三两。

若胁下痞硬，去大枣加牡蛎四两。

若心下悸，小便不利者，去黄芩加茯苓四两。

若不渴，外有微热者，去人参加桂枝三两，温服微汗愈。

若咳者，去人参、大枣、生姜，加五味子半升，干姜二两。

【方解】邪传太阳、阳明，曰汗、曰吐、曰下。邪传少阳惟宜和解，汗、吐、下三法皆在所禁，以其邪在半表半里，而角于躯壳之内界。在

半表者，是客邪为病也；在半里者，是主气受病也。邪正在两界之间，各无进退而相持，故立和解一法。既以柴胡解少阳在经之表寒，黄芩解少阳在腑之里热，犹恐在里之太阴，正气一虚，在经之少阳，邪气乘之，故以姜、枣、人参和中而预壮里气，使里不受邪而和，还表以作解也。世俗不审邪之所据，果在半表半里之间，与所以应否和解之宜，及阴阳疑似之辨，总以小柴胡为套剂。医家幸其自处无过，病者喜其药味平和，殊不知因循误人，实为不浅。故凡治病者，当识其未然，图机于早也。

【集解】程应旄曰：方以小柴胡名者，取配乎少阳之义也。至于制方之旨及加减法，则所云上焦得通，津液得下，胃气因和尽之矣。方中以柴胡疏木，使半表之邪得从外宣；黄芩清火，使半里之邪得从内彻；半夏豁痰饮，降里气之逆；人参补内虚，助生发之气；甘草佐柴、芩，调和内外；姜、枣佐参、夏，通达营卫。相须相济，使邪不至内向而外解也。至若烦而不呕者，火气燥实逼胸也，故去人参、半夏，加栝蒌实也。渴者，燥已耗液逼肺也，故去半夏加栝蒌根也。腹中痛者，木气散入土中，胃阳受困，故去黄芩以安土，加芍药以戢木也。胁下痞硬者，邪既留则木气实，故去大枣之甘而缓，加牡蛎之咸而软也。心下悸，小便不利者，水邪侵乎心，故去黄芩之苦寒，加茯苓之淡渗也。不渴身有微热者，半表之寒，尚滞于肌，故去人参加桂枝以解之也。咳者，半表之寒，凑入于肺，故去参、枣，加五味子，易生姜为干姜以温之，虽肺寒不减黄芩，恐干姜助热也。总之邪在少阳，是半表半里之热，郁而不升，故以小柴胡治之，所谓升、降、浮、沉则顺之也。

**伤寒中风，有柴胡证，但见一证便是，不必悉具。**

【注】此承上而言，无论伤寒中风，邪传少阳，病在半表半里，有柴胡证，但见一证，便以小柴胡随证加减治之，不必待其悉具也。

【集注】方有执曰：此承上条辨认少阳一经为病之大旨。

郑重光曰：有柴胡证，但见一证便是，不必悉具者，言往来寒热是柴胡证，此外兼见胸胁满硬，心烦喜呕，及诸证中凡有一证者，即是半表半里，故曰呕而发热者，小柴胡汤主之。因柴胡为枢机之剂，风寒不全在表未全入里者，皆可用，故证不必悉具，而方有加减法也。至若柴胡有疑似证，不可不审者，如胁下满痛，本渴而饮水呕者，柴胡不中与也；及但欲呕，胸中痛微溏者，亦非柴胡证，此等又当细为详辨者也。

伤寒三日，少阳脉小者，欲已也。

【注】伤寒该中风而言也。其邪三日，少阳受之。脉若大者，为邪盛欲传，今脉小，为邪衰欲自已也。

【集注】程应旄曰：脉小则阳得阴以和，是邪尽退而正来复矣。

张锡驹曰：三日乃少阳主气之期，脉小则病退也。

伤寒四五日，身热恶风，颈项强，胁下满，手足温而渴者，小柴胡汤主之。

【注】伤寒四五日，邪在三阳之时。身热恶风，太阳证也；颈项强，太阳阳明证也；胁下满，手足温而渴，阳明少阳证也。此为三阳合病之始，固当权其孰缓孰急，以施其治。然其人胁下满，手足温而渴，是已露去表入里、归并少阳之机，故独从少阳以为治也。主以小柴胡汤者，和解其表里也。此三阳合病不必悉具柴胡证，而当用柴胡之一法也。

【集注】方有执曰：三阳俱见病，而独从少阳小柴胡以为治者，太阳、阳明之邪微，少阳近里而里证见，故从少阳一于和而三善备也。

喻昌曰：本当从三阳合并病之例而用表法，但手足温而加渴，是外邪逼凑于少阳，向里之机已著，更用辛甘发散，则重增其热而大耗其津矣。故从小柴胡之和法，使阳邪罢而阴津不伤，一举而两得也。小柴胡汤当从加减法，不呕而渴者，去半夏加栝蒌根为是。

张志聪曰：手足温者，手足不冷也。非病人自觉其温，乃诊者按之而得也。不然何以既曰身热，而复云手足温耶？

汪琥曰：此条系三阳经齐病，而少阳之邪居多也。太阳伤寒已至四五日之时，不曰发热恶风，只曰身热者，此太阳之邪渐衰也。其兼阳明证不曰鼻干不得卧，而只曰颈项强者，此阳明之邪，亦将衰也。惟胁下满为少阳经之专证，况兼手足温而又渴，此为邪将传里之机已著也。

阳明病，发潮热，大便溏，小便自可，胸胁满不去者，与小柴胡汤。

【注】阳明病发潮热，当大便硬、小便数也，今大便溏、小便如常，非阳明入腑之潮热可知矣。况有胸胁满不去之少阳证乎？故不从阳明治，而从少阳与小柴胡汤主之也。

【集注】王肯堂曰：阳明为病，胃家实也。今便溏而言阳明病者，谓有阳明外证，身热汗出，不恶寒反恶热也。

程应旄曰：如得阳明病而发潮热，似乎胃实之征矣。但胃实必大便硬而小便数，今大便溏小便自可，是热非入腑之热也，再以胸胁征之，则主以小柴胡汤无疑矣。

**阳明病，胁下硬满，不大便而呕，舌上白苔者，可与小柴胡汤，上焦得通，津液得下，胃气因和，身濈然汗出而解。**

【注】阳明病，不大便，胁下硬满而呕，是阳明传少阳病也。若舌上黄苔涩者，为阳明之热未尽，则当与大柴胡汤两解之。今舌上白苔滑者，是已传少阳，故可与小柴胡汤和解之。俾上焦得通，则呕可止，津液得下，则便可通，胃气因和而硬满除，则身必濈然汗出而解矣。

【集注】程知曰：此言阳明兼少阳，宜用小柴胡也。不但大便溏为胃未实，即使不大便而呕，亦为邪未入里。硬满在胁而不在腹，舌苔白而不黄，皆少阳之见证多。故当从小柴胡分解阴阳，则上下通和，濈然汗出，而表里之邪为之一撤矣。

程应旄曰：胁下硬满，不大便而呕，是大柴胡汤证也。其用小柴胡汤者，以舌上白苔，犹带表寒故也。若苔不滑而涩，则所谓舌上干燥而烦，欲饮水数升，谓里热已耗及津液，此汤不可主矣。又曰：上焦得通，照胁下硬满言；津液得下，照舌苔与呕言；胃气因和，照不大便言。上条阳明病，从潮热上见；此条阳明病，从不大便上见。

**凡柴胡汤病证而下之，若柴胡证不罢者，复与柴胡汤，必蒸蒸而振，却发热汗出而解。**

【注】凡柴胡汤病证，不与柴胡汤而反下之，不变他病，柴胡证仍在者，可复与柴胡汤则解。但以误下，其证必虚，故解必蒸蒸而热，振振而寒，邪正交争，然后汗出而解也。

【集注】方有执曰：蒸蒸而振，作战汗也，必如此而后解者，以下后里虚故也。程知曰：邪气还表，故蒸蒸而热；下后正虚，故振振而动。

**得病六七日，脉迟浮弱，恶风寒，手足温，医二三下之，不能食，而胁下满痛，面目及身黄，颈项强，小便难者，与柴胡汤，后必下重。本渴而饮水呕者，柴胡汤不中与也，食谷者哕。**

【按】“食谷者哕”四字，衍文。食谷呕者有之，从无哕者。

【注】得病六七日，少阳入太阴之时也。脉迟太阴脉也，浮弱太阳脉也，恶风寒太阳证也，手足温太阴证也，医不以柴胡桂枝汤解而和之，反二三下之，表里两失矣。今不能食，胁下满痛，虽似少阳之证，而实非少阳也。面目及身发黄，太阴之证已具也；颈项强，则阳明之邪未已也。小便难者，数下夺津之候也。此皆由医之误下，以致表里杂糅，阴阳同病。若更以有少阳胁下满痛之一证不必悉具，而又误与柴胡汤，则后必下重，是使邪更进于太阴也。虽有渴证，乃系数下夺津之渴。其饮水即呕，亦非少阳本证之呕，缘误下所致，故柴胡汤不中与也。

【集注】程知曰：前言柴胡证，但见一证便是。此更言胁下满痛，亦有不宜柴胡者，以为戒也。

程应旄曰：以一渴证辨之，前条之手足温而渴者，热在里，未经数下，自能消水。今本渴而饮水则呕，知其渴为膈燥津亡之渴，数下中虚，不能消水，究于胃阳无涉。然则柴胡汤之于少阳，岂可云但见一证便是乎？又岂可云下之而柴胡证不罢者复与柴胡汤乎？

**伤寒六七日，发热微恶寒，肢节烦疼，微呕，心下支结，外证未去者，柴胡桂枝汤主之。**

【注】伤寒六七日，发热微恶寒，肢节烦疼，微呕，心下支结者，是太阳之邪传少阳也。故取桂枝之半，以散太阳未尽之邪；取柴胡之半，以散少阳呕结之病。而不名桂枝柴胡汤者，以太阳外证虽未去，而病机已见于少阳里也。故以柴胡冠桂枝之上，意在解少阳为主而散太阳为兼也。支者，侧也，小也。支结者，即心下侧之小结也。

【集注】方有执曰：肢节，四肢骨节也。支结，言支饮搏聚而结也。发热至微呕，太阳之表也，故曰：外证未去。

程知曰：此邪入少阳，而太阳证未去者也。发热恶寒，肢节烦疼，太阳证也；乃恶寒而微，但肢节烦痛，而不头项强痛，则太阳证亦稍减矣。呕而支结，少阳证也；乃呕逆而微，但结于心下之偏旁，而不结于两胁之间，则少阳亦尚浅也。若此者，惟当以柴胡汤和解少阳，而加以桂枝汤发散太阳，此不易之法也。

**柴胡桂枝汤方**

柴胡四两　桂枝一两半　人参一两半　甘草炙，一两　半夏洗，二合半　黄芩一两半　芍药一两半　大枣擘，六枚　生姜切，一两半

上九味，以水七升，煮取三升，去滓，温服一升。

**【集解】**柯琴曰：仲景书中最重柴、桂二方。以桂枝解太阳肌表，又可以调诸经之肌表；小柴胡解少阳半表，亦可以和三阳之半表。故于六经病外，独有桂枝证、柴胡证之称，见二方之任重不拘于经也。如阳浮阴弱条，是仲景自为桂枝证之注释；血弱气尽条，是仲景自为柴胡证之注释。桂枝有坏病，柴胡亦有坏病；桂枝有疑似证，柴胡亦有疑似证。如病似桂枝证，脚挛急与胸中痞硬者，及病似柴胡证，本渴而饮水呕，与但欲呕胸中痛者是已。此条言伤寒六七日，寒热当退之时，反见发热恶寒诸表证，更见心下支结诸里证，表里不解，法当表里双解之矣。然恶寒微，则发热亦微，可知肢节烦疼，则一身骨节不疼；可知微呕心下亦微结，故谓之支结，是表证虽不去而已轻，里证虽已见而未甚。故取桂枝之半以散太阳未尽之邪，取柴胡之半以解少阳微结之证。口不渴身有微热者，法当去人参，以六七日邪虽未解，而正已虚，故仍用之。外证虽在，而病机已见于里，故方以柴胡冠桂枝之上，为双解两阳之轻剂也。

伤寒五六日，已发汗而复下之，胸胁满微结，小便不利，渴而不呕，但头汗出，往来寒热，心烦者，此为未解也，柴胡桂枝干姜汤主之。

**【注】**伤寒五六日，已发其汗，表未解而复下之，若邪陷入阳明之里，则必作结胸痞硬，协热下利等证。今邪陷入少阳之里，故令胸胁满微结也。小便不利渴而不呕者，非停水之故，乃汗下损其津液也。论中有身无汗，独头汗出，发热不恶寒心烦者，乃阳明表热，郁而不得外越之头汗也。今但头汗出，往来寒热，心烦者，无阳明证，知为少阳表热，郁而不和，上蒸之头汗也。此为少阳表里未解之证，故主柴胡桂枝干姜汤，以专解半表之邪，兼散半里之结也。

**【集注】**林澜曰：五六日，已经汗下之后，则邪当解。今胸胁满微结，寒热心烦者，是邪犹在半表半里之间也。小便不利而渴，乃汗下后

亡津液内燥也。若有热饮，其人必呕，今渴而不呕，知非饮热也。伤寒汗出则和，今但头汗出，余处无汗者，津液不足而未和也，与柴胡桂枝干姜汤，以解表里而复津液也。

汪琥曰：伤寒头汗出者，乃阳郁于表，非阳虚于上也。

**柴胡桂枝干姜汤方**

柴胡半斤　桂枝三两　干姜二两　栝蒌根四两　黄芩三两　牡蛎二两　甘草炙，二两

上七味，以水一斗二升，煮取六升，去滓，再煎，取三升，温服一升，日三服，初服微烦，复服汗出便愈。

**【方解】**少阳表里未解，故以柴胡桂枝合剂而主之，即小柴胡汤之变法也。去人参者，因其正气不虚；减半夏者，以其不呕，恐助燥也。加栝蒌根，以其能止渴兼生津液也；倍柴胡加桂枝，以主少阳之表；加牡蛎，以软少阳之结。干姜佐桂枝，以散往来之寒；黄芩佐柴胡，以除往来之热，且可制干姜不益心烦也。诸药寒温不一，必需甘草以和之。初服微烦，药力未及；复服汗出即愈者，可知此证非汗出不解也。

服柴胡汤已，渴者，属阳明，以法治之。

**【注】**风寒之邪从阳明而传少阳，起初不渴，今服柴胡汤已，反渴者，是少阳转属阳明也。以法治之，谓当分其经腑见证而治之也。葛根、白虎、调胃间，各从其宜而用之可耳！

**【集注】**方有执曰：已，毕也。服柴胡汤已毕而渴，则非暂渴，其为热已入胃亡津液而渴可知，故曰：属阳明也。

沈明宗曰：服柴胡汤已渴者，乃少阳之邪不传三阴，而转入阳明矣，即当随阳明现证而治，故谓以法治之。

郑重光曰：少阳、阳明之病机，在呕、渴中分，渴则转属阳明，呕则仍在少阳。如呕多虽有阳明证，不可攻之，因病未离少阳也，服柴胡汤渴当止。若服柴胡汤已加渴者，是热入胃腑。耗津消水，此属阳明胃病也。

伤寒五六日，头汗出，微恶寒，手足冷，心下满，口不欲食，大便硬，脉细者，此为阳微结，必有表复有里也，脉沉亦在里也。汗出为阳微，假令纯阴结，不得复有外证，悉入在里，此为半在里半在外

也。脉虽沉紧，不得为少阴病。所以然者，阴不得有汗，今头汗出，故知非少阴也，可与小柴胡汤。设不了了者，得屎而解。

【按】脉细，当是“脉沉细”，观本条下文，脉沉亦在里也之“亦”字，自知。脉虽沉紧之“紧”字，当是“细”字。本条上文并无“紧”字，如何说脉虽沉紧，“虽”字何所谓耶？必是传写之误。

【注】伤寒五六日，虽表有头汗出，微恶寒之阳邪未罢，里有心下满，口不欲食，大便硬之阳结已形，但手足冷脉沉细，则阳邪所结殊微也，故曰此为阳微结，必有表复有里也。然脉沉细，似乎里阴盛，而头汗出，则为表阳郁也。假令纯阴结，则不得复有头汗出之外证，始合悉入在里之纯阴结矣。夫既非悉入在里之纯阴结，此必为半在里、半在表之阳微结也，故脉虽沉细，不得为少阴病。所以然者，三阴不得有汗，今头汗出，故知非少阴也。可与小柴胡汤者，和其不通，身汗出微恶寒也。设不了了者，必大便之硬未除，自宜利其大便使得屎而解也。

【集注】喻昌曰：阳微结者，阳邪微结未尽散也。旧注作阳气衰微，故邪气结聚，大差。果尔，则头汗出为亡阳之证，非半表半里之证矣；果尔，则阴结又是阴气衰微矣。玩本文假令纯阴结，及阳邪若不微结，是纯阴邪内结，则不得复有外证等语，其义甚明。

程知曰：此言少阳病有似少阴者，当细辨其脉证也。

程应旄曰：凡脉细、脉沉，皆阴脉也。今与阳证同见，则为阳热郁结之诊，无关少阴也。可见阳气一经郁结，不但阳证似阴，并阳脉亦似阴矣。

沈明宗曰：得屎而解，当用大柴胡之法也。

吴人驹曰：此证尝见有误作阴寒而施温热以致大逆者，盖因其恶寒，手足冷，脉细而沉，不究其证之始末由来也。

周扬俊曰：此条恶寒肢冷不欲食，脉细或沉，有似乎阴，最难辨晰，仲景特出“阳微结”三字，昭示千古。以头汗出为阳，阴不得有汗也。至五六日头痛发热，证原属阳也，故纵见少阴之脉，不得为少阴之病。然独未见少阳一证，何遽得为少阳病耶？此仲景所以又明言半在表半在里也。尔时里证既多，不得纯以表药汗之；外证似阴，不得复以里药温之，故取小柴胡提出其邪于表里之半，而大便硬不了了者，则当下之得屎无疑也。仲景恐人未明，自为详辨，然后知手足冷微恶寒者，正因阳邪郁结，不外通于肢体，故独头汗出也。

**伤寒阳脉涩，阴脉弦，法当腹中急痛者，先与小建中汤。不差者，与小柴胡汤主之。**

**【注】**伤寒脉得浮涩，营卫不足也；脉得沉弦，木入土中也。营卫不足则表虚，木入土中则里急。惟表虚里急，腹中急痛，所以先用小建中汤，以其能补营卫兼缓中急，则痛可差也。或不差，必邪尚滞于表。知涩为营卫不通，弦为少阳本脉，故与小柴胡汤，按法施治也。成无己去黄芩加芍药，疏外调中，其说亦是。

**【集注】**汪琥曰：弦脉不除，痛犹未止者，为不差，此为少阳经有留邪也。

**伤寒胸中有热，胃中有邪气，腹中痛，欲呕吐者，黄连汤主之。**

**【注】**伤寒未解欲呕吐者，胸中有热邪上逆也；腹中痛者，胃中有寒邪内攻也。此热邪在胸，寒邪在胃，阴阳之气不和，失其升降之常，故用黄连汤，寒温互用，甘苦并施，以调理阴阳而和解之也。然此属外因上下寒热之邪，故有如是之证；若内因杂病，呕吐而腹痛者，多因宿食。由此推之，外因、内因，证同而情异，概可知矣。

**【集注】**程知曰：阴邪在腹，则阳不得入而和阴，为腹痛；阳邪在上，则阴不得入而和阳，为欲呕逆。

汪琥曰：《尚论篇》皆以风寒二邪，分阴阳寒热。殊不知风之初来未必非寒，寒之既入亦能化热，不可拘也。

郑重光曰：此热邪中于上焦，寒邪中于下焦，阴阳不相入，失其上下升降之常也。

**黄连汤方**

黄连三两　甘草炙，三两　干姜三两　人参二两　桂枝三两　半夏洗，半升　大枣擘，十二枚

上七味，以水一斗，煮取六升，去滓，温服，昼三夜二。

**【方解】**伤寒邪气入里，因人脏气素有之寒热而化病。如阳明病，硬满不大便而呕，舌上白苔者，以小柴胡汤，及太阳病下之里虚懊憹，舌上如苔者，以栀子豉汤之类，是随胸中有寒，丹田有热化者也。此则随

胃中有寒，胸中有热而化，腹中痛欲呕吐，故以是方主之。君黄连以清胃中之热，臣干姜以温胃中之寒，半夏降逆，佐黄连呕吐可止，人参补中，佐干姜腹痛可除，桂枝所以安外，大枣所以培中也。然此汤寒温不一，甘苦并投，故必加甘草协和诸药。此为阴阳相格，寒热并施之治法也。

太阳病，十日以去，脉浮细而嗜卧者，外已解也。设胸满胁痛者，与小柴胡汤；脉但浮者，与麻黄汤。

**【注】**太阳病十日以上无他证，脉浮细而嗜卧者，外邪已解，不须药也。设有胸满胁痛等证，则知少阳之外邪未解，故与小柴胡汤和之。若脉但浮不细，而有头痛发热恶寒无汗等证，则仍是太阳之外邪未解，当与麻黄汤汗之。

**【按】**论中脉浮细，太阳少阳脉也；脉弦细，少阳脉也；脉沉细，少阴脉也。脉浮细，身热嗜卧者，阳也；脉沉细，身无热嗜卧者，阴也；脉缓细，身和嗜卧者，已解也。是皆不可不察也。

**【集注】**王肯堂曰：此条当是太阳、少阳合病。胸满虽同，而脉浮细嗜卧，则为表邪已解，胁痛为少阳有邪，故与小柴胡汤。若脉但浮者，又当先治太阳也，故与麻黄汤。此是设为变通之言，非为服柴胡而脉浮也。

伤寒发热，汗出不解，心中痞硬，呕吐而下利者，大柴胡汤主之。

**【按】**下利之"下"字，当是"不"字，若是"下"字，岂有上吐下利，而以大柴胡汤下之之理乎？

**【注】**伤寒发热汗出不解，表尚未已也；心中痞硬大便不利，里病又急矣。呕吐，少阳、阳明兼有之证也。少阳、阳明两急，心中热结成痞，故以大柴胡汤，外解少阳发热未尽之表，内攻阳明成实痞硬之里也。

**【按】**太阳病发热汗出不解，心下痞硬，下利不呕吐者，此表里俱虚，桂枝人参汤证也。若呕吐不利者，此表里俱实，大柴胡汤证也。彼则脉微弱，此则脉必有力也。

太阳病，过经十余日，反二三下之，后四五日，柴胡证仍在者，先与小柴胡汤。呕不止，心下急，郁郁微烦者，为未解也，与大柴胡汤下之则愈。

【注】太阳病传过三阳之经十余日，医不随经施治，反二三下之，未致变逆，后四五日，惟见少阳寒热往来之柴胡证仍在者，宜先与小柴胡汤解表和里。如或不愈，其呕不止，心下满急，郁郁微烦，此为少阳表里均未解也，与大柴胡汤下之，攻里和表，自可愈也。

【集注】方有执曰：过经与坏病同，不知何逆，而二三下之，适所以致逆，故曰反也。下而又下，阳明虽未伤，而少阳亦未除，故曰柴胡证仍在也。呕不止，郁郁微烦，乃邪扰二阳，故曰未解也。

程知曰：此言过经误下，有用大小柴胡两解法也。盖其人之邪，因屡下而深入，若表证未罢，必先用小柴胡和其半表，而后可兼攻其里也。

程应旄曰：此条与阳明经呕多，虽有阳明证不可下之条，细细酌量，阳明证呕在上，而邪亦在膈之上，未入腑，故不可下；此条呕不止，心下急，乃邪在膈之下，已属胃，乃可下也。可下不可下，此等处最不容误也。

林澜曰：呕不止，则半表里证犹在，然心下急，郁郁微烦，必中有燥屎也，非下除之不可，故以大柴胡兼而行之。

**大柴胡汤方**

柴胡半斤　黄芩三两　半夏洗，半升　芍药三两　枳实炙，四枚　大黄二两　生姜切，五两　大枣擘，十二枚

上八味，以水一斗二升，煮取六升，去滓再煎，温服一升，日三服。

【按】许叔微曰：大柴胡汤一方无大黄，一方有大黄。此方用大黄者，以大黄有荡涤蕴热之功，为伤寒中要药。王叔和云：若不用大黄，恐不名大柴胡汤。且经文明言下之则愈，若无大黄，将何以下心下之急乎？应从叔微为是。

【方解】柴胡证在，又复有里，故立少阳两解之法。以小柴胡汤加枳实、芍药者，解其外以和其内也。去参、草者，以里不虚也；少加大黄，所以泻结热也；倍生姜者，因呕不止也。

太阳病，过经十余日，心中温温[1]欲吐，而胸中痛，大便反溏，腹微满，郁郁微烦。先此时，自极吐下者，与调胃承气汤；若不尔者，不可与。但欲呕，胸中痛，微溏者，此非柴胡证，以呕，故知极吐下也。

【按】王肯堂曰："温温"当是"嗢嗢"。又云"以呕"之下，当有阙文。

【注】太阳病过经十余日，曾经吐、下不解者，以极吐则虚其胸，邪热乘虚入胸，故心下嗢嗢欲吐，而胸中痛也。极下则虚其里，邪热乘虚入里，故大便反溏腹微满，郁郁微烦也。询知先时若果经极吐下，则为在表之邪热，悉陷胸腹，而所见者，皆是里证未和，故宜与调胃承气汤下而和之。若不尔者，谓不因极吐、极下而有斯证，则又不可与是汤也。夫但欲呕者，少阳也；胸中痛者，太阳也；微溏者，太阳少阳合病之利也，并无心中嗢嗢郁郁，腹满烦热等证，固不可与承气汤矣。然此亦非柴胡证，故柴胡汤亦不可与也。须从太阳、少阳合病，下利，若呕者，与黄芩加半夏生姜汤可也。

【集注】方有执曰：胸中痛，邪在膈也。若曾极吐，则应有心下嗢嗢欲吐之状，何也？以胃口已被吐伤，邪热上抟于膈，故欲吐而不得吐也。腹微满、郁郁微烦，邪在胃也。若曾极下，则应大便微溏，何也？以下则胃虚，邪虽实于胃，大便反不能结硬也。故曰先此时自极吐下者，与调胃承气汤。言当荡其热以和其胃也，不尔，言未经极吐下也。但欲呕至末，申明上文之意。

喻昌曰：太阳病过经十余日，心下嗢嗢，欲吐而不吐，其人胸中痛，大便反溏，腹微满，郁郁微烦者，此有二辨：若曾经大吐、大下者，表邪从吐解，且已入里，可用调胃承气之法；若未经极吐、下，但欲呕不呕，胸中痛微溏者，是痛非吐所伤，溏非下所致，调胃之法不可用矣。

程知曰：过经者，谓病过七八日至十三日，经气已周犹不解也。岂惟十三日，且有二十余日者矣。盖过经不解，病必皆在阳经留连；若在

---

[1] 温温：《玉函》卷三作"嗢嗢"。嗢嗢（wàwà 袜袜），反胃欲呕的声音。《千金要方》卷九作"愠愠"。

阴经，则又岂能若是之持久耶！久持且不能，安望其生乎？

程应旄曰：大便溏则气得下泄，腹不应满，烦不应郁郁，今仍腹微满，郁郁微烦，必胃有阻留，而下后仍不快畅也。病属阳明证，反无阳明，而只有少阳，其中必有所误，故直穷其所以致证之由，而后可从证上认病。

伤寒十三日不解，胸胁满而呕，日晡所发潮热，已而微利，此本柴胡证，下之而不得利。今反利者，知医以丸药下之，非其治也。潮热者，实也，先宜小柴胡汤以解外，后以柴胡加芒硝汤主之。

【注】凡伤寒过经不解，热邪转属胃腑者多，皆当下之。今伤寒十三日不解过经，胸胁满而呕，日晡所发潮热，已而微利，此本大柴胡证也。下之而不通利，今反利者，询知为医以丸药迅下之，非其治也。迅下则水虽去，而燥者仍存，恐医以下后之利为虚，故复指曰潮热者实也，是可再下者也。但胸胁之邪未已，故先宜小柴胡汤以解少阳之外，复以小柴胡汤加芒硝，以下少阳之里。不用大黄而加芒硝者，因里不急且经迅下，惟欲其软坚润燥耳！是又下中兼和之意也。

【集注】《内台方议》曰：潮热者，实也。何不用大柴胡、大小承气下之，却用芒硝何也？盖潮热虽属实，然已先用丸药，伤动脏腑，若再用大黄下之，则脾气伤而成坏证矣，只用芒硝润燥以取利也。

方有执曰：十三日，过经也。不解，坏证也，非其治也。以上乃原其坏，由于医之误。以下至末，救误之治也。

**柴胡加芒硝汤方**

于小柴胡汤方内，加芒硝六两，余依前法服，不解更服。

伤寒十三日不解，过经谵语者，以有热也，当以汤下之。若小便利者，大便当硬，而反下利，脉调和者，知医以丸药下之，非其治也。若自下利者，脉当微厥，今反和者，此为内实也，调胃承气汤主之。

【注】此承上条互发其义，以详其治也。伤寒十三日不解，过经，谵语者，以有热也，当以汤药下其热。但上条潮热之热，热在表里，当大便不硬；此条谵语之热，热归胃腑，法当大便硬。若小便利者，大便当硬，今大便不硬而反下利，脉调和者，知为医以丸药下之之利，非其治

也。如未经丸药下之，自下利者，则为内虚，内虚之利，脉当微弱而厥，今反和而不微厥，此为内实有热，非内虚有寒也，虽下利乃热利也。仍当下其热，故以调胃承气汤主之。

**伤寒三日，三阳为尽，三阴当受邪，其人反能食而不呕，此为三阴不受邪也。**

【**注**】伤寒之邪，一日太阳受之，二日阳明受之，三日少阳受之，四日太阴受之，五日少阴受之，六日厥阴受之，此传经之次第也。今伤寒三日，三阳表邪为尽，三阴当受邪，其人当不能食而呕，今反能食而不呕者，此为里和，三阴不受邪也。然此乃《内经》以其大概而言，究不可以日数拘也。

【**集注**】成无己曰：表邪传里，里不和则不能食而呕，今反能食而不呕，是邪不传阴，但在阳也。

方有执曰：阳以表言，阴以里言，能食不呕，里气和而胃气回，阴不受邪可知矣。

汪琥曰：邪在少阳，原呕不能食，今反能食而不呕，可征里气之和，而少阳之邪自解也。里既和而少阳之邪解，则其不传三阴，断断可必，故云：三阴不受邪也。

**伤寒六七日，无大热，其人躁烦者，此为阳去入阴故也。**

【**注**】伤寒六七日，邪欲入里之时也。无大热，表热微也。躁烦者，里热盛也。此为阳去入阴也。阳去入阴者，谓阳邪去表入里，传于三阴也。

【**集注**】成无己曰：内热为烦，谓心中郁烦也；外热为躁，谓身外热躁也。内热为有根之火，故但烦不躁，及先烦后躁者，皆可治；外热为无根之火，故但躁不烦，及先躁后烦者，皆不可治。

方有执曰：去，往也。言表邪去而入于里，所以外无他热，而内则烦躁也。

**妇人中风，发热恶寒，经水适来，得之七八日，热除而脉迟身凉，胸胁下满，如结胸状，谵语者，此为热入血室也，当刺期门，随其实而泻之。**

【**注**】妇人中风，发热恶寒，表病也。若经水不来，热必无由传于血

室。今经水适来，得之七八日后，脉迟热除，身凉，似乎表欲解矣。若复见胸胁下满，如结胸状，谵语之证，则知非表解入里，乃表邪之热因经水适来，乘虚而入于血室也，法当刺期门。期门为肝之穴，肝为藏血之所，今邪入血室，故刺期门，随其血分实热而泻之也。

【集注】方有执曰：血室为营血停留之所，经血集会之处，即冲脉，所谓血海是也。其脉起于气冲，并少阴之经，夹脐上行至胸中而散，故热入而病作，其证则如是也。期门二穴在不容两旁，各去同身寸之一寸五分，肝之募也。肝纳血，故刺期门，所以泻血分之实热也。

汪琥曰：邪传少阳，热入血室，故作谵语等证。仲景恐人误认为阳明腑实证，轻用三承气以伐胃气，故特出一刺期门法以疗之。

妇人中风七八日，续得寒热，发作有时，经水适断者，此为热入血室，其血必结，故使如疟状，发作有时，小柴胡汤主之。

【注】妇人中风七八日，续得寒热，发作有时，经水适断者，此为热入血室。血与热抟，其血必结。然虽结而无胸胁满，如结胸谵语等证，是为结而未实也。尚有如疟状之寒热，发作有时，乃为邪在少阳，半表半里也。故用小柴胡汤以和表里，热自解也。

【集注】方有执曰：前经水适来者，因热入血室，血出而热遂遗也。此适断者，热乘血来而遂入之，与后血相抟，俱留而不出，故曰其血必结也。

程知曰：前证经水来，而胸胁满结谵语，是邪实于脏也，故用刺以泻之。此证因血结而寒热如疟，是邪发于经也，故用小柴胡汤和之。

妇人伤寒，发热，经水适来，昼日明了，暮则谵语，如见鬼状者，此为热入血室，无犯胃气及上二焦，必自愈。

【注】上二条，发明风邪热入血室之证，此条发明寒邪热入血室之证。妇人伤寒，发热无汗，经水适来，则必热入血室。故昼则明了，知邪不在阳也；暮则谵语，如见鬼状者，是为邪在阴也。无犯胃气及上二焦者，通谓三焦也。盖禁人汗、吐、下三法，皆不可轻用，当俟其经行，必然随血去而愈也。

【集注】方有执曰：必自愈者，言俟其经行血下，则邪热得以随血而俱出，犹之鼻衄红汗，故自愈也。盖警人勿妄攻，以致变乱之意。

林澜曰：伤寒发热者，寒已成热也。经水适来，则血室空虚，邪热乘虚入于血室。若昼日谵语，为邪客于腑与阳争也。此昼日明了，暮则谵语如见鬼状者，是邪不入腑，而入于血室与阴争也。阳盛谵语宜下，此不可下者，犯胃气也。彼热入血结寒热者，与小柴胡汤散邪发汗；此虽热入血室，而不留结，不可与发汗药犯其上焦也。若热入胸胁满如结胸者，可刺期门；此虽热入血室而无满结，不可刺期门，以犯其中焦也。必自愈者，以经行则热随血去，血下则邪热悉除而愈矣。

血弱气尽，腠理开，邪气因入，与正气相抟，结于胁下。正邪分争，往来寒热，休作有时，默默不欲饮食，脏腑相连，其痛必下，邪高痛下，故使呕也。一云：脏腑相连，其病必下，胁膈中痛。小柴胡汤主之。

【注】此详申上三条，妇人中风、伤寒，经水适来过多，以致血弱气尽，腠理不密，邪热之气乘虚入于血室，邪与正相抟，结于少阳之界，故邪结于胁下也。邪正相争，争于阳则热，争于阴则寒，故往来寒热也；争已必衰，衰则止，故休作有时也；少阳病已入半里，将近厥阴，故默默不欲饮食也；少阳胆与厥阴肝相为表里，故曰脏腑相连也。少阳之脉，下胸中，循胁表；厥阴之脉，抵少腹，循胁里，故其痛必及于胁下也。少阳之邪，从胸而下胁，因胸而病及于胁，故曰邪高痛下也。邪从胸循胁入里，里气上拒，故使呕也。仲景重出此条，仍主之以小柴胡汤者，使知法不外少阳，不必另从厥阴血室中求治也。

【集注】喻昌曰：四条皆互文见意也。一云经水适来；一云经水适断。一云七八日热除，而脉迟身凉；一云七八日续得寒热，发作有时。一云胸胁下满；一云邪气因入与正气相抟，结于胁下。一云如结胸状；一云邪高痛下。一云谵语；一云昼日明了，暮则谵语如见鬼状。一云如疟状；一云往来寒热休作有时。一云刺期门；一云用小柴胡汤。一云毋犯胃气及上二焦。皆互文以明大意，而自为注脚也。学者试因此而细绎全书，思过半矣。"如结胸状"四字，仲景尚恐形容不尽，重以脏腑相连，邪高痛下之语，畅发病情。盖血室者冲脉也，下居腹内，厥阴肝之所主也。而少阳之胆与肝相连，腑邪在上，脏邪在下，胃口逼处二邪之界，所以默默不欲饮食，而但喜呕耳。期门者，肝之募也，随其实而泻之，泻肝之实也，又刺期门之注脚也。小柴胡汤，治少阳之正法也。毋犯胃气及上二焦，则舍期门、小柴胡汤，更无他法矣。

**呕而发热者，小柴胡汤主之。**衍文。已见太阳中篇半夏泻心汤条上。**少阳病，欲解时，从寅至辰上。**

【注】寅、卯、辰，木旺之时也。经云：阳中之少阳，通于春气。故少阳之病，每乘气旺之时而解。经气之复，理固然也。

【集注】魏荔彤曰：病在少阳，乘其正旺，如法治之，何病不已。

**音切**

少去声　涩音色　嗢乙骨切　腠音凑

# 卷六

## 辨太阴病脉证并治全篇

六气之邪，感人虽同，人受之而生病各异者，何也？盖以人之形有厚薄，气有盛衰，脏有寒热，所受之邪，每从其人之脏气而化，故生病各异也。是以或从虚化，或从实化，或从寒化，或从热化。譬诸水火，水盛则火灭，火盛则水耗，物盛从化，理固然也。诚知乎此，又何疑乎？阳邪传阴，变寒化热，而遂以为奇耶！自后汉迄今，千载以来，皆谓三阴寒邪不传，且以伤寒传经阴邪，谓为直中，抑知直中乃中寒之证，非传经之邪耶！是皆未曾熟读仲景之书，故有此误耳！如论中下利腹胀满，身体疼痛者，先温其里，乃攻其表。温里宜四逆汤，攻表宜桂枝汤。此三阳阳邪，传入太阴，邪从阴化之寒证也。如少阴病下利，白通汤主之，此太阴寒邪，传少阴之寒证也。如下利清谷，里寒外热，汗出而厥者，通脉四逆汤主之，此少阴寒邪传厥阴之寒证也。皆历历可据，岂得谓伤寒阴不相传，无阳从阴化之理乎？夫太阴湿土，纯阴之脏也，故病一入太阴，则邪从阴化者多，从阳化者少。从阴化者，如论中腹满，吐食，自利，不渴，手足自温，时腹自痛，宜服理中、四逆辈者是也。从阳化者，如论中发汗后不解，腹满痛者，急下之，宜大承气汤；腹满大实痛者，宜桂枝加大黄汤主之者是也。盖脾与胃同处腹中，故腹满、腹痛两皆有之。然腹满为太阴主病，心下满为阳明主病，其阳明亦有腹满者，以阳明腹满与热同化，故必有潮热、自汗、不大便之证，而不似太阴与湿同化，有发黄、暴烦、下利秽腐之证也。诚能更于腹之时痛，大实痛，腹满痛处，详审虚实，斟酌温下，则了无余义矣。故以此括之，自知太阴之要法也。

太阴之为病，腹满而吐食不下，自利益甚，时腹自痛，若下之，必胸下结硬。

**【按】**吴人驹曰："自利益甚"四字，当在"必胸下结硬"句之下，其说甚是。若在"吐食不下"句之下，则是已吐食不下，而自利益甚矣。

仲景复曰“若下之”无所谓也。

【注】太阴，脾经也，其脉布胃中，络于嗌。寒邪传于太阴，故腹满时腹自痛；寒邪循脉犯胃，故吐食不下。此太阴里虚，邪从寒化之证也，当以理中、四逆辈温之。若腹满嗌干，不大便，大实痛，始为太阴里实，邪从热化之证，当以桂枝加大黄汤下之矣。若以太阴虚寒之满痛，而误认为太阴实热之满痛而下之，则寒虚相抟，必变为脏结痞硬，及自利益甚矣。此《太阴病全篇》之提纲，后凡称太阴病者，皆指此证而言也。

【集注】程应旄曰：阳邪亦有腹满，得吐则满去而食可下者，今腹满而吐，食不下，则满为寒胀，吐为寒格也。阳邪亦有下利腹痛，得利则痛随利减者，今下利而时腹自痛，则利为寒利，痛为寒痛也。曰胸下阴邪结于胸下之阴分，异于阳邪结胸之在胸，且按之而痛也。曰结硬，无阳以化气则为坚阴，异于痞之濡而软也。彼皆阳从上陷而阻留，此则阴从下逆而不归，寒热大别也。

吴人驹曰：自利有时，而腹自痛，非若积蓄而常痛者。若以诸痛为实，从而下之，其满益甚，必令胸下皆为结硬，而自利益甚矣。

**伤寒四五日，腹中痛，若转气下趋少腹者，此欲自利也。**

【注】伤寒四五日，邪入太阴之时也。腹中痛，若不转气下趋者，属阳明也。今腹中痛，转气下趋少腹者，乃太阴欲作自利之候也。此仲景示人不可以诸痛为实，而妄议下之意也。

【集注】方有执曰：腹中痛转气下趋者，里虚不能守，而寒邪下迫也。

张璐曰：腹痛亦有属火者，其痛必自下而上攻。若痛自上而下趋者，定属寒痛无疑。

魏荔彤曰：此重在预防下利，而非辨寒热也。玩“若”字、“欲”字，可见其辨寒邪者，自有别法。

**自利不渴者，属太阴，以其脏有寒故也，当温之，宜服四逆辈。**

【注】凡自利而渴者，里有热，属阳也。若自利不渴，则为里有寒，属阴也。今自利不渴，知为太阴本脏有寒也，故当温之。四逆辈者，指四逆、理中、附子等汤而言也。

【集注】程知曰：言太阴自利为寒，宜温者也。少阴属肾水，热入而耗其水，故自利而渴。太阴属脾土，寒入而从其湿，则不渴而利，故太阴自利当温也。

程应旄曰：三阴同属脏寒，少阴、厥阴有渴证，太阴独无渴证者，以其寒在中焦，总与龙雷之火无涉。少阴中有龙火，底寒甚则龙升，故自利而渴；厥阴中有雷火，故有消渴。太阳一照，雷雨收声，故发热则利止，见厥而复利也。

魏荔彤曰："自利"二字，乃未经误下、误汗、误吐而成者，故知其脏本有寒也。

**理中丸方**

人参　白术　甘草炙　干姜各三两

上四味，捣筛，蜜和为丸，如鸡子黄许大，以沸汤数合，和一丸，研碎温服之，日三四，夜二服。腹中未热，益至三四丸，然不及汤。汤法以四物，依两数切，用水八升，煮取三升，去滓，温服一升，日三服。

加减法：

若脐上筑者，肾气动也，去术加桂四两。

吐多者，去术加生姜三两。

下多者，还用术；悸者，加茯苓二两。

渴欲得水者，加术，足前成四两半。

腹中痛者，加人参，足前成四两半。

寒者，加干姜，足前成四两半。

腹满者，去术加附子一枚。服汤后，如食顷，饮热粥一升许，微自温，勿发揭衣被。

**【集解】**程应旄曰：阳之动，始于温，温气得而谷精运，谷气升而中气赡，故名曰理中，实以燮理之功，予中焦之阳也。盖谓阳虚即中气失守，膻中无发宣之用，六腑无洒陈之功，犹如釜薪失焰，故下至清谷，上失滋味，五脏凌夺，诸证所由来也。参、术、炙草，所以守中州，干姜辛以温中，必假之以燃釜薪而腾阳气，是以谷入于阴，长气于阳，上输华盖，下摄州都，五脏六腑皆受气矣，此理中之旨也。若水寒互胜，即当脾肾双温，加之以附子，则命门益而土母温矣。白术补脾，得人参则壅气，故脐下动气，吐多腹满，皆去术也。加桂以伐肾邪，加生姜以止呕也，加附子以消阴也。下多者，湿胜也，还用术燥湿也。渴欲饮水，饮渴也，加术使饮化津生也。心下悸，停水也，加茯苓导水也。腹中痛，倍人参，虚痛也。寒者，加干姜，寒甚也。

**伤寒，本自寒下，医复吐下之，寒格更逆吐下，若食入口即吐，干姜黄连黄芩人参汤主之。**

【**按**】经论中并无寒下之病，亦无寒下之文。玩本条下文，寒格更逆吐下，可知寒下之“下”字，当是“格”字，文义始相属。注家皆释胃寒下利，不但文义不属，且与芩、连之药不合。

【**注**】经曰：格则吐逆。格者，吐逆之病名也。朝食暮吐，脾寒格也；食入即吐，胃热格也。本自寒格，谓其人本自有朝食暮吐寒格之病也。今病伤寒，医见可吐、可下之证，遂执成法，复行吐下，是寒格更逆于吐下也，当以理中汤温其太阴，加丁香降其寒逆可也。若食入口即吐，则非寒格乃热格也，当用干姜、人参安胃，黄连、黄芩降胃火也。

**干姜黄连黄芩人参汤方**

干姜　黄连　黄芩　人参各三两

上四味，以水六升，煮取二升，去滓，分温再服。

**伤寒，医下之，续得下利清谷不止，身疼痛者，急当救里；后身疼痛，清便自调者，急当救表。救里宜四逆汤，救表宜桂枝汤。**

【**注**】伤寒，医不分表里、寒热、虚实而误下之，续得下利清谷不止者，寒其里也。虽有通身疼痛之表未除，但下利清谷不止，里寒已盛，法当急救其里；俟便利自调，仍身疼痛不止，再救其表可也。救里宜四逆汤，温中胜寒；救表宜桂枝汤，调营和卫也。

【**集注**】王三阳曰：此证当照顾协热利，须审其利之色何如？与势之缓急，不可轻投四逆、桂枝也。

喻昌曰：攻里必须先表后里，始无倒行逆施之患。惟在里之阴寒极盛，不得不急救其里，俟里证稍定，仍救其表，盖谓救里后再行救表也。

**下利清谷，不可攻表，汗出必胀满。**

【**注**】此详上条不先救里而发其表，以明太阴、少阴同病之证也。下利清谷，太阴寒邪已传少阴，即有身痛不可攻表。若误攻其表，即使汗出，太阳表解而太阴寒凝，必胀满矣。

**下利，腹胀满，身体疼痛者，先温其里，乃攻其表，温里宜四逆汤，攻表宜桂枝汤。**

**【注】**此承上条互发其证，以明先里后表之治也。下利腹胀满者，里寒邪也；身体疼痛者，表寒邪也。凡表里寒邪之证同见，总以温里为急。故当先温其里，后攻其表，温里宜四逆汤，攻表宜桂枝汤。

**【集注】**方有执曰：里虚表实，惟其虚也，故必先之；惟其实也，故可后焉。

**发汗后，腹胀满者，厚朴生姜半夏甘草人参汤主之。**

**【注】**发汗后表已解而腹满者，太阴里虚之胀满也。故以厚朴生姜甘草半夏人参汤主之。消胀散满，补中降逆也。

**【集注】**成无己曰：吐后胀满，与下后胀满，皆为实者，言邪气乘虚入里而为实也。发汗后则外已解，腹胀满知非里实，由太阴不足，脾气不通，故壅而为满也。与此汤和脾胃而降逆气宜矣。

汪琥曰：此条乃汗后气虚腹胀满，其人虽作胀满而内无实形，所以用人参、炙甘草等甘温补药无疑也。

张锡驹曰：此言发汗而伤其脾气也。脾主腹，故腹满为太阴主病。发汗后而腹胀满，则知其人脾气素虚，今脾气愈虚，则不能转输，浊气不降，清气不升，而胀满作矣。

**厚朴生姜半夏甘草人参汤方**

厚朴炙，去皮，半斤　生姜切，半斤　半夏洗，半升　甘草炙，二两　人参一两

上五味，以水一斗，煮取三升，去滓，温服一升，日三服。

**发汗不解，腹满痛者，急下之，宜大承气汤。腹满不减，减不足言，当下之，宜大承气汤。**

**【注】**此详申上条，互发其义，以别其治也。发汗后表已解，腹满不痛者，乃腹满时减，减复如故之虚满也，当温之，厚朴生姜半夏甘草人参汤证也。今发汗后表不解，腹满大痛者，乃腹满不减，减不足言之实满也，当下之，宜大承气汤，盖以里急，先攻里后和表也。

**【集注】**喻昌曰：“减不足言”四字，形容腹满如绘。见满至十分，即减去一二分，不足杀其势也。此所以纵有外邪未解，而当下无疑耳！

程应旄曰：下之而腹满如故，即减去一二分，算不得减。下之不妨再下，必当以减尽为度也。

刘宏璧曰：太阴无可下之法也，设在经则各经已无可下之理，在脏则太阴尤无受下之处，桂枝加大黄汤安能无疑乎？不知脾与胃相表里也，太阳误下，太阴受邪，适胃有宿食，则脾因胃之实而实，亦即因太阳之邪而痛矣。既大满大痛，已成胃实，又非此汤之所能治，故宜大承气汤也。

**太阴病，脉浮者，可发汗，宜桂枝汤。**

【注】太阴经病，脉当浮缓；太阴脏病，脉当沉缓。今邪至太阴，脉浮不缓者，知太阳表邪犹未全罢也。故即有吐利不食，腹满时痛一二证，其脉不沉而浮，便可以桂枝发汗，先解其外，俟外解已再调其内可也。于此又可知论中身痛腹满下利，急先救里者，脉必不浮矣。

【集注】王肯堂曰：病在太阳脉浮无汗，宜麻黄汤。此脉浮当亦无汗，而不言者，谓阴不得有汗，不必言也，不用麻黄汤而用桂枝汤。盖以三阴兼表病者，俱不当大发汗也，须识无汗亦有用桂枝者。

程知曰：此言太阴宜散者也。太阴病，谓有腹痛下利证也，太阳脉，尺寸俱浮，今脉浮则邪还于表可知矣，故宜用桂枝解散。不用麻黄者，阴病不得大发其汗也，桂枝汤有和里之意焉。

程应旄曰：此太阴中之太阳也，虽有里病，仍从太阳表治，方不引邪入脏。

**本太阳病，医反下之，因而腹满时痛者，属太阴也，桂枝加芍药汤主之。大实痛者，桂枝加大黄汤主之。**

【注】本太阳中风病，医不以桂枝汤发之而反下之，因而邪陷入里，余无他证，惟腹满时痛者，此属太阴里虚痛也，故宜桂枝加芍药汤以外解太阳之表，而内调太阴之里虚也。若大满实痛，则属太阴热化，胃实痛也，故宜桂枝加大黄汤以外解太阳之表，而内攻太阴之里实也。

【集注】赵嗣真曰：太阴腹满证有三：有次第传经之邪，有直入中寒之邪，有下后内陷之邪，不可不辨。

喻昌曰：太阳病之误下，其变皆在胸胁以上。此之误下而腹满时痛，无胸胁等证，则其邪已入阴位，所以属在太阴也。仍用桂枝解肌之法，以升发太阳之邪，倍芍药者以调太阴之气，本方不增一药，斯为神耳！大实、大满宜从急下，然阳分之邪初陷太阴，未可峻攻，但于桂枝汤中少加大黄，七表三里，以分杀其邪，与大柴胡汤同其义也。

程应旄曰：误下太阳而成腹满时痛，太阴之证见矣。然表邪内陷，留滞于太阴，非脏寒病也。仍用桂枝汤升发阳邪，但倍芍药以调和之。倘大实而痛，于证似可急下，然阴实而非阳实，仍从桂枝例升发阳邪，但加大黄以破结滞之物，使表里两邪各有去路，则寒随实去，不温而自温矣。然此二证虽属之太阴，实从太阳传来，则脉必尚浮可知。

**桂枝加芍药汤方**

于桂枝汤方内，更加芍药三两，随前共六两，余依桂枝汤法。

**桂枝加大黄汤方**

桂枝三两　大黄二两　芍药六两　甘草炙，二两　生姜切，三两　大枣擘，十二枚

上六味，以水七升，煮取三升，去滓，温服一升，日三服。

**【集解】**柯琴曰：腹满为太阴、阳明俱有之证，然位同而职异。太阴主出，太阴病则腐秽气凝不利，故满而时痛；阳明主内，阳明病则腐秽燥结不行，故大实而痛，是知大实痛是阳明病，而非太阴病矣。仲景因表证未解，阳邪已陷入太阴，故倍芍药以益脾调中，而除腹满之时痛，此用阴和阳法也。若表邪未解，而阳邪陷入阳明，则加大黄以润胃通结，而除其大实之痛，此双解表里法也。凡妄下必伤胃之气液，胃气虚则阳邪袭阴，故转属太阴；胃液涸则两阳相抟，故转属阳明。属太阴则腹满时痛而不实，阴道虚也；属阳明则腹满大实而痛，阳道实也。满而时痛，是下利之兆；大实而痛，是燥屎之征。故倍加芍药，小变建中之剂，少加大黄，微示调胃之方也。

太阴为病，脉弱，其人续自便利，设当行大黄、芍药者，宜减之，以其人胃气弱，易动故也。

**【注】**太阴为病，必腹满而痛，治之之法，当以脉消息之。若其人脉弱，则其中不实，虽不转气下趋少腹，然必续自便利。设当行大黄、芍药者，宜减之，以胃气弱难堪峻攻，其便易动故也。由此推之，可知大便硬者，不论在阴在阳，凡脉弱皆不可轻下也。

【集注】程知曰：此言太阴脉弱，恐续自利，虽有腹痛，不宜用攻，与建中汤相发明也。

喻昌曰：此段叮咛与《阳明篇》中互相发明。阳明曰“不转失气”，曰“先硬后溏”，曰“未定成硬”，皆是恐伤太阴脾气。此太阴证而脉弱，恐续自利，虽有腹痛，减用大黄、芍药，又是恐伤阳明胃气也。

汪琥曰：或问大黄能伤胃气，故宜减；芍药能调脾阴，何以亦减之？答曰：脉弱则气馁不充，仲景以温甘之药能生气；芍药之味酸寒，虽不若大黄之峻，要非气弱者所宜多用，故亦减之。

**伤寒脉浮而缓，手足自温者，系在太阴。太阴当发身黄，若小便自利者，不能发黄，至七八日，虽暴烦，下利日十余行，必自止，以脾家实，腐秽当去故也。**

【注】伤寒脉浮而缓，手足热者，为系在太阳，今手足温，故知系在太阴也。太阴属湿，湿与热瘀，当发身黄，小便自利者，则湿不蓄，热不瘀，故不能发黄也。若至七八日，大便硬，则为转属阳明，今既不硬，虽暴烦下利日十余行，必当自止，何也？以脉浮缓手足温，知太阴脾家素实，邪不自容，腐秽当去故也。

【集注】程知曰：言自利之证，脉浮缓，手足温，则为脾实也。太阴脉本缓，故浮缓虽类太阳中风，而手足自温，则不似太阳之发热，更不似少阴、厥阴之厥逆，所以为系在太阴也。太阴湿热相蒸，势必发黄，然小便利，则湿下泄而不发黄矣。此虽暴烦频利，有似少阴之证，然其利当自止。所以然者，以脉浮缓，手足温，知其人脾气实，而非虚寒之比，其湿热所积之腐秽，自当逐之而下也。若不辨晰而以四逆法治之，则误矣。

程应旄曰：太阴得浮缓、手足温之脉证，则胃阳用事，自无脏寒之痛，阴郁或有之。小便不利必发黄，虽发黄不为阴黄。若小便自利者，不能发黄，阴欲郁而阳必驱，至七八日，虽暴烦下利日十余行，必自止。所以然者，脉不沉且弱而浮缓，手足不凉而自温，阴得阳以周护则不寒，不寒则不虚，是为脾家实也。经曰：阳道实，阴道虚，阴行阳道，岂肯容邪久住，此则腐秽当去故耳。

汪琥曰：下利烦躁者死，此为先利而后烦，是正气脱而邪气扰也。

兹则先烦后利，是脾家之正气实，故不受邪而与之争，因暴发烦热也。

太阴中风，四肢烦痛，阳微阴涩而长者，为欲愈。

【注】太阴中风者，谓此太阴病是从太阳中风传来者，故有四肢烦疼之证也。阴阳以浮沉言，夫以浮微沉涩之太阴脉，而兼见阳明之长脉，则为阴病阳脉，脏邪传腑，故为欲愈也。

【集注】程知曰：伤寒，阴邪也，故自利，宜用四逆。伤风，阳邪也，故烦痛见于四肢。凡太阴病脉浮者，多是太阴中风。

喻昌曰：微涩之中，更察其脉之长而不短，知元气未漓，其病当自愈也。

太阴病，欲解时，从亥至丑上。

【注】邪之解也，必于所旺之时，亥、子、丑乃太阴所旺之时也。当此旺时，故邪不能胜而自解矣。

**音切**

趋七句切　揭音许　腐音府　秽於废切

# 卷七

## 辨少阴病脉证并治全篇

少阴肾经，水火之脏，邪伤其经，随人虚实。或从水化以为寒，或从火化以为热。水化为阴寒之邪，是其本也；火化为阳热之邪，是其标也。阴邪其脉沉细而微，阳邪其脉沉细而数。至其见证，亦各有别。阴邪但欲寐身无热，阳邪虽欲寐则多心烦。阴邪背恶寒口中和，阳邪背恶寒则口中燥。阴邪咽痛不肿，阳邪咽痛则肿。阴邪腹痛下利清谷，阳邪腹痛下利清水，或便脓血也。阴邪外热面色赤，里寒大便利，小便白；阳邪外寒手足厥，里热大便秘，小便赤。此少阴标本寒热之脉证也。凡从本之治，均宜温寒回阳；从标之治，均宜攻热救阴。回阳救阴，其机甚微，总在临证详究，辨别标本寒热，以急施其治，庶克有济，稍缓则不及矣。

**少阴之为病，脉微细，但欲寐也。**

**【注】**少阴肾经，阴盛之脏也。少阴受邪，则阳气微，故脉微细也。卫气行阳则寤，行阴则寐。少阴受邪，则阴盛而行阴者多，故但欲寐也。此少阴病之提纲，后凡称少阴病者，皆指此脉证而言也。

**【集注】**方有执曰：少阴肾经也，居于极下，其脉起于小趾之下。《灵枢》曰：是主所生病者，嗜卧但欲寐。盖人肖天地，天地之气行于阳则辟而晓，行于阴则阖而夜，故人之气行于阳则动而寤，行于阴则静而寐。凡病人但欲寐者，邪客于阴故也。

张璐曰：此言少阴之总脉总证也。盖少阴属水主静，即使热邪传至其经，在先之脉虽浮大，此时亦必变为沉细；在先之证虽烦热不宁，此时亦必变为昏沉嗜卧。但须辨出脉细沉数、口中燥为热证；脉沉微细、口中和为寒证，以此明辨，万无差误矣。

程应旄曰：凡阴脉皆沉，异乎太阳之浮，不必言矣。阳明脉大，微者大之反；少阳脉弦，细者弦之反，沉兼微细，阴证定矣。

**少阴病，始得之，反发热，脉沉者，麻黄附子细辛汤主之。**

【注】少阴病，谓但欲寐也。脉沉者，谓脉不微细而沉也。今始得之，当不发热而反发热者，是为少阴之里寒，兼有太阳之表热也。故宜麻黄附子细辛汤，温中发汗，顾及其阳，则两感之寒邪，均得而解之矣。

【集注】方有执曰：发热，邪在表也。脉沉，少阴位北而居里也。以其居里，邪在表而发热，故曰反也。以邪在表不在里，故用麻黄以发之；以其本阴而标寒，故用附子以温之。细辛辛温通于少阴，用之以佐主治者，以其专经而为向导也。

程知曰：三阴表法与三阳不同，三阴必以温经之药为表，而少阴尤为紧关，故用散邪温经之剂，俾外邪之深入者可出，而内阳亦不因之外越也。

程应旄曰：一起病便发热，兼以阴经无汗，世有计日按证者，类能用麻黄而忌在附子。不知脉沉者，由其人肾经素寒，里阳不能协应，故沉而不能浮也。沉属少阴，不可发汗，而始得病时即发热，则兼太阳，又不得不发汗。须以附子温经助阳，托住其里，使阳不至随汗而越，其麻黄始可合细辛用耳！

林澜曰：传邪与阴寒皆有沉脉，沉但可为病之在里，而未可专以沉为寒也。夫少阴证中，微细而沉，与细数而沉，其为寒热之殊，盖大有别矣。

**麻黄附子细辛汤方**

麻黄去节，二两　细辛二两　附子炮，去皮，破八片。一枚

上三味，以水一斗，先煮麻黄，减二升，去上沫，内诸药，煮取三升，去滓，温服一升，日三服。

少阴病，得之二三日，麻黄附子甘草汤微发汗。以二三日无里证，故微发汗也。

【注】此详上条少阴病得之二三日，仍脉沉发热不解者，宜麻黄附子甘草汤微发其汗也。盖谓二三日不见吐利里寒之证，知邪已衰。然热仍在外，尚当汗之，但不可过耳！故不用细辛而用甘草，盖于温散之中有和意也。此二证，皆未曰无汗，非仲景略之也，以阴不得有汗，不须言也。

【集注】张璐曰：少阴无发汗之法，汗之必至亡阳。惟此一证，其

外有太阳发热无汗，其内不吐利躁烦呕渴，乃可温经散寒，取其微似之汗也。

程应旄曰：既云微发汗矣，仍用"以"字、"故"字推原之，足见郑重之意。按此二条，与《太阳篇》发热头痛脉沉用四逆者同一证。彼以不差，则期过三日，可知病已入里，虽尚冒太阳头痛，直以少阴法律之。此少阴病在初得二三日，虽无头痛证，不容竟作少阴治之，故仍兼太阳之法以律之。一出一入，不啻爰书[1]。假令前条得之二三日，后二条过二三日不差，则四逆之与麻黄，易地皆然矣。

汪琥曰：上条反发热脉沉，此亦反发热脉沉，但上言始得之为急，此言得之二三日为缓。病势稍缓，治法亦缓。

**麻黄附子甘草汤方**

麻黄去节，二两　附子炮，去皮，破八片。一枚　甘草炙，二两

上三味，以水七升，先煮麻黄一两沸，去上沫，内诸药，煮取三升，去滓，温服一升，日三服。

【集解】柯琴曰：彼太阳病而脉反沉，便用四逆以急救其里，是里寒阴盛也。此少阴脉而表反热，便于表剂中加附子以预固其阳，是表热阳衰也。夫以发热无汗，太阳之表脉沉，但欲寐，少阴之里，设用麻黄开腠理，细辛散浮热，而无附子以固元阳，则太阳之微阳外亡。惟附子与麻黄并用，则寒邪散而阳不亡。此里病及表，脉沉而当发汗者，与病在表、脉浮而发汗者径庭也。若表微热，则受寒亦轻，故以甘草易细辛而微发其汗。甘以缓之，与辛以散之者，又少间矣。

**少阴病，脉微，不可发汗，亡阳故也。阳已虚，尺脉弱涩者，复不可下之。**

【注】少阴病，脉微，虽有发热，亦为少阴里寒外热，非太阳发热者可比，故不可发汗，发汗则亡阳。然阳已虚，津液已涸，即见少阴口燥咽干可下之证。若尺脉弱涩者，复不可下之，又恐亡阴也。

【集注】方有执曰：微者，阳气不充，故曰无阳，无阳则化不行，故

---

[1] 不啻（chì 斥）爰书：无异于记录囚犯供词的文书。啻，但；只；仅。爰书，古代记录囚犯供词的文书。

汗不可发也。尺以候阴，弱涩者，阴血不足也，故谓复不可下，其当亟行温补，又可知矣。

程应旄曰：少阴多自利证，人固无肯轻下者。但拈出“尺脉弱涩”字，则少阴之有大承气汤证，其尺脉必强而滑，已伏见于此处矣。

**病人脉阴阳俱紧，反汗出者，亡阳也。此属少阴，法当咽痛，而复吐利。**

【注】病人脉阴阳俱紧，发热无汗者，太阳伤寒证也；发热汗出不止者，太阳亡阳证也。今脉紧无热而反汗出，此属少阴。然少阴证，法当咽痛而复吐利也。上条脉微无汗，不可发汗者，是以脉为主也；此条有汗脉紧，不可发汗者，是以证为主也。从脉从证，不可不察。

【集注】程知曰：阴阳俱紧，伤寒之脉也，法当无汗，而反汗出，太阳之阳外亡也。若以少阴亡阳之证，而认为太阳中风之证，则误矣。少阴之寒上逼，则咽痛而吐，下逼则下利也。

**少阴病，脉紧，至七八日，自下利，脉暴微，手足反温，脉紧反去者，为欲解也，虽烦下利，必自愈。**

【注】此承上条互发其义，以别阴阳寒热也。少阴病，脉沉微细，寒邪脉也；脉沉数细，热邪脉也。若脉紧汗出，是少阴寒虚证也；今脉紧无汗，乃少阴寒实证也。因循至七八日之久，而自下利，若寒实解，则脉必紧去而暴微，其证必手足由冷而反温，是知邪随利去，为欲解也。故此时虽烦下利，乃阴退阳回，故知其必自愈也。

【集注】方有执曰：紧，寒邪也。自下利、脉暴微者，阴寒内泻也。故谓手足为反温，言阳回也。阳回则阴退，故谓紧反去，为欲解也。夫寒邪在阴而脉紧，得自利脉暴微，手足温，紧去为欲解者，犹之邪在阳脉数而热，得汗出脉和身凉数去，为欲愈之意，同阴阳胜复之机也。

程应旄曰：脉于利后顿变紧而为微，手足于利后变不温而为温，则微非诸微亡阳之微，乃紧去人安之微。盖以从前之寒，已从下利而去，故阳气得回而欲解也，虽烦下利必自愈。

**少阴病，得之一二日，口中和，其背恶寒者，当灸之，附子汤主之。**

【注】背恶寒为阴阳俱有之证，如阳明病无大热，口燥渴，心烦背

微恶寒者，乃白虎加人参汤证也。今少阴病但欲寐，得之二三日，口中不燥而和，其背恶寒者，乃少阴阳虚之背恶寒，非阳明热蒸之背恶寒也，故当灸之。更主以附子汤，以助阳消阴也。口燥、口和，诚二者之确征矣。

【集注】程知曰：言初得之证，口中和，不渴、不燥，全无里热也。《内经》曰：背为阳，背恶寒则阳虚阴盛，寒深可知。若风寒在表而恶寒，则一身尽寒矣。灸之以助阳消阴，与附子汤以温经散寒。论中云：伤寒无大热口燥渴，心烦背微恶寒者，白虎汤加人参主之。彼是阳热乘阴虚而内陷之恶寒，与此之阴寒盛者不同。阳入阴者，则口燥心烦，阴寒盛者，则不能销铄津液，故口中和。

张璐曰：太阳表气大虚，邪气得入犯少阴，故得之一二日，尚背恶寒不发热，此阴阳两亏，较之两感，更自不同。两感表里皆属热邪，犹堪发表攻里，此则内外皆属虚寒，无邪热可以攻击。惟当温经补阳，以温补其不足，更灸关元以协助之。虽其证似缓于发热脉沉，而危殆尤甚焉。

汪琥曰：此条论仲景不言当灸何穴。常器之云：当灸膈俞、关元穴，背俞第三行。郭雍云：此有错字，当是灸膈俞、关元穴也。膈俞是背俞第二行穴。按膈俞实系背俞部第二行穴，然常器之所云第三行穴者，当是膈关，非膈俞也。《图经》云：膈关二穴在第七椎下，两旁相去各三寸陷中，正坐取之，足太阳气脉所发，专治背恶寒，脊强，俯仰难，可灸五壮。盖少阴中寒，必由太阳而入，故宜灸其穴。又关元一穴在腹部中行脐下三寸，足三阴、任脉之会，可灸百壮。常器之所谓灸膈关者，是温其表以散外邪；灸关元者，是温其里以助其元气也。

**少阴病，身体痛，手足寒，骨节痛，脉沉者，附子汤主之。**

【注】此承上条详举其证，互发其义，以出其治也。身体痛，表里俱有之证也，如太阳病脉浮发热，恶寒身痛，手足热，骨节痛，是为表寒，当主麻黄汤，发表以散其寒。今少阴病，脉沉无热，恶寒身痛，手足寒，骨节痛，乃是里寒，故主附子汤，温里以散寒也。

【集注】方有执曰：少阴肾也，肾主骨，寒淫则痛。

程应旄曰：身体痛，手足寒，骨节痛，太阳伤寒同有此证也。以脉沉辨之，沉属阴寒重著所致，里阴有余，表阳不足，故以附子汤主之。

**附子汤方**

附子去皮，生破八片。二枚　茯苓三两　人参二两　白术四两　芍药三两

上五味，以水八升，煮取三升，去滓，温服一升，日三服。

【方解】少阴为寒水之脏，故寒伤之重者，多入少阴，所以少阴一经，最多死证。方中君以附子二枚者，取其力之锐，且以重其任也。生用者，一以壮少火之阳，一以散中外之寒，则身痛自止，恶寒自除，手足自温矣。以人参为臣者，所以固生气之原，令五脏六腑有本，十二经脉有根，脉自不沉，骨节可和矣。更佐白术以培土，芍药以平木，茯苓以伐水，水伐火自旺，旺则阴翳消；木平土益安，安则水有制，制则生化，此诚万全之术也。其有畏而不敢用，以致因循有误者，不诚可惜哉！

**少阴病，脉沉者，急温之，宜四逆汤。**

【注】少阴病，但欲寐，脉沉者，若无发热、口燥之证，则寒邪已入其脏，不须迟疑，急温之以四逆汤，消阴助阳可也。

【集注】吴人驹曰：脉沉须别虚实及得病新久，若得之多日及沉而实者，须从别论。

**四逆汤方**

甘草炙，二两　干姜一两半　附子生用，去皮，破八片。一枚

上三味，以水三升，煮取一升二合，去滓，分温再服。强人可大附子一枚，干姜三两。

【方解】方名四逆者，主治少阴中外皆寒，四肢厥逆也。君以甘草之甘温，温养阳气；臣以姜、附之辛温，助阳胜寒；甘草得姜、附，鼓肾阳温中寒，有水中暖土之功；姜、附得甘草，通关节走四肢，有逐阴回阳之力。肾阳鼓，寒阴消，则阳气外达而脉自升，手足自温矣。

【集解】汪琥曰：少阴病，本脉微细，但欲寐。今轻取之，微脉不见；重取之，细脉几亡，伏匿而至于沉。此寒邪深入于里，殆将入脏，温之不容以不急也。稍迟则恶寒身蜷，吐利烦躁，不得卧寐，手足逆冷，脉不至，诸死证立至矣，四逆汤之用可稍缓乎？

**少阴病，下利，白通汤主之。**

【注】少阴病但欲寐，脉微细，已属阳为阴困矣。更加以下利，恐阴降极、阳下脱也。故君以葱白，大通其阳而上升；佐以姜、附，急胜其阴而缓降，则未脱之阳可复矣。

【集注】方有执曰：少阴病而加下利者，不独在经，而亦在脏，寒甚而阴盛也。治之以干姜、附子者，胜其阴则寒自散也。用葱白而曰白通者，通其阳则阴自消也。

程知曰：此言下利宜通其阳也。少阴病，谓有脉微细、欲寐证也。少阴下利，阴盛之极，恐致格阳，故用姜、附以消阴，葱白以升阳。通云者，一以温之，而令阳气得入；一以发之，而令阴气易散也。

汪琥曰：肾虚无火不能主水，故下利用白通汤者，温里以散寒也。

**白通汤方**

葱白四茎　干姜一两　附子生，去皮，破八片。一枚

上三味，以水三升，煮取一升，去滓，分温再服。

【集解】汪琥曰：此方与四逆汤相类，独去甘草，盖驱寒欲其速，辛烈之性取其骤发，直达下焦，故不欲甘以缓之也。而犹重在葱白。少阴之阴，天之寒气亦为阴，两阴相合而偏于下利，则与阳气隔绝不通。姜、附之力，虽能益阳，不能使真阳之气必入于阴中，惟葱白味辛，能通阳气，令阴得阳而利，庶可愈矣。盖大辛、大热之药，不过借以益人阳气，非有以通之，令真阳和会，而何以有济也耶？

**少阴病，下利脉微者，与白通汤。利不止，厥逆无脉，干呕烦者，白通加猪胆汁汤主之。服汤脉暴出者死，微续者生。**

【注】此承上条详申其脉，以明病进之义也。少阴病下利脉微者，与白通汤，下利当止。今利不止，而转见厥逆无脉，更增干呕而烦者，此阴寒盛极，格阳欲脱之候也。若专以热药治寒，寒既甚，必反格拒而不入，故于前方中加人尿、猪胆之阴，以引阳药入阴。经曰：逆者从之。此之谓也。无脉者，言诊之而欲绝也。服汤后，更诊其脉，若暴出者，如烛烬焰高，故主死。若其脉徐徐微续而出，则是真阳渐回，故可生也。故上条所以才见下利，即用白通以治于未形，诚善法也。

【集注】程知曰：此言阴盛格阳，用胆汁通阴法也。以白通与之，宜乎阳可救。今乃利不止，反至厥逆无脉，则阴邪愈无忌矣。干呕而烦，

则阳药在膈而不入阴矣。此非药不胜病，乃无向导之力也。加人尿、猪胆之阴寒，则可引姜、附之温，入格拒之寒而调其逆。此《内经》从治之法也。

程应旄曰：脉暴出者死，无根之阳骤迸诸外也。微续者生，阳气渐交，阴肯纳也。

**白通加猪胆汁汤方**

葱白四茎　干姜一两　附子生，去皮，破八片。一枚　人尿五合　猪胆汁一合

已上三味，以水三升，煮取一升，去滓；内胆汁、人尿，和令相得，分温再服。若无胆，亦可用。

**【方解】**是方即前白通汤加人尿、猪胆汁也。加尿、胆者，从其类也。下咽之后，冷体既消，热性便发，情且不违而致大益，则二气之格拒可调，上下之阴阳可通矣。

少阴病，欲吐不吐，心烦，但欲寐，五六日，自利而渴者，属少阴也。虚故引水自救，若小便色白者，少阴病形悉具。小便白者，以下焦虚，有寒，不能制水，故令色白也。

**【注】**少阴病欲吐不吐，心中烦，但欲寐，五六日，自利而渴者，此属少阴传邪，寒热俱有之证也。若是少阴热而燥干，引水之渴，小便必色赤，乃少阴燥不能生津，下焦有热也。今为少阴虚，而引水自救之渴，故小便则色白，是少阴虚冷，不能化液，下焦有寒也。于此可知少阴病形悉具，而渴者有寒热二端之别也。

**【集注】**成无己曰：欲吐不吐，心烦者，表邪传里也。若腹满痛，则属太阴。此但欲寐，则知属少阴。五六日邪传少阴之时，若自利不渴，寒在中焦，属太阴也；此自利而渴，为寒在下焦，属少阴也。肾虚水燥，故渴欲引水自救。下焦虚寒，故小便色白。下利而渴，小便色白，非里热可知矣。

方有执曰：此反复申明，晓人勿认烦渴均为热证，以致误之意。

程应旄曰：烦证不尽属少阴，故指出但欲寐来；渴证不尽属少阴，故指出小便白来。结以下焦虚有寒，教人上病治在下也。盖上虚而无阴以济，总由下虚而无阳以温也。二“虚”字皆由“寒”字得来。又曰：吐利而渴，与猪苓汤证同，其别在但欲寐。且猪苓证，小便必不利而色

赤饮水，与白头翁证同。彼曰“以有热故也”，小便亦必不白。

林澜曰：欲吐不吐，心烦，阳虚格越于上。但欲寐，自利，小便白，里之真寒已深。要知此渴，与口燥舌干之渴不同。若兼腹满、便闭、谵语诸证，自当作阳邪传里治之。既里虚自利小便白，其为虚寒明甚。特曰下焦者，足见阴既盛于下，阳必格于上，岂可以烦渴而误攻其热哉！

汪琥曰：以全文观之大似热证，惟小便色白，知为真寒之证。此但欲寐与热邪不同，其寐必不昏浊，其呼吸必促而细。曰属少阴者，以别其非阳邪之渴，乃内无津液引水自救之渴。试以冷水饮之，必不多也。细察其小便，若色白者，此少阴虚寒之证悉具也，非热邪可知矣。

沈明宗曰：此少阴虚寒，似乎热证之辨也。世但知四肢厥逆为虚寒证，讵知小便色白，乃为的验乎？

吴人驹曰：阳明之欲吐则不得寐，在少阴则但欲寐，引此以为盛虚之别。

**少阴病，饮食入口则吐，心中温温欲吐复不能吐。始得之，手足寒，脉弦迟者，此胸中实，不可下也，当吐之。若膈上有寒饮，干呕者，不可吐也，当温之，宜四逆汤。**

**【按】**温温，当是“嗢嗢”。嗢嗢者，乃吐饮之状也。

**【注】**此承上条欲吐不吐详别脉证，以明其治也。饮食入口即吐，且心中嗢嗢欲吐复不能吐，恶心不已，非少阴寒虚吐也，乃胸中寒实吐也。故始得之脉弦迟。弦者饮也，迟者寒也。而手足寒者，乃胸中阳气为寒饮所阻，不能通于四肢也。寒实在胸，当因而越之，故不可下也。若膈上有寒饮，但干呕有声而无物出，此为少阴寒虚之饮，非胸中寒实之饮也，故不可吐，惟急温之，宜四逆汤或理中汤加丁香、吴茱萸亦可也。

**【集注】**程知曰：此言少阴饮吐，为肾邪上逆，当温不当吐也。欲吐不吐，阴邪上逆之证也。若始得病时，邪未深入，其手足但寒而不厥，脉但弦迟而不沉细，则为邪实胸中，寒尚在表，属于阳分，当吐而不当下。吐者有物，呕则无物，两者须辨。若膈上有寒饮，但见干呕而不能吐出，则是阴寒上逆，当温而不当吐也。曰急温者，明不温则见厥逆无脉诸变证也。

程应旄曰：寒在胸中，法不可下，而属实邪，但从吐法一吐，而阳气得通，吐法便是温法。若膈上有寒饮干呕者，虚寒从下而上，阻留其饮于胸中，究非胸中之病也，直从四逆汤，急温其下可矣。

**少阴病，脉微细沉，但欲卧，汗出不烦，自欲吐，至五六日，自利，复烦躁不得卧寐者，死。**

**【注】**此发明上条，互详脉证，失于急温致变之义也。脉微细沉、但欲卧，少阴寒也。当无汗，今反汗出不烦，乃少阴亡阳也。且自欲吐，阴寒之邪上逆，正当急温。失此不治，因循至五六日，加之自利，复烦躁不得卧寐者，此少阴肾中真阳扰乱，外越欲绝之死证。此时即温之，亦无及矣。

**【集注】**方有执曰：脉微沉细，但欲卧，少阴本病也。汗出而不作烦热，无阳也。欲吐，经中之邪不退也。自利，脏病进也。更复烦躁不得卧寐者，阳欲绝而扰乱不宁也。

程应旄曰：今时论治者，不至于恶寒蜷卧、四肢逆冷等证叠见，则不敢温。不知证已到此，温之何及？况诸证有至死不一见者，则盍于本论中之要旨，一一申详之：少阴病，脉必沉而微细，论中首揭此，盖已示人以可温之脉矣。少阴病，但欲卧，论中又已示人以可温之证矣。汗出，在阳经不可温，在少阴宜急温，论中又切示人以亡阳之故矣。况复有不烦、自欲吐，阴邪上逆之证乎？则真武、四逆，诚不啻三年之艾矣。乃不知预为绸缪，延缓至五六日，前欲吐，今且利矣；前不烦，今烦且躁矣；前欲卧，今不得卧矣。阳虚扰乱，阴盛转加，焉有不死者乎？

**少阴病，二三日不已，至四五日，腹痛，小便不利，四肢沉重疼痛，自下利者，此为有水气。其人或咳，或小便不利，或下利，或呕者，真武汤主之。**

**【注】**论中心下有水气，发热有汗，烦渴引饮，小便不利者，属太阳中风，五苓散证也。发热无汗，干呕不渴，小便不利者，属太阳伤寒，小青龙汤证也。今少阴病，二三日不已，至四五日腹痛下利，阴寒深矣。设小便利，是纯寒而无水，乃附子汤证也。今小便不利，或咳或呕，此为阴寒兼有水气之证。故水寒之气，外攻于表，则四肢沉重疼痛；内盛于里，则腹痛自利也；水气停于上焦胸肺，则咳喘而不能卧；停于中焦胃腑，则呕而或下利；停于下焦膀胱，则小便不利，而或少腹满。种种

诸证，总不外乎阴寒之水。而不用五苓者，以非表热之饮也；不用小青龙者，以非表寒之饮也。故惟主以真武汤，温寒以制水也。

**【集注】**喻昌曰：《太阳篇》中，厥逆、筋惕肉瞤而亡阳，用真武矣。兹少阴之水湿上逆，仍用真武以镇摄之，可见太阳膀胱与少阴肾，一脏一腑，同为寒水。腑邪为阳邪，借用麻、桂为青龙；脏邪为阴邪，借用附子为真武。

**真武汤方**

茯苓三两　芍药三两　生姜切，三两　白术二两　附子炮，去皮，破八片。一枚

上五味，以水八升，煮取三升，去滓，温服七合，日三服。

若咳者，加五味子半升，细辛、干姜各一两。若小便利者，去茯苓。若下利者，去芍药，加干姜二两。若呕者，去附子加生姜，足前成半斤。

**【方解】**小青龙汤，治表不解，有水气，中外皆寒实之病也；真武汤，治表已解，有水气，中外皆寒虚之病也。真武者，北方司水之神也，以之名汤者，赖以镇水之义也。夫人一身制水者，脾也；主水者，肾也；肾为胃关，聚水而从其类者。倘肾中无阳，则脾之枢机虽运，而肾之关门不开，水虽欲行，孰为之主？故水无主制，泛溢妄行而有是证也。用附子之辛热，壮肾之元阳，而水有所主矣；白术之苦燥，建立中土，而水有所制矣；生姜之辛散，佐附子以补阳，温中有散水之意；茯苓之淡渗，佐白术以健土，制水之中有利水之道焉。而尤妙在芍药之酸敛，加于制水、主水药中，一以泻水，使子盗母虚，得免妄行之患；一以敛阳，使归根于阴，更无飞越之虞。孰谓寒阴之品，无益于阳乎？而昧者不知承制之理，论中误服青龙发汗亡阳，用此汤者，亦此义也。然下利减芍药者，以其阳不外散也；加干姜者，以其温中胜寒也。水寒伤肺则咳，加细辛、干姜者，散水寒也。加五味子者，收肺气也。小便利者去茯苓，以其虽寒而水不能停也。呕者，去附子倍生姜，以其病非下焦，水停于胃也。所以不须温肾以行水，只当温胃以散水。佐生姜者，功能止呕也。

**【集解】**程知曰：白通、通脉、真武，皆为少阴下利而设。白通四证，附子皆生用，惟真武一证熟用者，盖附子生用则温经散寒，炮熟则温中去饮。白通诸汤以通阳为重，真武汤以益阳为先，故用药有轻重之

殊。干姜能佐生附以温经，生姜能资熟附以散饮也。

张璐曰：按真武汤方本治少阴病，水饮内结，所以首推术、附，兼茯苓、生姜之运脾渗水为务，此人所易明也。至用芍药之微旨，非仲景不能。盖此证虽曰少阴本病，而实缘水饮内蓄，所以腹痛自利，四肢疼重，而小便反不利也。若极虚极寒，则小便必清白无禁矣，安有反不利之理哉！此证不但真阳不足，真阴亦必素亏，或阴中伏有阳邪所致，若不用芍药固护其阴，岂能胜附子之雄烈乎？

**病人身大热，反欲得衣者，热在皮肤，寒在骨髓也；身大寒，反不欲近衣者，寒在皮肤，热在骨髓也。**

**【注】**身体为表，脏腑为里，此以内外分表里也。皮肤为表，骨髓为里；六腑为表，五脏为里，此以身体之浅深，脏腑之阴阳分表里也。病人，已病之人也。身大热，谓通身内外皆热，三阳证也。反欲得近衣者，乃是假热，虽在皮肤之浅，而真寒实在骨髓之深，阴极似阳证也。身大寒，谓通身内外皆寒，三阴证也。反不欲近衣者，乃是假寒，虽在皮肤之浅，而真热实在骨髓之深，阳极似阴证也。

**【按】**此以人之苦欲，测其寒热真假，而定阴阳之证也。当与少阴、厥阴病论中表热里寒、里热表寒、脉滑而厥、恶寒不欲近衣、口燥咽干等条参看。

**【集注】**成无己曰：皮肤言浅，骨髓言深；皮肤言外，骨髓言内。身热欲近衣，表热里寒也；身寒不欲近衣，表寒里热也。大抵表热里寒，脉必沉迟；里热表寒，脉必滑数。须当辨之。

郑重光曰：皮肤者，骨髓之外，浮浅之分也；骨髓者，皮肤之内，沉深之分也。欲得近衣，借外以御内，此真寒也；体有著而成忤，不在衣之厚薄，此假寒也。不察人之苦欲，何以测其真寒、真热而定标本乎？

**少阴病，下利清谷，里寒外热，手足厥逆，脉微欲绝，身反不恶寒，其人面色赤，或腹痛，或干呕，或咽痛，或利止脉不出者，通脉四逆汤主之。**

**【注】**少阴肾也，肾象乎坎。一阳陷于二阴之中，二阴若盛，则一阳必衰，阴邪始得内侵，孤阳因之而外越也。下利清谷，手足厥冷，脉

微欲绝，里阴盛极也；身反不恶寒，面色反赤，其外反热，格阳于外也。故虽有腹痛、干呕、咽痛等证，亦当仿白通汤之法，加葱于四逆汤中，以消其阴，而复其阳可也。

**【集注】**程应旄曰：热因寒格，无论腹痛、干呕、咽痛，皆下利中格阳之证。即使利止，而脉仍前，欲绝不出，亦不得谓里寒已退，辄妄治其外热也。须循四逆汤例，消阴翳于下部，但加葱白，宣阳气于下焦，使阳气通而脉亦出，始为真愈。

林澜曰：格，拒格也，亦曰"隔阳"，阴阳隔离也。又曰"戴阳"，浮于上如戴也。夫真寒入里，阴气未有不盛者。然其剧，不过阳愈微阴愈盛耳！

**通脉四逆汤方**

甘草炙，二两　干姜三两，强人可四两　附子生用，去皮，破八片。大者一枚

上三味，以水三升，煮取一升二合，去滓，分温再服，其脉即出者愈。

面色赤者，加葱九茎。腹中痛者，去葱加芍药二两。呕者，加生姜二两。咽痛者，去芍药加桔梗一两。利止脉不出者，去桔梗加人参二两。病皆与方相应者，乃服之。

**【方解】**论中扶阳抑阴之剂，中寒阳微不能外达，主以四逆；中外俱寒，阳气虚甚，主以附子；阴盛于下，格阳于上，主以白通；阴盛于内，格阳于外，主以通脉。是则可知四逆运行阳气者也，附子温补阳气者也，白通宣通上下之阳者也，通脉通达内外之阳者也。今脉微欲绝，里寒外热，是肾中阴盛，格阳于外，故主之也。倍干姜，加甘草佐附子，易名通脉四逆汤者，以其能大壮元阳，主持中外，共招外热返之于内。盖此时生气已离，亡在俄顷，若以柔缓之甘草为君，何能疾呼外阳？故易以干姜。然必加甘草与干姜等分者，恐涣漫之余，姜、附之猛，不能安养元气，所谓有制之师也。若面赤者，加葱以通格上之阳。腹痛者，加芍药以和在里之阴。呕逆者，加生姜以止呕。咽痛者，加桔梗以利咽。利止脉不出气少者，俱倍人参，以生元气而复脉也。

**少阴病，吐利，手足不逆冷，反发热者，不死。脉不至者，灸少阴七壮。**

【注】少阴吐利，法当逆冷，今不逆冷反发热者，是阳未衰，故曰不死。若脉不至，虽有外热，恐是假热，须防阳脱，宜急灸少阴，速通其阳，则脉可复也。

【集注】程知曰：前条通脉四逆汤是里寒外热，手足逆冷，而脉不至者也。此条用灸法是里寒外热，手足不逆冷，而脉不至者也。少阴动脉，在足内踝。

喻昌曰：前条背恶寒之证，灸后用附子汤，阴寒内凝，非一灸所能胜也。此条手足反热，只是阴内阳外，故但灸本经，引之内入，不必更用温药也。

汪琥曰：经云：肾之原出于太溪，灸少阴七壮，当灸太溪。二穴在内踝后跟骨动脉陷中。

少阴病，吐利，手足逆冷，烦躁欲死者，吴茱萸汤主之。

【注】名曰少阴病，主厥阴药者，以少阴、厥阴多合病，证同情异，而治别也。少阴有吐利，厥阴亦有吐利；少阴有厥逆，厥阴亦有厥逆；少阴有烦躁，厥阴亦有烦躁。此合病而证同者也。少阴之厥有微甚，厥阴之厥有寒热；少阴之烦躁则多躁，厥阴之烦躁则多烦。盖少阴之病，多阴盛格阳，故主以四逆之姜、附，逐阴以回阳也；厥阴之病，多阴盛郁阳，故主以吴茱萸之辛烈，迅散以通阳也。此情异而治别者也。今吐而不吐蛔，手足厥冷，故以少阴病名之也。盖厥冷不过肘膝，多烦而躁欲死，故属厥阴病主治也。所以不用四逆汤，而用吴茱萸汤也。

【集注】程知曰：吐利，阴邪在里，上干脾胃也；厥冷，阳不温于四肢也；烦而躁，则阴盛之极，至于阳气暴露扰乱不宁也。证至此，几濒危矣。非茱萸之辛温，无以降阴气之上逆；非人参、姜、枣之甘温，无以培中土而制肾邪也。躁烦与烦躁亦有别，躁者阴躁，烦者阳烦。躁烦者，言自躁而烦，是阴邪已外逼也；烦躁者，言自烦而躁，是阳气犹内争也。其轻重浅深之别，学者宜详审之。

程应旄曰：温法原为阴寒而设。故真寒类多假热，凡阴盛格阳，阴证似阳等，皆少阴蛊惑人耳目处。须从假处勘出真来，方不为之牵制。如吐利而见厥冷，是胃阳衰而肾阴并入也。谁不知为寒者，顾反见烦躁欲死之证以诳之，是皆阳被阴拒而置身无地，故有此象。吴茱萸汤挟木力以益火势，则土得温而水寒却矣。

**吴茱萸汤方**

吴茱萸一升　人参三两　生姜一两　大枣十二枚

上四味，以水七升，煮取二升，温服七合，日三服。

【集解】罗天益曰：仲景之法，于少阴则重固元阳，于厥阴则重固生气。厥阴肝木虽为两阴交尽，而一阳之真气，实起其中。此之生气一虚，则三阴浊气直逼中上，不惟本经诸证悉具，将阳明之健运失职，以致少阴之真阳浮露，而吐利厥逆，烦躁欲死，食谷欲呕，种种丛生矣。吴茱萸得东方震气，辛苦大热，能达木郁，直入厥阴，降其阴盛之浊气，用以为君；人参秉中和正气，甘温大补，能接天真，挽回性命，升其垂绝之生气，用以为臣；佐姜、枣和胃而行四末。斯则震坤合德，木土不害，一阳之妙用成，而三阴之间无非生生之气矣。诸证有不退者乎？

方有执曰：吐则伤阳，利则损阴。厥冷者，阴损而逆也；烦躁者，阳伤而乱也。茱萸辛温，散寒暖胃而止呕；人参甘温，益阳固本而补中；大枣助胃益脾；生姜呕家圣药。故四物者，为温中降逆之所须也。

**少阴病，吐利，躁烦，四逆者，死。**

【注】此承上条互明其义，以别可治不可治也。此条吐利、烦躁、厥逆，皆与上条同，一用吴茱萸汤治之，一曰死不治者，何也？盖以少阴烦躁，多躁少烦，躁者阴也；厥阴烦躁，多烦少躁，烦者阳也。厥阴手足厥冷，不过肘膝，微阳未绝，故可治也；少阴四肢逆冷，不能回温，独阴不化，故曰死也。

【集注】程应旄曰：由吐利而躁烦，阴阳离脱而扰乱可知。加之四逆，其阳绝矣，不死何待？使早知温中，宁有此乎？

张璐曰：此条与上条不殊，何彼可治，而此不可治耶？必是已用温中不愈，转加躁烦，故主死耳。

**少阴病，恶寒身蜷而利，手足厥冷者，不治。**

【注】此互详上条手足逆冷不治之义也。恶寒身蜷而卧，虽系少阴证，而不至于死。若下利不止，手足逆冷不回，是有阴无阳，即不吐利躁烦，亦不可治也。

【集注】喻昌曰：阴盛无阳，即用四逆等法，回阳气于无何有之乡，其不能回者多矣，故曰不治。

少阴病，四逆，恶寒而身蜷，脉不至，不烦而躁者，死。

【注】此总承上三条，以明不治之死证也。四逆，谓四肢逆冷，过肘膝而不回也。表阳虚，故恶寒也。阴主屈，故蜷卧不伸也。脉不至，则生气已绝，若有烦无躁，是尚有可回之阳，今不烦而躁，则是有阴无阳，故曰死也。

【集注】程应旄曰：诸阴邪具见，而脉又不至，阳先绝矣。不烦而躁，孤阴无附，将自尽也。经曰：阴气者，静则神藏，躁则消亡。盖躁则阴藏之神外亡也，亡则死矣。使早知复脉以通阳，宁有此乎？

少阴病，下利，脉微涩，呕而汗出，必数更衣，反少者，当温其上，灸之。

【注】脉微，阳虚也。涩，血少也。必数更衣者，下利勤也。反少者，欲下而反少也，即今之阳虚血少，里急后重，下利病也。呕而汗出者，阴盛于内，上逆而作呕也。阳虚失护，故汗出也。当温其上，宜灸之。

【集注】程应旄曰：少阴病下利，阳微可知，乃其脉微而且涩，则不但阳微而阴且竭矣。阳微故阴邪逆上而呕，阴竭故汗出而勤。努责一法之中，既欲助阳，兼欲护阴，则四逆、附子辈，俱难用矣。惟灸顶上百会穴以温之，既可代姜、附辈之助阳而行上，更可避姜、附辈之辛窜而燥下，故下利可止，究于阴血无伤。可见病在少阴，不可以难用温者，遂弃夫温也。

汪琥曰：按此条论，仲景不言当灸何穴。《脉经》云：灸厥阴俞。常器之曰：灸太冲。皆误。郭雍曰：灸太溪。虽系少阴经穴，亦误。仲景曰：宜温其上。方有执曰：上，谓顶，百会穴是也。《图经》云：一名三阳五会，在前顶后一寸五分，顶中央。原治小儿脱肛久不差，可灸七壮。此条亦灸之者，升举其阳以调夫阴也。

少阴病，下利止而头眩，时时自冒者，死。

【注】少阴病利止，若胃和能食，神清气爽，是为欲愈也。今利止头眩，时时昏冒不省，是气脱神去，故下利虽止，仍主死也。

【集注】方有执曰：头眩，俗谓昏晕也。诸阳在头，下利止而头眩者，阳无依附，浮越于外，神气散乱，故时时自冒也，死可知矣。

张锡驹曰：此条死证，全在头眩、自冒上看出，若利止而头不眩不冒，此中已和矣，安能死乎？

张璐曰：人身阴阳相为依附者也。阴亡于下，则诸阳之上聚于头者，纷然而动，所以头眩时时自冒，阳脱于上而主死也。可见阳回利止则生，阴尽利止则死矣。

汪琥曰：下利止，则病当愈，今者反为死候，非阳回而利止，乃阳脱而利尽也。

**少阴病六七日，息高者，死。**

【注】少阴病但欲寐，息平气和，顺也。今息高气促，逆也。凡病卧而息高气促者，多死。

【集注】喻昌曰："六七日"字，辨证最细。盖经传少阴而息高，与二三日太阳作喘之表证迥殊也。

程知曰：肾为生气之源，息高则真气散走于胸中，不能复归于气海，故主死也。

程应旄曰：夫肺主气，而肾为生气之源，盖呼吸之门也，关系人之死生者最巨。息高者，生气已绝于下，而不复纳，故游息仅呼于上，而无所吸也。死虽成于六七日之后，而机自兆于六七日之前。既值少阴受病，何不预为固护，预为提防，致令真阳涣散而无可复返乎？凡条中首既谆谆禁汗，继即急急重温，无非见及此耳！

魏荔彤曰：七日之久，息高气逆者，与时时自冒，同一上脱也。一眩冒而阳升不返，一息高而气根已铲，同一理而分见其证者也，故仲景俱以死期之。

**少阴病，脉细沉数，病为在里，不可发汗。**

【注】少阴病但欲寐，若脉细沉微，是邪从寒化也。今脉细沉数，乃邪从热化也。即有发热，亦是将转属阳明，非若前所言少阴病，始得之，反发热、脉沉不数，宜麻黄附子细辛汤发汗者可比也。故曰：病为在里，不可发汗。

【集注】程知曰：言热邪在里，有发汗之禁也。少阴之脉微细，其常也。乃沉而加之以数，正为热邪在里之征。发汗则动经而增燥热，有夺血之变矣。

郑重光曰：脉细沉而数，里有伏阳矣，故曰病为在里。乃热邪传里之证，断不可发汗，发汗则动经气，而有亡血之变。少阴发热脉沉，是病为在表，以无里证，故可发汗。若脉浮而迟，表热里寒，下利清谷，是迟为无阳，病为在里，又不得以浮为在表而发汗也。要知，阴中有阳，沉亦可汗；阳中有阴，浮亦当温。此条脉细沉数，数则为热，沉为在里，此阳邪入里，故以发汗而示戒也。

少阴病，但厥无汗，而强发之，必动其血。未知从何道出，或从口鼻，或从目出者，是名下厥上竭，为难治。

【注】此条申明强发少阴热邪之汗，则有动血之变也。少阴病脉细沉数，加之以厥，亦为热厥。阴本无汗，即使无汗，亦不宜发汗。若发其汗，是为强发少阴热邪之汗也。不当发而强发之，益助少阴之热，炎炎沸腾，必动其本经之血。或从口鼻，或从目出，是名下厥上竭。下厥者，少阴热厥于下也；上竭者，少阴血竭于上也，故为难治。

【集注】张璐曰：强责少阴汗，而动其血，势必逆行而上，出阳窍，以发汗皆阳药故也。

程应旄曰：五液皆主于肾，强发少阴之汗，周身之气皆逆，血随奔气之促逼而见，故不知从何道而出也。

沈明宗曰：少阴病但厥无汗，其病在里，当以四逆散，和阴散邪，其病自退，而厥自愈矣。岂可强发其汗耶！

魏荔彤曰：厥而有汗，乃内寒迫阳外亡之象，故为寒化。阴邪无汗而厥，则热邪伏于里而不外越，邪热内耗也，斯可议为热化阳邪无疑矣。

少阴病，咳而下利，谵语者，被火气劫故也，小便必难，以强责少阴汗也。

【注】少阴属肾，主水者也。少阴受邪，不能主水，上攻则咳，下攻则利。邪从寒化，真武汤证也；邪从热化，猪苓汤证也。今被火气劫汗，则从热化而转属于胃，故发谵语；津液内竭，故小便难，是皆由强发少阴之汗故也。欲救其阴，白虎、猪苓二汤，择而用之可耳！

【集注】方有执曰：强责，谓过求也。小便与汗，皆血液也。少阴少血，劫汗夺血，则小便为之涸竭，故难也。

少阴病，下利六七日，咳而呕渴，心烦不得眠者，猪苓汤主之。

【注】凡少阴下利清谷，咳呕不渴，属寒饮也。今少阴病六七日，下利黏秽，咳而呕，渴烦不得眠，是少阴热饮为病也。饮热相抟，上攻则咳，中攻则呕，下攻则利；热耗津液，故渴；热扰于心，故烦不得眠。宜猪苓汤利水滋燥，饮热之证，皆可愈矣。

【集注】赵嗣真曰：少阴咳而下利，呕渴心烦不眠，及厥阴下利欲饮水者，是皆传邪之热，脉必沉细数，故以黄连、滑石等清利之。其少阴自利而渴，欲吐不吐，心中烦，但欲寐，小便色白者，是本经阴邪之寒也，脉必沉微，故以附子、干姜温之。

汪琥曰：下利咳而呕渴，心烦不得眠，焉知非少阳、阳明之病？然少阳、阳明若见此证，为里实，脉必弦大而长，此病脉必微细，故知其为少阴之病无疑也。

林澜曰：下利则邪并于下矣。其呕而且咳何也？盖至六七日，渴而心烦不眠，则传邪之上客者又盛，渴则必恣饮，多饮必停水，是邪热既不能解，而水蓄之证复作也。热邪传陷之下利，非阴寒吐利并作之可比。呕而渴者，盖先呕后渴，为邪欲解；先渴后呕，多为水停，况又有水寒射肺为咳之可兼察乎？以是知必有夹饮于内耳。

沈明宗曰：黄连阿胶汤之心烦不得眠，较此条颇同而治异，何也？盖此条乃少阴风热，转入阳明而致下利，故以猪苓汤驱导水邪，还从膀胱而去，急救胃中津液为主；彼条之心烦不得眠而无下利，乃肾水枯少，故用黄连阿胶汤滋阴清火，急救肾阴为主也。

魏荔彤曰：咳而咽不痛，渴而口不干，则知邪虽为传经而入之热，惟其有水饮相混，故热势不能甚肆。其猛烈虽上冲为咳呕，而不致咽痛，隔阻正津为口渴，而不致干燥，兼以心烦不得眠，于少阴但欲寐，阴证中见阳证，岂非传经之热兼水湿者乎？其所以不发黄者，以少阴病原有下利，湿不能留，热不能蓄故也。由此观之，热邪兼水饮昭然矣。

少阴病，四逆，其人或咳，或悸，或小便不利，或腹中痛，或泄利下重者，四逆散主之。

【注】凡少阴四逆，虽属阴盛不能外温，然亦有阳为阴郁，不得宣达而令四肢逆冷者，故有或咳、或悸、或小便不利，或腹中痛、泄利下重

诸证也。今但四逆而无诸寒热证，是既无可温之寒，又无可下之热，惟宜疏畅其阳，故用四逆散主之。

【集注】李中梓曰：按少阴用药，有阴阳之分，如阴寒而四逆者，非姜、附不能疗。此证虽云四逆，必不甚冷，或指头微温，或脉不沉微，乃阴中涵阳之证。惟气不宣通，是以逆冷，故以柴胡凉表，芍药清中。此本肝胆之剂，而少阴用之者，为水木同源也。以枳实利七冲之门，以甘草和三焦之气，气机宣通，而四逆可痊矣。

程知曰：盖伤寒以阳为主，四逆有阴进之象，下之则阳益亏陷而不出。故经谓诸热邪传经至于手足逆冷最难辨认，谓为寒深于里，则无脉微欲绝之象；谓为热深于里，则无烦渴之证。盖只是热邪入结于里，而阳气不得顺行于四肢也。此证当用和解，不当用寒下，故经中用剂之轻少者，无如此方，则其轻缓解散之义可见矣。

程应旄曰：初得之四逆，固非热证，亦非深寒。咳悸而或小便不利，既似乎水蓄，腹痛泄利，又似乎寒凝。其中更兼下重一证，得毋气滞在趺阳，而经络失宣通也耶！

汪琥曰：四逆散，乃阳邪传变而入阴经，是解传经之邪，非治阴寒也。凡阳热之极，六脉细弱，语言轻微，神色懒静，手足清温，有似阴证。而大便结小便数，齿燥舌苔，其热已伏于内，必发热也。若用热药，则内热愈炽；用凉药，则热被寒束而不得散。法惟宜和表解肌，疏通气血，而里热自除。此仲景四逆散所由设也。

**四逆散方**

甘草炙　枳实破，水渍，炙干　柴胡　芍药

上四味，各十分，捣筛，白饮和服方寸匕，日三服。

咳者，加五味子、干姜各五分，并主下利。悸者，加桂枝五分。小便不利者，加茯苓五分。腹中痛者，加附子一枚，炮令坼[1]。泻利下重者，先以水五升，煮薤白三升，煮取三升，去滓，以散三方寸匕，内汤中，煮取一升半，分温再服。

【方解】方名四逆散，与四逆汤均治手足逆冷，但四逆汤治阴邪寒

[1] 坼（chè 彻）：裂开。

厥，此则治阳邪热厥。热厥者，三阳传厥阴合病也。太阳厥阴，麻黄升麻汤、甘草干姜汤证也；阳明厥阴，白虎汤、大承气汤证也。此则少阳厥阴，故君柴胡以疏肝之阳，臣芍药以泻肝之阴，佐甘草以缓肝之气，使枳实以破肝之逆。三物得柴胡，能外走少阳之阳，内走厥阴之阴，则肝胆疏泄之性遂，而厥可通也。或咳或下利者，邪饮上下为病，加五味子、干姜，温中以散饮也。或悸者，饮停侮心，加桂枝通阳以益心也。或小便不利者，饮蓄膀胱，加茯苓利水以导饮也。或腹中痛者，寒凝于里，加附子温中以定痛也。或泻利下重者，寒热郁结，加薤白开结以疏寒热也。

【集解】方有执曰：人之四肢，温和为顺，故以不温和为逆。但不温和而未至于厥冷，则热犹未深入也，故用柴胡以解之，枳实以泻之，芍药以收之，甘草以和之也。

少阴病，下利，若利自止，恶寒而蜷卧，手足温者，可治。

【注】少阴病，恶寒厥冷下利不止者，阴寒盛也。今下利能自止，手足能自温，虽见恶寒蜷卧，乃阴退阳回之兆，故曰可治。

【集注】程应旄曰：少阴病，下利而利自止，则阴寒亦得下祛，而又不致于脱，虽有恶寒蜷卧不善之证，但使手足温者，阳气有挽回之机，故可温而救之也。

沈明宗曰：手足温者，乃真阳未离，急用白通、四逆之类，温经散寒，则邪退而真阳复矣，故曰可治。

少阴病，恶寒而蜷，时自烦，欲去衣被者，可治。

【注】少阴病，恶寒而蜷，阴寒证也。若时自烦欲去衣被者，此阳回阴退之征，故曰可治。

少阴病，得之二三日以上，心中烦，不得卧，黄连阿胶汤主之。

【注】此承上条以出其治也。少阴病，得之二三日以上，谓或四五日也。言以二三日，少阴之但欲寐，至四五日，反变为心中烦不得卧，且无下利清谷咳而呕之证，知非寒也，是以不用白通汤；非饮也，亦不用猪苓汤；乃热也，故主以黄连阿胶汤，使少阴不受燔灼，自可愈也。

【集注】程知曰：二三日邪在少阴，四五日已转属阳明，故无呕利厥逆诸证。而心烦不得卧者，是阳明之热内扰少阴，故不欲寐也，当以解热滋阴为主治也。

**黄连阿胶汤方**

黄连四两　黄芩二两　芍药二两　鸡子黄二枚　阿胶三两

上五味，以水六升，先煮三物，取二升，去滓，内胶烊尽，小冷，内鸡子黄，搅令相得，温服七合，日三服。

**【集解】**柯琴曰：此少阴之泻心汤也。凡泻心必借连、芩，而导引有阴阳之别。病在三阳，胃中不和，而心下痞硬者，虚则加参、甘补之，实则加大黄下之。病在少阴，而心中烦不得卧者，既不得用参、甘以助阳，亦不得用大黄以伤胃也。故用芩、连以直折心火；用阿胶以补肾阴；鸡子黄佐芩、连，于泻心中补心血；芍药佐阿胶，于补阴中敛阴气。斯则心肾交合，水升火降，是以扶阴泻阳之方，而变为滋阴和阳之剂也。是则少阴之火，各归其部，心中之烦、不得眠可除矣。经曰：阴平阳秘，精神乃治。斯方之谓欤！

少阴病，下利咽痛，胸满心烦，猪肤汤主之。

**【注】**身温腹满下利，太阴证也；身寒欲寐下利，少阴证也。身热不眠咽痛，热邪也；身寒欲寐咽痛，寒邪也。今身寒欲寐，下利咽痛，与胸满心烦之证并见，是少阴热邪也。少阴之脉，循喉咙；其支者，从肺出络心，注胸中，是以少阴之热邪上逆，则所过之处无不病也。以猪肤汤主之，解少阴上焦之热，兼止下焦之利也。

**【集注】**喻昌曰：下利咽痛，胸满心烦，此少阴热邪充斥上下中间，无所不到。寒下之药，不可用矣，故立猪肤汤一法也。盖阳微者，用附子温经；阴竭者，用猪肤润燥。温经润燥中，同具散邪之义也。

**猪肤汤方**

猪肤一斤

上一味，以水一斗，煮取五升，去滓，加白蜜一升，白粉[1]五合，熬香，和令相得，温分六服。

**【方解】**猪肤者，乃革外之肤皮也。其体轻，其味咸，轻则能散，咸则入肾，故治少阴咽痛，是于解热中寓散之意也。

---

[1] 白粉：即白米粉。稻曰白，黍曰黑。《周礼·天官·笾人》："其实麷蕡白黑。"

【集解】成无已曰：猪，水畜也。其气先入肾，解少阴之客热。加蜜以润燥除烦，白粉以益气断利也。

**少阴病二三日，咽痛者，可与甘草汤；不差，与桔梗汤。**

【注】少阴病二三日，咽痛无他证者，乃少阴经客热之微邪，可与甘草汤缓泻其少阴之热也。若不愈者，与桔梗汤，即甘草汤加桔梗以开郁热。不用苦寒者，恐其热郁于阴经也。

【集注】喻昌曰：用甘草者，和缓其势；用桔梗者，开提其邪也。此在二三日，他证未具，故可用之。若五六日，则少阴之下利、呕逆诸证皆起，此法又未可用矣。

**甘草汤方**

甘草二两

上一味，以水三升，煮取一升半，去滓，温服七合，日二服。

**桔梗汤方**

桔梗一两　甘草二两

上二味，以水三升，煮取一升，去滓，温分再服。

**少阴病，咽中痛，半夏散及汤主之。**

【注】少阴病咽痛者，谓或左或右，一处痛也。咽中痛者，谓咽中皆痛也，较之咽痛而有甚焉。甚则涎缠于咽中，故主以半夏散，散风邪以逐涎也。

【集注】方有执曰：此以风邪热甚，痰上壅而痹痛者言也。故主之以桂枝祛风也，佐之以半夏消痰也，和之以甘草除热也。三物者，是又为咽痛之一治法也。

**半夏散及汤方**

半夏洗　桂枝　甘草炙。各等分

上三味，各别捣筛已，合治之，白饮和服方寸匕，日三服。若不能散服者，以水一升，煎七沸，内散两方寸匕，更煮三沸，下火令小冷，少少咽之。半夏有毒，似不当散服。

**少阴病，咽中伤生疮，不能语言，声不出者，苦酒汤主之。**

【注】少阴病，咽痛不愈，若剧者，咽中为痛所伤，渐乃生疮，不能言语，声音不出，所必然也。以苦酒汤主之，用半夏涤涎，蛋清敛疮，

苦酒消肿，则咽清而声出也。

【集注】程知曰：咽痛忌汗、忌寒下，故甘草、桔梗、苦酒三方，皆用和解之法。惟半夏散及汤，在前条为辛散温解之法也。

**苦酒汤方**

半夏洗，破如枣核大。十四枚　鸡子去黄，内上苦酒，着鸡子壳中。一枚

上二味，内半夏，著苦酒中，以鸡子壳置刀环中，安火上，令三沸，去滓，少少含咽之，不差，更作三剂。

【集解】李杲曰：大抵少阴多咽伤、咽痛之证，古方用醋煮鸡子，主咽喉失音，取其酸收，固所宜也。半夏辛燥，何为用之？盖少阴多寒证，取其辛能发散，一发一敛，遂有理咽之功也。

程知曰：按卵白象天，卵黄象地。前黄连阿胶汤用鸡子黄，义取入肾滋阴；此苦酒汤用鸡子白，义取入肺润疮也。

少阴病八九日，一身手足尽热者，以热在膀胱，必便血也。

【注】邪传少阴，不从阴化而见寒证，亦不从阳化而见热证，是其人肾气素充，所以脏虽受邪，留连八九日，仍复传腑外散也。太阳主表，故一身手足尽热。若热还卫分，非汗不解；热还营分，非衄不解。热甚于上，则头痛、目瞑、衄血；热甚于下，则腹痛、尿难、便血，理必然也。凡热少血多，瘀成血蓄；热多血少，热迫其血，血不得蓄。今为少阴邪热，复转膀胱而伤营分，追走下窍，故便血也。

【集注】程知曰：前少阴病，手足不逆冷，反发热者不死，阳未全亏也；此八九日，一身及手足尽热，阴盛于里也。

张璐曰：少阴病，难于得热，热则阴尽阳复，故《少阴篇》中谓手足不逆冷，反发热者不死。然病至八九日，阴邪内解之时，反一身手足尽热，少阴必无此证，当是脏邪转腑，肾移热于膀胱，以膀胱主表，故一身及手足尽热也。膀胱之血，为少阴之热所逼，其趋必出阴窍，以阴主降故也。

少阴病，二三日至四五日，腹痛，小便不利，下利不止，便脓血者，桃花汤主之。

【注】少阴病二三日无阴邪之证，至四五日始腹痛、小便不利，乃少阴阳邪攻里也。若腹痛、口燥、咽干而从燥化，则为可下之证矣。今腹痛、小便不利，是热瘀于里，水无出路，势必下迫大肠而作利也。倘利

久热伤其营，营为火化，血腐为脓，则为可清之证也。今下利昼夜不止，而便脓血，则其热已随利减，而下焦滑脱可知矣，故以桃花汤主之，益中以固脱也。

【**集注**】成无已曰:《要略》云：阳证内热，则溢出鲜血；阴证内寒，则下紫黑如豚肝也。

喻昌曰：治下必先固中，中气不下坠，则滑脱无源，而自止。注家见用干姜，谓是寒邪伤胃，不知热邪夹少阴之气填塞胃中，故少佐干姜之辛以散之也。

程知曰：此下利脓血之治法也。腹痛、小便不利，少阴热邪也，而下利不止，便脓血，则证为伤血，且有中气下脱之虞矣，故用桃花汤固肠止利也。

魏荔彤曰：此证乃热在下焦，而熏蒸中焦，使气化因热郁而不行，大便因热盛而自利也。久而下利不止，将肠胃秽浊之物，如脓带血，尽随大便而下。热一日不消，利一日不止也。

沈明宗曰：此邪夹内湿凝滞血分，则便脓血也。

**桃花汤方**

赤石脂一半全用，一半筛末。一斤　干姜一两　糯米一升

上三味，以水七升，煮米令熟，去滓，温服七合，内赤石脂末方寸匕，日三服。若一服愈，余勿服。

【**方解**】少阴寒邪，多利清谷；少阴热邪，多便脓血，日久不止，关门不固，下焦滑脱矣。此方君以体膏性涩之石脂，养肠以固脱；佐以味甘多液之糯米，益气以滋中。则虽下利日久，中虚液枯，未有不愈者也。其妙尤在用干姜少许，其意不在温而在散火郁，借此以开脓血无由而化也。若一服愈，余勿服，以其黏涩之性甚也。

少阴病，下利便脓血者，桃花汤主之。

【**注**】少阴病，诸下利用温者，以其证属虚寒也。此少阴下利便脓血者，是热伤营也。而不径用苦寒者，盖以日久热随血去，肾受其邪，关门不固也，故以桃花汤主之。

少阴病，下利便脓血者，可刺。

【**注**】少阴病下利，便脓血用桃花汤不止者，热瘀于阴分也，则可刺

本经之穴，以泄其热，热去则脓血自止矣。

【集注】张璐曰：先下利日久，而后便脓血，则用桃花汤；若不先下利，而下利便脓血，则可刺经穴。若刺经穴不愈，则当从事白头翁汤。设更咽干、心烦不得眠，则又须黄连阿胶汤为合法也。

林澜曰：刺者，泻其经气而宣通之也。下利便脓血，既主桃花汤矣，此复云可刺者，如痞证利不止，复利其小便，与五苓散以救石脂禹余粮之穷。故此一刺，亦以辅桃花汤之所不逮也。

**少阴病，得之二三日，口燥咽干者，急下之，宜大承气汤。**

【注】邪至少阴二三日，即口燥咽干者，必其人胃火素盛，肾水素亏，当以大承气汤，急泻胃火以救肾水。若复迁延时日，肾水告竭，其阴必亡，虽下无及矣。

【集注】成无己曰：与大承气汤急下之以全肾，何也？经云：三阴经受病已入于腑者，可下而已，则是上条少阴病，乃入腑证也。少阴邪热已转属于腑，胃腑实热消灼肾水，故口燥咽干，用大承气以泻腑，而实热自除。且少阴之脏本肾属水，胃腑属土，泻土所以救水也。

方有执曰：口燥咽干者，少阴之脉，循喉咙夹舌本，邪热客于其经，而肾水为之枯竭也。然水干则土燥，土燥则水愈干，所以急于下也。

张璐曰：按少阴急下三证，一属传经热邪亢极，一属热邪转入胃腑，一属温热发自少阴，皆刻不容缓之证。故当急救欲绝之肾水，与阳明急下三法，同源异派。

汪琥曰：少阴病得之二三日者，非才得病二三日即口燥咽干，谓少阴口燥咽干之病，已得之二三日也。

**少阴病，自利清水，色纯青，心下必痛，口干燥者，急下之，宜大承气汤。**

【注】少阴病自利清水，谓下利无糟粕也。色纯青，谓所下者皆污水也。下无糟粕，纯是污水，此属少阴实热，所以心下必痛，口燥咽干，其为少阴急下之证无疑矣。故当急下之，宜大承气汤。

【集注】程知曰：阳邪热结，口必干燥，设系阴邪，口中和而不燥矣，故宜急下之以救阴也。

沈明宗曰：邪传阳明，必俟大便坚硬而攻下者，乃未伤胃中津液之谓。此利清水，因少阴邪热炽盛，乘逼胃中津液，顷刻势已濒危，不得不以通因通用急夺，而救胃、肾将绝之阴也。

少阴病六七日，腹胀不大便者，急下之，宜大承气汤。

【注】少阴病六七日，腹胀不大便者，盖因其人阳气素盛，胃有宿食故也。所以传邪已入少阴，复转属阳明，而成胃实，故宜大承气汤急下之也。

【集注】张璐曰：少阴之证，自利者最多，虚寒则下利清谷，虚热则下利脓血，故多用温补。传经阳邪内结，则自利纯青水，温热病，则自利烦渴，并宜下夺清热。此以六七日不大便而腹胀，可见邪热转归阳明，而为胃实之证，所以宜急下也。

少阴中风，脉阳微阴浮者，为欲愈。

【注】少阴中风，脉若见阳浮阴弱，乃风邪传入少阴，则是其势方盛，未易言愈。今阳脉反微，阴脉反浮，阳微则外邪散而表气和，阴浮则里气胜而邪外出，故为欲愈也。

少阴病欲解时，从子至寅上。

【注】子、丑、寅阳生渐长之候也。病在少阴而解于阳生之际，所谓阳进则阴退，阴得阳而邪自解也。少阴所重在真阳，从可见矣。

音切

踡（蜷）音拳

# 卷八

## 辨厥阴病脉证并治全篇

厥阴者，阴尽阳生之脏，与少阳为表里者也。故其为病，阴阳错杂，寒热混淆，邪至其经，从化各异。若其人素偏于热，则邪从阳化，故消渴，气上撞心，心中疼热，蛔厥，口烂，咽痛，喉痹，痈脓，便血等阳证见矣。若其人素偏于寒，则邪从阴化，故手足厥冷，脉微欲绝，肤冷，脏厥，下利，除中等阴证见矣。所以少阳不解，传变厥阴而病危；厥阴病衰，转属少阳为欲愈。阴阳消长，大伏危机。兹以阴阳从化，厥热胜复之微旨，详发于篇中，俾临证者，诊治有要道焉。

厥阴之为病，消渴，气上撞心，心中疼热，饥而不欲食，食则吐蛔，下之利不止。

【注】此条总言厥阴为病之大纲也。厥阴者，为阴尽阳生之脏，邪至其经，从阴化寒，从阳化热，故其为病，阴阳错杂，寒热混淆也。消渴者，饮水多而小便少，乃厥阴热化而耗水也。厥阴之脉，起足大指，循股内入阴中，环阴器抵少腹，贯心膈。其注肺热邪，循经上逆膈中，故气上撞心，心中疼热也。饥而不欲食者，非不食也，因食则动蛔而吐，故虽饥而不欲食，食则吐蛔也。夫消渴多饮，饥不能食，则胃中所有者，但水与热耳！若更以厥阴热气，夹蛔撞疼，误认为转属阳明之实痛而下之，则胃愈虚，必下利不止矣。

【集注】成无己曰：邪自太阳传至太阴，则腹满而嗌干，未成渴也；至少阴则口燥舌干而渴，未成消也；至厥阴则成消渴者，以势甚能消水故也。又张卿子云：尝见厥阴消渴数证，舌尽红赤，厥冷脉微，渴甚，服白虎、黄连等汤，皆不能救，盖厥阴消渴，皆寒热错杂之邪，非纯阳亢热之证可比也。

魏荔彤曰：此申解厥阴传经热邪为患，历举其证，以禁误下也。伤寒之邪，传入少阴，为里中之里，及自少阴传厥阴，又为三阴之极尽处矣。阴尽处受邪，无所复传，却同少阳为升降之出路。少阳无下法，厥阴阴邪亦无下法，下之为误可知矣。首标“消渴”二字，凡热必渴，而寒湿隔阻正气，亦有渴者。然其渴虽欲饮水，必不能多，未有渴而饮，饮而仍渴，随饮随消随渴。若是者则消渴为传经之热邪，传入厥阴无疑也。

厥阴病，渴欲饮水者，少少与之，愈。

【注】厥阴病，渴欲饮水者，乃阳回欲和，求水自滋，作解之兆，当少少与之，以和其胃，胃和汗出，自可愈也。若多与之，则水反停渍入胃，必致厥利矣。

【集注】张璐曰：阳气将复，故欲饮水。而少少与之者，盖阴邪方欲解散，阳气尚未归复，若恣饮不消，反有停蓄之患矣。

汪琥曰：厥阴有消渴一证，不言自愈者，盖热甚而津液消烁，虽饮水不能胜其燥烈，乃邪气深入未愈之征也。而此条之渴欲饮水与之愈者，盖其热非消渴之比，乃邪气向外欲解之机也，两者自是不同。

伤寒，厥而心下悸，宜先治水，当服茯苓甘草汤，却治其厥。不尔，水渍入胃，必作利也。

【按】“厥而心下悸者”之下，当有“以饮水多”四字，若无此四字，乃阴盛之厥悸，非停水之厥悸矣，何以即知是水而曰宜先治水耶？

【注】伤寒厥而心下悸者，不渴引饮，乃阴盛之厥悸也。若以饮水多，乃停水之厥悸也。故宜先治水，却治其厥，当与茯苓甘草汤，即桂枝甘草汤、加茯苓、生姜也。桂枝、甘草补阳虚也，佐生姜外散寒邪，则厥可回矣，君茯苓内输水道，则悸可安矣。此先水后厥之治也。盖停水者，必小便不利，若不如是治之，则所停之水渍入胃中，必作利也。

【按】《伤寒·太阳篇》，汗出表未和，小便不利，此条伤寒表未解，厥而心下悸，二证皆用茯苓甘草汤者，盖因二者见证虽不同，而里无热、表未和，停水则同也。故一用之谐和荣卫以利水，一用之解表通阳以利水，无不可也。此证虽不曰小便不利，而小便不利之意自在。若小便利则水不停，而厥悸属阴寒矣，岂宜发表利水耶！

【集注】方有执曰：《金匮》云：水停心下，甚则悸者，是悸为水甚，而厥则寒甚也。寒无象而水有形，水去则寒消，而厥亦愈。入胃者，水能渗土也。

喻昌曰：《太阳篇》中饮水多者，心下必悸，故此厥而心下悸者，明系饮水所致。所以乘其水未渍胃，先用茯苓甘草汤治水，以清下利之源，后乃治厥，庶不致厥与利相因耳！

程应旄曰：寒因水停而作厥者，其证以心下悸为验。厥阴有此，多因消渴得之。水其本也，寒其标也，不先水而先厥，且防水渍入胃，敢下之乎？

汪琥曰：厥而心下悸者，明系饮水多，寒饮留于心下，胸中之阳，不能四布，故见厥。此非外来之寒比也，故法宜先治水，须与茯苓甘草汤。而治厥之法，即在其中矣，盖水去则厥自除也。不尔者，谓不治其水，则水渍下入于胃，必作利也。

吴人驹曰：气脉流行，不循常道，是为悖逆，名之曰厥。但厥有痰、实、寒、热、气、水之不同，此因于水者也。水气不循故道，则水之寒气上乘于心而为悸，故治水即所以去悸，而厥亦回。设或不然，则水之甚者，其土沮洳[1]，因为之利矣。

**伤寒脉微而厥，至七八日肤冷，其人躁无暂安时者，此为脏厥，非蛔厥也。蛔厥者，其人当吐蛔。今病者静，而复时烦者，此为脏寒，蛔上入其膈，故烦，须臾复止。得食而呕，又烦者，蛔闻食臭出，其人当自吐蛔。蛔厥者，乌梅丸主之，又主久利。**

【**按**】“此为脏寒”之“此”字，当是“非”字，若是“此”字，即是脏厥，与辨蛔厥之义不属。

【**注**】首条总论厥阴阳邪化热，此条详辨厥阴阴邪化寒，以明脏厥、蛔厥之不同，而出其治也。伤寒脉微而厥，厥阴脉证也。至七八日不回，手足厥冷，而更通身肤冷，躁无暂安之时者，此为厥阴阳虚阴盛之脏厥，非阴阳错杂之蛔厥也。若蛔厥者，其人当吐蛔，今病者静而复时烦，不似脏厥之躁无暂安时，知非脏寒之躁，乃蛔上膈之上也，故其烦须臾复止也。得食而吐又烦者，是蛔闻食臭而出，故又烦也。得食，蛔动而呕，蛔因呕吐而出，故曰：其人当自吐蛔也。蛔厥主以乌梅丸，又主久利者，

---

[1] 沮洳（jùrù 巨入）：低湿地带。《诗经·魏风·汾沮洳》：“彼汾沮洳，言采其莫。”孔颖达疏：“沮洳，润泽之处。”

以此药性味酸苦辛温，寒热并用，能解阴阳错杂，寒热混淆之邪也。脏厥者，宜吴茱萸汤；兼少阴者，宜四逆、通脉、附子等汤。临证者酌而用之可也。

【集注】方有执曰：脉微而厥，统言之也。肤冷，言不独手足，以见阳气内陷也。脏厥，言非在经也。

喻昌曰：脉微而厥，则阳气衰微可知，然未定其为脏厥、蛔厥也。惟肤冷而躁，无暂安时，乃为脏厥。脏厥用四逆及灸法，其厥不回者死。若蛔厥则时厥时烦，未为死候，但因此而驯至胃中，无阳则死矣。

程知曰：言厥有脏与蛔之别也。脏厥者，肾脏之阳不行也；蛔厥者，手足冷而吐蛔，胃腑之阳不行也。蛔厥者，蛔动则烦而有静时，非若脏厥之躁无暂安时也。此胃阳病而无关于肾阳，故厥虽同，而证则异也。

程应旄曰：脉微而厥，纯阴之象，征于脉矣；七八日肤冷，无阳之象，征于形矣。阴极则发躁，无暂安时。此自是少阴脏厥，为不治之证，厥阴中无此也。至于吐蛔，为厥阴本证，则蛔厥可与阴阳不相顺接者，连类而明之也。用乌梅丸名曰安蛔，实是安胃，并主久利。见阴阳不相顺接，厥而下利之证，皆可以此方括之也。

林澜曰：阳烦阴躁，烦轻躁重。于脏厥言躁，于蛔厥言烦，已具安危之异矣。脏厥者，阳气将脱，脏气欲绝而争，故脏厥为死证；若蛔厥者，脏气虚寒，而未至于绝。脏气寒，则蛔不安其宫而动，脏气虚则蛔求食而出，是以其证必吐蛔。

**乌梅丸方**

乌梅三百枚　细辛六两　干姜十两　黄连十六两　当归四两　附子去皮，炮，六两　蜀椒出汗，四两　桂枝六两　人参六两　黄柏六两

上十味，异捣筛，合治之。以苦酒渍乌梅一宿，去核，蒸之五升米下。饭熟捣成泥，和药令相得，内臼中，与蜜杵二千下，丸如梧桐子大。先食饮服十丸，日三服，稍加至二十丸。禁生冷、滑物、臭食等。

【集解】柯琴曰：六经惟厥阴为难治。其本阴，其标热；其体木，其用火。必伏其所主，而先其所因，或收，或散，或逆，或从，随所利而行之，调其中气，使之和平，是治厥阴之法也。厥阴当两阴交尽，又名阴之绝阳，宜无热矣。第其合晦朔之理，阴之初尽，即阳之初生，所以

厥阴病热，是少阳使然也。火旺则水亏，故消渴，气上撞心，心中疼热。气有余便是火也。木盛则生风，虫为风化。饥则胃中空虚，蛔闻食臭而出，故吐蛔，虽饥不欲食也。仲景立方，皆以辛甘苦味为君，不用酸收之品，而此用之者，以厥阴主肝木耳！《洪范》曰：木曰曲直，作酸。《内经》曰：木生酸。酸入肝。君乌梅之大酸，是伏其所主也。配黄连泻心而除疼，佐黄柏滋肾以除渴，先其所因也。连、柏治厥阴，阳邪则有余，不足以治阴邪也。椒、附、辛、姜大辛之品并举，不但治厥阴阴邪，且肝欲散，以辛散之也。又加桂枝、当归，是肝藏血，求其所属也。寒热杂用，则气味不和，佐以人参，调其中气。以苦酒渍乌梅，同气相求；蒸之米下，资其谷气。加蜜为丸，少与而渐加之，缓则治其本也。蛔，昆虫也。生冷之物与湿热之气相成，故药亦寒热互用。且胸中烦而吐蛔，则连、柏是寒因热用也。蛔得酸则静，得辛则伏，得苦则下，信为治虫佳剂。久利则虚，调其寒热，酸以收之，下利自止。

**伤寒六七日，脉微，手足厥冷，烦躁，灸厥阴。厥不还者，死。**

**【注】**此详申厥阴脏厥之重证也。伤寒六七日，脉微，手足厥冷，烦躁者，是厥阴阴邪之重病也。若不图之于早，为阴消阳长之计，必至于阴气寖寖[1]而盛，厥冷日深，烦躁日甚，虽用茱萸、附子、四逆等汤，恐缓不及事，惟当灸厥阴以通其阳。如手足厥冷，过时不还，是阳已亡也，故死。

**【集注】**方有执曰：灸所以通阳，阳不回，故主死也。

程知曰：六七日，为邪传厥阴之时。脉微而厥，未是危证，危在烦躁，为微阳外露耳！

程应旄曰：脉微、厥冷而烦躁，是即前条中所引脏厥之证，六七日前无是也。

汪琥曰：烦躁者，阳虚而争，乃脏中之真阳欲脱，而神气为之浮越，故作烦躁。可灸太冲穴，以太冲二穴，为足厥阴脉之所注。穴在足大指下后二寸，或一寸半陷中，可灸三壮。

**手足厥寒，脉细欲绝者，当归四逆汤主之。若其人内有久寒者，**

[1] 寖寖：渐渐，逐渐。

宜当归四逆加吴茱萸生姜汤。

【注】此详申厥阴脏厥之轻证也。手足厥寒，脉细欲绝者，厥阴阴邪寒化之脉证也。然不通身肤冷，亦不躁无暂安时者，则非阳虚阴盛之比，故不用姜、附等辈，而用当归四逆汤，和厥阴以散寒邪，调营卫以通阳气也。若其人内有久寒者，宜当归四逆汤，加吴茱萸、生姜，以直走厥阴，温而散之也。

【集注】程知曰：不用姜、附者，以证无下利，不属纯阴也。盖脉细欲绝之人，姜、附亦足以劫其阴。故不惟不轻用下，且亦不轻用温也。

郑重光曰：手足厥冷，脉细欲绝，是厥阴伤寒之外证；当归四逆，是厥阴伤寒之表药也。

**当归四逆汤方**

当归三两　桂枝三两　芍药三两　细辛三两　通草二两　甘草炙，二两　大枣擘，二十五枚

上七味，以水八升，煮取三升，去滓，温服一升，日三服。

**当归四逆加吴茱萸生姜汤方**

于前方内加吴茱萸半升、生姜三两。

上九味，以水六升、清酒六升和，煮取五升，去滓，温分五服。一方水酒各四升。

【方解】凡厥阴病，必脉细而厥。以厥阴为三阴之尽，阴尽阳生，若受邪则阴阳之气不相顺接，故脉细而厥也。然相火寄居于厥阴之脏，经虽寒而脏不寒，故先厥者后必发热也。故伤寒初起，见手足厥冷，脉细欲绝者，皆不得遽认为虚寒而用姜、附也。此方取桂枝汤君以当归者，厥阴主肝为血室也；佐细辛味极辛，能达三阴，外温经而内温脏；通草性极通，能利关节，内通窍而外通营；倍加大枣，即建中加饴用甘之法；减去生姜，恐辛过甚而迅散也。肝之志苦急，肝之神欲散，甘辛并举，则志遂而神悦。未有厥阴神志遂悦，而脉细不出，手足不温者也。不须参、苓之补，不用姜、附之峻者，厥阴厥逆与太阴、少阴不同治也。若其人内有久寒，非辛温甘缓之品所能兼治，则加吴茱萸、生姜之辛热，更用酒煎，佐细辛直通厥阴之脏，迅散内外之寒，是又救厥阴内外两伤于寒之法也。

**病者手足厥冷，言我不结胸，小腹满，按之痛者，此冷结在膀胱关元也。**

【注】此申上条详出其证也。经曰：六日厥阴受之。厥阴循阴器，络于肝，故烦满而囊缩。邪传厥阴，其人本自有热，必从阳化，则烦渴，少腹满而囊缩，乃四逆散、承气汤证也。若其人本自有寒，必从阴化，则手足厥冷，少腹满而囊缩，乃当归四逆加吴茱萸汤证也。今病者手足厥冷，言我不结胸，是谓大腹不满，而惟小腹满，按之痛也。论中有少腹满，按之痛，小便自利者，是血结膀胱证；小便不利者，是水结膀胱证；手足热，小便赤涩者，是热结膀胱证。此则手足冷，小便数而白，知是冷结膀胱证也。

【集注】成无己曰：手足厥，不结胸者，无热也。小腹满，按之痛，下焦冷结也。

程知曰：阳邪结于上，阴邪结于下。手足厥冷，小腹满，按之痛，其为阴邪下结可知。此当用温用灸。关元，穴名，在脐下三寸，为极阴之位，足三阴、任脉之会，膀胱所居也。

程应旄曰：发厥，虽不结胸，而小腹满实作痛结，则似乎可下。然下焦之结多冷，不比上焦之结多热也。况手足厥，上焦不结，惟结膀胱关元之处，故曰：冷结也。

**凡厥者，阴阳气不相顺接，便为厥。厥者，手足逆冷者是也。诸四逆厥者，不可下之。虚家亦然。**

【注】此详诸条致厥之由，慎不可下也。盖厥虽阴经俱有，然所属者厥阴也，故厥阴一病，不问寒热皆有厥。若无厥，则非厥阴也。太阴寒微，故手足温而无厥冷；少阴寒甚，故有寒厥而无热厥；厥阴阴极生阳，故寒厥热厥均有之也。凡厥者，谓阴阳寒热之厥也。阴阳不相顺接者，谓阴阳之气不相顺接交通也。不相顺接交通，则阳自阳而为热，阴自阴而为寒，即为厥病也。厥者之证，手足逆冷是也。诸四逆厥者，谓诸病四逆厥冷者也。然厥病阴阳已不相顺接交通，慎不可下，虚家见厥，尤不可下，故曰：虚家亦然也。

【集注】成无己曰：手之三阴三阳，相接于手之十指；足之三阴三阳，相接于足之十指。阳气内陷，不与阴阳顺接，故手足为之厥冷也。

喻昌曰：厥阴证，仲景总不欲下，无非欲邪还于表，使阴从阳解也。此但举最不可下之二端，以严其戒。

**伤寒五六日，不结胸，腹濡，脉虚，复厥者，不可下。此亡血，下之死。**

**【按】**“结胸”二字，当是“大便”二字。不结胸，腹濡，脉虚，复厥，皆无可下之理，而曰不可下，何所谓耶？

**【注】**此承上条详申不可下之义也。伤寒五六日，邪至厥阴之时，不大便似可下也。若腹濡、脉虚、复厥者，此为亡血虚躁，更不可下也，下之则蹈虚虚之戒而死矣。大病汗后，产妇亡血之家，多有此证。

**【集注】**张璐曰：伤寒五六日，邪入厥阴，其热深矣。今脉虚而复厥，则非热深当下之可比。以其亡血伤津，大便枯涩，恐人误认五六日热入阳明之燥结，故有不可下之之戒。盖脉虚、腹濡，知内外无热。厥则阴气用事，即当同亡血例治。若其人阴血更亏于阳，或阴中稍夹阳邪，不能胜辛热者，又属当归四逆证矣。

**伤寒病，厥五日，热亦五日，设六日当复厥，不厥者，自愈。厥终不过五日，以热五日，故知自愈。**

**【注】**伤寒邪传厥阴，阴阳错杂为病。若阳交于阴，是阴中有阳，则不厥冷；阴交于阳，是阳中有阴，则不发热。惟阴盛不交于阳，阴自为阴，则厥冷也；阳亢不交于阴，阳自为阳，则发热也。盖厥热相胜则逆，逆则病进；厥热相平则顺，顺则病愈。今厥与热日相等，气自平，故知阴阳和而病自愈也。

**【集注】**方有执曰：厥五日，热亦五日，阴阳胜复无偏也，当复厥不厥，阳气胜也。阳主生，故自愈可知也。

张璐曰：此云厥终不过五日，言厥之常；后云厥反九日而利，言厥之变。盖常则易治，变则难复也。

林澜曰：三阴经伤寒，太阴为始，则手足温，少阴则手足冷，厥阴则手足厥逆。然病至厥阴，阴之极也，反有发热之理？盖阳极而生阴，故阳病有厥冷之证；阴极而生阳，故厥逆有发热之条。

**伤寒热少厥微，指头寒，默默不欲食，烦躁数日，小便利，色白者，此热除也。欲得食，其病为愈。若厥而呕，胸胁烦满者，其后必**

便血。

【注】伤寒热少厥微，所以手足不冷，而但指头寒，寒邪浅也。默默，阴也。烦躁，阳也。不欲食，胃不和也。此厥阴阴阳错杂之轻病，即论中热微厥亦微之证也。若数日小便利，其色白者，此邪热已去也；欲得食，其胃已和也；热去胃和，阴阳自平，所以其病为愈也。若小便不利而色赤，厥不微而甚，不惟默默而且烦，不但不欲食，更呕而胸胁满，此热未除而且深也，即论中厥深热亦深之证也。热深不除，久持阴分，后必便血也。所谓数日者，犹曰连日也。

【集注】王肯堂曰：设未欲食，宜干姜甘草汤。呕而胸胁烦满者，少阳证也。少阳与厥阴为表里，邪干其腑，故呕而胸胁烦满。肝主血，故后必便血。

方有执曰：热少厥微，邪浅也，所以手足不冷，而但指头寒。默默，谓无言也。不欲食，厥阴之脉夹胃也。烦躁则内热，故以小便辨之。欲食，邪退而胃回也。厥而呕、胸胁烦满者，厥阴脉夹胃贯膈布胁肋也。便血，阴邪必走下窍也。

林澜曰：于热厥言指头寒。于寒厥微者，言手足寒。甚者，言四逆。厥逆轻重浅深，当细味之。

汪琥曰：按此条论，仲景无治法。郭雍云：热不除而便血，可用犀角地黄汤。

伤寒一二日至四五日而厥者，必发热。前热者后必厥，厥深者热亦深，厥微者热亦微。厥应下之，而反发汗者，必口伤烂赤。

【注】伤寒一二日即厥，四五日仍厥不已者，是阴盛阳衰之寒厥也。寒厥者，即脏厥也。若一二日厥，至四五日而热；或一二日热，至四五日而厥，前厥后热，前热后厥，是阴阳互为胜复之热厥也。热厥者，即阳厥也。厥深者，热亦深；厥微者，热亦微，此厥乃应下之热厥，非当温散之寒厥也。若误为寒厥而反温散之，则助其热上攻，必口伤烂赤也。

【集注】成无已曰：经云：诸四逆者不可下之。至此又云“应下”，最宜详审。先贤谓热厥手足虽厥冷，而或有温时，手足虽逆冷，而手足掌心必暖。戴元礼又以指甲之暖冷、红青，别厥证之寒热，皆慎之至也。

汪琥曰：此条乃传经邪热，阳极似阴之证。伤寒一二日至四五日而厥者，言伤寒在一二日之时本发热，至四五日后而厥者，乃邪传厥阴之候也。必发热者，言病人四肢及肌表虽厥，而躯壳以内必发热也。前热者后必厥，乃申明一二日为前，四五日为后，以见热极必发厥也。阳邪深伏，应须以苦寒之药下去其热，使阴气得伸，则阴阳平，四肢和顺而不厥矣。粗工见厥，认以为寒，而反用辛温之药。辛温皆升，引热上行，必口伤烂赤，以厥阴之脉循颊里、环唇内故也。

**病人手足厥冷，脉乍紧者，邪结在胸中。心下满而烦，饥不能食者，病在胸中，当须吐之，宜瓜蒂散。**

**【注】**病人手足厥冷，若脉微而细，是寒虚也。寒虚者可温可补。今脉乍紧劲，是寒实也。寒实者宜温宜吐也。时烦吐蛔，饥不能食，乃病在胃中也；今心中烦满，饥不能食，是病在胸中也。寒饮实邪壅塞胸中，则胸中阳气为邪所遏，不能外达四肢，是以手足厥冷，胸满而烦，饥不能食也。当吐之，宜瓜蒂散涌其在上之邪，则满可消，而厥可回矣。

**【集注】**喻昌曰：此与太阳之结胸迥殊。其脉乍紧，其邪亦必乍结，故用瓜蒂散涌载其邪而出，斯阳邪仍从阳解耳！

程应旄曰：手足厥冷，邪气内阻。脉乍紧，紧而不常，往来中倏忽一见也。

**伤寒脉滑而厥者，里有热，白虎汤主之。**

**【注】**伤寒脉微细，身无热，小便清白而厥者，是寒虚厥也，当温之。脉乍紧，身无热，胸满而烦厥者，是寒实厥也，当吐之。脉实，大小便闭，腹满硬痛而厥者，热实厥也，当下之。今脉滑而厥，滑为阳脉，里热可知，是热厥也。然内无腹满痛不大便之证，是虽有热而里未实，不可下而可清，故以白虎汤主之。

**【集注】**程应旄曰：脉滑而厥，乃阳实拒阴之厥，白虎汤凉能清里，而辛可解表，故当舍证而从脉也。

林澜曰：热厥亦有不同，如传邪入腑，秘结不通，燥矢[1]在内，非下不可者，以承气治之之证是也。若火极似水，里有大热，而大便不闭，无燥粪可除者，滑则里热已深，厥则邪陷已极，非以白虎涤其极热，则

---

[1] 矢：通“屎”。粪便。《左传·文公十八年》：“杀而埋之马矢中。”

亢甚之阳，何以清耶！

吴人驹曰：厥，因阳气不相顺接，其脉当见阴象。脉滑为气有余，是阳盛于内，格阴于外，内则实热，外而假寒者也。白虎以清解实热，则厥自解矣。辨之之法：冷必不甚，浮而近之则冷，按之肌骨之下，则反热矣。

**伤寒脉促，手足厥逆，可灸之。**

【注】伤寒阴证见阳脉者，虽困无害，无宁俟之也。今伤寒脉促，手足厥逆，而曰可灸之者，盖以欲温则有阳脉之疑，欲清则有阴厥之碍也。夫证脉无寒热之确据，设以促之一阳脉清之，惟恐有误于脉；或以厥之一阴证温之，又恐有误于证，故设两可之灸法，斯通阳而不助热，回厥而不伤阴也。

【集注】喻昌曰：伤寒脉促，则阳气局蹐[1]可知。更加手足厥逆，其阳必为阴所格拒而不能返，故宜灸以通阳也。

张璐曰：手足厥逆，本当用四逆汤，以其脉促，知为阳气内阻，而非阳虚，故但用灸以通其阳，不用温经以助阳也。

**伤寒发热四日，厥反三日，复热四日，厥少热多者，其病当愈。四日至七日热不除者，必便脓血。伤寒厥四日，热反三日，复厥五日，其病为进。寒多热少，阳气退，故为进也。**

【注】伤寒邪在厥阴，阳邪则发热，阴邪则厥寒，阴阳错杂，互相胜复，故或厥或热也。伤寒发热四日，厥亦四日，是相胜也。今厥反三日，复热四日，是热多厥少，阳胜阴退，故其病当愈也。当愈不愈，热仍不止，则热郁于阴，其后必便脓血也。若厥九日，热反三日，则厥多热少，阴胜阳退，故为病进也。

【集注】程知曰：此即厥热往复之机。知阴阳进退之义，明厥证所重在阳，则厥阴之大旨昭然矣。

张璐曰：太阳以恶寒发热为病进，恐其邪气传里也；厥阴以厥少热多为病退，喜其阴尽阳复也。

程应旄曰：厥阴、少阳，一脏一腑。少阳在三阳为尽，阳尽则阴生，故有寒热之往来；厥阴在三阴为尽，阴尽则阳生，故有厥热之胜复。凡

[1] 局蹐（jí 极）：畏缩恐惧不安的样子。

遇此证，不必论其来自三阳、起自三阴，只论厥与热之多少。热多厥少，知为阳胜，阳胜病当愈；厥多热少，知为阴胜，阴胜病日进。热在后而不退，则为阳过胜，过胜而阴不能复，遂有便血诸热证；厥在后而不退，则为阴过胜，过胜而阳不能复，遂有亡阳诸死证。所以调停二者治法，须合乎阴阳进退之机，阳胜宜下，阴胜宜温。若不图之于早，坐令阴竭阳亡，其死必矣。

吴人驹曰:《内经》言：人之伤于寒也，则为病热。热虽甚不死，是伤寒以热为贵也。然热不及者病，太过者亦病。故此二节，论寒热之多少，以明不可太过与不及也。

**伤寒始发热六日，厥反九日而利。凡厥利者，当不能食，今反能食者，恐为除中。食以索饼[1]，不发热者，知胃气尚在，必愈。恐暴热来出而复去也。后三日脉之，其热续在者，期之旦日夜半愈。所以然者，本发热六日，厥反九日，复发热三日，并前六日，亦为九日，与厥相应，故期之旦日夜半愈。后三日脉之而脉数，其热不罢者，此为热气有余，必发痈脓也。**

**【按】**“不发热者”之“不”字，当是“若”字。若是“不”字，即是除中，何以下接恐暴热来出而复去之文也？

**【注】**热而不厥为阳，厥而不热为阴。伤寒始发热六日，厥亦六日，至七日仍发热而不厥者，是阳来复，当自愈也。今厥九日，较热多三日，是阴胜阳，故下利也。凡厥利者，中必寒，当不能食，今反能食，恐是阴邪除去胃中阳气，而为除中之病也。恐者，疑而未定之辞也。故以索饼试之：食后不发热，则为除中；若发热，知胃气尚在，则非除中，可必愈也。若食后虽暴发热，恐热暂出而复去，仍是除中，故必俟之三日，其热续在不去，与厥相应，始可期之旦日夜半愈也。若俟之三日后，虽热不罢而亦不愈，且脉犹数者，此为热气有余，留连营卫，必发痈脓也。

**【集注】**方有执曰：食，饲也。索，常也。谓以素常所食之饼饲之也。一说无肉曰索，谓不令犯食禁也。旦日，明日平旦，朝而阳长之时也；夜半，阴尽阳生之时也。数以候热。痈脓者，厥阴主血，血热持久

[1] 索饼：面条。《释名·释饮食》：“蒸饼、汤饼、蝎饼、髓饼、金饼、索饼之属皆随形而名之也。”

则壅瘀，壅瘀则腐化，故可必也。

吴人驹曰：除者，去也；中者，中气也。乃中气除去，欲引外食以自救也。

**伤寒脉迟，六七日，而反与黄芩汤彻其热。脉迟为寒，今与黄芩汤复除其热，腹中应冷，当不能食，今反能食，此名除中[1]，必死。**

【**按**】“伤寒脉迟，六七日”之下，当有“厥而下利”四字。若无此四字，则非除中证矣。有此四字，始与下文反与黄芩汤之义相属。

【**注**】伤寒脉数，六七日，厥而下利，热厥下利也，当与黄芩汤彻其热。今伤寒脉迟，六七日，厥而下利，寒厥下利也，当与理中汤温其寒。而反与黄芩汤复除其热，腹中应冷，当不能食，今反能食，此名除中。乃胃气将绝，求食以救，终无补于胃也，故曰必死。

【**集注**】方有执曰：反者，言不顺于道也。黄芩汤，寒药也。彻，亦除也。应，亦当也。反能食者，胃欲绝，引食以自救也。中，以胃言。死，谓万物无土不生也。

程知曰：言脉迟为寒，不宜更用寒药，以致有除中之变也。中气为阴寒革除，则胃中无根之阳气将欲尽除，而求救于食，故为死证。

**伤寒，先厥后发热而利者，必自止，见厥复利。**

【**注**】厥逆，阴也。发热，阳也。先厥后发热，而利必自止者，是阴退而阳进也。见厥复利者，是阳退而阴进也。热多厥少，病虽甚者亦可愈；厥多热少，病虽微者亦转甚。可知厥、热，乃阴阳进退生死之机也。

【**集注**】汪琥曰：厥阴者，阴之尽。厥阴之经，阳气甚微，故不论阴阳二证，寒热之邪，但至其经，无有不发厥者。盖厥即为逆，起于手足。今曰先厥者，此初起便厥。厥即下利发热者，则阳气复而利必自止也。

**伤寒先厥后发热，下利必自止。而反汗出，咽中痛者，其喉为痹。发热无汗，而利必自止；若不止，必便脓血。便脓血者，其喉不痹。**

【**注**】此承上条而详辨之，以出其证也。先厥后发热，下利必自止，厥回利止，其热若退，为欲愈也。若厥回利止，其热不退，而反汗出者，

---

[1] 除中：即消渴。

是厥阴病从阳化热，其邪上循本经之脉，故咽喉痛痹也。若厥回发热无汗，利不止者，是厥阴邪热因利下迫，伤及脉中之血，故必便脓血也。便脓血者，其喉不痹，谓热邪下利，而不复上病咽痛也。可知下利止，其喉为痹者，谓热邪已上，病咽痛，即不复病下利也。

【集注】喻昌曰：先厥后热、下利止，其病为欲愈矣。乃反汗出、咽中痛，是热邪有余，上攻咽喉而为痹也。既发热虽无汗，为其阳已回，所以利亦必自止。若不止，则无汗，明系邪不外出，热郁在里，必主便脓血也。便脓血者，其喉不痹，见热邪在里，即不复在表，在下，即不复在上也。

汪琥曰：咽中痛者，此热伤上焦气分也。痹者，闭也。咽中痛甚，其喉必闭而不通，以厥阴经循喉咙之后，上入颃颡[1]故也。无汗利不止，便脓血者，此热伤下焦血分也。热邪注下，则不干上，故曰：其喉不痹。

**下利脉数，有微热，汗出，令自愈。设复紧，为未解。**

【注】厥阴下利脉数，热利也。若热微汗出，知邪微欲解，下利必自止，故令自愈也。设脉复紧，为表邪犹盛，未能解也。

【集注】成无己曰：下利，阴病也。脉数，阳脉也。阴病见阳脉者生。微热汗出，阳气得通也，利必自愈。诸紧为寒，设复脉紧，寒邪犹盛，故云：未解。

沈明宗曰：数条乃指厥而下利便脓血者。或见实大、浮数、微弱、沉涩、弦紧、洪长诸脉，当分虚、实、寒、热，即知欲愈未愈，真为察病之微旨也。

**下利有微热而渴，脉弱者，令自愈。**

【注】厥阴下利，有大热而渴，脉强者，乃邪热俱盛也。今下利有微热而渴，脉弱者，是邪热衰也。邪热既衰，故可令自愈也。

【集注】方有执曰：微热，阳渐回也。渴，内燥未复也。脉弱，邪退也。令自愈，言不须治也。

程知曰：下利以阳复邪微为愈。微热而渴，证已转阳，脉弱则邪气已退，故不治自愈。若下利大热脉盛，又是逆候矣。

---

[1] 颃颡（hángsāng 杭桑）：咽喉。

**下利脉数而渴者，令自愈。设不差，必圊[1]脓血，以有热故也。**

**【注】**此承上条互言，以详其变也。下利脉数而渴者，是内有热也，若身无热，其邪已衰，亦可令自愈也。设下利脉数而渴，日久不差，虽无身热，必圊脓血，以内热伤阴故也。

**【集注】**方有执曰：脉数与上文微热互相发明。

程应旄曰：脉数而渴，阳胜阴矣，故亦令自愈。若不差，则阴虚热入，经所云脉数不解而下利不止，必协热而便脓血是也。

**下利，寸脉反浮数，尺中自涩者，必圊脓血。**

**【注】**厥阴热利，寸脉当沉数，今寸脉反浮数，是热在外而不在内也。尺中自涩者，是在外之热不解，乘下利入里，伤及其阴，热与血瘀，必圊脓血也。

**【集注】**喻昌曰：脉见浮数，若是邪还于表，则尺脉自和，今尺中自涩，乃热邪抟结于阴分，虽寸口得阳脉，究竟阴邪必走下窍，而便脓血也。

汪琥曰：此条乃下利变脓血之候也。热利而得数脉非反也，得浮脉则为反矣。此条论无治法，宜以仲景黄芩汤代之。

**下利脉沉弦者，下重也。脉大者，为未止；脉微弱数者，为欲自止，虽发热，不死。**

**【注】**此详申上条下利圊脓血之证脉也。脉沉，主里。脉弦，主急。下重，后重也。下利、脉沉弦，故里急后重也。凡下利之证，发热脉大者，是邪盛，为未止也。脉微弱数者，是邪衰，为欲自止，虽发热不死也。由此可知滞下脉大身热者，必死也。

**【集注】**喻昌曰：下利而脉沉弦，主里急后重，成滞下之证，即今所称痢证也。脉大者，即沉弦中之大，脉微弱数者，即沉弦中之微弱数也。

**下利欲饮水者，以有热故也，白头翁汤主之。热利下重者，白头翁汤主之。**

**【注】**此承上条以出其治也。下利欲饮水者，热利下夺津液，求水以济干也。热利下重者，热伤气滞，里急后重，便脓血也。二者皆以白头

---

[1] 圊（qīng 青）：厕所。用如动词，即排大便。

翁汤主之者，以其大苦大寒，寒能胜热，苦能燥湿也。

【集注】程知曰：按少阴自利而渴，亦有虚而引水自救者。犹当以小便之赤白，脉之迟数辨之。此言热邪内结者也。热邪内结而致下重，故纯用苦寒以胜热而厚肠也。

**白头翁汤方**

白头翁三两　黄连去须，三两　黄柏去皮，三两　秦皮三两

上四味，以水七升，煮取三升，去滓，温服一升，不愈，更服一升。

【方解】三阴俱有下利证。自利不渴者，属太阴也；自利而渴者，属少阴也。惟厥阴下利，属于寒者，厥而不渴，下利清谷；属于热者，消渴下利，下重便脓血也。此热利下重，乃火郁湿蒸，秽气奔逼广肠，魄门重滞而难出，即《内经》所云：暴注下迫者是也。君白头翁，寒而苦辛；臣秦皮，寒而苦涩。寒能胜热，苦能燥湿，辛以散火之郁，涩以收下重之利也。佐黄连清上焦之火，则渴可止；使黄柏泻下焦之热，则利自除也。治厥阴热利有二：初利用此方之苦以泻火，以苦燥之，以辛散之，以涩固之，是谓以寒治热之法；久利则用乌梅丸之酸以收火，佐以苦寒，杂以温补，是谓逆之从之，随所利而行之，调其气使之平也。

伤寒下利，日十余行，脉反实者，死。

【注】伤寒下利，日十余行，正气虚也，其脉当虚，今反实者，邪气盛也。正虚邪盛，故主死也。

【集注】成无已曰：下利里虚也，脉当微弱，反实者，病胜脏也，故死。脉不应病，此之谓也。

郑重光曰：脉实则胃气失和缓之状，而真脏之脉独见，邪盛正脱矣。

伤寒六七日不利，便发热而利，其人汗出不止者，死，有阴无阳故也。

【注】伤寒六七日，邪传厥阴之时也。厥而不利，是阴邪未盛，若便发热，尚在不死。今六七日不利，忽而下利，发热汗出不止者，是阴盛于中，而阳亡于外，故为有阴无阳也，其死可知矣。

【集注】方有执曰：发热而利，里阴内盛也，故曰有阴。汗出不止，表阳外绝也，故曰无阳。

程知曰：言暴下利汗出，为亡阳死证也。六七日不利，忽发热而利

下，至于汗出不止，浑是外阳内阴，真阳顷刻无存矣。

汪琥曰：寒中厥阴至六七日，当亦厥六七日矣。不言厥者，省文也。厥则当利不利者，阳气未败，犹能与邪相支吾也；若至发热，即利者亦当止。今则发热与利，骤然并至，加之汗出不止，则知其热非阳回而热，乃阳脱而热，故兼下利而汗出不止也。

张令韶曰：厥阴病发热不死。发热亦死者有三证：一在躁不得卧，一在厥不止，一在汗出不止。

**发热而厥，七日下利者，为难治。**

**【注】**此详申上条，发热而厥之义也。发热而厥至七日，若厥回利止，则可以自解矣。今发热而厥至七日，下利不止者，为难治也。盖上条有阴无阳故主死，此条阴盛而阳不复，故为难治也。

**【集注】**方有执曰：厥七日而下利，阴盛而阳不复也。

张璐曰：厥利与热不两存之势也。发热而厥七日，是热者自热，厥利者自厥利，阴阳两造其偏，漫无相协之期。故虽未见烦躁，已为难治。盖治其热则愈厥愈利，治其厥利则愈热，不至阴阳两绝不止耳。

**下利脉沉而迟，其人面少赤，身有微热，下利清谷者，必郁冒汗出而解，病人必微厥。所以然者，其面戴阳，下虚故也。**

**【注】**脉沉而迟，下利清谷，是里有阴寒也。若其人面有少赤色，身有微热，又属表有阳热也。夫内有里阴之寒，外有表阳之热，则阴得阳化而解者有之，但其未解之先，病人必郁冒汗出而后解。所以然者，面戴之虚阳，与下利之虚阴，两相和顺，故作解也。此非在下之阴，格在上之阳，所以病人虽冒而厥必微，必不似不解之冒厥而甚也。

**【集注】**喻昌曰：下利脉沉迟，里寒也。面少赤有微热，是仍兼外邪，必从汗解。但戴阳之证，必见微厥，此中大伏危机，其用法当迥异常法矣。六经皆有下利之证，惟少阴、厥阴为难治。盖邪气入里，利深则必致厥，厥深亦必致利，故下利一证，终于少阴、厥阴，皆详言之。盖以伤寒下利，则无论少阴、厥阴，其治法皆可会通也。

汪琥曰：郁冒者，头目之际郁然昏冒，乃阳气能胜寒邪，里阳回而表和顺，故解。汗出而解，是阳回里寒散而营卫和，故汗出，非攻表而使之汗出也。

下利清谷，里寒外热，汗出而厥者，通脉四逆汤主之。

【注】此承上条互详其义，以出其治也。下利清谷，里寒也；身有微热，外热也。上条有无汗怫郁面赤之表，尚可期其冒汗而解；此条汗出而厥，则已露亡阳之变矣。故主以通脉四逆汤，救阳以胜阴也。

【集注】方有执曰：下利故曰里寒，阴不守也；外热故汗出，阳不固也。通脉四逆救表里、通血气而复阴阳者也。

喻昌曰：上条辨证，此条用药，互相发明。然不但此也，少阴病下利清谷，面色赤者，已用此法矣。

吴人驹曰：有协热下利者，亦完谷不化，乃邪热不杀谷，其别在脉之阴阳、虚实之不同。

大汗出，热不去，内拘急，四肢疼，又下利厥逆而恶寒者，四逆汤主之。

【注】通身大汗出，热当去矣。热仍不去，而无他证，则为邪未尽而不解也。今大汗出，热不去，而更见拘急肢疼，且下利厥逆而恶寒，是阳亡于表，寒盛于里也。故主四逆汤，温经以胜寒，回阳而敛汗也。

【集注】方有执曰：大汗出，阳虚而表不固也；热不去，言邪不除也；内拘急四肢疼者，亡津液而骨气不利也；下利厥逆，恶寒亡阳，而阴寒内甚也。

程知曰：言大汗后下利厥逆，急宜回阳也。大汗出而热不去，正恐真阳飞越。若内拘急，四肢痛，更加下利，厥逆，恶寒，则在里，纯是阴寒矣。

程应旄曰：此证大汗出热不去，何为不在亡阳死证之列？不知亡阳由于汗不止而阳亡，此证内拘急，四肢疼，是汗已止，阳未亡而恶寒，故可行温法也。

大汗，若大下利而厥冷者，四逆汤主之。

【注】大汗出汗不收者，桂枝加附子汤证也。大下利，利不止者，理中加附子汤证也。今大汗出，又大下利不止，而更见厥冷，乃阳亡于外，寒盛于中，非桂枝、理中之所能治矣，当与四逆汤急回其阳，以胜其阴，使汗利止而厥冷还，则犹可生也。已上三条，皆厥阴、少阴同病，因少阴寒甚，故俱从少阴主治也。

**【集注】** 喻昌曰：此证无外热相错，其为阴寒易明。然既云大汗大下，则阴津亦亡，但此际不得不以救阳为急，阳回方可徐救其阴也。

下利，手足厥冷，无脉者，灸之不温，若脉不还，反微喘者，死。下利后脉绝，手足厥冷，晬时脉还，手足温者生，脉不还者死。

**【注】** 下利手足厥冷无脉者，有阴无阳也。虽用附子四逆辈，恐阳不能急回，宜急灸厥阴以通其阳。若脉还、手足温者生；脉不还、手足不温反微喘者，乃无气以续之喘，是阳气上脱也，故主死。

**【集注】** 方有执曰：其喘必息短而声不续，乃阳气衰绝也。

程知曰：少阴下利，厥逆无脉，服白通汤，脉暴出者死，微续者生。厥阴下利，厥逆脉绝，用灸法，晬时脉还者生，不还者死。可见求阳气者，非泛然求之于无何有之乡也，必两肾之中有几微可续，然后可藉温灸为鸾胶[1]耳！

伤寒发热，下利厥逆，躁不得卧者，死。伤寒发热，下利至甚，厥不止者，死。

**【注】** 伤寒发热下利而厥，反烦躁不得卧者，乃寒盛于中，孤阳扰乱也。或发热下利至甚，厥逆不止，即不烦躁，亦为表阳外散，里阳内脱，故均死也。

**【集注】** 成无已曰：伤寒发热，邪在表也；下利厥逆，阳气虚也；躁不卧，病胜脏也，故死。《金匮要略》云：六腑气绝于外者，手足寒；五脏气绝于内者，下利不禁。伤寒发热，为邪独甚，下利至甚，厥不止，为腑脏气绝，故死。

程知曰：厥阴病，但发热即不死，以发热则邪出于表，而里证自除。若外发热而内厥逆，下利不止，且至烦躁不解，则发热又为阳气外散之候，而主死矣。

张璐曰：躁不得卧，肾中阳气越绝之象也。大抵下利而手足厥冷者，皆为危候，以四肢为诸阳之本故也。加以发热躁不得卧，不但虚阳发露，而真阴亦已消尽无余矣，安得不死乎？

---

❶ 鸾胶：相传用凤凰的嘴和麒麟的角煎成的膏胶，可粘合弓弩的断弦，名续弦胶，亦称鸾胶。此指温针灸法使阳气续还。

呕而脉弱，小便复利，身有微热，见厥者，难治，四逆汤主之。

【注】厥阴呕而脉弱，大便多利，今小便复利，虽身有微热，而又见厥冷，是邪既上逆，而下焦虚寒不固，为阴进阳退之象，故为难治。以四逆汤主之者，急壮其阳也，阳回则可望生矣。

【集注】方有执曰：脉弱虽似邪衰，而小便复利，则是里属虚寒也。故曰：见厥者难治。以身之有微热，故虽厥犹可以四逆汤救其阳，使之复也。

程知曰：言呕而厥者，宜温其下也。呕者，邪气上逆也。脉弱小便利，虚寒见于下也。身有微热，当为阳邪在表，然见厥逆，则为阴盛于里，而微阳有不能自存之忧也。

汪琥曰：按诸条厥利证，皆大便利。此条以呕为主病，独小便利而见厥，前后不能关锁，用四逆汤以附子散寒，下逆气，助命门之火，上以除呕，下以止小便，外以回厥逆也。

干呕吐涎沫，头痛者，吴茱萸汤主之。

【注】太阴有吐食而无呕也；少阴有欲吐不吐，咳而呕也；厥阴之厥而呕，呕而吐蛔也。今干呕者，有声无物之谓也；吐涎沫者，清涎冷沫随呕而出也。此由厥阴之寒，上干于胃也。三阳有头痛，必兼身热，至于太阴、少阴二经，皆无头痛。惟厥阴与督脉会于巅，故有头痛而无身热也。此少阳不解，传入厥阴，阴邪上逆，故呕而头痛也。以吴茱萸汤主之，从厥阴本治也。

【集注】程知曰：此言呕而头痛者，宜温中而降逆也。

张锡驹曰：呕者，有声有物者也；吐者，吐出其物也。故有干呕，而无干吐。今干呕、吐涎沫者，涎沫随呕而吐出也。

呕家有痈脓者，不可治呕，脓尽自愈。

【注】心烦而呕者，内热之呕也；渴而饮水呕者，停水之呕也。今呕而有脓者，此必内有痈脓，故曰不可治。但俟脓尽自愈也。盖痈脓腐秽欲去而呕，故不当治。若治其呕，反逆其机，热邪内壅，阻其出路，使无所泄，必致他变，故不可治呕。脓尽则热随脓去，而呕自止矣。

【集注】汪琥曰：肺胃成痈，由风寒蕴于经络，邪郁于肺，或入胃腑，变而为热，热甚则气瘀血积而为痈。痈者，壅也，言热毒壅聚而成脓也。

郑重光曰：邪热上逆，结为内痈，肺胃之痈是也。

**厥阴中风，脉微浮，为欲愈，不浮为未愈。**

**【注】**厥阴中风，该伤寒而言也。脉微，厥阴脉也。浮，表阳脉也。厥阴之病，既得阳浮之脉，是其邪已还于表，故为欲愈也。不浮则沉。沉，里阴脉也，是其邪仍在于里，故为未愈也。

**【集注】**成无己曰：脉浮，为邪气还表作汗之兆，故云：欲愈。不浮则邪气深入，正多变证，故云：未愈。

方有执曰：风脉当浮，以厥阴本微缓不浮，故微浮则邪见还表，为欲愈也。

**厥阴病欲解时，从丑至卯上。**

**【注】**丑、寅、卯三时，厥阴风木乘旺之时也。正气得其旺，则邪自退，故病解。

**【集注】**方有执曰：厥阴之解，自寅卯而终；少阳之解，自寅卯而始。盖寅为阳初动，阴尚强；卯为天地辟，阴阳分，所以二经同旺。其病之解，由此而终始也。

**音切**

撞宅江切　渍疾智切　蒂音帝　食与饲同　索当作素　痈於荣切　痹音畀　清与圊同　圊七情切　晬祖对切

# 卷九

## 辨合病并病脉证并治篇

伤寒有六经之证，有六经之脉，证脉井然不杂，则可直指为某经之病。若两经、三经，阴阳混淆，不可以一经名者；或一经未罢又传一经，二经、三经同病，不归并一经者，则名曰合病。或二经、三经同病，其后归并一经自病者，则名曰并病。论中所著合病、并病，虽单举阳经，未及阴经，然阳经既有合病、并病，则阴经亦必有之可知矣。如太阳病脉反沉，少阴病反发热，是少阴、太阳合病也；阳明病脉迟，太阴病大实痛，是太阴、阳明合病也；少阳病脉细而厥，厥阴病呕而发热，是厥阴、少阳合病也。是虽无合病之名，而确有合病之实。且三阳皆有发热证，三阴皆有下利证，如发热而下利，是阴阳合病也。阴阳合病，若阳盛者属阳经，则下利为实热，即论中所谓太阳、阳明，阳明、少阳，太阳、少阳合病者是也。阴盛者属阴经，则下利为虚寒，即论中所谓少阴下利反发热不死，少阴下利清谷，里寒外热，不恶寒而面赤者是也。盖阳与阳合，不合于阴，为三阳合病，则不下利而自汗出，乃白虎汤证也；阴与阴合，不合于阳，为三阴合病，则不发热而吐利厥逆，乃四逆汤证也。诚以人之脏腑互根，阴阳相合，三阳既有合并之病，则三阴亦有合并之病，不待言矣。

**太阳与阳明合病者，必自下利，葛根汤主之。太阳与阳明合病，不下利，但呕者，葛根加半夏汤主之。**

**【注】**一经未罢，又传一经，二经、三经同病，而不归并一经者，谓之合病。太阳与阳明合病者，谓太阳之发热，恶寒无汗与阳明之烦热不得眠等证，同时均病，表里之气，升降失常，故不下利，则上呕也。治法只须先解太阳之表，表解而阳明之里自和矣。若利，则宜葛根汤，表而升之，利自可止；呕则加半夏，表而降之，呕自可除也。

**【集注】**成无己曰：邪气外盛，阳不主里，则里气不和。里气下而不上者，但利而不呕；里气上逆而不下者，但呕而不利，故以葛根汤以散表邪，加半夏以下逆气也。

**葛根汤方**

葛根四两　麻黄去节，三两　桂枝二两　芍药二两　甘草炙，二两　生姜切，三两　大枣擘，十二枚

上七味，㕮咀，以水一斗，先煮麻黄葛根，减二升，去沫，内诸药，煮取三升，温服一升，复取微似汗，不须歠粥。余如桂枝法将息及禁忌。

**葛根加半夏汤方**

于葛根汤内，加半夏半升，余依葛根汤法。

**【方解】**是方即桂枝汤加麻黄、葛根也。麻黄佐桂枝，发太阳荣卫之汗；葛根君桂枝，解阳明肌表之邪。不曰桂枝汤加麻黄葛根，而以葛根命名者，其意重在阳明，以呕利多属阳明也。二阳表急，非温服覆而取汗，其表未易解也。或呕，或利，里已失和，虽歠粥而胃亦不能输精于皮毛，故不须歠粥也。

**【集解】**柯琴曰：李杲定为阳明经药，洁古云：未入阳明者，不可便服，岂二子未读仲景书耶？要之葛根、桂枝，俱是解肌和里之剂，故有汗、无汗，下利、不下利，俱可用，与麻黄之专于发表者不同也。

汪琥曰：《外台方议》问曰：经云下利不可发汗，发汗则胀满。今此下利又发汗者，何也？答曰：少阴病下利清谷者，为里虚，若更发汗，则脾虚而胀。今太阳病未罢，或有头痛、恶风寒等证，尚在于表，其脉尚带浮，便传入阳明而有口渴、身热等证，又自下利，必须此方发散太阳之表，以中有葛根能除阳明之邪也。故诸证但发热，兼有里而脉浮者，此方最善。

**太阳与阳明合病，喘而胸满者，不可下，宜麻黄汤。**

**【注】**太阳阳明合病，不利不呕者，是里气实不受邪也。若喘而胸满，是表邪盛，气壅于胸肺间也。邪在高分之表，非结胸也，故不可下，以麻黄汤发表通肺，喘满自愈矣。

**【集注】**喻昌曰：两经合病，当用两经之药，何得专用麻黄汤耶？盖太阳、阳明两邪相合，邪攻其胃，不呕则利，故用葛根汤。今邪攻其肺，所以喘而胸满，麻黄、杏仁者，肺气喘逆之专药也。

魏荔彤曰：二经合病，独见证于胸肺之间。喘而作满，此正二经之

表邪为患，不可误认胸膈属里，妄施攻下，如大、小陷胸之类也。

**太阳与少阳合病，自下利者，与黄芩汤；若呕者，黄芩加半夏生姜汤主之。**

**【注】**太阳与少阳合病，谓太阳发热、恶寒，与少阳寒热往来等证并见也。若表邪盛，肢节烦疼，则宜与柴胡桂枝汤，两解其表矣。今里热盛而自下利，则当与黄芩汤清之，以和其里也。若呕者，更加半夏、生姜，是清和之中兼降法也。

**【集注】**程知曰：言太阳、少阳合病下利，宜用和法也。曰太阳则尚有表证也。

然已见下利，则入里之热已明，故不解外而清内。成无己云：太阳阳明合病，下利为在表，当与葛根汤；阳明少阳合病，下利为在里，可与承气汤。此太阳、少阳合病，下利为在半表半里，非汗下所宜，故与黄芩、芍药以和解之。呕者，邪上逆也，故加半夏、生姜以散逆气。

汪琥曰：太、少合病而至下利，则在表之寒邪，悉入而为里热矣。里热不实，故与黄芩汤以清里热，使里热清而在表之邪自和矣。所以此条病，不但太阳桂枝在所当禁，并少阳柴胡亦不须用也。

**黄芩汤方**

黄芩三两　甘草炙，二两　芍药二两　大枣擘，十二枚

上四味，以水一斗，煮取三升，去滓，温服一升，日再服，夜一服。

**黄芩加半夏生姜汤方**

于黄芩汤方内，加半夏半升，生姜三两，余依黄芩汤法。

**【方解】**里热不和，故自下利，用黄芩清热，甘草和中，得芍药、大枣其功倍焉，热清里和，而利可止。

**【集解】**柯琴云：因热不在半表，故不用柴胡；热已入半里，故主黄芩加芍药也。非微弱胃虚，不须人参。若兼呕者，仍加半夏、生姜可也。

**阳明、少阳合病，必下利。其脉不负者为顺也；负者失也。互相克贼，名为负也。脉滑而数者，有宿食也，当下之，宜大承气汤。**

**【注】**阳明属土，少阳属木，二经偏里，故合病必下利也。阳明脉大，少阳脉弦，脉得大弦，是为本脉，宜黄芩汤清热和土，兼泻木邪，利自止矣。若脉单大不弦，则为土不受邪，其病易愈，名为顺也；单弦

不大，则为木来克土，其病难治，名为负也。今脉不大，弦而滑数，则知非木土为害，乃宿食为病之热利也，故不用黄芩汤，而以大承气汤下之也。太阳、阳明合病下利，表证居多，故以葛根汤发之；阳明、少阳合病下利，里证居多，故以大承气汤攻之；太阳、少阳合病下利，半表半里居多，故以黄芩汤和之。若非合病，则桂枝汤、麻黄汤分主太阳之表，五苓散、抵当汤分主太阳之里；葛根汤主阳明之表，三承气汤主阳明之里；小柴胡汤主少阳之表，大柴胡汤主少阳之里。是各有专司也。

**【集注】**张兼善曰：凡合病皆下利，各从外证以别焉。夫太阳病，头项痛，腰脊强；阳明病，目痛鼻干，不得卧；少阳病，胸胁痛，耳聋。凡遇两经病证齐见而下利者，曰合病也。然两经但各见一二证便是，不必悉具。

林澜曰：此节是三证在内，大承气只治得脉滑而数有宿食之证，非并治上两证也。其脉不负者，虽下利而脉未至纯弦也，不言治法。陶华谓尝以小柴胡加葛根白芍治之，取效如拾芥是也。负者，脉纯弦也。土败但见鬼贼之脉，不必治矣。盖虽同是阳明之合病，而有入经在腑之殊，安可以在经之际，概归之承气乎？

三阳合病，脉浮大上关上，但欲眠睡，目合则汗。

**【按】**“浮大上”之“上”字，当是“弦”字，始合论中三阳合病之脉。若是“上”字，则经论中从无两寸脉主三阳病之理。

**【注】**脉浮大弦，三阳合病之脉也。浮大弦皆见于关上，知三阳之热邪，皆聚于阳明也。热聚阳明，则当烦不得眠，今但欲眠睡，是热盛神昏之昏睡也。昏睡自然目合，热蒸则汗自出也。若施治得宜，使邪还于表而解，否则未可卜也，宜以柴胡、桂枝、白虎三汤，酌其所当，合而用之可也。

**【集注】**方有执曰：太阳脉浮，阳明脉大，关上乃少阳之部位，故曰：三阳合病。

魏荔彤曰：诊其脉浮为太阳，大为阳明，其长上于关上，则弦可知矣。弦又为少阳，是三阳之经同受邪，所以三阳之脉同见病。如此再谛之于证，但欲眠睡非少阴也，乃阳盛神昏之睡也。及目合则汗出，是阳胜争于阴中之汗出也。

三阳合病，腹满身重，难以转侧，口不仁，面垢，谵语，遗尿。发汗则谵语；下之则额上生汗，手足逆冷。若自汗出者，白虎汤主之。

**【注】**此承上条复详其证，以明其治也。三阳合病者，太阳、阳明、少阳合而为病也。必太阳之头痛、发热，阳明之恶热、不眠，少阳之耳聋、寒热等证皆具也。太阳主背，阳明主腹，少阳主侧。今一身尽为三阳热邪所困，故身重难以转侧也。胃之窍出于口，热邪上攻，故口不仁也。阳明主面，热邪蒸越，故面垢也。热结于里则腹满；热盛于胃，故谵语也。热迫膀胱则遗尿；热蒸肌腠，故自汗也。证虽属于三阳，而热皆聚胃中，故当从阳明热证主治也。若从太阳之表发汗，则津液愈竭，而胃热愈深，必更增谵语；若从阳明之里下之，则阴益伤而阳无依则散，故额汗肢冷也。要当审其未经汗下，而身热自汗出者，始为阳明的证，宜主以白虎汤，大清胃热，急救津液，以存其阴可也。

**【集注】**汪琥曰：或问白虎汤何以能解三阳之热？答云：病至自汗出，则太少之邪总归阳明矣，安得不从阳明而专治之耶？

郑重光曰：三阳合病，表里俱伤也。发汗偏攻太阳，则邪并于阳明而谵语益甚。攻下偏治阳明，则额上生汗，汗出不流，手足厥冷，必成亡阳之证。然则既不宜于汗下，惟有白虎一汤，两解阳明表里之热。若无自汗，表犹未解，尚不可用此条，当与暍证参治也。

二阳并病，太阳初得病时，发其汗，汗先出不彻，因转属阳明，续自微汗出、不恶寒。若太阳证不罢者，不可下，下之为逆，如此可小发汗。设面色缘缘正赤者，阳气怫郁在表，当解之、熏之。若发汗不彻，不足言，阳气怫郁不得越，当汗不汗，其人躁烦，不知痛处，乍在腹中，乍在四肢，按之不可得，其人短气，但坐，以汗出不彻故也，更发汗则愈。何以知汗出不彻？以脉涩故知也。

**【按】**“当解之”下“熏之”二字，当是“以汗”二字，始与上下文义相属。

**【注】**一经未罢，又传一经，同病而后归并一经自病者，名曰并病。二阳者，太阳、阳明也。太阳初得病时发汗，汗出不彻，未尽之邪，因而转属阳明。若续自微微汗出，不恶寒反恶热，始为阳明可下之证。若

不微微汗出，而恶寒者，则是太阳之表犹未罢，不可下也，下之为逆矣。如已经发汗，尚有未尽之表，宜仍与麻桂各半汤，或桂枝二越婢一汤，小小发汗，以和其表，自可解也。缘缘，接连不已也。正赤，不杂他色也，谓满面接连赤色不已也。此由于汗出不彻，故阳气怫郁不得宣越，所以其人烦躁短气，脉涩，不知痛处，乍在腹中，乍在四肢，求之而不可得也。是皆邪气壅甚于经，漫无出路，但坐以汗出不彻之故耳。当更用大青龙汤或葛根汤，发其汗则愈矣。

**【按】**面赤一证，劳损颧红，发于午后者，骨蒸阴虚也。格阳浮赤，兼厥利脉微者，阳虚也。赤色深重，潮热便硬，里实也。赤色浅淡，恶寒无汗，表实也。短气脉涩，内因多气血虚，若外因短气，必气粗，是汗出不彻，邪气壅促胸中，不能布息之短气，非过汗伤气，气乏不足续息之短气也。外因脉涩必有力，是汗出不彻，邪气壅滞，荣卫不能流通之脉涩，非过汗伤液，液少不滋脉道之脉涩也。

**【集注】**王肯堂曰：因病太阳，故当汗；因病阳明，故当小汗。先字最有次第，乃仲景之枢机也。下之以大、小承气，汗之以麻黄等汤。

程应旄曰：太阳既转属阳明，宜从阳明治矣。然恐转递之处，表邪去尚未尽，里邪乘其未深，两邪相持，而前后互见，是曰并病。纵使表少里多，终是带表之阳明也。太阳不应有腹痛，以邪无出路，意欲内攻，故乍在仍不知其处。

林澜曰：汗不彻者，脉必涩，非再汗，邪奚自去乎？是知未汗则为并病，已汗即为转属阳明。未汗则为阳气怫郁在表，已汗则为汗出不彻。汗不彻者，必更汗之；转属者，必下除之；未汗者，可小发汗；怫郁者，可解之以汗。邪由不同，为病自不同，故施治亦不同耳。

**二阳并病，太阳证罢，但发潮热，手足漐漐汗出，大便难而谵语者，下之则愈，宜大承气汤。**

**【注】**二阳并病，太阳、阳明同病也。太阳证罢，尽归并于阳明，所以但发潮热，手足漐漐汗出，大便难而谵语也，是皆阳明胃实之证，故下之则愈，宜大承气汤。

**【集注】**喻昌曰：并病二条，皆是太阳、阳明。上条初入阳明，太阳之邪未彻，故仍宜汗之；此条已入阳明，太阳证罢，而尽归并阳明，故宜下之。

程知曰：并病者，一经证多，一经证少，有归并之势也。太阳证罢，而归并阳明，但手足漐漐汗出，是大便已硬也，与大承气汤以下胃热可也。

**太阳与少阳并病，头项强痛，或眩冒，时如结胸，心下痞硬者，当刺大椎、第一间、肺俞、肝俞。慎不可发汗，发汗则谵语。脉弦，五六日谵语不止，当刺期门。**

【注】太阳与少阳并病，故见头项强痛，或眩冒，时如结胸，心下痞硬之证。而曰或、曰时如者，谓两阳归并未定之病状也。病状未定，不可以药，当刺肺俞，以泻太阳，以太阳与肺通也；当刺肝俞，以泻少阳，以肝与胆合也。故刺而俟之，以待其机也。苟不知此，而以头项强痛为太阳之邪，目眩胸满为少阳之邪，发其汗，两阳之邪乘燥入胃，则发谵语。设脉长大，则犹为顺，可以下之，今脉不大而弦，五六日谵语不止，是土病而见木脉也，名曰负。负者，克贼也。慎不可下，当刺期门，以直泻其肝可也。

【集注】方有执曰：并，犹合也。彼此相兼合，而有轻重多寡之不同，谓之并。盖少阳间隔阳明，去太阳远，故但兼并也。

喻昌曰：少阳之脉，络胁肋间，并入太阳之邪，则与结胸证似是而实非也。肝与胆合，刺肝俞所以泻胆也。膀胱不与肺合，然肺主气，刺肺俞以通其气，斯膀胱之气化行，而邪自不能留矣。发汗则谵语，与合病木盛克土之意同。脉弦亦即合病内少阳胜而阳明负之互词，刺期门以泻木邪之盛也。

林澜曰：大椎即百劳穴，一椎上陷中，主泻胸中诸热气。第一间疑即商阳，在手食指内侧，主胸中气满，热病汗不出。肝俞在九椎下，肺俞在三椎下，各去脊中二寸，二穴并主泻五脏之热。期门在乳根二肋端，主伤寒，胸中烦热，过经汗不出。

**太阳少阳并病，心下硬，颈项强而眩者，当刺大椎、肺俞、肝俞，慎勿下之。**

【注】此承上条，戒不可下之义也。太阳、少阳并病，心下硬而眩者，少阳也；颈项强者，太阳也。当刺肺俞、肝俞，以泻太阳、少阳之

邪，慎不可下也。若以心下硬，而误下之，必变逆候矣。

【集注】成无已曰：慎勿下之。攻少阳之邪，太阳之邪乘虚入里，必作结胸。经曰：太阳、少阳并病，而反下之，成结胸。

程知曰：上言不可汗，此言不可下也。不可汗，恐其谵语；不可下，恐其结胸也。

程应旄曰：此并病心下硬居首，颈项强而眩次之，似尚可下，不知少阳三法有禁，只可刺而慎勿下也。

汪琥曰：大椎一穴，实合太、少而齐泻。诸家注皆不明用针之理，竟置大椎而不论，大误之极。

**太阳少阳并病，而反下之，成结胸，心下硬，下利不止，水浆不下，其人心烦。**

【注】此承上条，而言误下之变也。太阳、少阳并病，不刺肺俞、肝俞，而反下之，两阳之邪，乘虚陷里，则时如结胸，竟成结胸矣。心下硬，变为下利不止，水浆不入矣。上不入而下常出，则中空无物，其人心烦忙乱，而变成坏证，虽有前条刺法，亦无所用矣。

【集注】程知曰：此二阳并病，误下之变也。太阳表邪乘虚入里，则为结胸，心下硬；少阳半里之邪，乘虚入里，则为下利不止。上下俱病，而阳明之居中者，遂至水浆不入，而心烦也。

喻昌曰：并病即不误用汗、下，已如结胸，心下痞硬矣，况又误下乎？故比太阳一经，误下之变殆有甚焉。其人心烦似不了之语，然经谓结胸证具，躁烦者死，意此亦谓其人心烦者死乎？

汪琥曰：太阳病在经者，不可下，少阳病，下亦在所当禁，故以下之为反也。

# 卷十

## 辨差后劳复食复阴阳易病脉证并治篇

伤寒新愈，起居作劳，因而复病，谓之劳复。强食谷食，因而复病，谓之食复。男女交接，复而自病，谓之房劳复。男女交接，相易为病，谓之阴阳易，谓男传不病之女，女传不病之男，有如交易也。盖因其人新差，余邪伏于脏腑，未经悉解，故犯之辄复也。学者于临证时，审其脉证而详辨之，则施治自无误矣。

**大病差后，劳复者，枳实栀子豉汤主之。若有宿食者，加大黄，如博棋子五六枚。**

【注】大病差后，谓伤寒病新差后也。劳复者，谓起居作劳复病，非房劳复也，宜枳实栀子豉汤主之。温覆，令微似汗自愈，不取其涌者，以热不在胸而在经也。若因过食复病者，谓之食复，以有宿食也，宜枳实栀子豉汤加大黄下之。

【集注】成无己曰：劳复则热气浮越，与枳实栀子豉汤以解之。食复则胃有宿积，加大黄以下之。

王肯堂曰：伤寒之邪自外入，劳复之邪自内发。

**枳实栀子豉汤方**

枳实炙，三枚　栀子擘，十四枚　豉绵裹，一升

上三味，以清浆水七升，空煮取四升，内枳实、栀子，煮取二升，下豉更煮五、六沸，去滓，温分再服，复令微似汗。

【方解】是方也，用清浆水七升，空煮至四升者，是欲水之熟而趋下，不欲上涌作吐也。下豉煮五六沸即去滓者，取其清腐之气走表，易于取汗也。太阳用之以作吐，劳复用之以作汗。仲景用方之妙，药品虽同，煎法各异，故施用不同也，于此可类推矣。

【集解】方有执曰：大邪初退，血气新虚，起居作劳，复生余热，乃用苦寒以发其微汗者，以劳伤之复热，与初病之实热不同伦也。方中

用清浆水七升，空煮至四升，全是欲水之熟而趋下，不至上涌作吐，与《太阳中篇》下后身热取吐之法不同，所以复令微似汗也。

**伤寒差已后，更发热，小柴胡汤主之。脉浮者，以汗解之，脉沉实者，以下解之。**

【**注**】此承上条详言证脉，以别其治也。伤寒差已后，更复发热者，虽有劳复、食复之别，然须分或宜和、或宜汗、或宜下之不同。如脉浮有表，当以汗解者，用枳实栀子豉汤汗之；脉沉有里者，当以下解者，用枳实栀子豉加大黄汤下之；若无表里证，当和解之者，用小柴胡汤和之。对证施治，斯为合法。

【**集注**】方有执曰：此示病后不谨调理，致复之大法。脉浮，有所重感者也。脉沉，饮食失节也。

魏荔彤曰：大病后不宜大汗，喻注谓用枳实栀豉汤以微汗是也。大病后不宜大下，喻注谓枳实栀豉汤加大黄以微下是也。然亦有不能尽该者，凡于汗下之中，留心其为大病之后，庶治复病，而不碍于大病后也。

**大病差后，从腰以下有水气者，牡蛎泽泻散主之。**

【**注**】伤寒病差后，从腰以下肿者，是有水气也，宜牡蛎泽泻散，峻逐水气。恐缓则水盛，必上犯阳部也。

【**集注**】成无己曰：大病差后，脾胃气虚，不能制约肾水，水溢下焦，故腰以下为肿也。《金匮要略》云：腰以下肿，当利小便，与牡蛎泽泻散，利小便而散水可也。

**牡蛎泽泻散方**

牡蛎熬　泽泻　栝蒌根　蜀漆暖水洗去腥　商陆根熬　海藻洗，去咸　苦葶苈熬。各等分

上七味，异捣下筛为散，更入臼中治之。白饮和服方寸匕，日三服。小便利，止后服。

【**方解**】水停于内，外泛作肿，腰以上者，当汗之，小青龙、越婢是也；腰以下者，当利小便，此方是也。以牡蛎破水之坚，泽泻利水之蓄，海藻散水之泛，栝蒌根消水之肿，又以蜀漆、苦葶苈、商陆根辛苦有毒之品，直捣其巢，峻逐水气，使从大、小二便而出。然此方施之于形气实者，其肿可随愈也，若病后土虚，不能制水，肾虚不能行水，则又当

别论，慎不可服也。

**大病差后，喜唾，久不了了，胸上有寒，当以丸药温之，宜理中丸。**

【**注**】大病差后，喜唾，久不了了者，胃中虚寒，不能运化津液，聚而成唾，故唾日久无已时也，宜理中丸以温补其胃，自可已也。

【**集注**】程知曰：病后阳气不足，胃中虚寒，不内津液，故喜唾不了了。前牡蛎泽泻用散者，欲其恋肺而下水也；此理中用丸者，欲其温胃而收唾也。

喻昌曰：身中津液，因胃寒凝结而成浊唾，久而不清，其人必消瘦索泽，故不用汤药荡涤，而用圆药缓图也。

张璐曰：伤寒差后体虚，每有遗热，故禁温补，即间有素禀虚寒者，只宜理中圆调理，未尝轻用桂、附也。

**伤寒解后，虚羸少气，气逆欲吐，竹叶石膏汤主之。**

【**注**】伤寒解后，虚羸，寒伤形也；少气，热伤气也；气逆欲吐，余邪夹饮犯胃也。故宜竹叶石膏汤，益虚清热，以降逆气也。

【**集注**】方有执曰：病后虚羸少气，脾胃未强，饮食难化，则痰饮易生，饮停气逆，故欲吐也。

程知曰：伤寒解后，津液不足，则虚羸；余热不尽，则伤气。与竹叶石膏汤，以调胃而去虚热。盖前条是治病后虚寒，此条是治病后虚热也。

**竹叶石膏汤方**

竹叶二把　石膏一斤　半夏洗，半升　人参二两　甘草炙，二两　粳米半升　麦冬去心，一升

上七味，以水一斗，煮取六升，去滓，内粳米，煮米熟汤成，去米，温服一升，日三服。

【**方解**】是方也，即白虎汤去知母，加人参、麦冬、半夏、竹叶也。以大寒之剂，易为清补之方，此仲景白虎变方也。经曰：形不足者，温之以气；精不足者，补之以味。故用人参、粳米，补形气也。佐竹叶、石膏，清胃热也。加麦冬生津；半夏降逆，更逐痰饮；甘草补中，且以调和诸药也。

病人脉已解，而日暮微烦，以病新差，人强与谷，脾胃气尚弱，不能消谷，故令微烦，损谷则愈。

【注】病人脉已解，谓病脉悉解也。惟日西微烦者，以病新差，强食谷早，胃气尚弱，不能消谷，故令微烦，不须药也，损谷自愈。

【集注】方有执曰：强与谷，谓强其进食也。损者，言当节减之也。

喻昌曰：注家牵引日暮为阳明之旺时，故以损谷为当小下。不知此论差后之证，非论六经转阳明之证也。日暮，即《内经》日西而阳气已衰之意，所以不能消谷也。不可引前条宿食，轻用大黄，重伤脾胃也。

王鹤田曰：此言差后强食，而为虚中之实证也。病后起居坐卧，俱宜听其自然，不可勉强，强则非其所欲，反逆其性而不安矣，不特一食也。

伤寒，阴阳易之为病，其人身体重，少气，少腹里急，或引阴中拘挛，热上冲胸，头重不欲举，眼中生花，膝胫拘急者，烧裈散主之。

【注】伤寒新愈之后，男女不谨，偶犯余事，发热复病者，谓之房劳复。男以六味地黄汤主之，女以四物汤主之，随证加减治之可也。若犯余事，男病传女，女病传男，相易为病，谓之阴阳易。其证身重少气，少腹急痛，牵引阴中，膝胫拘急，或热气冲胸，头重不欲举，眼中生花等证，皆余毒乘虚传易也，当以烧裈散主之。

【集注】王肯堂曰：房劳复病，谓新差之后，或尚未愈，而男妇相交接复病者，若同阴阳易证，则从阴阳易治。亦有寒热多汗，头重目眩，腹中拘急，百节解离，经脉缓弱，筋骨痿软，不能动移，精髓空虚，心神恍惚，迁延岁月方死者，宜当归四逆汤。厥者加附子，寒者加吴茱萸、生姜以治之。按：差后男女交合而病者，若无阴阳易证，而有表证，则不可从阴阳易治，当从房事后犯风寒治，汗、吐、下法，皆不可轻用。即有应汗、应吐之证，汗则以补中益气汤加麻、桂微汗之，厥者加炮附子，吐则以补中益气汤加淡豆豉探吐之。适可即止，总当识此为新病之后也。

方有执曰：伤寒，包中风而言也。易，犹交易变易之易，言大病新差，血气未复，强合阴阳，则二气交感，互相换易而为病也。身体重少气，真元亏竭而困倦也。少腹里急，或引阴中拘挛者，所易之气内攻也。热上冲胸，头不欲举，眼中生花者，虚阳生热而上蒸也。膝胫拘急者，脉乱而筋伤也。裈裆近阴处，阴阳二气之所聚也。男女易用，物各归本也。

喻昌曰：病伤寒之人，热毒藏于气血中者，渐从表里解散，惟热毒藏于骨髓之中者，无繇[1]发泄。故差后与不病之体交接，男病传不病之女，女病传不病之男，所以名为阴阳易，即交易之义也。

**烧裈散方**

妇人中裈近隐处，取烧作灰。

上一味，水服方寸匕，日三服，小便即利，阴头微肿，此为愈矣。妇人病，取男子裈烧服。

**【方解】**男女裈裆，浊败之物也。烧灰用者，取其通散，亦同气相求之义耳。服后或汗出，或小便利则愈。阴头微肿者，是所易之毒从阴窍而出，故肿也。

**音切**

垢音苟　怫音佛　郁音熨　挛力全切　胫胡定切　裩（裈）音昆，同裈



---

❶ 繇（yóu 由）：通“由”。从；办法。

# 卷十一

## 辨坏病脉证并治篇

坏病者，谓不当汗而汗，不当吐而吐，不当下而下，即当汗、吐、下而过甚，或当汗、吐、下而失时，皆为施治失宜，所以成坏病也。凡三阴三阳，若汗、若吐、若下，若温针、火熏、火熨、火灸、火劫等法，致诸坏病者，有汗后亡阳，眩冒振惕，魄汗不收；有下后虚中，结胸痞硬，下利不止；有吐后烦乱腹满；有温针失血惊狂，甚至阳毒斑狂，阴躁欲死，神昏谵语，循衣摸床之类是也。其论散见诸篇，今合为一集，以便后学。其中或有挂漏，是在能三反者。

太阳病三日，已发汗，若吐、若下、若温针仍不解者，此为坏病，桂枝不中与也。观其脉证，知犯何逆，随证治之。

【注】太阳病三日，邪在三阳时也。若已经发汗，若吐、若下、若温针，其法备施，病仍不解者，此为坏病，由施治失宜也。此时即有表证，桂枝亦不中与，当观其脉证，知所误犯者何逆，而随证治之，不可以成法拘也。

【集注】方有执曰：既不可定以正名，则亦难以出其正治，故但示人以随机应变之微旨，一以贯之，斯言尽之矣。

程知曰：病在太阳，治之不当，即成坏病，故初治不可不慎。桂枝不可与，以桂枝证罢也，若桂枝证仍在，则不谓之坏病矣。

程应旄曰：如汗后亡阳动经、渴躁谵语，下后虚烦、结胸痞气，吐后内烦腹胀满，温针后吐衄惊狂之类，纷纭错出者，俱是为前治所坏，后人切不得执成法以救逆。所以前证虽属桂枝，若坏则桂枝亦不中与也。观其脉证，知犯何逆，随证治之。盖欲反逆为顺也，非从望、闻、问、切上，探出前后根因，无从随证用法，非头痛医头之为随证治之也。

吴人驹曰：不得拘三日为表病而与桂枝，当依现在之变坏者而为救治。

本太阳病不解，转入少阳者，胁下硬满，干呕，不能食，往来寒热，尚未吐下，脉沉紧者，与小柴胡汤。若已吐、下、发汗、温针，评语，柴胡汤证罢，此为坏病。知犯何逆，以法治之。

**【按】**“脉沉紧”，当是“脉沉弦”。若是沉紧，是寒实在胸，当吐之诊也。惟“脉沉弦”，始与上文之义相属，故可与小柴胡汤。

**【注】**本太阳病不解，而见胁下硬满，干呕不能食，往来寒热等证。脉沉弦，是邪转入少阳也，若未经吐下者，当与小柴胡汤，解其半表半里之邪可也。其已经吐下、发汗、温针者，则表里俱虚，更加评语，柴胡证罢，此为坏病，即小柴胡汤亦不中与也。当审其所犯何逆，随证以法治之可也。

**【集注】**成无己曰：转入少阳，柴胡证也。若已吐、下、发汗、温针，不惟犯少阳三禁，更加温针以迫劫之，损耗津液，胃中干燥，必发评语。柴胡证罢者，谓无胁下硬满，干呕不能食，往来寒热等证也，此为坏病。

沈明宗曰：太阳不解而传少阳，当与小柴胡和解，乃为定法。反以吐下、发汗、温针，以犯少阳之戒，而邪热陷入阳明，故发评语，已为坏证。要知评语乃阳明受病，即当知犯阳明之逆而治之；若无评语，而见他经坏证，须凭证凭脉，另以活法治之也。

太阳病中风，以火劫发汗，邪风被火热，血气流溢，失其常度。两阳相熏灼，其身发黄。阳盛则欲衄，阴虚则小便难。阴阳俱虚竭，身体则枯燥，但头汗出，剂颈而还，腹满微喘，口干咽烂，或不大便。久则谵语，甚者至哕，手足躁扰，捻衣摸床。小便利者，其人可治。

**【注】**太阳病中风，不以桂枝汤汗之，而以火劫发汗，故致生诸逆也。风属阳邪，被火益热，故血气流溢，失其常度也。以风火俱阳，故曰两阳熏灼。热蒸血瘀达于肌表，故其身发黄也。血为热迫，故上逆欲衄；阴虚液竭，故小便难；阴阳虚竭，故身体枯燥；阳热熏灼，阴液上越，故头汗出剂颈而还也。热传太阴，故腹满口燥；热传少阴，故口干咽烂；热壅于胸，故肺燥微喘；热结于胃，故不大便。愈久则热益深，故哕逆谵语，神明昏乱，手足躁扰，捻衣摸床之证见矣。凡此诸坏证，推求其源，皆由邪火逆乱，真阴立亡，多不可治。然或小便利者，则阴

气尚在，故犹为可治也，可不慎之于始哉！

【集注】成无己曰：《内经》云：诸胀腹大，皆属于热。腹满微喘者，热气内郁也。经云：火气内发，上为口干咽烂者，火热上熏也。热气上而不下，则大便不硬，若热气下入胃中，消耗津液，则大便硬，故云：或不大便，久则胃中燥热，必发谵语。经云：病深者，其声哕，火气太甚，正气逆乱，故哕。经云：四肢者，诸阳之本也。阳盛则动，故手足躁扰，捻衣摸床也。小便利者，是阴未竭，犹可治也。

喻昌曰：此证阳邪夹火，扰乱阴分，而亡其阴，与前二条亡阳证，天渊悬绝。观阳盛欲衄，身体枯燥诸句，则知此证宜急驱其阳，以存一线之阴，不得泥“阴阳俱虚竭”一语，而补其阳、劫其阴也。且头汗为阳邪上壅，不下通于阴，所以剂颈以下不能得汗。设见衄血，则邪从衄解，头间且无汗矣。设有汗，则邪从汗解，又不衄矣。后条火邪深入，必圊血，亦身体枯燥而不得汗。设有汗，便不圊血矣。读古人书，全要会意，岂有得汗仍衄血、圊血之理哉！又曰：仲景以小便利一端，辨真阴之亡与未亡最细。盖水出高源，小便利则津液不枯，肺气不绝可知也；肾以膀胱为腑，小便利则膀胱之气化行，肾水未绝可知也。

程应旄曰：已上诸证，莫非邪火逆乱，真阴立亡之象。推求其原，一皆血气流溢，失其常度，至于如此，邪风被火热之害，可胜言哉！此际，欲治风而火势沸腾，欲治火而风邪壅遏，何从治之？惟利小便一法。如猪苓汤类，可以导热滋干，使小便得利，则太阳之邪亦从膀胱为去路，尚可治也。倘利之而不利，火无从出，危矣。

太阳病，医发汗，遂发热恶寒；因复下之，心下痞；表里俱虚，阴阳气并竭，无阳则阴独，复加烧针。因胸烦，面色青黄，肤胸者，难治；今色微黄，手足温者，易愈。

【注】太阳表病，医过发汗，已虚其表，因复下之，又虚其里，虽有未尽之表邪，陷里成痞，但表里俱虚，阴阳并竭，已成坏证矣。况无阳则阴不生，阴独则阳不化，而复加烧针，火气内攻，阴阳皆病，故胸满而烦，面色青黄，肌肤瞤动也。见证如此错杂，故为难治。若面色微黄不青，手足不厥而温，则为阴阳之气未竭，故曰易治也。

【集注】方有执曰：表以误汗言，里以误下言，故曰俱虚。阴指里，阳指表，无阳谓阳竭也，阴独谓痞也。青黄，脾受克贼之色。微黄，土见回生之色。手足温，阳气回于四末也。言既经反复之误，又见克贼之色，肌肤瞤动而不宁，则脾家之真阴败，为难治也。今则土见回生之色，四末得温，胃家之阳复，故为易愈也。

伤寒脉浮，自汗出，小便数，心烦，微恶寒，脚挛急，反与桂枝汤，欲攻其表，此误也。得之便厥，咽中干，烦躁，吐逆者，作甘草干姜汤与之，以复其阳；若厥愈足温者，更作芍药甘草汤与之，其脚即伸；若胃气不和，谵语者，少与调胃承气汤；若重发汗，复加烧针者，四逆汤主之。

【注】伤寒脉浮，自汗出，中风证也；小便数，心烦，里无热之虚烦也；微恶寒者，表阳虚不能御也；脚挛急者，表寒收引拘急也。是当与桂枝增桂加附子汤，以温经止汗，今反与桂枝汤攻发其表，此大误也。服后便厥者，阳因汗亡也；咽干者，阴因汗竭也；烦躁者，阳失藏也；吐逆者，阴拒格也。故作甘草干姜汤与之，以缓其阴，而复其阳。若厥愈足温，则是阳已复，宜更作芍药甘草汤与之，以调其阴，而和其阳，则脚即伸也。若胃不和而谵语，知为邪已转属阳明，当少少与调胃承气汤，令其微溏，胃和自可愈也。若重发汗者，谓不止误服桂枝汤，而更误服麻黄汤也。或复加烧针劫取其汗，以致亡阳证具，则又非甘草干姜汤所能治，故又当与四逆汤，以急救其阳也。

【集注】程应旄曰：脉浮自汗，虽似桂枝证，而头项不痛，知阳神自歉于上部；恶寒脚挛急，知阴邪更袭于下焦。阳虚阴盛，而里气上逆，故有心烦证，里阴攻及表阳，差讹只在"烦"字上。观结句若重发汗，复加烧针者，四逆汤主之。可见阴证不必真直中也，治之一误，寒即中于治法中矣。

问曰：证象阳旦，按法治之而增剧，厥逆，咽中干，两胫拘急而评语。师言夜半手足当温，两脚当伸。后如师言。何以知此？答曰：寸口脉浮而大，浮为风，大为虚，风则生微热，虚则两胫挛，病形象桂枝，因加附子参其间，增桂令汗出，附子温经，亡阳故也。厥逆，咽中干，烦躁，阳明内结，评语烦乱，更饮甘草干姜汤，夜半阳气还，两足当热，胫尚微拘急，重与芍药甘草汤，尔乃胫伸，以承气汤微溏，则止其评语，故知病可愈。

【注】此设问答，申明上条之义也。桂枝证当用桂枝，值时令温热，或其人有热，用阳旦汤，即桂枝汤加黄芩也。值时令寒冷，或其人有寒，用阴旦汤，即桂枝汤加干姜也。证象阳旦，谓心烦似乎有热也。按法治之，谓按法用阳旦汤也。盖心烦小便数，咽中干，似乎阳旦，而不审脚挛急，微恶寒之证，是阴寒也，即以阳旦汤攻其表误也。所以增剧，厥逆，咽中干，两胫拘急，谵语等坏证作也。师言夜半手足当温，两脚当伸，如其言者何也？答曰：诊脉浮大，则为风虚，非寒虚也，故此知用桂枝不足以治其寒，而加附子温经。即有阳明内结，谵语烦乱等证，浑不为意，且更与甘草干姜汤，至夜半阳回足热，胫尚微拘急，即与芍药甘草汤以和其阴，尔乃胫伸。继以承气治其阳明内结，故微溏而谵语止，其病可愈矣。是皆由于救之得法耳！

**阳旦汤方补**

桂枝三钱　芍药酒焙，二钱　甘草炙，二钱　黄芩酒炒，三钱　生姜三片　大枣擘，二枚

上水煎，去滓温服，无时，日二三服。本方加干姜，名阴旦汤。

**甘草干姜汤方**

甘草炙，四两　干姜炮，二两

上二味，以水三升，煮取一升五合，去滓，分温再服。

**芍药甘草汤方**

芍药四两　甘草炙，四两

上二味，以水三升，煮取一升五合，去滓，分温再服。

伤寒吐、下后，发汗，虚烦，脉甚微，八九日心下痞硬，胁下痛，气上冲咽喉，眩冒，经脉动惕者，久而成痿。

【按】“八九日心下痞硬，胁下痛，气上冲咽喉”三句，与上下文义不属，必是错简。注家因此三句，皆蔓衍支离，牵强注释。不知此证，总因汗出过多，大伤津液而成，当用补气补血益筋壮骨之药，经年始可愈也。

【注】伤寒吐下后，复发其汗，治失其宜矣，故令阳气阴液两虚也。阴液虚，故虚烦；阳气虚，故脉微；阳气微而不升，故目眩冒；阴液虚

而不濡，故经脉动惕也。阳气阴液亏损，久则百体失所滋养，故力乏筋软而成痿矣。

**伤寒六七日，大下后，寸脉沉而迟，手足厥逆，下部脉不至，咽喉不利，唾脓血，泄利不止者，为难治，麻黄升麻汤主之。**

**【注】**伤寒六七日，邪传厥阴，厥热胜复之时，医不详审阴阳，而大下之，致变中寒下竭之坏证。中寒故寸脉沉迟，手足厥逆；下竭故尺脉不至，泄利不止也。盖未下之前，阳经尚伏表热，大下之后，则其热乘虚下陷，内犯厥阴。厥阴经循喉咙，贯膈注肺，故咽喉不利，唾脓血也。此为阴阳错杂，表里混淆之证，若温其下，恐助上热；欲清其上，愈益中寒。仲景故以此汤主之，正示人以阴阳错杂为难治，当于表里上下求治法也。盖下寒上热，固为难温，里寒无汗，还宜解表，故用麻黄升麻汤，以解表和里，清上温下，随证治之也。

**【集注】**程知曰：言厥逆有因于误下致变者也。凡伤寒热炽者，其阴必虚，六七日虽当传里之时，设表证仍在而大下之，则阴伤而阳亦陷。寸脉沉迟，手足厥冷，下利不止，伤其阳而气内陷也；下部脉不至，咽喉不利吐脓血，伤其阴而热内逼也。一下之误，既伤其阳，复伤其阴，故难治。与麻黄升麻汤，以升阳调下，清热滋阴。盖传经热邪，从外入于内者，仍当从内出于外也，故曰：汗出愈。

喻昌曰：寸脉沉而迟，明是阳去入阴之故，非阳气衰微可拟。故虽手足厥冷，下部脉不至，泄利不止，其不得为纯阴无阳可知。况咽喉不利，唾脓血，又阳邪搏阴上逆之征验，所以仲景特于阴中提出其阳，得汗出而错杂之邪尽解矣。

**麻黄升麻汤方**

麻黄去节，二两半　升麻一两一分　当归一两一分　知母十八铢　黄芩十八铢　萎蕤十八铢　石膏碎绵裹，六铢　白术六铢　干姜六铢　芍药六铢　天冬去心，六铢　桂枝六铢　茯苓六铢　甘草炙，六铢

上十四味，以水一斗，先煮麻黄一二沸，去上沫，内诸药，煮取三升，去滓，分温三服，相去如炊三升米顷，令尽。汗出愈。

**【方解】**下寒上热若无表证，当以黄连汤为法，今有表证，故复立此方，以示随证消息之治也。升麻、萎蕤、黄芩、石膏、知母、天冬，乃

升举走上清热之品，用以避下寒，且以滋上也；麻黄、桂枝、干姜、当归、白芍、白术、茯苓、甘草，乃辛甘走外温散之品，用以远上热，且以和内也。分温三服令尽，汗出愈，其意在缓而正不伤，彻邪而尽除也。脉虽寸脉沉迟、尺脉不至，证虽手足厥逆、下利不止，究之原非纯阴寒邪，故兼咽喉痛、唾脓血之证，是寒热混淆阴阳错杂之病，皆因大下夺中所变。故仲景用此汤，以去邪为主，邪去而正自安也。

**伤寒八九日，下之，胸满烦惊，小便不利，评语，一身尽重，不可转侧者，柴胡加龙骨牡蛎汤主之。**

**【注】**伤寒八九日，邪不解，表不尽，不可下也。若下之，其邪乘虚内陷。在上者，轻则胸满，重则结胸。胸满者，热入于胸，气壅塞也。在中者，轻则烦惊，重则昏狂。烦惊评语者，热乘于心，神不宁也。在下者，轻则小便不利，重则少腹满痛。小便不利者，热客下焦，水道阻也。邪壅三焦，则荣卫不行，水无去路，则外渗肌体，故一身尽重，不可转侧也。以柴胡加龙骨牡蛎汤主之，其大意在和解镇固，攻补兼施也。

**【按】**此条乃阳经湿热之身重，若以为津亡血涩，阳气不能宣布，阴经湿寒之身重则误矣。寒湿身重，用真武汤、桂枝附子汤，以不渴里无热也；热湿身重，用白虎汤、柴胡加龙骨牡蛎汤，以评烦胃有热也。其风湿、风温身重，亦不外乎兼寒兼热，故此汤中用苓、半、大黄为佐也。

**【集注】**方有执曰：胸满者，下后里虚，外热入里，夹饮上搏于膈，所以烦也。惊伤心，心藏神而居膈，正虚邪胜所以不宁。一身尽重，不可转侧者，伤寒本一身疼痛，亡津液而血涩不利，故变为沉滞而重甚也。

程知曰：下而心烦腹满，治以栀、朴，为邪入腹也。下而胸满烦惊，治以龙、牡，为邪入心也。因火劫而致烦惊，治以桂枝龙牡，挽心阳之外越也。因下而致烦惊，治以柴胡龙骨牡蛎，解心阳之内塞也。大、小陷胸，以高下缓急别之；诸泻心汤，以寒热虚实辨之。半、苓治痰，芩、连降逆，栀、豉涌虚烦，参、附回阳虚。下后大法，备于斯矣。

喻昌曰：八九日过经乃下之，可谓慎矣！孰知外邪未尽，乘虚而陷，邪方在表里，其患已及于神明，于此而补天浴日，岂复易易。

张璐曰：此系少阳之里证，诸家注作心经病，误也。盖少阳有三禁，不可妄犯。虽八九日过经，下之尚且邪气内犯，胃土受伤，胆木失荣，痰聚膈上，有如是之变，故主以小柴胡和解内外，逐饮通津，加龙骨、牡蛎，以镇肝胆之惊也。

**柴胡加龙骨牡蛎汤方**

柴胡四两　半夏洗，二合　龙骨一两半　人参一两半　大黄二两　牡蛎一两半　茯苓一两半　铅丹一两半　桂枝一两半　生姜一两半　大枣擘，二枚

上十一味，以水八升，煮取四升，内大黄切如棋子，更煮一二沸，去滓，温服一升。

**【方解】**是证也，为阴阳错杂之邪；是方也，亦攻补错杂之药。柴、桂解未尽之表邪，大黄攻已陷之里热，人参、姜、枣补虚而和胃，茯苓、半夏利水而降逆，龙骨、牡蛎、铅丹之涩重，镇惊收心而安神明，斯为以错杂之药，而治错杂之病也。

汗家重发汗，必恍惚心乱，小便已，阴痛，与禹余粮丸。

**【按】**禹余粮丸为涩痢之药，与此证不合。"与禹余粮丸"五字，衍文也。

**【注】**汗家，谓平素好出汗之人也。重发汗，谓大发汗也。心主血，汗乃心之液，重发其汗，血液大伤，心失所恃，故神情恍惚，心志不宁也。液竭于下，宗筋失养，故小便已阴茎疼也。

**【集注】**方有执曰：心主血而藏神，汗多则血虚而舍空。恍惚心乱者，以舍空神纷散也。阴，宗筋也。痛者，液竭而失其所荣养也。

程应旄曰：心主血，汗者心之液，平素多汗之家，心虚血少可知。重发其汗，遂至心失所养，神恍惚而多忡憧之象，此之谓乱。小肠与心为表里，心液虚而小肠之水亦竭，故小便已而阴疼也。

衄家不可发汗，汗出必额上陷脉紧急，目直视，不能眴❶，不得眠。

**【注】**衄家者，该吐血而言也。谓凡衄血、吐血之人，阴气暴亡，若再发其汗，汗出液竭，诸脉失养，则额角上陷中之脉，为热所灼，故紧且急也。目直视，目瞪不转睛也。不能眴，目睫不合也。亦皆由热灼其脉，引缩使然。不得眠者，阳气不能行于阴也。凡此所见之病，皆阳盛

---

❶ 眴（xuàn 绚）：目动。《说文解字·目部》："目摇也。"

阴微之危证。谁谓衄家可轻发其汗耶！

【集注】喻昌曰：目得血而能视，汗为血液，衄血之人清阳之气素伤，更发其汗，则额上必陷，乃上焦枯竭之应也。诸脉皆属于目筋，脉紧急，则目上瞪而不能合，目不合，则不得眠也。伤寒发烦目瞑者，必衄，宜麻黄汤发其汗。此言素常失血之人，戒发其汗，以重虚其虚故也。

亡血家不可发汗，发汗则寒栗而振。

【注】凡失血之后，血气未复，为亡血虚家，皆不可发汗也。盖失血之初，固属阳热，然亡血之后，热随血去，热固消矣，而气随血亡，阳亦危矣。若再发汗，则阳气衰微，力不能支，故身寒噤栗，振振耸动，所必然也。盖发阴虚之汗，汗出则亡阴，即发暴吐衄血之汗也，故见不能眴、不得眠亡阴等病也。发阳虚之汗，汗出则亡阳，即发亡血虚家之汗也，故见寒栗而振、亡阳等病也。

【集注】方有执曰：亡血阴已虚矣，发汗复亡其阳，故寒栗而振也。

程应旄曰：亡血阴虚，阳已失依，若发其汗，阳从外脱，故寒栗而振，是为阴阳两竭。凡遇当汗证，便当顾虑阴经之荣血，有如此者。

魏荔彤曰：与其汗出亡阳方救阳，何如汗未出先救阴以维阳，不令汗出亡阳之为愈也。

咽喉干燥者，不可发汗。

【注】咽喉干燥，津液不足也，更发其汗，则津液益枯，故戒。人虽有可汗之证，亦不可发汗也。

【集注】方有执曰：咽喉干燥，津液素亏，本于肾水不足，盖少阴之脉循喉咙也，发汗则津液愈亡。

程应旄曰：凡遇可汗之证，必当顾虑上焦之津液，又有如此者。

张璐曰：此条与咽中闭塞，似同实异。此戒发汗以夺阳明之津，彼戒发汗以夺少阴之血也。

淋家不可发汗，发汗则便血。

【注】淋家者，湿热蓄于膀胱，水道涩痛之病也。若发其汗，湿随汗去，热必独留，水府告匮，迫其本经之血，从小便而出矣。

【集注】程知曰：膀胱里热则淋，更发其汗则膀胱愈燥，而小便血矣。

**疮家虽身疼痛，不可发汗，发汗则痉。**

【注】疮家初起毒热未成，法当汗散，已经溃后，血气被伤，虽有身痛应汗表证，亦不可发汗。恐汗出荣卫愈虚，外风乘袭，即不受外风，筋失液养，亦必致项强反张，而成痉病也。

【集注】喻昌曰：身疼痛为寒伤荣之证，本当发汗，疮疡之人，肌表素虚，荣血暗耗，更发其汗，则外风袭虚，内血不荣，必致颈项强，身反张而成痉。痉亦膀胱之病也。

**太阳伤寒者，加温针必惊也。烧针令其汗，针处被寒，核起而赤者，必发奔豚。气从少腹上冲心者，先灸核上各一壮，与桂枝加桂汤，更加桂。**

【注】太阳伤寒，加温针必惊者，谓病伤寒之人，猝然加以温针，其心畏而必惊也，非温针之后，必生惊病也。烧针即温针也，烧针取汗，亦是汗法，但针处宜当避寒。若不谨慎，外被寒袭，火郁脉中，血不流行，必结肿核赤起矣。且温针之火，发为赤核，又被寒侵，故不但不解，反召阴邪。盖加针之时，心既被惊，所以肾阴乘心之虚，上凌心阳而发奔豚也。奔豚者，肾阴邪也，其状气从少腹上冲于心也。先灸核上各一壮者，外去寒邪；继与桂枝加桂汤，更加桂者，内伐肾邪也。

**桂枝加桂汤方**

于桂枝汤方内，更加桂二两，成五两，余依桂枝汤法。

【集解】徐彬曰：此乃太阳风邪，因烧针令汗，复感于寒，邪从太阳之腑膀胱袭入相合之肾脏，而作奔豚。故仍从太阳之例，用桂枝全方。倍加桂者，以内泻阴气，兼驱外邪也。

**太阳病，以火熏之，不得汗，其人必躁。到经不解，必圊血，名为火邪。**

【注】火熏，古劫汗法也，即今火炕温覆取汗之法。太阳病，以火熏之不得汗，其人必内热躁甚，阴液愈伤。阳不得阴，无从化汗，故反致不解也。其火袭入阴中，伤其阴络，迫血下行，故必圊血也。命名火邪，示人以当治火邪，不必治圊血也。

【集注】方有执曰：躁，手足疾动也；到，犹言反也，谓徒躁扰而反不得解也。汗为血之液，血得热则行，火性大热，既不得汗，则血必横溢，所以必圊血也。

程应旄曰：太阳病以火熏之，取汗竟不得汗，其液之素少可知。盖阳不得阴，则无从化汗也。阴虚被火，热无从出，故其人躁扰不宁也。

**脉浮热甚，反灸之，此为实。实以虚治，因火而动，故咽燥而吐血。**

**【注】**脉浮热甚，实热在表也，无灸之之理，而反灸之，此为实实，谓其误以实为虚也。故热因火动，其势炎炎，致咽燥而吐血必矣。盖上条火伤阴分，迫血下行，故令圊血；此条火伤阳分，迫血上行，故吐血也。

**【集注】**程应旄曰：表实有热，误认虚寒，而用灸法，热无从泄，因火而动，自然内攻。邪束于外，火攻于内，肺金被伤，故咽燥而吐血。

汪琥曰：表有风热而反灸，是以实作虚治也。

**微数之脉，慎不可灸。因火为邪，则为烦逆，追虚逐实；血散脉中，火气虽微，内攻有力，焦骨伤筋，血难复也。**

**【注】**微数之脉，乃阴虚血少之诊，断不可灸。若误灸之，艾火内攻，为烦为逆。烦者，阴为阳扰也。逆者，追虚逐实也。阴本虚，而加以火则愈虚，是为追虚；阳本实，而加以火则愈实，是为逐实。然血已耗散，脉中艾火之气虽微，而内攻有力矣。故致焦骨伤筋，血难复也。

**【集注】**喻昌曰：脉微而数，阴虚多热之征也。此而灸之，则虚者愈虚，热者愈热，不致伤残不止矣。

程应旄曰：若血少阴虚之人，脉见微数，尤不可灸，以血主濡之，主润筋骨也。若失其所濡，则火之所至，其骨必焦，其筋必损，内伤其阴，未有不流散于经脉者也。

**荣气微者，加烧针，则血留不行，更发热而躁烦也。**

**【注】**荣气微者，荣血虚微也。荣血既已虚微，若误加烧针，则荣血涸留而无所行也。岂止焦骨伤筋而已哉！所以更发热而躁烦也。

**【集注】**程知曰：言荣微忌烧针也。阴虚则内热，若加烧针以助阳，则两热相合，而荣血不行，必更外发热而内烦躁也。

唐不岩曰：其始也虽微流，烧针以逼之也；其既也留而不行，烧针以竭之也。

张璐曰：火为阳邪，必伤阴血，治此者，当以救阴为主。

脉浮，宜以汗解。用火灸之，邪无从出，因火而盛，病从腰以下，必重而痹，名火逆也。

【注】脉浮表邪，宜以汗解。误用火灸，伤其血液，不能作汗，反令表邪无所从出，以致邪因火盛，外不焦骨伤筋，内不吐衄、圊血[1]，而病腰以下重痹者，必其人素有湿邪在下，故从湿化也。重者，着也，重着不移也。然不以痹名者，以非风寒湿之痹，乃因火逆不相交通，故名火逆也。

【集注】方有执曰：痹，湿病也。因火逆治火邪夹阳邪而上逆，阳不下通，阴不用事，化不行而水不得泄，故湿著下体而重痹也。

程应旄曰：脉浮在表，汗解为宜矣。因火灸之，不能得汗，则邪无出路，因火而盛，即不焦骨伤筋，而火阻其邪，阴气渐竭，下焦乃荣血所治，荣气竭而不运，必重着而为痹。名曰火逆，示人欲治其痹，宜先治其火也。

形作伤寒，其脉不弦紧而弱，弱者必渴，被火者必谵语。弱者，发热。脉浮，解之，当汗出愈。

【按】三“弱”字，当俱是“数”字，若是“弱”字，热从何有？不但文义不属，且论中并无此说。

【注】形作伤寒者，言其病形作伤寒之状也。但其脉不弦紧而数，数者热也。脉浮数，热在表，太阳证也；沉数，热在里，阳明证也。数脉为热，热入阳明，故必口渴；若被火劫，其热更甚，故必评语。脉数之病，虽皆发热，然其施治不无别焉。若脉浮数发热，解之当以汗，汗出可愈，宜大青龙汤；脉沉数发热，解之当以下，下之可愈，宜调胃承气汤；若脉数无表里证，惟发热而渴、评语者，不可汗下，宜白虎汤、黄连解毒汤，清之可也。

伤寒脉浮，医以火逼劫之，亡阳，必惊狂，起卧不安者，桂枝去芍药加蜀漆龙骨牡蛎救逆汤主之。

【注】伤寒脉浮，医不用麻、桂之药，而以火劫取汗。汗过亡阳，故

---

[1] 圊（qīng 清）血：亦称清血。即便血。圊，厕所。

见惊狂，起卧不安之证，盖由火劫之误。热气从心，且大脱津液，神明失倚也。然不用附子四逆辈者，以其为火劫亡阳也。宜以桂枝汤去芍药加蜀漆龙骨牡蛎救逆汤主之。去芍药者，恐其阴性迟滞，兼制桂枝不能迅走其外，反失救急之旨。况既加龙、蛎之固脱，亦不须芍药之酸收也。蜀漆气寒味苦，寒能胜热，苦能降逆，火邪错逆，在所必需也。

**【集注】**喻昌曰：篇中误服大青龙汤，厥逆，筋惕肉瞤，而亡阳者，乃汗多所致，故用真武汤救之。此以火迫劫而亡阳者，乃方寸元阳之神，被火迫劫而飞腾散乱，故惊狂起卧不安。有如此者，少缓须臾，神丹莫挽矣，故以此汤救之。盖阳神散乱，当求之于阳，桂枝汤阳药也，然必去芍药之阴敛，始得疾趋以达于阳位。更加蜀漆者，缘蜀漆之性最急，又加龙骨、牡蛎，有形之骨属，为之舟楫，以载神而返其宅也。

**桂枝去芍药加蜀漆龙骨牡蛎救逆汤方**

桂枝三两　甘草炙，二两　生姜切，三两　牡蛎熬，五两　龙骨四两　大枣擘，十二枚　蜀漆洗去脚，三两

上为末，以水一斗二升，先煮蜀漆，减二升，内诸药，煮取三升，去滓，温服。

火逆下之，因烧针烦躁者，桂枝甘草龙骨牡蛎汤主之。

**【注】**火逆者，谓凡火劫取汗致逆者也。此火逆因火针也。烧针劫汗，而复下之，火逆之邪，虽因下减，而烦躁一证独不除者，盖因汗下，大伤津液而然也。故用桂枝、甘草以救表，龙骨、牡蛎以固中，不治烦躁而烦躁自愈也。

**【集注】**喻昌曰：此证误而又误，虽无惊狂等变，然烦躁则外邪未尽之候，亦真阳欲亡之机也。

程应旄曰：火逆下之，里气虚矣，不治其虚，更加烧针，自致亡阳。但见烦躁证，而不尽如前条之惊狂起卧不安者，由热势之缓急有殊，故前方之加减稍异，总不容烦躁之以假乱真也。

**桂枝甘草龙骨牡蛎汤方**

桂枝一两　甘草炙，二两　龙骨二两　牡蛎熬，二两

上四味，为末，以水五升，煮取二升半，去滓，温服八合，日三服。

**【集解】**汪琥曰：此方即桂枝去芍药，加蜀漆龙骨牡蛎救逆汤，制小

其剂而用之也。火邪迫内，则生烦躁，虽烦躁似带表邪，不宜散以桂枝之辛热，而火逆既经下之，则阴血受伤，较之救逆汤，似当增芍药也。

**音切**

灼音酌　摸末各切　痿乌魁切　唾汤卧切　炊音吹　劫音讦　眴与旬同

# 卷十二

## 辨温病脉证并治篇

《内经》言：热病皆伤寒之类也。非谓类乎伤寒，乃谓与伤寒同乎一类之病也。盖伤寒因伤时令之寒而得名也，温病、热病，亦随时而易其名耳！经曰：冬伤于寒，则为病热。此即时而病者也。经曰：冬伤于寒，春必病温。此过时而病者也。经曰：凡病伤寒而成温者，先夏至为病温，后夏至为病暑。暑即热之谓也。此随时而病者也。是则秋分已前，皆得以热病名之；秋分已后，皆得以伤寒名之矣。此轩岐、仲景立伤寒、温病、热病之名义也。经又云：藏于精者，春不病温。此明过时不病之原也。经曰：冬不藏精，春必病温。此明过时必病之故也。于此可知伤寒为病，不在精之藏与不藏，而但有触犯即得为病。非若温病、热病，藏精则不病，不藏精则必病也。但能藏精者，纵偶感于邪，或温或暑，其病自轻；不藏精者，虽微感其邪，或温或暑，其病必重，差为稍异耳！若专以冬不藏精，毫无外感，为少阴本病，热从内生，则悖仲景温病之旨矣。仲景论中，但言太阳初病，发热而渴，不恶寒者为温病。辨其非伤寒，非谓太阳之寒，不由表入，竟从少阴之热内生为病也。经又曰：风温为病，脉阴阳俱浮。是明指温病之发，因感春风，辄动内热而始发，所以阴阳脉俱浮也。盖以温病、风温与热病论，互发其义。但热病一论，经已昭然，若复立论，未免赘疣，非仲景详于伤寒，而略于温证也。今将伏气、温病、风温合为一篇，其温热治法，同于六经，读者再细玩《素问·热病论》，及《刺热》《评热》诸论，与是论互相参考，自有得焉。

师曰：伏气之病，以意候之：今月之内，欲有伏气。假令旧有伏气，当须脉之。若脉微弱者，当喉中痛，似伤，非喉痹也。病人云：实咽中痛。虽尔，今复欲下利。

【注】四时令气，正气也；非时之气，邪气也。正气之中人也浅，感之甚者即病，微者藏在肌肤，不即为病，壮实之人可以自已。邪气之中

人也深，感之虽微，亦即为病，甚则直入于脏不能自已，虚者死焉。此篇所谓伏气之病，即四时令气正病，非四时不正之邪与非常异气之疫邪也。所为伏气者，如感冬令之风寒，其重者，伤于荣卫，即时而发者，名为中风、伤寒是也；其感之轻者，伏藏于肌肤，过时而发，名为温病是也。故时气、伏气之为病，二者不可不辨焉。春三月名曰发陈，是伏气欲发之月也。假令旧有伏气之人，乘冬不藏精之隙而病者，当须以脉识之。今月之内，初病伤寒、温病者，脉若微弱，是少阴脉也，若喉中痛，是少阴证也。然其痛必缓，非若外感时气之喉痹肿伤暴痛也。今既云实咽中痛，而脉又微弱，故知为少阴伏气内发之阴火也。虽尔咽痛，恐复欲下利，不可以时气外感阳火之喉痹治之也。

【集注】张锡驹曰：此条言伏气之病，由内而出，非若时行猝病，由外而至也。

**太阳病，发热而渴，不恶寒者，为温病。发汗已，身灼热者，名风温。风温为病，脉阴阳俱浮，自汗出，身重多眠睡，鼻息必鼾，语言难出。若被下者，小便不利，直视失溲；若被火者，微发黄色，剧则如惊痫，时瘛疭[1]；若火熏之，一逆尚引日，再逆促命期。**

【注】发热不渴，恶寒者，太阳证也。发热而渴，不恶寒者，阳明证也。今太阳病始得之，不俟寒邪变热，转属阳明，而即热渴不恶寒者，知非太阳伤寒，乃太阳温病也。由于膏粱之人冬不藏精，辛苦之人冬伤于寒，内阴已亏，外阳被郁，周身经络，早成温化，所以至春一遇外邪，即从内应。感寒邪者，则无汗，名曰温病，当以河间法用水解散，审其表里以解之。水解散，即天水六一散、防风通圣之合剂也。感风邪者，则有汗，名曰风温，当以水解散减麻黄，加桂枝，倍石膏，令微似汗以和之。若大发其汗，则益助蕴热，必令身热如火灼也。盖风温为病，乃风邪外盛于表，故阴阳六脉俱浮。热邪内壅于胸，故多眠睡，鼻息鼾也。风邪伤卫，表气不固，故自汗出。壮热伤气，故身重倦，声微语难出也。若被下者，则愈夺阴液，故水泉竭而小便不利也。太阳腑气将绝，故目直视也。少阴脏气不固，故遗失溲也。若被火者，则以火益火而阳气熏

[1] 瘛疭（chìzòng 赤纵）：筋脉痉挛。

灼，将欲发黄，故微发黄也；剧者热极生风，故如惊痫时瘛疭也。微黄，病深色渐加黑，故若火熏之也。温病、热病不恶寒者，表热也；口渴引饮者，里热也。表热无寒，故不宜汗；里热无实，故不宜下。表里俱热，尤不宜火。曰一逆者，若汗、若下、若火也；再逆者，汗而复下，下而复火也。一逆已令阴竭，尚可延引时日；再逆则阴立亡，故曰促命期也。伤寒者，伤冬月之正寒也。温病、热病者，伤三时之暴寒也。非时暴寒乃异气也，以其兼令气而为病也，故春兼风温，即以风温名之；夏兼暑热，即以暑热名之。世人通名曰伤寒，又名曰时气。医工见其传变六经，表里情状皆同，故同乎一治也。其温病、热病无汗者，宜大青龙汤；时无汗、时有汗者，宜桂枝二越婢一汤；有汗者，宜桂枝合白虎汤。内热者，防风通圣散。表实者，倍麻黄；里实者，倍大黄。量其病之轻重，药之多少而解之，三日之前，未有不愈者。其有外感邪重，内早伤阴，已经汗下而不愈者，则当审其表里，随其传变所见之证，治之可也。此法惟西、北二方四时皆可行之，无不随手取效。若江淮间地偏暖处，冬月初春乃可用之。若春末秋前，即脉证允合，当用麻、桂、青龙等汤者，亦必轻而减之，随证消息，适可即止，慎不可过，过则反致变逆。经所谓同病异治者，此之谓也。

【**集注**】程知曰：温病热自内出，故发热而渴不恶寒。风温内外交热，加之自汗，故有身重多眠诸证，有轻重死生之分。医者当以有汗、无汗为辨别之大要，亦即以可汗、不可汗为救治之微权。又曰：仲景之青龙、白虎神矣！得此意而推广之，可以应用于不穷。盖温病宜于发散中重加清凉，风温不可于清凉中重加发散也。

程应旄曰：太阳初得之一日，即发热而渴不恶寒者，因邪气早已内蓄，其外感于太阳，特其发端耳。其内蓄之热，固非一朝一夕矣。盖自冬不藏精而伤于寒时，肾阴已亏，一交春阳发动，即病未发，而周身经络已莫非阳盛阴虚之气所布濩。所云至春发为温病者，盖自其胚胎受之也。

**音切**

鼾音旱　痫音闲　瘛瘲音炽　疭音踪

# 卷十三

## 辨痉湿暍病脉证并治篇

经云：诸痉项强，皆属于湿。又云：诸暴强直，皆属于风。论曰：太阳病，发汗太多，因成痉。夫六气皆足以致痉，不专在湿也；六经皆有痉证，亦不专在太阳一经也。盖身以后，属太阳，凡头项强急，项背几几，脊强反张，腰似折，髀不可以曲，腘如结，皆太阳痉也。身以前属阳明，头面动摇，口噤齿龂，缺盆纽痛，脚挛急，皆阳明痉也。身之侧属少阳，口眼㖞邪，手足牵引，两胁拘急，半身不遂，皆少阳痉也。至若腹内拘急，因吐利后而四肢挛急者，未尝非太阴痉也。恶寒蜷卧，尻以代踵，脊以代头❶，俯而不能仰者，未尝非少阴痉也。睾丸上升，宗筋下注，少腹里急，阴中拘挛，膝胫拘急者，未尝非厥阴痉也。大抵痉以状名，而痉因筋急，故凡六经筋病，皆得以痉称之。其因于风寒者，必发热恶寒而无汗，其脉浮紧，其状身强直而口噤，即经所云：诸病强直，皆属于风者也。其势劲急，故名曰刚痉。其因于风湿者，发热汗出，不恶寒，其脉浮缓，其状项强几几❷，而身不强直，即经所云：诸痉项强，皆属于湿者也。其势濡弱，故名曰柔痉。若夫因误汗亡阳，津竭无以养筋而致痉者，即本论所云：太阳病，发汗太多而成痉，又非因湿因风，而却因燥者也。盖痉之始，本非正病，多杂于他病之中，如妇人之脱血，跌扑之破伤，俱能致痉。今见患此者，悉指为风，殊非确论。学者当于证中审察风、寒、湿、燥、内、外、虚、实之因，分别施治，庶不致误，慎勿概指为风也。

伤寒所致太阳病，痉、湿、暍，此三种，宜应别论，以为与伤寒

---

❶ 尻（kāo 考）以代踵，脊以代头：见《素问·痹论》。指肾痹证的临床表现，“筋骨拘迫，故其下挛急，其上蜷曲，所以言代踵代头（《圣济总录·肾痹》）。”尻，尾骶部；踵，足跟。

❷ 几几（shūshū 书书）：《说文解字·几部》：“鸟之短羽飞几几也。”成无己注：“几几者，伸颈之貌也。动则伸颈摇身而行，项背强者，动则如之。”

相似，故此见之。

【按】“伤寒所致”四字，甚无所谓，衍文也。

【注】伤寒，太阳经中之一病，非谓太阳经惟病伤寒也。盖以六气外感之邪，人中伤之者，未有不由太阳之表而入者也。痉，风邪也。湿，湿邪也。暍，暑邪也。夫风寒暑湿之病，固皆统属太阳，然痉、湿、暍三种，虽与伤寒形证相似，但其为病传变不同，故曰：宜应别论也。

【集注】方有执曰：痉、湿、暍三者，皆风寒之变证。既成变证，则当别为立论。然自风寒变来，本属太阳，犹有风寒涉似之疑，须当并为辨论。

病身热足寒，颈项强急，恶寒，时头热面赤，目脉赤，独头面摇，卒口噤，背反张者，痉病也。

【注】病人身热恶寒，太阳证也。颈项强急、面赤目赤，阳明证也。头热，阳郁于上也；足寒，阴凝于下也。太阳之脉，循背上头；阳明之筋，上夹于口。风寒客于二经，则有头摇、口噤、反张、拘强之证，故名痉病也。

【集注】方有执曰：此以痉之具证。言身热头热，面赤目脉赤，阳邪发于阳也。足寒，阴邪逆于阴也。独头面摇，风行阳而动于上也。卒，忽然也。噤，寒而口闭也，言忽然唇口吻合，噤急而饮食不通也。背反张者，太阳之脉夹背，寒则筋急而拘挛，热则筋缓而纵弛也。然刚、柔二痉，则各见证之一偏，惟风寒俱有而致证者，则具见也。

郑重光曰：此总论痉之经俞皆病，气血并伤，而为强急反张之证也。风湿俱有，故为痉之具证也。

太阳病，发热，脉沉而细者，名曰痉。

【注】太阳病发热，脉当浮大，脉若沉细，兼少阴也。今发热脉沉细，而名曰痉者，何也？以其已病痉证，而得沉细脉，不可名太阳、少阴伤寒之脉，当名太阳风湿痉病之脉也。因风邪郁于阳，故病发热也。湿邪凝于阴，故脉沉细也。此承上条痉病得沉细脉之义，非谓太阳病发热，脉沉细，即名之曰痉病也。

【集注】方有执曰：发热，太阳未除也。沉，寒也。细，湿也。

程知曰：脉沉细，法宜救里，而痉又为燥热之病，故《金匮》谓难治。谓未可轻同于太阳发热脉反沉之例也。

张璐曰：发热脉当浮数，而反沉细，知邪风为湿气所著，所以身虽发热，而脉不能浮数，是阳证见阴脉，故《金匮》指为难治也。

程应旄曰：痉病有同有独，固以其独者名之矣。然脉在太阳，更有独而无同，以头面摇，口噤背反张之证，合沉细之脉，虽有太阳发热等证，不致为伤寒所溷[1]，乃可定其名曰痉也。

**太阳病，发热无汗，反恶寒者，名曰刚痉。太阳病，发热汗出，而不恶寒，名曰柔痉。**

**【按】**“反恶寒”之“反”字，衍文也。刚痉证应恶寒，非反也。

**【注】**痉病既属太阳，当以太阳虚实例之。故曰：太阳病发热无汗，恶寒，为实邪，名曰刚痉；发热汗出，不恶寒，为虚邪，名曰柔痉。此详申上二条痉病虚实，非谓太阳病，发热无汗，恶寒，汗出不恶寒，即名之曰刚、柔痉病之证也。

**【集注】**程知曰：太阳病，发热，无汗，恶寒，为伤寒；发热，汗出，恶风，为伤风；发热，汗出，不恶寒，为温热。以证有颈项强急，甚则反张，故不谓之风寒、温热病，而谓之痉也。

张璐曰：《金匮》云：太阳病无汗，而小便反少，气上冲胸，口噤不能言，欲作刚痉，葛根汤主之。即是申明此条之义，而补其治法也。无汗而小便少者，以太阳、阳明二经之热，聚于胸中，延伤肺金清肃之气，内外不能宣通故也。又云：太阳病，其证备，身体强几几，然脉反沉迟，此为痉，栝蒌桂枝汤主之，即是申明此条之义，而补其治法也。其证备，则发热汗出等证，《金匮》已详，不必赘矣。

**太阳病，项背强几几，无汗恶风，葛根汤主之。**

**【注】**此略其证脉，单举痉之颈项强急者，以明其治也。太阳脉，下项循肩夹脊；阳明脉循喉咙，入缺盆，贯膈、下乳内廉。太阳主后，前合阳明；阳明主前，后合太阳。今邪壅于二经之中，故有几几拘强之貌也。太阳之强，不过颈项强；此痉之强，则不能俯仰，项连胸背而俱强，故曰项背强几几也。无汗恶风，实邪也，宜葛根汤发之，即桂枝汤加麻

[1] 溷（hùn 混）：混乱。

黄、葛根，两解太阳、阳明之邪也。

【集注】方有执曰：几几，鸟之短羽者，动则引颈几几然。形容病人之颈项俱病者，俯仰不能自如之貌。

**太阳病，项背强几几，反汗出恶风者，桂枝加葛根汤主之。**

【注】太阳病，项背强几几，无汗恶风者，实邪也。今反汗出恶风者，虚邪也，宜桂枝加葛根汤，解太阳之风，发阳明之汗也。

【集注】汪琥曰：太阳病项背强矣，复几几然，颈不得舒，颈之经属阳明，项背与颈几几然，其状当无汗，今反汗出、恶风，仲景法：太阳病汗出恶风者，桂枝汤主之。今因其几几然，故加葛根于桂枝汤中，以兼祛阳明经之风也。

**桂枝加葛根汤方**

于桂枝汤内，加葛根三两，余依桂枝汤法。太阳病，发汗太多，因致痉。

【注】已上论痉，皆外感风、寒、湿而为病也。若太阳病发汗太多，津液大亡，表气不固，邪风乘虚而入，因成痉者，乃内虚之所致也，不可以柔痉、刚痉例之，宜以桂枝加附子汤，以固表祛风为主治。由此推之，凡病出汗过多，新产亡血过多，而变生此证者，皆类此也。

【集注】程应旄曰：即此一端推之，则知此病得之亡津亡血，而因虚致寒，因虚致燥者不少。盖阳气者，柔则养筋，发汗太多，则亡其阳，而损其经脉之血液故也。

**湿家之为病，一身尽疼，发热，身色如似熏黄。**

【注】湿家，谓病湿之人。湿之为病，或因外受湿气，则一身尽痛，或因内生湿病，则发热身黄。若内外同病，则一身尽痛发热，身色如熏黄也。熏黄者，湿盛之发黄，属脾之瘀湿，故其色暗如烟熏也。不似伤寒热盛之发黄，属阳明之郁热，故其色明如橘子色也。

【集注】张璐曰：湿证发黄，须分阴阳表里。阳湿，在里，茵陈蒿汤；在表，麻黄连轺赤小豆汤。阴湿，在里，白术附子汤；在表，麻黄白术汤，此阴湿在表而发黄也。《金匮》有云：湿家身烦痛，可与麻黄加术汤。盖寒与湿合，不宜大汗，故加白术。以麻黄得术，则汗不致于骤发；白术得麻黄，则湿滞得以宣通也。

湿家病，身上疼痛，发热，面黄而喘，头痛鼻塞而烦，其脉大，自能饮食，腹中和无病，病在头中寒湿，故鼻塞，内药鼻中则愈。

【注】此申上条，详其证，出其脉，以别其治也。湿家病，身上疼痛发热，面黄而喘，此内生外受之湿病也。外宜羌活胜湿汤，内宜茵陈五苓散，喘甚大陷胸丸。若更头痛鼻塞而烦，其脉大，证类伤寒，但其人里和能食，知非伤寒，不可发汗，乃湿邪之病在头，故头痛鼻塞，惟宜纳药鼻中，取黄水从涕出，自可愈也。所纳之药，即瓜蒂散类也。

【集注】郑重光曰：身上疼痛发热，面黄而喘，头痛鼻塞，则寒湿之邪客于上焦。经曰："因于湿，首如裹"是也。用瓜蒂散吹鼻。此在上者，因而越之之法也。

太阳病，关节疼痛而烦，脉沉而细者，此名湿痹。湿痹之候，其人小便不利，大便反快。但当利其小便。

【注】湿家脉浮细，湿在外也，当汗之。今太阳病，关节疼痛而烦，小便不利，大便反快，脉不浮细而沉细，是湿邪内盛而为湿痹不通之候也。故但当利其小便，使湿从小便而去，乃湿淫于内之正治也。

【集注】成无已曰：湿盛则濡泄。小便不利，大便反快者，湿气内流也。但当利其小便，以宣泄腹中湿气。古云：治湿不利小便，非其治也。

方有执曰：此以湿之入里者言也。关节疼痛者，寒湿之气，走注内渗，所以脉沉而细也。痹以疼痛言，小便不利，大便反快者，湿即水，水不外渗，则横流不遵故道。利其小便者，导其遵故道而行也。

张志聪曰：关节者，腰背肘膝之大关、大筋之所统属，不同于骨节也。湿流关节，大筋不和，故疼痛痹闭也。湿伤太阳，筋脉涩滞，故名湿痹。利其小便，则水道行而决渎无愆，湿邪去而筋脉调和矣。

湿家，其人但头汗出，背强，欲得被覆、向火。若下之早则哕，胸满，小便不利，舌上如苔者；以丹田有热，胸中有寒，渴欲得水，而不能饮，口燥烦也。

【注】湿家但头汗出，乃湿气上淫之汗，非阳明之热不得越也。湿家背强，乃湿气涩滞之重强，非痉病之拘强也。欲得覆被向火，非外恶寒，乃湿盛生内寒也。若误以湿淫之头汗，为阳明瘀热之头汗而下之，寒湿之气，乘虚入胸则胸满，入胃则哕矣。寒湿不化，故小便不利。胸中有

寒，故舌上滑白如苔。丹田有热，故口燥渴。欲得水而不能饮，由胸中有寒湿故也。

【集注】成无己曰：伤寒则无汗，湿家虽有汗而不能周身，故但头汗出也。

程应旄曰：虽渴欲得水似热，而不能饮可辨，则只是口燥烦，而实非胸中燥烦可知，证同病别也。

湿家下之，额上汗出，微喘，小便利者死；若下利不止者，亦死。

【注】此承上条湿家误下之逆也。湿家误下，胸满而哕，小便不利，舌上如苔，口燥渴不能饮，已属逆矣，尚在可治。此误下后，额汗不已，微喘不止，是阳脱于上也；小便反利，下利不止，是阴脱于下也。阴阳相离，故死也。

【集注】方有执曰：治湿当利其小便，而以小便利主死，何也？误治而阴阳散亡也。

程知曰：湿之中人，阴先受之，故本经湿证，多从助阳温散为治，若妄下，则阳虚阴盛而不可救矣。额上汗出微喘，虚阳欲上脱也；二便不禁，盛阴欲下脱也。阴阳离决，死矣！

病者一身尽疼，发热，日晡所剧者，此名风湿。此病伤于汗出当风，或久伤取冷所致也。

【注】病者，谓一身尽痛之病人也。湿家一身尽痛，风湿亦一身尽痛。然湿家之痛，则重着不能转侧；风湿之痛，则轻掣不可屈伸，此痛之有别者也。至于发热，湿家之热，早暮不分微甚；风湿之热，则日晡必剧。此得之于汗出当风，或久伤湿，复受风冷所致也。

【集注】张志聪曰：汗出当风，则为风湿；久伤取冷，则为寒湿。

张锡驹曰：发热日晡所剧者，日晡而阳气衰，阴气盛，湿为阴邪，故主旺时而甚也。

问曰：风湿相抟，一身尽疼痛，法当汗出而解。值天阴雨不止，医云此可发汗。汗之病不愈者，何也？答曰：发其汗，汗大出者，但风气去，湿气在，是故不愈也。若治风湿者，发其汗，但微微似欲汗出者，风湿俱去也。

**【注】**此详风湿相抟，一身尽痛，不惟不可下，即发汗亦不可失其宜也。风，阳邪；湿，阴邪，风湿相抟，阴阳受邪，故一身尽痛也。法当汗出而解，值天阴雨不止，则湿气盛，虽发其汗，汗大出而病不愈者，但以风气去，湿气在，是故不愈也。以其值湿盛之时，发其汗，大汗出，此汗之不如法，所以不解也。若治风湿者，必俟天气晴明发其汗，但令其汗微微似欲出状，则风与湿俱去，而病自解矣。

**【集注】**方有执曰：阴雨不止，则湿不除，所以益当发汗也。然风湿本由汗出当风而得，则汗之大出者，必反湿转加甚。微微似欲汗出，而不见出，则湿消而风散矣。此发汗之微机。后之人动辄以大汗为言者，去道远矣。

张璐曰：风湿相抟，法当汗出而解，合用桂枝加术，使微微蒸发，表里气和，风湿皆去。正如湿家身烦痛，可与麻黄汤加术同义。

程应旄曰：湿家不惟不可误下，即汗亦不可误汗。风湿相抟一证，一身尽疼痛，虽是微夹表邪，然其脉不浮，终是汗难大汗，治风兼治湿，但使微微似欲汗出者，是其法也。

伤寒八九日，风湿相抟，身体疼烦[1]，不能自转侧，不呕不渴，脉浮虚而涩者，桂枝附子汤主之。若其人大便硬，小便自利者，去桂枝加白术汤主之。

**【注】**此承上条，详申脉证，以明其治也。伤寒八九日，不呕不渴，是无伤寒里病之证也；脉浮虚涩，是无伤寒表病之脉也。脉浮虚，主在表，虚风也；涩者主在经，寒湿也。身体疼烦属风也，不能转侧属湿也，乃风湿相抟之证，非伤寒也，与桂枝附子汤温散其风湿，使从表而解也。若脉浮实者，则又当以麻黄加术汤，大发其风湿也。如其人有是证，虽大便硬，小便自利，而不议下者，以其非邪热入里之硬，乃风燥湿去之硬，故仍以桂枝附子汤去桂枝，以大便硬，小便自利，不欲其发汗，再夺津液也；加白术，以身重著，湿在肉分，用以佐附子逐湿气于肌也。

**【集注】**成无己曰：烦者，风也。身疼不能自转侧者，湿也。经曰：风则浮虚。《脉经》曰：脉来涩者，为病寒湿也。

---

[1] 烦：《脉经》卷八作“痛”。

**桂枝附子去桂枝加白术汤方**

附子炮，去皮，破，三枚　白术四两　生姜切，三两　大枣擘，十二枚　甘草炙，二两

上五味，以水六升，煮取二升，去滓，分温三服。初一服，其人身如痹，半日许，复服之，三服都尽，其人如冒❶状，勿怪。此以附子、术，并走皮内，逐水气未得除，故使之耳。法当加桂四两。此本一方二法，以大便硬、小便自利，去桂也。以大便不硬、小便不利，当加桂。附子三枚，恐多也。虚弱家及产妇，宜减服之。

风湿相抟，骨节疼烦，掣痛不得屈伸，近之则痛剧，汗出短气，小便不利，恶风不欲去衣，或身微肿者，甘草附子汤主之。

【注】风湿相抟，骨节疼烦，重着不能转侧，湿胜风也。掣痛不可屈伸，风胜湿也。今掣痛不可屈伸，近之则痛剧，汗出、短气，恶风不欲去衣，皆风邪壅盛，伤肌表也。小便不利，湿内蓄也。身微肿者，湿外薄也。以甘草附子汤微汗之，祛风为主，除湿次之也。已上二条，皆详风湿之义，以明风湿之治也。

【集注】方有执曰：抟，捏聚也。言风与湿捏合抟聚，共为一家之病也。烦，风也。痛，湿也。风淫则掣，湿淫则痛，风湿之邪注经络，流关节，渗骨髓，身体所以烦痛、掣痛而不利也。近之则痛剧者，外邪客于内，近之则逆也。短气者，汗多亡阳而气伤也。恶风不欲去衣者，以重伤，故恶甚也。甘草益气和中，附子温经散湿，术能胜湿燥脾，桂枝祛风固卫，此四物者，所以为风湿相抟之的药也。

吴人驹曰：必脉之沉而细者，若浮大而盛，则风多而湿少，附子须在审之。

**甘草附子汤方**

甘草炙，二两　附子炮，去皮，破，二枚　桂枝四两　白术二两

上四味，以水六升，煮取三升，去滓，温服一升，日三服。初服得微汗则解，能食。汗止❷复烦者，服五合。恐一升多者，宜服六七合为

---

❶ 冒：谓头目昏眩。冒，《说文解字·曰部》："冡而前也。"冡（měng），同"蒙"。《说文解字注·冖部》："冡者，覆也。"谓如有物蔽覆。

❷ 止：赵本作"出"。义胜。

妙[1]。

**【方解】**风湿之治，用甘草附子汤，即桂枝附子汤去姜、枣加白术也。去姜、枣者，畏助汗也。加白术者，燥中湿也。日三服，初服一升，不得汗解，则仍服一升。若微得汗则解，解则能食，是解已彻也，可止再服。若汗出而复烦者，是解未彻也，仍当服之，但不可更服一升，恐已经汗，多服而过汗也，服五合可也。如不解，再服六七合为妙。似此服法，总是示人不可尽剂之意，学者于理有未解处，即于本文中求之自得矣。

太阳中热者，暍是也。其人汗出恶寒，身热而渴也。

**【注】**中暑热病，亦由太阳表入，故曰：太阳中热者，暍是也。其人汗出恶寒，身热而渴，颇似太阳温热之病。但温热无恶寒，以热从内发，故虽汗出而不恶寒；中暍[2]恶寒者，以暑由外入，故汗出而恶寒也。究之于脉，温热之浮，必浮而实；中暍之浮，必浮而虚，以暑热伤气也。究之于渴，温热之渴，初病不过欲饮水；中暍之渴，一病即大渴引饮也。温热则传经，变病不一，中暍则不传，不愈即死也。虽同为太阳经中之病，而虚实施治不同，宜以人参白虎汤主治之。

**【集注】**方有执曰：蒸热谓之暑，伤暑谓之暍。汗出恶寒者，太阳表不固也。身热者，暑邪伤阳也。渴者，亡津液而内燥也。

程知曰：此辨暑热脉证也。太阳中热者，谓是太阳表证而属中热也。均是太阳表病，汗出恶寒，身热而不渴者，为中风；汗出身热而渴，不恶寒者，为温病。今汗出恶寒，身热而渴，则是中暍。暍者，暑热之气也。不言暍而言热，以其胃热为独重也。里有热，故身热而渴，暑伤气，故汗出恶寒。

吴人驹曰：不可因恶寒而用辛温，又不可因汗出而固表，惟宜甘寒以解其暑热可也。

太阳中暍者，发热恶寒，身重而疼痛，其脉弦细芤迟，小便已，洒洒然毛耸，手足逆冷，小有劳身即热，口开，前板齿燥。若发汗则

---

[1] 妙：赵本作“始”。
[2] 中暍（yè叶）：即中暑。暍，《说文解字·日部》：“伤暑也。”

恶寒甚，加温针则发热甚，数下之则淋甚。

【注】此申上条，详出证脉，戒人不可妄行汗、下、温针也。太阳中暍，无汗身重疼痛者，似伤寒也，但脉弦细芤迟，非伤寒脉也。且有小便已，而洒洒然恶寒毛耸之证，乃太阳膀胱表气为暑所伤而然也。手足逆冷者，乃暑伤气，气伤不能达四肢，则寒也。小有劳身即发热，口开、前板齿燥者，乃劳则动热。暑热益烈，伤阴液也，此皆中暍危证。若以发热无汗，恶寒身痛，误为伤寒之表，妄行发汗，则表气愈虚，恶寒更甚也。若以手足逆冷，误为阳虚，妄加温针，则暑邪愈盛，发热更炽也。若以壮热齿干，误为胃火而数下之，则水源竭涩，尿淋窘甚也。凡此之证，皆中暍妄行汗、下、温针致变，惟宜以白虎加人参汤主之。或人参汤调辰砂六一散亦可也。

【集注】成无己曰：经云：因于暑汗，烦则喘喝。口开，谓喘喝也。喘喝不止，故前板齿燥。

程知曰：人身之阳，以汗而外泄；人身之阴，以热而内竭。故暍证禁用汗、下、温针，谓汗则伤阳，下则伤阴，温针则引火内入也。

张锡驹曰：洒洒者，恶寒之象也。毛耸者，毫毛竖起也。

太阳中暍者，身热疼重，而脉微弱，此亦夏月伤冷水，水行皮中所致也。

【注】太阳中暍之证，身热疼重者，暑伤形也；脉微弱者，暑伤气也。以此证脉揆之，亦其人夏月盛暑喜贪风凉，过饮冷水，水气输行于皮中，表为邪束，不得汗泄所致也。此时即以香薷饮、大顺散汗之，可立愈也。若因循不治，则水气既不得外泄于表而作肿，势必内攻于里而喘胀矣，是又当以葶苈大枣汤或瓜蒂一物散下之也。上条戒人不可汗下，此条示人宜当汗下。仲景之法，多是如此，盖恐人固执失宜也。

【集注】方有执曰：身热疼重，而曰夏月伤冷水，水行皮中所致者，土主肌肉而恶湿，水渗土而蒸发也。脉微弱者，热则血干而气耗也。然夏月饮水，人之常事，而曰伤，何哉？良由暑迫，饮之过多，或得之冷水澡洗，暑反内入也。

张璐曰：按论暍三条，首言动而得之之病，谓中暍，属外因；次言静而得之之病，虽曰中暍，实暑病也，属内因；末言因热伤冷之病，乃中暍之变证，属不内外因，不得以三者混称也。

程应旄曰：可见中暍之病，大都阳气在表，而胃中虚冷，所以身热疼重，而脉微弱。夏月饮冷水，里阴郁住表阳，水气不得宣泄，而行于皮中，多有此证。此则开郁宣阳，又为暍证中增一义也。

**音切**

几音殊　抟音团　掣音彻　暍音谒　洒所下切

# 卷十四

## 辨霍乱病脉证并治篇

霍乱者，因风寒暑热，饮食生冷之邪，杂糅交病于中。正不能堪，一任邪之挥霍撩乱，故令三焦混淆，清浊相干，乱于肠胃也。表甚，则有头痛身痛、发热恶寒之证；里甚，则有呕吐泻利、腹中大痛之证；寒甚，则转筋厥逆冷汗；暑甚，则大渴引饮不已。病既不同，治亦各异。惟在详审其因，分而疗之，庶猝然之顷，不致有误矣。

**问曰：病有霍乱者何？答曰：呕吐而利，此名霍乱。**

**【注】**问曰：病有霍乱者，其状何似？答曰：猝然呕吐、泻利者，是名霍乱也。

**【集注】**成无己曰：三焦者，水谷之道路。邪在上焦，则吐而不利；在下焦，则利而不吐；在中焦，必既吐且利。以饮食不节，寒热不调，清浊相干，阴阳乖隔，而成霍乱。轻者只曰吐泻，重者挥霍撩乱，故曰霍乱。

**问曰：病发热，头痛，身疼，恶寒，吐利者，此属何病？答曰：此名霍乱。自吐下，又利止，复更发热也。**

**【注】**此承上条，以详出其证也。头痛身疼，发热恶寒，在表之风、寒、暑、热为病也；呕吐泻利，在里之饮食、生冷为病也。具此证者，名曰霍乱。若自呕吐已，又泻利止，仍有头痛身疼恶寒，更复发热，是里解而表不解也，宜用藿香正气汤或香薷饮，散而和之可也。若不头痛身疼，恶寒吐泻，汗出发热，渴而引饮，是表解而里未解也，宜辰砂六一散或白虎加人参汤，补而清之可也。

**【集注】**方有执曰：发热、头痛、身疼、恶寒，外感也。吐利，内伤也。上以病名求病证，此以病证实病名，反复详明之意。

程应旄曰：霍乱之证，仅见呕吐而利，谁不知责重中焦者！若病有发热头痛，身疼恶寒，夹此吐利而来，表里之间，仓促难辨，故从属定名，破去伤寒之称，名曰霍乱，不欲人以表惑里也。

沈明宗曰：吐利已止，复更发热，乃里气和而表邪未解，当从解表之法。或无表证，但有腹痛吐利，此为里邪未解，当以和里为主。

伤寒，其脉微涩者，本是霍乱，今是伤寒，却四五日至阴经上，转入阴必利，本呕下利者，不可治也。欲似大便而反失气，仍不利者，此属阳明也，便必硬，十三日愈。所以然者，经尽故也。

【注】此承上条辨发热、头痛、身疼、恶寒、吐利等证，为类伤寒之义也。若有前证而脉浮紧，是伤寒也。今脉微涩，本是霍乱也。然霍乱初病，即有吐利；伤寒吐利，却在四五日后，邪传入阴经之时，始吐利也。此本是霍乱之即呕吐，即下利，故不可作伤寒治之，俟之自止也。若止后似欲大便，而去空气，仍不大便，此属阳明也。然属阳明者，大便必硬，虽大便硬，乃伤津液之硬，未可下也，当俟至十三日经尽，胃和津回，便利自可愈矣。若过十三日大便不利，为之过经不解，下之可也。

【集注】魏荔彤曰：此申解霍乱病，似乎伤寒，应为辨明孰为伤寒之吐利，孰为霍乱之吐利，以定治法无误也。伤寒中之吐利，有六经形证；而霍乱中之吐利，有表里阴阳。俱应一一辨明，方有确见，而不摇惑也。

下利后，当便硬，硬则能食者愈。今反不能食，到后经中，颇能食，复过一经能食，过之一日当愈。不愈者，不属阳明也。

【注】此申上条下利后便必硬之义也。凡下利后，肠胃空虚，津液匮乏，当大便硬，硬则能食者，是为胃气复至，十三日津回，便利自当愈也。今反不能食，是为胃气未复，俟到十三日后，过经之日，若颇能食，亦当愈也。如其不愈，是为当愈不愈也。当愈不愈者，则可知不属十三日过经便硬之阳明，当属吐利后胃中虚寒不食之阳明，或属吐利后胃中虚燥之阳明也。此则非药不可，俟之终不能自愈也，理中、脾约，择而用之可矣。

【集注】张璐曰：若利止而不能食，邪热去而胃气空虚也。俟过一经，胃气渐复，自能食矣。

霍乱，头痛发热，身疼痛，热多欲饮水者，五苓散主之；寒多不用水者，理中丸主之。

【注】霍乱者，水饮内发，故吐泻交作也。风寒外袭，故头痛发热，

身疼痛也。热多欲饮水者，是饮热也，主五苓散以两解其饮热。若不欲饮水者，是中寒也，主理中丸以独温其中。理中丸，即理中汤和剂作丸也。

【集注】方有执曰：霍乱，热多欲饮水者，阳邪盛也；寒多不用水者，阴邪盛也。五苓散者，水行则热泻，是亦两解之谓也。理，治也，料理之谓。中，里也，里阴之谓。参、术之甘温里也，甘草甘平和中也，干姜辛热散寒也。

沈明宗曰：此言霍乱须分寒热而治也。头痛、发热、身疼痛者，风寒伤于表也。外风而夹内热，饮食以致吐利，必欲饮水，当以五苓散两解表里，使邪从汗出，里邪即从小便而去。不欲饮水者，寒多无热，胃阳气虚，当以理中丸温中散寒为主。此以表里寒热辨证治病也。

吐利止，而身痛不休者，当消息和解其外，宜桂枝汤小和之。

【注】霍乱吐利已止，而身痛不休者，此里和而表未和，当消息轻重以治之，故宜桂枝汤，小汗以和其外也。

【集注】方有执曰：吐利止，里和也。身痛，表退而新虚也。消息，犹言斟酌也。桂枝汤固卫以和表也。小和，言少少与服，不令过度之意也。

程应旄曰：吐利俱止，毫无霍乱证矣，仅是身痛不休，方可从桂枝例。一和解其外，以其中有芍药之寒，故犹当消息，犹曰小和。况吐利未止，敢恣意于寒凉也哉！

张锡驹曰：本经凡言小和、微和者，谓微邪而毋庸大攻也。

既吐且利，小便复利，而大汗出，下利清谷，内寒外热，脉微欲绝者，四逆汤主之。

【注】霍乱之为病，既吐且利，津液内亡，小便当少，而无汗。今小便复利，而大汗出，下利清谷，脉微欲绝者，是外之阳虚，不能固护，内之阴寒，独盛于中，内真寒而外假热也。故不用理中，而以四逆主之也。

【集注】成无己曰：吐利亡津液，则小便当少，小便复利而大汗出，津液不禁，阳气大虚也。脉微为亡阳，若无外热，但内寒下利清谷，为纯阴证。此以外热为阳未绝，犹可与四逆汤救之。

吴人驹曰：既吐且利，而大汗出，则泄路尽开。而小便又复利，云复利者，反不欲其利，而为收藏之地也。下利清谷，内寒外热，且脉微欲绝，一线之微阳，挽回诚为不易，四逆之施，讵可缓乎？

**吐利汗出，发热恶寒，四肢拘急，手足厥冷者，四逆汤主之。**

**【注】**霍乱，吐利汗出，发热恶寒，四肢拘急，手足厥冷者，乃中外皆寒之证也，宜四逆汤助阳以胜阴也。

**【集注】**方有执曰：吐利，四肢拘急，手足厥冷，里阴盛也；汗出，发热，恶寒，表阳虚也。宜四逆汤中外合救之剂也。

程知曰：吐利而复汗出，阳气几于走失矣。发热、恶寒，为阳未尽亡，四肢拘急，手足厥冷，不得不用四逆以助阳退阴也。又按少阴证云：恶寒身蜷而利，手足厥冷者不治。又云：下利恶寒而蜷卧，手足温者可治。此之吐、利、汗出，四肢拘急，手足厥冷，而用四逆治之者，以有发热一证也。发热为阳未尽亡，犹是病人生机。故经又曰：吐利手足不逆冷，反发热者不死。

**吐已下断，汗出而厥，四肢拘急不解，脉微欲绝者，通脉四逆加猪胆汁汤主之。**

**【注】**霍乱吐、下已止，汗出而厥，四肢拘急，脉微欲绝者，乃中寒盛极，阻格阳气不达于四肢也，宜通脉四逆汤加猪胆汁，从阴以通阳也。

**【集注】**成无已曰：吐已下断，津液内竭，则不当汗出而厥。今汗出而厥，四肢拘急不解，脉微欲绝者，阳气大虚，阴气独盛也。若纯与阳药，恐阴为格拒，或呕或躁，不得复入也。与通脉四逆汤加猪胆汁，胆苦入心而通脉，胆寒补肝而和阴，引阳药使不被格拒。《内经》曰：微者逆之，甚者从之。此之谓也。

方有执曰：已，止也。下，即利也。断，绝也。言吐、利两皆止绝，而又以其余证之不解者，更出其治也。

**恶寒、脉微而复利，利止，亡血也，四逆加人参汤主之。**

**【按】**利止亡血，如何用大热补药？“利止”，当是“利不止”。“亡血”，当是“亡阳”。

**【注】**霍乱吐、下已止，若恶寒、脉微而复利，利不止者，是阳气虚也，宜四逆加人参，益其阳补其气也。

**【集注】**林澜曰：霍乱要在审察寒热而治。若果夏月中暑霍乱，脉虚、小便赤少，不可用附子、干姜，须仔细辨之；利止脉微而恶寒，乃可用耳。又曰：中暑霍乱，只宜五苓散，加香薷、扁豆、葛根、姜汁炒黄连之类治之。

**四逆加人参汤方**

于四逆汤方内，加人参一两，余依四逆汤法。吐利发汗，脉平、小烦者，以新虚不胜谷气故也。

**【注】**霍乱，吐已利断，汗出已止，脉平和者，内外俱解也。法当食。食之小烦者，以吐下后新虚，不胜谷气故也。节其饮食，自可愈矣。

**【集注】**郑重光曰：吐、利、发汗、脉平，阴退阳回，乃有此象，犹以新虚不胜谷气，而致小烦。盖霍乱吐、利，睟时不可便与饮食，以胃气逆反，仓廪未固，不可便置米谷耳！

张锡驹曰：霍乱一病，夏秋最多，是风寒暑湿之邪，中人皆能病霍乱，非止一寒邪也。若吐、利过甚，损伤中焦之气，以致阴阳间隔，手足厥冷，脉微欲绝，不多饮水者，无分寒暑，皆宜四逆理中治之。盖邪盛而正实者，当泻其邪；邪盛而正衰者，宜扶其正。况夏月之时，阳气浮于外，阴气伏于内，复以冷风寒其形，冷水寒其胃，内外皆寒，风暑之邪，未有不乘虚入于阴经者。所以夏月只有阴证，而无伤寒。今人患暑证死，而手足指甲皆青者，阴证也。古人以大顺散治暑，良有以也。

# 卷十五

## 辨可汗病脉证篇

夫以为疾病至急，仓促寻按，要者难得，故重集诸可与不可方治，比之三阴三阳篇中，此易见也。又时有不止是三阴三阳，出在诸可与不可中也。

【注】夫以疾病至急，仓促寻求，治法难得。其要者，汗、吐、下也，故重集汗、吐、下诸可与不可与之法，比之三阴三阳篇中，则易见也。又时有不止是三阴三阳篇中者，亦出在诸可与、不可与中也。

大法：春夏宜发汗。

【注】春夏阳气舒畅，故宜发汗，医治常道，此大法也。

【集注】程应旄曰：春夏宜发汗者，发汗有助宣阳气之功，等于春夏发生长育之义。今人多以麻、桂二汤，作春夏之禁药，其轻于畔经者，由其未明天道也。

凡发汗，欲令手足俱周时出，以漐漐然。一时间许，亦佳。不可令如水淋漓。若病不解，当重发汗。汗多者必亡阳，阳虚不得重发汗也。

【注】凡发汗，令手足俱周时出，是欲汗缓出周遍，则邪气悉去，正气不伤也。以漐漐然，不得令如水淋漓为度，不欲汗急出过多也。若急出过多，则邪气不尽，正气反伤矣。倘若病不解，当重发汗，但前汗已多，更汗必亡其阳，阳虚即病不解，故不敢再发其汗也。

【集注】成无已曰：汗缓缓出，则表里之邪悉去。汗大出，则邪气不除，但亡阳也。阳虚为无津液，故不可重发汗。

方有执曰：此叮咛发汗之节度也。

张锡驹曰：汗乃津液，汗多则亡津液，何以又谓亡阳也？经云：上焦开发腠理，熏肤、充身、泽毛，若雾露之溉。盖汗虽津液，必借阳气之熏蒸宣发而后出，故汗多亡津液，而阳亦随之俱亡也。

凡服汤发汗，中病即止，不必尽剂也。

【注】服汤发汗，汗出病解，便可止再服，不必定然尽剂。

【集注】程应旄曰：中病即止，亦麻黄、桂枝互举之词，示撙节于“中”字，所以严不中之禁也。

凡云可发汗，无汤者，丸散亦可用，要以汗出为解。然不如汤，随证良验。

【注】凡云可发汗无汤者，一时仓促无汤，以丸散代之亦可，要不过以汗出为解耳。然丸散乃定剂，不如汤可随证而进，其验甚准，故曰良也。

【集注】程应旄曰：丸散仅可从权，随证则不如汤。

夫病脉浮大，问病者，言但便硬耳。设利者为大逆。硬为实，汗出而解，何以故？脉浮当以汗解。

【注】脉浮大，属表未解，虽有便硬里实，亦不可利下，何以故？因脉浮也。当先解其外，表解热除，内外和谐，而大便自通矣。设用利药，是为大逆也。

【集注】成无己曰：结胸虽急，脉浮大尤不可下，下之即死，况此便硬乎？论中有云：本发汗而复下之，此为逆；若先发汗，治不为逆，此之谓也。

## 辨不可汗病脉证篇

脉濡而弱，弱反在关，濡反在颠，微反在上，涩反在下。微则阳气不足，涩则无血，阳气反微，中风汗出，而反躁烦，涩则无血，厥而且寒，阳微发汗，躁不得眠。

【注】浮而无力，濡脉也。沉而无力，弱脉也。浮中沉俱无力，似有似无，微脉也。滞而不流利，涩脉也。颠，谓浮也。上，谓寸也。下，谓尺也。脉濡而弱，弱反在关，濡反在颠，微反在上，涩反在下，谓关脉浮濡沉弱。寸脉微，尺脉涩，阳虚则寸脉微，血少则尺脉涩。此阳虚血少，不可汗之脉也。阳虚当汗出恶寒，血少当心烦发热。此阳虚血少，不可汗之证也。若误认为太阳中风而发其汗，必致阴阳相失而两亡，则反烦躁不眠，厥而且寒矣。

**脉濡而弱，弱反在关，濡反在颠，弦反在上，微反在下。弦为阳运，微为阴寒，上实下虚；意欲得温，微弦为虚，不可发汗，发汗则寒栗，不能自还。**

【注】此谓关脉浮濡沉弱，寸脉弦，尺脉微也。弦为少阳热邪之诊，微为少阴寒邪之诊，故曰上实下虚也。然微弦同见，虚实未审，惟察其人意欲得温，则非恶寒在表，而是畏寒在里也，故不可发汗。若误发其汗，则阴愈盛而生寒栗，阳愈衰而不能自还矣。

**诸脉得数动微弱者，不可发汗；发汗则大便难，腹中干，胃燥而烦。其形相像，根本异源。**

【注】凡诸病得数动脉者，有余诊也，可发汗。若按之微弱者，是外假实而内真虚也，不可发汗。若误发其汗，伤其津液，则腹中干，大便难，胃燥而烦，其形似胃实热结之阳明。究其根本，实由发虚家汗，致成津枯虚燥之阳明也。故曰：其形相像，根本异源也。

【集注】程知曰：动数为热，微弱为虚，发汗动津液，则便难腹干，胃燥而烦。此与阳明里热之证，虽曰其形相似，而根本则有虚实之不同也。

张志聪曰：数动阳脉也，微弱阴脉也。诸脉得动数微弱者，犹言左右三部，或得动数之脉而按之微弱者，皆不可发汗。发汗则津液内竭，故大便难；水气外泄，故腹中干；火热上蒸，故胃燥而烦。其形相像者，汗后而燥证相同也。根本异源者，动数之脉属乎阳，微弱之脉属乎阴，有阴、有阳、有虚、有实也。

**厥，脉紧，不可发汗；发汗则声乱咽嘶，舌萎声不得前。**

【注】可发汗之脉，必阴阳俱紧，今厥而脉紧，乃少阴之紧，非太阳之紧也。若发其汗，则伤少阴之气，声乱咽嘶，舌萎声不得前之证作矣。

【集注】成无己曰：厥而脉紧，则少阴伤寒也。法当温里，而反发汗，则损少阴之气。其脉不能入肺中，循喉咙夹舌本，故声乱咽嘶，舌萎声微，言语不得高也。

魏荔彤曰：此段就厥证论脉，知阳虚禁汗，因明诸逆发汗之贻误也。厥者，凡厥有冷厥、热厥、蛔厥、寒热相胜之厥。但见紧脉，无论何厥，病皆在阴。若发汗反攻其阳，则气散血竭。夫舌根于肾，声出于肺，声乱咽嘶，肺气欲绝也。舌萎，即萎不为用也。声不得前，本气不振也。皆由于发汗，散亡其肾、肺二脏真气也。

**动气在右，不可发汗；发汗则衄而渴，心苦烦，饮即吐水。动气在左，不可发汗；发汗则头眩，汗不止，筋惕肉瞤。动气在上，不可发汗；发汗则气上冲，正在心端。动气在下，不可发汗；发汗则无汗，心中大烦，骨节苦痛，目晕恶寒，食则反吐，谷不得前。**

【注】动气者，筑筑然气跳动也。脐之上下左右，四脏之位也。四脏之气，不安其位故动也。缘素为客邪所据，本脏之气，已失其守，尚赖中州胃气为主，即有表邪，不可发汗，恐胃中之气液两伤，本脏失养，则所不胜之邪，因而同病也。动气在右，肺气不治，心不恒德。若误汗之，则心气愈热，血脉沸腾，故衄而渴、苦烦也；肺失治节，不能通调水道，故饮即吐水也。动气在左，肝气不治，肺不恒德。若误汗之，则肝虚失升，故头眩也；若汗出不止，津液失养筋肉，故惕瞤也。动气在上，心气不治，肾不恒德。若误汗之，则心气虚，故肾气上冲，正在心端也。动气在下，肾气不治，脾不恒德。若误汗之，肾水虚竭，故骨痛、恶寒无汗，心烦目晕也；脾土过燥，不守常化，故食则反吐，谷不得近也。

【集注】程知曰：此言动气不可发汗也。盖正气内虚，脏气不治，故气筑筑然动。动气为里虚，故不可发汗。

程应旄曰：脏气不安其位，故动。因素有邪据，本脏之气，反在依附之间，最易离经，所恃奠定之者，全赖胃气为之主。发汗虚其胃气，则四脏失所养，反被邪攻，各见离经之象，病虽左右上下之不同，要其失于建中之义则一也。

**咽中闭塞，不可发汗；发汗则吐血，气微绝，手足厥冷，欲得蜷卧，不能自温。**

【注】少阴之脉，循喉咙系舌本，咽中闭塞，少阴之气不能上通也。若强发少阴汗，阳微不能作汗，必动其血，故吐血，气微绝，蜷卧厥冷，不能自温也。

【集注】程知曰：咽中闭塞，不可发汗，盖阴邪盛也，强发其汗，必动其血。至于吐血、气欲绝，则并肾中之微阳不能自存，故遂手足厥冷，欲得蜷卧，不能自温。夫下厥上竭，蜷卧厥冷，在少阴皆危证也。

程应旄曰：汗剂为阳，施于阴经则逆。咽中闭塞，由少阴液少，肾气不能上通也。发少阴汗，则下厥上竭，故见证如此。

咳者则剧，数吐涎沫，咽中必干，小便不利，心中饥烦，晬时而发，其形似疟，有寒无热，虚而寒栗。咳而发汗，蜷而苦满，腹中复坚。

【注】咳者则剧，咳之甚也。数吐涎沫，肺伤液耗矣。故咽干、小便不利，心中饥烦也。晬时，周时也，谓周时一发。其形似疟，有寒无热，中虚而生寒栗也。若误以为形寒之咳而发其汗，则肺气既虚而卫阳又亡。阳气两伤，不能温及中下，阴气凝于内外，自蜷而苦满，腹中复坚矣。

【集注】程知曰：此承上言濡弱弦微之脉，其有咳者，则病剧，而不可汗也。咳则数吐涎沫，其咽中必干，小便必不利；膈中阳虚，必心中饥而烦。卫气一日夜五十度周于身，阳虚不能自卫，故晬时寒栗如疟，但有寒无热。此而发汗，则阳气愈虚，阴寒益盛，必蜷而苦满，腹中转坚也。

咳而小便利，若失小便者，不可发汗；汗出则四肢厥而逆。

【注】咳多饮病，小便应不利，若小便利，知无饮也。今咳而遗失小便，是不但无饮，且系下焦阳虚，膀胱不固之咳也，故不可发汗，汗出则阳气愈衰，四肢逆冷矣。

【集注】程知曰：《内经》谓肾咳不已，膀胱受之。膀胱咳状，咳而遗尿。故咳而小便利，若失小便者，是肾中阳虚也，发汗则阳气益亡，故厥冷。

诸逆发汗，病微者难差；剧者言乱，目眩者死，命将难全。

【注】不当汗而汗，当汗而过汗，皆致逆，故曰：诸逆也。发汗致逆之病，病微者难差，病剧者则死。剧者，谓阳脱见鬼则言乱，阴脱目盲则目眩也。

【集注】程应旄曰：诸逆属少阴居多，阴寒极矣。发汗是重夺其阳，虽有微剧不同，皆关于死，明乎阳为人命之根也。

伤寒头痛，翕翕发热，形象中风，常微汗出，自呕者，下之益烦，心懊憹如饥；发汗则致痉，身强难以屈伸；熏之则发黄，不得小便；灸则发咳唾。

【注】头痛翕翕发热，汗出则呕，形相中风者，当以桂枝汤解肌。若下之，重则变结胸痞硬，轻则为心中益烦、懊侬如饥。不以桂枝汤解肌，而以麻黄汤发汗，表虚风入则致痉，故身强难以屈伸也。或以火熏蒸劫汗，则不得小便，热从湿化而发黄也。灸则火邪伤肺，故发咳唾不已也。

【集注】成无已曰：若反下之，邪热乘虚流于胸中为虚烦，心中懊侬如饥。若发汗则虚表，热归经络，热甚生风，故身强直而成痉。若熏之则火热相合，消烁津液，故小便不利而发黄。肺恶火，灸则火热伤肺，必发嗽而咳唾也。

高士宗曰：汗、下、火熏，施治各异，损正则一，故举下之、熏之，与发汗而并论之也。

魏荔彤曰：此申明虽有表证宜汗，亦当详察知禁也。似中风头痛，翕翕发热，桂枝证也，呕则仍是水饮内蓄矣。误下益烦，懊侬如饥，则未下时已烦可知，此特更甚耳。若再误汗，表虚风入，故身强难以屈伸。火熏逼汗，热入于里，故小便不得。盖小便利者不成黄证，发黄则小便为湿邪所阻，热邪所耗可知。灸则热上冲，故咳唾脓血也。

## 辨可吐病脉证篇

大法：春宜吐。

【注】汗、吐、下，治病之大法。谓春宜于吐者，是象天之春气上升以立法也。然凡病有当吐者则吐之，又不可一概而论也。

【集注】程应旄曰：吐法从升，有发陈之义，故曰：春宜吐。

凡用吐汤，中病便止，不必尽剂也。

【注】凡用吐汤，原以去上焦之邪，中病即止。若病去而过用之，反伤中气，所以不必尽剂也。

【集注】程应旄曰：吐以去上焦之邪。上焦为清阳之分，吐之过剂则邪去，而所伤者膻中之阳，阳固不可不宝惜也。

病胸上诸实，胸中郁郁而痛，不能食，欲使人按之，而反有涎唾，下利日十余行，其脉反迟，寸口脉惟滑，此可吐之。吐之利则止。

【注】胸上诸实，谓或痰，或热，或寒之类也。诸实为病，故胸中郁郁而痛，不能食也。欲使人按之，不但痛不能减，而反有涎唾，知邪在胸中盛满，得按而上溢也。经曰：下利脉迟而滑者，内实也。今下利日十余行，其脉反迟，寸口惟滑，知寒实在上，水不下输膀胱而走大肠也，故但吐之利自止也。

【集注】张璐曰：痛不得食，按之反有涎唾者，知有寒痰在胸中也。下利脉迟，寸口惟滑者，为膈上实，故吐之则利自止也。

**病手足逆冷，脉乍结，以客气在胸中，心下满而烦，欲食不能食者，病在胸中，当吐之。**

【注】病人手足厥冷，脉乍结者，以寒邪结气，结在胸中，阳气不能四达也。心下满而烦者，实结则满，阳郁则烦也。欲食不能食者，是客气病在胸中，故当吐之也。

【集注】成无己曰：此与瓜蒂散证同。彼云脉乍紧，此云脉乍结，惟此有异。紧为内实，乍紧则邪在胸中，实而未深也；结为结实，乍结则邪在胸中，结而未深也。虽所治俱同，但轻之、重之，不无别也。

程知曰：脉来缓，时一止复来，曰结。结者，痰气结滞之名。此与瓜蒂散证同。但彼云脉乍紧则为寒邪盛，此云脉乍结则为痰气实也。

张锡驹曰：病人手足厥冷者，气机内结，不能外达于四肢也。心下满而烦者，邪实则满，正伤则烦也。

魏荔彤曰：脉乍结，非脉之本然，乃有形之邪，阻碍其胸中宗气，故荣卫之气不能畅行，非同于气血虚微，不能流布之结也。

**宿食在上脘者，当吐之。**

【注】胃有三脘：宿食在上脘者，痛在胸膈，痛则欲吐，可吐不可下也；在中脘者，痛在心口，痛欲吐或不吐，可吐可下也；在下脘者，痛在脐上，痛不欲吐，不可吐可下也。故曰：宿食在上脘者，当吐之。此详凡在上者，皆可吐也。

【集注】成无己曰：宿食在中下脘，则宜下，宿食在上脘，则当吐。《内经》曰：其高者因而越之，其下者引而竭之。

方有执曰：上脘，谓胃腑之口也。

张志聪曰：胃为水谷之海，有上脘、中脘、下脘之分。上主纳，中主化，今食在上脘，不得腐化，故为宿食，当吐之。

程应旄曰：宗气聚于胸中，升降呼吸出焉。清阳之分，岂容浊物留滞？吐以宣之，使无障碍也。若属表邪传入，无形而有形，则痞满结胸，另有治法，均非宜矣。

## 辨不可吐病脉证篇

俱见六经中。

## 辨可下病脉证篇

大法：秋宜下。

【注】天至秋则气降，物至秋则成实，实则宜下。凡邪在下者，俱宜取法乎此义也。

凡可下者，用汤胜丸散，中病便止，不必尽剂也。

【注】汤者，荡也。丸者，缓也。下药贵速，故凡服下药用汤，所以胜丸也。中病即止，不必尽剂者，恐尽剂反伤其正气也。

【集注】程应旄曰：用汤胜丸，贵活法也。中病即止，示节制也。

下利，三部脉皆平，按之心下硬者，急下之，宜大承气汤。

【注】下利心下硬者，诸泻心汤证也。若寸、关、尺三部脉平实有力，虽下利仍宜攻其硬也。

【集注】方有执曰：三部脉皆平，血气和可知矣。心下硬实也，所以急下之也。张锡驹曰：本经云：若自下利者，脉当微厥。今反和者，此为内实也，宜下之。

下利，脉迟而滑者，内实也。利未欲止，当下之，宜大承气汤。

【注】脉迟不能兼滑，惟浮取之迟，沉取之滑，则有之矣。今下利脉迟而滑，谓浮迟而沉滑也，浮迟则外和，沉滑则内实。欲止内实之下利，仍当下之，使积去则利自止，宜大承气汤。

【集注】程应旄曰：迟而滑，滑在下而迟在上，知为物阻之迟，非寒阴之迟，故但下其所阻，则内实去而利自止矣！

问曰：人病有宿食，何以别之？师曰：寸口脉浮而大，按之反涩，尺中亦微而涩，故知有宿食，当下之，宜大承气汤。

【按】尺中"微"字，当是"大"字，若是"微"字，断无当下之理。

【注】寸口脉浮而大，按之反涩，谓按之且大、且涩、且有力也，关上尺中亦然。大涩有力，为实而不利之诊，故知有宿食也，当下之，宜大承气汤。

【集注】程知曰：滑为有食，结滞经宿，则脉涩矣。尺以候内，沉以候里，故宿食之脉，按之反涩，尺中亦大而涩也。

下利不欲食者，以有宿食故也，当下之，宜大承气汤。

【注】初下利不欲食者，是伤食恶食，故不欲食也。若久下利不欲食者，是伤脾，食后饱胀不欲食也。今初下利即不欲食，故知有宿食也，当下之，宜大承气汤无疑也。

【集注】程应旄曰：伤食恶食，故不欲食，与不能食者自别。下利有此，更无别样虚证，知非三阴之下利，而为宿食之下利也，故当下之。

下利差，至其年月日时复发者，以病不尽故也，当下之，宜大承气汤。

【注】下利差后，至其年月日时而复发其利者，此宿食积病攻之不尽故也。若其人形气不衰，饮食尚强，当攻其未尽，自不复发矣，宜大承气汤。

【集注】方有执曰：其期也，谓周其一年之月日期也。

程应旄曰：下利差后，而余邪之栖于肠胃回折处者未尽，是为伏邪。凡得其候而伏者，仍应其候而伸下，则搜而尽之矣。

下利脉反滑，当有所去，下乃愈，宜大承气汤。

【注】此承上条互发其义，以详其脉也。下利脉反滑，是证虚脉实，不相宜也。若其人形气如常，饮食如故，乃有当去之积未去也，下之乃愈，宜大承气汤。

【集注】程应旄曰：滑为实，故可行通因通用之法。

病腹中满痛者，此为实也，当下之，宜大承气汤。

【注】腹中不满而痛者，病或属虚，若满而痛，则为实矣，当下之，

宜大承气汤。

【集注】张璐曰：腹中既满且痛，为实结无疑，急须下之。

程应旄曰：病腹中满痛，虽在阴经，亦可下，不必其为阳明矣。

伤寒后脉沉，沉者，内实也，下之解，宜大柴胡汤。

【注】伤寒后不解，脉沉，沉而有力者，内实也，宜以下解。然其人必午后小有潮热，故取大柴胡两解之也。

脉双弦而迟者，必心下硬，脉大而紧者，阳中有阴也，可下之，宜大承气汤。

【注】双弦，谓左关、右关皆见弦脉也。左关脉弦，肝本脉也；右关脉弦，木刑土也。弦者，饮也；迟者，寒也。心下硬者，是肝邪夹寒饮而伤胃，故不可下，乃生姜泻心汤证也。若脉大按之紧，是阳有余而阴亦实也，乃有余之硬，非胃伤者比，故可下之，宜大承气汤也。

## 辨不可下病脉证篇

脉濡而弱，弱反在关，濡反在颠，微反在上，涩反在下。微则阳气不足，涩则无血；阳气反微，中风汗出，而反躁烦；涩则无血，厥而且寒。阳微则不可下，下之则心下痞硬。

【注】此即前不可发汗之条。所谓关脉浮濡沉弱，寸脉微，尺脉涩，阳虚血少之诊也。汗既不可，下亦不可，均为阳虚故也。若误下之，则寒虚内竭，心下痞硬，必成太阴误下下利之痞硬矣。

【集注】程应旄曰：误汗亡阳分之阳，误下亡阴分之阳。无阳则阴独，而地气得以上居，故心下痞硬。

脉濡而弱，弱反在关，濡反在颠，弦反在上，微反在下。弦为阳运，微为阴寒，上实下虚；意欲得温，微弦为虚，虚者不可下也。

【注】此亦前不可发汗之条。所谓关脉浮濡沉弱，寸脉弦，尺脉微，上实下虚之诊也。微弦为虚，既不可汗，亦不可下，下虚故也。

【集注】成无己曰：虚家下之，是为重虚。

脉濡而弱，弱反在关，濡反在颠，浮反在上，数反在下。浮为阳虚，数为无血；浮为虚，数生热；浮为虚，自汗出而恶寒；数为痛，振而寒栗；微弱在关，胸下为急，喘汗而不得呼吸，呼吸之中，痛在于胁。振寒相搏，形如疟状。医反下之，故令脉数发热，狂走见鬼，心下为痞，小便淋漓，少腹甚硬，小便则尿血也。

【注】此谓关脉浮濡沉弱，寸脉浮，尺脉数也。关濡弱为中气虚乏，寸浮无力为阳虚，尺数无力为血虚。阳虚故汗自出而恶寒，血虚故身痛振寒而栗，中气虚乏故胸膈气急，喘汗而不得呼吸，呼吸之中痛引于胁也。振寒相搏，形如疟状，里邪不实，表邪未解，医反下之，虚阳未罢之表尽陷于里，故令脉虚数无伦，发热狂走见鬼，心下为痞，少腹甚硬，小便淋漓、尿血也。

【集注】张璐曰：寸口浮濡而关弱尺数者，以其人阳气本虚，虚阳陷于阴分也，若误下伤血，必致狂走、痞满、尿血也。

魏荔彤曰：前虚寒之忌下易知，此虚而兼热之忌下难知，故两条相映互言，以示禁也。

脉濡而紧，濡则卫气微，紧则营中寒；阳微卫中风，发热而恶寒；营紧卫气冷，微呕心内烦。医为有大热，解肌而发汗，亡阳虚烦躁，心下苦痞坚，表里俱虚竭，猝起而头眩，客热在皮肤，怅怏[1]不得眠。不知胃气冷，紧寒在关元，技巧无所施，汲水灌其身。客热因时罢，栗栗而振寒；重被而覆之，汗出而冒巅，体惕而又振，小便为微难，寒气因水发，清谷不容间。呕变反肠出，颠倒不得安，手足为微逆，身冷而内烦。迟欲从后救，安可复追还！

【注】脉濡而紧，谓浮濡而沉紧也。濡则卫表微，紧则营里寒，外有发热汗出恶寒之表，内有微呕心烦之里。医为有热，解肌发汗，表阳愈虚，而生烦躁，里寒更急，心下痞硬，表虚里冷，故猝起头眩，怅怏不眠。若徒以客热在肤，不知中寒在里，而以冷水灌身，虽客热因而时罢，但栗栗振寒，不容不重被而覆之。汗出必眩，惕振厥逆，下利清谷，烦躁不安而死。以中外之阳两亡，不能复还也。

【集注】张锡驹曰：汗出而冒巅者，汗出则阳气外亡，头昏冒而目不明，故曰冒巅。小便为微难，阳亡而气不施化也。清谷不容间，下利清

---

[1] 怅怏：惆怅不悦貌。

谷无间隙之时也。呕变者，呕出之味变也。肠出者，下利而广肠脱出也。

脉浮而大，浮为气实，大为血虚；血虚为无阴，孤阳独下阴部者，小便当赤而难，胞中当虚。今反小便利而大汗出，法应卫家当微，今反更实，津液四射；营竭血尽，干烦而不得眠，血薄肉消，而成暴液。医复以毒药攻其胃，此为重虚。客阳去有期，必下如污泥而死。

【注】脉浮而大，谓脉浮取有力，按之大而无力，乃革脉象也。浮为气实外急，大为血虚中空，血虚甚则亡阴，阴亡则阳无偶也，故曰：孤阳独下阴部。谓卫阳下就其阴，小便当赤而难，以胞中虚竭也。若阳不下就其阴，则小便反利而大汗出，是卫阳表虚，邪阳内入，无阴以化，故反更实，致津液四射，营竭血尽，肉消胃干，烦不得眠也。医不知此，乃以中空暴液之阳明，误为胃实，复以峻药攻之，则为虚虚。胃阳之去可期，必下污秽如泥而死也。

【集注】程知曰：此言气实血虚之脉，小便利而大汗出者，不可下也。

程应旄曰：无阴而孤阳独下阴部，倘得小便赤而难，则胞中不虚，仅为阳抟。阳未离，则阴得滞而未散。今反小便利而大汗出，则卫气更微矣。其反更实者，非卫阳之实，而客阳之实也。卫阳犹或抱阴，客阳则专于攻阴，故津液四射，而为小便利，为大汗出。热甚逼阴，所以营竭血尽，干烦而不得眠，血薄肉消而成暴液。暴液云者，点滴皆火气煎熬而出也。毒药攻胃，则土败而四脏无生，下如污泥而死矣。

伤寒，脉阴阳俱紧，恶寒发热，则脉欲厥；厥者，脉初来大，渐渐小，更来渐大，是其候也。如此者，恶寒甚者，翕翕汗出，喉中痛；若热多者，目赤脉多，睛不慧。医复发之，咽中则伤；若复下之，则两目闭，寒多便清谷，热多便脓血；若熏之，则身发黄；若熨之，则咽燥。若小便利者，可救之；若小便难者，为危殆。

【注】伤寒，脉阴阳俱紧，恶寒发热，太阳表证也。则脉欲厥，谓浮紧之脉，初大渐小，知为欲厥之脉也。初来大，阳为之也，故发热；渐渐小，阴为之也，故发厥。更大更热，更小更厥，是其候也。如此者，当以寒热别其厥。恶寒甚，翕翕汗出，咽中痛，是少阴寒厥也；发热多，

目赤脉多，睛不了了，是阳明热厥也。寒甚热多之厥，而误发之，则咽痛似伤；而误下之，则两目多闭。凡厥者必下利，寒厥之利，下利清谷也；热厥之利，下利脓血也。此又以利辨厥之寒热也。若以熏蒸取汗，则发身黄，湿热合也。若以火熨取汗，则咽燥，火甚伤津也。若小便利者，则阴未亡，故可救之；小便难者，则阴已亡，为危殆也。

【集注】程知曰：言外伤于寒，为湿热之病，不可汗、下、熏、熨也。

张璐曰：脉来厥者，知厥逆之寒热交胜也。初来大者，为邪气鼓动；渐渐小，为正气受伤；更来渐渐大，为邪气复进也。盖因其人正气本虚，不能主持，随邪气进退，故其脉亦随邪气进退，忽大忽小也。小便利者，津液未竭；小便难者，津液已绝，为危殆也。

伤寒发热，口中勃勃[1]气出，头痛目黄，衄不可制。贪水者必呕，恶水者厥。若下之，咽中生疮。假令手足温者，必下重便脓血。头痛目黄者，若下之，则目闭。贪水者，若下之，其脉必厥，其声嘤，咽喉塞；若发汗，则战栗，阴阳俱虚。恶水者，若下之，则里冷不嗜食，大便完谷出；若发汗，则口中伤，舌上白苔，烦躁，脉数实，不大便六七日，后必便血；若发汗，则小便自利也。

【注】伤寒发热，口中勃勃气盛而出，头痛目黄，将欲作衄，衄不可制，以阳邪盛，故衄之甚也。贪水者，水与热搏，故呕也；恶水者，里阴寒盛，故厥也。伤寒发热，口中出气盛者，若下之，热邪入浅，咽中生疮；入深，下重脓血。头痛目黄者，若下之，则两目闭，液伤干涩也。贪水者，若下之，热去水停，故肢厥声嘤，咽喉塞也；若发汗过多亡阳，故战栗，表里俱虚也。恶水者，若下之，里寒更甚，故不嗜食，下利完谷也；若发汗动其虚阳，故口中疮，舌上白苔烦躁也。若脉数有力，不大便而恶水，热在于阴，故六七日后必便血也。若更发其汗，阴阳俱虚，故小便自利也。

【集注】程知曰：伤寒发热，热在表也；口中勃勃气出，热在里也。头痛目黄，衄不可制，所感之寒与所郁之热，共蒸于上也。此当以贪

---

[1] 勃勃：兴盛、旺盛的样子。此指出气盛貌。

水、恶水辨之：贪水者，阴虚而热胜，水入而热与之拒，故呕也；恶水者，阳虚而寒胜，水入而阳气不任，故厥也。盖热气夹寒邪上蒸，法当辨寒热多寡而用清解。设不知而妄下之，是强抑之而邪不服，必至咽疮。若手足温而不厥者，其热为胜，必以下而致便脓血也。头痛目黄者，下之则热内陷而目闭。若贪水者，阴虚为寒下所抑，其脉必厥，其声必如嘤儿餲塞不扬也。此而更发其汗，则亡阳战栗，阳亦与阴俱虚矣。若恶水者，阳虚，加之塞下，则有里冷不嗜食，大便完谷出之变也。此而更发其汗，则虚阳外发，必口烂、舌白苔而烦躁也。脉数实不大便者，至六七日后当便血，此当下之。若更发其汗，则非惟大便不行，并小便亦为之不利矣。

微则为咳，咳则吐涎，下之则咳止，而利因不休；利不休，则胸中如虫啮，粥入则出；小便不利，两胁拘急，喘息为难；颈背相引，臂则不仁；极寒反汗出，身冷若冰；眼睛不慧，语言不休。而谷气多入，此为除中。口虽欲言，舌不得前。

【注】阳盛为痰，阳虚为饮。咳而脉微为阳虚之咳，故咳则吐涎饮也。若脉实，下之可也。今脉微，下之寒虚更甚，故咳虽止，而利因不休也。胸中如虫啮，是胃寒虫动，故粥入则出也。下利上吐，中寒也；小便不利，停饮也；两胁拘急，喘息为难，颈背相引，臂则不仁，此皆中外寒饮之证。比之少阴停饮，此无身痛，彼无项背相引、臂则不仁也。若极寒而甚，则反汗出，身冷如冰，目睛不慧，语言不休而死也。以如是之证，而谷气多入，此为除中。口虽欲言，舌短难伸，亦死也。

【集注】张璐曰：误下之下利不止，胃中空虚，而反暴食，为除中。少阴虚寒而反冷汗，为外脱，及口虽欲言，舌萎不能前等死证皆起。误下之害如是。

脉数者，久数不止，止则邪结，正气不能复，正气却结于脏，故邪气浮之，与皮毛相得。脉数者，不可下，下之必烦，利不止。

【注】脉数者，谓久数不止，有热之人也。若脉数动时一止，热仍不退，是邪气结，正气不能复，正气结于脏，邪气浮于外故也。脉虽数促，不可下也，若误下之，则邪热乘虚入里，必烦利不止也。

脉浮大，应发汗，医反下之，此为大逆。

【注】脉浮大，此为表实之脉，应发其汗，若医误以大为里实而反下之，此为大逆也。

【集注】程应旄曰：脉大与脉浮而大，差别盛实，纯在表也，虽有里证，仍宜从表发汗，下之则为大逆。

动气在右，不可下；下之则津液内竭，咽燥鼻干，头眩心悸也。动气在左，不可下；下之则腹内拘急，食不下，动气更剧，虽有身热，卧则欲蜷。动气在上，不可下；下之则掌握热烦，身上浮冷，热汗自泄，欲得水自灌。动气在下，不可下；下之则腹胀满，猝起头眩，食则下清谷，心下痞也。

【注】动气在右，肺失治矣。下之则肺先虚，津液内竭，故咽燥鼻干，头眩心悸也。动气在左，肝失治矣。下之则肝气益急，故食不下，腹内拘急，动气更剧，表实未减，里虚益甚，故虽有身热，卧则欲蜷也。动气在上，心失治矣。下之则阴液益伤，心火更甚，故掌心握热，烦热汗出，欲得水浇，即有身上浮冷，亦火盛格阴使然也。动气在下，肾失治矣。下之则寒虚内甚，而腹胀满，故猝起头眩，心下痞满，食则下利清谷也。

【集注】程应旄曰：动气误下，是为犯脏，左右上下，随其经气而致逆，故禁同汗例。

咽中闭塞，不可下；下之则上轻下重，水浆不下，卧则欲蜷，身急痛，下利日数十行。

【注】咽中闭塞，燥干肿痛者，少阴阳邪也，宜下之。今不燥干，不肿痛者，少阴阴邪也，不可下，下之则阳愈衰，阴愈盛，故曰上轻下重也。水浆不入，卧欲蜷，身急痛，下利日数十行，中外阳虚也。

【集注】张璐曰：言初病咽干闭塞，以其人少阴之真阳素亏，故汗下俱禁，若下之，则少阴虚寒，诸证蜂起矣。

程应旄曰：肾邪上逆，故有咽中闭塞之证，下之阳气益虚，阴气益甚，故有上轻下重等证。

诸外实者，不可下；下之则发微热。亡脉厥者，当脐握热。

【注】诸外实者，里必虚，即有不大便，无所苦之里，亦不可下。若下之，外发之热虽微，内虚之寒则盛，若无脉而厥，当脐握热始暖，亦

寒之甚也。

【集注】方有执曰：诸外实，指一切之邪在表而言也。发微热，邪入里也。无脉，阳内陷也。

程知曰：下之则表邪内陷，外不热而内发微热也。其亡脉而厥者，则寒气内深，惟当脐一握热耳。

太阳病，有外证未解，不可下，下之为逆。

【注】此重出，以申叮咛告戒之意。

【集注】程应旄曰：未解较不解稍异，势虽欲下，仍须俟之。

病欲吐者，不可下。呕多虽有阳明证，不可攻之。

【注】欲吐者，邪在膈上，可吐之证也。呕多者，邪在少阳，可和之证也。虽具里证，戒人不可先攻下也。

夫病阳多者热，下之则硬。

【注】阳病里热多者，宜乎下；表热多者，宜乎汗。若表里热多，当两解也。若单下之，表不解则里虚，表热内陷，因作硬也。

【集注】张璐曰：阳热证多，即有阳明证见，亦属经证，不可下也。不当下而误下之，则阳邪乘虚内陷，不作结胸，则为痞硬也。

程应旄曰：阳病，谓表里热俱多，下之则胃中水竭。其硬也，非转属阳明之硬也。

无阳阴强大便硬者，下之，必清谷腹满。

【注】亡阳阴盛，燥而无热，虽大便硬者，此乃不大便无所苦之硬也，下之则中寒犹盛，故必利清谷腹满矣。

【集注】成无己曰：无阳者，亡津液也。阴多者，寒多也。大便硬，则为阴结。下之虚胃，阴寒内甚，故清谷腹满。

方有执曰：阴，以寒言。强，犹言多也。清谷，阴不能化也。腹满阴寒，凝滞而内胀也。

伤寒，发热头痛，微汗出，发汗则不识人；熏之则喘，不得小便，心腹满；下之则短气，小便难，头痛背强；加温针则衄。

【注】伤寒发热，头痛背强，微汗出，若不恶寒，非温病即邪传阳明也。若误发汗，不成风温，外热如灼，必成阳明，热甚神昏不识人也。以火熏、温针劫之，火气入里，壅塞于胸则喘，于腹则满也。火伤卫分

津液，则不得小便，火伤营分血脉，则必作衄也。若下之，则中气伤，故气短；津液伤，故小便难也。

【集注】程应旄曰：此证近于温，有热无寒，汗下温针，均在所禁也。

下利脉大者，虚也，以强下之故也。设脉浮革，因尔肠鸣者，属当归四逆汤。

【注】下利脉大，里虚也，以其不当下而强下之故也。设脉浮革者，谓脉浮大，按之空虚，表急里虚，因尔肠鸣，属当归四逆汤，和其表而温其里也。

【集注】成无已曰：浮为虚，革为寒，寒虚相搏，则肠鸣，与当归四逆汤。

**音切**

漓林知切　嘶先齐切　萎於危切　怅丑亮切　怏於亮切　勃蒲没切　嘤於更切　啮鱼结切　握乙角切

# 卷十六

## 平脉法

平脉者，平人不病之脉也。如四时平脉，五脏平脉，阴阳同等平脉之类是也。人病则脉不得其平矣。如四时太过不及，阴阳脏腑，相乘相侮，及百病相错，生死不平之脉之类是也。平者，又准之谓也。言诊者，诚能以诸平脉准诸不平之脉，则凡太过不及之差，呼吸尺寸之乖，莫不了然于心手之间，而无少差谬。然后可以伤寒之脉，准诸坏病；亦可以诸坏病之脉，准之伤寒，诚所谓一以贯之而无余者已。

问曰：脉有三部，阴阳相乘。营卫血气，在人体躬。呼吸出入，上下于中。因息游布，津液流通。随时动作，效象形容：春弦秋浮，冬沉夏洪。察色观脉，大小不同。一时之间，变无经常。尺寸参差，或短或长。上下乖错，或存或亡。病辄改易，进退低昂。心迷意惑，动失纪纲。愿为具陈，令得分明。师曰：子之所问，道之根源。脉有三部，尺寸及关。营卫流行，不失衡铨。肾沉心洪，肺浮肝弦。此自经常，不失铢分。出入升降，漏刻周旋。水下二刻，一周循环。当复寸口，虚实见焉。变化相乘，阴阳相干。风则浮虚，寒则牢坚；沉潜水滀[1]，支饮急弦。动则为痛，数则热烦。设有不应，知变所缘。三部不同，病各异端。太过可怪，不及亦然。邪不空见，终必有奸。审察表里，三焦别焉。知其所舍，消息诊看。料度脏腑，独见若神。为子条记，传与贤人。

【注】此总叙平脉之根源，借问答以示其法也。脉者，血之府，气血流行之动会也。三部者，寸为上部，关为中部，尺为下部也。三部既定，阴阳属焉，上部为阳，下部为阴。阴阳平则相易，阴阳偏则相乘。相易则和，相乘则病。人之体躬，卫统气而行脉外，营统血而行脉中。故凡呼吸出入，上下于中，莫不因息以游布于四体，随津液而流通于周身，

---

[1] 滀（chù 处）：水停滞积聚。

故随时动作，而效象夫脉之形容也。察色，察五脏之色也。肝青，心赤，肺白，肾黑，脾黄，各以其色合乎脏。然四脏又皆以黄色为主，他色为兼，以土寄旺于四季也。观脉，观五脏之脉也。肝弦，心洪，肺浮，肾沉，脾缓，各以其脉主乎脏。然四脏又皆以缓脉为本，盖人以胃气为本也。其间，色或参差相错，脉或大小相乘，一时之间，变无常经，病辄改易，或存或亡，无定象也。师曰：子之所问，脉为医道之根源，当以平旦复会于寸口之时诊之，而虚实见焉。寸口脉浮无力，为虚为风；牢坚有力，为实为寒。脉沉为水溜，脉弦为支饮，脉动为痛，脉数为热，设或病脉不应，则于其三部太过不及，阴阳变化相乘之理，消息诊看。料度脏腑，则顺逆吉凶，自然独见若神也。

师曰：呼吸者，脉之头也。

【注】人一呼脉再动，一吸脉再动，呼吸定息脉四动，乃平人不病之缓脉也。闰以太息故五动，亦为平脉，非呼吸不能定其至数，持脉时必从此始，故曰：呼吸者脉之头也。

【集注】方有执曰：呼者，气之出，脉之来也；吸者，气之入，脉之去也。头，头绪也，脉随气之出入来去，名状虽多，呼吸则其源头也。然脉有二，此以尺寸之脉言。若以周身言之，则循环无端，浑然不断，无头尾之可言。学者当识之也。

初持脉，来疾去迟，此出疾入迟，名曰内虚外实也。初持脉，来迟去疾，此出迟入疾，名曰内实外虚也。

【注】此初持脉，以来去疾迟，而诊表里虚实法也。来，脉出来阳也，故以候表；去，脉入去阴也，故以候里；疾，脉数疾有余也，故以候实；迟，脉徐迟不足也，故以候虚。言脉若出来疾，入去迟，为表实里虚，故名曰内虚外实也。脉若出来迟，入去疾，为表虚里实，故名曰内实外虚也。

【集注】方有执曰：来者自骨肉之分，而出于皮肤之际，气之升而上也；去者自皮肤之际，而还于骨肉之间，气之降而下也。出呼而来也，入吸而去也。经曰：来者为阳，去者为阴。疾为阳太过也，迟为阴不及也。内虚外实者，阴不及而阳太过也；内实外虚者，阴太过而阳不及也。故来去出入者，脉之大关键也；内外虚实者，病之大纲领也。知内外之阴阳，而辨其孰为虚孰为实者，诊家之切要也。

**假令脉来微去大，故名反，病在里也；脉来头小本大，故名覆，病在表也。上微头小者，则汗出；下微本大者，则为关格不通，不得尿。头无汗者可治，有汗者死。**

【按】脉来头小本大者，当是“脉来大去小”。上微头小者，当是“上微小者为阴盛”。下微本大者，当是“下微小者为阳盛”，始与上下之义相属。

【注】上以脉之来去疾迟，候内外虚实之诊，此以脉之来去大小，诊表里盛衰之病。脉上来微小，下去反大，反之象也，故名曰反脉。上来益大，下去微小，覆之象也，故名曰覆。反者，病在里为阴盛；覆者，病在表为阳盛。阳盛则病格，阴盛则病关，阴阳盛极不相交通，则病关格。头无汗者，阳未离阴，故可治；有汗则阳已上脱，故曰死也。

**寸口卫气盛名曰高，营气盛名曰章，高章相搏，名曰纲。卫气弱名曰惵，营气弱名曰卑，惵卑相搏名曰损。卫气和名曰缓，营气和名曰迟，迟缓相搏名曰沉。**

【按】“名曰沉”之“沉”字，当是“强”字，玩下文自知。

【注】此详上条，脉之来去盛衰之状也。寸口，通指寸、关、尺而言也。卫主气为阳以候表，营主血为阴以候里。脉随指有力上来，卫气盛也，谓之高；脉随指有力下去，营气盛也，谓之章。高者长盛也，章者分明也。高章相合，名曰纲。纲者以营卫俱有余，有总揽之意也。脉随指无力上来，卫气弱也，谓之惵；脉随指无力下去，营气弱也，谓之卑。惵者恍惚也，卑者缩下也。惵卑相合，名曰损。损者以营卫俱不足，有消缩之意也。若高章、惵卑之脉，与不疾、不徐缓迟之脉同见，则为盛者不过，弱者不衰，皆名和脉。强者，即下文所著是也。

**寸口脉缓而迟，缓则阳气长，其色鲜，其颜光，其声商，毛发长；迟则阴气盛，骨髓生，血满，肌肉紧薄鲜硬。阴阳相抱，营卫俱行，刚柔相得，名曰强也。**

【按】“薄鲜硬”三字不成句，应是衍文，当删之。

【注】此承上条，以释“强”字之义。言凡人禀阳气盛，则得高章之盛；禀阴气盛，则得惵卑之弱，此平人之常。若能兼见缓迟平脉，斯为

阴阳相抱，营卫相和，始名曰强。强者即色鲜颜光，血满肉紧之谓也。

【集注】方有执曰：缓以候胃，迟以候脾。阳气长者，言胃气有余也。颜色、声音、毛发，皆阳也。鲜，丽也。光，辉也。商，清也。长，美也。形容胃阳之有余也。阴气盛者，言脾气充足也。骨髓生，血脉满，肌肉紧，骨髓血肉皆阴也，形容脾阴之充足也。相抱，言和洽也。俱行，言周流也。相搏，言合一也。极言二气得其和平，皆由脾、胃盈余之所致，必如此，则其人之健旺而强壮可知，故曰强也。

师曰：脉，肥人责浮，瘦人责沉。肥人当沉，今反浮，瘦人当浮，今反沉，故责之。

【注】上条以脉之盛衰，候人之强弱，此条以脉之浮中沉，分人之皮、脉、肉、筋、骨，以候五脏之诊法也。心肺俱浮，肝肾俱沉。以皮之浮、脉之浮而别心肺之浮也；以筋之沉、骨之沉而别肝肾之沉也。脾主肌肉，在浮沉之间，故候中也。肥人肌肤厚，脉当沉；瘦人肌肤薄，脉当浮。今肥人脉反浮，瘦人脉反沉，故当责其病在何脏也。

【集注】方有执曰：责，求也。肥人当沉者，肌肤厚，其脉深也，故求其病于浮。瘦人当浮者，肌肤薄，其脉浅也，故求其病于沉。

问曰：经说脉有三菽、六菽重者，何谓也？师曰：脉，人以指按之，如三菽之重者，肺气也；如六菽之重者，心气也；如九菽之重者，脾气也；如十二菽之重者，肝气也；按之至骨者，肾气也。假令下利，寸口、关上、尺中悉不见脉，然尺中时一小见脉，再举头者，肾气也。若见损脉来，至为难治。

【注】此承上条详言皮、脉、肉、筋、骨，各有所主，以候五脏之病也。菽，豆也，约略轻重言之，非谓有其形也。《难经》曰：如三菽之重，与皮毛相得者，肺部也；六菽之重，与血脉相得者，心部也；九菽之重，与肌肉相等者，脾部也；十二菽之重，与筋平者，肝部也；按之至骨，举之来疾者，肾部也。各随所主之部，以候脏气也。至于寸口、关上、尺中，亦各有所主之位，以候脏气。左寸心也，右寸肺也，左关肝也，右关脾也，尺中肾也。今特举肾脏之部例之，以概其余也。假令下利而甚，元气暴夺于中，寸口、关上、尺中全不见脉，法当死；其不死者，必是尺中时有一小见之脉也。再举头者，谓一呼再起头，一吸再

起头，合为四至也。夫尺中时一小见之脉四至，则是肾间生气之源未绝，即下利未止，尚为易治。若一息二至，名曰损脉，是气衰无胃，故为难治也。

【集注】程知曰：《难经》三菽、六菽之说，盖言下指轻重有差等，以候五脏之气也。又云：下利，寸口、关上、尺中悉不见脉者，是胃之阳气已绝也。《难经》以损脉为阳气下脱之脉，故曰损脉，至为难治也。

**寸口脉，浮为在表，沉为在里，数为在腑，迟为在脏。假令脉迟，此为在脏也。**

【注】寸口，通指三部言也。此以浮、沉、迟、数，候人表、里、脏、腑之诊法也。浮者，皮肤取而得之脉也，浮主表，故曰：浮为在表。沉者，筋骨取而得之脉也，沉主里，故曰沉为在里。数者，一息六至之脉也，数主阳，腑属阳，故曰：数为在腑。迟者，一息三至之脉也，迟主阴，脏属阴，故曰迟为在脏。假令诊其人脉迟，此为病在脏，举一迟脉以例其余也。

【集注】程知曰：躯壳之外，营卫为表，躯壳之内，脏腑为里，故以浮沉别之。诸阳虽皆属腑，诸阴虽皆属脏，当以迟数别之。然伤寒中之传变，亦有数而入脏，迟而入腑者，熟读经文自知也。

张璐曰：此以浮、沉、迟、数，定表、里、脏、腑，而全重于“迟为在脏”句，故重申以明之。设脉见浮迟，虽有表证，只以小建中和之，终非麻黄、青龙所宜，以脏气本虚也。

**阳脉浮大而濡，阴脉浮大而濡，阴脉与阳脉同等者，名日缓也。**

【注】此以阴阳同等，发明平人和缓之脉也。阳脉浮大而濡，阴脉浮大而濡，谓浮、中、沉，阴阳同等也。名曰缓者，谓和缓之脉也。然缓脉有二义：和缓之缓，脉有力濡柔，不大不小，以形状之缓，验二气之和也；至数之缓，脉来四至从容，不徐不疾，以至数之缓，验胃气之和也。

【集注】方有执曰：缓有二义，此以相兼言，盖谓气血和平也。

程知曰：缓有和缓之义，宽缓之义，与浮大相类，不与迟相类。故经谓之浮大而濡，不曰浮大而迟也。盖脉之迟数。以至数言，缓急以形状言耳！

张璐曰：脉虽浮大而濡，按之仍不绝者为缓；若按之即无，是虚脉非缓脉也。

问曰：东方肝脉，其形何似？师曰：肝者木也，名厥阴，其脉微弦，濡弱而长，是肝脉也。肝病自得濡弱者愈也。假令得纯弦脉者死，何以知之？以其脉如弦直，此是肝脏伤，故知死也。

【注】此已下四时五脏平脉、病脉、死脉之诊法也。东方属木，主春令风，在天为风，在地为木，在人为肝，故曰肝者木也，名足厥阴经，其脉当弦。若得微弦濡弱而长，此弦而有胃，是肝平脉也，病自易愈也；若得微弦而长，而少濡弱和缓，为弦多胃少，肝病脉也；若得纯弦而直，无濡弱和缓，为但弦无胃，是肝死脉也。下三脏虽无纯洪、纯浮、纯沉之文，省文也，当仿此。

【集注】方有执曰：微非脉名，盖微微之弦，有胃气之谓也。

魏荔彤曰：微弦。不甚弦，且带濡弱，如短促，亦非木之本性，又必兼长脉，是象木之柔和而修长，此肝之本脉。肝脉见此，肝脏平脉，如有微疾，亦易愈也。假令纯弦，如树木将枯，枝干干硬，故知死也。

问曰：二月得毛浮脉，何以处言至秋当死？师曰：二月之时，脉当濡弱，反得毛浮者，故知至秋死。二月肝用事，肝脉属木，脉应濡弱，反得毛浮脉者，是肺脉也。肺属金，金来克木，故知至秋死。他皆仿此。

【注】二月春令也，毛浮秋脉也，春得秋脉，何以断言至秋当死？盖春肝木旺，秋肺金旺，二月肝旺之时，尚得毛浮肺脉，其衰可知。至秋金气愈旺，金乘木，木愈受克则绝，故知至秋当死也。余脏皆仿此。

【集注】方有执曰：此以四时脉气属五行生克应病，以主吉凶生死之理。揭一以例其余，所以示人持诊之要法也。

南方心脉，其形何似？师曰：心者火也，名少阴。其脉洪大而长，是心脉也。心病自得洪大者，愈也。

【注】南方属火，主夏令热，在天为火，在地为热，在人为心，故曰：心者火也，名手少阴经，其脉当洪。若得洪大和缓，此洪而有胃，是心平脉也，虽有心病，自易愈也。若得洪大而少和缓，此洪多胃少，是心病脉也。若得洪大而无和缓，此但洪无胃，是心死脉也。

【集注】方有执曰：其脉洪大而长，应万物盛长之象也。

立夏得洪大脉，是其本位，其人病身体苦疼重者，须发其汗。若明日身不疼不重者，不须发汗。若汗濈濈自出者，明日便解矣。何以言之？立夏得洪大脉，是其时脉，故使然也。四时仿此。

【注】凡四时之病，当以四时之脉期之。期之者，期其愈不愈也。立夏之日，得洪大脉，是其本位应得之脉。其人病身体苦疼重者，须发其汗。若明日身不疼不重，虽脉仍洪大，必非邪脉，乃时脉也，不须再汗，谓已解也。设若本日汗濈濈然自出者，此解兆已见，虽脉洪大，不须发汗，明日便自解矣。何以言之？立夏得洪大脉，是得其时脉故也。四时仿此。

【集注】方有执曰：此言脉得应时而旺，则病有当解之时。举夏以例，其余示人推仿之意。

程知曰：春弦、夏洪、秋毛、冬石，当其时得之，则为平脉。虽外感寒邪，但微汗出自愈耳！重则治之，轻则不必治也。《内经》曰：脉得四时之顺者。此也。

程应旄曰：洪大为夏令之脉，亦为邪盛之脉，有病则从邪，无病则从令，解不解不须另辨。

西方肺脉，其形何似？师曰：肺者金也，名太阴，其脉毛浮也。肺病自得此脉，若得缓迟者皆愈，若得数者则剧。何以知之？数者南方火，火克西方金，法当痈肿，为难治也。

【注】西方属金，主秋令燥，在天为燥，在地为金，在人为肺，故曰：肺者金也。名手太阴经，其脉当浮。若得毛浮缓迟，此浮而有胃，是肺平脉也，虽有肺病，自易愈也。若得毛浮而少缓迟，此浮多胃少，是肺病脉也。若得毛浮而无缓迟，此但浮无胃，是肺死脉也。若得毛浮而数，则为病剧。何以知之？数者南方火也，火克西方金，法当发痈肿而难治也。

【集注】方有执曰：肺主皮毛，上为华盖，故脉毛浮。缓迟者，脾土之脉也。兼得缓迟为愈者，肺金得土为逢生也，法当痈脓者，金逢火化也。

北方肾脉，其形何似？师曰：肾者水也，名曰少阴，其脉沉滑，是肾脉也。肾病自得沉滑而濡者，愈也。

【按】东南西方，皆有其文，惟缺北方，仿经文补之。

【注】北方属水，主冬令寒，在天为寒，在地为水，在人为肾，故曰肾者水也，名足少阴经，其脉当沉。若得沉滑而濡，此沉而有胃，是肾平脉也，虽有肾病，自易愈也。若得沉滑而少濡和，此为沉多胃少，是肾病脉也。若得沉而无滑濡，此但沉无胃，是肾死脉也。

问曰：翕奄沉❶，名曰滑，何谓也？师曰：沉为纯阴，翕为正阳，阴阳和合，故令脉滑，关尺自平。阳明脉微沉，食饮自可。少阴脉微滑，滑者，紧之浮名也，此为阴实，其人必股内汗出，阴下湿也。

【按】"滑者紧之浮名也，此为阴实"二句，与上下之义不属，当是错简。

【注】此冬月之平脉也。若阳明关脉微沉而不滑，是失正阳，为胃不和，故其人食饮仅自可也。若少阴尺脉微滑而不濡，是失纯阴，为肾不和，故其人汗出，阴下湿也。

问曰：脉有相乘，有纵有横，有逆有顺，何谓也？师曰：水行乘火，金行乘木，名曰纵；火行乘水，木行乘金，名曰横；水行乘金，火行乘木，名曰逆；金行乘水，木行乘火，名曰顺也。

【注】此以人之五脉，候人五脏不平之诊法也。人之五脏，法天五行，肝木，心火，脾土，肺金，肾水，此相属也。木生火，火生土，土生金，金生水，水生木，此相生也。木克土，土克水，水克火，火克金，金克木，此相克也。相生者生，相克者死。人之脏气亦然，故其脉有相乘，有纵有横，有逆有顺也。水乘火，金乘木，乘其所胜，是相克也，名曰纵。火乘水，木乘金，乘所不胜，是反侮也，名曰横。水乘金，火乘木，子乘其母，是倒施也，名曰逆。金乘水，木乘火，母乘其子，是相生也，名曰顺。五脏之脉，肝弦、心洪、脾缓、肺浮、肾沉，五脏各见本脉，自无病也。若见他脉，以此推之，纵者病甚，横者病微，逆者病虚，顺者病实也。





---

❶ 翕奄沉：成无己注："脉来大而盛，聚而沉，谓之翕奄沉。"王肯堂曰："翕奄沉三字状得滑字最好，翕者合也，奄者忽也，当气合聚正盛之时，奄忽之间即已沉去，是名滑也。"

【集注】方有执曰：乘，犹乘舟车之乘。纵，直也。横者，纵之对。顺，从也。逆者，顺之反。

程知曰：非其时而得之，则为相乘，纵横为患最重，顺逆犹无大害也。

**问曰：何以知乘腑？何以知乘脏？师曰：诸阳浮数为乘腑，诸阴迟涩为乘脏也。**

【注】上条发明五脏相乘，纵横顺逆之脉，此条发明阴阳相乘，各从其类之诊。腑，阳也；浮数，阳也。脏，阴也；迟涩，阴也。阳乘阳，阴乘阴，各从其类而相乘也。其阴邪乘阳，阳邪乘阴，腑邪乘脏，脏邪乘腑，各以脉证错综参之，可类推矣。

【集注】方有执曰：浮数阳也，以阳部而见阳脉，故知乘腑也。迟涩阴也，以阴部而见阴脉，故知乘脏也。

**问曰：濡弱何以反适十一头？师曰：五脏六腑相乘，故令十一。**

【注】此承上条，发明五脏六腑不平相乘之脉也。适者，至也。头者，数也。凡人若见濡弱之脉而相乘者，是因我虚而彼乘及之也。越人只曰一脉辄为十变，何以至十一数也？越人遗包络、三焦，故十也。今五脏六腑相乘，故十一也。然阴乘阳，阳乘阴，腑乘脏，脏乘腑，错而综之，岂止十一耶！

【集注】程知曰：此总揭脉之大要，言脉得濡弱，则可以和适五脏六腑也。经曰：呼吸者，脉之头。濡弱者，软和以滑，《内经》谓之有胃气也。五脏六腑之邪，不能不相乘，如金邪乘木，木邪乘火之类。惟诸相乘中，有软和以滑之意，则为易愈，故濡弱可以和适十一脏脉气也。

**问曰：病有洒淅恶寒而复发热者何？答曰：阴脉不足，阳往从之，阳脉不足，阴往乘之。曰：何谓阳不足？答曰：假令寸口脉微，名曰阳不足，阴气上入阳中，则洒淅恶寒也。曰：何谓阴不足？答曰：尺脉弱，名曰阴不足。阳气下陷于阴中，则发热也。**

【注】此以寸、尺发明阴阳相乘为病之脉也。若脉紧无汗，洒淅恶寒发热者，是伤寒也。脉缓有汗，洒淅恶寒发热者，是中风也。今寸脉微，洒淅恶寒者，是阳不足，阴气上乘，入于阳中也。尺脉弱，发热者，是阴不足，阳气下陷入于阴中也。此内伤不足，阴阳相乘，有休止之恶寒

发热，非外感有余，风寒中伤营卫，无休止之恶寒发热也。

**【集注】**方有执曰：阳先乎阴以陷入也，故曰从，讳之也。阴随于阳以上入也，故曰乘，伤之也。恶寒者，阳不足以胜阴，而与阴俱化也；发热者，阴不足以胜阳，而从阳之化也。

程知曰：此辨阴阳相乘之脉也。往来则阴阳之气，更盛更虚，阴并则寒，阳并则热矣。凡疟与往来寒热之脉皆然也。

**问曰：脉有阳结、阴结者，何以别之？答曰：其脉浮而数，能食，不大便者，此为实，名曰阳结也，期十七日当剧；其脉沉而迟，不能食，身体重，大便反硬，名曰阴结也，期十四日当剧。**

**【注】**上条以脉之寸、尺微弱，辨阴阳不足，此条以脉之浮沉有力，别阴阳结实为病之诊法也。脉浮大而数，蔼蔼如车盖者，阳结实脉也；脉沉石而迟，累累如循长竿者，阴结实脉也。夫脉既可以别阴阳之结实，又不可不以阴结、阳结之证而合阴结、阳结之脉相参看也。阳结证，身轻能食，阳能消谷也。不大便，期十七日当剧者，阳体终燥，故迟三日也。阴结证，身重不能食，阴不能消谷也。不大便，期十四日当剧者，阴体终濡，故早三日也。剧者谓不大便，里急下重，且满且痛，不可再待时日，宜早图之也。故或润窍以导之，软坚以下之，不致临期燥屎巨硬，谷道难出，窘苦万状也。凡病后伤液，多有此证。阅历深者，自知之也。

**【集注】**程应旄曰：不曰病有，而曰脉有，二气所禀，有偏胜也。阳结者，偏于阳而无阴以生液；阴结者，偏于阴而无阳以化液。皆于脉之浮而数，沉而迟辨之也。

**阳脉浮，阴脉弱者，则血虚，血虚则筋急也。其脉沉者，营气微也；其脉浮而汗出如流珠者，卫气衰也。**

**【按】**“阳脉浮”“其脉浮”之二“浮”字，当是“濡”字。若是“浮”字，则与卫衰汗出如流珠之义不属。其脉沉之“沉”字，当是“弱”字。若是“沉”字，则与血虚营气微之义不属。

**【注】**此以浮沉别阴阳不足为病之诊法也。阳脉濡，浮而无力脉也；阴脉弱，沉而无力脉也。其脉弱者，营气微也，营微则血虚，故不止于发热，而且筋急也。其脉濡者，卫气衰也，卫衰则表不固，故不止于恶

寒，而且汗出如流珠也。

【集注】方有执曰：沉以候里，荣行脉中，故衰微可知。浮以候表，卫行脉外，汗出如流珠，则表不固，故衰惫可知。

脉蔼蔼如车盖者，名曰阳结也。

【注】蔼蔼如车盖，形容脉之浮大有力，即前阳结浮数之脉也。因其有力而盛，故名曰阳结也。

【集注】程应旄曰：脉蔼蔼如车盖者，形容其浮数中有拥上之象。

脉累累如循长竿者，名曰阴结也。

【注】累累如循长竿者，形容脉之沉石有力，即前阴结沉迟之脉也。因其有力而盛，故名曰阴结也。

【集注】程知曰：累累如循长竿，直引强硬之貌，为阴气固结，阳不得而和之。前言阴结、阳结，盖指便硬一证言之，此则专言脉象也。

脉瞥瞥如羹上肥者，阳气微也。

【注】瞥瞥如羹上肥者，形容脉之浮而无力，即前卫气衰之濡脉，故曰阳气微也。

脉绵绵如泻漆之绝者，亡其血也。

【注】绵绵如泻漆之绝者，形容脉之沉而无力，即前营气微之弱脉，故曰：亡其血也。

【集注】成无己曰：绵绵者，连绵而软也。如泻漆之绝者，前大而后细也。

脉萦萦如蜘蛛丝者，阳气衰也。

【注】萦萦如蜘蛛丝者，形容脉之细小，难于寻按，而浮、中、沉似有似无，即前阳不足之微脉，故曰阳气衰也。

【集注】方有执曰：萦萦如蛛丝，牵惹旁旋，微细欲绝之状。

师曰：寸脉下不至关，为阳绝；尺脉上不至关，为阴绝。此皆不治，决死也。若计其余命生死之期，期以月节克之也。

【注】此已上发明平脉，已下皆死候之脉也。寸、关、尺三部脉之上下，以候阴阳五脏升降也。寸位乎上，候心肺之阳，主升。升极而降，降不至关，是为孤阳，故曰：寸脉下不至关，为阳绝也。尺位乎下，候肝肾之阴，主降。降极而升，升不至关，是为独阴，故曰：尺脉上不至

关，为阴绝也。关位乎中，以候脾，界乎寸尺，所以升降出入者也。今上下不至关，是升降出入息矣。故曰：此皆不治，决死也。若阴阳已离，胃气未绝，尚可计余命之期，期以月节克之。如经曰：阴胜则阳绝，能夏不能冬；阳胜则阴绝，能冬不能夏。肝死于秋，心死于冬，脾死于春，肺死于夏，肾死于长夏之类是也，推之于日于时亦然。

**又未知何脏阴阳前绝，若阳气前绝，阴气后竭者，其人死，身色必青；阴气前绝，阳气后竭者，其人死，身色必赤，腋下温，心下热也。**

**【注】**经曰：人有两死，而无两生。有两死者，谓阴阳皆可死也；无两生者，谓阴阳不能独生也。故阳先绝，阴后竭，死则身青而冷；阴先绝，阳后竭，死则身赤而温也。

**【集注】**成无己曰：阳主热而色赤，阴主寒而色青。其人死已，身色青，则阴未离乎体，故知阴气后竭也；身色赤，腋下温，心下热，则阳未离乎体，故知阳气后竭也。

程知曰：阳气前绝，寒病；阴气前绝，热病也。寒热之治法一误，虽死尚有征验，诚可畏也。

**师曰：脉病人不病，名曰行尸。以无旺气，猝眩仆，不识人者，短命则死。人病脉不病，名曰内虚。以无谷神，虽困无苦。**

**【注】**脉者，人之根本也。脉病人不病者，谓外形不病，而见真脏病脉。其内本已绝，虽生犹死，不过尸居余气耳！故曰行尸也。余气者，未尽五脏生旺之余气也。若旺气一退，即猝然眩仆不识人而死矣。若良工早察于旺气未退之先而图之，未必无所补也。人病脉不病，谓外形羸瘦似病，其脉自和，以根本尚固，不过谷气不充，名曰：内虚，非行尸可比，虽困无害。胃气复，谷气充，自然安矣。谷神即谷气也。

**【集注】**方有执曰：周氏云：形体之中，觉见憔悴，精神昏愦，食不忻美，而脉得四时之从，无过不及之偏，是人病脉不病也。形体安和，而脉息乍大乍小，或至或损，弦紧浮滑，沉涩不一，残贼冲和之气，是脉息不与形相应，乃脉病人不病也。

张锡驹曰：谷神乃水谷所化之神，人赖此以资生也。内虚食少，谷气不充，即无谷神矣。故曰：无害。若无本然之胃神，安得谓之无害耶!

**又未知何脏先受其灾，若汗出发润，喘不休者，此为肺先绝也。**

**【注】**此申上条不知何脏先绝，而详言其证也。肺主皮毛，肺绝汗出不流，故发润也；肺主气，肺绝张口气出，不能复还也，故曰为肺先绝也。

**【集注】**成无己曰：肺为气之主，为津液之帅。汗出发润者，津脱也；喘不休者，气脱也。

**脉浮而洪，身汗如油，喘而不休，水浆不下，形体不仁，乍静乍乱，此为命绝也。**

**【注】**身汗如油，液外亡也；喘而不休，气上脱也；水浆不下，胃气绝也；形体不仁，营卫败也；乍静乍乱，精神散也。此皆命绝之候。由此推之，脉虽浮洪，必然无根，是为真脏孤阳飞越之诊也。

**【集注】**王肯堂曰：火之将灭也必明，脉来浮洪涌盛，此将去人体之兆也，然又必兼下一二证，始可断其命绝。

**阳反独留，形体如烟熏，直视摇头者，此心绝也。**

**【注】**心绝阴尽，惟阳独留，故身体大热，形如烟熏，从火化也。心藏神，直视，神去也。头属阳，阳无所依，故摇头也。

**【集注】**成无己曰：心脉夹咽系，目直视者，心经绝也。头为诸阳之会，摇头者，阴绝而阳无根也。

**唇吻反青，四肢漐习者，此为肝绝也。**

**【注】**唇吻之色当赤而黄，反见青色者，木土相克也。四肢汗出漐漐不已，此为肝绝也。

**【集注】**成无己曰：唇吻者，脾之候。肝色青，肝绝则真色见于所胜之部也。四肢者，脾所主。肝主筋，肝绝则筋脉引急，发于所胜也。

方有执曰：口唇边曰吻。四肢，手足也。漐，汗出貌。习，鸟数飞也。言手足颤摇如鸟之习飞，奋振而不已也。

**环口黧黑，柔汗发黄者，此为脾绝也。**

**【注】**脾之华在唇四白，环口黧黑，其华萎矣！冷汗、阴黄，皆脾绝也。

**【集注】**方有执曰：口为脾之窍，黧黑者，熏黄黑暗，土败之色也。

柔汗，俗谓冷汗是也。

张锡驹曰：脾主四白，环口黧黑，土败而水侮也。柔汗者，柔软而腻，脾之真液，黄者脾之真色，真液泄而真色见，故为脾绝也。

溲便遗失，狂言，目反直视者，此为肾绝也。

【注】肾司二便，溲便遗失，肾绝也。肾藏精与志，狂言直视，精志俱败也。

【集注】方有执曰；溲便，遗溺也。肾司阖辟，阖辟废，故二便皆无禁约也。经曰：肾藏志。狂言者，是失志矣，失志者死。肾主骨，骨之精为瞳子。目反直视者，骨之精不上荣于瞳子，而不能转也。

问曰：上工望而知之，中工问而知之，下工脉而知之，愿闻其说。师曰：病家人请云：病人苦发热，身体疼。病人自卧，师到诊其脉，沉而迟者，知其差也。何以知之？若表有病者，脉当浮大，今脉反沉迟，故知愈也。

【注】此下皆详望问而知之之类也。望谓观其形之盛衰，色之深浅；问谓询其情之苦欲，病之根因；脉谓诊其脉之阴阳，合乎形色也。设病家人来请，告以病者苦发热，身体疼，师到病人自卧，诊其脉沉而迟，知其差也。何以知之？表有病脉当浮大，今反沉迟而无表脉，且无表证，故知愈也。

【集注】张锡驹曰：有问发热身疼，脉反沉迟，是阳病而见阴脉，何以说得愈也？答曰：是必望其有恬然嗜卧之状，问其有热除身轻之意，而后合脉以断其愈也。

假令病人云：腹内猝痛。病人自坐，师到脉之，浮而大者，知其差也。何以知之？若里有病者，脉当沉而细，今脉浮大，故知愈也。

【注】病家人来请，告以病者腹内猝痛，医师到，病人自坐无苦容，诊其脉浮而大，知其差也。何以言之？里有病，脉当沉细，今反浮大而无里脉，且无里证，故知愈也。

师曰：病家人来请云：病人发热烦极。明日师到，病人向壁卧，此热已去也。设令脉不和，处言已愈。

【按】“不和”当是“自和”，若不和如何言愈？

【注】此申上二条之义也。病家人来言，病者发热烦极，师未即去。

明日到，病人向壁静卧，此热已去，因知其差。假令脉不和缓，未可言愈，必和缓，而始可断其已愈也，推之腹痛亦然。此篇首所云：设有不应，消息诊看。消息者，谓今日之望，异于昨日之问、闻也。

假令向壁卧，闻师到，不惊起而盼视，若三言三止，脉之咽唾者，此诈病也。假令脉自和，处言此病大重，当须服吐、下药，针灸数十百处乃愈。

【注】此设治诈病之法也。盖仲景不欲人售其欺，亦不欲医为其欺而妄治也。医者玩此而揣摩之，则彼不敢欺，而我不妄治矣。

【集注】程知曰：彼以诈病，我以诈治，非良工不能具是巧也。

师持脉，病人欠者，无病也。脉之呻者，病也。言迟者，风也。摇头言者，里痛也。行迟者，表强也。坐而伏者，短气也。坐而下一脚者，腰痛也。里实护腹，如怀卵物者，心痛也。

【注】阴阳相引故欠，欠者先引气入而后呵之，故谓之呵欠。阴阳不相引则病，相引则和，故曰欠者无病也。诊脉时，有呻吟病苦之声，故曰呻者病也。言迟者，语言謇涩，故曰：言迟者，风也。摇头言者，痛极艰于发声，摇头以意示缓，故曰：摇头言者，里痛也。行迟者，风病筋络不利，故曰：行迟者，表强也。坐而伏者，气不能接，故曰：坐而伏者，短气也。凡腰痛者，皆不能坐，即略坐非伸足依倚不可，故曰：坐而下一脚者，腰痛也。凡心痛者，皆伛偻护其痛处，故曰：里实护腹，如怀卵物者，心痛也。

【集注】方有执曰：舌强则言迟，经络牵急则舌强。筋挛则经络拘急，肝属木，其合筋，其主风。头属阳，里属阴，头摇者，阴不与阳和也。短气者，里不足也。此条八者，皆望而知之之事也。

张志聪曰：师持脉者，犹言师但持脉而不问也。八条皆察人之神情，得人之病机，所谓望而知之者。

问曰：人恐怖者，其脉何状？师曰：脉形如循丝累累然，其面白脱色也。

【注】人病恐怖者，阳神不足也。阳不足则恐，神不足则怖，恐则血随气下，故面白脱色不润泽也；怖则气随神乱，故脉形如循丝累累然而乱也。

【集注】方有执曰：恐怖，惶惧也。循，理治也。丝，言细也。累累，联络貌。脱色，犹言失色也。盖内气馁者，则外色夺，所以有猝然之变也。

程应旄曰：此示人察色合脉之法。恐则气下，神被夺矣，故脉细而且不定，面色白而且脱也。

问曰：人不饮，其脉何类？师曰：脉自涩，唇口干燥也。

【注】津液少则脉涩，唇口因以干燥。此因不饮而然，非由此而不饮也。

【集注】程应旄曰：不饮，如与人别气，至二三日汤水不沾唇之类。肺失游溢精气，故脉涩而唇口干燥也。

问曰：人愧者，其脉何类？师曰：脉浮，而面色乍白乍赤。

【注】愧者，羞也。羞则神色荡而不定，故脉浮，而面色乍白乍赤也。此皆察色合脉，以意消息而知之之类也。

【集注】程应旄曰：以上数条，不论有病无病，凡人有所负于中，辄复形之色与脉也。于此推之，以意消息，则诸病之情，无不可即外以征内矣。

问曰：脉有灾怪，何谓也？师曰：假令人病，脉得太阳，与形证相应，因为作汤。比还，送汤如食顷，病人乃大吐，若下利，腹中痛。师曰：我前来不见此证，今乃变异，是名灾怪。又问曰：何缘作此吐利？答曰：或有旧时服药，今乃发作，故名灾怪耳。

【注】脉有灾怪，谓因药而变灾怪也。假令人病太阳病，得太阳脉，脉证相应，因为作太阳病汤药与服之。比还，如食顷，病人乃大吐下利，腹中痛，师问曰：我先来不见此证，今乃灾变怪异，缘何作此吐利？病者答曰：或有旧时服药，今乃发作，故为此灾怪耳！望、问固医家之事，亦须病人毫无隐讳，方能尽医所长。仲景为病家服药未告于医，医失问先服何药，故出此条以示戒耳！

【集注】成无己曰：医以脉证与药相对，而反变异为其灾可怪，故名灾怪。

张志聪曰：脉得太阳与形证相应者，如太阳病，脉浮头项强痛而恶寒，此脉与形证相应也。或有旧时服药，今乃发作者，言送汤如食顷，所投之药未周于经，必旧时服药之故也。

## 辨脉法

辨者，别也。辨脉者，辨别诸脉之名也。法者，诸脉部位、至数，形状、相类、相反，别之各有其法也。脉名者，如浮、沉、迟、数、滑、涩诸脉之名是也。部位者，如浮、中、沉，上、下之部位是也。至数者，如迟三至，数六至之至数是也。形状者，如滑流、涩滞之形状是也。相类者，如弦与紧、滑与动之类是也。相反者，如浮与沉、虚与实之反是也。皮肤取而得之，谓之浮；筋骨取而得之，谓之沉。此以脉之上下部位而得名也，是则凡脉因部位而得名，皆统乎浮沉矣。如浮而无力谓之濡，沉而无力谓之弱，浮而极有力谓之革，沉而极有力谓之牢。浮中沉俱有力，按之且大谓之实；浮中沉俱无力，按之且大谓之虚；浮中沉极无力，按之且小，似有似无，谓之微；浮中沉极无力，按之且大涣散不收，谓之散；浮沉有力，中取无力，谓之芤；按之至骨，推寻始得，谓之伏。此皆以部位兼形状相反，而得名者也。一息三至，谓之迟；一息六至，谓之数。此以脉之至数而得名者也，是则凡脉因至数而得名者，皆统乎迟数矣。如一息四至谓之缓；一息七至谓之疾；数时一止谓之促；缓时一止谓之结；至数不乖，动而中止，不能自还，须臾复动，谓之代。此皆以至数兼相类而得名者也。流利如珠，谓之滑；进退艰难滞涩，谓之涩。此以脉之形状而得名也，是则凡脉因形状而得名者，皆统乎滑涩矣。如脉形粗大，谓之大；脉形细小，谓之小；来去迢迢，谓之长；来去缩缩，谓之短；来盛去衰，谓之洪；其形如豆，动摇不移，谓之动；状类弓弦，按之端直且劲，谓之弦；较弦则粗，按之左右弹指，谓之紧。此皆以形状兼相类相反而得名者也。此辨脉之大概也。诊者于此能详审而扩充之，则进乎法矣。今以浮、沉、迟、数、滑、涩，六脉别之以为纲；以大、小、虚、实，诸脉辨之以为目，务使阴阳标本，虚实寒热，心中有据，指下无差，庶心手相得，而辨证处方，自无错谬矣。

问曰：脉有阴阳，何谓也？答曰：凡脉大、浮、数、动、滑，此名阳也；脉沉、涩、弱、弦、微，此名阴也。凡阴病见阳脉者生，阳

**病见阴脉者死。**

【注】此以脉之阴阳，辨病之阴阳生死法也。浮、大、数、动、滑五者，比之诸脉为有余，阳道有余，故曰阳也。沉、涩、弱、弦、微五者，比之诸脉为不及，阴道不及，故曰阴也。阴病，谓阴寒病也。见阳脉，谓见阳热脉也。阳热脉，即浮、大、数、动、滑类也。以阴病得阴脉证脉相应，死难必也。阴病若得阳脉，犹冬尽春生，万物虽未即生，然日进生机，故曰生也。阳病，谓阳热病也。见阴脉，谓见阴寒脉也。阴寒脉即沉、涩、弱、弦、微类也。以阳病得阳脉，证脉相应，生可卜也；阳病若得阴脉，如暑去秋来，万物虽未即死，然日趋死候，故曰死也。盖天人无二理，春夏为阳，秋冬为阴，阳主生，阴主杀故也。

【集注】方有执曰：阴阳者，通脏腑、血气、表里、虚实、风寒、寒热而总言之也。

程知曰：阴病见阳脉而主生者，邪气自里之表，欲汗而解也。阳病见阴脉而主死者，邪气自表入里，正虚邪盛也。故正气实者，多见阳脉，正气虚者，多见阴脉。

**脉来缓，时一止复来者，名曰结；脉来数，时一止复来者，名曰促。阳盛则促，阴盛则结，此皆病脉。**

【注】缓，四至脉也。缓时一止复来者，名曰结脉。数，六至脉也。数时一止复来者，名曰促脉。阳盛则促，阴盛则结，阴阳偏胜则病，故曰：此皆病脉也。

**脉按之来缓，时一止复来者，名曰结；又脉来动而中止，更来小数，中有还者反动，名曰结阴也。脉来动而中止，不能自还，因而复动者，名曰代阴也。得此脉者必难治。**

【按】“脉按之来缓，时一止至，名曰结阴也”数语，文义不顺，且前论促结之脉已明，当是衍文。

【注】脉来至数不乖而中止，不能自还，因而复动，名曰代。乃一脏无气，求他脏以代续之故也。凡病得此代脉者，必为难治，盖以促结之止，如急行而蹶，虽然中止，即能自还，非代脉之止可比也。

**阴阳相抟[1]，名曰动。阳动则汗出，阴动则发热，形冷恶寒者，此三焦伤也。若数脉见于关上，上下无头尾，如豆大，厥厥动摇者，名曰动也。**

**【按】**《素问》曰："阳加于阴谓之汗"，阳加于阳，岂有汗出之理？阳动则"汗出"二字当是"发热"二字；阴动则"发热"二字当是"汗出"二字。

**【注】**动者，躁动也，谓阴阳互相鼓击而不宁也。动，阳脉也。寸为阳，阳乘击于阳，故阳动发热也。尺为阴，阴乘击于阴，故阴动汗出也。关界乎阴阳，则阴阳互相乘击，故发热汗出同见也。此为动而有力，阳盛之候。若按之不鼓，是为阳衰之诊，则必形冷而不发热，汗出而必恶寒，非抟击阳盛之动，乃扰乱阳虚之动也。由三焦之阳气伤，则不能外温肉分，故有是证也。动脉之状，颇似数脉，惟上下无头尾，如豆大，厥厥动摇，故名曰动也。厥厥者，谓似有根之摇动，动而不移，非若滑脉之流动，动而不居也。

**【集注】**方有执曰：阴阳相抟之阴阳，以二气言；阳动阴动之阴阳，以部位言。下言动脉之定位与其形状。厥厥，举发貌。

程知曰：阳升阴降，交通上下，往来于尺、寸之间，则冲和安静；惟阳欲升，而阴不足以和之使降，则两相抟击，其脉必数，而厥厥摇动见于关上也。

**脉浮而紧者，名曰弦也。弦者，状如弓弦，按之不移也。脉紧者，如转索无常也。**

**【注】**脉浮而紧者，名曰弦也，此非谓浮紧即弦脉，乃谓浮而劲紧，弦之状也。弦紧相类，惟恐人将弦作紧，将紧作弦，故并举相形以别之也。弦者，状如弓弦，按之不移，即所谓端直也；紧者，如转索无常，即所谓不端直也。端直则不能如转索，转索则不能似端直，其为劲急则同，所以相类也。

**【集注】**方有执曰：此明弦、紧之辨。按之不移，言如弦之张于弓，一定而不可动移也。转索无常，言左右旋转而不可拘也。

---

[1] 抟（tuán 团）：集聚。赵本作"博"。

程知曰：紧为寒邪方盛，直细中有转动急疾之意，故谓如转索也。

张锡驹曰：弦、紧之分，在移与不移耳！

**脉弦而大，弦则为减，大则为芤；减则为寒，芤则为虚。寒虚相抟，此名为革。妇人则半产漏下，男子则亡血失精。**

**【注】**脉形粗大有力，谓之大；浮沉有力，中取无力，状如葱管谓之芤；沉而且大，按之劲急有力，谓之牢；浮而且大，举之劲急有力，谓之革。革脉者，以鼓革而得名，外急中空之象也。弦则为劲，减其中取之劲，外急象也；大则为实，小其中取之实，中空象也。此以弦减、芤虚二脉，形容革脉也。女子得之半产漏下，男子得之亡血失精，寒虚相抟故也。

**【集注】**程知曰：言弦而虚大之脉也。弦则为减，谓阳气减少而寒也；大则为芤，谓似革中空而虚也。虚寒相抟，则精血漏失，故有革象也。

**问曰：脉有残贼，何谓也？师曰：脉有弦、紧、浮、滑、沉、涩。此六脉名曰残贼，能为诸脉作病也。**

**【注】**此下，皆残贼为病之诊也。相乘之脉为正气虚，随我所虚而乘及之之谓也。残贼之脉为邪气实，恃彼之强而虐及之之谓也。此六脉者名曰残贼。残则明伤，贼则暗袭，脉中有此当属实邪。不论何部，但本脉中兼见此脉，辄防邪至也。

**【集注】**方有执曰：诸脉，谓各部之脉也。作，起也。言六者若见于各部之脉中，则皆能于其部生起病端。

张锡驹曰：残，伤残；贼，贼害也。言此六者之脉，足以暗伤人之经脉血气，如贼之害人而不觉，故曰能为诸脉作病也。

**寸口脉阴阳俱紧者，法当清邪中于上焦，浊邪中于下焦。清邪中上，名曰洁也；浊邪中下，名曰浑也。阴中于邪，必内栗也，表气微虚，里气不守，故使邪中于阴也。阳中于邪，必发热头痛，项强颈挛，腰痛胫酸。所谓阳中雾露之气，故曰清邪中上。浊邪中下，阴气为栗，足膝逆冷，便溺妄出，表气微虚，里气微急，三焦相溷，内外**

不通。上焦怫郁，脏气相熏，口烂蚀[1]断也。中焦不治，胃气上冲，脾气不转，胃中为浊，营卫不通，血凝不流。若卫气前通者，小便赤黄，与热相抟，因热作使，游于经络，出入脏腑，热气所过，则为痈脓。若阴气前通者，阳气厥微，阴无所使，客气入内，嚏而出之，声嗢[2]咽塞，寒厥相追，为热所拥，血凝自下，状如豚肝。阴阳俱厥，脾气孤弱；五液注下，下焦不阖；清便下重，令便数难；脐筑湫痛[3]，命将难全。

【注】寸口阴阳俱紧者，谓六脉浮沉俱紧也。浮脉紧，则雾露之邪中于上焦；沉脉紧，则寒邪中于下焦。上焦指太阳也，下焦指少阴也。雾露之邪，曰洁，曰清。清邪中上，发热头痛，项强颈挛，腰疼胫酸者，雾露之邪中于太阳表也。寒邪曰浑，曰浊。浊邪中下，阴气为栗，足胫逆冷，便溺妄出者，寒邪中于少阴里也。经曰："虚邪不能独伤人"，必因身形之虚而后客之也。盖因其人表气虚，里气不固，清浊之邪，中伤上下。三焦相溷，表里不通，以致上焦清气不宣，邪气怫郁，与脏相熏，口烂蚀断；中焦不治，胃气主下，而反上冲，脾气主运，而反不转，中焦皆浊，营卫不通，血凝不流行也。若正能胜邪，卫气先通，其人必先小便赤黄，热伤之经必血凝肉腐，而外发为痈脓也。若营气先通，其人必先嚏嗢咽塞，热拥于里之血凝者自下，状如豚肝也。若正不胜邪，阴阳俱逆，营卫不通，脾气孤弱，不能散精，五液注下，下焦不阖，里急坠痛，圊便数窘，命将难全也。

【集注】沈亮宸曰：伤寒之证，转热即佳，故少阴、厥阴，皆以发热而愈，而凡下脓血与痈脓皆非死证。若阴阳俱厥，厥者必利，故五液注下，下焦不阖，命将难全也。

方有执曰：清指风，浊指寒，曰洁、曰浑，以天地之偏气言也。"阴中于邪"已下至"浊邪中下"一节，是释上文阴即下焦，阳即上焦也。

---

❶ 蚀：赵本作"食"。食，通"蚀"。
❷ 声嗢（wà 袜）：声息不利。《说文解字注·口部》："嗢，咽也。咽作噎，声之误也。"
❸ 脐筑湫（qiū 秋）痛：指疼痛如杵捣之状。筑，《说文解字注·木部》："築（筑），捣也。"湫，凝集，积滞。《左传·昭公元年》："壅闭湫底。"注："湫谓气聚。"

"阴气为栗"已下至"血凝不流"，是言证。"若卫气前通"已下，言变痈脓之故。"若阴气前通"已下，言变脓血利之故。卫气即阳气，营气即阴气，乃承上营卫不通而言，而清浊之所以为病，在其中矣！"阴阳俱厥"已下，言证并于里而加重，故曰命将难全也。

**脉阴阳俱紧者，口中气出，唇口干燥，蜷卧足冷，鼻中涕出，舌上苔滑，勿妄治也。到七日以来，其人微发热，手足温者，此为欲解；或到八日已上，反大发热者，此为难治。设使恶寒者，必欲呕也；腹内痛者，必欲利也。**

【注】此承上条互详其证，戒人临此阴阳混淆之病，慎勿妄治也。此条之蜷卧足冷，即上条之浊邪中下也；此条之鼻涕舌苔，即上条之清邪中上也；此条之唇口干燥，即上条之口烂蚀龂也；此条之反大发热，即上条之痈脓下血也；此条之腹中痛，即上条之下重湫痛也；此条之恶寒，即上条之必内栗也。脉阴阳俱紧，伤寒脉也；口中气出，唇口干燥，胃经热也；蜷卧足冷，少阴寒也；鼻中涕出，表伤风也；舌上苔滑，里无热也。似此表里、阴阳、寒热、虚实杂糅未定之病，慎勿妄治，则当审其孰轻、孰重、孰缓、孰急，先后施治可也。到七日已来，其人微发热手足渐温者，此阴退阳复为欲解也；若到八日已上，反大发热者，乃邪盛正衰，此为难治也。设使恶寒，知尚在表。若呕，必欲入里也。腹内痛者，知邪已入里，内攻必欲下利也。

【集注】方有执曰：微发热，邪退也。大发热，邪盛也。恶寒，尚在表也。腹内痛，已入里也。

**脉阴阳俱紧，至于吐利，其脉独不解；紧去入安，此为欲解。若脉迟，至六七日不欲食，此为晚发，水停故也，为未解；食自可者，为欲解。**

【按】"紧去入安"之"入"字，当是"人"字。人安，谓不吐利也。必是传写之讹。"此为晚发，水停故也"二句，与上下文义不属，当是衍文。

【注】此发明脉阴阳俱紧，内外寒甚，至于吐、利解不解之义也。吐利后脉仍紧，为邪未尽不解也；紧去脉缓，为邪尽人安欲解也。若紧去脉迟，至六七日不欲食者，则胃未和为未解也；若欲食者，则胃已和，

虽脉迟亦为欲解也。

**【集注】**成无已曰：脉阴阳俱紧，为寒气甚于上下。至于吐利之后，紧脉不罢者，为其脉独不解，紧去则人安为欲解也。

**寸口脉浮而大，浮为虚，大为实；在尺为关，在寸为格；关则不得小便，格则吐逆。**

**【注】**平脉以脉内外候关格，此以脉尺寸候关格。于此推之，凡阴阳盛极皆病关格，而不必定在内外、尺寸也。寸口脉浮而大，浮为正气虚，大为邪气实。在尺则阴邪实，关闭正气不能宣，名曰关，关则不得小便也。在寸则阳邪实，格拒正气不能化，名曰格，格则吐逆也。

**【集注】**张锡驹曰：浮大之脉在于尺，则为关阴，阴气不能施化，故不得小便。浮大之脉在于寸，则为格阳，阳气不能宣通，故吐逆。

**脉浮而滑，浮为阳，滑为实，阳实相抟，其脉数疾，卫气失度。浮滑之脉数疾，发热汗出者，此为不治。**

**【注】**浮为阳，滑为实，阳实相抟，其脉行于脉外者，数且疾矣。卫气行疾，营气行迟，营卫不相辅而行，故曰失度。浮、滑、数、疾，有余之脉，见发热无汗有余之证，脉证相合则为可治；若见发热汗出不足之证，脉证不合，不治明矣。

**【集注】**成无已曰：浮、滑、数、疾之脉，发热汗出解者，邪气退也。若不解者，正气脱也，必不可治。经曰：脉阴阳俱盛大，汗出不解者死。

**脉浮而数，浮为风，数为虚，风为热，虚为寒，风虚相抟，则洒淅恶寒也。**

**【按】**“数为虚”之“虚”字，当是“热”字。“风为热，虚为寒”二句当是衍文。“风虚相搏”之“虚”字，亦当是“热”字。

**【注】**风寒在表则脉浮紧，风热在表则脉浮数。表受风邪，故洒淅恶寒也。

**诸脉浮数，当发热而洒淅恶寒。若有痛处，饮食如常者，蓄积有脓也。**

**【注】**诸脉浮数，谓寸、关、尺六脉俱浮数也。浮则为风，数则为热。风热遏郁于表，则当发热而洒淅恶寒也。若有隐痛之处，饮食如常

者，非表邪之诊，乃内痈蓄积有脓之诊。于此知浮数之脉，不可概为风热也。

【集注】王肯堂曰：人身有焮肿痛楚处，未有不自觉者，此条所言，必是内痈，故曰：蓄积有脓也。如胃脘痈、肺痈、肠痈，皆各有辨。而胃痈之脉，人迎反盛，未有不误以为伤寒者，故宜察之。

程应旄曰：脉证似伤寒，若不于"若有痛处，饮食如常"之证参酌，而误以辛温发散，助其阳热，否则误以寒凉彻热，遏住邪气，滋害深矣。

张璐曰：若有焮肿，为热壅经络；若无肿处，必邪留脏腑，随内外而发痈脓也。

**脉浮而大，浮为风虚，大为气强。风气相搏，必成瘾疹。身体为痒，痒者名泄风，久久为痂癞。**

【注】六脉俱浮而大，浮为风虚，大为气强。强者，热也。风热相搏，必成瘾疹也。身体为痒，痒者肌虚，热气外薄故也，名为泄风。若久不愈，则成痂癞。痂癞，疥、癣、疠、癞之类是也。

【集注】成无已曰：痂癞者，疠风也，眉少发稀，身有干疮而腥臭。经云：脉风成疠是也。

朱震亨曰：经云：诸痒为虚。血燥不荣肌腠，所以痒也。

方有执曰：经云：外在腠理，则为泄风。

**寸口诸微亡阳，诸濡亡血，诸弱发热，诸紧为寒，诸乘寒者则为厥。郁冒不仁，以胃无谷气，脾涩不通，口急不能言，战而栗也。**

【按】濡、浮而无力，候阳虚也，岂有亡血之理？弱、沉而无力，候阴虚也，岂止发热而已？诸濡亡血，当是诸濡卫虚；诸弱发热，当是诸弱营虚。

【注】寸口者，指寸、关、尺三部而言也。诸微，谓凡病见微脉，皆亡阳也。诸濡，谓凡病见濡脉，皆卫虚也。诸弱，谓凡病见弱脉，皆营虚也。诸紧，谓凡病见紧脉，皆为寒也。诸乘寒者，谓诸微、濡、弱脉，亡阳营卫不足之人，一病即见残贼。紧脉则为寒乘病厥也。厥于中者，郁冒昏迷，不知痛痒；厥于经者，战栗口噤不能言语，以平日胃虚损谷，脾虚不运，中虚不胜外邪也。

【集注】程知曰：诸乘寒者，则以阳极虚，而阴寒直乘之也，故为厥逆。其所以昏冒不知人，强直而无觉者，则以胃无谷气，脾不流通，故使口噤不能言，外战内栗而厥也。

问曰：曾为人所难，紧脉从何而来？师曰：假令亡汗若吐，以肺里寒，故令脉紧也；假令咳者，坐饮冷水，故令脉紧也；假令下利，以胃中虚冷，故令脉紧也。

**【注】**此详申上条，诸亡阳营卫不足之人，而见紧脉之义也。曾为人所难，问紧脉为寒实之诊，虚冷亦见紧脉，是从何而来也？师曰：假令其人亡汗表虚，若吐胸虚，下利里虚，寒邪乘虚为病，或外感寒邪，或内饮冷水，或中寒阴化，皆令脉紧也。若与浮同见，无汗，则为伤寒实邪；有汗，则为亡阳虚邪。与沉同见，腹痛不便，则为中寒实邪；腹痛下利，则为中寒虚邪。由此推之，凡诸实脉从虚化者，即未可谓之实矣。

**【集注】**程应旄曰：紧则为寒，称曰乘脉，今复列之残贼何义？曰：虚则为人乘，实则乘人。凡脉皆然，不独紧也。

寸口脉微，尺脉紧，其人虚损多汗，知阴常在，绝不见阳也。

**【注】**上条以浮沉见微紧，此条以寸尺见微紧，皆阴盛阳亡之诊，故曰：知阴常在，绝不见阳也。只曰虚损多汗者，略言之也。

**【集注】**程知曰：言寸微、尺紧为虚损多汗之证也。寸微弱为亡阳，尺紧疾为阴胜，阴胜于内，阳绝于外，故为虚损多汗。

师曰：病人脉微弱涩者，此为医所病也。大发其汗，又数大下之，其人亡血病当恶寒，后乃发热，无休止时。夏月盛热，欲着复衣；冬月盛寒，欲裸其身。所以然者，阳微则恶寒，阴弱则发热。此医发其汗，使阳气微，又大下之，令阴气弱。五月之时，阳气在表，胃中虚冷，以阳气内微，不能胜冷，故欲着复衣。十一月之时，阳气在里，胃中烦热，以阴气内弱，不能胜热，故欲裸其身。又阴脉迟涩，故知血亡也。

**【按】**“又阴脉迟涩，故知血亡也”二句，与上文义不属，非有阙文，即是衍文。

**【注】**病人脉微而涩，询之为医大发其汗，又数大下之，所以致此病也。其人亡血，略辞也，谓亡其血气也。气亡则阳微，阳微则恶寒；血亡则阴弱，阴弱则发热；阳微阴弱，故病当恶寒后乃发热也。轻者邪不

留连，遇所不胜时则愈；重者无休止时，即遇所不胜尤甚也。然恶寒虽遇夏月盛热，欲着复衣。所以然者，五月之时，阳气在外，胃中虚冷，大发其汗，令阳气微，故不胜寒也。发热虽遇冬月盛寒，欲裸其身。所以然者，十一月之时，阳气在内，胃中烦热，又数下之，令阴气弱，故不能胜热也。此即论中所谓"热在骨髓，寒在皮肤""寒在骨髓，热在皮肤"，沉痼寒热之病也。

**【集注】**王肯堂曰：非必遇夏乃寒，遇冬乃热也。此但立其例，论其理耳。

**寸口脉微而缓，微者卫气疏，疏则其肤空；缓则胃气实，实则谷消而水化也。谷入于胃，脉道乃行，水入于经，其血乃成。荣盛则其肤必疏，三焦绝经，名曰血崩。**

**【注】**寸口脉微而缓，微者卫气疏，疏则其表空虚也；缓者胃气实，实则消化水谷也。谷入于胃，脉道之气乃行；水入于经，脉络之血乃成。今荣愈盛而卫愈疏，血愈多而气愈少，气血失其经常之道，故曰：三焦绝经。气不能制血，血不能归经，故血妄行而崩也。

**【集注】**成无己曰：卫气者，温分肉，肥腠理。卫气既疏，皮肤不得温，肥则空虚也。经曰：缓者胃气有余。有余为实，故云：缓者胃气实。《内经》曰：食入于胃，淫精于脉。是谷入于胃，脉道乃行也。《针经》曰：饮而液渗于络，合和于血。是水入于经，其血乃成也。经，常也。三焦者，气之道路。卫气疏则气不循常度，故三焦绝其常度也。

方有执曰：疏言不能固护，实犹言强也。"谷入于胃"至"其血乃成"，乃承上文"谷消而水化也"。阴血大下，而曰崩者，言其不能止静，如山坏之势也。

**寸口脉微而涩，微者卫气不行，涩者荣气不逮；荣卫不能相将，三焦无所仰，身体痹不仁。荣气不足，则烦疼口难言，卫气虚，则恶寒数欠。三焦不归其部：上焦不归者，噫而酢吞[1]；中焦不归者，不能消谷引食；下焦不归者，则遗溲。**

**【注】**凡经脉内外，荣卫也；脏腑内外，三焦也。故经曰：荣行脉

---

[1] 噫而酢（cù 醋）吞：嗳气吞酸。噫，嗳气；酢，同醋。吞酸。

中，卫行脉外。上焦心肺主之，中焦脾胃主之，下焦肝肾主之。分而言之，荣也，卫也，三焦也；合而言之，皆本乎一气之流行，随其所在而得名也。脉微而涩，荣卫不足，不足则荣卫不能相将而行，三焦无所仰赖，故身体周痹不仁。荣气不足，故身烦疼，口难言语；卫气不足，故恶寒数欠也。上焦司降。降者，清中之浊。下焦司升。升者，浊中之清。中焦司升降，清者令其上升，浊者令其下降。今荣卫不相将而行，三焦无所仰赖，故不能各归其部，而失其职矣。上焦不归，则浊气不降，噫气而吞酸；中焦不归，则升降相违，故不能消谷引食；下焦不归，则清气不升，故不能约束而遗溲也。

**寸口脉微而涩，微者卫气衰，涩者荣气不足。卫气衰，面色黄；荣气不足，面色青。荣为根，卫为叶，荣卫俱微，则根叶枯槁，而寒栗咳逆，唾腥吐涎沫也。**

**【注】**此详申荣卫上焦之证也。面色黄青，荣卫不足之色也。恶寒而栗，咳嗽唾腥，吐痰涎沫，肺损之证也。肺主皮毛，皮毛者，荣卫之所居，故肺损则皮聚而毛落，荣卫枯槁也。

**【集注】**成无已曰：荣行脉中为根，卫行脉外为叶，根叶俱微，则阴阳之气衰也。

**寸口脉弱而迟，弱者卫气微，迟者营中寒。营为血，血寒则发热；卫为气，气微者，心内饥，饥而虚满，不能食也。**

**【按】**条末“心内饥，饥而虚满不能食”句，此是论脾胃，不关营卫。故弱者卫气微，当是“阳气微”；迟者营中寒，当是“脾中寒”，上下文义始属。营为血，血寒则发热，岂有血寒发热之理乎？卫为气，气微者，当是阳气微。脾中寒者，心内饥，阅下条言胃气有余，自知。

**【注】**此详申营卫中焦之证也。缓以候胃，迟以候脾。胃主纳谷，脾主化谷，故能食者胃也，能化者脾也。今阳微中寒，脾胃俱病，所以心内虽饥，饥而虚满不能食也。

**【集注】**方有执曰：饥而虚满者，阳主化谷，卫阳衰微不化谷，故虚满而不能食也。

**寸口脉弱而缓，弱者阳气不足，缓者胃气有余，噫而吞酸，食猝不下，气填于膈上也。**

【注】此又详申中焦之证也。寸口脉弱而缓，弱者阳气不足，缓者胃气有余，不足则脾失健运，有余则胃强能食。此胃强脾弱，所以虽能食而不能消化也，故使吞酸而噫，食猝不化，气填胀闷于膈中也。

【集注】方有执曰：阳气以胃中之阳气言，不足则不能化谷；胃气以胃中之谷气言，有余言有宿食也。有宿食则郁而生热，故噫饱而吞酸，此盖以饮食之内伤者言也。

趺阳脉迟而缓，胃气如经也。趺阳脉浮而数，浮则伤胃，数则动脾。此非本病，医特下之所为也。营卫内陷，其数先微，脉反但浮，其人必大便硬，气噫而除。何以言之？本以数脉动脾，其数先微，故知脾气不治，大便硬，气噫而除。今脉反浮，其数改微，邪气独留，心中则饥，邪热不杀谷，潮热发渴。数脉当迟缓，脉因前后度数如法，病者则饥；数脉不时，则生恶疮也。

【注】此已下辨趺阳之脉、少阴之脉也。趺阳，一名冲阳，在脚背上，去陷骨三寸脉动处，乃是阳明胃经之动脉也。少阴，一名太溪，在足内踝后跟骨上脉动处，乃足少阴肾经之动脉也。趺阳、少阴，乃古诊法。越人以十二经虽皆有动脉，独取寸口以决死生者，以寸口乃脉之大要会也。然此法不行久矣。设有危急之病，寸口脉不见，诊此以决死生可也。若在平时，总不如以关脉为趺阳，尺脉为少阴，更为愈也。如趺阳胃脉迟而和缓，是胃气不病，如经脉也。今趺阳脉浮而数，按之无力，浮以候腑，浮而无力，则为伤胃；沉以候脏，数而无力，则为伤脾。询之病者，特为医下之所为，以致营卫之气内陷。其先数脉变微，为脾弱也；浮脉仍浮反甚，为胃强也。胃强则邪气独留，故大便硬，潮热发渴也；脾弱则脾气不运，故邪热不能杀谷，虽饥不食，气噫而快也。医者前后施治如法，而浮数之脉，自当迟缓如经，则饥欲食，病者愈也；若施治失宜，数脉终始不退，则生恶疮也。

【集注】方有执曰：恶疮与屎脓虽不同，其为血热则皆然也。

程知曰：此言趺阳脉迟缓，妄下则有浮数之变也。

趺阳脉浮而涩，少阴脉如经者，其病在脾，法当下利。何以知之？若脉浮大者，气实血虚也，今趺阳脉浮而涩，故知脾气不足，胃气虚也；以少阴脉弦而浮才见，此为调脉，故称如经也。若反滑而数者，故知当屎脓也。

【按】“若脉浮大者，气实血虚也”二句，与上文义不属，当是衍文。少阴脉“弦而浮”，岂可谓如经乎？当改“沉而滑”字。

【注】脾肾皆病下利，今趺阳胃脉浮涩，少阴肾脉如常，是病在脾不在肾也。何以知之？浮为阳，以候胃；涩为阴，以候脾。浮与涩合，故知脾气不足，胃气虚也。以少阴脉见沉而滑，故称如经也。若沉滑而数者，是阳邪伤阴，故知当屎脓血也。

【集注】程知曰：水谷之下利属于脾、胃，而脓血之下利属于肾，此可诊趺阳、太溪而辨之也。

趺阳脉伏而涩，伏则吐逆，水谷不化，涩则食不得入。名曰关格。

【按】“水谷不化”之“化”字，当是“入”字，若是“化”字，是能食也，何名曰格？“食不得入”，当是“不得小便”，若有小便，是水道通也，何名曰关？必是传写之误。

【注】前论以浮沉、尺寸候关格，此以趺阳候关格之诊法也。趺阳者，胃脉也。脉伏而涩，伏则尺寸之阴阳停升降也，涩则三焦之元气不流通也。不升降流通，故上则吐逆，下则不得小便，病名曰关格也。

趺阳脉滑而紧，滑者胃气实，紧者脾气强。持实击强，痛还自伤。以手把刃，坐作疮也。

【注】趺阳之脉以候脾胃，脉当和缓，今反滑而紧者，以滑为胃气实，紧为脾气强，滑紧并见，如持实以击强，故主急痛，痛还自伤脾胃也。以手把刃而成疮者，犹之操刃自割，而贻其害也。

【集注】方有执曰：滑为食，故在胃，则主谷气实。紧为寒，故在脾，则主邪气强。持实击强，言胃实脾强，两相搏击而为病。譬如以手把刃而自伤，盖谓非由脏腑而传变也。

趺阳脉沉而数，沉为实，数消谷。紧者，病难治。

【注】胃脉沉而数，沉主里，数主热，沉数为里实热，则能消谷。凡里病得此脉者，皆易治也。若不沉数而沉紧，沉紧为里寒，则为残伤胃气之诊，故曰难治也。

【集注】方有执曰：沉以候里，故在脾、胃为土实，谷气实也。数为热，阳也；紧为寒，阴也。言趺阳主脾胃，脾胃主谷，谷气实。若脉见数而阳热胜，阳能化谷，虽病不足为害；若脉得紧而阴寒胜，阴不化谷，故为难治。

程知曰：言趺阳沉数为消谷之病也。沉为实，沉主里也；数消谷，数为热也。紧盛为邪胜，故为难治也。

**趺阳脉大而紧者，当即下利，为难治。**

【注】下利者，不论寒热皆中虚之病，故脉宜小宜缓，为病脉相宜，则易治也。今趺阳胃脉大而紧，为病虚脉实，则不相宜，故为难治也。

【集注】成无己曰：大为虚，紧为寒，胃中虚寒，当即下利。下利脉亦微小，今反大紧，邪盛也，故曰难治。经曰：下利脉大者，为未止。

张璐曰：趺阳脉紧，为寒邪伤胃，故必下利。下利脉大为邪盛，故难治也。

**趺阳脉微而紧，紧则为寒，微则为虚，微紧相搏，则为短气。**

【注】脉见浮微而沉紧，虚寒之诊也。趺阳胃脉似有似无为阳虚，重按似紧为中寒，胃阳虚寒则气短矣。紧脉主痛而不痛者，以紧兼微，虽紧不劲，故不痛也。

【集注】程知曰：言趺阳微紧，则中气虚寒，为短气之证也。

**趺阳脉不出，脾不上下，身冷肤硬。**

【注】趺阳脉伏不出，则中焦阳虚，脾胃不能上下输布，卫气不行，故病通身肤冷而硬也。

【集注】程知曰：身冷者卫气不温也，肤硬者营血不濡也。

**趺阳脉浮而芤，浮者卫气衰，芤者荣气伤，其身体瘦，肌肉甲错。浮芤相抟，宗气衰微，四属断绝。**

【注】胃脉浮芤，浮者胃脉衰，芤者营气伤。卫气衰，故身体瘦也；营气伤，故肌肉甲错也。浮芤相抟，日久而宗气衰微，生气少矣。四属断绝，谓皮、肉、脂、髓四者俱竭，故一身枯瘦失滋养矣。

【集注】程应旄曰：卫以营为根，营以卫为护，而营卫之统于宗气者，又以趺阳胃为根也。

**趺阳脉紧而浮，浮为气，紧为寒；浮为腹满，紧为绞痛；浮紧相抟，肠鸣而转，转即气动，膈气乃下，少阴脉不出，其阴肿大而**

虚也。

【按】“阴肿大而虚”之“虚”字，当是“痛”字。细玩可知。

【注】外感，六脉浮紧，寒气在外，故骨节烦痛；内伤，胃脉浮紧，寒气在内，故腹满绞痛。寒气相搏，肠鸣而转，转则膈中寒气下趋洞泄也。若少阴脉浮不出，则下焦阳虚，寒气聚于阴器，不得发泄，故病疝阴肿大而痛也。

【集注】方有执曰：趺阳之土败，而少阴所以无制也。

少阴负趺阳者，为顺也。

【注】此少阴负趺阳大旨。盖少阴肾属水，趺阳胃属土，杂病恶土克水，而伤寒少阴病，惟恐土不能制水。水一泛溢，则呕吐、下利，无所不至。若趺阳脉和，胃土有权，则水有制，而少阴负则为顺矣。顺者，土不为水侮也。

【集注】方有执曰：万物资生于土，而百骸藉养于胃，水土平成，物阜人安，非天下之至顺乎？古今谓趺阳有脉者不死，有以哉！

汪琥曰：趺阳脉，《图经》原名冲阳脉，在足跗中指端，上行五寸，去陷谷穴三寸，足阳明脉之所过也。为原，故一名会原。诊法病重者切之以决死生。伤寒以胃气为本，趺阳之脉不衰，知胃气尚在，病虽危犹可治也。

少阴脉弱而涩，弱者微烦，涩者厥逆。

【注】少阴脉弱而涩，弱者肾阴虚，故微烦也；涩者脉道滞，故肢冷也。

【集注】方有执曰：弱为虚损不足脉，阴虚生内热，所以烦，然属虚烦，故虽烦亦微也。涩为少血而不滑，不能上与阳相顺接，所以厥而逆冷也。

程知曰：言肾脉微涩之病也。少阴，肾动脉也，在足内踝后跟骨上陷中也。

少阴脉不至，肾气微，少精血，奔气促迫，上入胸膈，宗气反聚，血结心下；阳气退下，热归阴股，与阴相动，令身不仁，此为尸厥。当刺期门、巨阙。

【注】少阴脉不至，是肾气衰微，精血少也。肾者，阴中藏阳者也。

肾阴虚竭，不能藏阳，阳气上奔，迫促胸膈，宗气反为所阻，聚而不行，血结心下。阳气既奔于上，极必退下，退下则阴股间热，与阴相动，所必然也，虽令知觉冥，身不仁而不死，此为尸厥也。当刺期门以通结血，刺巨阙以行宗气，庶厥回而复苏也。

**音切**

辄陟涉切　愫音垤　菽音叔　蔼於盖切　瞥匹灭切　萦於营切　卵卢管切　溷胡困切　断鱼斤切　嚏音帝　湫子由切　疹之忍切　痂音加　癞力代切

# 卷十七

## 正误存疑篇

仲景《伤寒论》，篇篇可法，但成于汉末，传写多讹，错简亦复不少。如论中下利、呕逆，用十枣汤峻剂攻之。阳重衄血，以麻黄汤发之。发汗病解反恶寒，病解之中，多一“不”字。心下痞，按之濡，濡字之上少一“不”字之类。诸家遵经注解，不得不穿凿附会，致令千古不可多得之书，不能传信于世，良可惜也！今加正误，一一列明。每条凡小字，傍右者原文也，傍左者改正之文也，居中者，原文所有[1]。或移上，或移下，或他处移入，及原文所无而补之者也。字上加□，删去者也。尤有整节舛谬者三十五条，证不与脉符，药不与病合，虽有是方，世无其病；即有其病，难用是药，承讹袭谬，无济实用。然其中尚有可采之句，所以各篇不动经文，强加注释，复录原文，附于卷末，以志阙疑云。

### 正误

**《太阳上篇》正误**

**桂枝汤方**

桂枝[去皮]三两　芍药三两　甘草炙，二两　生姜切，三两　大枣擘，十二枚

**【按】**桂枝汤方，原文有“去皮”二字。夫桂枝气味辛甘，全在于皮，若去皮是枯木矣，如何有解肌发汗之功耶？当删之，后仿此。

若脉和，其人大烦，目重[脸]（睑）内际黄者，此欲解也。

**【按】**“脸”字当是“睑”字。睑，眼弦也。作“脸”字非，当改之。

太阳中风，[下]（不）利呕逆，表解者，乃可攻之。其人漐漐汗出，发[作]（热）有时，头痛，心下痞硬满，引胁下痛，干呕短气，汗出不恶寒者，此表解里未和也，十枣汤主之。

---

[1] 傍右者……删去者也：傍右者原文，武英殿版均在字上加“□”，四库全书版以小字区别，系删去之文，本次整理仍依其旧，按武英殿版在字上加“□”排印；傍左者改正之文，本次整理加括号“( )”以示区别。

【按】“下利”之“下”字，当是“不”字。若是“下”字，岂有上呕下利而用十枣汤峻剂攻之之理乎？惟其大便不利，痞硬满痛，如属里病；小便不利，呕逆短气，始属饮病，乃可峻攻。“发作”之“作”字，当是“热”字，始与太阳阳邪热饮之义相合。若无热汗出，乃少阴阴邪寒饮，真武汤证也。且“作”字与上下句文义皆不相属，当改之。

太阳病，下之，其脉促（浮）不结胸者，此为欲解也。脉浮（促）者，必结胸；脉紧（细数）者，必咽痛；脉弦者，必两胁拘急；脉细数（紧）者，头痛未止；脉沉紧者，必欲呕；脉沉滑者，协热利；脉浮（数）滑者，必下血。

【按】“脉促”当是“脉浮”，始与不结胸为欲解之文义相属。“脉浮”当是“脉促”，始与论中结胸，胸满同义。“脉紧”当是“脉细数”，“脉细数”当是“脉紧”，始同论中二经本脉。“脉浮滑”当是“脉数滑”，浮滑是论中白虎汤证之脉，数滑是论中下脓血之脉。均当改之。

太阳病，二三日，不能卧，但欲起，心下必结。脉微弱者，此本有寒分也。反下之，若利止，必作结胸；未止者，四日复下之（利），此作协热利也。

【按】“四日复下之”之“之”字，当是“利”字。上文利未止，岂有复下之理乎？当改之。

太阳病，下之后，脉促胸满者，桂枝去芍药汤主之。若（汗出）微恶寒，去芍药方中，加附子汤主之。

【按】“微恶寒”之上，当有“汗出”二字，若无“汗出”二字，乃表未解也，无加附子之理，当补之。

太阳病，脉浮而动数，浮则为风，数则为热，动则为痛，数则为虚，头痛发热，微盗汗出，而反恶寒者，表未解也。医反下之，动数变迟，膈内拒痛，胃中空虚，客气动膈，短气烦躁，心中懊侬，阳气内陷，心下因硬，则为结胸，大陷胸汤主之。若不结胸，但头汗出，余无汗，剂颈而还[1]，小便不利，身必发黄也。

【按】“数则为虚”句，衍文也，当删之。

[1] 剂颈而还：汗出到颈部而退。剂，《说文解字·刀部》：“剂，齐也。”

寒实结胸，无热证者，与三物小陷胸汤白散。亦可服。

【按】“与三物小陷胸汤”，当是“三物白散”。“小陷胸汤”四字，当是错简。桔梗、贝母、巴豆三物，其色皆白，有三物白散之义，温而能攻，与寒实之理相合。小陷胸汤及栝蒌、黄连，皆性寒之品，岂可以治寒实结胸之证耶？“亦可服”三字，亦衍文也，俱当删之。

《太阳中篇》正误

发汗病不解，反恶寒者，虚故也，芍药甘草附子汤主之。

【按】“发汗病不解”之“不”字，衍文也。发汗病不解，则当恶寒，何谓反恶寒？病解恶寒，始可谓虚。当删之。

病发热头痛，脉反沉，若不差，身体疼痛，（下利清谷，）当温其里，宜四逆汤。

【按】“身体疼痛”之下，当有“下利清谷”四字。若无此四字，则当温其里之文，竟无着落矣，未有表病而温里之理也。阅后《太阴篇》中云：伤寒医下之，续得下利清谷不止，身痛者，急当救里，四逆汤。其义益明，遵经补之。

伤寒，（若汗）若吐、若下后，七八日不解，热结在里，表里俱热，时时（汗）恶风，大渴，舌上干燥而烦，欲饮水数升者，白虎加人参汤主之。

【按】“伤寒”之下，当有“若汗”二字，盖汗较吐下伤津液为多也。“时时恶风”，当是“时汗恶风”，若非“汗”字，则时时恶风，是表不解，白虎汤在所禁也。论中谓发热无汗，表不解者，不可与白虎汤。渴欲饮水，无表证者，白虎加人参汤主之。细玩经文自知，当补之改之。

发汗已，脉浮数，（小便不利）烦渴者，五苓散主之。

【按】“脉浮数”之下，当有“小便不利”四字，若无此四字，则为阳明内热口燥之烦渴，是白虎汤证也。惟其小便不利而烦渴，斯为太阳水热瘀结之烦渴，始属五苓散证。若非小便不利而用五苓散，则犯重竭津液之禁矣。况《太阳上篇》类此证者数条，惟水入即吐一条，乃水不下行，故无小便不利之文，余皆有“小便不利”四字。今此四字，必是传写之遗，当补之。

服桂枝汤，或下之，仍头项强痛，翕翕发热，无汗，心下满，微痛，小便不利者，桂枝汤去桂（芍药）加茯苓白术汤主之。

【按】“去桂”当是“去芍药”。此方去桂，将何以治仍头项痛，发热无汗之表乎？细玩其服此汤，曰余依桂枝汤法煎服，其义自见。服桂枝汤已，温覆令一时许，通身漐漐微似有汗，此服桂枝汤法也。若去桂则是白芍、甘草、茯苓、白术，并无辛甘走营卫之品，而曰“余依桂枝汤法”，无所谓也。且论中脉促胸满、汗出恶寒者，用桂枝去芍药加附子汤主之，去芍药者，为胸满也，今证虽稍异，而满则同，其为去芍药可知，当改之。

伤寒，医以丸药大下之，身热不去，微烦者，栀子干姜（豉）汤主之。

伤寒五六日，大下之后，身热不去，心中结痛者，未欲解也，栀子豉（干姜）汤主之。

【按】“栀子干姜汤”，当是“栀子豉汤”，“栀子豉汤”，当是“栀子干姜汤”。断无烦热用干姜，结痛用香豉之理，当移之。

太阳病，脉浮紧，无汗，发热，身疼痛，八九日不解，表证仍在，此当发其汗，（麻黄汤主之。）服药已，微除，其人发烦目瞑；剧者必衄，衄乃解。所以然者，阳气重故也。

【按】张兼善曰：“麻黄汤主之”五字，不应在“阳气重”之下，岂有衄乃解之后，而用麻黄汤之理乎？“服药已”之上，并无所服何药之文，将此五字移于其上，文义始合，当移之。

伤寒，不大便六七日，头痛有热者，与承气汤。其小便清者，知不在里，仍在表也，当须发汗。若（苦）头痛者，必衄，宜桂枝汤。

【按】“若头痛”之“若”字，当是“苦”字。苦头痛方为必衄证，若是“若”字，则凡头痛皆能致衄矣。当改之。

心下痞，按之（不）濡，其脉关上浮者，大黄黄连泻心汤主之。

【按】“按之濡”，当是“按之不濡”，若按之濡，乃虚痞也，补之不暇，岂有用大黄泻之之理乎？当补之。

《太阳下篇》正误

小青龙汤方加减法内……若微利者，去麻黄加荛花如鸡子大，熬令赤色（茯苓四两）。

【按】“加荛花如鸡子大”，此必传写之误。考本草荛花是芫花类也，每用之攻水其力甚峻，五分可令人下行数十次，岂有治停饮之微利，用鸡子大之荛花者乎？当改加茯苓四两。

伤寒，心下有水气，咳而微喘，发热不渴，（小青龙汤主之。）服汤已，渴者，此寒去欲解也。

【按】“小青龙汤主之”六字，当在“发热不渴”之下，始与“服汤已渴者”之文义相属，岂有寒去欲解，而更服小青龙汤之理乎？当移之。

《阳明篇》正误

阳明病，脉浮而紧者，必潮热，发作有时；但浮者，必盗（自）汗出。

【按】自汗是阳明证，盗汗乃少阳证，“盗汗”应是“自汗”，当改之。

阳明病，脉迟，汗出多，（发热，）微恶寒者，表未解也，可发汗，宜桂枝汤。

【按】“汗出多”之下，当有“发热”二字。若无此二字，脉迟汗出多，微恶寒乃表阳虚，桂枝附子汤证也，岂有用桂枝汤发汗之理乎？当补之。

伤寒脉浮滑，此以表有热，里有寒（热），白虎汤主之。

【按】“里有寒”之“寒”字，当是“热”字。若是“寒”字，非白虎汤证也，当改之。

伤寒若吐、若下后不解，不大便五六日，上至十余日，日晡所发潮热，不恶寒，独语如见鬼状。若剧者，发则不识人，循衣摸床，惕而不安，微喘直视。脉弦（滑）者生，涩者死。微者，但发热、谵语者，大承气汤主之。若一服利，止后服。

【按】“脉弦者生”之“弦”字，当是“滑”字，弦为阴负之脉，岂有必生之理？惟滑脉为阳，始有生理。况滑者通也，涩者塞也，凡物之理，未有不以通为生，而塞为死者，当改之。

太阳病，寸缓关浮尺弱，其人发热汗出，复恶寒不呕，但心下痞者，此以医下之也；如其不下者，病人不恶寒而渴者，比转属阳明也。小便数者，大便必硬，不更衣十日，无所苦也，渴欲饮水，少少与之，但以法救之（若小便不利，）渴者，宜五苓散。

【按】“但以法救之”五字，当是“若小便不利”五字，方与上文小便数，及下文渴者之义相属。此条病势不急救之之文，殊觉无谓。昔王三阳亦云：此处五苓散难用，不然经文“渴者”之下当有阙文，当改之。

**栀子柏皮汤方**

【按】此方之甘草，当是茵陈蒿，必传写之误也。

太阳病，当恶寒发热，今自汗出，反不恶寒发热，关上脉细数者，以医吐之过也。一二日吐之者，腹中饥，口不能食；三四日吐之者，不喜糜粥，欲食冷食，（五六日吐之者，）朝食暮吐，以医吐之所致，此为小逆。

【按】“欲食冷食”之下，当有“五六日吐之者”六字，若无此一句，则不喜糜粥，欲食冷食，与朝食暮吐之文不相联属。且以上文一二日，三四日之文细玩之，则可知必有“五六日吐之”一句，由浅及深之义也，当补之。

寸口脉浮大，而医反下之，此为大逆。浮则无血，大则为寒。寒气相抟，则为肠鸣，医乃不知，而反饮冷水，令汗大出，水得寒气，冷必相抟，其人必䬴[1]。

【按】“令汗大出”四字，当是衍文，宜删之。

阳明病，谵语有潮热，反不能食者，胃中必有燥屎五六枚也，（宜大承气汤下之。）若能食者，但硬耳。

【按】“宜大承气汤下之”句，应在“必有燥屎五六枚”之下始合。若但便硬即用大承气汤下之，殊失仲景慎重误下之旨，当移之。

阳明中风，脉弦浮大而短气，腹都满，胁下及心痛，久按之，气不通，鼻干，不得汗，嗜卧，一身及面目悉黄，小便难，有潮热，时时哕，耳前后肿。刺之小差；外不解，病过十日，脉续浮（弦）者，与小柴胡汤。但浮，无余证者，与麻黄汤。若不尿，腹满加哕者，不治。

【按】“续浮”之“浮”字，当是“弦”字，始与小柴胡汤法之脉相

[1] 䬴（yì 义）：此指气逆。

合。若是“浮”字，则上之浮既宜小柴胡汤，而下之浮又用麻黄汤，不自相矛盾耶？当改之。

发汗后，水药不得入口为逆。若更发汗，必吐下不止。

【按】“必吐下不止”之“下”字，衍文也，当删之。

**《少阳篇》正误**

得病六七日，脉迟浮弱，恶风寒，手足温，医二三下之，不能食，而胁下满痛，面目及身黄，颈项强，小便难者，与柴胡汤，后必下重。本渴而饮水呕者，柴胡汤不中与也。食谷者哕。

【按】“食谷者哕”四字，衍文也。食谷呕者有之，从无食谷哕者之证，当删之。

伤寒五六日，头汗出，微恶寒，手足冷，心下满，口不欲食，大便硬，脉（沉）细者，此为阳微结，必有表复有里也，脉沉亦在里也。汗出为阳微，假令纯阴结，不得复有外证，悉入在里，此为半在里半在外也。脉虽沉紧（细），不得为少阴病，所以然者，阴不得有汗，今头汗出，故知非少阴也，可与小柴胡汤。设不了了者，得屎而解。

【按】“脉细”当是“脉沉细”，观本条下文“脉沉亦在里也”之“亦”字自知，当补之。“脉虽沉紧”之“紧”字，当是“细”字。观本条上文并无“紧”字，如何说脉虽沉紧，此“虽”字又何所谓耶？当改之。

伤寒发热，汗出不解，心下痞硬，呕吐而下（不）利者，大柴胡汤主之。

【按】“下利”之“下”字，当是“不”字，若是“下”字，岂有上吐下利，而犹以大柴胡汤下之者乎？当改之。

太阳病，过经十余日，反二三下之，后四五日，柴胡证仍在者，先与小柴胡汤。呕不止，心下急，郁郁微烦者，为未解也，与大柴胡汤下之则愈。

【按】许叔微曰：大柴胡汤，一方无大黄，一方有大黄。盖大黄荡涤蕴热，伤寒中要药。王叔和云：若不用大黄，恐不名大柴胡汤。且仲景曰：下之则愈，若无大黄，将何以下心下之急乎？当从叔和为是，宜补之。

太阳病，过经十余日，心中温温（嗢嗢）欲吐，而胸中痛，大便反溏，腹微满，郁郁微烦。先此时，自极吐下者，与调胃承气汤；若不尔者，不可与。但欲呕，胸中痛，微溏者，此非柴胡证，以呕，故知极吐下也。

【按】王肯堂曰："温温"当是"嗢嗢"。又云"以呕"下，疑有阙文，当改之。

《太阴篇》正误

太阴之为病，腹满而吐食不下，时腹自痛，若下之，必胸下结硬，（自利益甚。）

【按】吴人驹曰："自利益甚"四字，当在"必胸下结硬"之下，若在"吐食不下"之下，则是已吐食不下而自利益甚矣。仲景复曰：若下之无所谓也，从而移之。

伤寒，本自寒下（格），医复吐下之，寒格更逆吐下，若食入口即吐，干姜黄连黄芩人参汤主之。

【按】经论中并无寒下之病，亦无寒下之文。玩本条下文，寒格更逆吐下，可知"寒下"之"下"字，当是"格"字，文义始属。注家皆释胃寒下利，不但文义不属，且与芩、连之药不合，当改之。

《少阴篇》正误

少阴病，饮食入口即吐，心中温温（嗢嗢）欲吐复不能吐。始得之，手足寒，脉弦迟者，此胸中实，不可下也，当吐之。若膈上有寒饮，干呕者，不可吐也，当温之，宜四逆汤。

【按】"温温"当是"（嗢嗢）"，（嗢嗢）者，乃吐饮之状也，当改之。

《厥阴篇》正误

伤寒，厥而心下悸者，（以饮水多）宜先治水，当服茯苓甘草汤，却治其厥。不尔，水渍入胃，必作利也。

【按】"厥而心下悸者"之下，当有"以饮水多"四字，若无此四字，乃阴盛之厥悸，非停水之厥悸矣。何以即知是水，而曰宜先治水耶？当补之。

伤寒脉微而厥，至七八日肤冷，其人躁无暂安时者，此为脏厥，非蛔厥也。蛔厥者，其人当吐蛔。今病者静，而复时烦者，此（非）为脏寒，蛔上入其膈，故烦，须臾复止。得食而呕，又烦者，蛔闻食臭出，其人当自吐蛔。蛔厥者，乌梅丸主之，又主久利。

**【按】**“此为脏寒”之“此”字，当是“非”字，若是“此”字，即是脏厥，与辨蛔厥之义不属，当改之。

伤寒五六日，不结胸（大便），腹濡，脉虚，复厥者，不可下。此为亡血，下之死。

**【按】**“结胸”二字，当是“大便”二字。不结胸腹濡脉虚复厥，皆无可下之理，今曰不可下，何所谓也？当改之。

伤寒，始发热六日，厥反九日而利。凡厥利者，当不能食，今反能食者，恐为除中。食以索饼，不（若）发热者，知胃气尚在，必愈。恐暴热来出而复去也。后三日脉之，其热续在者，期之旦日夜半愈。所以然者，本发热六日，厥反九日，复发热三日，并前六日，亦为九日，与厥相应，故期之旦日夜半愈。后三日脉之而脉数，其热不罢者，此为热气有余，必发痈脓也。

**【按】**“不发热者”之“不”字，当是“若”字，若是“不”字，即是除中，何以下接恐暴热来出而复去之文耶？当改之。

伤寒脉迟，六七日，（厥而下利）而反与黄芩汤彻其热。脉迟为寒，今与黄芩汤复除其热，腹中应冷，当不能食，今反能食，此名除中，必死。

**【按】**“伤寒脉迟六七日”之下，当有“厥而下利”四字，若无此四字，则非除中证也。况有此四字，始与下文反与黄芩汤之义相属，当补之。

《合病并病篇》正误

三阳合病，脉浮大上（弦）关上，但欲眠睡，目合则汗。

**【按】**“浮大上”之“上”字，当是“弦”字，始合论中三阳合病之脉，若是“上”字，则经论中从无两寸脉主三阳病之理，当改之。

二阳并病，太阳初得病时，发其汗，汗先出不彻，因转属阳明，续自微汗出，不恶寒。若太阳证不罢者，不可下，下之为逆，如此可小发汗。设面色缘缘[1]正赤者，阳气怫郁在表，当解之，熏之（以汗。）若发汗不彻，不足言，阳气怫郁不得越，当汗不汗，其人躁烦，不知痛处，乍在腹中，乍在四肢，按之不可得，其人短气，但坐，以汗出不彻故也，更发汗则愈。何以知汗出不彻？以脉涩故知也。

【按】"熏之"二字，当是"以汗"二字，始与上下文义相属，当改之。

**《坏病篇》正误**

本太阳病不解，转入少阳者，胁下硬满，干呕，不能食，往来寒热，尚未吐下，脉沉紧（弦）者，与小柴胡汤。若已吐、下、发汗、温针，谵语，柴胡证罢，此为坏病。知犯何逆，以法治之。

【按】"脉沉紧"当是"脉沉弦"。若是沉紧，是寒实在胸，当吐之诊也。惟"脉沉弦"方与上文之义相属，始可与小柴胡汤，当改之。

伤寒吐下后，发汗，虚烦，脉甚微，八九日心下痞硬，胁下痛，气上冲咽喉，眩冒，经脉动惕者，久而成痿。

【按】"八九日心下痞硬，胁下痛，气上冲咽喉"三句，与上下文义不属。注家皆因有此三句，不得不支离蔓衍，牵强解释。每见此病总因汗出过多，大伤津液而成，当用补气补血、益筋壮骨之药，经年始愈。此三句必是错简，当删之。

汗家重发汗，必恍惚心乱，小便已，阴疼。与禹余粮丸。

【按】禹余粮丸，为涩痢之药，与此证不合。"与禹余粮丸"五字，衍文也，当删之。

形作伤寒，其脉不弦紧而弱（数），弱（数）者必渴，被火者必谵语。弱（数）者，发热。脉浮，解之当汗出愈。

【按】三"弱"字，当俱是"数"字。若是"弱"字，热从何有？不但文义不属，论中并无此说，当改之。

**《痉湿暍病篇》正误**

伤寒所致太阳病，痉、湿、暍，此三种，宜应别论。

【按】"伤寒所致"四字，甚无所谓，当删之。

---

❶ 缘缘：接连不断。

太阳病，发热无汗，反恶寒者，名曰刚痓。

【按】“反恶寒”之“反”字，衍文也。刚痓证应恶寒，非反也，当删之。

《霍乱篇》正误

恶寒脉微而复利，利（不）止，亡血（阳）也，四逆加人参汤主之。

【按】利止亡血，如何用大热补药？“利止”应是“利不止”，“亡血”应是“亡阳”，当改之。

《辨可下篇》正误

问曰：人病有宿食，何以别之？师曰：寸口脉浮而大，按之反涩，尺中亦微（大）而涩，故知有宿食。当下之，宜大承气汤。

【按】尺中“微”字，当是“大”字，若是“微”字，断无可下之理，当改之。

《平脉法》正误

假令脉来微去大，故名反，病在里也；脉来头小本大（大去小），故名覆，病在表也。上微头小者（为阴盛），则汗出；下微本大（小）者（为阳盛），则为关格不通，不得尿。头无汗者可治，有汗者死。

【按】“脉来头小本大”，当是“脉来大去小”。“上微头小者”，当是“上微小者为阴盛”。“下微本大者”，当是“下微小者为阳盛”。始与上下之义相属，当改之，补之。

寸口卫气盛名曰高，营气盛名曰章，高章相抟名曰纲。卫气弱名曰惵，营气弱名曰卑，惵卑相抟，名曰损。卫气和名曰缓，营气和名曰迟，迟缓相抟，名曰沉（强）。

【按】“名曰沉”之“沉”字，应是“强”字，玩下文可知，当改之。

寸口脉缓而迟，缓则阳气长，其色鲜，其颜光，其声商，毛发长；迟则阴气盛，骨髓生，血满，肌肉紧薄鲜硬。阴阳相抱，营卫俱行，刚柔相得，名曰强也。

【按】“薄鲜硬”三字，不成句，应是衍文，当删之。

北方肾脉，其形何似？师曰：肾者水也，名曰少阴，其脉沉滑，是肾脉也。肾病自得沉滑而濡者，愈也。

【按】东南西方，皆有其文，惟缺北方，仿经文补之。

问曰：翕奄沉，名曰滑，何谓也？师曰：沉为纯阴，翕为正阳，阴阳和合，故令脉滑，关尺自平。阳明脉微沉，食饮自可；少阴脉微滑，滑者紧之浮名也，此为阴实，其人必股内汗出，阴下湿也。

【按】“滑者紧之浮名也，此为阴实”二句，与上下之义不属，当是错简。

阳脉浮（濡），阴脉弱者，则血虚，血虚则筋急也。其脉沉（弱）者，营气微也；其脉浮（濡）而汗出如流珠者，卫气衰也。

【按】“阳脉浮”“其脉浮”之二“浮”字，当是“濡”字，若是“浮”字，则与卫气衰，汗出如流珠之义不属。“其脉沉”之“沉”字，当是“弱”字，若是“沉”字，则与血虚营气微之义不属，当改之。

师曰：病家人来请云：病人发热烦极。明日师到，病人向壁卧，此热已去也。设令脉不（自）和，处言已愈。

【按】“不和”应是“自和”，若不和，如何言愈？当改之。

**《辨脉法》正误**

脉来缓，时一止复来者，名曰结；脉来数，时一止复来者，名曰促。阳盛则促，阴盛则结，此皆病脉。脉按之来缓，时一止复动者，名曰结；又脉来动而中止，更来小数，中有还者反动，名曰结阴也。

【按】“脉按之来缓，时一止复动”至“名曰结阴也”数语，文义不顺，且前论促结之脉已明，衍文也，当删之。

阴阳相抟，名曰动。阳动则汗出（发热），阴动则发热（汗出），形冷恶寒者，此三焦伤也。若数脉见于关上，上下无头尾，如豆大，厥厥动摇者，名曰动也。

【按】阳动则“汗出”二字，当是“发热”二字；阴动则“发热”二字，当是“汗出”二字。阳加于阳，岂有汗出之理？《素问》曰：阳加于阴，谓之汗。遵经移之。

脉阴阳俱紧，至于吐利，其脉独不解；紧去入（人）安，此为欲解。若脉迟，至六七日不欲食，此为晚发，水停故也，为未解；食自可者，为欲解。

【按】"紧去入安"之"入"字，当是"人"字。人安，谓不吐利也。"此为晚发，水停故也"二句，与上下文义不属，应是衍文，当改之，删之。

脉浮而数，浮为风，数为虚（热），风为热，虚为寒，风虚（热）相抟，则洒淅恶寒也。

【按】"数为虚"之"虚"字，应是"热"字。"风为热，虚为寒"二句，应是衍文。"风虚相抟"之"虚"字，亦应是"热"字。当改之。

寸口诸微亡阳，诸濡亡血（卫虚），诸弱发热（营虚），诸紧为寒，诸乘寒者则为厥。郁冒不仁，以胃无谷气，脾涩不通，口急不能言，战而栗也。

【按】"诸濡亡血"，当是"诸濡卫虚"；"诸弱发热"，当是"诸弱营虚"。濡、浮而无力，候阳虚也，岂有亡血之理？弱、沉而无力，候阴虚也，岂止发热而已？当改之。

师曰：病人脉微而涩者，此为医所病也。大发其汗，又数大下之，其人亡血，病当恶寒，后乃发热，无休止时。夏月盛热，欲著复衣；冬月盛寒，欲裸其身。所以然者，阳微则恶寒，阴弱则发热。此医发其汗，使阳气微，又大下之，令阴气弱。五月之时，阳气在表，胃中虚冷，以阳气内微，不能胜冷，故欲着复衣。十一月之时，阳气在里，胃中烦热，以阴气内弱，不能胜热，故欲裸其身。又阴脉迟涩，故知血亡也。

【按】"又阴脉迟涩，故知血亡也"二句，与上文义不属，衍文也，当删之。

寸口脉弱而迟，弱者卫（阳）气微，迟者营（脾）中寒。营为血，血寒则发热；卫为气，气微，（阳气微，脾中寒）者，心内饥，饥而虚满，不能食也。

【按】条末"心内饥，饥而虚满不能食"句，此是论脾胃，不关营卫。故弱者"卫气微"，当是"阳气微"；迟者"营中寒"，当是"脾中寒"；上下文义始属。营为血，岂有血寒发热之理？卫为气，气微者，皆不成文，今悉易之。当是"阳气微，脾中寒者心内饥"，阅下条言胃气有余自知，当改之。

趺阳脉浮而涩，少阴脉如经者，其病在脾，法当下利。何以知之？若脉浮大者，气实血虚也，今趺阳脉浮而涩，故知脾气不足，胃气虚也；以少阴脉弦（沉）而浮（滑）才见，此为调脉，故称如经也。若反滑而数者，故知当尿脓也。

【按】“若脉浮大者，气实血虚也”二句，与上下文义不属，当删之。少阴脉“弦而浮”，岂可谓如经乎？当改“沉”“滑”二字。

趺阳脉伏而涩，伏则吐逆，水谷不化（入）；涩则食不得入（不得小便），名曰关格。

【按】“水谷不化”之“化”字，当是“入”字，若是“化”字，是能食也，何名曰格？“食不得入”当是“不得小便”，若有小便，是水道通也，何名曰关？悉改之。

趺阳脉紧而浮，浮为气，紧为寒；浮为腹满，紧为绞痛；浮紧相抟，肠鸣而转，转即气动，膈气乃下。少阴脉不出，其阴肿大而虚（痛）也。

【按】“阴肿大而虚”之“虚”字，应改“痛”字，细玩自知。

## 存疑

### 《太阳上篇》存疑

病在阳，应以汗解之，反以冷水噀[1]之，若灌之，其热被却不得去，弥更益烦，肉上粟起，意欲饮水，反不渴者，服文蛤散；若不差者，与五苓散。身热皮粟不解，欲引衣自覆者，若水以噀之洗之，益令热被却不得出，当汗而不汗则烦。假令汗出已，腹中痛，与芍药三两，如上法。

### 《太阳下篇》存疑

太阳病，二日，反躁，反熨其背，而大汗出，大热入胃。胃中水竭，躁烦，必发谵语，十余日，振栗自下利者，此为欲解也。故其汗从腰以下不得汗，欲小便不得，反呕欲失溲，足下恶风，大便硬，小便当数，而反不数，及多大便已，头卓然而痛，其人足心必热，谷气下流故也。

---

[1] 噀（xùn 迅）：将水含在口中喷出去。泛指喷射。《后汉书·栾巴传》引《神仙传》：“巴独到又饮酒西南噀之。”

下之后，复发汗，昼日烦躁不得眠，夜而安静，不呕不渴，无表证，脉沉微，身无大热者，干姜附子汤主之。

发汗若下之，病仍不解，烦躁者，茯苓四逆汤主之。

伤寒，腹满，谵语，寸口脉浮而紧，此肝乘脾也，名曰纵，刺期门。

伤寒，发热，啬啬恶寒者，大渴欲饮水，其腹必满，自汗出，小便利，其病欲解，此肝乘肺也，名曰横，刺期门。

**《阳明篇》存疑**

病人无表里证，发热七八日，虽脉浮数者，可下之。假令已下，脉数不解，合热则消谷善饥，至六七日，不大便者，有瘀血，宜抵当汤。若脉数不解，而下不止，必协热便脓血也。

脉浮而芤，浮为阳，芤为阴，浮芤相抟，胃气生热，其阳则绝。

阳明病，反无汗，而小便利，二三日，呕而咳，手足厥者，必苦头痛。若不咳不呕，手足不厥者，头不痛。

阳明病，但头眩，不恶寒，故能食而咳，其人咽必痛；若不咳者，咽不痛。

**《少阴篇》存疑**

少阴病，吐利，手足逆冷，烦躁欲死者，吴茱萸汤主之。

**《坏病篇》存疑**

伤寒脉浮，自汗出，小便数，心烦，微恶寒，脚挛急，反与桂枝汤，欲攻其表，此误也。得之便厥，咽中干，烦躁，吐逆者，作甘草干姜汤与之，以复其阳；若厥愈足温者，更作芍药甘草汤与之，其脚即伸；若胃气不和，评语者，少与调胃承气汤；若重发汗，复加烧针者，四逆汤主之。

问曰：证象阳旦[1]，按法治之而增剧，厥逆，咽中干，两胫拘急而谵语。师言夜半手足当温，两脚当伸。后如师言。何以知此？答曰：寸口脉浮而大，浮为风，大为虚，风则生微热，虚则两胫挛，病形象桂枝，因加附子参其间，增桂令汗出，附子温经，亡阳故也，厥逆，咽中干，烦躁，阳明内结，评语烦乱，更饮甘草干姜汤，夜半阳气还，两足当热，

[1] 阳旦：指阳旦汤。《金匮要略·妇人产后病脉证治》“阳旦汤”宋臣林亿注：“即桂枝汤。”

胫尚微拘急，重与芍药甘草汤，尔乃胫伸，以承气汤微溏，则止其谵语，故知病可愈。

伤寒六七日，大下后，寸脉沉而迟，手足厥逆，下部脉不至，咽喉不利，唾脓血，泄利不止者，为难治，麻黄升麻汤主之。

伤寒八九日，下之，胸满烦惊，小便不利，谵语，一身尽重，不可转侧者，柴胡加龙骨牡蛎汤主之。

微数之脉，慎不可灸。因火为邪，则为烦逆，追虚逐实；血散脉中，火气虽微，内攻有力，焦骨伤筋，血难复也。

脉浮，宜以汗解，用火灸之，邪无从出，因火而盛，病从腰以下必重而痹，名火逆也。

伤寒脉浮，医以火逼劫之，亡阳，必惊狂，起卧不安者，桂枝去芍药加蜀漆龙骨牡蛎救逆汤主之。

**《痉湿暍病篇》存疑**

湿家下之，额上汗出，微喘，小便利者死；若下利不止者，亦死。

太阳中暍者，身热疼重，而脉微弱，此亦夏月伤冷水，水行皮中所致也。

**《辨不可汗病篇》存疑**

脉濡而弱，弱反在关，濡反在颠，微反在上，涩反在下。微则阳气不足，涩则无血，阳气反微，中风汗出，而反躁烦，涩则无血，厥而且寒，阳微发汗，躁不得眠。

脉濡而弱，弱反在关，濡反在颠，弦反在上，微反在下。弦为阳运，微为阴寒，上实下虚；意欲得温，微弦为虚，不可发汗，发汗则寒栗，不能自还。

厥，脉紧，不可发汗；发汗则声乱咽嘶，舌萎声不得前。

咳者则剧，数吐涎沫，咽中必干，小便不利，心中饥烦，晬时而发，其形似疟，有寒无热，虚而寒栗。咳而发汗，蜷而苦满，腹中复坚。

**《辨不可下病篇》存疑**

脉濡而弱，弱反在关，濡反在颠，微反在上，涩反在下。微则阳气不足，涩则无血；阳气反微，中风汗出，而反躁烦；涩则无血，厥而且寒。阳微不可下，下之则心下痞硬。

脉濡而弱，弱反在关，濡反在颠，弦反在上，微反在下。弦为阳运，微为阴寒，上实下虚；意欲得温，微弦为虚，虚者不可下也。

脉濡而弱，弱反在关，濡反在颠，浮反在上，数反在下，浮为阳虚，数为无血，浮为虚，数生热；浮为虚，自汗出而恶寒；数为痛，振而寒栗；微弱在关，胸下为急，喘汗而不得呼吸，呼吸之中，痛在于胁。振寒相抟，形如疟状。医反下之，故令脉数发热，狂走见鬼，心下为痞，小便淋漓，少腹甚硬，小便则尿血也。

脉濡而紧，濡则卫气微，紧则营中寒；阳微卫中风，发热而恶寒；营紧胃气冷，微呕心内烦。医为有大热，解肌而发汗，亡阳虚烦躁，心下苦痞坚，表里俱虚竭，猝起而头眩，客热在皮肤，怅快不得眠。不知胃气冷，紧寒在关元，技巧无所施，汲水灌其身。客热因时罢，栗栗而振寒；重被而覆之，汗出而冒颠，体惕而又振，小便为微难。寒气因水发，清谷不容间。呕变反肠出，颠倒不得安；手足为微逆，身冷而内烦。迟欲从后救，安可复追还！

脉浮而大，浮为气实，大为血虚；血虚为无阴，孤阳独下阴部者，小便当赤而难，胞中当虚。今反小便利而大汗出，法应卫家当微，今反更实，津液四射；营竭血尽，干烦而不得眠，血薄肉消，而成暴液。医复以毒药攻其胃，此为重虚。客阳去有期，必下如污泥而死。

伤寒，脉阴阳俱紧，恶寒发热，则脉欲厥；厥者，脉初来大，渐渐小，更来渐大，是其候也。如此者，恶寒甚者，翕翕汗出，喉中痛；若热多者，目赤脉多，睛不慧。医复发之，咽中则伤；若复下之，则两目闭，寒多便清谷，热多便脓血；若熏之，则身发黄；若熨之，则咽燥。若小便利者，可救之；若小便难者，为危殆。

伤寒发热，口中勃勃气出，头痛目黄，衄不可制。贪水者必呕，恶水者厥。若下之，咽中生疮。假令手足温者，必下重便脓血。头痛目黄者，若下之，则目闭。贪水者，若下之，其脉必厥，其声嘤[1]，咽喉塞；若发汗，则战栗，阴阳俱虚。恶水者，若下之，则里冷不嗜食，大便完谷出；若发汗，则口中伤，舌上白苔，烦躁，脉数实，不大便六七日，

[1] 嘤：《说文解字·口部》："鸟鸣也。"

后必便血；若发汗，则小便自利也。

微则为咳，咳则吐涎，下之则咳止，而利因不休；利不休，则胸中如虫啮，粥入则出；小便不利，两胁拘急，喘息为难；颈背相引，臂则不仁；极寒反汗出，身冷若冰；眼睛不慧，语言不休。而谷气多入，此为除中，口虽欲言，舌不得前。

脉数者，久数不止，止则邪结，正气不能复，正气却结于脏，故邪气浮之，与皮毛相得。脉数者不可下，下之必烦利不止。

伤寒，发热头痛，微汗出，发汗则不识人；熏之则喘，不得小便，心腹满；下之则短气，小便难，头痛背强；加温针则衄。

下利脉大者，虚也，以强下之故也。设脉浮革，因尔肠鸣者，属当归四逆汤。

**陶隐居《名医别录》合药分剂法则**

凡言剉[1]如麻豆大者，与㕮咀同意。夫㕮咀，古之制也。古人无铁刀，以口咬细，令如麻豆，为粗药煎之，使药水清，饮于肠中，则易升易散。今人以刀剉如麻豆大，此㕮咀之易成也。

古秤惟有铢两，而无分名。今则以十黍为一铢，每铢约今四分一厘七毫。六铢为一分，去声。四分成一两，十六两为一斤。李杲曰：六铢为一分，即今之二钱半也，二十四铢为一两。古云三两即今之一两，云二两即今之六钱半也。

今方家云等分者，非分两之分，谓诸药斤两多少皆同尔。多是丸散用之。

丸散云刀圭者，十分平声。方寸匕之一，准如梧桐子大也。方寸匕者，作匕正方一寸，抄散取不落为度。五匕者，即今五铢钱边五字者，抄之不落为度。一撮者，四刀圭也。匕，即匙也。

药以升、合分者，谓药有虚实轻重，不得用斤两，则以升平之。十撮为一勺，十勺为一合，十合为一升。升方作上径一寸，下径六分，深八分，内散药物，按抑之，正尔微动令平尔。李时珍曰：古之一升。即今之二合半也。

凡方云巴豆若干枚者，粒有大小，当去心皮秤之，以一分准十六枚。附子、乌头若干枚者，去皮毕，以半两准一枚。枳实若干枚者，去瓤毕，

---

[1] 剉：指将药物切细或削除粗糙之物的炮制方法。《玉篇》："去芒角也，斫也。"

以一分准二枚。橘皮一分准三枚。枣大小三枚准一两。干姜一累者，以一两为正。

凡方云半夏一升者，洗毕称五两为正。蜀椒一升，三两为正。吴茱萸一升，五两为正。菟丝子一升，九两为正。庵蕳子一升，四两为正。蛇床子一升，三两半为正。地肤子一升，四两为正。其子各有虚实轻重，不可称准者，取平升为正。

凡方云用桂一尺者，削去皮，重半两为正。甘草一尺者，二两为正。云某草一束者，三两为正。云一把者，二两为正。

凡煎汤药，初欲微火令小沸，其水数依方多少；大略药二十两用水一斗者，煮取四升，以此为准。然利汤欲生，少水而多取汁；补汤欲熟，多水而少取汁。服汤宜小沸，热则易下，冷则呕涌。

凡云分再服、三服者，要令势力相及，并视人之强弱羸瘦，病之轻重，为之进退增减。不必局于方说，则活泼泼地也。

凡丸药云如细麻者，即胡麻也，不必扁扁，略相称尔！黍、粟亦然。云如大麻子者，准三细麻也。如胡豆者，即今青斑豆也，以二大麻准之。如小豆者，今赤小豆也，以三大麻准之。如大豆者，以二小豆准之。如梧桐子者，以二大豆准之。如弹丸及鸡子黄者，以四十梧子准之。

凡方云蜜一斤者，有七合。猪膏一斤者，有一升二合也。

## 附　三阳三阴经脉各图

膀胱足太阳之脉，起于目内眦，上额交颠；其直者，从颠入络脑，还出别下项，循肩膊内，夹脊抵腰中，入循膂，络肾属膀胱；其直者，从腰中下夹脊，贯臀入腘中；其支者，从膊内左右别，下贯胛，夹脊内，过髀枢，循髀外，从后廉，下合腘中，以下贯腨内，出外踝之后，循京骨，至小趾外侧（图 17–1）。

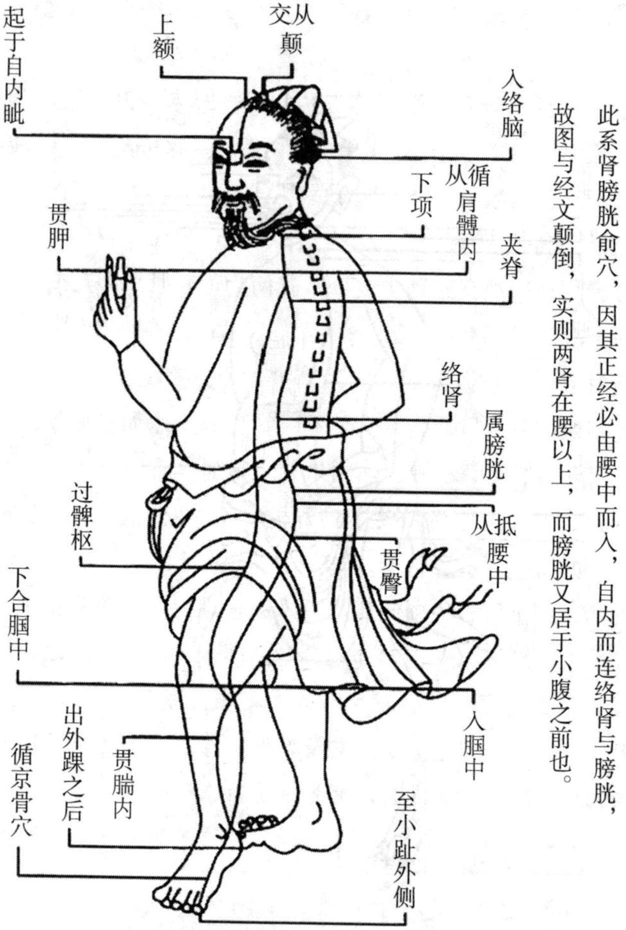


**图 17–1　足太阳膀胱经图**

胃足阳明之脉，起于鼻之交頞中，旁约太阳之脉，下循鼻外，入上齿中，还出夹口，环唇，下交承浆，却循颐后下廉，出大迎，循颊车，上耳前，过客主人，循发际至额颅；其支者，从大迎前，下人迎，循喉咙，入缺盆，下膈，属胃络脾；其直者，从缺盆下乳内廉，下夹脐，入气街中；其支者，起于胃下口，循腹里，下至气街中，而合以下髀关，抵伏兔，下膝膑中，下循胫外廉，下足跗，入中趾外间；其支者，下廉穴三寸，而别下入中趾外间；其支者，别跗上入大趾间，出其端（图 17–2）。

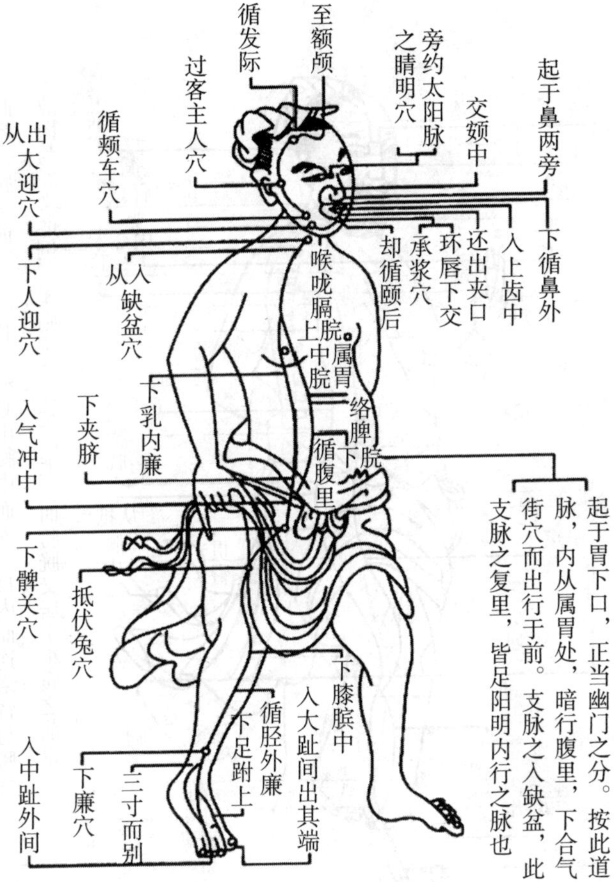


**图 17–2　足阳明胃经图**

胆足少阳之脉，起于目锐眦，上抵头角，下耳后，循颈，行手胃少阳之前，至肩上，却交出手少阳之后，入缺盆；其支者，从耳后入耳中，出走耳前，至目锐眦后；其支者，别锐眦，下大迎，合手少阳，抵于䪼，下加颊车，下颈，合缺盆，以下胸中，贯膈，络肝，属胆，循胁里，出气街，绕毛际，横入髀厌中；其直者，从缺盆下腋，循胸，过季胁，下合髀厌中，以下循髀阳，出膝外廉，下外辅骨之前，直下抵绝骨之端，下出外踝之前，循足跗上，入小趾次趾之间；其支者，别跗上，入大趾之间，循大趾歧骨内出其端，还贯爪甲，出三毛（图 17–3）。

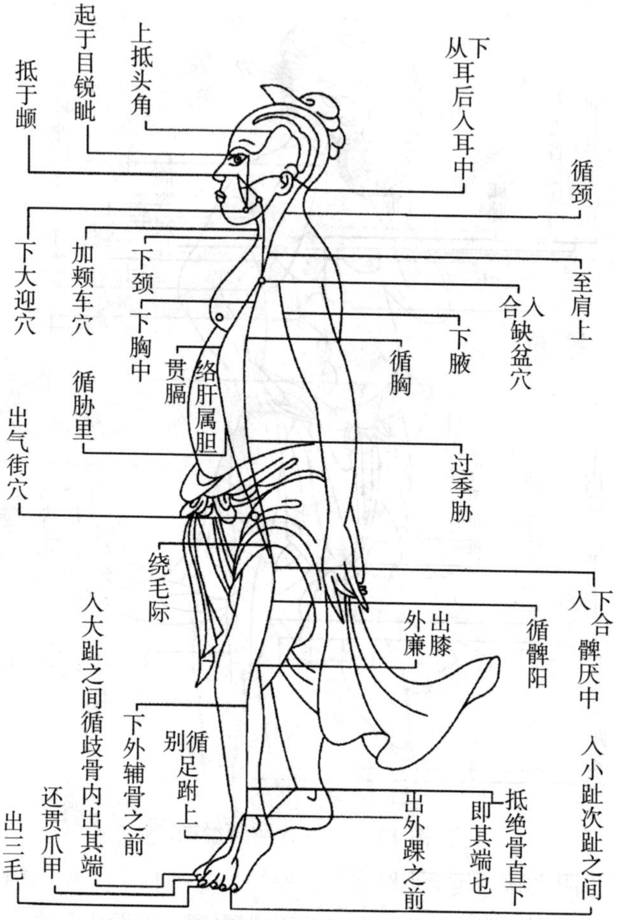


图 17–3 足少阳胆经图

脾足太阴之脉，起于大趾之端，循趾内侧白肉际，过核骨后，上内踝前廉，上腨内，循胫骨后，交出厥阴之前，上膝股内前廉，入腹，属脾，络胃，上膈，夹咽，连舌本，散舌下。其支者，复从胃别上膈，注心中。（图 17–4）

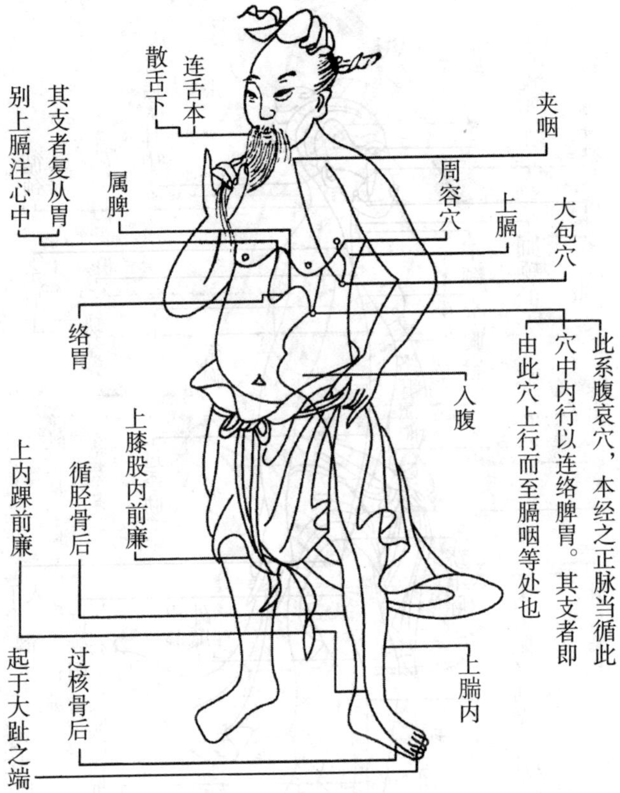


**图 17–4　足太阴脾经图**

肾足少阴之脉，起于小趾之下，斜趋足心之涌泉穴，出于然谷之下，循内踝之后，别入跟中，以上腨内，出腘内廉，上股内后廉，贯脊，属肾络膀胱；其直者，从肾上贯肝膈，入肺中，循喉咙，夹舌本；其支者，从肺出络心，注胸中（图 17–5）。

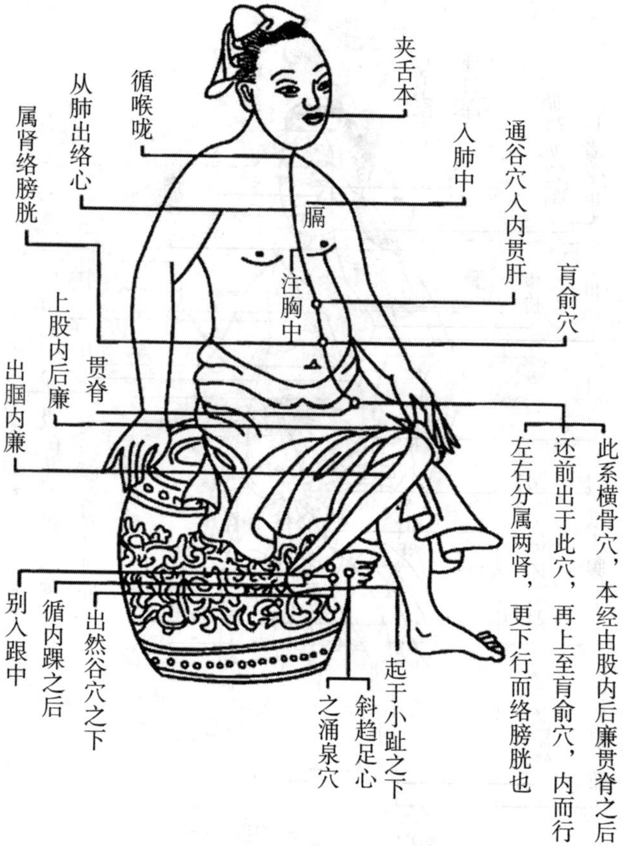


**图 17–5　足少阴肾经图**

肝足厥阴之脉，起于大趾聚毛之上，上循足跗上廉，去内踝一寸，上踝八寸，交出太阴之后，上腘内廉，循股阴，入毛中，过阴器，抵小腹，夹胃，属肝，络胆，上贯膈，布胁，循喉咙之后，上入颃颡，连目系，上出额，与督脉会于巅；其支者，从目系，下颊里，环唇内；其支者，复从肝别贯膈，上注肺（图 17–6）。

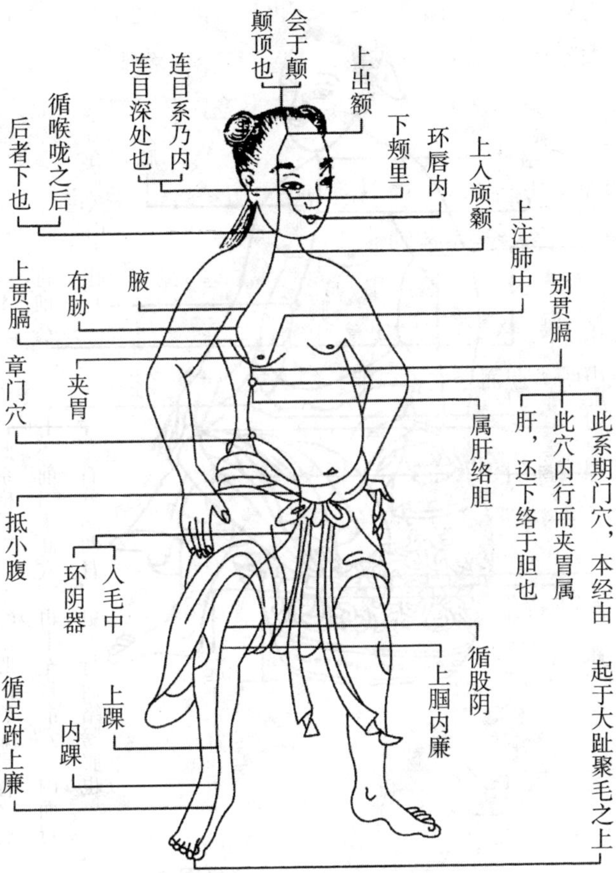


**图 17-6　足厥阴肝经图**

## 附　伤寒刺灸等穴图

太阳病，初服桂枝汤，反烦不解者，先刺风池、风府，却与桂枝汤则愈。

**【按】**风池穴在颞颥后。颞颥，脑空穴也。后者，谓夹玉枕旁，骨下发际内，大筋外陷中，按之引耳中是也。足少阳、阳维之会，宜刺三分，肌肉厚者可五分，留七呼，禁灸。

风府一穴，在项发际上一寸，大筋内宛宛中，疾言其肉立起，言休立下，是其穴也。督脉、阳维之会。宜刺三分，肌肉薄者只二分，候病人呼气即出。禁灸。

太阳之邪，刺足少阳督脉者，何也？盖以风府在头部中行，风池在第三行，太阳在第二行，则风池、风府实夹太阳经而行者也，况二穴皆为阳维之会。阳维者，谓诸阳之总也。刺之，诸阳之气得泄，何患太阳之邪不去哉（图 17–7）！

太阳病，头痛至七日已上自愈者，以行其经尽故也。若欲作再经者，针足阳明，使经不传则愈。

【**按**】仲景云：针足阳明。成注未明指其穴。考之庞氏《总病论》云：补足阳明上三里穴。推其意，得补则经气实而不传。殊不知仲景之意，针足阳明为迎而夺之，以泄其经之热，使热邪得泄，不至再传他经，故云愈也。庞氏不明用针之理，以泄为补，恐误矣。又考张氏《缵论》云：刺足阳明冲阳穴。冲阳者，即仲景所谓趺阳脉也，有诊法而不言刺。张氏之言，实本史氏《伤寒论注》，不足法也。

三里二穴，在膝眼下三寸，胻骨外廉两筋间宛宛中。坐而竖膝，低跗取之，极重按之，则跗上动脉即止，是其穴也，可刺五分，留七呼（图 17–8）。

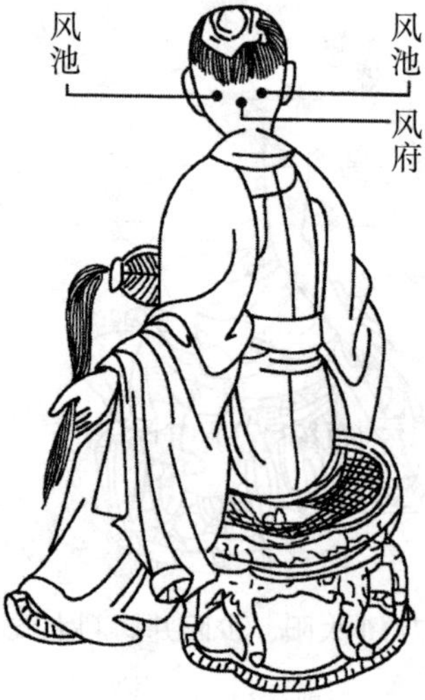


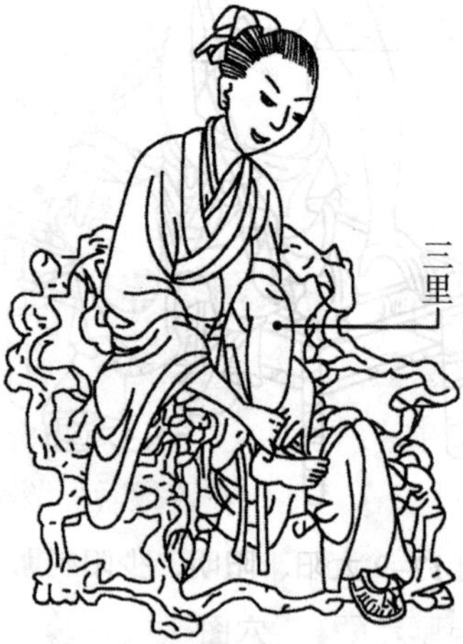


**图 17–7　太阳刺风池、风府穴图　图 17–8　太阳针足阳明三里穴图**

伤寒，腹满谵语，寸口脉浮而紧，此肝乘脾也，名曰纵，刺期门。

伤寒发热，啬啬恶寒，大渴欲饮水，其腹必满，自汗出，小便利，其病欲解，此肝乘肺也，名曰横，刺期门。

妇人中风，发热恶寒，经水适来，得之七八日，热除而脉迟身凉，胸胁下满，如结胸状，谵语者，此为热入血室也，当刺期门，随其实而泻之。

阳明病，下血谵语者，此为热入血室。但头汗出者，刺期门，随其实而泻之，濈然汗出则愈。

太阳与少阳并病，头项强痛，或眩冒，时如结胸，心下痞硬者，当刺大椎第一间肺俞、肝俞，慎不可发汗，发汗则谵语。脉弦，五六日谵语不止，当刺期门。

**【按】**《图经》云：期门二穴，在不容旁一寸五分，乳直下，第二肋骨端，近腹处，是其穴也。第二肋者，从下数至第二肋也。肋骨端者，在软肋骨末之端也。刺四分，肥人量之（图 17–9）。

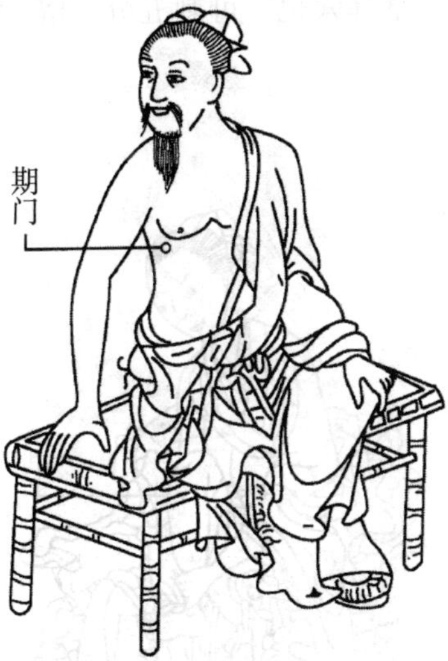


**图 17–9 太阳、阳明、少阳刺期门穴图**

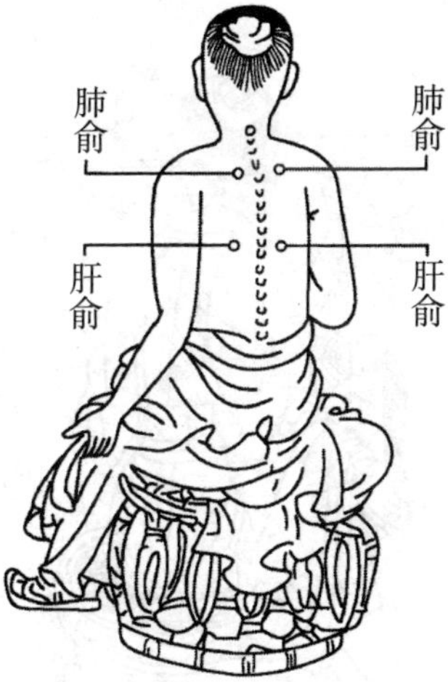


**图 17–10 太阳、少阳并病刺大椎、肺俞、肝俞穴图**

太阳与少阳并病，头项强痛或眩冒，时如结胸，心下痞硬者，当刺大椎第一间、肺俞、肝俞，慎不可发汗，发汗则谵语。脉弦，五六日谵语不止，当刺期门。

太阳、少阳并病，心下硬，颈项强而眩者，当刺大椎、肺俞、肝俞，慎勿下之。

【按】《图经》云：督脉大椎穴，在第一椎上陷中，可刺五分，留三呼，泄五吸。肺俞二穴，在第三椎下，两旁相去各一寸五分，可刺三分，留七呼，得气即泄，肥人可刺五分。肝俞二穴，在第九椎下，两旁相去各一寸五分，可刺三分，留六呼。仲景太阳少阳并病，乃合邪也，故刺大椎、肺俞、肝俞，亦合泄之法也（图 17–10）。

少阴病，得之二三日，口中和，其背恶寒者，当灸之，附子汤主之。

【按】当灸之，仲景未言灸何穴。常器之云：当是足太阳膈关二穴，专灸背恶寒。其穴在第七椎下，两旁相去各三寸陷中，正坐取之，可灸五壮。盖以太阳为少阴之表，故外灸膈关以温其表，内用附子以温其里也（图 17–11）。

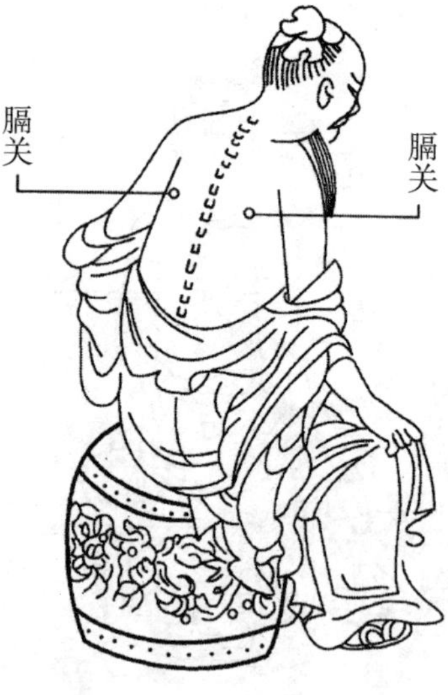


**图 17–11 少阴灸膈关穴图**

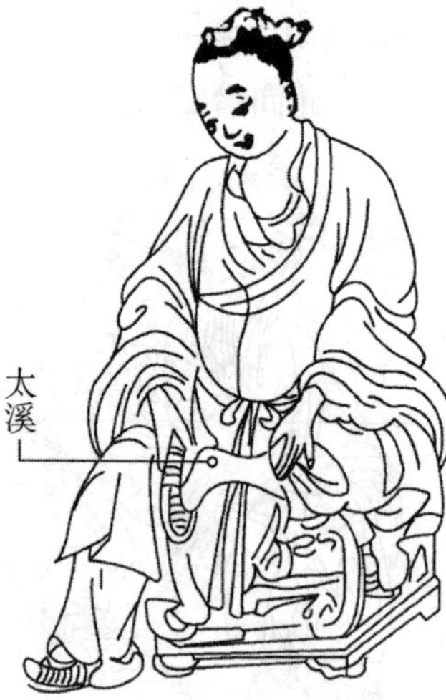


**图 17–12　少阴灸太溪穴图**

少阴病吐利，手足不厥冷，反发热者，不死。脉不至，灸少阴七壮。

【按】灸少阴七壮，仲景未言灸何穴。常器之云：当灸少阴太溪二穴。经曰：肾之原出于太溪，其穴在内踝后跟骨，动脉陷中（图 17–

12）。

**少阴病，下利便脓血者，可刺。**

**【按】**可刺，仲景未言可刺何穴。常器之云：可刺足少阴幽门、交信。郭雍曰：可灸。考幽门二穴，在鸠尾下一寸，巨阙两旁各五分陷者中，治泻利脓血，刺五分，灸五壮。交信二穴，在内踝上二寸，少阴前太阴后，廉筋骨间，治泻利赤白，刺四分，留五呼，灸三壮。两说皆是（图17–13）。

**少阴病，下利脉微涩，呕而汗出，必数更衣，反少者，当温其上，灸之。**

**【按】**灸之，仲景未言当灸何穴。常器之云：灸太冲。郭雍云：灸太溪。此穴皆不治呕而汗出，里急下利，惟幽门主治干哕，呕吐，里急，下利，亦当灸幽门为是。

**伤寒六七日，脉微，手足厥冷，烦躁，灸厥阴，厥不还者死。**

**【按】**灸厥阴，仲景未言当灸何穴。常器之云：可灸太冲。以太冲二穴，为足厥阴之所注，凡病诊太冲脉，可决人之生死。其穴在足大趾本节后二寸，跗间陷者中，动脉应手，是其穴也。灸三壮（图17–14）。

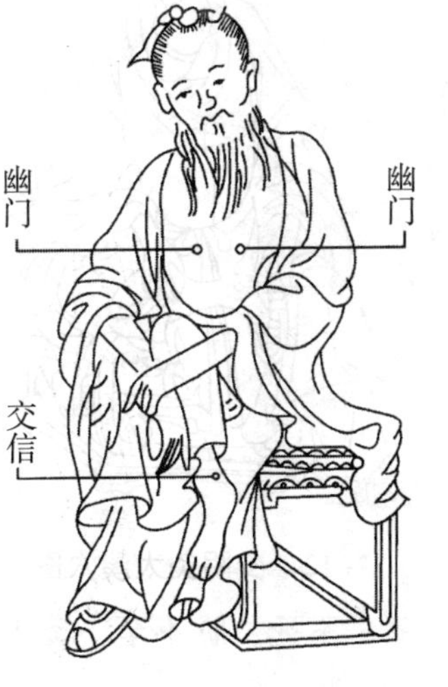


**图17–13　少阴刺灸幽门、交信穴图**

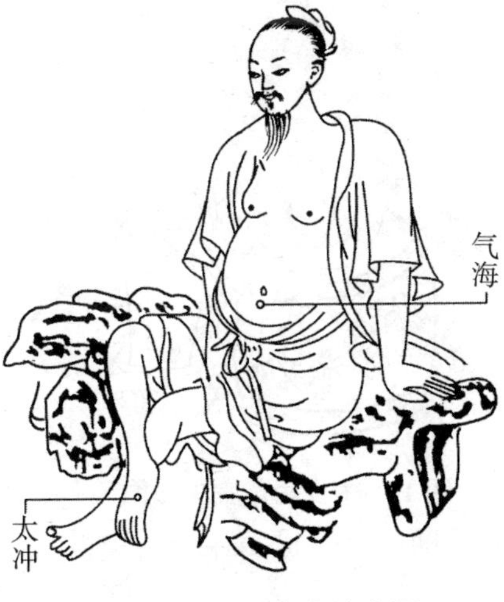


**图17–14 厥阴灸太冲穴图**

**伤寒脉促，手足厥逆者，可灸之。**

**【按】**可灸之，仲景未言当灸何穴。常器之云：太冲穴。前条手足厥逆，灸太冲；此条亦手足厥逆，亦当灸太冲。

# 订正仲景全书

# 金匮要略注

# 卷十八

## 订正仲景全书金匮要略注

《伤寒论》论伤寒，《金匮要略》论杂病，乃仲景全书。《伤寒论》得成无己创注，续者五十余家，故得昌明宇内；《金匮要略》人罕言之，虽有赵良、徐彬等注释，但其文义古奥，系千载残编错简，颇多疑义，阙文亦复不少，承讹袭谬，随文蔓衍，宜后人视为迂远，束诸高阁。今于其失次者序之，残缺者补之，博采群书，详加注释，俾二书并行于世。庶后之业医者，不为俗说所误，知仲景能治伤寒，未尝不能治杂证也。

### 脏腑经络先后病脉证第一

夫人秉五常，因风气而生长。风气虽能生万物，亦能害万物，如水能浮舟，亦能覆舟。若五脏元真通畅，人即安和。客气邪风，中人多死。千般疢[1]难，不越三条：一者，经络受邪入脏腑，为内所因也；二者，四肢九窍，血脉相传，壅塞不通，为外皮肤所中也；三者，房室金刃，虫兽所伤。以此详之，病由都尽。若人能养慎，不令邪风干忤经络；适中经络，未流传腑脏，即医治之。四肢才觉重滞，即导引吐纳，针灸膏摩，勿令九窍闭塞；更能无犯王法，禽兽灾伤，房室勿令竭乏，服食节其冷热、苦酸辛甘，不遣形体有衰，病则无由入其腠理。腠者，三焦通会元真之处，为血气所注。理者，是皮肤脏腑之文理也。

【**按**】此篇乃一书之纲领，前人误编为次篇，先后失序。今冠于首，以统大意。

【**注**】五常者，五行也。五行之气——风、暑、湿、燥、寒也；五行之味——酸、苦、甘、辛、咸也。夫人禀此而有其形，则脏腑日与气

---

[1] 疢（chèn 趁）：疾病。《诗经·小雅·小弁》："心之忧矣，疢如疾首。"

味相通。不曰五气，而曰风气者，该他气而言也。盖风贯四气，犹仁贯四德，故曰：因风气而生长也。然风气虽能生万物，亦能害万物者，盖主气正风，从其所居之乡而来，主长养万物者也；客气邪风，从其冲后而来，主杀害万物者也。人在气交之中，其生其害，犹水能浮舟亦能覆舟也。天之五气，人得之则为五脏真元之气，若通畅相生，虽有客气邪风，勿之能害，人自安和；如不通畅，则客气邪风，乘隙而入，中人多死。然人致死之由，虽有千般疢难，大要不外三因：一者中虚，经络受邪，即入脏腑，此为内所因也；二者中实，虽感于邪，脏腑不受，惟外病躯体，四肢九窍，血脉壅塞，此为外所中也；三者房室金刃、虫兽所伤，非由中外虚实，感召其邪，是为不内外因也。以此三者详之，千般疢难，病由悉尽矣。若人能慎养形气，不令客气邪风干忤经络，即适中经络，未传脏腑，遂医治之，自可愈也。四肢九窍，才觉重滞，尚未闭塞，即导引、吐纳、针灸、按摩，亦可愈也。更能无犯王法，禽兽灾伤，房室勿令竭乏，服食节其冷热，五味各得其宜，不使形气有衰，万病疢难，无由而入其腠理矣。腠者，一身空隙，血气往来之处，三焦通会真元之道路也；理者，皮肤脏腑，内外井然，不乱之条理也。

**【按】**正风者，从八方应时而来，相生和缓之主气也；邪风者，从其冲后而来，相克冲烈之客气也。如时当东风而来西风也。所谓后者，以已过之时言也。

**【集注】**赵良曰：人在气交中，秉地之刚柔，以成五脏百骸之形；秉天之阴阳，以成六经之气。形气合一，神机发用，驾行谷气，出入内外，同乎天度，升降浮沉，应夫四时，主宰于身形之中，谓之元真。外感者，客气也。《灵枢》曰：虚邪不能独伤，必因身形之虚而后客之。盖天人之气，各有正、不正，人气正则不受邪，不正则邪乘之；天气正则助其生长，不正则害之。人气不正者，由七情动中，服食不节，房欲过度，金刃虫兽，伤其气血，尽足以受病也。天气不正者，由四时不和，八风不常，尽足以伤万物也。

问曰：上工治未病，何也？师曰：夫治未病者，见肝之病，知肝传脾，当先实脾；四季脾旺不受邪，即勿补之。中工不晓相传，见肝之病，不解实脾，惟治肝也。夫肝之病，补用酸，助用焦苦，益用甘

**味之药调之。酸入肝，焦苦入心，甘入脾。脾能伤肾，肾气微弱，则水不行；水不行，则心火气盛；心火气盛，则伤肺；肺被伤，则金气不行；金气不行，则肝气盛；肝气盛，则肝自愈。此治肝补脾之要妙也。肝虚则用此法，实则不在用之。经曰：虚虚实实，补不足，损有余。是其义也。余脏准此。**

**【注】**此承上条受病三因，以明其治也。上工，良医也。中工，常医也。已病，已然之病也。未病，未然之病也。假如现在肝病，此已然之病也；肝病将来传脾，此未然之病也。良医知肝病传脾，见人病肝，先审天时衰旺，次审脾土虚实。时旺脾实则知不受肝邪，不须补脾，直治已病之肝；若时衰脾虚，则知肝必传脾，先补未病之脾，兼治已病之肝。彼常医不晓四时所胜，五脏相传之理，见肝之病，惟泻已病之肝，不知补未病之脾也。上工不但知肝实必传脾虚之病，而且知肝虚不传脾虚、反受肺邪之病。故治肝虚、脾虚之病，则用酸入肝，以补已病之肝；用焦苦入心，以助不病之心；用甘入脾，以益不实之脾。使火生土，使土制水，水弱则火旺，火旺则制金，金被制则木不受邪，而肝病自愈矣。此亢则害，承乃制，制则生化，化生不病之理，隔二、隔三之治，故曰：此治肝补脾之要妙也。然肝虚则用此法，若肝实则不用此法也。中工不晓虚实，虚者泻之，是为虚虚；实者补之，是为实实。非其义也。上工知其虚实，补其不足，损其有余。是其义也。其余四脏，皆准此法。伤字，作制字看。

**【集注】**徐彬曰：假如肝经之病，肝木胜脾土，知邪必传脾经，治宜实脾为先，此脾未病而先实之，所谓治未病也。不忧本脏之虚，而忧相传不已，其病益深，故先以实脾为急务也。

程林曰：经云：因其轻而扬之，因其重而减之，因其衰而彰之。所谓因者，乘其机也。治未病者，谓治未病之脏腑，非治未病之人也。见肝之病，当先实脾，使土旺则能胜水，水不行则火盛而制金，金不能干木，肝自愈矣。此治肝补脾，治未病之法也。

高世栻曰：实脾专为制水，使火盛金衰，肝不受制，则肝自愈，其理甚精微，故曰此治肝补脾之要妙也。

**问曰：病人有气色见于面部，愿闻其说？师曰：鼻头色青，腹中**

痛，苦冷者死；一云：腹中冷，苦痛者死。鼻头色微黑者，有水气；色黄者，胸上有寒；色白者，亡血也；设微赤非时者，死。其目正圆者，痉，不治。又色青为痛，色黑为劳，色赤为风，色黄者便难，色鲜明者有留饮。

【注】气色见于面部，而知病之死生者，以五气入鼻，藏于五脏，其精外荣于面也。色者，青、赤、黄、白、黑也。气者，五色之光华也。气色相得者，有气有色，平人之色也。即经云：青如翠羽，赤如鸡冠，黄如蟹黄，白如豚膏，黑如乌羽者，生也。气色相失者，色或浅深，气或显晦，病人之色也。即经云：浮泽为外，沉浊为内；察其浮沉，以知浅深；察其夭泽，以观成败；察其散抟，以知新故；视色上下，以知病处；色粗以明，沉夭为甚；不明不泽，其病不甚也。有色无气者，色枯不泽，死人之色也。即经云：青如蓝叶，黄如黄土，赤如衃血[1]，白如枯骨，黑如炱[2]者，死也。鼻者，明堂也。明堂光泽，则无病矣。而曰见青色为腹中痛，鼻苦冷甚者死；黑色为水为劳，黄色为上寒下热，小便难；面目鲜明，内有留饮；色白为亡血；色赤为热为风，若见于冬，为非其时者，死。目直视，正圆不合，如鱼眼者，痉，不治。此气色主病之大略也。其详皆载《内经》。

师曰：病人语声寂然，喜惊呼者，骨节间病；语声喑喑[3]然不彻者，心膈间病；语声啾啾[4]然细而长者，头中病。一作痛。

【按】头中病之“头”字，当是“腹”字。经中从无头中病之文，且文义不属，必是传写之讹。

【注】病人语声寂然，谓寂然不语也；若恶人语是心病也。喜惊呼者，谓不恶人语，且喜惊呼，是知其病不在心而在外也，故曰骨节间病也。病人语声喑喑然不彻者，谓声不响亮而不了彻也，此有碍于息气，故知为心膈间病也。病人语声啾啾然细而长者，谓唧唧哝哝小而悠长也，

---

❶ 衃（pēi 呸）血：凝血。衃，《说文解字·血部》：“衃，凝血也。”
❷ 炱（tái 台）：烟气凝积而成的黑灰。
❸ 喑喑：语音似哑，不能发声。喑，《说文解字·口部》：“喑，宋齐谓儿泣不止曰喑。”
❹ 啾啾：声音尖细凄切貌。

因不敢使气急促动中，故知腹中病也。

**师曰：息摇肩者，心中坚；息引胸中上气者，咳；息张口短气者，肺痿唾沫。**

【注】息者，一呼一吸也。摇肩，谓抬肩也。心中坚，谓胸中壅满也。呼吸之息，动形抬肩，胸中壅气上逆者，喘病也。呼吸引胸中之气上逆，喉中作痒梗气者，咳病也。呼吸张口，不能续息，似喘而不抬肩者，短气病也。盖肺气壅满，邪有余之喘也；肺气不续息，正不足之短气也。然不足之喘，亦有不续息者；有余之短气，亦有胸中壅满者。肺气上逆者，必咳也。咳时唾痰，嗽也。若咳唾涎沫不已者，非咳病也，乃肺痿也。

**师曰：吸而微数，其病在中焦。实也，当下之即愈；虚者不治。在上焦者，其吸促；在下焦者，其吸远。此皆难治。呼吸动摇振振者，不治。**

【按】吸促之“促”字，当是“远”字；吸远之“远”字，当是“促”字，方合病义，必传写之讹。

【注】此承上文，言喘分三焦，有可治、不可治之辨也。喘，肺病也。肺主气，司呼吸，故以呼吸气促，谓之喘也。若呼吸气均促，是病在呼吸，阻升降之气也，故知喘在中焦也；呼之气促，吸之气长，病在呼，呼出心与肺，故知喘在上焦也；呼之气长，吸之气短，病在吸，吸入肾与肝，故知喘在下焦也。喘之实者，谓邪气盛则实也。中实，则必腹满便硬，当下之，可治也。喘之虚者，谓正气夺则虚也。中虚，则必腹软便滋，不堪下，难治也。若喘而呼吸动摇，振振不能擎身者，则为形气不相保，勿论虚实不治也。曰吸而微数，数即促也，促即短也，远即长也。吸不言呼，略辞也，犹言呼吸均短，呼短吸长，吸短呼长也。

**师曰：寸口脉动者，因其旺时而动。假令肝旺色青，四时各随其色。肝色青而反色白，非其时色脉，皆当病。**

【注】寸口者，统言左右三部脉也。脉动法乎四时，命乎五脏，然必因其旺时而动，则为平脉也。假令肝旺于春，随其时，色当青，脉当弦，此不病之色脉也。若色反白，脉反浮，此非其时，乃病之色脉也。四时准此。

【集注】尤怡曰：旺时，当时至而气旺，乃脉乘之而动，其色亦应之。如肝旺于春，脉弦而色青，此其常也。推之四时，无不皆然。若色当青而反白，为非其时而有是色。不特肝病为然，即肺亦当病矣。

问曰：有未至而至，有至而不至，有至而不去，有至而太过，何谓也？师曰：冬至之后，甲子夜半，少阳起。少阳之时，阳始生，天得温和。以未得甲子，天因温和，此为未至而至也；以得甲子，而天未温和，此为至而不至也；以得甲子，而天大寒不解，此为至而不去也；以得甲子，而天温如盛夏五六月时，此为至而太过也。

【注】冬至之后，得甲子日夜半，少阳之气始生，天渐温和，气之常也。若未得甲子，天即温和，此为未至而至也。气未应至而先至者，是来气有余也。已得甲子，阳气渐盛，天未温和，此为至而不至也。气应至而不至者，是来气不足也。若天大寒不解，此为至而不去也。气应去而不去者，是去气太过也。若天过温如盛夏时，此为至而太过也。气应至而甚者，是至气太过也。太过者，其气淫，则薄其所不胜，乘其所胜也；不及者，其气迫，则所胜妄行，所生者受病，所不胜薄之也。此《内经》所谓谨候其时，气可与期。余皆仿此。

师曰：病人脉，浮者在前，其病在表；浮者在后，其病在里。腰痛背强不能行，必短气而极也。

【注】脉浮，虚风之候也。关前之寸脉浮者，病在表也；关后之尺脉浮者，病在里也。虚风在表，故主腰痛背强不能行也。虚风在里，故主短气而极也。

问曰：经云：厥阳独行。何谓也？师曰：此为有阳无阴，故称厥阳。

【注】阴阳偕行，顺也；阴阳独行，逆也。厥，逆也。逆阳独行，此为有阳无阴，故称厥阳也。

【集注】李彣曰：厥阳即阳厥也。《内经》云：阳气衰于下，则为寒厥；阴气衰于下，则为热厥。此厥阳独行，有阳无阴之大概也。

高世栻曰：按此为有阳无阴，是为厥阳也。经曰：阴气衰于下，则为热厥。帝曰：热厥何如而然也？岐伯曰：阴气虚，则阳气入；阳气入，则胃不和；胃不和，则精气竭；精气竭，则不营于四肢也。乃肾气日衰，阳气独胜，此所以为有阳无阴，而为厥阳独行也。

问曰：寸脉沉大而滑，沉则为实，滑则为气。实气相搏，血气入脏即死，入腑即愈，此为猝厥。何谓也？师曰：唇口青，身冷，为入脏，即死；如身和，汗自出，为入腑，即愈。

**【按】**“寸脉沉大而滑，沉则为实，滑则为气，实气相搏”之十八字，文理不顺，衍文也。血气入脏之“血”字，当是“厥”字，始与猝厥相合，必传写之讹也。

**【注】**此详申阳厥、阴厥生死之义也。厥气者，逆气也，即逆阳逆阴之气也。气逆则乱于胸中，故忽然眩仆，名曰猝厥。若唇口青，身冷，是阴进阳退，则为入脏，即死也；若身温汗自出，是阴消阳长，则为入腑，即愈也。

**【集注】**沈明宗曰：邪气入脏，神明昏愦，猝倒无知，谓之猝厥。若唇口青，身冷，神机不能出入，脏气垂绝，所以主死。经曰：血气并走于上，则为大厥、暴厥是也。若身和汗出，乃邪气入腑，不得出入，一时猝倒，非脏绝之比，顷时阳机外达，邪气随之外泄，故知入腑即愈。

问曰：脉脱入脏即死，入腑即愈，何谓也？师曰：非为一病，百病皆然。譬如浸淫疮，从口起流向四肢者，可治；从四肢流来入口者，不可治。病在外者可治，入里者即死。

**【注】**此详申入脏即死、入腑即愈之义也。猝厥之病，多脉脱而不见。脉脱不见而死者，是正气不反也；脉脱不见而生者，是邪气闭而复通也。非为厥气一病，百病入脏入腑皆然也。譬如浸淫、疠风等疮，从口起流向四肢，可治；从四肢流来入口者，不可治也。盖以病向外者，可治；病入里者，难医，亦此义也。

**【集注】**赵良曰：脱者去也。经脉乃脏腑之隧道，为邪气所逼，故绝气脱去其脉而入于内。五脏阴也，六腑阳也，阴主死而阳主生，所以入脏即死，入腑即愈，而可治。非惟脏腑之阴阳然也，凡内外阴阳之邪毒出入表里者，皆然也。

徐彬曰：凡病邪能出阳为浅，故生；闭阴不出为深，故死。非止一病，百病皆然。复以浸淫疮喻之，若从口起而流向四肢者，是邪从内发于外，泄而不进，故可治；若从四肢起，流入口者，是邪由外入于内，进而不泄，此脏气伤败，故不可治。

问曰：阳病十八，何谓也？师曰：头痛，项、腰、脊、臂、脚掣痛。阴病十八，何谓也？师曰：咳、上气、喘、哕、咽、肠鸣、胀满、心痛、拘急。五脏病各有十八，合为九十病。人又有六微，微有十八病，合为一百八病。五劳、七伤、六极，妇人三十六病，不在其中。清邪居上，浊邪居下。大邪中表，小邪中里。槃饪[1]之邪，从口入者，宿食也。五邪中人，各有法度：风中于前，寒中于暮，湿伤于下，雾伤于上；风令脉浮，寒令脉急，雾伤皮腠，湿流关节，食伤脾胃。极寒伤经，极热伤络。

【按】字典无“槃”字，当是“檠[2]”字。檠，音倾，侧水也。后之积聚门，槃气之“槃”字亦误。

【注】此章曰十八、曰九十等文，乃古医书之文，今不可考，难以强释。五劳七伤等说，亦详在《千金》，故不复注也。头痛，项、腰、脊、臂、脚掣痛，病皆在外，故为阳病也；咳、上气、喘、哕、咽、肠鸣、胀满、心痛、拘急，病皆在内，故为阴病也。清邪居上，谓雾邪本乎天也；浊邪居下，谓湿邪本乎地也。六淫天邪，故名大邪，六淫伤外，故曰中表也；七情人邪，故名小邪，七情伤内，故曰中里也。檠饪者，饮食也。饮食之邪，从口而入，食伤隔夜不化，故名曰宿食也。五邪，谓风、寒、湿、雾、饮食也。夫五邪之中人，莫不各以类而相从。前者早也，风中于早，从阳类也。寒中于暮，从阴类也。雾邪清轻，故伤皮肤。湿邪浊重，故流关节。饮食失节，故伤脾胃。极寒之食伤经，以经属阴也；极热之食伤络，以络属阳也。

问曰：病有急当救里、救表者，何谓也？师曰：病，医下之，续得下利，清谷不止，身体疼痛者，急当救里；后身体疼痛，清便自调者，急当救表也。

【注】详见《伤寒论·太阴篇》内，不复释。

夫病痼疾，加以猝病，当先治其猝病，后乃治其痼疾也。

---

❶ 槃饪（gǔtuō 谷拖）：饭饼之类。槃，百谷之总称。《说文解字·禾部》：“百谷之总名。”赵本作“槃饪”。

❷ 檠（qǐng 顷）：《说文解字·水部》：“檠，侧出泉也。”

【注】痼疾，旧病也；猝病，新疾也。当以旧病为本、为缓，新疾为标、为急。急则治标，缓则治本，故先治猝病，后治痼疾也。

【集注】赵良曰：痼疾，病已沉痼，非旦夕可取效者；猝病，谓猝然而来，新感之病，可取效于旦夕者。乘其所入未深，急去其邪，不使稽留而为患也。且痼疾之人，正气素虚，邪尤易传。设多瞻顾，致令两邪相合，为患不浅，故仲景立言于此，使后学者，知所先后也。

沈明宗曰：此有旧疾，复感新邪，当分先后治也。痼者，邪气坚固难拔；猝者，邪气骤来而易去也。若病者素有痼疾，而忽加猝病，务当先治猝病，不使邪气相并，转增旧疾。但久病乃非朝夕可除，须当缓图，所以后乃治其痼疾也。

师曰：五脏病各有得者愈。五脏病各有所恶，各随其所不喜者为病。病者素不应食，而反暴思之，必发热也。

【注】此明五脏各有所得而愈，言以情志相胜也，即如怒伤肝，得悲而愈，此悲胜怒也。亦有得之时日而愈者，经曰：病在肝，愈于夏，是喜得子气，制其胜我者也；夏不愈，胜于秋，是恶其胜我者，得旺气也；秋不死，持于冬，是我喜得母气以生我也；起于春，是喜自得其位而气旺也；余脏仿此。病者云云，谓平素不爱食之物，及当病之时，而反暴思食，是病邪脏气之变，故虽思食，而食之必发热也。

【集注】程林曰：《内经》云：肝色青，宜食甘；心色赤，宜食酸；肺色白，宜食苦；脾色黄，宜食酸；肾色黑，宜食辛。此五脏得饮食而愈者。肝病愈于丙丁，起于甲乙；心病愈于戊己，起于丙丁；脾病愈于庚辛，起于戊己；肺病愈于壬癸，起于庚辛；肾病愈于甲乙，起于壬癸。此五脏自得其位而愈者。五脏所恶，心恶热，肺恶寒，肝恶风，脾恶湿，肾恶燥，各随其所恶而不喜者为病也。若病人素不食而暴食之，则入于阴，长气于阳，必发热也。

夫诸病在脏，欲攻之，当随其所得而攻之，如渴者，与猪苓汤。余皆仿此。

【按】“如渴者”之下，当有“小便不利”四字，必传写之遗也。

【注】脏者里也。凡诸病在里有可攻之证，虽欲攻之，当随其所得之轻重而攻之，不可率意而攻之也。如渴者，小便不利，先与猪苓汤利

其小便，俟小便利乃可攻也。余皆仿此，谓他证或有未可遽攻者，皆仿此也。

## 痉湿暍病脉证并治第二

**病者，身热足寒，颈项强急，恶寒，时头热，面赤，目赤，独头动摇，猝口噤，背反张者，痉病也。若发其汗者，寒湿相搏，其表益虚，即恶寒甚。发其汗已，其脉如蛇。**

【**按**】诸家以刚、柔二痉，列为首条，今以此为第一条者，盖刚、柔之辨，俱从此条分出。痉病之最备者，宜冠诸首。再“痉病也”之下，“若发其汗……”六句，与上文义不属，与后之十一条中“为欲解，脉如故，反伏弦者痉”句，文义相属，宜分于彼。

【**注**】病人身热恶寒，太阳证也；颈项强急，面赤目赤，阳明证也。头热，阳郁于上也；足寒，阴凝于下也。太阳之脉循背上头，阳明之筋上夹于口，风寒客于二经，则有头摇口噤，反张拘强之证矣。此皆痉病之形证，故首揭之，以为要领。

【**集注**】李彣曰：手三阳之筋，结入于颔颊。足阳明之筋，上夹于口。风寒乘虚，入其筋则挛，故牙关急而口噤。

**夫痉脉，按之紧如弦，直上下行。**

【**注**】痉之为病，其状劲急强直，故其脉亦劲急强直。按之紧，劲急之象也，如弦直行之象也。

**《脉经》云：痉家，其脉伏坚，直上下。**

【**注**】痉家其脉紧弦，直上下者，以痉病属太阳表也。《脉经》所云其脉伏坚，直上下者，以痉病属阳明里也。盖痉家原属二经，故有太阳葛根汤汗之，阳明大承气汤下之之治也。伏坚，沉实也；直上下，弦直也，即沉实弦直之脉也。

**太阳病发热无汗，反恶寒者，名曰刚痉。太阳病发热汗出，而不恶寒，名曰柔痉。**

【**按**】“反恶寒”之“反”字，衍文也。玩痉病之条自知当恶寒也。

【**注**】痉病既属太阳，当以太阳虚实例之，故曰：太阳病发热、无

汗、恶寒为实邪。名曰刚痉者，强而有力也。发热汗出、不恶寒为虚邪，名曰柔痉者，强而无力也。

**太阳病，无汗而小便反少，气上冲胸，口噤不得语，欲作刚痉，葛根汤主之。**

【注】此申明刚痉在表，以明其治也。太阳病，为头项强痛、发热等证也。无汗，谓伤寒也。太阳伤寒，小便不当少，今反少者，是寒气盛而收引也。不当气上冲胸，今气上冲胸，是寒气盛而上逆也。不当口噤不得语，今口噤不得语，是寒气盛，牙关紧急而甚也。以太阳伤寒，而有此冲击劲急之象，是欲作刚痉之病也。麻黄汤能治太阳，而不能治阳明，故以葛根汤兼太阳、阳明两经之治，为刚痉无汗之正法也。

**痉为病，胸满口噤，卧不着席，脚挛急，必龂[1]齿，可与大承气汤。**

【注】此申痉病入里，以明其治也。痉病而更胸满，里气壅也；卧不着席，反张甚也；脚挛急，劲急甚也；必龂齿，牙紧甚也。此皆阳明热盛灼筋，筋急而甚之象，故以大承气汤直攻其热，非攻阳明之实也。其曰可与，非尽言其可与，有慎重之意。

**大承气汤方**

大黄酒洗，四两　厚朴炙，去皮。半斤　枳实炙，五枚　芒硝三合

上四味，以水一斗，先煮二物，取五升，去滓，内大黄，煮取二升，去滓，内芒硝，更上火，微一二沸，分温再服，得下止服。

**太阳病，其证备，身体强，几几然，脉反沉迟，此为痉，栝蒌桂枝汤主之。**

【注】太阳病，其证备，谓头痛、项强、发热、恶风寒具见也。而更身体强，有几几然俯仰不能自如之象，痉病也。但脉反见沉迟太阴之脉，非太阳浮紧无汗刚痉者比，故不与葛根汤，而与栝蒌桂枝汤，和太阳之表，清太阴之里也。

**栝蒌桂枝汤方**

栝蒌根二两　桂枝三两　芍药三两　甘草二两　生姜三两　大枣十二枚

---

[1] 龂（xiè 泄）：牙齿相磨切。《说文解字·齿部》："龂，齿相切也。"

上六味，以水九升，煮取三升，分温三服，取微汗；汗不出，食顷，歠热粥发之。

太阳病，发热，脉沉而细者，名曰痉，为难治。

【注】发热，太阳病也。脉沉细，少阴脉也。而名曰痉者，必有或刚或柔之证见也。以太阳痉证，而见少阴之脉，表里兼病也。夫太阳之邪郁于外，故病发热；少阴之邪凝于内，故脉沉细。然痉病而见弦紧之脉，是为本脉，即或沉迟，尚为可治。今沉而细，邪入少阴，阳气已衰，岂易治乎？故曰难也。

夫风病，下之则痉，复发汗，必拘急。

【注】以上论痉，皆外感风、寒、湿而为病也。亦有因风邪为病，不应下而下之伤液，不应汗而汗之伤津，以致津液枯燥，筋失所养而病痉者，故曰：风病下之则痉，复发汗必拘急。此不可以外感痉病治之，当以专养津液为务也。

太阳病，发汗太多，因致痉。

【注】此承上文，详申发汗过多成痉之义也。太阳病当发汗，若发汗太过，腠理大开，表气不固，邪风乘虚而入。因成痉者，乃内虚所召入也，宜以桂枝加附子汤主之，固表温经也。由此推之，凡病出汗过多，新产、金疮破伤出血过多，而变生此证者，皆其类也。

暴腹胀大者，为欲解；脉如故，反伏弦者，痉。

【按】本门首条痉病也之下“若发其汗……”六句，当移于此条之首，文义始属。此条“暴腹胀大者”句，衍文也，当删之。

【注】不但风病，发汗过多则痉，即寒湿相抟之病，发汗过多亦痉也。发汗过多，其表益虚，表虚则必即恶寒甚也。发寒湿汗后，其脉不直紧，如蛇之曲缓，则为邪退，不成痉病，为欲解也。若脉仍直紧不缓，或不直紧、反伏坚弦急者，为邪不退，成痉病矣。

疮家，虽身疼痛，不可发汗，汗出则痉。

【注】疮家初起，毒热未成，法当汗散。已经溃后，血气被伤，虽有身痛表证，亦不可发汗，恐汗出血液愈竭，筋失所养，因而成痉。或邪风乘之，亦令痉也。

痉病有灸疮，难治。

【注】痉病宜灸，如有灸疮，若不发脓，则为营卫已绝，故曰难治。

**湿家之为病，一身尽疼，发热，身色如熏黄也。**

【注】湿家，谓病湿之人。湿之为病，或因外受湿气，则一身尽痛；或因内生湿病，则发热身黄。若内外同病，则一身尽痛，发热，身色如熏黄也。湿家之身痛发黄，不似伤寒之身痛发黄者，以无六经之形证也。

【集注】徐彬曰：此言全乎湿而久郁为热者。若湿夹风者，风走空窍，故痛只在关节；今单湿为病，则浸淫遍体，一身尽痛，不止关节矣。然湿久而郁，郁则热，故发热。热久而气蒸于皮毛，故疼之所至，即湿之所至。湿之所至，即热之所至。而色如熏黄者，熏火气也。湿为火气所熏，故发色黄带黑而不亮也。

**湿家，病身疼发热，面黄而喘，头痛鼻塞而烦，其脉大，自能饮食，腹中和无病，病在头中寒湿，故鼻塞，内药鼻中则愈。**

【注】此申上条，详其义，出其脉，别其治也。湿家病，身疼发热，面黄而喘，此内生外受之湿病也。外宜羌活胜湿汤；内宜茵陈五苓散；喘甚，大陷胸丸。若更头痛鼻塞而烦，其脉大，证类伤寒，但其人里和能食，知非伤寒，不可发汗，乃头中寒湿之邪，故头痛鼻塞，惟宜纳药鼻中，取黄水从涕出，而寒湿以泄，病可愈也。所纳之药，如瓜蒂散之类。

【集注】魏荔彤曰：头中为诸阳之首，非寒湿能犯之地。今头中有寒湿，则热气夹之上炎，非寒湿外邪自能然也，有湿热则内为之主持也。热引湿邪，上干清分，鼻必为塞，故用纳鼻药，宣通清气而病愈矣。

**湿家，身烦疼，可与麻黄加术汤，发其汗为宜，慎不可以火攻之。**

【注】湿家外证，身痛甚者，羌活胜湿汤；内证发黄甚者，茵陈五苓散。若惟身烦痛而不发黄者，则为外感寒湿，与麻黄加术汤发其汗，寒湿两解也。慎不可以火攻之者，谓不可以火劫大发其汗，必致变也。

【集注】赵良曰：湿与寒合，令人身疼。大法：表实成热，则可发汗。无热是阳气尚微，汗之恐虚其表。是证虽不云热而烦，以生烦由热也，所以服药不敢大发其汗。且湿亦非暴汗可散，用麻黄汤治寒，加术去湿，使其微汗耳。不可火攻，火攻则增其热，必有他变，所以戒人慎之。

喻昌曰：麻黄加术，则虽发汗不至多汗，而术得麻黄，并可以行表里之湿。不可以火攻者，反增发热也。

**麻黄加术汤方**

麻黄去节，三两　桂枝去皮，二两　甘草炙，二两　杏仁去皮、尖，七十个　白术四两

上五味，以水九升，先煮麻黄，减二升，去上沫，内诸药，煮取二升半，去滓，温服八合，覆取微似汗。

**【按】**桂枝气味辛甘，全在于皮，若去皮是枯木矣。如何有解肌发汗之功？宜删此二字，后仿此。

太阳病，关节疼痛而烦，脉沉而细者，此名湿痹。湿痹之候，小便不利，大便反快。但当利其小便。

**【注】**此承上条互详其义，谓湿家身痛不可发汗，当有利小便之法也。太阳病，一身关节烦疼，若脉浮细者，湿在外也，当汗之；小便不利，大便反快，脉沉细者，湿在内也，当利之。今湿气淫于内外，故关节烦疼，着而不行，小便不利，大便反快，此名湿痹。虽有身痛，其脉不浮细，故不可发汗。设脉沉细，故但当利小便。若小便利，濡泻止，痹不愈，身仍疼痛，汗之可也。

**【集注】**赵良曰：痹，痛也。因其关节烦疼，脉沉而细，则名曰湿痹也。经云：湿胜则濡泻。小便不利，大便反快者，是湿气内胜也，但当先利小便，以泻腹中湿气。故云治湿不利小便，非其治也。设小便利已，而关节之痹不去，又必自表治之。

李彣曰：太阳经行身之表，外邪皆得伤之，故亦受湿气也。关节疼痛者，湿留关节也。湿气郁蒸而生热，故烦也。经云：沉潜水蓄。沉细为内湿脉。痹者，闭塞不通之谓，即《内经》湿气胜者为着痹之意。今小便不利，是湿盛于内也，即《内经》湿胜则濡泄也。利小便则湿去，而泻烦止矣。

湿家，其人但头汗出，背强，欲得被覆、向火。若下之早，则

哕，或胸满，小便不利，舌上如苔者，以丹田有热，胸中有寒，渴欲得水，而不能饮，则口燥烦也。

【注】湿家头汗出者，乃上湿下热，蒸而使然，非阳明内实之热，蒸而上越之汗也。背强者，乃湿邪重着之强，非风湿拘急之强也。欲覆被向火者，乃一时湿盛生寒，非伤寒之恶寒也。若误以阳明内湿之热，上越之头汗而遂下之，则湿从寒化，即乘虚入于上，则肺气逆而胸满；入于中，则胃不和而为哕；入于下，则膀胱气化不行，为小便不利。舌上白滑如苔者，盖以误下热陷，丹田有热也。寒聚于上，胸中有寒也，所以渴欲得水，而不能饮。由下有热而生口燥烦，由上有寒而不化生津液，虽口燥舌干，而不能多饮也。

湿家下之，额上汗出，微喘，小便利者，死；下利不止者，亦死。

【注】此承上条，互详误下，以明湿家头汗之死证也。夫误下，额汗微喘，若小便不利，是湿家额汗之喘，未可言死也。今小便反利，则知非湿气上溢，乃上脱额汗之喘，故曰死。若下利不止，亦知非湿去之利，乃中脱直下之利，故曰亦死。

【集注】赵良曰：此妄下之，因而致逆，逆则阳自上越，阴自下脱。其额上汗出、微喘者，阳之越；小便利与下利不止者，阴之脱也。阴阳离决，必死之兆也。自此而推之，下之虽额上汗出微喘，若大小便不利者，是阴气不脱，而阳之根犹在也；下之虽大小便利，设额上无汗与喘，是阳气不越，而阴之根犹在也，则非离决，可以随其证而治之。

李玮西曰：前云湿家当利小便，以湿气内瘀，小便原自不利，宜用药利之。此下后里虚，小便自利，液脱而死，不可一例概也。

病者一身尽疼，发热，日晡所剧者，名风湿。此病伤于汗出当风，或久伤取冷所致也，可与麻黄杏仁薏苡甘草汤。

【注】病者，谓一身尽痛之病人也。湿家一身尽痛，风湿亦一身尽痛，然湿家痛，则重着不能转侧；风湿痛，则轻掣不可屈伸。此痛之有别者也。湿家发热，早暮不分微甚；风湿之热，日晡所必剧。盖以湿无来去，而风有休作，故名风湿。原其由来，或为汗出当风，或为久伤取冷，相合而致，则麻黄杏仁薏苡甘草汤，发散风湿，可与也明矣。

【集注】程林曰：一身尽疼发热，风湿在表也。日晡，申时也。阳明旺于申酉戌，土恶湿，今为风湿所干，当其旺时，邪正相搏，则反剧也。汗亦湿类，或汗出当风而成风湿者，或劳伤汗出而入冷水者，皆成风湿之病也。

魏荔彤曰：痉家非风不成，虽有寒，亦附于风；湿痹无寒不作，虽有风，亦附于寒。此一定之理也。

**麻黄杏仁薏苡甘草汤方**

麻黄去节，汤泡。半两　甘草炙，一两　薏苡仁半两　杏仁去皮、尖，炒。十枚

上剉麻豆大，每服四钱，水盏半，煮八分，去滓，温服，有微汗，避风。

**风湿，脉浮，身重，汗出恶风者，防己黄芪汤主之。**

【注】脉浮，风也，身重湿也。寒湿则脉沉，风湿则脉浮。若浮而汗不出恶风者，为实邪，可与麻黄杏仁薏苡甘草汤汗之。浮而汗出恶风者，为虚邪，故以防己、白术以去湿，黄芪、甘草以固表，生姜、大枣以和营卫也。

【集注】赵良曰：此证风湿皆从表受之，其病在外，故脉浮汗出。凡身重，有肌肉痿而重者，有骨痿而重者。此之身重，乃风湿在皮毛之表，故不作疼。虚其卫气，而湿着为身重，故以黄芪实卫，甘草佐之；防己去湿，白术佐之。然则风湿二邪，独无散风之药何耶？盖汗多，知其风已不留，以表虚而风出入乎其间，因之恶风尔。惟实其卫，正气壮则风自退，此不治而治者也。

尤怡曰：风湿在表，法当从汗而解，乃汗不得发而自出，表尚未解而已虚，汗解之法，不可守矣。故不用麻黄，出之皮毛之表，而用防己，驱之肌肤之里。服后如虫行皮中及腰下如冰，皆湿下行之征也。然非芪、术、甘草，焉能使卫阳复振，而驱湿下行哉。

**防己黄芪汤方**

防己一两　甘草半两　白术七钱半　黄芪去芦，一两一分

上剉麻豆大，每抄五钱匕，生姜四片，大枣一枚，水盏半，煎八分，去滓，温服，良久再服。

喘者，加麻黄半两。胃中不和者，加芍药三分。气上冲者，加桂枝

三分。下有陈寒者，加细辛三分。

服后当如虫行皮中，从腰下如冰，后坐被上，又以一被绕腰以下，温令微汗差。

风湿相抟，一身尽疼痛，法当汗出而解。值天阴雨不止，医云此可发汗，汗之病不愈者，何也？盖发其汗，汗大出者，但风气去，湿气在，是故不愈也。若治风湿者，发其汗，但微微似欲汗出者，风湿俱去也。

**【注】**风湿相抟，一身尽痛，法当从汗而解，而汗亦不可失其宜也。值雨淫湿盛之时，若发其汗使大出，亦不能愈，以风气去，湿气在，故不愈。然治风湿者，必俟其天气晴明发其汗，使微微似欲汗出者，则风湿皆去，病斯愈矣。

**【集注】**徐彬曰：此言风湿当汗解，而不可过也。谓风湿相抟疼痛，原当汗解，值天阴雨，则湿更甚，可汗无疑而不愈，何故？盖风性急可骤驱，湿性滞当渐解。汗大出则骤，风去而湿不去，故不愈。若发之微，则出之缓，缓则风湿俱去矣。然则湿在人身，黏滞难去，骤汗且不可，而况骤下乎？故前章曰下之死，此但云不愈，见用法不当，而非误下比也。

伤寒八九日，风湿相抟，身体疼烦，不能自转侧，不呕不渴，脉浮虚而涩者，桂枝附子汤主之；若大便坚，小便自利者，去桂枝加白术汤主之。

**【注】**此承上条，详申脉证，以明其治也。谓此风湿之病，虽得之伤寒八九日，而不呕不渴，是无伤寒里病之证也。脉浮虚涩，是无伤寒表病之脉也。脉浮虚，表虚风也。涩者，湿也。身体烦疼，风也。不能转侧，湿也。乃风湿相抟之身体疼痛，非伤寒骨节疼痛也。与桂枝附子汤温散其风湿，从表而解也。若脉浮实者，则又当以麻黄加术汤，大发其风湿也。如其人有是证，虽大便硬，小便自利，而不议下者，以其非邪热入里之硬，乃风燥湿去之硬，故仍以桂枝附子汤。去桂枝者，以大便坚，小便自利，不欲其发汗，再夺津液也。加白术者，以身重着湿在肌分，用以佐附子逐水气于皮中也。

**【集注】**程林曰：风淫所胜，则身烦疼；湿淫所胜，则身体难转侧。

风湿相抟于营卫之间，不干于里，故不呕不渴也。脉浮为风，涩为湿，以其脉近于虚，故用桂枝附子汤温经以散风湿。小便利者，大便必硬，桂枝近于解肌，恐大汗故去之；白术能去肌湿，不妨乎内，故加之。凡方后有如虫、如醉、如冒等状者，皆药势将行使然。

周扬俊曰：伤寒至八九日，亦云久矣。既不传经，复不入腑者，因风湿持之也。所现外证烦疼者，风也；不能转侧者，湿也；不呕不渴者，无里证也。其脉浮虚而涩，正与相应。然后知风湿之邪，在肌肉而不在筋节，故以桂枝表之。不发热为阳气素虚，故以附子逐湿。两相绾合❶，自不能留矣。

**桂枝附子汤方**

桂枝去皮，四两　附子炮，去皮，破八片。三枚　甘草炙，二两　生姜切，三两　大枣擘，十二枚

上五味，以水六升，煮取二升，去滓，分温三服。

**白术附子汤方**

白术二两　附子炮，去皮，一枚半　甘草炙，一两　生姜切，一两半　大枣擘，六枚

上五味，以水三升，煮取一升，去滓，分温三服。一服觉身痹，半日许再服，三服都尽。其人如冒状勿怪，即是术、附并走皮中，逐水气未得除故耳！

**风湿相抟，骨节疼烦，掣痛不得屈伸，近之则痛剧，汗出短气，小便不利，恶风不欲去衣，或身微肿者，甘草附子汤主之。**

【注】风湿相抟，身体烦疼重着，不能转侧者，湿胜风也。今掣痛不可屈伸，风胜湿也。掣痛不可屈伸，近之则痛剧，汗出、短气、恶风不欲去衣，皆风邪壅盛也。小便不利，湿内蓄也。身微肿者，湿外抟也。以甘草附子汤微汗之，祛风为主，除湿次之也。此上二条，皆详风湿之义，以明风湿之治也。

**甘草附子汤方**

甘草炙，二两　附子炮，去皮。二枚　白术二两　桂枝去皮，四两

❶ 绾合：撮合；联结。

上四味，以水六升，煮取三升，去滓，温服一升，日三服。初服得微汗，则解能食。汗出复烦者，服五合。恐一升多者，宜服六七合为妙。

**【方解】**甘草附子汤，即桂枝附子汤去姜、枣加白术也。去姜、枣者，畏过散也。加白术者，燥中湿也。日三服，初服一升，不得汗，则仍服一升，若得微汗则解。解则能食，解已彻也，可止再服。若汗出而复烦者，是解未彻，仍当服也，但不可服一升，恐已经汗出而过汗也，服五合可也。如不解，再服六七合为妙。似此服法，总是示人不可尽剂之意，学者宜详求之。

**太阳中热者，暍是也。汗出恶寒，身热而渴，白虎加人参汤主之。**

**【注】**中暑热病，亦由太阳而入，故曰太阳中热者，暍是也。汗出恶寒，身热而渴，颇似太阳温热之病，但温热无恶寒，以热从里生，故虽汗出而不恶寒也。中暍暑邪，由表而入，故汗出恶寒也。究之于脉，温热之浮，浮而实；中暍之浮，浮而虚，以暑热伤气也。究之于渴，温热之渴，初病不过欲饮；中暍之渴，初病即大引饮也。温热则传经，变病不一；中暍则不传，不愈即死也。虽同为太阳经中之病，而虚实施治，自有不同。用白虎加人参汤主之者，盖以益气为主，清暑热次之也。

**【集注】**李彣曰：热伤气，气泄则汗出，气虚则恶寒，热蒸肌腠则身热，热伤津液则作渴。此恶寒身热，与伤寒相类。然所异者，伤寒初起无汗不渴，中暍初起即汗出而渴也。

**白虎加人参汤方**

知母六两　石膏碎，一斤　甘草二两　粳米六合　人参三两

上五味，以水一斗，煮米熟，汤成去滓，温服一升，日三服。

**太阳中暍，发热恶寒，身重而疼痛，其脉弦细芤迟，小便已，洒洒然毛耸，手足逆冷，小有劳，身即热，口开，前板齿燥。若发其汗，则恶寒甚；加温针，则发热甚；数下之，则淋甚。**

**【注】**此承上文，互详证脉，不可妄行汗下也。中暍本有汗，若发热无汗，身重疼痛者，虽证似伤寒，然见弦细芤迟虚脉，则非伤寒也。且有小便已，洒洒然恶寒毛耸之状，皆太阳膀胱表气，为暑所伤而畏也；手足逆冷者，暑伤气，气不能达四肢则寒也；小有劳，身即发热，口开，

前板齿燥者，劳则动热，暑热益烈，伤阴液也。此皆中暍危证。若以发热无汗，恶寒身痛，误为伤寒之表，妄行发汗，则表气愈虚，恶寒更甚也。若以手足逆冷，误为阳虚，妄加温针，则暑邪愈盛，发热更炽也。若以壮热齿干，误为胃火，而数下之，则水源竭涩，尿淋窘甚也。凡此之证，皆中暍，妄行汗、下、温针致变，以白虎加人参汤主之，或人参汤调辰砂六一散亦可也。

【集注】程林曰：《内经》云：先夏至为病温，后夏至为病暑。又曰：热病者，皆伤寒之类也。以其太阳受病与伤寒相似，亦令发热恶寒，身重而疼痛也。经曰：寒伤形，暑伤气。气伤则气消而脉虚弱，所以弦细芤迟也。小便已毛耸者，阳气内陷，不能卫外，手足亦逆冷也。劳动则扰乎阳，故热甚，则口开，口开则前板齿燥也。发汗虚其阳，则恶寒甚。温针动火邪，则发热甚。下之亡津液，则淋甚也。

**太阳中暍，身热疼重，而脉微弱，此以夏月伤冷水，水行皮中所致也，一物瓜蒂汤主之。**

【注】太阳中暍之证，身热而倦者，暑也；身热疼重者，湿也；脉微弱者，暑伤气也。以此证脉揆之，乃因夏月中暑之人，暴贪风凉，过饮冷水，水气虽输行于皮中，不得汗泻所致也。此时即以香薷饮、大顺散汗之，可立愈矣。若稍缓，水气既不得外泻，势必内攻于中而作喘肿胀矣。喘则以葶苈大枣汤，肿胀则以瓜蒂一物汤下之可也。

【集注】周扬俊曰：无形之热伤其肺金，则用白虎加人参汤；有形之水伤其肺金，则用瓜蒂汤，各有所主也。

李彣曰：中暍邪在表，故身热。伤冷水，故身疼。中暑伤气，气虚故脉微弱也。瓜蒂治身面四肢浮肿，散皮肤中水气，苦以泄之也。

**一物瓜蒂汤方**

瓜蒂二十个

上剉，以水一升，煮取五合，去滓，顿服。

# 卷十九

## 百合狐惑阴阳毒病脉证并治第三

论曰：百合病者，百脉一宗，悉致其病也。意欲食复不能食，常默默然，欲卧不能卧，欲行不能行，欲饮食或有美时，或有不用闻食臭时，如寒无寒，如热无热，口苦，小便赤，诸药不能治，得药则剧吐、利，如有神灵者，身形如和，其脉微数。每溺时头痛者，六十日乃愈；若溺时头不痛，淅然者，四十日愈；若溺快然，但头眩者，二十日愈。其证或未病而预见，或病四五日而出，或病二十日或一月微[1]见者，各随证治之。

【注】百合，百瓣一蒂，如人百脉一宗，命名取治，皆此义也。百合病者，谓人百脉一宗，悉致其病也。曰百脉即一脉也，犹言百体一体也，是盖以周身言之也。周身之脉，分而言之曰百，合而言之曰一，故曰百脉一宗。若曰百合之病，总脉病也。脉者谓十二经脉，三百六十五络脉也。伤寒大病之后，余热未解，百脉未和，或平素多思不断，情志不遂，或偶触惊疑，猝临景遇，因而形神俱病，故有如是之现证也。百脉周于身，脉病则身病，故身形如和不和，欲卧不能卧，欲行不能行也。百脉通于心，脉病则心病，故常默默也。如寒无寒，如热无热，似外感而非外感也。意欲食复不能食，或有美时，或闻食臭，有不用时，似里病而非里病也。至脉数、口苦、小便赤者，是郁结之热，虽侵里而其热未甚也。方其初病之时，医者不识，误为表里之病，以药汗下之，故剧吐利也。虽剧吐利，不变诸逆。若有神灵，身形如前之和，而脉则比前微数，故其势即不能遽进，不觉加甚，而亦不能速愈也。试以缓愈之期，约略言之，重者不过六十日，轻者不过二十日，轻重之间者，不过四十日可愈也。然愈必以每溺时头痛不头痛、恶风不恶风、快然不快然辨者，以经脉之邪，莫不由太阳而愈也。头痛恶风，是其经之候也；溺时快然，

[1] 微：《外台》卷二作“复”。

是其腑之征也。其证或未病而预见者，其证指百合病等证言也。未病，言未病伤寒病也。犹言未病伤寒之前，而预先见百合欲食不食等证也。或病四五日而出，谓已病伤寒之后，而始见百合病证也。预先见者，是先有情志不遂，偶触惊疑而召病也。或病二十日或一月才见者，是因伤寒病后而才见也。故曰：各随证治之也。

【集注】李彣曰：《活人书》云：伤寒大病后，气血未得平复，变成百合病。今由百脉一宗、悉致其病观之，当是心、肺二经之病也。如行卧、饮食、寒热等证，皆有莫可形容之状，在《内经》解㑊[1]病似之。观篇中有如神灵者，岂非以心藏神、肺藏魄，人生神魄失守，斯有恍惚错妄之情乎？又曰：《内经》云：凡伤于寒，则为病热。热气遗留不去，伏于脉中，则昏昏默默，凡行卧、饮食、寒热，皆有一种虚烦不耐之象矣。

沈明宗曰：若邪淫于胸中，连及上脘，则意欲食，复不能食；走于肝肾，故常默默；流入脾胃，故欲卧不能卧，欲行不能行；邪不在胃，饮食或有美时；壅抑胃气，则闻食臭；流于胆则口苦；流于膀胱则便赤。以上诸证，非一齐并见，皆移易变动而见也。

**百合病，见于阴者，以阳法救之；见于阳者，以阴法救之。见阳攻阴，复发其汗，此为逆；见阴攻阳，乃复下之，此亦为逆。**

【注】此承上条以明其治也。百合一病，难分阴阳表里，故以百合等汤主之。若病见于阴者，以温养阳之法救之；见于阳者，以凉养阴之法救之。即下文见阳攻阴。或攻阴之后，表仍不解，复发其汗者，此为逆。见阴攻阳，或攻阳之后，里仍不解，乃复下之者，此亦为逆也。

【集注】徐彬曰：《内经》所谓用阴和阳，用阳和阴，即是此义。故诸治法，皆以百合为主。至病见于阳，加一二味以和其阴；病见于阴，加一二味以和其阳。

李彣曰：百合病多端，数条之法，亦说不尽。

沈明宗曰：此治百合病之总要法也。微邪伏于营卫，流行而病表里，当分阴阳以施救治可也。

---

[1] 解㑊（xièyì 泄亦）：病证名。指肢体困倦、消瘦、骨肉懈怠、少气懒言的病证。解，通“懈”。

百合病，不经吐、下、发汗，病形如初者，百合地黄汤主之。

【注】百合一病，不经吐、下、发汗，病形如初者，是谓其病迁延日久，而不增减，形证如首章之初也。以百合地黄汤，通其百脉，凉其百脉。中病勿更服，恐过服生地黄，大便常如漆也。

**百合地黄汤方**

百合擘，七枚　生地黄汁一升

上以水洗百合，渍一宿，当白沫出，去其水，更以泉水二升，煎取一升，去滓，内地黄汁，煎取一升五合，分温再服。中病勿更服，大便常如漆。

【集解】程林曰：百合花叶皆四向，故能通达上下四旁，其根亦众瓣合成，故名百合，用以医百合病也，有以夫。

高世栻曰：百合色白味甘，手太阴之补剂也。其花昼开夜合，如气之日行于阳，夜行于阴，司开阖，以行荣卫和阴阳。

百合病，变发热者，百合滑石散主之。

【注】百合病，如寒无寒，如热无热，本不发热，今变发热者，其内热可知也，故以百合滑石散主之，使其微利，热从小便而除矣。

**百合滑石散方**

百合炙，一两　滑石三两

上为散，饮服方寸匕，日三服。当微利，则止服，热则除。

【集解】高世栻曰：滑石亦名液石，又名膋[1]石，石之脂膏也，主治身热，泄澼，利小便。

百合病，一月不解，变成渴者，百合洗方主之。

【注】百合病本不渴，今一月不解，变成渴者，外以百合汤浸洗其身，通表泻热；内食煮饼，勿以盐豉，不致引饮，而渴自止也。

**百合洗方**

百合一升

上以水一斗，渍之一宿，以洗身；洗已，食煮饼，勿以盐豉也。

百合病，渴不差者，用后方主之。

---

❶ 膋（láo 劳）：脂膏。

【注】与百合洗身而渴不差者，内热盛而津液竭也。栝蒌根苦寒，生津止渴；牡蛎咸寒，引热下行也。

**栝蒌牡蛎散方**

栝蒌根　牡蛎熬。等分

上为细末，饮服方寸匕，日三服。

百合病，发汗后者，百合知母汤主之。

【注】百合病不应汗而汗之，不解者，则致燥。以百合知母汤主之者，清而润之也。

**百合知母汤方**

百合擘，七枚　知母切，三两

上先以水洗百合，渍一宿，当白沫出，去其水，更以泉水二升，煎取一升，去滓；别以泉水二升，煎知母，取一升，去滓后合和，煎取一升五合，分温再服。

百合病，下之后者，滑石代赭汤主之。

【注】百合病不应下而下之，不解者，则怯中，以滑石代赭汤，清而镇之也。

**滑石代赭汤方**

百合擘，七枚　滑石碎，绵裹。三两　代赭石碎，绵裹，如弹丸大。一枚

上先以水洗百合，渍一宿，当白沫出，去其水，更以泉水二升，煎取一升，去滓；别以泉水二升，煎滑石、代赭，取一升，去滓，后合和，重煎取一升五合，分温服。

百合病，吐之后者，用后方主之。

【注】百合病不应吐而吐之，不解者，则虚中，以百合鸡子汤，清而补之也。

**百合鸡子汤方**

百合擘，七枚　鸡子黄一枚

上先以水洗百合，渍一宿，当白沫出，去其水，更以泉水二升，煎取一升，去滓，内鸡子黄，搅匀，煎五分，温服。

狐惑之为病，状如伤寒，默默欲眠，目不得闭，卧起不安。蚀于喉为惑，蚀于阴为狐。不欲饮食，恶闻食臭，其面目乍赤、乍黑、乍

白。蚀于上部则声嗄，甘草泻心汤主之。蚀于下部则咽干，苦参汤洗之。蚀于肛者，雄黄熏之。

**【注】**狐惑、牙疳、下疳等疮之古名也，近时惟以疳呼之。下疳即狐也，蚀烂肛阴；牙疳即惑也，蚀咽腐龈，脱牙穿腮破唇。每因伤寒病后，余毒与湿䘌之为害也。或生斑疹之后，或生癖疾下利之后，其为患亦同也。状如伤寒，谓发热憎寒也。默默欲眠，目不得闭，谓其病或在阴，亦或在阳，故卧起俱不安也。此病有虫，虫闻食臭而动，动则令人烦心，故不欲饮食，恶闻食臭也。面目乍赤、乍黑、乍白，亦由虫动交乱胃中，胃主面，故色无定也。惑蚀于上部之喉，故先声嗄，毒在喉也。狐蚀于下部之阴，故先咽干，毒在阴也。外治之法，苦参汤、雄黄散解毒杀虫，尚属有理。内用甘草泻心汤，必传写之误也，姑存之。

**【集注】**程林曰:《灵枢经》云：虫动则令悗心，是以有卧起不安等项也。李彣曰：喉、肛与前阴，皆关窍所通，津液滋润之处，故虫每蚀于此。

**甘草泻心汤方**

甘草四两　黄芩　人参　干姜各三两　黄连一两　大枣十二枚　半夏半升

上七味，水一斗，煮取六升，去滓，再煎，温服一升，日三服。

**苦参汤方**

苦参一升

水一斗，煮取七升，熏洗，日三。

**雄黄熏方**

雄黄

上一味为末，筒瓦二枚，合之烧，向肛熏之。

《脉经》云：病人或从呼吸，上蚀其咽；或从下焦，蚀其肛阴。蚀上为惑，蚀下为狐。狐惑病者，猪苓散主之。

病者脉数，无热，微烦，默默但欲卧，汗出。初得之三四日，目赤如鸠眼，七八日，目四眦黑，若能食者，脓已成也，赤小豆当归散主之。

**【注】**病者脉数，谓病狐惑之人脉数也。数主疮主热，今外无身热，而内有疮热，疮之热在于阴，故默默但欲卧也。热在于阳，故微烦汗出

也。然其病初得之三四日，目赤如鸠眼者，是热蕴于血，故眦络赤也。七八日四眦皆黑者，是热瘀血腐，故眦络黑也。若不能食，其毒尚伏诸里；若已能食，其毒已化成脓也。故以赤小豆排痈肿，当归调疡血，米浆和胃气也。

【集注】李彣曰：经云：脉数不止，而热不解，则生恶疮。今脓成何处？大率在喉与阴肛。盖积热生虫，亦积热成脓，是亦恶疮之类也。

**赤小豆当归散方**

赤小豆浸，令芽出，曝干。三升　当归

上二味，杵为散，浆水服方寸匕，日三服。

**阳毒之为病，面赤斑斑如锦文，咽喉痛，唾脓血。五日可治，七日不可治。升麻鳖甲汤主之。**

**阴毒之为病，面目青，身痛如被杖，咽喉痛。五日可治，七日不可治。升麻鳖甲汤去雄黄蜀椒主之。**

【注】阴阳平，正气也；阴阳偏，邪气也；阴阳变，异气也。正气者，即四时令平之气也，中人为病，徐而浅；邪气者，即四时不和之气也，中人为病，速而危；异气者，非常灾疠之气也，中人为病，暴而死。所以过五日不治，以五脏相传俱受邪也。此气适中人之阳，则为阳毒；适中人之阴，则为阴毒。非后人所论阴寒极、阳热极之阴毒、阳毒也。观其所主之方，要不过升麻、甘草、当归、鳖甲、蜀椒、雄黄，而并不用大寒大热之药，则可知仲景所论阴毒阳毒，非阴寒极、阳热极之谓也。此二证即今世俗所称痧证是也。阳毒终属阳邪，故见面赤斑斑如锦文，唾脓血之热证；阴毒终属阴邪，故见面目青，身痛如被杖之寒证。二证俱咽喉痛者，以此证乃邪从口鼻而下入咽喉，故痛也。

【按】由此推之，凡邪所过之处无不痛也。故中此气之人，不止咽喉痛，身痛，甚至有心腹绞痛，大满大胀，通身络脉青紫暴出，手足指甲色如靛叶，口噤牙紧，心中忙乱，死在旦夕者。若谓必从皮毛而入，未有为病如是之速者也，是必从口鼻而下入咽喉无疑。况阴毒反去雄黄、蜀椒，必传写之讹。故治是证者，不必问其阴阳，但刺其尺泽、委中、手中十指脉络暴出之处出血，轻则用刮痧法，随即服紫金锭，或吐，或下，或汗出而愈者不少。若吐泻不止，厥逆冷汗，脉微欲绝，用炮附子、炮川乌、吴茱萸、丁香、生干姜、甘草，虚者加人参救之，亦多得生。

【集注】王履曰：仲景虽有阴毒之名，其叙证不过面目青，身痛咽痛而已，并不言阴寒极盛之说。其升麻鳖甲汤，并不用大热药，是知仲景所论阴毒者，非阴寒之病，乃感天地恶毒异气入于阴经，故曰阴毒耳！后人谓阴寒极盛之证，称为阴毒，引仲景所叙面目青，身痛如被杖，咽喉痛数语，却用附子散、正阳散等药。窃谓阴寒极盛之证，固可名为阴毒，然终非仲景所以立名之本意。后人所叙阴毒，与仲景所叙阴毒，自是两般，岂可混论。盖后人所叙阴毒，只是内伤冷物，或暴寒所中，或过服寒凉药，或内外俱伤于寒而成耳，非天地恶毒异气所中者也。

李彣曰：赵献可云：此阴阳二毒，是感天地疫疠非常之气，沿家传染，所谓时疫证也。观方内“老小再服”可见。

**升麻鳖甲汤方**

升麻二两　当归一两　蜀椒炒，去汗。一两　甘草二两　鳖甲炙，手掌大一片　雄黄半两，研

上六味，以水四升，煮取一升，顿服之；老小再服，取汗。

## 疟病脉证并治第四

师曰：疟脉自弦，弦数者多热，弦迟者多寒。弦小紧者下之差，弦迟者可温之，弦紧者可发汗、针灸也，弦浮大者可吐之，弦数者风发也，以饮食消息止之。

【按】弦小紧者之“小”字，当是“沉”字，则有可下之理。弦紧者，当是“弦浮紧”，则有可发汗之理。弦浮大者，当是“弦滑大”，则有可吐之理。且不遗本文疟脉自弦之意。

【注】疟之为病，寒热也。三阴三阳皆有之，因其邪伏藏于半表半里之间，故属少阳，脉自弦也。弦数者多热，弦迟者多寒，谓发作之时，多热为阳盛，多寒为阴盛也。夫伤寒少阳病，则有汗、吐、下三法之禁，而疟亦属少阳，何以有汗、吐、下三法之宜？是盖疟属杂病，不可不知也。初发脉弦兼沉紧者，主乎里也，可下之；兼迟者，主乎寒也，可温之；兼浮紧者，主乎表也，可汗之；兼滑大者，主乎饮也，可吐之；兼

数者，风发也，即风热之谓也，可清之。若久发不止，则不可以此法治之，当以饮食撙节，调理消息止之。盖初病以治邪为急，久病以养正为主也。其他瘅疟，即《内经》所谓但热不寒之瘅疟也；温疟，即《内经》所言先伤于风，后伤于寒，热多寒少之温疟也；牝疟，即《内经》所言先伤于寒，后伤于风，寒多热少之寒疟也；惟疟母一证，经所未载。然论诸疟，未有详于《内经》者也。其文虽略有不同，必是脱简，然所出治法，亦未有过于仲景者也。

**【集注】**徐彬曰：自者，谓感有风寒，而脉惟自弦也。于是脉既有一定之象，而兼数为热，兼迟为寒，此其大纲也。

尤怡曰：疟之舍固在半表半里之间，而人之脏则有偏多偏少之异，故其病有热多者，有寒多者，有里多而可下者，有表多而可汗、可吐者，当各随其脉而施治也。

周扬俊曰：人之疟证，由外邪之入，每伏于半表半里。入而与阴争则寒，出而与阳争则热，故寒热往来。主少阳，谓兼他经证则有之，谓全不涉少阳，则无是理也。仲景曰：疟脉自弦，正以脉之数、迟、小、紧、浮、大，皆未可定，要必兼弦，弦为少阳脉也。夫邪犯少阳与卫气并居，卫气昼行于阳，夜行于阴，故邪得阳而外出，得阴而内薄，内外相薄，是以日作。若气之舍深，内薄于阴，阳气独发，阴气内著，阴与阳争不得出，是以间日而作也。然则偏阴多寒，偏阳多热，其为瘅、为温、为牝，莫不自少阳而造其极，补偏救弊，必从少阳之界，使邪去而阴阳适，归于和而后愈也。

病疟以月，一日发，当以十五日愈；设不差，当月尽解。如其不差，当云何？师曰：此结为癥瘕，名曰疟母，急治之，宜鳖甲煎圆。

**【注】**病疟者，以月计之，如一日发者，当以十五日愈，以十五日更一气也。人受气于天，天气更则人身之气亦更。更气旺，则不受疟邪，故愈也；设若不差，当月尽解，是又更一旺气也。倘如更二气不差，此疟邪不衰，与病者气血痰饮，结为癥瘕，名曰疟母也。当急治之，宜用鳖甲煎丸攻之可也。

**【集注】**程林曰：五日为一候，三候为一气，一气十五日也。夫人受气于天，气节更移，荣卫亦因之以易也。

**鳖甲煎圆方**

鳖甲炙，十二分　乌扇烧，三分　黄芩三分　柴胡六分　鼠妇[1]熬，三分　干姜三分　大黄三分　芍药五分　桂枝三分　葶苈熬，一分　石韦去毛，三分　厚朴三分　牡丹去心，五分　瞿麦二分　紫葳三分　半夏一分　人参一分　䗪虫熬，五分　阿胶三分　蜂窠炙，四分　赤硝十二分　蜣螂熬，六分　桃仁二分

上二十三味为末，取锻灶下灰一斗，清酒一斛五斗，浸灰，候酒尽一半，着鳖甲于中，煮令泛烂如胶漆，绞取汁，内诸药，煎为丸，如梧子大，空心服七丸，日三服。

【集解】徐彬曰：药用鳖甲煎者，鳖甲入肝，除邪养正，合煅灶灰所浸酒，去瘕，故以为君。小柴胡汤、桂枝汤、大承气汤为三阳主药，故以为臣。但甘草嫌柔缓，而减药力；枳实嫌破气而直下，故去之。外加干姜、阿胶，助人参、白术温养为佐。瘕必假血依痰，故以四虫、桃仁，合半夏消血化痰；凡积必由气结，气利而积消，故以乌扇、葶苈利肺气，合石韦、瞿麦，清邪热而化气散结血。因邪聚则热，故以牡丹、紫葳去血中伏火，膈中实热，为使。《千金方》去鼠妇、赤硝，而加海藻、大戟，以软坚化水更妙。

师曰：阴气孤绝，阳气独发，则热而少气、烦冤，手足热而欲呕，名曰瘅疟；若但热不寒者，邪气内藏于心，外舍分肉之间，令人消铄肌肉。

【按】此言瘅疟，其文脱简，《内经》已详，不复释。

温疟者，其脉如平，身无寒，但热，骨节疼烦，时呕，白虎加桂枝汤主之。

【按】此言温疟，其文脱简，《内经》已详，不复释。

**白虎加桂枝汤方**

知母六两　甘草炙，二两　石膏一斤　粳米二合　桂枝三两

上剉，每五钱，水一盏半，煎至八分，去滓，温服，汗出愈。

疟多寒者，名曰牝疟，蜀漆散主之。

【按】此言牝疟，其文脱简，《内经》已详，不复释。

---

[1] 鼠妇：即地虱。

**蜀漆散方**

蜀漆洗，去腥　云母烧二日夜　龙骨等分

上三味，杵为散，未发前，以浆水服半钱匕。温疟加蜀漆半分，临发时服一钱匕。

**【集解】**李彣曰：牝疟证多阴寒，治宜助阳温散为主。云母之根为阳起石，下有云母，上多云气，性温气升，乃升发阳气之物；龙骨属阳，能遂阴邪而起阳气；蜀漆乃常山之苗，功能治疟，不用根而用苗者，取其性多升发，能透达阳气于上之义也。温疟加蜀漆，亦取其升散之功。

## 中风历节病脉证并治第五

夫风之为病，当半身不遂；或但臂不遂者，此为痹。脉微而数，中风使然。

**【注】**风病，《内经》论之详矣，但往往与痹合论，后人惑之。故仲景复言之曰：风之为病，当半身不遂，即经所谓偏枯也；或但两臂不遂者，非中风也，即痹病也。盖痹为阴病，脉多沉涩；风为阳病，脉多浮缓；今脉微而数，中风使然。其脉微者，正气虚也；数者，邪气胜也。故病风中之人，因虚而召风者，未有不见微弱之脉者也；因热而生风者，未有不见数急之脉者也。

**【集注】**沈明宗曰：此分中风与痹也。风之为病，非伤于卫，即侵于荣，故当半身不遂，谓半身之气伤而不用也。若但臂不遂，此为痹。痹者，闭也，谓一节之气，闭而不仁也。于是诊之于脉，必微而数。微者，阳之微也；数者，风之数也。此中风使然，谓风乘虚入，而后使半身不遂也。

寸口脉浮而紧，紧则为寒，浮则为虚，寒虚相搏，邪在皮肤。浮者血虚，络脉空虚，贼邪不泻，或左或右；邪气反缓，正气即急，正气引邪，㖞僻不遂。邪在于络，肌肤不仁；邪在于经，即重不胜。邪入于腑，即不识人；邪入于脏，舌则难言，口吐涎。

**【按】**“寸口脉浮而紧，紧则为寒，浮则为虚，寒虚相搏，邪在皮肤”，此五句与本条文义不属，当在后条之首。后条“寸口脉迟而缓，迟则为寒，缓则为虚；荣缓则为亡血，卫缓则为中风；邪气中经”，此六句亦与本条文义不属，当在此条之首，文气相属，必是错简。其中有“浮者血虚”一句，必是衍文。“浮则为虚，寒虚相搏”，二“虚”字当是“风”字，是传写之讹。

【注】中风虚邪之脉，皆当浮缓，以浮主风，缓主虚也。荣分见缓，经络之血亡也；卫分见缓，经络之气空也。盖邪风中人，未有不由经络血气空虚而中也。贼邪不泻，留而不去，在左则病左，在右则病右，浅则病经络，深则病脏腑。邪在于络则为病肌肤，麻木不仁也；邪在于经，则为病身肢偏重，㖞斜不遂也；邪入于腑，则为病九窍闭不识人也；邪入于脏，则为病舌喑难言，唇缓吐涎也。

寸口脉迟而缓，迟则为寒，缓则为虚；荣缓则为亡血，卫缓则为中风；邪气中经，则身痒而瘾疹；心气不足，邪气入中，则胸满而气短。

【按】“寸口脉迟而缓，迟则为寒”，二“迟”字当是“浮”字，“寒”字当是“风”字，始得文义了然。且迟、缓二脉不能并见，必是传写之讹。

【注】上条发明虚邪贼风之为病，此条发明荣卫风寒之为病也。寸口脉浮而紧，紧则为寒，浮则为风。风寒之邪，相搏于表，郁于皮肤经络，则令人身痒而发瘾疹也。若其入心气不足，谓心胸之气不足，而邪气入心胸，故令人胸满而短气也。

寸口脉沉而弱，沉即主骨，弱即主筋；沉即为肾，弱即为肝。汗出入水中，如水伤心，历节黄汗出，故曰历节。

【注】寸口脉沉而弱，肝肾之气不足也。盖肝主筋，肾主骨，肝肾不足，筋骨痿缓，一为风寒湿邪所乘，即病筋骨关节交会之处。夫人汗出时，腠理开，风尚易入，况入水中浴，焉得不致寒耶！水伤心，心主汗，汗郁成湿，故风胜为历节，湿胜为黄汗出也。

【集注】赵良曰：肾主水，骨与之合，故脉沉者，病在骨也。肝藏血，筋与之合，血虚则脉弱，故病在筋也。心主汗，汗出入水，其汗为水所阻，水汗相搏，聚以成湿，久变为热，湿热相蒸，是以历节发出黄汗也。

味酸则伤筋，筋伤则缓，名曰泄；咸则伤骨，骨伤则痿，名曰枯。枯泄相搏，名曰断泄。荣气不通，卫不独行，荣卫俱微，三焦无所御，四属断绝，身体羸瘦。独足肿大，黄汗出，胫冷。假令发热，便为历节也。病历节，不可屈伸，疼痛，乌头汤主之。

【按】"名曰断泄"之"泄"字，当是"绝"字，始与下文相属。必是传写之讹。

【注】此详申上条，互发其义，以明其治也。历节之病，属肝、肾虚。肝、肾不足于内，筋骨不荣于外，客邪始得乘之而为是病也。究其所以致虚之由，不止一端也。如饮食之味过伤，日久亦为是病也。味过于酸则伤肝，肝伤则筋伤，筋伤则缓不收持，名曰泄也。味过于咸则伤肾，伤肾则骨伤，骨伤则枯不能立，名曰枯也。枯泄相搏，名曰断绝。断绝者，即荣气不通，卫不独行，荣卫俱虚，三焦失所，四维断绝，身体羸瘦也。若独足肿、胫冷，寒胜凝于下也；黄汗自出，湿胜发于中也。假令发热，则属风，便为历节也。病历节者，历节疼痛不能屈伸也，故主之以乌头汤，通荣行卫，并驱风寒湿之邪也。以蜜制乌头，亦缓毒法耳！

【集注】沈明宗曰：《金匮》补示饮食内伤，脾、胃、心、肺、肝、肾致病，名曰历节。然出脉证，皆因饮酒，湿壅内热而招外邪合病。谓饮酒汗出当风所致，即邪之所凑，其气必虚是矣。或外风而合内湿，外寒而合内湿，内寒而招外湿，内热而招外湿，此等关头，不可不晓。又当分别风、寒、湿气，偏多偏少，而处发表、温中、行阳、补虚、散邪之法，故治此当与《灵》《素》《金匮》合看则备。若泛用成方，则非良工所为之事也。

**乌头汤方**

麻黄　芍药　黄芪各三两　甘草　川乌五枚 㕮咀，以蜜二升，煎取一升，即出乌头。

上五味，㕮咀四味，以水三升，煮取一升，去滓，内蜜煎中，更煎之，服七合；不知，尽服之。

诸肢节疼痛，身体尫羸，脚肿如脱，头眩短气，温温欲吐，桂枝芍药知母汤主之。

【按】“温温”当是“嗢嗢”。

【注】历节之证，诸肢节疼痛也。身体尪[1]羸，即上条身体羸瘦，甚言其瘦之甚也。脚肿如脱，即上条独足肿大，甚言其肿之甚也。头眩短气，阳气虚也。嗢嗢欲吐，寒邪盛也。而不用乌头汤者，因无黄汗之湿胜也。用桂枝芍药知母汤者，以壮阳气，散寒湿为急也。故方中桂枝芍药倍于麻黄、防风，大加白术、附子，其意专在温行阳气，次在散寒湿也。多用生姜，因其欲吐；更佐知母、甘草者，以其剂过辛热，监制之也。

【集注】李彣曰：此历节病，由气血两虚而致者也。风湿相搏，四肢节节皆痛，即历节病也。身体尪羸，邪胜正衰也。脚肿如脱，气绝于下也。头眩短气，气虚于上也。嗢嗢欲吐，气逆于中也。此三焦气血两虚，故是汤主祛风湿而温气血。

**桂枝芍药知母汤方**

桂枝四两　芍药三两　甘草二两　麻黄二两　生姜五两　白术五两　知母四两　防风二两　附子炮，二枚

上九味，以水七升，煮取二升，温服七合，日三服。

趺阳脉浮而滑，滑则谷气实，浮则汗自出。

【注】趺阳胃脉也。谷气，胃气也。浮则为风外薄，滑则为胃实热，风热蒸于肌腠之间，故汗自出。此发明黄汗，亦有因风热之义也。

少阴脉浮而弱，弱则血不足，浮则为风，风血相搏，即疼痛如掣。

【注】少阴心脉也，心主血。心脉浮而弱，弱则为血虚，浮则为风邪，风血相搏，而交争于经络之间，故疼痛牵引如掣也。此发明历节亦有因血虚之义也。

【集注】李彣曰：风在血中，则慓悍劲切，无所不至，为风血相搏。盖血主荣养筋骨者也。若风以燥之，则血愈耗而筋骨失其所养，故疼痛如掣。昔人曰：治风先养血，血生风自灭。此其治也。

盛人脉涩小，短气，自汗出，历节疼，不可屈伸，此皆饮酒汗出

❶ 尪（wāng 汪）：瘦弱。

当风所致。

【注】盛人脉盛，不应涩小；盛人气长，不应气短。今盛人脉涩小，短气，是形气脉息不合也。审其证，自汗出，历节疼不可屈伸；询其由，得之于饮酒汗出当风也。此又发明历节不止一端之义也。

【集注】徐彬曰：盛人，肥人也。肥人湿多，脉得涩小，此痹象也。于是气为湿所搏而短，因风作使而自汗，气血为邪所痹而疼痛不可屈伸。然肥人固多湿，何以脉骤涩小，岂非酒湿困之乎？何以疼痛有加而汗出不已，岂非湿而夹风乎？脉证不同，因风则一，故曰：此皆饮酒汗出当风所致。

## 血痹虚劳病脉并治第六

问曰：血痹病从何得之？师曰：夫尊荣人，骨弱肌肤盛，重困疲劳，汗出，卧不时动摇，加[1]被微风，遂得之。但以脉自微涩，在寸口关上小紧，宜针引阳气，令脉和紧去则愈。

【注】历节属伤气也，气伤痛，故疼痛也。血痹属伤血也，血伤肿，故麻木也。前以明邪气聚于气分，此以明邪气凝于血分，故以血痹名之也。尊荣人，谓膏粱之人。素食甘肥，故骨弱肌肤盛重，是以不任疲劳，疲劳则汗出，汗出则腠理开。亦不胜久卧，卧则不时动摇，动摇即加被微风，亦遂得以干之。此言膏粱之人，外盛内虚，虽微风小邪，易为病也。然何以知病血痹也？但以身体不仁，脉自微涩，则知邪凝于血故也。寸口关上小紧，亦风寒微邪应得之脉也。针能导引经络取诸痹，故宜针引气血，以泻其邪，令脉不涩而和，紧去邪散，血痹自通也。

【集注】周扬俊曰：天下惟尊荣人为形乐志苦。形乐故肌肤盛，志苦故骨弱，骨弱则不耐劳，肌盛则气不固，稍有劳困即汗出也。汗出而阳气虚，虽微风且得以袭之，则血为之痹。故一见脉微，则知其阳之不足；一见脉涩，则知其阴之多阻，此血痹之本脉也。而其邪入之处，则自形其小紧，小为正气拘抑之象，紧为寒邪入中之征。然仲景明言微风，何以反得寒脉也？盖邪随血脉上下，阻滞汁沫，未有不痛者，故痛为紧脉

[1] 加：《脉经》卷八作“如”。

也。针以泄之，引阳外出，则邪去而正自伸也。

**血痹，阴阳俱微，寸口关上微，尺中小紧，外证身体不仁，如风痹状，黄芪桂枝五物汤主之。**

【注】此承上条，互详脉证，以明其治也。上条言六脉微涩，寸口关上小紧，此条言阴阳寸口关上俱微，尺中亦小紧，合而观之，可知血痹之脉浮沉，寸口、关上、尺中俱微、俱涩、俱小紧也。微者虚也，涩者滞也，小紧者邪也，故血痹应有如是之诊也。血痹外证，亦身体顽麻，不知痛痒，故曰：如风痹状。但不似风痹，历关节流走疼痛也。主黄芪桂枝五物汤者，调养荣卫为本，祛风散邪为末也。

【集注】周扬俊曰：此申上条既痹之后，未能针引以愈，遂令寸口微者。今则阴阳俱微，且寸关俱微矣，且尺中小紧矣。夫小紧既见于尺，则邪之入也愈深而愈不得出，何也？正虚之处，便是容邪之处也。脉经内外，谓之阴阳，上下亦谓之阴阳。今尺既小紧，则微属内外也明矣。若言证以不仁概之，则疼痛麻木，每与我相阻，其为不仁甚矣，故以风痹象之，非真风痹也。于是以黄芪固卫，芍药养阴，桂枝调和荣卫，托实表里，驱邪外出；佐以生姜宣胃，大枣益脾，为至当不易之治也。

**黄芪桂枝五物汤方**

黄芪三两　芍药三两　桂枝三两　生姜六两　大枣十二枚

上五味，以水六升，煮取二升，温服七合，日三服。一方有人参。

**夫男子平人，脉大为劳，极虚亦为劳。**

【注】男子平人，应得四时五脏平脉，今六脉大而极虚，非平人之脉也。然大而无力，劳役伤脾气也；极虚者，内损肾阴精也。此皆欲作虚劳之候，故有如是之诊也。

【集注】李彣曰：平人者，形如无病之人。经云：脉病人不病者是也。劳则体疲于外，气耗于中。脉大非气盛也，重按必空濡，乃外有余而内不足之象，脉极虚则精气耗矣。盖大者，劳脉之外暴者也；极虚者，劳脉之内衰者也。

魏荔彤曰：夫男子平人，脉大为劳，极虚亦为劳。脉大者，邪气盛也，极虚者，精气夺也。以二句揭虚劳之总，而未尝言其大在何脉？虚在何经？是在主治者，随五劳七伤之故而谛审之也。

人年五六十，其病脉大者，痹夹背行。若肠鸣、马刀、侠瘿❶者，皆为劳得之。

【按】“若肠鸣”三字，与上下文不属，必是错简。“侠瘿”之“瘿”字，当是“瘰”字。每经此证，先劳后瘰、先瘰后劳者有之，从未见劳瘿先后病也，必是传写之讹。

【注】平人年二三十，常得大脉者，则多病劳。若人年已五六十，其脉亦大，不即病劳者，以气血虽虚，而火自微也，火微故不病劳也。虽不病劳，然气血荣卫虚痹不行，故为马刀、鼠疮、侠瘰也。此发明脉大虽同，为病不同之义也。

劳之为病，其脉浮大，手足烦❷，春夏剧，秋冬瘥，阴寒精自出，酸削不能行。

【按】“阴寒精自出”之“寒”字，当是“虚”字，是传写之讹。

【注】此言浮大为劳，以详其证也。手足烦，即今之虚劳，五心烦热，阴虚不能藏阳也。阴虚精自出，即今之虚劳遗精，阴虚不能固守也。酸削不能行，即今之虚劳膝酸，削瘦骨痿，不能起于床也。夫春夏阳也，阴虚不胜其阳，故剧；秋冬阴也，阴虚得位自起，故瘥。

【集注】徐彬曰：脉大既为劳矣，更加浮，其证则手足烦，盖阴既不足而阳必盛也。于是春夏助其阳则剧，秋冬助其阴则瘥。阴虚而精自出者，久则酸削不能行矣。

程林曰：“寒”字作“虚”字看，阴虚则气不守，而精自出矣。

李彣曰：脉浮大者，里虚而气暴于外也。四肢者，诸阳之本，劳则阳耗。阴虚而生内热，故手足烦。凡劳伤多属阴虚。当春夏木火盛炎之际，气浮于外则里愈虚，故剧；秋冬金水相生之候，气敛于内则外不扰，故瘥也。肾藏精，精自出者，肾水不藏也；肾主骨，故酸削而不能行也。

男子脉虚沉弦，无寒热，短气里急，小便不利，面色白，时目瞑兼衄，少腹满，此为劳使之然。

【注】此复申虚极为劳，以详其证之义也。脉虚沉弦，阴阳俱不足

---

❶ 马刀侠瘿：指生于腋下或颈部的淋巴结核。生于腋下为马刀，生于颈旁为侠瘿。

❷ 烦：《脉经》卷八作“暖”。为是。

也；无寒热，是阴阳虽不足而不相乘也；短气面白，时瞑兼衄，乃上焦虚而血不荣也；里急，小便不利，少腹满，乃下焦虚而气不行也。凡此脉证，皆因劳而病也，故曰：此为劳使之然。

男子面色薄者，主渴及亡血，卒喘悸。脉浮者，里虚也。

【按】“脉浮者，里虚也”当是衍文。

【注】此复申虚劳面色白，互详其证之义也。面色白不因衄者，是血不内生也；因衄者，是血亡于外也。今曰面色薄，谓面色浅淡不华，亦不足之色也。故主津液不足之渴，及吐衄亡血，气虚卒喘，血虚卒悸也。

【集注】李彣曰：此节以亡血为主。《内经》云：精明五色者，气之华也。又云：心之华在面，其充在血脉。劳则气耗火动，逼血妄行，必致亡血。盖血主濡之，血亡则精采夺而面色薄，津液去而烦且渴矣。又劳者，气血俱耗。肺主气，气虚则喘；心主血，血虚则悸。卒者，猝然见此病也。

男子脉浮弱而涩，为无子，精气清冷。

【注】男子之脉浮大而虚者，为虚劳也。浮弱而涩者，则为精气清冷，故为无子也。

夫失精家，少腹弦急，阴头寒，目眩，发落，脉极虚、芤、迟，为清谷亡血失精。脉得诸芤动微紧，男子失精，女子梦交，桂枝龙骨牡蛎汤主之。

【按】此条“亡血失精”之下等句，与上文义不属，当另作一条在后。

【注】失精家，谓肾阳不固精者也。少腹弦急，虚而寒也。阴头寒，阳气衰也。目眩，精气亏也。发落，血本竭也。若诊其脉极虚而芤迟者，当知极虚为劳，芤则亡血，迟则为寒，故有清谷、亡血、失精之证也。

【集注】程林曰：肾主闭藏，肝主疏泄，失精则过于疏泄，故少腹弦急也。阴头为宗筋之所聚，真阳日亏，故阴头寒也。目眩则精衰，发落则血竭，是以脉虚北迟也。虚主失精，芤主亡血，迟主下利清谷也。

李彣曰：肝主藏血，肾主藏精，亡血失精，则肝肾俱虚矣。少腹者，肝、肾之部，今少腹弦急，以肝肾两亏，则里气虚而张急加弦也。肝主筋，前阴者，宗筋之所聚，肝衰故阴头寒也。肝藏血，开窍于目，肾主骨，骨之精为瞳子，又肾之华在发，发者血之余，此肝肾两虚，故目眩发落也。芤脉者，浮沉有，中间无，似中空芤草，故名芤脉。此亡血之脉，以脉者血之府，血虚则脉亦虚也。迟为在脏，迟则为寒，脉极虚芤迟，则其证亦虚。清谷者，大便完谷不化也。此虚劳在肝、肾二经者也。

男子平人，脉虚弱细微者，善盗汗也。

【按】此节脉证不合，必有脱简，故不释。

脉沉、小、迟，名脱气。其人疾行则喘喝，手足逆寒，腹满，甚则溏泄，食不消化也。

【注】脉沉、细、迟，则阳大虚，故名脱气。脱气者，谓胸中大气虚少，不充气息所用，故疾行喘喝也。阳虚则寒，寒盛于外，四末不温，故手足逆冷也。寒盛于中，故腹满溏泄，食不消化也。

【集注】徐彬曰：脉沉、小、迟，其为阳衰无疑。沉、小、迟三脉相并，是阳气全亏，故名脱气。其躯为空壳，疾行则气竭而喘喝，四肢无阳而寒，腹中无阳而满，甚则胃虚极而溏泄，脾虚极而食不化也。

李彣曰：此脾、肺、肾三经俱病也。肺主气，气为阳，沉、小、迟皆阳气虚衰之脉，故为脱气。疾行则喘喝，以肺主出气，而肾主纳气，为生气之原，呼吸之门，若真元耗损，则气虚不能续息，肺无所出，肾无所纳，故喘喝，此肺肾病也。又脾主四肢，四肢者，诸阳之本。逆寒者，阳虚不温四末也。腹满者，脾经入腹，气虚中满也。溏泄食不化者，此脾虚不能运磨水谷，多见鹜溏飧泄之证也。

脉弦而大，弦则为减，大则为芤；减则为寒，芤则为虚，虚寒相搏，此名为革。妇人则半产漏下，男子则亡血失精。

【注】详见《伤寒论·辨脉法》中，不复释。

脉得诸芤动微紧，男子失精，女子梦交，桂枝龙骨牡蛎汤主之。

【注】脉得诸芤动微紧者，谓概虚劳之诸脉而为言也，非谓芤动微紧，仅主男子失精，女子梦交之候也。通举男女失精之病，而用桂枝龙骨牡蛎汤者，调阴阳和荣卫，兼固涩精液也。

【集注】徐彬曰：失精之家，脉复不一，苟得诸芤动微紧，是男子以虚阴而卒火则失精，女子以虚阴而卒火则梦交。主以桂枝龙骨牡蛎汤者，盖阴虚之人，大概当助肾，故以桂枝、芍药通阳固阴，甘草、姜、枣和中，龙骨、牡蛎固精也。

**桂枝龙骨牡蛎汤方**

桂枝 芍药 生姜各三两 甘草二两 大枣十二枚 龙骨 牡蛎各三两

上七味，以水七升，煮取三升，分温三服。

**虚劳里急，悸衄，腹中痛，梦失精，四肢酸疼，手足烦热，咽干口燥，小建中汤主之。**

**【注】**虚劳云云者，概虚劳之证而言也，非谓虚劳之证，止于此也，故下文有诸不足之说也。均主以小建中汤者，欲小小建立中虚之意。合下六节，皆论虚劳，各有所主之方也。

**小建中汤方**

桂枝三两 甘草炙，三两 大枣十二枚 芍药六两 生姜二两 胶饴一升

上六味，以水七升，煮取三升，去滓，内胶饴，更上微火消解，温服一升，日三服。呕家不可用建中汤，以甜故也。

**虚劳里急，诸不足，黄芪建中汤主之。**

**【注】**所谓虚劳里急诸不足者，亦该上条诸不足证之谓也。黄芪建中汤，建立中外两虚，非单谓里急一证之治也。桂枝龙骨牡蛎汤，即桂枝汤加龙骨、牡蛎；小建中汤，即桂枝汤加胶饴；黄芪建中汤，即桂枝汤加胶饴、黄芪也。故尝因是而思仲景以一桂枝汤出入加减，无往不利如此，何后世一见桂枝，即为伤寒发汗之剂？是但知仲景用桂枝汤治伤寒，而不知仲景用桂枝汤治虚劳也。若知桂枝汤治虚劳之义，则得仲景心法矣。盖桂枝汤辛甘而温之品也，若歠粥温覆取汗，则发散荣卫以逐外邪，即经曰：辛甘发散为阳，是以辛为主也；若加龙骨、牡蛎、胶饴、黄芪，则补固中外以治虚劳，即经曰：劳者温之，甘药调之，是以温以甘为主也。由此推之，诸药之性味功能、加减出入，其妙无穷也。

**【集注】**魏荔彤曰：气虚甚，加黄芪；津枯甚，加人参，以治虚劳里急。此言里急非单指里急之谓也，乃虚劳诸不足腹痛之谓也。故名其方为建中，正所以扶持其中气，使渐生阴阳，达于荣卫，布于肢体也。

尤怡曰：里虚脉急，腹中当引痛也。诸不足者，阴阳诸脉俱不足，而眩悸喘喝，失精亡血等证，相因而至也。急者缓之必以甘，不足者补之必以温，而充虚塞空，则黄芪尤有专长也。

**黄芪建中汤方**

于小建中汤内，加黄芪一两半，余依上法。

若气短胸满者，加生姜；腹满者，去枣加茯苓一两半；及疗肺虚损不足补气，加半夏三两。

**虚劳腰痛，少腹拘急，小便不利者，八味肾气圆主之。**

**【注】**虚劳之人腰痛，肾气虚而不行也，少腹拘急，小便不利，膀胱气虚不化也，主以八味肾气丸温补下焦。肾与膀胱表里之气足，而腰痛，少腹拘急，小便不利，未有不愈者也。

**【集注】**程林曰：腰者肾之外候，肾虚则腰痛；肾与膀胱为表里，不得三焦之阳气以决渎，则小便不利而少腹拘急矣。与是方以益肾间之气，气强则便溺行，而少腹拘急亦愈矣。

尤怡曰：虚劳之人，损伤少阴肾气，是以腰痛，少腹拘急，小便不利。以八味肾气丸补阴之虚，可以生气；助阳之弱，可以化水，乃补下治下之良剂也。

**八味肾气圆方**见《妇人杂病》中。

**虚劳虚烦不得眠，酸枣汤主之。**

**【注】**因虚劳而烦，是虚烦也。因虚烦而不得眠，是虚烦不得眠也。故主以酸枣仁汤，专治虚烦，烦去则得眠也。

**【集注】**李彣曰：虚烦不得眠者，血虚生内热，而阴气不敛也。《内经》云：气行于阳，阳气满，不得入于阴，阴气虚，故目不得瞑。酸枣汤养血虚而敛阴气也。

**酸枣汤**

酸枣仁二升　甘草一两　知母二两　茯苓二两　芎䓖二两

上五味，以水八升，煮酸枣仁，得六升，内诸药，煮取三升，分温三服。

**五劳极虚，羸瘦腹满，不能饮食。食伤、忧伤、饮伤、房室伤、饥伤、劳伤、经络营卫气伤，内有干血，肌肤甲错，两目黯黑，缓中补虚，大黄䗪虫丸主之。**

**【按】**“缓中补虚”四字，当在不能饮食之下，必是传写之讹。

**【注】**五劳所伤，久之令人极虚羸瘦，腹中虚满，不能饮食，宜缓中

补虚，如前之建中等方也。原其所伤之道，不止过劳伤气，房室伤精也，即饮食伤胃，饥过伤脾，渴过伤肾，忧思伤心，罢极伤肝，过言伤肺，皆令人经络营卫气伤。是以劳热煎熬，内有干血，故肌肤不润，甲错如鳞也；两目不荣，黯黑不明也。似此干血之证，非缓中补虚之剂所能治，故主以大黄䗪虫丸，攻热下血，俾瘀积去而虚劳可复也。

【集注】程林曰：此条单指内有干血而言。夫人或因七情，或因饮食，或因房劳，皆令正气内伤，血脉凝积，致有干血积于中，而尪羸见于外也。血积则不能以濡肌肤，故肌肤甲错；不能营于目，则两目黯黑。与大黄䗪虫丸以下干血，则邪除正旺矣，非大黄䗪虫丸能缓中补虚也。

尤怡曰：内有干血不去，适足以留新血而渗灌不周，故去之不可不早也。此方润以濡其干，虫以动其瘀，通以去其闭，而以地黄、芍药、甘草和养其虚，攻血而仍滋夫血也。

**大黄䗪虫丸方**

大黄蒸，十分　黄芩二两　甘草三两　桃仁一升　杏仁一升　芍药四两　干漆一两　虻虫一升　水蛭百枚　䗪虫半升　蛴螬一升　干地黄十两

上十二味，末之，炼蜜为丸，小豆大，酒饮服五丸，日三服。

**虚劳诸不足，风气百疾，薯蓣圆方主之。**

【注】虚劳诸不足者，谓五劳、诸虚、百损也。上条以热伤干血为言，此条以风气百疾立论。热伤其上之血分，则病肺痈；热伤其下之血分，则病干血。风中其外之气分，则病肺痿；风中其内之气分，则病百疾。主之以薯蓣丸，散诸风邪，补诸不足，滋诸枯槁，调诸荣卫，故其药温润共剂，补散同方也。

【集注】徐彬曰：虚劳不足证，多有兼风者，正不可着急治风气，故仲景以四君、四物，养其气血；麦冬、阿胶、干姜、大枣，补其肺胃；而以桔梗、杏仁、开提肺气；桂枝行阳；防风运脾；神曲开郁；黄卷宣肾；柴胡升少阳之气；白蔹化入营之风。虽有风气未尝专治之，谓正气运而风气自去也。然以薯蓣名丸者，取其不寒不热，不燥不滑，脾肾兼宜，故多用以为君，则诸药相助以为理耳。

**薯蓣圆方**

薯蓣三十分　当归　桂枝　曲　干地黄　豆黄卷各十分　甘草二十八分

人参七分　芎䓖　芍药　白术　麦门冬　杏仁各六分　柴胡　桔梗　茯苓各五分　阿胶七分　干姜三分　白蔹二分　防风六分　大枣为膏，百枚

上二十一味，末之，炼蜜和丸，如弹子大，空腹酒服一丸，一百丸为剂。

## 肺痿肺痈咳嗽上气病脉证并治第七

问曰：热在上焦者，因咳为肺痿。肺痿之病，从何得之？师曰：或从汗出，或从呕吐，或从消渴，小便利数，或从便难，又被快药下利，重亡津液，故得之。曰：寸口脉数，其人咳，口中反有浊唾涎沫者何？师曰：为肺痿之病。若口中辟辟[1]燥，咳即胸中隐隐痛，脉反滑数，此为肺痈，咳唾脓血。

【注】热在上焦，不咳，不病肺痿也。因热病咳，则为肺痿。肺热致痿之由，非止一端。或从汗出，或从呕吐，或从消渴，小便数利，或从便难，又被快药下之，重亡津液，故令肺热干痿也。肺热干痿，则清肃之令不行，水精四布失度。脾气虽散，精液上归于肺，而肺不但不能自滋其干，亦不能内洒陈于脏腑，外输精于皮毛也。其精液留贮胸中，得热煎熬，变为涎沫，侵肺作咳，唾之不已，故干者自干，唾者自唾，愈唾愈干，痿病成矣。若口中辟辟干燥，不吐浊唾涎沫，每咳即胸中隐隐而痛，脉数而滑，不数而虚，则非肺痿乃为肺痈。久则痈成脓溃，不唾涎沫，而必咳唾脓血矣。

【集注】周扬俊曰：喻昌云：行动数武，气即喘鸣，冲击连声，痰始一应。《金匮》治法，贵得其精意，大要缓而图之，生胃津，润肺燥，下逆气，开积痰，止浊唾，补真气，以通肺之小管；散火热，以复肺之清肃。如半身痿废及手足痿软，治之得法，亦能复起。而肺近在胸中，呼吸所关，可不致力乎？肺痈属在有形之血，血结宜骤攻；肺痿属在无形之气，气伤宜徐理。故痈为实，误以肺痿治之，是为实实；痿为虚，误以肺痈治之，为是虚虚。此辨证用药之大略也。然两手寸口之脉，原为手太阴肺脉，此云寸口脉数，云滑数，云数实，云数虚，皆指左右三部

[1] 辟辟：手指弹石之声。

统言，非如气口独主右关之上也。其人咳，口中反有浊唾涎沫，顷之遍地者为肺痿，言咳而口中不干燥也。若咳而口中辟辟燥，则是肺已结痈，火热之毒，出现于口，咳声上下，触动其痈，胸中即隐隐而痛。其脉必见滑数有力，正邪气方盛之征也。数虚、数实之脉，以之分别肺痿、肺痈，是则肺痿当补，肺痈当泻也可知矣。

又云：才见久咳，先须防此两证。肺痈由五脏蕴崇之火，与胃中停蓄之热，上乘乎肺；肺受火热熏灼，血为之凝，痰为之裹，遂成小痈。所结之形渐长，则肺日胀而胁骨日昂，乃至咳声频并，痰浊如胶；发热畏寒，日晡尤甚；面红鼻燥，胸生甲错。始先即能辨其脉证，属表属里，极力开提攻下，无不愈者，迨至血化为脓，肺叶朽坏，倾囊吐出，始识其证，十死不救，嗟无及矣。

沈明宗曰：此肺痿、肺痈之辨也。心居上，肾水不足，心火刑金，为热在上焦，肺阴日消，气逆则咳，故致肺痿。然本经明其始病之因，或从病后阴虚，过汗伤液，呕吐伤津，消渴，血虚津竭；或利小便，数而伤阴；或大便难，反被快药下利而重亡津液，以致肺金枯燥，虚热熏蒸，故寸口脉数，其人咳嗽，气弱不振，津液不布，化为浊唾涎沫而成肺痿。若口中辟辟燥，咳即胸中隐隐痛者，乃风寒侵入肺中，凝滞荣血为痈，故脉滑数而咳唾脓血。因无形虚热致痿，故脉数虚；因有形气血凝滞成痈，故脉数实。此明肺痈属实、肺痿属虚也。

脉数虚者为肺痿，数实者为肺痈。

**【注】**此详申上条肺痿、肺痈之脉也。肺痿得之于热亡津液，虚邪也，故脉数而虚；肺痈得之于热毒蓄结，实邪也，故脉数而实。

**【集注】**李彣曰：潘硕甫云：痿与痈，皆热在上焦，其脉皆数，皆咳，亡津液，未有异也。但痿属肺气虚而亡津，虽有热亦不烈，故不至燥涸，虽咳而口中有浊唾涎沫，故脉虽数而虚也。痈则气壅血凝，邪实而热烈，故津液亡而更觉干涸，口中辟辟燥，咳即胸中隐痛。津液既涸，脉应涩滞而反滑数者，蓄热腐脓，脉故数实也。

尤怡曰：痿者萎也，如草木之萎而不荣，为津亡而肺焦也；痈者壅也，如土之壅而不通，为热聚而肺瘍也。故其脉有虚实不同，而其数则一也。

问曰：病咳逆，脉之何以知此为肺痈？当有脓血，吐之则死，其脉何类？师曰：寸口脉微而数，微则为风，数则为热；微则汗出，数则恶寒。风中于卫，呼气不入；热过于荣，吸而不出。风伤皮毛，热伤血脉。风舍于肺，其人则咳，口干，喘满，咽燥不渴，时唾浊沫，时时振寒。热之所过，血为之凝滞，蓄结痈脓，吐如米粥。始萌可救，脓成则死[1]。

【按】"肺痈"之上，当有"肺痿"二字，不然本文论肺痿之义，则无着落，必是脱简。脉微之三"微"字，当是三"浮"字。微字文气不属，必是传写之讹。

【注】病咳逆者，何以知为肺痿肺痈也？咳而不渴，浊唾涎沫，脉数而虚，是以脉证知为肺痿也。口中干燥，胸中隐痛，脉数而实，是以脉证知为肺痛也。至于所以受病之由，肺痿前已言之，而肺痈则未尝言也，故又取所以致热而病肺痿肺痈之由，互为详悉发明也。寸口，肺脉也，肺脉当浮涩而短；今浮而数，是以知浮则为风，数则为热。初病风热，外搏皮毛，则荣卫受邪，故汗出而恶寒也。末传风热，内舍于肺，则荣卫分病。病肺痿者，属风热伤于卫气，气分有津液而无血，津液为之浊，故其为证，咳而不吐脓血，唾浊涎沫也。病肺痈者，属风热伤于营血，血分有血而无津液，血为之凝蓄，故其为证，咳而不唾涎沫，吐脓血如米粥也。其发热汗出，恶寒恶风，咳而喘满，咽燥不渴，呼气不入，吸气不出，则为痿、痈。互相兼有必然之证也。呼气不入，吸气不出，乃言其呼吸气促，难出难入，非竟不出入也。始萌可救，谓肺伤尚浅。脓成则死，谓肺已坏矣。盖示人图治于早，又特为肺痈而谆谆言之也。

肺痈，喘不得卧，葶苈大枣泻肺汤主之。

【注】此承上条，以明急治之义也。肺痈者，谓口中辟辟干燥，胸中隐隐作痛，脉数实也。而更加喘不得卧，是邪壅肺甚急，故以葶苈大枣泻肺汤，大苦大寒，峻泻肺邪，恐稍迁延，脓成则死矣。

**葶苈大枣泻肺汤方**

葶苈熬，令黄色，捣丸如弹子大　大枣十二枚

[1] 死：《千金要方》卷十七作"难治"。

上先以水三升，煮枣，取二升，去枣，内葶苈，煮取一升，顿服。

**【集解】**赵良曰：此治肺痈吃紧之方也。肺中生痈，不泻何待？恐日久痈脓已成，泻之无益。日久肺气已索，泻之转伤，乘其血结而脓未成，当急以泻之之法夺之。况喘不得卧，不亦甚乎？

肺痈，胸满胀，一身面目浮肿，鼻塞清涕出，不闻香臭酸辛，咳逆上气，喘鸣迫塞，葶苈大枣泻肺汤主之。方见上

**【注】**此承上条，互详其证，以同其治也。肺痈，胸胀而满，咳逆上气，喘鸣迫塞，一身面目浮肿，鼻塞清涕出，不闻香臭酸辛，是邪外塞皮毛，内壅肺气，比之喘不得卧，殆尤甚焉。亦以葶苈大枣泻肺汤者，因其脓未成故也。

咳而胸满，振寒，脉数，咽干不渴，时出浊唾腥臭，久久吐脓如米粥者，为肺痈，桔梗汤主之。

**【注】**咳而胸满，振寒脉数，咽干不渴，时出浊唾腥臭，久久吐脓如米粥者，此为肺痈证也。肺痈尚未成脓实邪也，故以葶苈之剂泻之；今已溃后虚邪也，故以桔梗之苦，甘草之甘，解肺毒、排痈脓也。此治已成肺痈，轻而不死者之法也。

**【集注】**高世栻曰：吐如米粥亦脓也，何以上文云脓成则死？若谓如米粥者非脓，上文既曰：蓄结痈脓，吐如米粥；此又云：吐脓如米粥。既吐脓矣，奚有始萌、脓成之别也？愚曰：上文先咳逆，而呼吸不利，后凝滞而血脉成脓，阴阳血气皆伤，故脓成则死。若上节言肺痈而气机不利，此节言肺痈而经络不和；病阳气者不伤阴，病血脉者不伤阳，故可治也。如但以“始萌可救，脓成则死”二语尽之，是以辞害志也，奚可乎？

**桔梗汤方**

桔梗一两　甘草二两

上二味，以水三升，煮取一升，分温再服，则吐脓血也。

肺痿吐涎沫而不咳者，其人不渴，必遗尿，小便数。所以然者，以上虚不能制下故也。此为肺中冷，必眩多涎唾，甘草干姜汤以温之。若服汤已，渴者，属消渴。

**【注】**咳而不吐涎沫者，肺燥咳也；咳而吐涎沫者，肺热痿也。若似

肺痿之吐涎沫而不咳者，此为肺中有冷饮，非为肺中成热痿也。肺中冷则其人必不渴，遗尿小便数，头眩多涎唾。所以然者，以上焦阳虚，不能约制下焦阴水，下焦之水泛上而唾涎沫，用甘草干姜汤以温散肺之寒饮也。如服汤已渴者，属消渴，谓始先不渴，服温药即转渴者，不但非肺中热，亦非肺中冷，乃胃中热也，则不当以属肺中冷寒饮治之，当以属胃中热消渴治之也。

**甘草干姜汤方**

甘草炙，四两　干姜炮，二两

上㕮咀，以水三升，煮取一升五合，去滓，分温再服。

**咳而上气，喉中水鸡声，射干麻黄汤主之。**

**【注】**咳逆上气，谓咳则气上冲逆也。上条发明不咳而吐涎沫者，非为肺痿，是为肺冷也。此条发明咳而不吐涎沫者，亦非肺痿，亦为肺冷也。上条以不渴，小便数，多唾涎沫为肺中冷，故以干姜佐甘草，是以温中为主也。此条以气上逆，喉中有水鸡声为肺经寒，故以生姜佐麻黄，是以散外为主也。病同冷饮，而有在外在内之别；方同辛温，而有主温主散之异也。水鸡声者，谓水与气相触之声，在喉中连连不绝也。

**射干麻黄汤方**

射干三两　麻黄四两　生姜四两　细辛　紫菀　款冬花各三两　五味子半升　大枣七枚　半夏半升

上九味，以水一斗二升，先煮麻黄两沸，去上沫，内诸药，煮取三升，分温三服。

**【集解】**程林曰：咳而上气，如水鸡声连连不绝者，是汤主之。《内经》曰：肺苦气上逆，急食苦以泻之。射干、紫菀之苦，所以泄逆气也。以辛泻之，麻黄、生姜、细辛、半夏、款冬花之辛，所以泻风邪也。以酸收之，以酸补之，五味子之酸，以补不足。虚则补其母，大枣之甘，所以补其母也。

**大逆上气，咽喉不利，止逆下气者，麦门冬汤主之。**

**【按】**大逆上气之“大”字，当是“火”字，文义病药始属，必是传写之讹。

**【注】**咳而上气，咽喉有水鸡声而连连者，是寒饮上逆也。今咳而上

气，咽喉无水鸡声而不利者，是火气上逆也。不利者，谓咽喉若有物相碍，不爽利也。主之以麦门冬汤，止其火逆，下其上气也。

**麦门冬汤方**

麦门冬七升　半夏一升　人参三两　甘草二两　粳米三合　大枣十枚

上六味，以水一斗二升，煮取六升，温服一升，日三，夜一服。

【**集解**】周扬俊曰：喻昌云：此胃中津液枯燥，虚火上炎之证，麦冬汤乃治本之良法也。夫用降火之药而火反升，用寒凉之药而热转炽者，不惟无益，而反害之。凡病有胃气则生，无胃气即死，胃气者，肺之母气也。本草有知母之名者，谓肺借其清凉，知清凉为肺之母也。有贝母之名者，谓肺借其豁痰实，豁痰为肺之母也。然屡施于火逆上气，咽喉不利之证，而屡不应，名不称矣。孰知仲景有此妙法，于麦冬、人参、甘草、粳米大补中气、大生津液队中，增入半夏之辛温一味，其利咽下气，非半夏之功，实善用半夏之功，擅古今未有之奇矣。

咳逆上气，时时唾浊，但坐不得眠[1]，皂荚圆主之。

【**注**】咳逆上气，喉中有水鸡声者，是寒饮冲肺，射干麻黄汤证也。咳逆上气，咽喉不利者，是火气冲肺，麦门冬汤证也。今咳逆上气，惟时时唾浊，痰涎多也。但坐不得卧，气逆甚也。此痰气为病，非寒饮亦非火气。主之以皂荚丸者，宣导其痰，通达其气也；佐枣膏之甘，以药性慓悍缓其势也。

【**集注**】程林曰：浊唾壅塞于肺，则不得卧，故时时唾浊也。皂荚味辛咸，辛能散，咸能软，宣壅导滞，利窍消风，莫过于此。故咳逆上气，时时唾浊，坐不得卧者宜之。然药性慓悍，佐枣膏之甘，以缓其药势。

魏荔彤曰：咳逆上气，时时吐浊，但坐不得眠，则较重于喉中水鸡声者矣。声滞者，夹外感之因；唾浊则内伤之故；但坐不得卧，而肺痈之证将成矣。是上焦有热，痰血包裹，结聚成患，不可不急为宣通其结聚，而后可津液徐生，枯干获润也。皂荚丸主之，皂荚驱风理痹，正为其有除瘀涤垢之能也。咳逆上气，时时唾浊，胸膈恶臭之痰血已结，可不急为涤荡，使之湔洗不留乎？如今用皂荚澡浴以除垢腻，即此理也。

---

[1] 眠：《千金要方》卷十八作“卧”。

用丸俾徐徐润化，自上而下，而上部方清。若用汤直泻无余，不能治上部之胶凝矣，古人立法诚善哉。此为预治肺痈将成者主治也。

**皂荚丸方**

皂荚刮去皮，用酥炙，八两

上一味，末之，蜜丸梧子大，以枣膏和汤，服三丸，日三夜一服。

**上气，面浮肿，肩息，其脉浮大不治，又加利尤甚。**

**【注】**上气，谓咳逆上气也。面浮肿，谓面目浮肿也。肩息，谓喘也。其脉浮大不治，又加利尤甚，谓脉证两虚，已属不治，又加利，则上喘下利，阴阳两脱，脉证相反，故曰：尤甚也。

**【集注】**徐彬曰：此言肺痈之证，元气惫者，为难治也。谓肺痈由风则风性上行，必先上气。若兼面浮肿，肩息，气升不降也。又脉浮大，元气不能复敛，则补既不可，汗又不可，况内外皆逆气，非风之比，可尽汗泄乎？故云不治。加利则阳从上脱，阴从下脱，故曰尤甚。

尤怡曰：上气，面浮肿，肩息，气但升而不降矣。脉复浮大，则阳有上越之机。脉偏盛者，偏绝也。又加下利，是阴复从下脱矣。阴阳离决，故当不治。肩息息，摇肩也。

**咳而上气，此为肺胀，其人喘，目如脱状，脉浮大者，越婢加半夏汤主之。**

**【注】**咳而上气，此为肺胀，其证肩息而喘，目突如脱之状。今脉浮大，则可知浮则为风，大则为实，故以越婢加半夏汤主之，外疏皮毛，内降气逆也。

**【集注】**赵良曰：咳而上气，则其气之有冲而不下，可知矣；其咳之相连而不已，可知矣。此皆属肺之胀使之也。邪入于肺则气壅，气壅则欲不喘不可得。惟喘极，故目如脱，所以状胀与喘之至也。脉浮，邪也，兼大则邪实。而所以遗害于肺，正未有已，故必以辛热发之，亦兼以甘寒佐之，使久合之邪，涣然冰释，岂不快乎？然久蓄之饮，何由得泄，故特加半夏于越婢汤中，一定之法也。

尤怡曰：外邪内饮，填塞肺中，为胀、为喘、为咳而上气，越婢汤散邪之力多，而蠲饮之力少，故以半夏辅其未逮。不用小青龙者，以脉浮且大，病属阳热，故利辛寒，不利辛热也。目如脱状者，目暗胀突，如欲脱落之状，壅气然也。

**越婢加半夏汤方**

麻黄六两　石膏半斤　生姜三两　大枣十五枚　甘草二两　半夏半斤

上六味，以水六升，先煮麻黄，去上沫，内诸药，煮取三升，分温三服。

【**集解**】李彣曰：脾运水谷，主为胃行津液，职卑如婢也。汤名越婢者，取发越脾气，通行津液之义也。今治肺胀，则麻黄散表邪，石膏清内热，甘草、大枣养正缓邪，半夏、生姜散逆下气也。

**上气喘而躁者，属肺胀，欲作风水，发汗则愈。**

【**注**】上气咳逆喘而躁急者，属肺胀也。乃风郁于外，水逆于中之候也，故曰：欲作风水。当发其汗，故曰：发汗则愈也。

【**集注**】徐彬曰：有邪者，尚可治也。若上气但喘而躁，则喘为风之扇，躁为风之烦，其逆上之涎沫，将夹风势而为风水。今使先泄于肌表，水无风战，自然顺趋而从下，故曰可汗而愈。

**肺胀，咳而上气，烦躁而喘，脉浮者，心下有水，小青龙加石膏汤主之。**

【**注**】此承上条，互详脉证，以明其治也。肺胀，咳而上气，烦躁而喘，脉浮，是外伤风寒，内有水气，主以小青龙汤，发汗则愈。加石膏者，因多一烦躁证也。

【**集注**】沈明宗曰：此互上条，肺胀治法也。风寒之邪，入于营卫，夹饮上逆，则咳而上气也。烦躁而喘，肺气壅逆，谓之肺胀，即肺痈未成之初也。

尤怡曰：此亦外邪内饮相搏之证，而兼烦躁，则夹有热邪，麻桂药中必用石膏，如大青龙之例也。又此条见证与上条颇同，而心下寒饮，则非温药不能开而去之，故不用越婢加半夏，而用小青龙加石膏，温寒并进，水热俱捐，于法尤为密矣。

**小青龙加石膏汤方**

麻黄　芍药　桂枝　细辛　甘草　干姜各三两　五味子　半夏各半升　石膏二两

上九味，以水一斗，先煮麻黄，去上沫，内诸药，煮取三升，强人服一升，羸者减之，二三服，小儿服四合。

【集解】李彣曰：心下有水，麻黄、桂枝发汗以泄水于外，半夏、干姜、细辛温中以散水于内，芍药、五味子收逆气以平肝，甘草益脾土以制水，加石膏以去烦躁，兼能解肌出汗也。

**咳而脉浮者，厚朴麻黄汤主之。脉沉者，泽漆汤主之。**

【注】咳，谓咳而不上气也。脉浮者，风寒病外也。主之厚朴、麻黄者，以散外邪为主也。脉沉者，痰饮病里也。主之泽漆汤，以逐内饮为主也。

【集解】尤怡曰：此不详见证，而但以脉之浮沉为辨，而异其治。按厚朴麻黄汤与小青龙加石膏汤大同，则散邪蠲饮之力居多，而厚朴辛温亦能助表，小麦甘平，五味敛，安正气者也。泽漆汤以泽漆为主，而以白前、黄芩、半夏佐之，则下趋之力轻猛，虽生姜、桂枝之辛，亦只为下气降逆之用而已，不能发表也。仲景之意，盖以咳皆肺邪，而脉浮者，气多居表，故驱之使从外出为易；脉沉者气多居里，故驱之使从下出为易，亦因势利导之法也。

**厚朴麻黄汤方**

厚朴五两　麻黄四两　石膏如鸡子大　杏仁半升　半夏半升　干姜二两　细辛二两　小麦一升　五味子半升

上九味，以水一斗二升，先煮小麦熟，去滓，内诸药，煮取三升，温服一升，日三服。

**泽漆汤方**

半夏半升　紫参一作紫菀。五两　泽漆以东流水五斗，煮取一斗五升。三升　生姜五两　白前五两　甘草　黄芩　人参　桂枝各三两

上九味，㕮咀，内泽漆汁中，煮取五升，温服五合，至夜尽。

【集解】李彣曰：咳者，水寒射肺也。脉浮者，停水而又夹风以鼓之也。麻黄去风散肺逆，与半夏、细辛、干姜、五味子、石膏同用，即前小青龙加石膏，为解表行水之剂也。然土能制水，而地道壅塞，则水亦

不行，故用厚朴疏敦阜[1]之土，使脾气健运，而水自下泄矣。杏仁下气去逆，小麦入心经能通火气，以火能生土助脾，而共成决水之功也。又云：脉沉为水，以泽漆为君者，因其功专于消痰行水也，水性阴寒，桂枝行阳气以导之。然所以停水者，以脾土衰不能制水，肺气逆不能通调水道，故用人参、紫参、白前、甘草补脾顺肺，同为制水利水之方也。黄芩苦以泄之，半夏、生姜辛以散之也。

沈明宗曰：详《金匮》咳嗽病，本于肺则一，大纲有三：一者，热刑肺金，气弱不振，咳而唾沫为肺痿；二者，风伤卫分，则病咳上气喘为肺胀；三者，邪传营血，凝而不行为肺痈。然肺胀之中，又分风、寒、表、里，饮多、风少、风多、饮少之治。故气喘而躁，脉浮者，为心下有水，欲作风水，当以小青龙两解表里，加石膏以清风热。目如脱状，乃风寒多而饮少，以越婢驱风，加半夏而下痰逆。风寒外束，火热内郁，喉中水鸡声者，射干麻黄汤，宣通表里之邪。风热壅逆，津液不布，化而为涎，时时唾浊，但坐不得眠者，皂荚丸以驱风郁之涎。若咳而脉浮，邪居肺气，以厚朴麻黄汤，俾从表解。咳而脉沉，邪入于营，将成肺痈，以泽漆而破壅结。火逆上气，咽喉不利，是无外邪，治当麦门冬汤，清润滋降。若见浮肿肩息，脉浮大而下利，真气上浮下脱，则为不治。以上皆外邪兼内饮合病，微细之辨，临证又当合《内经》五脏六腑，互相传乘之咳而辨之，则尽善矣。





---

[1] 敦阜：土的别称。《素问·五常政大论》：“土曰敦阜。”唐·王冰注：“敦，厚也；阜，高也。”

# 卷二十

## 奔豚气病脉证并治第八

师曰：病有奔豚，有吐脓，有惊怖，有火邪，此四部病，皆从惊发得之。

【按】篇中只有奔豚一证，而吐脓、惊怖、火邪皆简脱，必有阙文。

师曰：奔豚病从少腹起，上冲咽喉，发作欲死，复还止❶，皆从惊恐得之。

【注】奔豚者，肾病也，以其病从少腹上冲咽喉，有如豚窜奔突之状，故名之也。发作则肾气上乘于心而欲死，作已则气衰复还于肾而止，故其病虽有微甚不同，然必皆从惊恐得之。盖惊伤心，恐伤肾，两脏交病也。水能胜火，肾上凌心，故治法宜泻肾而补心也。

【集注】张从政曰：惊者，为自不知故也；恐者，为自知也。周扬俊曰：少阴脉循喉咙，因其所系之经，而上冲殊便也。

发汗后，烧针令其汗，针处被寒，核起而赤者，必发奔豚，气从少腹上至❷心，灸其核上各一壮，与桂枝加桂汤主之。

【注】此条与《伤寒论》同。《伤寒论》中无“发汗后”三字，而有“太阳伤寒者，加温针必惊也”十一字，当从《伤寒论》为是。盖明所以致惊之由非一端，即寒侵针处，亦能为是病也。夫太阳伤寒者，加温针必惊也，谓病伤寒之人，猝然加以温针，其心必惊，非谓温针之后必生惊病也。烧针，即温针也，烧针取汗亦汗法也。针处宜当避寒，若不知谨，外被寒袭，火郁脉中，血不流行，所以有结核肿赤之患也。夫温针取汗，其法亦为迅烈矣，既针而营不奉行作解，必其人素寒阴盛也。故虽有温针之火，但发核赤，又被寒侵，故不但不解，反召阴邪，而加针之时，心既惊虚，所以肾水阴邪，得上凌心阳而发奔豚也。奔豚者，肾

---

❶ 止：《外台》卷十二作“生”。
❷ 至：赵本作“冲”。义胜。

水阴邪之气，从少腹上冲于心，若豚之奔也。先灸核上各一壮者，外祛其寒邪，继与桂枝加桂汤者，内伐其肾邪也。

【集注】周扬俊曰：奔豚，北方肾邪也。烧针令汗，纵不合法，与少阴何与而作奔豚？盖太阳相表里也，针处被寒，核起而赤，吾知前此之邪未散，而后此之邪复人，惟桂能伐肾邪也。所以用桂加入桂枝汤中，一以外解风邪，一以内泄阴气也。先灸核上者，因寒而肿，惟灸消之也。

**桂枝加桂汤方**

桂枝五两　芍药三两　甘草炙，二两　生姜三两　大枣十二枚

上五味，以水七升，微火煮取三升，去滓，温服一升。

奔豚，气上冲胸，腹痛，往来寒热，奔豚汤主之。

【注】奔豚气上冲咽喉，发作欲死，是奔豚之甚者也。气上冲胸，腹痛，往来寒热，是奔豚之微者也。甚者以桂枝加桂汤，从肾逐阴降逆也；微者以奔豚汤，从心调血散逆也。

**奔豚汤方**

甘草　芎䓖　当归各二两　半夏四两　黄芩二两　生葛五两　芍药二两　生姜四两　甘李根白皮一升

上九味，以水二斗，煮取五升，温服一升，日三夜一服。

【集解】沈明宗曰：用芎、归、白芍、甘草调养厥阴、少阳血气之正，而邪自外出；以生葛、黄芩、半夏、生姜佐李根，解半表半里之寒热，而逆可散。盖奔豚虽属肾病，然兼厥阴、少阳之邪而发者有之。仲景用此方，明非仅寒邪一端致然也。

发汗后，脐下悸者，欲作奔豚，茯苓桂枝甘草大枣汤主之。

【注】发汗后，心下悸者，心阳虚，本经自病也。脐下悸者，肾邪乘虚上干心病也。奔豚者，脐下气动而上冲也。欲作奔豚者，有似奔豚之状而将作未作也。茯苓桂枝甘草大枣汤，所以补火土而伐水邪也。上条发明外感寒邪，能病奔豚，此条更申明内有水气，亦能病奔豚也。

【集注】徐彬曰：仲景论证，每合数条以尽其变。言奔豚由于惊，又言其从少腹冲至咽喉，又言其兼腹痛，而往来寒热，又言其兼核起，而无他病，又言汗后脐下悸，欲作奔豚而未成者，其浅深了然。用和解，用伐肾，用桂不用桂，酌治微妙。奔豚一证，病因证治，无复剩义，苟

不会仲景立方之意，则峻药畏用，平剂寡效，岂古方不宜于今哉。

周扬俊曰：汗本心之液，发汗而脐下病悸者，心气虚而肾气动也。

**茯苓桂枝甘草大枣汤方**

茯苓半斤　桂枝四两　甘草炙，二两　大枣十五枚

上四味，以甘澜水一斗，先煮茯苓，减二升，内诸药，煮取三升，去滓，温服一升，日三服。

作甘澜水法：取水三升置大盆内，以杓扬之数千遍，水上有珠子五六千颗相逐，取用之。

【**集解**】程林曰：汗后脐下悸者，阳气虚而肾邪上逆也。脐下为肾气发源之地，茯苓泄水以伐肾邪，桂枝行阳以散逆气，甘草、大枣甘温助脾土以制肾水。煎用甘澜水者，扬之无力，全无水性，取其不助肾邪也。

## 胸痹心痛短气病脉证并治第九

师曰：夫脉当取太过不及，阳微阴弦，即胸痹而痛，所以然者，责其极虚也。今阳虚知在上焦，所以胸痹心痛者，以其阴弦故也。

【**注**】脉太过则病，不及亦病，故脉当取太过不及而候病也。阳微，寸口脉微也，阳得阴脉为阳不及，上焦阳虚也；阴弦，尺中脉弦也，阴得阴脉为阴太过，下焦阴实也。凡阴实之邪，皆得以上乘阳虚之胸，所以病胸痹心痛。胸痹之病轻者即今之胸满，重者即今之胸痛也。

【**集注**】李彣曰：《内经》云：胃脉平者不可见，太过不及则病见矣。寸脉为阳，以候上焦，正应胸中部分，若阳脉不及而微，则为阳虚，主病上焦，故受病胸痹。尺脉太过而弦，则为阴盛，知在下焦，故上逆而为痛也。

尤怡曰：上焦为阳之位，而微脉为虚之甚，故曰责其极虚。

平人无寒热，短气不足以息者，实也。

【**注**】平人，无病之人也。无寒热，无表邪也。平人无故而有短气不足以息之证，不可责其虚也，此必邪在胸中，痹而不通，阻碍呼吸，当责其实也。

【**集注**】李彣曰：上节云责其极虚，此又云实，何也？经云：邪之所

凑，其气必虚。留而不去，其病为实是也。然短气与少气有辨：少气者，气少不足于言，《内经》云：言而微，终日乃复言者，此夺气是也；短气者，气短不能相续，似喘非喘，若有气上冲，故似喘而不摇肩，似呻吟而无痛是也。

尤怡曰：平人，素无疾之人也。无寒热，无新邪也。而乃短气不足以息，当是里气因邪而实，或痰，或食，或饮碍其升降之气而然也。

**胸痹之病，喘息咳唾，胸背痛，短气，寸口脉沉而迟，关上小紧数，栝蒌薤白白酒汤主之。**

**【注】**寸口脉沉而迟，沉则为里气滞，迟则为脏内寒，主上焦脏寒气滞也。关上小紧而疾，小为阳虚，紧疾寒痛，是主中焦气急寒痛也。胸背者，心肺之宫城也。阳气一虚，诸寒阴邪得以乘之，则胸背之气痹而不通，轻者病满，重者病痛，理之必然也，喘息、咳唾、短气证之必有也。主之以栝蒌薤白白酒汤者，用辛以开胸痹，用温以行阳气也。

**【集注】**赵良曰：凡寒浊之邪，滞于上焦，则阻其上下往来之气，塞其前后阴阳之位，遂令为喘息、为咳唾、为痛、为短气也。

程林曰：胸中者，心肺之分，故作喘息咳唾也。诸阳受气于胸，而转行于背，气痹不行，则胸背为痛，而气为短也。

**栝蒌薤白白酒汤方**

栝蒌实捣，一枚　薤白半斤　白酒七升

上三味，同煮取二升，分温再服。

**胸痹，不得卧，心痛彻背者，栝蒌薤白半夏汤主之。**

**【注】**上条胸痹胸背痛，尚能卧，以痛微而气不逆也。此条心痛彻背不得卧，是痛甚而气上逆也，故仍用前方，大加半夏以降逆也。

**【集注】**尤怡曰：胸痹不得卧，是胸中痛甚，肺气上而不下也；心痛彻背，是气闭塞而前后不通故也，其痹为尤甚矣。所以然者，有痰饮以为之援也。

**栝蒌薤白半夏汤方**

栝蒌实捣，一枚　薤白三两　半夏半升　白酒一斗

上四味，同煮取四升，温服一升，日三服。

**【集解】**魏荔彤曰：用半夏之苦，以开郁行气。痛甚则结甚，故减薤

白之湿，用半夏之燥，更能使胶腻之物，随汤而荡涤也。日三服，亦从上治者，应徐取频服也。

**心痛彻背，背痛彻心，乌头赤石脂圆主之。**

**【注】**上条心痛彻背，尚有休止之时，故以栝蒌薤白白酒加半夏汤平剂治之；此条心痛彻背，背痛彻心，是连连痛而不休，则为阴寒邪甚，浸浸乎阳光欲熄，非薤白白酒之所能治也，故以乌头赤石脂丸主之。方中乌、附、椒、姜，一派大辛大热，别无他顾，峻逐阴邪而已。

**【集注】**李彣曰：心痛在内而彻背，则内而达于外矣；背痛在外而彻心，则外而入于内矣。故既有附子之温，而复用乌头之迅，佐干姜行阳，大散其寒；佐蜀椒下气，大开其郁。恐过于大散大开，故复佐赤石脂入心，以固涩而收阳气也。

**赤石脂圆方**

蜀椒一两。一法二分　乌头炮，一分　附子炮，半两。一法一分　赤石脂一两。一法二分　干姜一两。一法一分

上五味，末之，蜜丸如桐子大。先食服一丸，日三服，不知稍加服。

**胸痹，缓急者，薏苡附子散主之。**

**【注】**缓急者，谓胸痹痛而时缓时急也。当审其缓急而施治。若缓而不急者，以栝蒌薤白白酒汤主之。今时缓时急，故以薏苡附子散，急通痹气，以迅扫阴邪也。

**薏苡附子散方**

薏苡仁十五两　大附子炮，十枚

上二味，杵为散，服方寸匕，日三服。

**【集解】**李彣曰：缓急者，或缓而痛暂止，或急而痛复作也。薏苡仁入肺利气，附子温中行阳，为散服，则其效更速矣。

魏荔彤曰：薏苡下气宽胸，附子温中散邪，为邪盛甚而阳微亦甚者立法也。

**胸痹，胸中气塞、短气，茯苓杏仁甘草汤主之，橘枳姜汤亦主之。**

**【注】**胸痹胸中急痛，胸痹之重者也；胸中气塞，胸痹之轻者也。胸为气海，一有其隙，若阳邪干之则化火，火性气开不病痹也。若阴邪干

之则化水，水性气阖，故令胸中气塞短气，不足以息，而为胸痹也。水盛气者，则息促，主以茯苓杏仁甘草汤，以利其水，水利则气顺矣。气盛水者，则痞塞，主以橘皮枳实生姜汤，以开其气，气开则痹通矣。

【集注】沈明宗曰：邪气阻塞胸膈，肺气不得往来流利，则胸中气塞短气。方用杏仁使肺气下通，以茯苓导引湿下行，甘草和中，俾邪去则痹开而气不短矣。然胸痹乃胸中气塞，土湿寒浊阴气以夹外邪上逆所致，故橘、枳、生姜善于散邪下浊，所以亦主之。

魏荔彤曰：此证乃邪实而正不甚虚，阳微而阴不甚盛。盖痹则气必塞，气塞则必短气，前言之矣。今开降其气，而诸证自除矣。

**茯苓杏仁甘草汤方**

茯苓三两　杏仁五十个　甘草一两

上三味，以水一斗，煮取五升，温服一升，日三服，不差更服。

**橘皮枳实生姜汤方**

橘皮一斤　枳实三两　生姜半斤

上三味，以水五升，煎取二升，分温再服。

**胸痹，心中痞气，气结在胸，胸满，胁下逆抢心，枳实薤白桂枝汤主之，人参汤亦主之。**

【注】心中，即心下也。胸痹病，心下痞气，闷而不通者虚也。若不在心下而气结在胸，胸满连胁下，气逆撞心者实也。实者用枳实薤白桂枝汤主之，倍用枳、朴者，是以破气降逆为主也。虚者用人参汤主之，即理中汤，是以温中补气为主也。由此可知痛有补法，塞因塞用之义也。

【集注】魏荔彤曰：胸痹自是阳微阴盛矣。心中痞气，气结在胸，正胸痹之病状也。再连胁下之气，俱逆而抢心，则痰饮水气，俱乘阴寒之邪，动而上逆，胸胃之阳气全难支拒矣。故用枳实薤白桂枝汤，行阳开郁，温中降气。犹必先后煮治，以融和其气味，俾缓缓荡除其结聚之邪也。再或虚寒已甚，无敢恣为开破者，故人参汤亦主之，以温补其阳，使正气旺而邪气自消也。

尤怡曰：心中痞气，气痹而成痞也。胁下逆抢心，气逆不降，将为中之害也。用此二方者，一以去邪之实，即以安正；一以养阳之虚，即以逐阴。是在审其病之新久，与气之虚实而决之。

**枳实薤白桂枝汤方**

枳实四枚　厚朴四两　薤白半斤　桂枝一两　栝蒌实捣，一枚

上五味，以水五升，先煮枳实、厚朴，取三升，去滓，内诸药，煮数沸，分温三服。

**人参汤方**

人参　甘草　干姜　白术各三两

上四味，以水八升，煮取三升，温服一升，日三服。

**心中痞，诸逆，心悬痛，桂枝生姜枳实汤主之。**

**【注】**心中痞，即上条心中痞气也。诸逆，诸气上逆也。上条之逆，不过撞心而不痛；此条之逆，则心悬而空痛，如空中悬物动摇而痛也。用桂枝生姜枳实汤，通阳气破逆气，痛止痞开矣。

**【集注】**程林曰：诸逆如胁下逆抢心之类，邪气独留于上，则心悬痛。

尤怡曰：诸逆，该痰饮客气而言。心悬痛，谓如悬物动摇而痛，逆气使然也。

**桂枝生姜枳实汤方**

桂枝三两　生姜三两　枳实五枚

上三味，以水六升，煮取三升，分温三服。

**【集解】**赵良曰：枳实、生姜，原以治气塞，况于痞乎？故较前条稍减轻分两，使痞者下其气以开之。悬痛属饮者，得生姜以散之，既足建功矣。乃去橘皮而用桂枝者，以所逆非一，或通阳气，或破结气，或散寒气，皆能去痹也。

## 腹满寒疝宿食病脉证并治第十

**趺阳脉微弦，法当腹满，不满者必便难，两胠疼痛，此虚寒从下上也，当以温药服之。**

**【注】**趺阳胃脉也，当缓而和，今见弦脉，是肝脉也。肝脉见于脾部，是木盛土虚也，法当腹满。今不腹满者，肝脉微弦，不盛而脾不虚，故脾未受病也。肝自郁则失其条达之性，必本经自病，故便难两胠痛也。

然非肝火实病，此乃虚寒从下上也，当以温药服之。

**腹满时减，复如故，此为寒，当与温药。**

【**按**】此篇无治虚寒腹满之方。“当与温药”之下，当有“宜厚朴生姜甘草半夏人参汤主之”十四字，必是脱简，阅《伤寒论·太阴篇》自知。

【**注**】此承上条，互详其证，以明其治也。腹满便难，脾实病也，今腹满而不便难，脾虚病也。且腹满有时而减，有时复如不满，乃虚寒也，当与温药主之。以厚朴生姜甘草半夏人参汤，消满散寒，缓中降逆补虚，乃治虚满之法也。

【**集注**】魏荔彤曰：腹满或服下药，或服补药。有时减退，未几旋腹满如故，则不可作实与热治也。仲景明此为寒，里寒从无下法，惟有温药与服，虚者以温中补气，实者亦以温中行气为义，是治气寒腹满第一善法也。

**厚朴生姜甘草半夏人参汤方**

厚朴半斤　生姜半斤　半夏半斤　人参一两　甘草炙，三两

上五味，以水一斗，煮取三升，去滓，温服一升，日三服。

**腹满不减，减不足言，当须下之，宜大承气汤。**

【**注**】腹满时减、时满，虚满也；腹满常常而满，实满也。腹满不减，减不足言，谓腹满不减，虽减不过稍减，不足言减也。虚满当温，实满当下，故宜大承气汤下之，此治实满之法也。

【**集注**】尤怡曰：减不足言，谓虽减而不足云减，所以形其满之至也，故宜大下。所谓中满者，泻之于内也。

**大承气汤**方见前痉病中。

**病者腹满，按之不痛为虚，痛者为实，可下之。舌黄未下者，下之黄自去。**

【**注**】前条腹满，以时减、时不减别虚实；此条腹满，以痛、不痛辨有余不足也。腹满按之不痛为虚，虚者脾虚也，可温之，则当与厚朴生姜甘草半夏人参汤也。按而痛者为实，实者胃实也，可下之，当与大承气汤。胃实者舌苔必黄，若未下者，下之黄苔自去也。

【**集注**】赵良曰：腹满亦有属实，实则非虚寒也明矣，岂概以温药治

之乎？故有试之之法，在痛与不痛之分，虚实较然矣。盖胃实必热，热蒸必舌黄，下其实热，舌黄不自已乎？有此一辨，并虚者愈审已。

魏荔彤曰：无形之虚气作痞塞，则按之无物，何痛之有？倘夹有形之实物为患，如宿食在胃，疝气在少腹等是也。按之有物阻碍于脏腑之侧焉，有不痛者乎？是于按之痛否，以决其虚实之法也。

**病者痿黄，躁而不渴，胸[1]中寒实而利不止者，死。**

**【按】**躁而不渴，当是"燥而不渴"，文始通顺。胸中寒实，当是"胃中寒实"。若是胸中寒实，如何曰下利不止者死？皆是传写之讹。

**【注】**病者面色痿黄，若口燥而渴者，热实也；今痿黄口燥不渴，寒实也。寒实者当不下利，若下利是寒虚也；今下利不止，乃寒虚胃气下脱，故死也。

**【集注】**程林曰：痿黄者，脾胃病也。见燥而渴者为热，不渴者为寒。病人既痿黄，又兼下利不禁，则脾气衰绝，故死。

李彣曰：下利若燥而渴者为热，阳气尚存，犹为可治。今燥而不渴，胃中寒邪盛也，若利不止，则阴盛阳衰，气下脱矣，故死。

**夫瘦人，绕脐痛，必有风冷，谷气不行，而反下之，其气必冲；不冲者，心下则痞。**

**【注】**此承上条寒实证误以寒药下之之义也。瘦人形气虚弱，难御外邪，若绕脐痛，必有风冷伤胃，致令谷气不行也。绕脐疼痛，虽属实邪，但因风冷则为寒实，医者当温而行之，今反以寒药下之，其风冷之邪，若上虚则气上冲，中虚则痞结心下，理必然也。

**【集注】**尤怡曰：瘦人脏虚气弱，风冷易入，入则谷气留滞不行，绕脐疼痛，有似里实而实为虚冷。是宜温药以助脾之行，乃反下之，谷出而风冷不与俱出，正乃益虚，邪乃无制，势必上冲，若不冲者，心下则痞。

**寸口脉弦者，即胁下拘急而痛，其人啬啬恶寒也。**

**【注】**此详申首条，两胠疼痛属寒之义也。寸口脉弦，即首条之弦也。胁下拘急而痛，即首条之两胠疼痛也。何以知其为寒也？然必其人

[1] 胸：《脉经》卷八作"胃"。为是。

有阳虚啬啬恶寒之证，始为肝寒而痛也，即有腹满，亦当温之可也。

【集注】程林曰：弦，肝脉，阴也。肝脉循胁里，寒主收引，故胁下拘急而痛。以寒胜于内，而阳气不行于外，故外亦啬啬而恶寒也。

**夫中寒家，喜欠，其人清涕出，发热色和者，善嚏。**

【注】中寒家，谓素有中寒病之人也。前以时减辨腹满之中寒，又以恶寒辨胁痛之中寒，此以喜欠清涕出而辨心胸之中寒也。欠者，呵欠也。夫人欲睡喜欠者，阴引阳入也；睡觉喜欠者，阳引阴出也。今中寒喜欠者，是阴盛引阳也。年老之人清涕出者，是阳虚也；遇寒之人清涕出者，是寒盛也。今中寒而清涕出者，是阳气虚寒也。若发热色和者，非为中寒也，乃为外寒所搏，虽有清涕出，亦因善嚏而出也。

**中寒，其人下利，以里虚也，欲嚏不能，此人肚中寒[1]。**一云痛。

【注】上条以喜欠、清涕自出，辨心胸之中寒；此条以下利、欲嚏不能嚏，而辨腹中寒也。其人下利，里气素虚也，欲嚏不能嚏，何以知此人腹中寒也？盖喷嚏者，雷气之义也，其人内阳外阴，阳气奋发而为嚏也。今欲嚏不能嚏，是阳欲出而复留，阴气盛也，故知腹中寒也。

【集注】沈明宗曰：此脾经受寒现证也。寒中太阴，阴寒湿盛，阳虚不固，其人下利，但通多不足，故为里虚。盖阳和则嚏，而欲嚏不能，乃阴寒凝滞于里，所以肚中病也。

**腹中寒气，雷[2]鸣切痛，胸胁逆满，呕吐，附子粳米汤主之。**

【注】腹中切痛，寒也，腹中雷鸣，气也，腹中寒气，故雷鸣切痛。而胸胁逆满者，肠胃之外寒气为之也；腹痛雷鸣呕吐者，肠胃之中寒气为之也。主之以附子粳米汤，胜寒气，和内外，此治腹中寒之法也。

**附子粳米汤方**

附子炮，一枚　半夏半升　甘草一两　大枣十枚　粳米半升

上五味，以水八升，煮米熟汤成，去滓，温服一升，日三服。

**心胸中大寒痛，呕不能饮食，腹中寒，上冲皮起，出见有头足，上下痛不可触近，大建中汤主之。**

---

[1] 肚中寒：《千金要方》卷十六作“腹中痛”。

[2] 雷：《千金要方》卷十六作“肠”。

【注】心胸中大寒痛，谓腹中上连心胸大痛也。而名大寒痛者，以有厥逆、脉伏等大寒证之意也。呕逆不能饮食者，是寒甚拒格于中也。上冲皮起，出见头足者，是寒甚聚坚于外也。上下痛不可触近，是内而脏腑，外而经络，痛之甚亦由寒之甚也。主之以大建中汤，蜀椒、干姜大散寒邪，人参、胶饴大建中虚。服后温覆，令有微汗，则寒去而痛止。此治心胸中寒之法也。

**大建中汤方**

蜀椒去汗，二合　干姜四两　人参二两

上三味，以水四升，煮取二升，去滓，内胶饴一升，微火煎取一升半，分温再服，如一爨顷[1]，可饮粥二升，后更服，当一日食糜温覆之。

**寒气厥逆，赤丸主之。**

【按】此条之文、之方，必有简脱，难以为后世法，不释。

**赤丸方**

茯苓四两　半夏洗，四两。一方用桂　乌头炮，二两　细辛一两

上四味，末之，真朱为色炼丸，丸如麻子大，先食，酒饮下三丸，日再、夜一服。不知稍增之，以知为度。

**痛而闭者，厚朴三物汤主之。**

【注】腹满而痛下利者，用理中汤，所以温其中也；腹满而痛便闭者，用厚朴三物汤，所以开其下也。

**厚朴三物汤方**

厚朴八两　大黄四两　枳实五枚

上三味，以水一斗二升，先煮二味，取五升，内大黄，煮取三升，温服一升，以利为度。

**其脉数而紧，乃弦，状如弓弦，按之不移。脉弦数者，当下其寒。脉紧大而迟者，必心下坚。脉大而紧者，阳中有阴，可下之。**

【按】“其脉数而紧，乃弦，状如弓弦，按之不移，脉弦数者”之十九字，当是衍文，阅《伤寒论·辨脉法》自知。“当下其寒”之四字，



---

[1] 爨（cuàn 窜）顷：一顿饭工夫。爨，烧火做饭。《左传·宣公十五年》：“易子而食，析骸以爨。”杜预注：“爨，炊也。”

当在“必心下坚”之下，文义始属。

【注】脉紧大而迟者，必心下坚硬，乃寒实也，当下其寒。脉大而紧者，阳中有阴也，大者阳实，紧者阴实也，故可下之。

**胁下偏痛，发热，其脉紧弦，此寒也，宜温药下之，以大黄附子汤。**

【按】胁下偏痛之“偏”字，当是“满”字，必是传写之讹。

【注】腹满而痛，脾实邪也；胁下满痛，肝实邪也；发热若脉数大，胃热实邪也。

今脉紧弦，脾寒实邪也，当以温药下之，故以大黄附子汤下其寒实。方中佐细辛者，以散其肝邪，此下肝脾寒实之法也。

【集注】尤怡曰：胁中满痛而脉紧弦，阴寒成聚也，虽有发热，亦是阳气被郁所致。是以非温不能已其寒，非下不能去其结，故曰：宜以温药下之。

**大黄附子汤方**

大黄三两　附子炮，三枚　细辛二两

上三味，以水五升，煮取二升，分温三服；若强人煮取二升半，分温三服。服后如人行四五里，进一服。

**病腹满，发热，十日脉浮而数，饮食如故，厚朴七物汤主之。**

【注】病腹满，里证也。发热，里热也。然十日脉浮而数，表热亦未已也。饮食如故，胃热能消谷也。因胃热里实，表热发热，故用厚朴七物汤，表里均解，腹满发热两除也。此桂枝汤、小承气汤之复方也。

【集注】程林曰：腹满者，内有实热也。十日脉尚浮而数，浮为在表，表热邪未已，故发热。数为在里，里热能消谷，故饮食如故。与此方荡腹满而除表热。夫表里俱实，当先解表，乃可攻里，今表邪微而里邪甚，故用承气桂枝二汤，相合以和表里，如伤寒之用大柴胡，此其义也。

**厚朴七物汤方**

厚朴半斤　甘草三两　大黄二两　大枣十枚　枳实五枚　桂枝二两　生姜五两

上七味，以水一斗，煮取四升，温服八合，日三服。呕者加半夏五合。下利去大黄。寒多者，加生姜至半斤。

**按之心下满痛者，此为实也，当下之，宜大柴胡汤。**

【按】“按之心下满痛”之下，当有“有潮热”之三字，若无此三字，则不当与大柴胡汤，是必传写之遗。

【注】按之心下满痛，有潮热者，此为表里俱实，当下之，宜大柴胡汤两解之。此二治皆下实满之法也。

**大柴胡汤方**

柴胡半斤　黄芩三两　芍药三两　半夏洗，半斤　枳实炙，四枚　大黄二两　大枣十二枚　生姜五两

上八味，以水一斗二升，煮取六升，去滓再煎，温服一升，日三服。

**腹痛❶，脉弦而紧，弦则卫气不行，即恶寒，紧则不欲食，邪正相搏，即为寒疝。绕脐痛苦，发则白汗出，手足厥冷，其脉沉紧者，大乌头煎主之。**

【按】此条脉重出，下条有证无脉，“其脉沉紧者”之五字，当在下条里急之下。然脉弦而紧，是劲急之甚，当属寒疝之重者。其白汗之“白”字，当是“自”字。下条其脉沉紧是里痛之脉，当属寒疝之轻者，必是传写之讹。

【注】疝病犯寒即发，故谓之寒疝也。其病发则绕脐少腹急痛，恶寒汗出，手足厥冷，不欲饮食，脉弦而紧，主急主痛，此寒疝应有之证脉也。主之乌头煎者，是专以破邪治标为急，虚实在所不论，故曰：强人服七合，弱人服五合也。

**乌头煎方**

乌头熬，去皮，不㕮咀，大者五枚

上以水三升，煮取一升，去滓，内蜜二升，煎令水气尽，取二升，强人服七合，弱人服五合，不差明日更服，不可一日再服。

**寒疝，腹中痛，及❷胁痛里急者，当归生姜羊肉汤主之。**

【按】胁痛里急之下，当有上条“其脉沉紧”四字。

---

❶ 腹痛：《脉经》卷八、《千金要方》卷十六作“寸口”。
❷ 及：《外台》卷十七作“引”。

【注】寒疝腹中痛及胁痛里急，脉见沉紧，较之绕脐苦痛轻矣。且无恶寒汗出，手足厥冷，故不用乌头煎之大温大散，而用当归生姜羊肉汤，养正为本，散寒为次，此治寒疝之和剂也。服乌头煎病势退者，亦当与之。

【集注】李彣曰：疝属肝病，肝藏血，其经布胁肋，腹胁并痛者，血气寒而凝涩也。当归通经活血，生姜温中散寒。里急者内虚也，用羊肉补之。《内经》云：形不足者，温之以气；精不足者，补之以味是也。

沈明宗曰：按此连冲脉为疝，治当温补也。肝木受邪，乘脾则腹中痛；本经之气不舒，故胁亦痛；连及冲脉则里急矣。所以当归补养冲任而散风寒，羊肉温补营卫之气，脾邪散而痛自止。方后云“痛而多呕”，乃肝气上逆临胃，故加橘、术补之。

**当归生姜羊肉汤方**

当归三两　生姜五两　羊肉一斤

上三味，以水八升，煮取三升，温服七合，日三服。若寒多者，加生姜成一斤。痛多而呕者，加橘皮二两、白术一两。加生姜者，亦加水五升，煮取三升二合，服之。

**寒疝，腹中痛，逆冷，手足不仁，若身疼痛，灸刺、诸药不能治，抵当[1]乌头桂枝汤主之。**

【按】“抵当”二字，衍文也。

【注】寒疝腹中痛，逆冷，手足不仁，身体疼痛，此疝之寒重者也。灸刺、诸药不能取效，则急以乌头煎加桂枝汤五合，以解内外之盛寒也。

【集注】徐彬曰：起于寒疝腹痛，而至逆冷，手足不仁则阳气大痹；加以身疼痛，营卫俱不和，更灸刺诸药不能治，是或攻其外，或攻其内，邪气牵制不服也。故以乌头攻寒为主，而合桂枝全汤以和营卫，所谓七分治里、三分治表也。

**乌头桂枝汤方**

乌头

上一味，以蜜二斤，煎减半，去滓，以桂枝汤五合解之，令得一升，

---

[1] 抵当：《千金要方》卷十六无“抵当”二字。

初服二合；不知，即服三合；又不知，复加至五合。其知者如醉状，得吐者为中病。

**【方解】**以桂枝汤五合解之者，溶化也。令得一升，谓以乌头所煎之蜜五合，加桂枝汤五合溶化，令得一升也。不知，不效也；又不知，又不效也；其知者，已效也。如醉状，外寒方散，得吐者，内寒已伸，故为中病也。

问曰：人病有宿食，何以别之？师曰：寸口脉浮而大，按之反涩，尺中亦微而涩，故知有宿食，大承气汤主之。

**【按】**"尺中亦微而涩"之"微"字，当按《伤寒论》作"大"字是。

**【注】**宿食病，即今之伤食病也，谓食隔宿不化也。人病腹满而痛，何以别之为宿食也？寸口脉浮而大，按之反涩，谓按且大、且涩、且有力也，关上尺中亦然。大涩有力为实而不利，故知有宿食也。当下之，宜大承气汤。

脉数而滑者，实也，此有宿食，下之愈，宜大承气汤。

**【注】**腹满而痛，脉数而滑者，实也，此有宿食，故当下之。

**【集注】**李彣曰：滑者，水谷之气胜也，若滑而兼数，则实热已入胃腑矣。故云：有宿食可下之。

下利不欲食者，有宿食也，当下之，宜大承气汤。

**【注】**初下利不欲食者是伤食，恶食不欲食也；久下利不欲食者，是伤脾不能食也。今初下利即不欲食，以有宿食故也。当下之，宜大承气汤无疑矣。

**【集注】**沈明宗曰：此伤食而致下利也。骤伤宿食，停滞胃中，壅遏升降之机，不转肠中，水谷不分而下奔则利，宿食在胃，故不欲食。必当攻去宿食，利得止而欲食，故宜大承气汤。

宿食在上脘，当吐之，宜瓜蒂散。

**【注】**胃有三脘，宿食在上脘者，隔间痛而吐，可吐不可下也；在中脘者，心中痛而吐，或痛不吐，可吐可下也；在下脘者，脐上痛而不吐，不可吐可下也。今食在上脘，故当以瓜蒂散吐之也。

**瓜蒂散方**

瓜蒂熬黄，一分　赤小豆煮，一分

上二味，杵为散，以香豉七合煮取汁，和散一钱匕，温服之。不吐者少加之，以快吐为度而止。亡血及虚者，不可与之。

脉紧如转索无常者，有宿食也。

【注】转索无常，紧脉之状也。若浮紧，伤寒；沉紧，冷痛。冷犯胃脘，谷气不行，故曰：有宿食也。

脉紧，头痛风寒，腹中有宿食不化也。一云寸口脉紧。

【注】脉紧头痛，是外伤风寒病也，脉紧腹痛，是内伤宿食病也。

【集注】李彣曰：按此脉与证，似伤寒而非伤寒者，以身不疼、腰脊不强故也。然脉紧亦有辨：浮而紧者，为伤寒；沉而紧者，为伤食。《甲乙经》曰：人迎紧甚伤于寒，气口紧甚伤于食，则寒与食又以左右手为辨已。是以知腹中有宿食不化也。

## 五脏风寒积聚病脉证并治第十一

肺中风者，口燥而喘，身运而重，冒而肿胀。

【按】"身运而重"，当是"头运而身重"，"冒而肿胀"，当是"冒风而肿胀"，始与文义相合，此必传写之讹可知。

【注】肺主气，外合皮毛，肺中风邪，风伤气则津结不行，故口燥；风伤肺则气逆上壅，故喘咳。头运而身重者，气伤而力乏也。冒风而肿胀者，皮伤风水也。

【集注】李彣曰：肺主气，风邪中之则气壅而津液不行，故口燥、气逆而呼吸不利，故气喘也。

肺中寒，吐浊涕。

【注】肺中寒邪，胸中之阳气不治，则津液聚而不行，故吐浊涎如涕也。

【集注】李彣曰：五液入肺为涕，肺合皮毛，开窍于鼻，寒邪从皮毛而入于肺，则肺窍不利而鼻塞涕唾，浊涎壅遏不通，吐出于口也。

肺死脏，浮之虚，按之弱如葱叶下无根者，死。

【注】肺中风寒之邪，脉若见浮之极虚，按之弱如葱叶之空下无根者，乃肺脏之死脉也。以下五脏俱言浮者，是明外中之邪，应得之脉也。

【集注】程林曰：真肺脉至，如以毛羽中人肤，非浮之虚乎？葱叶中空，按之弱如葱叶下又无根，则浮毛虚弱是无胃气也。此真脏已见，故死。

肝中风者，头目瞤，两胁痛，行常伛，令人嗜甘。

【注】肝主风，外合于筋，肝中风邪，风胜则动，故头目瞤动也。两胁肝之部，肝受病故两胁痛也。风伤筋，故行常伛偻也。肝苦急，欲甘缓之，故令人嗜甘也。

【集注】徐彬曰：高颠之上，惟风可到，风性动摇，故头目瞤动。肝脉上贯膈，今胁肋有邪故痛。肝主筋，风胜则筋急故伛。人以脾胃为主，木邪甚而土负，甘益脾，嗜甘所以自救也。

肝中寒者，两臂不举，舌本燥，喜太息，胸中痛，不得转侧，食则吐而汗出也。

【按】“两臂不举，舌本燥”二句，“而汗出”三字，文义不属，必是错简，不释。

【注】肝性条达，气行于胸侧，肝中寒邪，故有气抑不伸，喜太息。气滞不行，痛不得转侧也。食则吐，亦寒邪上逆也。

肝死脏，浮之弱，按之如索不来，或曲如蛇行者，死。

【注】肝中风寒之邪，若脉见浮之极弱，按之不弦，是失其肝之本脉也。今按之如索不来，曲如蛇行而去，夫索曲蛇行，去而不来，非皆肝脏之死脉乎？

【集注】周扬俊曰：按之如索，则弦紧俱见，脉有来去，乃阴阳往复之理。今曰：不来但去，是无胃气也。否则真气将散，出入强勉，有委而不前，屈且难伸之状，故曲如蛇行也。

肝着，其人常欲蹈其胸上。先未苦时，但欲饮热，旋覆花汤主之。

【按】“旋覆花汤主之”六字，与肝着之病不合，当是衍文。

【注】肝着者，为肝气着而不行，致胸痞塞不快也。故其人常欲按摩其胸，以疏通其气也。其先未曾痞塞苦时，但欲饮热者，乃寒气为病也。

【集注】李彣曰：肝主疏泄，着则气郁不伸，常欲人蹈其胸上，以舒其气。又以寒气固结于中，欲饮热以胜其寒也。

心中风者，翕翕发热，不能起，心中饥，食即呕吐。

【按】翕翕发热，中风之本证也。不能起，心中饥，食即呕吐，文义不属，必是错简，不释。

心中寒者，其人苦病心如啖[1]蒜状，剧者心痛彻背，背痛彻心，譬如蛊注，其脉浮者，自吐乃愈。

【注】其人苦病心如啖蒜状，谓辛辣刺心之状也。剧者心痛彻背，背痛彻心，谓心背相应而痛也。譬如蛊注，谓似虫之往来不已而痛也。此皆心中寒邪之证。若其脉浮，是心得本脉，为寒邪上越之候，故自吐则邪去乃愈也。

【集注】徐彬曰：寒则为阴邪，外束之则火内郁，故如啖蒜状，其似辣而非痛也。剧则邪盛，故外攻背痛，内攻心痛。彻者相应也。譬如蛊注状，其绵绵不息。若脉浮，是邪未结，故自吐而愈。

心伤者，其人劳倦，即头面赤而下重，心中痛而自烦，发热，当脐跳，其脉弦，此为心脏伤所致也。

【按】“其脉弦”之“弦”字，当是“沉”字。沉为肾脉，文义相属。必是传写之讹。

【注】心伤者，谓心伤病之人也。因其人劳倦则扰其心，心之阳盛于上，故头面赤也。上盛则下虚，故下重而无力也。心中痛，自烦发热，当脐跳。其脉沉，肾乘心伤之所致也。

【集注】尤怡曰：心伤者，其人劳倦，即头面赤而下重。盖心虚者，其阳易浮，上盛者，其下必虚也。心中痛而自烦发热者，心虚失养而热动于中也。当脐跳者，心虚于上，而肾动于下也。

邪哭使魂魄不安者，血气少也。血气少者，属于心。心气虚者，其人则畏，合目欲眠，梦远行而精神离散，魂魄妄行。阴气衰者为癫，阳气衰者为狂。

【按】“阴气衰者为癫”之“癫”字，当是“狂”字；“阳气衰者为狂”之“狂”字，当是“癫”字。《内经》曰：重阴者癫，重阳者狂。必是传写之讹。

---

[1] 啖（dàn 淡）：吃也。

【注】邪哭，谓心伤之人无故而哭也。邪哭则使人魂魄不安，心之血气少也。血气少而心虚，则令人畏，合目欲眠则梦远行，此是精神离散，魂魄妄行也。心之血，阴也，阴过衰则阳盛，阳盛则为病狂也；心之气，阳也，阳过衰则阴盛，阴盛则病癫也。

**心死脏，浮之实如丸豆，按之益躁疾者，死。**

【注】心中风寒之邪，若脉见浮之极实，如丸豆之状，按之益劲躁疾乱动者，乃心脏之死脉也。

【集注】李彣曰:《难经》云：心脉浮大而散，若浮之实如麻豆，按之益躁疾，则真脏脉见，胃气全无故死。《内经》云：真心脉至坚而搏，如寻薏苡子，累累然即如麻豆。意可与此同参。

**脾中风者，翕翕发热，形如醉人，腹中烦重，皮目瞤瞤[1]而短气。**

【按】脾缺中寒之文，必是简脱。

【注】脾中风邪，翕翕发热，中风之本证也。形如醉人，亦风热攘乱于中，应有之证也。腹中不快而烦，身体懈惰而重，皮目瞤瞤，动而气短，皆脾经证也。

【集注】李彣曰：风属阳邪而气疏泄，形如醉人，言其面赤而四肢软也。风气内扰，故腹中烦重。皮目，上下眼胞也。

**脾死脏，浮之大坚[2]，按之如覆杯，洁洁[3]状如摇者，死。**

【注】脾中风寒之邪，若脉见浮之大坚，失其和缓，按之状如覆杯，高章明洁，有力如摇，乃脾脏之死脉也。

【集注】李彣曰：脉弱以滑，是有胃气；浮之大坚，则胃气绝，真脏脉见矣。覆杯则内空，洁洁者，空而无有之象也。状如摇者，脉躁疾不宁，气将散也，故死。

**趺阳脉浮而涩，浮则胃气强，涩则小便数，浮涩相搏，大便则坚，其脾为约，麻子仁丸主之。**

【按】此条当在《腹满篇》中便难之下，必是错简在此。

---

❶ 皮目瞤瞤（shùnshùn 顺顺）：目，《脉经》卷六作“肉”。瞤瞤，跳动貌。
❷ 坚：《脉经》卷三、《千金要方》卷十五作“缓”。
❸ 洁洁：干净明亮貌。此指脉见空而无有之象。

【注】趺阳，胃脉也。若脉涩而不浮，脾阴虚也，则胃气亦不强，不堪下矣。今脉浮而涩，胃阳实也，则为胃气强，脾阴亦虚也。脾阴虚不能为胃上输精气，水独下行，故小便数也；胃气强，约束其脾，不化津液，故大便难也。以麻仁丸主之，养液润燥，清热通幽。不敢恣行承气者，盖因脉涩终是虚邪也。

【集注】徐彬曰：脾约病用丸不作汤者，取其缓以开结，不敢骤伤元气也。要知人至脾约，皆因元气不充，津液不到所致耳！

李彣曰：趺阳，胃脉也。胃为水谷之海，浮为阳脉，故胃气强而能食；小便数则津液亡，故脉涩。盖脾主为胃行津液，此以胃强脾弱，约束津液，不能四布，但输膀胱，致小便数而大便坚也。麻子仁丸通幽润燥。

**麻子仁丸方**

麻子仁二升　芍药半斤　枳实一斤　大黄一斤　厚朴一尺　杏仁一升

上六味，末之；炼蜜为丸，梧子大，饮服十丸，日三，以知为度。

**肾着之病，其人身体重，腰中冷，如坐水中，形如水状，反不渴，小便自利，饮食如故，病属下焦。身劳汗出，衣里冷湿，久久得之。腰以下冷痛，腹❶重如带五千钱，甘姜苓术汤主之。**

【按】肾缺中风、中寒二条，必是简脱。

【注】肾着者，谓肾为寒湿所伤，着而不行之为病也。肾受寒湿，故体重腰冷，如坐水中。虽形如水肿之状，反不渴而小便自利，非水也，乃湿也。饮食如故，以病属下焦肾，而不属中焦脾故也。询其所以得之之由，身劳汗出，衣里冷湿，久久伤之也。是以腰下冷痛，寒胜也。腹重，湿胜也。如带五千钱，形容重着之甚也。以甘姜苓术汤补土以制水，散寒以渗湿也。

【集注】尤怡曰：其病不在肾之中脏，而在肾之外腑，故其治不在温肾以散寒，而在燠土❷以胜水也。

---

❶ 腹：《千金要方》卷十九作“腰”。
❷ 燠（yù 与）土：脾在五行中属土，燠土，即温补脾阳。燠，暖；热。《尔雅·释言》：“燠，暖也。”

**甘草干姜茯苓白术汤方**

甘草二两　白术二两　干姜四两　茯苓四两

上四味，以水五升，煮取三升，分温三服，腰中即温。

**肾死脏，浮之坚，按之乱如转丸，益下入尺中者，死。**

【注】肾中风寒之邪，若见浮之极坚，按之乱动有如转丸，及下入尺中，通然乱动，皆肾死真脏之脉也。

【集注】程林曰：肾脏死，浮之坚，与《内经》"辟辟如弹石曰肾死"同意，皆坚之象也。按之则乱如转丸，下入尺中者，此阴阳离决之状也，故死。以上真脏与《内经》互有异同。总之脉无胃气，现于三部中，脉象形容不一也。

**问曰：三焦竭部，上焦竭，善噫，何谓也？师曰：上焦受中焦气，未和，不能消谷，故能噫耳。下焦竭，即遗溺失便，其气不和，不能自禁制，不须治，久则愈。**

【注】三焦竭部者，谓三焦因虚竭而不各归其部，不相为用也。上焦受气于中焦，下焦生气于中焦，互相为用则为和也。若中焦虚竭，不能消化水谷，谷气不受，则上焦不相为用而失和也，失和则谷气郁而不宣，故善噫也。下焦虚竭，不能供升生之气于中焦，则失和也。失和则肾气独沉，自不能禁，故前遗溺而后失便也。不须治，久则愈，在善噫可也。若遗溺失便，未有不治能愈者，恐是错简。

【集注】程林曰：竭，虚也。《本经》云：三焦不归其部，上焦不归者，噫而酢吞；中焦不归者，不能消谷引食；下焦不归者，则遗溲。上焦胃上口也，中焦脾也，脾善噫，脾不和，则食息迫逆于胃口而为噫也。经云：膀胱不约为遗溺。因气不和则溲便不约，故遗失而不能自禁制也。

**师曰：热在上焦者，因咳为肺痿；热在中焦者，则为坚；热在下焦者，则尿血，亦令淋秘不通。大肠有寒者，多鹜溏；有热者，便肠垢。小肠有寒者，其人下重便血；有热者，必痔。**

【注】热在上焦者，篇中所谓肺痿吐涎沫也；热在中焦者，篇中所谓腹满坚痛也；热在下焦者，篇中所谓小便淋沥也。其外大肠有寒者，多清澈鹜溏，即下利溏泻也。有热者，便稠黏肠垢，即下利脓血也。小肠有寒者，下重便血，即结阴便血也。有热者，热流于大肠，蓄于肛门，

必病痔也。

【集注】徐彬曰：小肠为受盛之官，与心为表里。丙，小肠也。夹火以济阴，而阴不滞；夹气以化血，而血归经。有寒则气不上通而下重，血无主气而妄行矣。直肠者，大肠之头也，门为肛，小肠有热，则大肠传导其热，而气结于肛门，故痔。痔者，滞其丙小肠之热于此也。

问曰：病有积、有聚、有槃气❶，何谓也？师曰：积者，脏病也，终不移。聚者，腑病也，发作有时，辗转痛移，为可治。槃气者，胁下痛，按之则愈，复发为槃气。诸积大法：脉来细而附骨者，乃积也。寸口，积在胸中；微出寸口，积在喉中。关上，积在脐旁；上关上，积在心下；微下关，积在少腹。尺中，积在气冲；脉出左，积在左；脉出右，积在右；脉两出，积在中央。各以其部处之。槃作漀解见首篇

【注】病有积，有聚，有漀气❷，当别之也。积者脏病，无时不有，不移其处也。聚者腑病，发作有时，辗转痛移也。为可治，谓腑病易治也。漀气者，饮积胁下痛也，按之则止，不按复痛，以水气得按暂散，故痛暂止也，此即其证而言之。然诸积大法，尤当以诊候之也，脉来沉伏附骨而细者，乃诸积之诊也。若见两寸，积在胸中也；微出近鱼际，积在喉中也。两关，积在脐旁也；上关近寸，积在心下也；微下近尺，积在少腹也。尺中，积在气冲也；脉出左，积在左；脉出右，积在右；脉两出，谓左右俱见，积在中央也。各以其部之处，而诊积之所在也。

【集注】徐彬曰：积者迹也，病气之属阴者也。脏属阴，两阴相得，故不移。不移者，有专痛之处，而无迁改也。聚则如市井之物，偶聚而已，病气之属阳者也。腑属阳，两阳相比，则非如阴之凝，故寒气感则发，否则已。所谓有时也，既无定着，则痛无常处，故辗转痛移，其根不深，故比积为可治也。

李彣曰：积为脏病，深入在里，故脉细而附骨也。寸、关、尺，上下、左右，别积病之所在，皆指细而附骨之部分，即《内经》前以候前，

❶ 槃（gǔ 谷）气：水谷之气停滞的病证。槃，《说文解字·禾部》："百谷之总名。"
❷ 漀（qìng 请）气：水饮之气积聚的病证。

后以候后。上竟上者，胸喉中事也；下竟下者，少腹腰股膝胫足中事也。

## 惊悸吐衄下血胸满瘀血病脉证并治第十二

寸口脉动而弱，动即为惊，弱则为悸。

**【注】**寸口，通指三部也。脉动而弱，主惊悸病也。动即为惊，以惊为外触而动也；弱即为悸，以悸为内生而怯也。

**【集注】**徐彬曰：惊为外邪袭心，故其寸口脉动。动者，脉来乱动也。悸乃神不自主，故其寸口脉弱。弱者，脉沉无力也。邪之所袭，因心之虚，故惊悸并见。

李彣曰：此寸口脉兼三部而言。盖惊自外至者也，惊则气乱，故脉动而不宁；悸自内惕者也，悸因中虚，故脉弱而无力。

师曰：夫脉浮，目睛晕黄，衄未止，晕黄去，目睛慧了，知衄今止。

**【注】**浮脉主阳主表，若目睛清洁，主阳，表病也；目睛晕黄，主血脉病也。盖以诸脉络于目，而血热则赤，血瘀则黄。今目睛黄晕，知其衄未止也；若黄晕去，目睛慧了，知其衄已止，故曰：衄今止也。

又曰：从春至夏衄者，太阳；从秋至冬衄者，阳明。

**【注】**衄血，阳络伤也。下血，阴络伤也。太阳主外，春夏主外，故从春至夏衄血，属太阳也。阳明主内，秋冬主内，故从秋至冬衄血，属阳明也。

**【集注】**李彣曰：衄血出于鼻。手太阳经上颛抵鼻，目下为颛；足太阳经，从颠入络脑，鼻与脑通；手阳明经夹鼻孔；足阳明经起鼻交额中。四经皆循鼻分，故皆能致衄。太阳行身之表，经云：太阳为开。是春生夏长，阳气在外，有开之义，故春夏衄者太阳。阳明行身之里，经云：阳明为阖。是秋敛冬藏，阳气在内，有藏之义，故秋冬衄者阳明。

尤怡曰：少阳之脉不入鼻额，故不主衄。

衄家不可汗，汗出必额上陷脉紧急，直视，不能眴，不得眠。

**【注】**衄，该吐血而言也。衄血吐血之家，阴已亡矣，若发其汗，汗

出液竭，诸脉失养，则额角上陷中之脉为热所灼，紧且急也。目直视，目瞪不转睛也。不能眴，目睫不合也。亦为热灼其脉，引缩使然也。不得眠，阳气不能行于阴也。凡此之病，皆阳盛阴微之危证，故衄家慎不可汗也。

**【集注】**赵良曰：足太阳经主表，上颠入额，贯目睛，衄则在上络脉之血已脱，若更发汗，是重竭津液，津液竭则脉枯，故额上陷中脉紧而急，牵引其目，视不能合也。无血阴虚，故不得眠。

**病人面无血色，无寒热，脉沉弦者，衄；脉浮弱，手按之绝者，下血；烦咳者，必吐血。**

**【按】**脉沉，当是“脉浮”；脉浮，当是“脉沉”，文义始属。必传写之讹。

**【注】**赤色，血色也。面无血色，谓面白之人，纯白而无赤；面黄之人，纯黄而不红也。人有恐怖则面色脱白，其状惊骇；人有愧心，乍白乍红，其状惶怯。今无故而面无血色，则可知非惊愧致气乱血散也；且无寒热病，又可知非虚损不生血少血也。既非血散，又非血少，当询之病人，必有失血之故。诊之于脉，必有吐衄、下血之因。衄吐属阳，故脉见浮弦，按之必芤，营血空也；下血属阴，脉见沉弱，按之欲绝，营气微也。且脉色如斯，而证兼烦咳，是病在心肺，故必吐血也。

**夫吐血，咳逆，上气，其脉数，而有热，不得卧者，死。**

**【注】**吐血咳逆，肺大伤也；上气，肺无降也；脉数有热，火烁肺金也；不得卧者，阳不入阴，故曰死也。

**【集注】**赵良曰：脉数有热，阳独胜也；不能卧，阴已绝也。阴既绝，阳岂独生耶？故死。若得卧者，阴未绝，未可言死。

程林曰：吐血、咳逆、上气，则肺脏伤矣。脉数则虚热不去，火来刑金矣。阴血消亡，故不得卧，死可必矣。

**夫酒客咳者，必致吐血，此因极饮过度所致也。**

**【注】**酒性大热，溃脉伤经，极饮过度，必致咳嗽吐血也。

**【集注】**徐彬曰：此言吐血，不必由于气不摄血，亦不必由于阴火炽盛。其有酒客而致咳，则肺伤已极，又为咳所击动，必致吐血，故曰：极饮过度所致。则治之者，当以清酒热为主也。

**亡血不可发其表，汗出则寒栗而振。**

**【注】**凡失血之后，血气未复为亡血也，皆不可发汗。失血之初，固属阳热，亡血之后，热随血去，热虽消而气逐血虚，阳亦微矣。若发其汗，则阳气衰微，力不能支，故身寒噤栗而振振耸动也。发阴虚之汗，汗出则亡阴，即发吐衄之汗也，故见不得眴，不得眠，亡阴之病也。发阳虚之汗，汗出则亡阳，即发亡血之汗也，故见寒栗而振，亡阳之病也。

**【集注】**李彣曰：夺血者无汗，以汗与血俱属心液，血亡液竭，无复余液作汗也。今又发表，则阴虚且更亡阳，表间卫气虚极，故寒栗而振。

**吐血不止者，柏叶汤主之。**

**【注】**吐血之病，热伤阳络，当清其热；劳伤阳络，当理其损。今以柏叶汤温散之品，而治吐血不止者，则必是热伏阴分，用此宣发，使热行阳分，血不为热所迫，则自止矣。

**柏叶汤方**

柏叶　干姜各三两　艾三把

上三味，以水五升，取马通汁一升合煮，取一升，分温再服。

**【集解】**程林曰：《神农经》云：柏叶主吐血，干姜止唾血，艾叶止吐血。马通者，白马尿也。凡尿必达洞肠乃出，故曰通，亦微温止吐血。四味皆辛温行阳之品，使血归经，遵行隧道，而血自止，故吐血不止，以柏叶汤主之也。

**心气不足，吐血、衄血，泻心汤主之。**

**【按】**心气“不足”二字，当是“有余”二字，若是不足，如何用此方治之，必是传写之讹。

**【注】**心气有余，热盛也，热盛而伤阳络，迫血妄行，为吐，为衄。故以大黄、黄连、黄芩大苦大寒直泻三焦之热，热去而吐衄自止矣。

**泻心汤方**

大黄二两　黄连　黄芩各一两

上三味，以水三升，煮取一升，顿服之。

**病人胸满唇痿，舌青口燥，但欲漱水不欲咽，无寒热，脉微大来迟，腹不满，其人言我满，为有瘀血。**

**【注】**表实无汗，胸满而喘者，风寒之胸满也；里实便涩，胸满烦热

者，热壅之胸满也；面目浮肿，胸满喘不得卧者，停饮之胸满也；呼吸不快，胸满太息而稍宽者，气滞之胸满也。今病人无寒热他病，惟胸满、唇痿、舌青、口燥，漱水不欲咽，乃瘀血之胸满也。唇、舌，血华之处也，血病不荣，故痿瘁色变也。热在血分，故口燥漱水不欲咽也。脉微大来迟，阴凝之诊，则当腹满，今腹不满，询之其人，言我满在胸不在腹也，与上如是之证推之，为有瘀血也。

病者如热状，烦满，口干燥而渴，其脉反无热，此为阴伏，是瘀血也，当下之。

【注】此承上文，互详证脉，以明其治也。如热状，即所谓心烦胸满，口干燥渴之热证也。其人当得数大之阳脉，今反见沉伏之阴脉，是为热伏于阴，乃瘀血也。血瘀者当下之，宜桃核承气、抵当汤、丸之类也。

【集注】李彣曰：血瘀内无实热，故外证但如热状，而其脉不数疾，反无热也。烦满者，血瘀经气不舒；燥渴者，血瘀津液不布。血属阴，瘀则脉伏于内，故为阴伏。当下之，以去瘀生新也。

下血，先便后血，此远血也，黄土汤主之。下血，先血后便，此近血也，赤小豆当归散主之。

【注】先便后血，此远血也，谓血在胃也，即古之所谓结阴，今之所谓便血也。先血后便，此近血也，谓血在肠也，即古之所谓肠澼，为痔下血，今之所谓脏毒、肠风下血也。一用黄土汤以治结阴之血，从温也；一用赤小豆当归散以治脏毒之血，从清也。

【集注】赵良曰：肠胃阳明经也，以下血言，胃居大肠之上，若聚于胃，必先便后血，去肛门远，故曰远血。若聚大肠，去肛门近，故曰近血。故治远血黄土汤主之，治近血赤小豆当归散主之。

**黄土汤方**

甘草　干地黄　白术　附子炮　阿胶　黄芩各三两　灶中黄土半斤

上七味，以水八升，煮取三升，分温二服。

**赤小豆当归散**方见狐惑。

寸口脉弦而大，弦则为减，大则为芤；减则为寒，芤则为虚。寒虚相击，此名曰革。妇人则半产漏下，男子则亡血。

【注】详见《伤寒·辨脉篇》内，不复释。

火邪者，桂枝去芍药加蜀漆牡蛎龙骨救逆汤主之。

【按】此方是治火逆惊狂者，与首条之脉动惊病不合，必是错简。

**桂枝去芍药加蜀漆牡蛎龙骨救逆汤方**

桂枝三两　甘草炙，二两　生姜三两　牡蛎熬，五两　龙骨四两　大枣十二枚　蜀漆洗去腥，三两

上为末，以水一斗二升，先煮蜀漆，减一升，内诸药，煮取三升，温服一升。

心下悸者，半夏麻黄圆主之。

【按】此方是治寒水心下悸者，与首条之脉弱悸病不合，必是错简。

**半夏麻黄丸方**

半夏　麻黄等分

上二味，末之，炼蜜和丸，小豆大，饮服三丸，日三服。

# 卷二十一

## 痰饮咳嗽病脉证并治第十三

夫病人饮水多，必暴喘满。凡食少饮多，水停心下，甚者则悸，微者短气。脉双弦者，寒也。皆大下后里虚。脉偏弦者，饮也。

**【按】**此条“微者短气”之下，古本有“脉双弦者，寒也”等句，文义不属，当另分为一条在后。

**【注】**凡病人食少饮多，小便利者，为消渴病；小便不利者，为留饮病。留饮者，即今之停水饮病也。若水停上焦胸中，则壅肺气不得降，故暴喘满也；若水停中焦心下，甚者则凌心，故病悸动不安，微者则碍肺，故病呼吸短气；若水停下焦少腹，则不输膀胱，故必苦里急也。仲景于此，但言上、中二焦，不及下焦者，非略之也，谓已详于《伤寒论》中也。

**【集注】**程林曰：饮水多，则水气停泛于胸膈，必暴喘满也。凡人食少饮多，则胃土不能游溢精气，甚者必停于心下而为悸。微者则阻于胸膈而为短气也。

先渴后呕，为水停心下，此属饮家，小半夏茯苓汤主之。

**【注】**水停心下，中焦部也。中焦属胃，故不止病悸、短气，而亦病呕也。病悸、短气者，是水停胃外，从膈下而上干于胸也。病呕者，是水停胃内，从胃中而上越于口也。然必先渴饮水多而后作呕者，方属饮家呕病也。主小半夏汤者，以止呕也；加茯苓者，以饮水多而病呕，故兼利水也。

**【集注】**魏荔彤曰：水停心下，阻隔正气，不化生津液上于胸咽故渴也；渴必饮水，水得水而愈恣其冲逆，所以先渴而后必呕也。此属饮家，当治其饮，不可以为渴家治其渴也。治饮则用辛燥，治渴必用寒润，大相径庭，可不明其属于何家，而妄治之乎？

尤怡曰：先渴后呕者，本无呕病，因渴饮水，水多不下而反上逆也，故曰：此属饮家。小半夏止呕降逆，加茯苓去其停水。

**小半夏加茯苓汤方**

半夏一升　生姜半斤　茯苓三两

上三味，以水七升，煮取一升五合，分温再服。

**呕家本渴，渴者为欲解，今反不渴，心下有支饮故也，小半夏汤主之。**

**【注】**饮家渴者，是水停气不化生津液而渴也；呕家渴者，是呕吐胃干燥伤津液而渴也，故曰呕家本应渴也。先呕后渴者，当少少与饮之，以和胃生津，为欲解也；若呕吐后反不渴者，是必心下素有支饮故也。惟主小半夏汤止呕，而不加茯苓者，以不渴并无新饮，且呕后已伤津液，不可再行利水，重竭津液也。

**【集注】**李彣曰：此专以治呕，言呕家渴者，为欲解，以胃气复而津液生也。若心下素有支饮，则不燥自当不渴，泛溢而呕也。半夏、生姜温能和胃气，辛能散逆气，为呕家圣药。

**小半夏汤方**

半夏一升　生姜半斤

上二味，以水七升，煮取一升半，分温再服。

**【集解】**沈明宗曰：此支饮上溢而呕之方也。凡作呕必伤津液，应当作渴，故为呕家本渴，渴则病从呕去，谓之欲解。若心下有支饮，停蓄胸膈致燥，故呕而不渴，则当治饮，所以生姜散邪，半夏涤饮，呕自止矣。

**猝呕吐，心下痞，膈间有水，眩悸者，半夏加茯苓汤主之。**

**【注】**猝然呕吐，虽然不渴而心下痞塞，是膈间有水凝结也。眩者，是水阻阳气不升也；悸者，是水气上干于心也。即不渴无新饮，而平日饮盛可知，则不必顾及津液，亦必加茯苓以利水，斯结可开而阻可通也。

**【集注】**赵良曰：心下痞，膈间有水；眩悸者，阳气必不宣散也。经云：以辛散之。半夏、生姜皆味辛，《本草》半夏可治膈上痰。心下坚呕逆眩者，亦上焦阳气虚不能升发，所以半夏、生姜并治之。悸则心受水凌，非半夏可独治，必加茯苓去水，下肾逆以安神，神安则悸愈也。

尤怡曰：饮气逆于胃则呕吐，滞于气则心下痞，凌于心则悸，蔽于阳则眩，半夏、生姜止呕降逆，加茯苓去其水也。

**半夏加茯苓汤**方见前。

**假令瘦人脐下有悸，吐涎沫而癫眩，此水也，五苓散主之。**

**【按】**“瘦人”之“瘦”字，当是“病”字。“癫眩”之“癫”字，当是“颠”字；颠者头也。文义相属。此传写之讹。

**【注】**悸者，筑筑然跳动病也。上条心下有悸，是水停心下为病也；此条脐下有悸，是水停脐下为病也。若欲作奔豚，则为阳虚，当以茯苓桂枝甘草大枣汤主之；今吐涎沫，水逆胃也；颠眩，水阻阳也，则为水盛，故以五苓散主之也。

**五苓散方**

泽泻一两一分　猪苓去皮，三分　茯苓三分　白术三分　桂去皮，二分

上五味，为末，白饮服方寸匕，日三服，多饮暖水，汗出愈。

**夫短气有微饮，当从小便去之，苓桂术甘汤主之，肾气丸亦主之。**

**【注】**水停心下，甚者病悸，已明其治矣。微者短气，其治有二：气虚短气，是气少不能长息而短也；微饮短气，是水停阻碍呼吸而短也。若呼之气短，是心肺之阳有碍也，用苓桂术甘汤以通其阳，阳气通则膀胱之窍利矣。吸之气短，是肝肾之阴有碍也，用肾气丸以通其阴，阴气通，则小便之关开矣。故曰：苓桂术甘汤主之，肾气丸亦主之也。

**茯苓桂枝白术甘草汤方**

茯苓四两　桂枝　白术各三两　甘草二两

上四味，以水六升，煮取三升，分温三服，小便则利。

**肾气丸**方见《妇人杂病》中。

**【集解】**尤怡曰：饮，水病也。治水必自小便去之。苓、桂、术、甘，益土气以行水，肾气丸温阳气以行水，虽所主不同，而利小便则一也。

**夫心下有留饮，其人背寒冷如掌大。留饮者，胁下痛引缺盆，咳嗽则转甚。胸中有留饮，其人短气而渴。四肢历节痛，脉沉者有留饮。**

**【按】**此条古本内于“四肢历节痛”之下有“脉沉者有留饮”一句，当另为一条，始合论脉之义。“短气而渴”之“渴”字，当是“喘”字，

"四肢上"当有阙文。皆传写之讹。

【注】停饮初病，即以小半夏汤加茯苓、五苓散、肾气丸等药治之而愈者，微邪也。若邪甚而不去者，留于心上则阻心阳，必背寒冷；留于胁下则碍肝气，必胁下痛引缺盆，咳嗽转甚；留于胸中则壅肺气，必短气而喘；留于身体则塞经络，必四肢历节痛也。由此推之，留于脾则腹肿身重，留于肾则囊足胫肿，理必然也。

膈上病痰，满喘咳吐，发则寒热，背痛，腰疼，目泣自出，其人振振身瞤剧，必有伏饮。

【注】伤饮之病，留而不去，谓之留饮；伏而难攻，谓之伏饮。伏饮者，乃饮留膈上伏而不出，发作有时者也。即今之或值秋寒，或感春风，发则必喘满咳吐痰盛，寒热背痛腰疼，咳剧则目泣自出，咳甚则振振身动，世俗所谓吼喘病也。

【集注】程林曰：痰饮留于膈，则令人喘咳吐；发于外，则令人寒热，背痛、腰疼；咳甚则肺叶举，而目泣出；喘甚则息摇肩，而振振身瞤。如此剧者，必有伏饮。

脉浮而细滑，伤饮。

【注】凡饮病得脉浮而细滑者，为痰饮，初病水邪未深之诊也。

【集注】李彣曰：饮脉当沉，今脉浮者，水在肺也。

脉沉者，有留饮。

【按】此条系在四肢历节痛之下，今分在此。

【注】凡饮病得脉沉者为留饮，水邪将深之诊也。

【集注】程林曰：脉得诸沉者，当责有水，故脉沉者为水饮。

李彣曰：经云：沉潜水蓄是也。

病者脉伏，其人欲自利，利反快，虽利，心下续坚满，此为留饮欲去故也，甘遂半夏汤主之。

【按】"此为留饮欲去故也"句，当在"利反快"之下，必传写之讹。

【注】凡饮病得脉伏者，为伏饮，水邪已深之诊也。凡病饮之人，欲自下利，利后通快，此为所留之饮，欲自去而愈故也。若虽利，利反不快，心下续有坚满，乃所留之饮盘结不欲去也，宜攻之以甘遂半夏汤。方中反佐甘草以激之，意在所向无前，即潜伏难攻，水结未有不破者；

因自下利，故又佐芍药以约束之，防胜后穷追不止也。

**甘遂半夏汤方**

甘遂大者三枚　半夏以水一升，煮取半升，去滓．十二枚　芍药五枚　甘草炙，如指大一枚

上四味，以水二升，煮取半升，去滓，以蜜半升，和药汁煎取八合，顿服之。

**【集解】**程林曰：留者行之，用甘遂以决水饮；结者散之，用半夏以散痰饮。甘遂之性直达，恐其过于行水，缓以甘草、白蜜之甘，收以芍药之酸，虽甘草、甘遂相反，而实有以相使，此酸收甘缓，约之之法也。《灵枢经》曰：约方犹约囊。其斯之谓欤！

尤怡曰：甘草与甘遂相反，而同用之者，盖欲其一战而留饮尽去，因相激而相成也。芍药、白蜜不特安中，亦缓药毒耳！

问曰：夫饮有四，何谓也？师曰：有痰饮，有悬饮，有溢饮，有支饮。问曰：四饮何以为异？师曰：其人素盛今瘦，水走肠间，沥沥有声，谓之痰饮；饮后水流在胁下，咳吐引痛，谓之悬饮；饮水流行，归于四肢，当汗出而不汗出，身体疼重，谓之溢饮；咳逆倚息，气短不得卧，其形如肿，谓之支饮。

**【注】**设问曰：夫饮，不止于留饮伏饮也，而世谓饮有四者，何也？师曰：留饮、伏饮，言饮病新久深浅之理也。今世所谓四者，有痰饮、悬饮、溢饮、支饮，言饮病之情状也。四饮亦不外乎留饮、伏饮之理，但因其水流之处，特分之为四耳！由其状而命之名，故有四也。痰饮者，水饮走肠间不泻，水精留膈间不输，得阳煎熬成痰，得阴凝聚为饮，凡所在处有声，故在上则喉中有漉漉之声，在下则肠间有沥沥之声，即今之遇秋冬则发，至春夏则止，久咳嗽痰喘病也。悬饮者，饮后水流在胁下，不上不下，悬结不散，咳唾引痛，即今之胁下有水气，停饮胁痛病也。溢饮者，饮后水流行归于四肢，当汗出而不汗出，壅塞经表，身体疼重，即今之风水、水肿病也。支饮者，饮后水停于胸，咳逆碍息，短气不得卧，其形如水肿状，即今之停饮，喘满不得卧之病也。

**【集注】**赵良曰：水行走下，而高原之水，流入于川，川入于海，塞其川则洪水泛溢，而人之饮水亦若是。《内经》曰：饮入于胃，游溢精

气，上输于脾；脾气散精，上归于肺，通调水道，下输膀胱，水精四布，五经并行。今所饮之水，或因脾气而不上散，或因肺气而不下通，以致流溢，随处停积而为病也。

程林曰:《内经》云：土郁之发，饮发于中。以其性流衍不常，治法亦有汗、下、温、利之异。

李彣曰：夫饮有四，而此独以痰饮名，总之水积阴或为饮，饮凝阳或为痰。则分而言之，饮有四，合而言之，总为痰饮而已。

尤怡曰：素盛今瘦，知其津液尽化痰饮，故不复外充形体，而反下走肠间也。饮水流溢者，水多气逆也，其流于胁下者，则为悬饮；其归于四肢者，则为溢饮；悬者悬于一处，溢者溢于四旁。其偏结而上附心肺者，则为支饮。支饮者，如水之有派，木之有枝，附近于脏而不正中也。咳逆倚息不得卧者，上迫肺也。

**水在心，心下坚筑，短气，恶水不欲饮。水在肺，吐涎沫，欲饮水。水在脾，少气身重。水在肝，胁下支满，嚏而痛。水在肾，心下悸。**

【**按**】“心下悸”之“心”字，当是“脐”字，必传写之讹。

【**注**】四饮之水，或留膈间，或留肠间，或留胁下，或留肢体，或留胸中，然不能尽水之为病也。故又发明水之在心者，心下坚硬，短气而悸，不欲饮水也；水之在肺者，吐涎沫，渴欲饮水也；水之在脾者，少气身重也；水之在肝者，胁下支满，嚏而痛也；水之在肾者，脐下悸也。医者以此触类而通之，则水之病，自无遁情矣。

**支饮胸满者，厚朴大黄汤主之。**

【**按**】“支饮胸满”之“胸”字，当是“腹”字。若是“胸”字，无用承气汤之理，是传写之讹。

【**注**】支饮胸满，邪在肺也，宜用木防己汤、葶苈大枣汤；支饮腹满，邪在胃也，故用厚朴大黄汤，即小承气汤也。

【**集注**】尤怡曰：胸满疑作腹满，支饮多胸满，此何以独用下法？厚朴大黄与小承气汤同，设非腹中痛而闭者，未可以此轻试也。

**厚朴大黄汤方**

厚朴一尺　大黄六两　枳实四枚

上三味，以水五升，煮取二升，分温再服。

**心下有痰饮，胸胁支满，目眩，苓桂术甘汤主之。**

【**注**】此承上条，详出其证，以明其治也。心下有痰饮，谓痰饮之水流在膈间，故胸胁支满；支满则阻碍阳气，不得上通于头目，故目眩也。主以苓桂术甘汤者，利水而通阳气也。

【**集注**】李彣曰：胸胁支满，痰饮停滞于中也；目眩，阻遏阳气不上升也。茯苓淡渗以利水饮，桂枝宣导以行阳气，白术去湿健脾，甘草和中益气，同为补土制水之剂。

**苓桂术甘汤**方见上。

**腹满，口舌干燥，此肠间有水气，己椒苈黄圆主之。**

【**注**】此又承上条，互详其证，以别其治也。心下有痰饮，喉间有漉漉声，肠间有水气，肠中有沥沥声者，用苓桂术甘汤，即温药和之之法也。若更腹满，则水结实矣；口舌干燥，则水不化矣。故以防己、椒目、葶苈、大黄，前后分攻水结，水结开豁，则腹满可除。水化津生，则口燥可滋。小服而频，示缓治之意。稍增者，稍稍增服之。口中有津液、渴者，乃饮渴也。加芒硝者，以峻药力耳！

【**集注**】李彣曰：腹满，水聚于胃也。肠间有水气，则湿渍中焦，津液不为灌溉，故口舌干燥。前云水走肠间，沥沥有声为痰饮，此肠间有水气，即痰饮也。

**防己椒目葶苈大黄圆方**

防己　椒目　葶苈熬　大黄各一两

上四味，末之，蜜丸如梧子大，先食饮服一丸，日三服，稍增。口中有津液渴者，加芒硝半两。

【**集解**】程林曰：防己、椒目导饮于前，清者从小便而出；大黄、葶苈推饮于后，浊者得从大便而下也。此前后分消，则腹满减而水饮行，脾气转而津液生矣。若渴则甚于口舌干燥，加芒硝佐诸药，以下腹满而救脾土。

**脉沉而弦者，悬饮内痛。**

【**注**】沉主里，弦主饮，悬饮之病，属饮停里，故主悬饮内痛也。

**病悬饮者，十枣汤主之。**

【注】此承上条，以明其治也。主以十枣汤，亦形气实者宜之。若形气稍虚，又当临证斟酌也。

【集注】赵良曰：脉沉，病在里也。凡弦者，为痛、为饮、为癖，悬饮结积，在内作痛，故脉见沉弦。

**十枣汤方**

芫花熬　甘遂　大戟各等分

上三味，捣筛，以水一升五合，先煮肥大枣十枚，取八合，去滓，内药末。强人服一钱匕，羸人服半钱，平旦温服之；不下者，明日更服半钱。得快利后，糜粥自养。

【集解】李彣曰：三物皆味苦，苦以泄之，能直达水饮窠囊之处，但恐峻利泄人真元，故加大枣甘以缓之，且枣为脾果补土，所以制水也。

**病溢饮者，当发其汗，大青龙汤主之，小青龙汤亦主之。**

【注】溢饮病属经表，虽当发汗，然不无寒热之别也。热者以辛凉发其汗，大青龙汤；寒者以辛温发其汗，小青龙汤。故曰：大青龙汤主之，小青龙汤亦主之也。

【集注】尤怡曰：水气流行，归于四肢，当汗出而不汗出，身体重痛，谓之溢饮。夫四肢，阳也，水在阴者宜利，在阳者宜汗。

**大青龙汤方**

麻黄去节，六两　桂枝二两　甘草炙，二两　杏仁去皮、尖，四十个　生姜三两　大枣十二枚　石膏如鸡子大

上七味，以水九升，先煮麻黄，减二升，去上沫，内诸药，煮取三升，去滓，温服一升，取微似汗。汗多者，温粉扑之。

**小青龙汤方**

麻黄去节，三两　芍药三两　五味子半升　干姜三两　甘草炙，三两　细辛三两　桂枝三两　半夏汤洗，半升

上八味，以水一斗，先煮麻黄，减二升，去上沫，内诸药，煮取三升，去滓，温服一升。

【集解】尤怡曰：大青龙合桂、麻而去芍药加石膏，则水气不甚而夹热者宜之。倘饮多而寒伏，则必以小青龙为当也。

**肺饮不弦，但苦喘短气。**

【注】弦为诸饮之诊，然专主者肝也。水在肝部，则病悬饮，故脉沉弦也；水在肺部，则病支饮，故脉不弦也。喘咳短气，肺饮证也；胁下引痛，肝饮证也。今亦不见胁下引痛之肝证，但见苦喘短气之肺证，故曰：肺饮不弦也。

【集注】李彣曰：弦为肝脉，故肺饮不弦，苦喘短气，肺邪迫塞也，前云咳逆倚息短气为支饮是也。

支饮亦喘而不能卧，加短气，其脉平也。

【注】支饮，水在肺之病，故亦喘而不能卧，短气也。其脉平，谓见肺之平脉，或浮，或涩，或短。此详申上条不弦之义也。

支饮不得息，葶苈大枣汤主之。

【注】此承上条，以明其治也。喘咳不能卧，短气不得息，皆水在肺之急证也，故以葶苈大枣汤，直泻肺水也。

【集注】沈明宗曰：此支饮偏溢于肺也。支饮贮于胸膈，上干于肺，气逆则呼吸难以通彻，故不得息。然急则治标，所以佐大枣之甘以保脾，葶苈之苦以泄肺，俾肺气通调，脾得转输，为峻攻支饮在肺之方也。

尤怡曰：不得息，肺满而气闭也，葶苈入肺，通闭泄满。用大枣者，不使伤正也。

**葶苈大枣汤**方见《肺痈》中。

膈间支饮，其人喘满，心下痞坚，面色黧黑，其脉沉紧，得之数十日，医吐下之不愈，木防己汤主之。虚者即愈，实者三日复发，复与不愈者，宜木防己汤去石膏加茯苓芒硝汤主之。

【注】支饮则喘满不得息，水在胸肺也，更兼心下痞坚，则水盘结，连引膈间，故曰：膈间支饮也。面色黧黑，水邪深结之色也。其脉沉紧，水邪深结之脉也。水邪深结，故有喘满痞坚之证也。得之数十日，医或吐之不愈者，是水邪不单结在上，故越之而不愈也。或下之不愈者，是水邪不单结在下，虽竭之亦不愈也。心下痞坚，饮结在中可知，故以木防己汤开三焦水结，通上中下之气。方中用人参，以吐下后伤正也。故水邪虚结者，服之即愈。若水邪实结者，虽愈亦复发也，即复与前方亦不能愈，当以前方减石膏之寒凝，加芒硝峻开坚结，加茯苓直输水道，未有不愈者也。

【集注】李彣曰：喘满痞坚，膈间支饮逆上也。面黑者，饮属北方水色也。脉沉为饮，紧为寒，皆阴脉，以水饮禀阴寒之气也。吐下俱行不愈，则阴阳之气俱虚，木防己汤补虚散饮，虚者受补即愈。实者饮邪固结不解，故复发不愈，乃寒气凝聚未解，故去石膏，恐寒胃也，加茯苓淡以渗饮，芒硝咸以软坚。

**木防己汤方**

木防己三两　石膏鸡子大，十二枚　桂枝二两　人参四两

上四味，以水六升，煮取二升，分温再服。

**木防己加茯苓芒硝汤方**

木防己　桂枝各二两　人参　茯苓各四两　芒硝三合

上四味，以水六升，煮取二升，去滓，内芒硝，再微煎，分温再服，微利则愈。

**心下有支饮，其人苦冒眩，泽泻汤主之。**

【注】心下，膈下也。水在膈上则喘满，水在膈间则痞悸，水在膈下则惟苦眩晕。以泽泻汤之平和小剂主之，治支饮之轻者可也。若阳虚水盛，又当从事乎苓桂术甘汤、五苓散矣。

【集注】尤怡曰：水饮之邪，上乘清阳之位，则为冒眩。冒者，昏冒而神不清，如有物冒蔽之也；眩者，目眩转而乍见眩黑也。泽泻泄水气，白术补土气，以胜水也。

**泽泻汤方**

泽泻五两　白术二两

上二味，以水二升，煮取一升，分温再服。

**病痰饮者，当以温药和之。**

【注】稠浊为痰，阳之盛也；稀清为饮，阴之盛也。有痰无饮，当以凉药治之；有饮无痰，当以热药温之。若痰而兼饮者，此不可纯凉，又不可纯热，故当以温药和之可也。

**夫有支饮家，咳烦，胸中痛者，不猝死，至一百日或一岁，宜十枣汤。**

【注】支饮，水在膈之上下也。水乘肺则咳，水乘心则烦，水结胸则痛，其人形气俱实，以十枣汤攻之可也。然病此猝不死，或至百日，或

延至一年者，以饮阴邪，阴性迟，故不猝死也。

**十枣汤**方见上。

**咳家其脉弦，为有水，十枣汤主之。**

**【注】**此承上条，以出其脉也。咳家，谓久咳之家也，咳家未可攻也。若脉弦，其咳则为有水也，有水可攻，故以十枣汤攻之。

**【集注】**魏荔彤曰：咳嗽者，有饮冷而咳嗽者，有因外感风寒而咳嗽者，所谓形寒饮冷则伤肺也，此外感风寒之咳嗽也。有因伤倦而咳嗽者，所谓阴虚内热，火刑肺金，此内伤虚劳之咳嗽也。于此俱无涉也。仲景命之曰：咳家，专为痰饮在内，逆气上冲之咳嗽言也。故其脉必弦，无外感家之浮，无内虚家之数，但见弦者，知有水饮在中为患也。主之以十枣汤，使水邪有所制，斯下注而免于上厥也。

**脉双弦者，寒也，皆大下后里虚。脉偏弦者，饮也。**

**【按】**此条系在首条“微者短气”之下，今分在此。

**【注】**脉双弦者，两手左右脉皆弦也。偏弦者，或左，或右，脉单弦也。偏弦者，饮也，故当下之；双弦者，寒也，不当下也。即偏弦当下，亦不可大下，若大下之，则虚其里，单弦变而为双弦矣。弦为阴脉，重阴则寒，故曰：双弦者寒也。此又示人不可以弦脉，专主饮也。

**脉弦数，有寒饮，冬夏难治。**

**【按】**脉弦数之“数”字，当是“迟”字，始与寒饮之理合，是传写之讹。

**【注】**单弦主饮，固当下也，若单弦兼迟，而有寒饮，不可下也。寒饮之咳，冬夏难治者，以夏阴极于内，冬阴极于外故也。此承上二条，详申弦脉饮病可下、不可下之义也。

**久咳数岁，其脉弱者，可治；实大数者，死。其脉虚者，必苦冒，其人本有支饮在胸中故也，治属饮家。**

**【注】**久咳数岁，即今之年年举发，痰饮咳嗽水喘之病也。若其脉弱者，知邪不进则为可治。若实大数者，知邪日进故死也。若脉虚者知正气虚，必苦冒也，审其人素本有支饮，则不必治其咳，宜于痰饮家求治法也。

**【集注】**尤怡曰：久咳数岁不已者，支饮渍肺而咳，饮久不已，则咳久不愈也。咳久者，其气必虚，而脉反实大数者，则其邪犹盛，以犹盛之邪，而临已虚之气，其能久持乎？故死。若脉虚者正气固虚而饮气亦衰，故可治。然饮虽衰而正不能御，亦足以上蔽清阳之气，故其人必苦冒也。此病为支饮所致，去其饮则病自愈，故曰：治属饮家。

**咳逆倚息不得卧，小青龙汤主之。青龙汤下已，多唾，口燥，寸脉沉，尺脉微，手足厥逆，气从少腹上冲胸咽，手足痹，其面翕热如醉状，因复下流阴股，小便难，时复冒者，与茯苓桂枝五味甘草汤，治其气冲。冲气即低，而反更咳、胸满者，用苓桂五味甘草汤去桂，加干姜、细辛，以治其咳满。咳满即止，而更复渴，冲气复发者，以细辛、干姜为热药也，服之当遂渴。而渴反止者，为支饮也。支饮者，法当冒，冒者必呕，呕者复内半夏以去其水，茯苓桂枝五味甘草汤去甘草桂枝加细辛干姜半夏汤主之。水去呕止，其人形肿者，加杏仁主之。其证应内麻黄，以其人遂痹故不内之；若逆而内之者必厥。所以然者，以其人血虚，麻黄发其阳故也。若面热如醉，此为胃热上冲熏其面，加大黄以利之。**

**【按】**小“青龙汤下已”之“下”字，当是“汗”字，大小青龙汤皆汗剂，必是传写之讹。

**【注】**咳逆，古咳嗽名也；倚息，今呼吸促也。咳嗽呼吸气促不得卧，久病多属痰饮，新病每兼形寒，故宜以小青龙汤汗之，以散内饮外寒也。小青龙汤辛温大散，惟有余之人宜之，若误施之于不足之人，辛热则伤阴，故多唾口燥也；大散则伤阳，故手足厥逆也；面热如醉，阳外浮也；小便难，气上冲，阴内竭也；脉沉微，里气弱也；手足痹，表气虚也；时复冒，虚之甚也。虽阴阳表里俱虚，然属误汗，寒热错杂之坏病，故与茯苓桂枝五味甘草汤，先通阳和阴，俟上冲气平，再议他法也。今气冲虽下而反更咳嗽胸满者，则知寒饮贮胸，故嫌桂枝偏于走表，加干姜、细辛独胜中之寒饮也。服之咳满即止，而更复渴，冲气复发，则知阴火上逆，为干姜、细辛热药所动故也。若服之时遂渴，稍时而渴反止者，则为其人素有支饮也。支饮者，法当冒，冒者是因饮逆胸中作呕而冒，非阳虚为饮所阻不升之冒也。故仍以本方复加半夏者，以去水也；更去甘草者，恐甘助呕也。水去呕止，其人面形肿者，加杏仁以降

呕咳；上逆之余邪，若不因呕咳面肿，则为风邪所袭，应加麻黄。今其人血虚手足痹，阳虚手足厥，且因呕咳后而肿，故不加也。若兼有面热如醉，此为胃热上冲熏其面，更加大黄以利胃热可也。

**苓桂五味甘草汤方**

茯苓四两　桂枝四两　甘草炙，三两　五味子半升

上四味，以水八升，煮取三升，去滓，分温三服。

**苓甘五味姜辛汤方**

茯苓四两　甘草　干姜　细辛各三两　五味子半升

上五味，以水八升，煮取三升，去滓，温服半升，日三服。

**苓桂五味甘草去甘草去桂加干姜细辛半夏汤方**

茯苓四两　细辛　干姜各二两　五味子　半夏各半升

上五味，以水八升，煮取三升，去滓，温服半升，日三。

**苓甘五味加姜辛半夏杏仁汤方**

茯苓四两　甘草三两　五味子半升　干姜三两　细辛三两　半夏半升　杏仁去皮、尖，半升

上七味，以水一斗，煮取三升，去滓，温服半升，日三。

**苓甘五味加姜辛半杏大黄汤方**

茯苓四两　半夏半升　甘草三两　五味子半升　干姜三两　细辛三两　杏仁去皮、尖，半升　大黄三两

上八味，以水一斗，煮取三升，去滓，温服半升，日三。

## 消渴小便利淋病脉证并治第十四

厥阴之为病，消渴，气上冲心，心中疼热，饥而不欲食，食即吐蛔，下之利不止。

【按】此条是《伤寒论》厥阴经正病，与杂病消渴之义不同，必是错简。

寸口脉浮而迟，浮即为虚，迟即为劳，虚则卫气不足，劳则荣气竭。

【按】此条当在《虚劳篇》中，错简在此。

【注】寸口，通指左右三部而言也。浮而有力为风，浮而无力为虚，按之兼迟，即为虚劳之诊，故主卫外荣内虚竭也。

趺阳脉浮而数，浮即为气，数即消谷而大坚，气盛则溲数，溲数即坚，坚数相抟，即为消渴。

【按】“而大坚”句不成文，“大”字之下当有“便”字，必是传写之遗。

【注】趺阳，胃脉也。胃脉浮盛，按之而数，为胃气热，故善消谷也。火盛消谷，则大便必坚；气盛消水，则小便必数，故溲数即坚也，坚数相抟，即为消谷消渴之病。

趺阳脉数，胃中有热，即消谷引食，大便必坚，小便即数。

【注】此复申上条大便坚、小便数之义也。

男子消渴，小便反多，以饮一斗，小便一斗，肾气丸主之。

【注】饮水多而小便少者，水消于上，故名上消也；食谷多而大便坚者，食消于中，故名中消也；饮水多而小便反多者，水消于下，故名下消也。上、中二消属热，惟下消寒热兼之，以肾为水火之藏也。饮一溲一，其中无热消耗可知矣。故与肾气丸从阴中温养其阳，使肾阴摄水则不直趋下源，肾气上蒸则能化生津液，何消渴之有耶！

【集注】程林曰：小便多则消渴。经曰：饮一溲二者不治。今饮一溲一，故与肾气丸治之。肾中之动气，即水中之命火，下焦肾中之火，蒸其水之精气，达于上焦，若肺金清肃，如云升而雨降，则水精四布，五经并行，自无消渴之患。今其人必摄养失宜，肾水衰竭，龙雷之火不安于下，但炎于上而刑肺金，肺热叶焦，则消渴引饮，其饮入于胃，游溢渗出，下无火化，直入膀胱，则饮一斗，溺亦一斗也。故用桂附肾气丸，助真火蒸化，上升津液，何消渴之有哉！

沈明宗曰：“男子”二字，是指房劳伤肾，火旺水亏而成消渴者。

**肾气丸**方见《妇人杂病》中。

脉浮，小便不利，微热消渴者，宜利小便、发汗，五苓散主之。

【注】脉浮，病生于外也；脉浮微热，热在表也；小便不利，水停中也；水停则不化津液，故消渴也。发表利水，止渴生津之剂，惟五苓散能之，故以五苓散主之也。于此推之，曰脉浮，可知上条脉沉也；曰微

热，可知上条无热也。且可知凡脉沉无热之消渴，皆当用肾气丸方也。

**五苓散**方见《痰饮》中。

**脉浮发热，渴欲饮水，小便不利者，猪苓汤主之。**

【注】此与上条文同义异。文同者，脉浮小便不利、发热、微热、渴欲饮水、消渴也。而义异者，一以五苓散利水发汗，一以猪苓汤利水滋干也。审其所以义异之意，必在有汗、无汗之间也。何以知之？一以发汗为主，其因无汗可知；一以滋干为主，其因有汗可知。故文同而义异，病同而治别也。仲景之书，言外寓意处甚多，在学者以意会之自识也。

**猪苓汤方**

猪苓去皮　茯苓　阿胶　滑石　泽泻各一两

上五味，以水四升，先煮四味，取二升，去滓，内胶烊消，温服七合，日三服。

**渴欲饮水，口干舌燥者，白虎加人参汤主之。**

【注】消渴则渴欲饮水，水入即消，而仍口干舌燥者，是热邪盛也，故以白虎加人参汤，清热生津也。

**白虎加人参汤**方见中暍中。

**渴欲饮水，水入则吐者，名曰水逆，五苓散主之。**

【注】渴欲饮水，水入即吐，名水逆者，是里热微而水邪盛也，故以五苓散利水止吐也。

【集注】李彣曰：内有积水，故水入则拒格而上吐，名水逆也。五苓散利水，故主之。

**渴欲饮水不止者，文蛤散主之。**

【注】渴欲饮水，水入则吐，小便不利者，五苓散证也；渴欲饮水，水入则消，口干舌燥者，白虎人参汤证也。渴欲饮水而不吐水，非水邪盛也；不口干舌燥，非热邪盛也。惟引饮不止，故以文蛤一味，不寒不温，不清不利，专意于生津止渴也。或云：文蛤即今吴人所食花蛤，性寒味咸，利水胜热，然屡试而不效。尝考五倍子亦名文蛤，按法制之名百药煎，大能生津止渴，故尝用之，屡试屡验也。

**文蛤散方**

文蛤五两

上一味，杵为散，以沸汤五合，和服方寸匕。

小便不利者，有水气，其人苦渴，栝蒌瞿麦圆主之。

【注】小便不利，水蓄于膀胱也，其人苦渴，水不化生津液也。以薯蓣、花粉之润燥生津，而苦渴自止；以茯苓、瞿麦之渗泄利水，而小便自利；更加炮附宣通阳气，上蒸津液，下行水气，亦肾气丸之变制也。然其人必脉沉无热，始合法也。

**栝蒌瞿麦丸方**

栝蒌根即花粉。二两　茯苓三两　薯蓣三两　附子炮，一枚　瞿麦一两

上五味，末之，炼蜜丸梧子大，饮服三丸，日三服。不知，增至七八丸。以小便利，腹中温为知。

【集解】李彣曰：此方与五苓散同为利水生津之剂。此用薯蓣即五苓用白术之义也。但五苓兼外有微热，故用桂枝走表；此内惟水气，故用附子温下也。

尤怡曰：此下焦阳弱气冷，而水气不行之证，故以附子益阳气，茯苓、瞿麦行水气，观方后云：腹中温为知，可以推矣。其人苦渴，则是水气偏结于下，而燥火独聚于上。夫上浮之焰，非滋不熄；下积之阴，非暖不消；而寒润辛温，并行不悖，此方为良法也。求变通者，于此三复焉。

小便不利，蒲灰散主之，滑石白鱼散，茯苓戎盐汤并主之。

【注】无表里他证，小便不利而渴者，消渴水邪病也；小便不利不渴者，小便癃闭病也。主蒲灰散、滑石白鱼散者，蒲灰、乱发，血分药也。滑石、白鱼，利水药也。然必是水郁于血分，故并主是方也。观东垣以通关丸，治热郁血分之小便不利，则可知在血分多不渴也。主茯苓戎盐汤者，茯苓淡渗，白术燥湿，戎盐润下，亦必是水湿郁于下也。盐为渴者之大戒，观用戎盐则不渴可知也。

【集注】魏荔彤曰：小便不利者，所因有不同，治法亦不一，仲师并列三方，以俟主治者择其善而从之。

**蒲灰散方**

蒲灰七分　滑石三分

上二味，杵为散，饮服方寸匕，日三服。

**滑石白鱼散方**

滑石二分　乱发烧，三分　白鱼二分

上三味，杵为散，饮服半钱匕，日三服。

**茯苓戎盐汤方**

茯苓半斤　白术二两　戎盐弹丸大，一枚

上三味，以水五升，煮取三升，分温三服。

淋之为病，小便如粟状，小腹弦急，痛引脐中。

**【注】**小便不利及淋病，皆或有少腹弦急，痛引脐中之证。然小便不利者，水道涩少而不痛，淋则溲数、水道涩少而痛，有不同也。小便溺出状如粟米者，即今之所谓石淋也。

淋家不可发汗，发汗必便血。

**【注】**淋家，湿热蓄于膀胱之病也。若发其汗，湿从汗去，热则独留，水腑告匮，热迫阴血从小便出，即今之所谓血淋也。

**【集注】**高世栻曰：淋家之膀胱津液先虚，故不可发汗，若发汗更夺其津液，则膀胱气竭，胞中并虚，故必便血。便血，溺血也。

## 水气病脉证并治第十五

少阴脉紧而沉，紧则为痛，沉则为水，小便即难。脉得诸沉者，当责有水，身体肿重。

**【按】**脉得诸沉者一条，乃始论水气病之脉，当列于篇首。但古本脉得诸沉之上，有“少阴脉紧而沉……”四句，文义不属，并有脱简，不释。

**【注】**咳喘而不肿胀，谓之痰饮；肿重而不咳喘，谓之水气。沉脉得于诸部，身体不肿重者，当责为气也；肿重者，当责有水也。以水蓄于里，故脉沉；水溢于表，故肿重也。

水病脉出者，死。

**【注】**水病肉肿，脉当不见，今脉出者，是气外散也，故死。

**【集注】**沈明宗曰：脉得诸沉，沉为气郁，不行于表，则络脉虚，虚即水泛皮肤肌肉。故身体肿重，当责有水。但沉为正水，而正水乃阴盛阳郁，脉必沉极，若陡见浮起，是真气离根之象，故曰：水病脉出者死。若风、皮二水脉浮洪，不在此例。

问曰：病下利后渴饮水，小便不利，腹满阴肿者，何也？答曰：此法当病水，若小便自利及汗出者，自当愈。

【注】病下利则虚，其土伤其津也，土虚则水易妄行，津伤则必欲饮水。若小便自利及汗出者，则水精输布，何水病之有？惟小便不利，则水无所从出，故必病水。病水者脾必虚，不能制水，故腹满也；肾必虚，不能主水，故阴肿也。于此推之，凡病后伤津，渴欲饮水，小便不利者，皆当防病水也。

【集注】程林曰：病下利，则脾土衰而津液竭，故渴引饮；而土又不能制水，故小便不利；脾恶湿，故腹满；肾主水，故阴肿。此为病水无疑。若小便利则水行，汗出则水散，虽不药而亦自愈矣。

夫水病人，目下有卧蚕，面目鲜泽，脉伏，其人消渴。病水腹大，小便不利，其脉沉绝者，有水可下之。

【按】"其人消渴"之下，古本有"病水腹大，小便不利，其脉沉绝者，有水可下之"四句，与上文义不属，当另分为一条，在本门五条之次，始合里水脉证。

【注】目下窠，太阴也。目下微肿，水也。惟土不能制水，则水泛溢为病，故水始病必先见微肿于目下也。有卧蚕状，水病证也；面目鲜泽，水病色也；沉甚脉伏，水病脉也；消渴引饮，水病因也，此皆水病先见之征也。

【集注】赵良曰：《内经》曰：色泽者，病溢饮；溢饮者，渴而多饮，溢于肠胃之外。又曰：水阴也，目下亦阴也，腹者至阴之所居也，故水在腹，便目下肿也。《灵枢》曰：水始起也，目下微肿如蚕，如新卧起之状。其人初由水谷不化津液，以成消渴，必多饮，多饮则水积，水积则气道不宣，故脉伏矣。

沈明宗曰：水外走则泛溢于皮肤肌肉，内逆则浸淫于脏腑肠胃，相随胃脉上注于面，目下如卧蚕之状；水主明亮而光润，故面鲜泽，为水病之验也。然水病因阳微阴盛，经隧不利，所以脉伏，而胃中津液水饮，外溢皮肤肌肉，不溉喉舌，故作消渴，诚非真消渴也。

师曰：诸有水者，腰以下肿，当利小便；腰以上肿，当发汗乃愈。

【注】诸有水者，谓诸水病也。治诸水之病，当知表里上下分消之法。腰以上肿者水在外，当发其汗乃愈，越婢、青龙等汤证也；腰以下肿者水在下，当利小便乃愈，五苓、猪苓等汤证也。

【集注】赵良曰：身半以上，天之分，阳也；身半以下，地之分，阴也。而身之腠理行天分之阳，小便通地分之阴。故水停于天者，开腠理而水从汗散；水停于地者，决其出关而水自出矣。即《内经》开鬼门、洁净府法也。

尤怡曰：发汗、利小便，因其势而利导之也。

病水，腹大，小便不利，其脉沉绝者，有水，可下之。

【注】上条为水之在外、在下者立法也。若水在里者，非其治矣。腹者至阴脾也，故病水必腹大也。水蓄于内，故小便不利也。其脉沉绝，即伏脉也。脉伏腹大，小便不利，里水已成，故可下之。十枣、神祐之类，酌而用之可也。

【集注】程林曰：腹大者，为水在里；小便不利者，为水不行。是以脉必沉伏也，故宜下之以利其水。

里水者，一身面目黄肿，其脉沉，小便不利，故令病水；假如小便自利，此亡津液，故令渴也。越婢加术汤主之。

【按】“越婢加术汤主之”七字，当在后“太阳病，脉浮而紧条，发汗即愈”之下，文义始属。必是错简在此，观其里有水之文，自可知非越婢加术汤发表之药所能治矣。

【注】此承上条，言里水未实，不可下、不可利之义也。里水者，谓里有水也。一身面目黄肿，有水之证也；脉沉，有水之脉也。虽有是证，脉犹必沉，渴而小便不利、腹大者，始为里有水也。设不腹大满急，此里水未实，不可下也。若小便自利，此亡津液作渴，非里有水作渴，亦不可利小便也。

【集注】尤怡曰：里水，水从里积，与风水不同，故其脉不浮而沉，而盛于内者，必溢于外，故一身面目悉黄肿也。水病小便当不利，今反自利，则津液消亡，水病已，而渴病起矣。

**越婢加术汤**方见下。

**心下坚，大如盘，边如旋盘，水饮所作，枳实白术汤主之。**

**【注】**心下坚，大如盘，边如旋盘，此里水所作也。似当下而不可下者，以坚大而不满痛，是为水气虚结，未可下也。故以白术倍枳实，补正而兼破坚，气行则结开，两得之矣。此里水不可下之和剂也。

**【集注】**赵良曰：心下，胃上脘也。胃气弱，则所饮之水入而不消，痞结而坚。必强其胃，乃可消痞。白术健脾强胃，枳实善消心下痞，逐停水，散滞气。

程林曰：此证如盘而不如杯，是水饮散漫之状也。以散漫于心下如盘，不必辛热之剂以发之，但用枳、术以散之，得腹中软而水自消矣。

沈明宗曰：见心下坚大如盘，当审虚实寒热，脉之浮沉、迟数、大小为异，毋得执方而误用也。

尤怡曰：言水饮所作者，所以别于气分也。气无形以辛甘散之，水有形以苦泄之。

**枳实白术汤方**

枳实七枚　白术二两

上二味，以水五升，煮取三升，分温三服。腹中软即当散也。

**【集解】**李彣曰：枳实消胀，苦以泄之也；白术去湿，苦以燥之也。后张元素治痞用枳术丸，亦从此汤化出。但此乃水饮所作，则用汤以荡涤之；彼属食积所伤，则用丸以消磨之。一汤一丸，各有深意，非漫无主张也。

**趺阳脉当伏，今反紧，本自有寒，疝瘕，腹中痛，医反下之，下之则胸满短气。趺阳脉当伏，今反数，本自有热，消谷，小便数，今反不利，此欲作水。**

**【注】**此明里有水，兼寒、兼热，误下之义也。里水脉伏，非谓三部脉皆当伏，乃谓趺阳胃脉当伏也。若脉不伏反紧，其人必本自有寒也。水寒同病，则疝瘕腹中痛，医误以为里水而下之，水去寒留，更虚其中，故胸满短气也。若脉不伏反数，其人必本自有热也。水热同病，当消谷而小便数，不病水也，今小便反不利，此欲作水之病也。

**【集注】**赵良曰：趺阳当伏者，非趺阳胃气之本脉也，为水蓄于下，其气伏，故脉亦伏。脉法曰：伏者为水。

魏荔彤曰：趺阳有水邪，则当伏，以胃阳为衣，湿阴寒所固闭，故阳明之脉不出也。今反紧，不惟水盛于里，而且寒盛于中矣。盖其人不止有水气之邪，而更兼平日有积寒疝瘕，腹中常常作痛，水邪中又兼寒邪也。医者不识其为阴寒，乃以为水邪可下，虽水下沉，而寒邪上逆，故胸满短气矣。此病趺阳脉当伏，今反数，为本自有热。然本自有热，则当消谷，小便数，大便坚，如伤寒胃实之证也。今小便反不利，则知为欲作水，与湿热之邪无疑也。

**肝水者，其腹大，不能自转侧，胁下腹痛，时时津液微生，小便续通。**

**【注】**以上发明表里上下之水，以下发明五脏气血之水也。肝主筋，腹胁是其部也，水邪干之，外则筋缓不能自转侧，内则腹大、胁痛，淋溲也。

**【集注】**魏荔彤曰：肝水者，水附肝，则肝水也。肝经有水，必存两胁，故腹大而胁下痛。少阳阴阳往来之道路，有邪窒碍，故不能自转侧。肝有水邪，必上冲胸咽，故时时津液微生，及上升而下降，小便不利者又续通，此水邪随肝木往来升降之气上下为患也。见此知肝经有水，当于肝脏治之也。

尤怡曰：肝之府在胁，而气连少腹，肝之水不行，则腹大不能转侧，胁下腹痛也。时时津液微生，小便续通者，肝喜冲逆而主疏泄，水液随之而上下也。

**心水者，其身重，而少气不得卧，烦而躁，其人阴肿。**

**【按】**“其人阴肿”四字，当在肾水条内，错简在此。

**【注】**心主脉，膻中是其部也。水邪干之，外则周身之脉不行，其身重也；内则少气心烦，不得卧而躁也。

**【集注】**程林曰：《内经》云：心主身之血脉。《上经》曰：水在心，心下坚筑短气，是以身重少气也。《内经》曰：诸有水病者，不得卧。夫心属火，水在心是以不得卧而烦躁也。

魏荔彤曰：夫水邪，亦积聚之类也。切近于其处，则伏留于是脏，即可以脏而名证。水附于心，则心水也。心经有水，四肢百骸，皆可灌注，故身重；气为水邪所阻，故少气；水邪逼处，神魂不安，故不得卧；神明扰乱，故躁而烦。见此知心经有水，当于心经治之也。

**脾水者，其腹大，四肢苦重，津液不生，但苦少气，小便难。**

【**注**】脾主腹，四肢是其部也。水邪干之，外则四肢苦重，内则腹大少气、小便难也。

【**集注**】魏荔彤曰：脾水者，水附于脾，则脾水也。脾专主腹，故腹大。脾主旋运，又主四肢，旋运不利，故四肢苦重。津液不生，气不行于上下，则阻碍不通，故上则苦少气，下则小便难。见此知有水在脾，当于脾脏治水也。

尤怡曰：脾主腹，而气行四肢，脾受水气则腹大，四肢重。津气生于谷，谷气运于脾，脾湿不运，则津液不生而少气，小便难者，湿不行也。

**肺水者，其身肿，小便难，时时鸭溏。**

【**注**】肺主气，皮毛是其部也。水邪干之，外则周身皮肿，内则不输小便。大肠乃其腑，水走大肠，故鸭溏也。

【**集注**】赵良曰：肺主皮毛，行荣卫与大肠合，今有水病，则水充满皮肤。肺本通调水道，下输膀胱为尿溺，今既不通，水不得自小便出，反从其合，与糟粕混成鸭溏也。

魏荔彤曰：肺水者，水附于肺，则肺水也。肺主气，气引水行，亦能使之周身浮肿。肺不肃则气化壅，故小便难，小便难则清浊不分，故便鸭溏，此知为有水在肺，当于肺脏治水也。

尤怡曰：鸭溏如鸭之后，水粪杂下也。

**肾水者，其腹大脐肿，腰痛不得溺，阴下湿，如牛鼻上汗，其足逆冷，面反瘦。**

【**按**】“面反瘦”之下，当有上条“其人阴肿”四字。

【**注**】肾主腰，足、阴是其部也。水邪干之，外则阴肿，阴下湿，足冷面瘦；内则腹大脐肿，腰痛不得溺也。此五者，指水气等胀为言，故俱不喘咳也。

【**集注**】程林曰：肾者，胃之关也，关门不利，故令聚水而生病，是以有腹大脐肿之证也。腰者肾之外候，故令腰痛。膀胱者，肾之腑，故令不得溺也。以其不得溺，则水气不得泄，浸渍于睾囊而为阴汗，流注于下焦而为足冷。夫肾为水脏，又被水邪，则上焦之气血随水性而下趋，故其人面反瘦，非若风水、里水之面目浮肿也。

魏荔彤曰：肾水者，水附于肾，则肾水也。肾主少腹，少腹水湿固沍，故腹大脐肿腰痛。腰以下俱肾主之也，水湿在下焦，膀胱之气反塞，故不惟小便难，而且竟不得溺。阴寒下盛，故阴下湿如牛鼻上汗，冷而且黏，其足皆逆冷也。面乃阳之部位，下阴盛，上阳衰，故面必瘦，见此知水在肾，当于肾脏治水也。

尤怡曰：身半以下，肾气主之，水在肾，则腰痛脐肿腹大也。不得溺，阴下湿如牛鼻上汗，其足逆冷者，肾为阴，水亦为阴，两阴相得，阳气不行，而湿寒独胜也。面反瘦者，面为阳，阴盛于下，则阳衰于上也。

师曰：寸口脉沉而迟，沉则为水，迟则为寒，寒水相搏，趺阳脉伏，水谷不化，脾气衰则鹜溏，胃气衰则身肿。少阳脉卑，少阴脉细，男子则小便不利，妇人则经水不通，经为血，血不利则为水，名曰血分。

**【注】**寸口，两寸也。脉沉而迟，沉则为水，迟则为寒，水寒相搏于胸中，则阳气不运，故趺阳两关之脉伏而不起，水谷不化也。若脾气衰则鹜溏，胃气衰则身肿也。少阳右尺脉陷下，少阴左尺脉细小，亦因寒水大甚，命火受制，故男子水精不化，小便为之不利，女子血化为水，经水为之不通也。经血而曰经水者，以水为血之体也，女子以血为主，故曰血分也。

**【集注】**赵良曰：仲景脉法寸口多与趺阳合，何也？盖寸口属肺，手太阴之所过，肺朝百脉，十二经各以其时，来见于寸口。脾、胃二经，出在右关。胃乃水谷之海，五脏皆禀气于胃，则胃又五脏之本，所以经脉尤为诸经之要领也。邪或干于胃者，必再就趺阳诊之。趺阳，胃脉之源也。

尤怡曰：此合诊寸口趺阳，而知为寒水胜，而胃阳不行也。胃阳不行，则水谷不化；水谷不化，则脾胃俱衰。脾气主里，故衰则鹜溏；胃气主表，故衰则身肿也。少阳者生气也，少阴者地道也，而俱受气于脾胃，脾胃衰则少阳脉卑，而生气不荣，少阴脉细，而地道不通，男子则小便不利，妇人则经血不通。而其所以然者，则皆阳气不行，阴气乃结之故。曰血分者，谓虽病于水，而实出于血也。

师曰：寸口脉迟而涩，迟则为寒，涩为血不足；趺阳脉微而迟，微则为气，迟则为寒。寒气不足，则手足逆冷；手足逆冷，则荣卫不利；荣卫不利，则腹满肠鸣相逐，气转膀胱；荣卫俱劳，阳气不通，即身冷；阴气不通，即骨疼。阳气前通则恶寒，阴气前通则痹不仁。阴阳相得，其气乃行。大气一转，其气乃散。实则失气，虚则遗溺，名曰气分。

**【按】**“名曰气分”之下，当有下条，“桂枝去芍药加麻黄附子细辛汤主之”十五字。

**【注】**寸口脉迟为寒，脉涩少血，趺阳脉微乏气，迟亦为寒。是则气血俱虚，为寒气所干，荣卫不利，阴阳不通，故身寒骨痛，手足逆冷，腹满肠鸣，恶寒麻痹，失气遗溺也。此气血俱虚，寒气内客之气胀，故曰气分。而下条发明主治，用桂枝去芍药加麻黄附子细辛汤者，温养荣卫，阴阳发散，寒邪之气也。

**【集注】**程林曰：气散必从前后而去，邪气实则失气于后，正气虚则遗溺于前也。

尤怡曰：微则为气者，为气不足也。寒气不足，该寸口、趺阳为言寒，而气血复不足也。寒气不足，则手足无气而逆冷，荣卫无源而不利，由是脏腑之中，真气不充，而客寒独胜，则腹满肠鸣相逐，气转膀胱而下输也。荣卫俱劳者，荣卫俱乏竭也。阳气温于表，故不通则身冷；阴气荣于里，故不通即骨疼。不通者，虚极而不能行，与有余而壅者不同。阳前通则恶寒，阴前通则痹不仁者，阳先行而阴不与俱行，则阴失阳而恶寒；阴先行而阳不与俱行，则阳独滞而痹不仁也。盖阴与阳常相须也，不可失，失则气机不续而邪乃著，不失则上下交通而邪不容。故曰：阴阳相得，其气乃行；大气一转，其气乃散。失气遗溺，谓分虚实而散也。曰气分者，谓寒气乘阳之虚，而病于气也。

气分，心下坚，大如盘，边如旋杯，水饮所作，桂枝去芍药加麻黄附子细辛汤主之。

【按】“气分，心下坚，大如盘，边如旋杯，水饮所作”之十六字，当是衍文，观心下坚之本条自知。“桂枝去芍药加麻黄附子细辛汤主之”十五字，当在上条气分之下，义始相属，正是气分之治法，必是错简在此。

**桂枝去芍药加麻黄附子细辛汤方**

桂枝三两　生姜三两　甘草二两　大枣十二枚　麻黄　细辛各一两　附子炮，一枚

上七味，以水七升，煮麻黄，去上沫，内诸药，煮取二升，分温三服。当汗出如虫行皮中即愈。

**师曰：病有风水，有皮水，有正水，有石水，有黄汗。风水其脉自浮，外证骨节疼痛，恶风；皮水其脉亦浮，外证胕肿[1]，按之没指，不恶风，其腹如鼓，不渴，当发其汗；正水其脉沉迟，外证自喘；石水其脉自沉，外证腹满不喘；黄汗其脉沉迟，身发热，胸满，四肢头面肿，久不愈，必致痈脓。**

【注】风水得之内有水气，外感风邪。风则从上肿，故面浮肿，骨节疼痛恶风，风在经表也。皮水得之内有水气，皮受湿邪。湿则从下肿，故胕浮肿，其腹如鼓，按之没指，水在皮里也。非风邪，故不恶风，因水湿故不渴也。其邪俱在外，故均脉浮，皆当从汗从散而解也。正水水之在上病也，石水水之在下病也；故在上则胸满自喘，在下则腹满不喘也。其邪俱在内，故均脉沉迟，皆当从下从温解也。黄汗者，汗出柏汁色也。其脉沉迟，脏内有寒饮；身发热者，经外有伏热。寒饮故胸满，四肢头面浮肿；伏热若久不愈，故必致痈脓也。由此推之，可知黄汗是内饮外热，蒸郁于中，从土化而成也。以黄汗而列水病之门者，亦因水之为病而肿也。

【集注】程林曰：风水与皮水相类属表，正水与石水相类属里。但风水恶风，皮水不恶风；正水自喘，石水不自喘为异耳！

尤怡曰：风水，水为风搏，因风而病水也。风伤皮毛，而湿流关节，

---

[1] 胕肿：即浮肿。胕，同“肤”。《素问·五常政大论》王冰注：“胕肿，谓肿满，按之不起。”

故脉浮恶风，而骨节疼痛也。皮水，水行皮中，内合肺气，故其脉亦浮，不兼风，故不恶风也。其腹如鼓，即《内经》鼟鼟[1]然不坚之意。以其病在皮肤，而不及肠脏，故外有胀形，而内无喘满也。水在皮者，宜从汗解，故曰：当发其汗。正水，肾脏之水自盛也。石水，水之聚而不行者也。正水乘阳之虚，而浸及上焦，故脉沉迟而喘。石水因阴之盛而结于少腹，故脉沉腹满而不喘也。黄汗，汗出沾衣如柏汁，得之湿热交病，而湿居热外，其盛于上而阳不行，则身热胸满，四肢头面肿，久则浸及于里而荣不通，则逆于肉里而为痈脓也。

**脉浮而洪，浮则为风，洪则为气。风气相搏，风强则为隐疹，身体为痒，痒为泄风，久为痂癞；气强则为水，难以俯仰。风气相击，身体洪肿，汗出乃愈。恶风则虚。此为风水；不恶风者，小便通利，上焦有寒，其口多涎，此为黄汗。**

**【按】**“身体洪肿”之“洪”字，当是“浮”字。“此为黄汗”四字，当是衍文。

**【注】**六脉俱浮而洪，浮则为风，洪则为气。风气相搏之病，若风强于气，相搏为病，则偏于营，故为隐疹，身体为痒，痒者肌虚，为风邪外薄故也。名曰泄风，即今之风燥疮是也。故日久不愈，则成痂癞。痂癞，疥癣、疠癞之类是也。若气强于风，相搏为病，则偏于卫，故为水气，难以俯仰，即今之支饮喘满不得卧也。若风气两相强击为病，则为风水，故通身浮肿也。以上诸证皆属肌表，故当发汗，汗出乃愈也。风水无汗，当以越婢汤发汗，若汗出恶风则为表阳虚，故加附子也。若不恶风，小便通利，非表阳有寒，乃上焦有寒也。上焦有寒，惟兼病水者，则其人口内必多生涎沫也。

**【集注】**尤怡曰：风，天之气；气，人之气，是皆失其和者也。风湿相搏，风强则气从风而浸淫肌体，故为瘾疹；气强则风从气而鼓涌水液，故为水；风气并强，两相搏击，而水液从之，则为风水。汗之则风去而水行，故曰：汗出乃愈。若恶风者表虚也，不恶风而小便通利者，以上

---

[1] 鼟鼟（kōngkōng 空空）：《太素》卷二十九《胀论》、《甲乙经》卷八第三作“壳壳”。壳壳，中空貌。鼟鼟，鼓声震也。壳壳、鼟鼟，义近。

焦有寒不能约束津液，故其口多涎也。

寸口脉沉滑者，中有水气，面目肿大有热，名曰风水；视人之目裹上微拥[1]，如蚕新卧起状，其颈脉动，时时咳，按其手足上，陷而不起者，风水。

【注】此承上条，详申风水之证脉也。寸口脉沉而滑，中有水气之诊也；面目肿大，中有水气之证也。有寒者，其脉沉迟，则为石水也。有热者，其脉沉滑，名曰风水也；视其人之目胞上微拥似蚕，如新卧起之状，人迎颈脉动甚，时咳，按其肿之手足，陷而不起者，皆风水之证也。

【集注】赵良曰：《内经》云：脉沉曰水，脉滑曰风，面肿曰风，目肿如新卧起之状曰水，颈脉动，喘咳曰水。又肾风者，面跗庞然，少气时热，其有跗肿者，亦曰本于肾，名风水，皆出《内经》也。

程林曰：沉者就下之性，滑者流衍之象，故沉滑者，中有水也。面肿曰风，风郁于经则热，故面跗肿大有热，名曰风水。《内经》曰：诸有水者微肿，先见于目下也。水者阴也，目下亦阴也，腹者至阴之所居，故水在腹者，必使目下肿也。颈脉，人迎脉也，水邪干土，则颈脉动，水之本在肾，水之标在肺，故时时咳也。以手按其腹，随手而起，此属水胀，如按水囊者，必随手而起。今风水搏于手足，胕属肌肉之间，按而散之，猝不能聚，故陷下而不起也。

风水脉浮，身重，汗出恶风者，防己黄芪汤主之。腹痛加芍药。

【注】此承上条风水，详申其证，以明其治也。风水之病，外风内水也。脉浮恶风者风也，身重肿者水也。汗出表虚，故用防己黄芪汤，固表以散风水也。若腹痛，加芍药、甘草以调中也。

**防己黄芪汤**方见湿病中。

太阳病脉浮而紧，法当骨节疼痛，反不疼，身体反重而酸，其人不渴，汗出即愈，此为风水。恶寒者，此为极虚，发汗得之。渴而不恶寒者，此为皮水。身肿而冷，状如周痹，胸中塞不能食，反聚痛，暮躁不得眠，此为黄汗，痛在骨节。咳而喘，不渴者，此为脾胀，其状如肿，发汗即愈。然诸病此者，渴而下利，小便数者，皆不

---

[1] 微拥：微肿。

可发汗。

**【按】**“脾胀”之“脾”字，当是“肺”字，是传写之讹。“发汗即愈”之下，当有前条“越婢加术汤主之”七字。

**【注】**此又详申风水、皮水、黄汗、肺胀四证之治法也。太阳病，谓头痛发热恶风也。脉浮而紧，似伤寒也，伤寒法当骨节疼痛，反不疼，身体反重而酸，面目浮肿，其人不渴，非伤寒也，乃风水也，发汗汗出即愈也。若愈后而恶寒者，此为过于发汗，极虚得之，当补表阳，自可愈也。有是证渴而不恶寒，似传里也，但跗浮肿，其腹如鼓，乃皮水也。有是证胸中室反聚痛，不能食，暮躁不得卧，似里实也；但身肿而冷，麻木如痹，此为欲作黄汗也。痛在骨节，似伤寒也，但其状如水肿，咳喘不渴，此为肺胀也。已上四证，皆初病皮毛，状类伤寒，故均以越婢加术汤主之，发汗即愈也。若渴而下利，小便数者，则津液已夺，故不可发汗也。

**【集注】**赵良曰：“脾胀”恐是“肺”字之误。《灵枢经》云：肺是动则病，肺胀满膨膨而喘咳也。

魏荔彤曰：其状如肿者，按其手足，未至陷而不起，故曰如肿，似肿而实非肿也。

尤怡曰：太阳有寒则脉紧，骨疼有湿则脉濡，身重有风则脉浮、体酸，此明辨也。今得伤寒脉，而骨节不疼，身体反重而酸；即非伤寒，乃风水外胜也。风水在表而非里，故不渴，风固当汗，水在表者，亦宜汗，故曰：汗出即愈。然必气盛而实者，汗之乃愈，不然则其表益虚，风水虽解，而恶寒转增矣，故曰：恶寒者，此为极虚发汗得之。若其渴而不恶寒者，则非病风而独病水，不在皮外，而在皮中，视风水为较深矣，其证身肿而冷，状如周痹。周痹者，寒湿痹其阳也，皮水为水气淫于肤也。胸中室不能食者，寒袭于外，而气室于中也。反聚痛，暮躁不得眠者，热为寒郁，而寒甚于暮也。寒湿外淫，必流关节，故曰：此为黄汗，痛在骨节。其咳而喘不渴者，水寒伤肺，气攻于表，有如肿病，而实同皮水，故曰：发汗则愈。然而诸病若渴而下利，小便数者，则不可谓水气当汗而概发之也。仲景叮咛之意，岂非虑人之津液先亡也哉！或问：风水外证骨节疼，此云骨节反不痛，身体反重而酸，皮水不渴，此云渴何也？曰：风与水合而成病，其流注关节者，则为骨节疼痛；其浸淫肌体者，则骨节不疼，而身体酸肿，由所伤之处不同故也。皮水不渴者，非言皮水本不渴也，谓腹如鼓而不渴者，病方外盛而未入里，犹可发其汗也，此所谓渴而不恶寒者，所以别于风水之不渴而恶风也。

**风水恶风，一身悉肿，脉浮不渴，续自汗出，无大热，越婢汤主之。恶风加附子。**

【注】此又承上条风水，互详其证而变其治也。风水之邪，全在表而不在里，故恶风一身悉肿，脉浮不渴也。初本无汗，身无大热，续自汗出而不恶风寒，表不虚也，故用越婢汤以发之。若恶风甚者，表阳虚也，前方加附子一枚，以补其在表之阳也。

**越婢汤方**

麻黄六两　石膏半斤　生姜三两　甘草二两　大枣十五枚

上五味，以水六升，先煮麻黄，去上沫，内诸药，煮取三升，分温三服。恶风者，加附子一枚，炮。风水，加术四两。

**皮水为病，四肢肿，水气在皮肤中，四肢聂聂[1]动者，防己茯苓汤主之。**

【注】此承皮水，互详其证，以明其治也。皮水之病，是水气相搏，在皮肤之中，故四肢聂聂瞤动也，以防己茯苓汤补卫通荣，祛散皮水也。

【集注】沈明宗曰：此邪在皮肤而肿也。风入于卫，阳气虚滞，则四肢肿。经谓结阳者肿四肢，即皮水也。皮毛受风气虚而肿，所谓水气在皮肤中，邪正相搏，风虚内鼓，故四肢聂聂而动，是因表虚也。盖三焦之气，同入膀胱，而行决渎，今水不行，则当使小便利而病得除。故防己、茯苓除湿而利水，以黄芪补卫而实表，表实则邪不能容，甘草安土而制水邪，桂枝以和荣卫，又行阳化气而实四末，俾风从外出，水从内泄矣。

**防己茯苓汤方**

防己三两　黄芪三两　桂枝三两　茯苓六两　甘草三两

上五味，以水六升，煮取二升，分温三服。

---

[1] 聂聂：轻虚平和貌。

里水，越婢加术汤主之，甘草麻黄汤亦主之。

【按】“里水”之“里”字，当是“皮”字，岂有里水而用麻黄之理？阅者自知，是传写之讹。

【注】皮水表虚有汗者，防己茯苓汤固所宜也。若表实无汗有热者，则当用越婢加术汤。无热者，则当用甘草麻黄汤发其汗，使水外从皮去也。

**越婢加术汤方**

于越婢汤中加术四两。

**甘草麻黄汤方**

甘草二两　麻黄四两

上二味，以水五升，先煮麻黄，去上沫，内甘草，煮取三升，温服一升，重覆汗出，不汗再服，慎风寒。

厥而皮水者，蒲灰散主之。

【按】“厥而”二字，当是衍文。

【注】水在皮肤，浸淫日久，必然腐溃而出水也，当以蒲灰散敷之，以燥水也。

**蒲灰散**方见《消渴》中。

水之为病，其脉沉小，属少阴。浮者为风，无水。虚胀者为气水，发其汗即已。脉沉者，宜麻黄附子汤；浮者，宜杏子汤。

【按】“为气水”之“气”字，当是“风”字，若是“气”字，则无发汗之理，且通篇并无气水之病。

【注】水之为病，其脉沉小，属少阴水也，今脉不沉小而浮，浮者为风，非少阴水也。若无水虚胀者，为风水也，风水发其汗即已。风水脉沉者，宜麻黄附子汤汗之；脉浮者，宜杏子汤汗之。

**麻黄附子汤方**

麻黄三两　甘草二两　附子炮，一枚

上三味，以水七升，先煮麻黄，去上沫，内诸药，煮取二升半，温服八分，日三服。

【集解】沈明宗曰：麻黄附子汤，今人置之不讲，余特举而明之。麻黄、附子通阳开窍，治水妙剂。今人惟用肾气汤、丸，壅补其内，致阳气不宣，转补转壅，邪无出路，水肿日增，咳血而死者，不知凡几矣。

**杏子汤方**

麻黄四两　杏仁五十个　甘草炙，二两

上水七升，先煮麻黄，减二升，去上沫，内诸药煮取三升，去滓，温服一升，得汗止服。

问曰：黄汗之为病，身体肿，发热，汗出而渴，状如风水，汗沾衣，色正黄如柏汁，脉自沉，何从得之？师曰：以汗出入水中浴，水从汗孔入得之，宜黄芪芍药桂枝苦酒汤主之。

**【注】**此承黄汗，互详其证，以明其治也。黄汗属湿，故身体肿；属风，故发热、汗出而渴。状如风水者，谓面目浮肿也。汗沾衣，色正黄如柏汁，谓汗出黏黄也。脉自沉者，谓从水得之也。究其得之之由，以汗出人冷水中浴，则悽怆之寒内入，遏郁汗液于肌腠，从土蒸化而出，故色黄也。宜黄芪、桂枝解肌邪，以固卫气；白芍、苦酒止汗液，以摄营气。营卫调和，其病已矣。

**【集注】**程林曰：汗出则玄府开，入水浴则悽怆之水寒，藏留于腠理皮肤之中，则身肿发热也。汗出沾衣如柏汁，则津液内竭，是以汗出而渴也。身肿虽状如风水，但风水之脉不沉、汗不黄、口不渴为异耳！

李升玺曰：按汗出浴水，亦是偶举一端言之耳。大约黄汗由脾、胃湿久生热，积热成黄，湿热交蒸而汗出矣。

魏荔彤曰：黄汗者，汗出之色黄而身不黄，与发黄之证不同也。

尤怡曰：黄汗之病，与风水相似。但风水脉浮，而黄汗脉沉；风水恶风，而黄汗不恶风为异。其汗沾衣，色正黄如柏汁，则黄汗之所独也。风水为风气外合水气，黄汗为水气外合热气，热被水遏，互郁交蒸，汗液则黄。用黄芪、桂枝，芍药三味，行阳以益阴，则荣气和而卫气周，盖欲使荣卫大行，而邪气毕达耳。

**黄芪芍药桂枝苦酒汤方**

黄芪五两　芍药三两　桂枝三两

上三味，以苦酒一升，水七升相和，煮取三升，温服一升。当心烦，服至六七日乃解。若心烦不止者，以苦酒阻故也。

**【方解】**服后心烦者，以苦酒止汗太急也。盖汗出于心，急止之，则不得出，故心烦也。至六七日乃解者，正复而邪自退也。

**【集解】**魏荔彤曰：古人称醋为苦酒，非另有所谓苦酒也。美酒醯，即人家所制社醋，即镇江红醋是也。又醋之劣者，即白酒醋，各处皆是，总以社醋入药。

尤怡曰：苦酒阻者，欲行而未得遽行，久积药力乃自行耳。故曰：服至六七日乃解。

黄汗之病，两胫自冷；假令发热，此属历节。食已汗出，又身常暮卧盗汗出者，此劳气也。若汗出已，反发热者，久久其身必甲错；发热不止者，必生恶疮。若身重，汗出已辄轻者，久久必身瞤，瞤即胸中痛；又从腰以上必汗出，下无汗，腰髋弛痛，如有物在皮中状，剧者不能食，身疼重，烦躁，小便不利，此为黄汗，桂枝加黄芪汤主之。

**【按】**此承黄汗，详申其证也。但文义未属，必是错简，不释。

**桂枝加黄芪汤方**

桂枝　芍药各二两　甘草二两　生姜三两　大枣十二枚　黄芪二两

上六味，以水八升，煮取三升，温服一升，须臾，饮热稀粥一升余，以助药力，温覆取微汗，若不汗更服。

寸口脉浮而迟，浮脉则热，迟脉则潜，热潜相搏，名曰沉。趺阳脉浮而数，浮脉即热，数脉即止，热止相搏，名曰伏。沉伏相搏，名曰水。沉则络脉虚，伏则小便难，虚难相搏，水走皮肤，即为水矣。

**【按】**此条文义不属，不释。

寸口脉弦而紧，弦则卫气不行，即恶寒，水不沾流，走于肠间。

**【按】**此条必有脱简，不释。

问曰：病者苦水，面目、身体、四肢皆肿，小便不利。脉之，不言水，反言胸中痛，气上冲咽，状如炙肉，当微咳喘。审如师言，其脉何类？师曰：寸口脉沉而紧，沉则为水，紧则为寒；沉紧相搏，结在关元；始时当微，年盛不觉，阳衰之后，荣卫相干；阳损阴盛，结寒微动，肾气上冲，咽喉塞噎，胁下急痛。医以为流饮，而大下之。气击不去，其病不除；后重吐之，胃家虚烦；咽燥欲饮水，小便不利，水谷不化，面目手足浮肿。又与葶苈丸下水，当时如小差，食饮过度，肿复如前，胸胁苦痛，象若奔豚，其水扬溢，则浮咳喘逆。当先攻击冲气，令止，乃治咳，咳止其喘自差，先治新病，病当在后。

【按】此条文义不属，不释。

# 卷二十二

## 黄疸病脉证并治第十六

寸口脉浮而缓，浮则为风，缓则为痹，痹非中风。四肢苦烦，脾色必黄，瘀热以行。趺阳脉紧而数，数则为热，热则消谷；紧则为寒，食即为满。尺脉浮为伤肾，趺阳脉紧为伤脾。风寒相搏，食谷即眩，谷气不消，胃中苦浊，浊气下流，小便不通，阴被其寒，热流膀胱，身体尽黄，名曰谷疸。额上黑，微汗出，手足中热，薄暮即发，膀胱急，小便自利，名曰女劳疸，腹如水状，不治。心中懊侬而热，不能食，时欲吐，名曰酒疸。

【注】寸口脉浮而缓，浮则为风，缓则为痹，痹非中风，前已详言之矣。今趺阳紧数而尺脉浮，四肢苦烦，身面色黄，乃疸病也。黄，土色也，土病则见之。土属脾胃，脾为阴土主湿，胃为阳土主热，故凡病疸，皆为湿瘀热郁也，行于外则必四肢苦烦、身面发黄也。盖其人素有湿热，外被风寒相搏，内为女劳所伤，及食谷饮酒，或与湿瘀，或与热郁，皆能为是病也。若胃脉数，是热胜于湿，则从胃阳热化，热则消谷，故能食而谓之阳黄。若胃脉紧，是湿胜于热，则从脾阴寒化，寒则不食，故食即满而谓之阴黄也。阳黄则为热疸、酒疸，阴黄则为女劳疸、谷疸也。若尺脉不沉而浮，则为伤肾，肾伤病疸，亦为女劳疸也。胃脉不缓而紧，则为伤脾，脾伤病疸，亦为谷疸也。谷疸则食谷即满，谷气不消，胃中苦浊，清气阻于上行，故头眩也；浊气流于膀胱，故小便不通也。女劳疸则额上黑，肾病色也；微汗出，湿不瘀也；五心热，薄暮发，肾阴热也；膀胱急，小便利，下焦虚也。腹满如水状，脾肾两败，故谓不治也。若心中懊侬，热不能食，时欲吐，小腹满，小便不利，虽见目青面黑，必是酒疸病也。

脉沉，渴欲饮水，小便不利者，皆发黄。

【注】脉沉，主里也；渴欲饮水，热瘀也；小便不利，湿郁也；热瘀湿郁于里，故发黄也。首条谓脉浮缓、紧数皆令发黄，是得之于外因也；

此条脉沉亦令发黄，是得之于内因也，故治黄有汗、下二法也。

**【集注】**李彣曰：脉沉而渴，渴欲饮水，小便不利，则湿热内蓄，无从分消，故发黄也。

**疸而渴者，其疸难治；疸而不渴者，其疸可治。发于阴部，其人必呕；发于阳部，其人振寒而发热也。**

**【注】**未成疸前，小便不利而渴者，是欲作疸病也。已成疸后而渴者，是热深不已，故难治也；不渴者是热浅将除，故可治也。疸发于阴者，人必呕逆。呕逆者，阴里为之也。发于阳者，人必振寒发热。寒热者，阳表为之也。此以渴不渴，别疸之难治、可治；以呕逆、寒热，辨黄之在表、在里也。

**【集注】**程林曰：黄家以湿热相搏，有口燥、鼻燥而未至于渴，渴则津液内消，邪气独胜；不渴则津液未竭，正气未衰，治之所以分难易也。阴主里，湿胜于里则呕；阳主表，热胜于表则振寒发热也。此条辨疸证之渴与不渴，有轻重表里之分也。

尤怡曰：疸而渴，则热方炽，而湿且日增，故难治；不渴则热已减，而湿亦自消，故可治。阴部者，里之脏腑，关于气，故呕；阳部者，表之躯壳，属于形，故振寒而发热。此阴阳内外浅深微甚之辨也。

**腹满，舌痿黄，躁不得睡，属黄家。**

**【按】**“舌痿黄”之“舌”字，当是“身”字，必传写之讹。

**【注】**身痿而黄，腹满而躁不得睡者，属黄家之病，在里，当下之也。

**【集注】**徐彬曰：腹满，里证也，乃有腹满而加身痿黄，躁不得眠，瘀热外行，此发黄之渐也。故曰：属黄家。

**诸黄家病，但利其小便。假令脉浮者，当以汗解之，宜桂枝加黄芪汤主之。**

**【注】**诸黄家病，谓一切黄家病也。黄病无表里证，热盛而渴者，当清之，湿盛小便不利者，但当利其小便。假令脉浮则为在表，当以汗解之，宜桂枝加黄芪汤。于此推之，可知脉沉在里，当以下解之也。

**【集注】**高世栻曰：利小便，乃黄家一定之法，故曰诸病黄家，但利小便。然亦自有宜汗者，故又曰：假令脉浮为在表，当以汗解之。汗解之法，宜桂枝加黄芪汤，用桂枝汤以解肌，肌解则汗自出，加黄芪以助表，表和则营卫亦通矣。

**桂枝加黄芪汤**方见《水气病》中。

师曰：病黄疸，发热、烦喘、胸满、口燥者，以病发时，火劫其汗，两热相得。然黄家所得，从湿得之，一身尽发热而黄，肚热，热在里，当下之。

【**注**】此详申黄疸误用火汗之为病也。病疸者，湿热也。今湿淫于内，则胸满烦喘；热淫于内，则发热口燥。若病发时，复以火劫其汗，则为两热相合。盖黄家所得，由湿得之，则一身必尽热，而身面即发黄也。今因火劫误汗而发黄，虽有表热，则不当汗也，但扪其肚热，其热在里，当下之以去其热也。

【**集注**】程林曰：湿淫于内，则烦喘胸满；热淫于内，则发热口燥；复以火迫劫其汗，反致两热相搏。殊不知黄家之病，必得之湿热瘀于脾土，故一身尽发热而黄，正以明火劫之误也。若肚有热，则热在腹，可下之以去其湿热。

黄疸腹满，小便不利而赤，自汗出，此为表和里实，当下之，宜大黄硝石汤。

【**注**】此承上条，互详其证，以明其治也。腹满、小便不利而赤，是热在里，其人自汗出，此为表和里实也，宜大黄硝石汤下之。

**大黄硝石汤方**

大黄　黄柏　硝石各四两　栀子十五枚

上三味，以水六升，煮取二升，去滓，内硝更煮，取一升，顿服。

【**集解**】李彣曰：腹满、小便不利而赤，里病也。自汗出，表和也。里病者，湿热内甚，用栀子清上焦湿热，大黄泻中焦湿热，黄柏清下焦湿热，硝石则于苦寒泻热之中，而有燥烈发散之意，使药力无所不至，而湿热悉消散矣。

黄疸病，茵陈五苓散主之。一本云：茵陈汤及五苓散并主之。

【**按**】"黄疸病"之下，当有"小便不利者"之五字，茵陈五苓散方有着落。必传写之遗。

【**注**】黄疸病，脉沉腹满在里者，以大黄硝石汤下之；脉浮无汗在

表者，以桂枝加黄芪汤汗之；小便不利者，不在表里，故以茵陈五苓散主之。

**茵陈五苓散方**

茵陈蒿末十分　五苓散五分。方见《痰饮》中。

上二味和，先食饮服方寸匕，日三服。

**【集解】**尤怡曰：此正治湿热成疸者之法，茵陈散热郁，五苓利湿瘀也。

黄疸病，小便色不变，欲自利，腹满而喘，不可除热，热除必哕。哕者，小半夏汤主之。

**【注】**黄疸病小便当赤，今不赤而白，且欲自利，虽腹满而喘，是湿盛无热，阴黄证也，切不可除热。若除热以凉药下之，则胃必寒而作哕。哕者主之以小半夏汤，以止哕也。

**【集注】**李彣曰：小便色不变欲自利，里无实可知，腹满而喘，脾气虚而肺气不利耳！用苦寒药攻里除热，则胃寒而虚气上逆，故哕，宜小半夏汤散逆止哕。

高世栻曰：小便色不变，非赤也；欲自利，非下利也。若腹满而喘，虽似里实，不可投寒剂以除热，如大黄硝石汤，不可用也。若投寒剂而除热，则必哕。哕，呃逆也。半夏生姜辛温散寒，故哕者，当以小半夏汤主之也。

**小半夏汤**方见《痰饮》中。

黄疸之病，当以十八日为期，治之十日以上瘥，反剧为难治。

**【注】**疸病属脾，脾主土，土无定位，寄旺于四季之末，各十八日。期之十八日者，土旺之日也，故治十日以上当瘥，而不逾十八日之外也。若逾十八日不瘥而反剧者，则土衰矣。故曰：难治。

**【集注】**高世栻曰：十八日，乃脾土寄旺于四季之期。十日，土之成数也。黄疸之病在于脾土，故当以十八日为期。然治之宜先，故治之十日以上即当瘥。至十日以上不瘥，而疸病反剧者，是谓难治，谓土气虚败不可治也。

谷疸之为病，寒热不食，食即头眩，心胸不安，久久发黄为谷疸，茵陈蒿汤主之。

【注】此详申谷疸之为病也。未成谷疸之时，其人多病寒热。寒热作时，则不能食；寒热止时，则或能食，虽能食，然食后即头晕目眩，心烦不安。此为湿瘀热郁而内蒸，将作谷疸之征也。久久身面必发黄，为谷疸矣。宜茵陈蒿汤利下，使从大、小二便而出之。

**茵陈蒿汤方**

茵陈蒿六两　栀子十四枚　大黄二两

上三味，以水一斗，先煮茵陈，减六升，内二味，煮取三升，去滓，分温三服，小便当利，尿如皂角汁状，色正赤，一宿腹减，黄从小便去也。

阳明病，脉迟者，食难用饱，饱则发烦，头眩，小便必难，此欲作谷疸。虽下之，腹满如故，所以然者，脉迟故也。

【注】谷疸属胃热，脉当数，今脉迟，脾脏寒也。寒不化谷，所以虽饥欲食，食难用饱，饱则烦闷，胃中填塞健运失常也。清者阻于上升，故头眩；浊者阻于下降，故小便难也。此皆欲作谷疸之征。其证原从太阴寒湿郁黩[1]而生，若误以为阳明热湿发黄，下之虽腹满暂减，顷复如故。所以然者，脉迟寒故也。此发明欲作谷疸，属脾阴寒化而不可下者也。

【集注】程林曰：脉迟为寒，寒不杀谷，故食难用饱。饱则谷气不消，胃中苦浊，浊气蕴蓄则发烦，熏蒸则作眩也。小便难者，以脉迟则无阳以施化浊气，但留于胃而不宣，是以欲作谷疸。若下之，徒虚其胃而腹满如故也，所以然者，以脉迟为寒之故也。

黄家，日晡所发热，而反恶寒，此为女劳得之，膀胱急，少腹满，身尽黄，额上黑，足下热，因作黑疸，其腹胀如水状，大便必黑，时溏，此女劳之病，非水也，腹满者难治，硝石矾石散主之。

【注】此详申女劳疸之为病。黄疸日晡所发热，乃阳明热症，当不恶寒也；而反恶寒者，非阳明热症，此或为女劳得之也。女劳得之疸证，虽膀胱急，少腹满，而小便自利；身虽尽黄，而额上则黑；虽发热，惟足下甚。此少阴热，因作黑疸也。故腹胀如水状，而大便必黑，时溏，

[1] 郁黩（dú 独）：指寒湿蕴积而成黄疸病。黩，《玉篇》："数也，垢也，蒙也。"

知非水胀病，乃为女劳得之疸胀病也。时溏黑色者，亦脏病及血之征也。血病者颜必变，岂有色黑而血不病者乎？女劳疸腹满者为难治，以其脾肾两败也。以硝石入血消坚，矾石入气胜湿，然此方治标固宜，非图本之治。世久书讹，姑辨其理也。

【集注】尤怡曰：黄家，日晡所本当发热，今发热而反恶寒者，此为女劳得之疸也。热在胃浅而肾深，故热深则先反恶寒也。膀胱急，额上黑，足下热，大便黑，皆肾热之征。虽少腹满胀有如水状，而实为肾气不行，非脾湿而水不行也。惟是证兼腹满，则脾肾并伤，而其治为难耳！硝石咸寒除热，矾石除痼热在骨髓，骨与肾合，用以清肾热也。大麦粥和服，恐伤胃也。

**硝石矾石散方**

硝石　矾石烧。等分

上二味为散，以大麦粥汁和，服方寸匕，日三服。病随大小便去，小便正黄，大便正黑，是候也。

**男子黄，小便自利，当与虚劳小建中汤。**

【注】妇人产后经崩，发黄色者，乃脱血之黄色，非黄疸也。今男子黄而小便自利，则知非湿热发黄也。询知其人必有失血亡血之故，以致虚黄之色外现。斯时汗、下、渗、利之法俱不可施，惟当与虚劳失血同治，故以小建中汤调养营卫，黄自愈矣。

【集注】高世栻曰：女为阴，男为阳；阴主血，阳主气。男子黄，阳气虚也。黄者土之色，阳气虚而土色外呈。中无湿热，故小便自利。此为虚也，故当以小建中汤和其阴阳，调其血气也。本论《血痹虚劳篇》有小建中汤主治虚劳，故曰：虚劳小建中。意谓此男子黄而小便利，亦为虚劳之证云尔。

**小建中汤**方见虚劳中。

**酒黄疸者，或无热谵言，小腹满欲吐，鼻燥。其脉浮者，先吐之；沉弦者，先下之。**

【注】此详申酒疸之为病也。酒体湿而性热，过饮之人必生湿热为疸病也。无热，无外热也；谵语、鼻燥，有内热也；小腹满，湿热蓄于膀胱也；欲吐，湿热酿于胃中也。其脉浮者，酒热在经，先吐之以解外也；

沉弦者酒饮在里，先下之以解内也。

【集注】李彣曰：胃足阳明之脉，起于鼻之交頞中，故鼻燥也。

**夫病酒黄疸，必小便不利，其候心中热，足下热，是其证也。**

【注】此详酒疸之病。湿热生也，必小便不利。其候心中热，胃腑热也；足下热，胃经热也。是其酒疸之证也。

【集注】程林曰：夫小便利则湿热行，不利则湿留于胃，胃脉贯膈下足跗，上熏胃脘则心中热，下注足跗，则足下热也。

**酒疸，心中热，欲吐者，吐之愈。**

【注】此详申酒疸宜吐之治也。酒疸，心中热、欲吐者，谓胃中烦乱懊憹欲吐，非吐之不能愈也。

【集注】程林曰：后证热深则懊憹欲吐，今微热则心中热亦欲吐。病属上焦，故吐之可愈也。

**酒黄疸，心中懊憹，或热痛，栀子大黄汤主之。**

【注】此详申酒疸宜下之治也。酒黄疸，谓因饮酒过度而成黄疸也。心中懊憹欲吐，或自吐之而愈，或服栀子豉汤吐之而愈，皆可也。若心中懊憹不欲吐，或心中热痛，皆非吐之可愈，故以栀子大黄汤下之愈也。

**栀子大黄汤方**

栀子十四枚　大黄一两　枳实五枚　豉一升

上四味，以水六升，煮取三升，分温二服。

【集解】魏荔彤曰：酒黄疸，心中懊憹或热甚而痛，栀子大黄汤主之，盖为实热之邪立法也。酒家积郁成热，非此不除也。

**酒疸下之，久久为黑疸，目青面黑，心中如啖蒜齑状，大便正黑，皮肤爪之不仁，其脉浮弱，虽黑微黄，故知之。**

【注】酒疸，心中懊憹，或心中热痛，脉沉实者，当下之。若心中热欲吐，脉浮弱者，当吐之，而反下之则为逆也。若其人素有劳倦，下之则热入于脾，顷时腹满如故，则成谷疸也。若其人素有女劳，下之则热入于肾，虽黄微黑，久久必变为黑疸也。目青者精伤也，面黑者肾伤也，心中如啖蒜齑状，胃伤也；大便黑色，血伤也；皮肤不仁，血痹也。此等证皆因酒疸脉浮弱者，应吐而反下之之误使然也。

【集注】赵良曰：酒疸之黑，非女劳疸之黑也。盖女劳之黑，肾气所发也；酒疸之黑，败血之黑也。因酒之湿热伤脾胃，脾胃不和，阳气不化，阴气不运，若更下之，久久则运化之用愈耗矣。气耗血积故腐瘀，浊色越出面为黑，味变于心咽作嘈杂，心辣如啖蒜齑状。荣血衰而不行于皮肤，抓之不仁；输于大肠，便如黑漆。其目青与脉浮弦，皆血病也。

**诸黄，猪膏发煎主之。**

【**按**】诸黄，谓一切黄也。皆主猪膏发煎，恐未必尽然。医者审之，此必有脱简也。

【**集注**】程林曰：扁鹊有《黄经》《明堂》，有烙三十六黄法，皆后人所未见，唯《圣济总录》载三十六黄，方论详明，治法始备。今猪膏发煎，能治诸黄，当是黄之轻者，可从小便而去，至若阴黄、急黄、女劳之属，岂猪膏发煎所能治乎？医者审之。

**猪膏发煎方**

猪膏半斤　乱发如鸡子大三枚

上二味，和膏中煎之，发消药成，分再服，病从小便出。

**诸黄，腹满而呕者，宜柴胡汤。**

【**注**】呕而腹痛，胃实热也，然必有潮热便硬，始宜大柴胡汤两解之；若无潮热便软，则当用小柴胡汤去黄芩加芍药和之可也。

【**集注**】程林曰：呕而腹满，视其前后，知何部不利，利之则愈。今黄家腹痛而呕，应内有实邪，当是大柴胡汤以下之。若小柴胡，则可止呕，未可疗腹痛也。

**柴胡汤**方见《寒疝》《呕吐》中。

## 呕吐哕下利病脉证并治第十七

**夫呕家有痈脓，不可治呕，脓尽自愈。**

【**注**】呕家，呕吐或谷、或水、或痰涎、或冷沫，今呕而有脓，此内有痈，脓溃而呕，非呕病也，故曰：不可治呕，脓尽自愈。

【**集注**】赵良曰：经云：热聚于胃口而不行，胃脘为壅。胃脘属阳明经，阳明气逆则呕，故脓不自咳出，从呕而出，此痈之在胃脘上口者也。若过半中，在肺之下者，脓则不从呕出而从大便出矣。

程林曰：夫痈溃则为脓，脓上出必令呕，故不必治其呕，脓尽则呕自止也。

**先呕却渴者，此为欲解；先渴却呕者，为水停心下，此属饮家。**

**【注】**呕病后渴饮而不呕，为胃气和，此欲解也。因渴而后呕，呕而复渴，为水停心下，此属饮家之呕，非呕病也。

**【集注】**赵良曰：呕则饮去，饮去则阳气回，津液犹未布，故渴耳。虽渴，终以邪去正回而必解也。先渴却呕者，即前痰饮条中，小半夏茯苓汤之证也。

程林曰：先呕却渴者，为呕后而胃无津液，得水和之即愈；先渴却呕者，本渴而饮水，水停胃中作呕也，故属水饮。

尤怡曰：呕家必有停痰宿水。先呕却渴者，痰水已去，而胃气将复也，故曰：此为欲解。先渴却呕者，因热饮水过多，热虽解而饮旋积也，此呕因积饮所致，故曰：此为饮家。

**呕家本渴，今反不渴者，以心下有支饮故也，此属支饮。**

**【注】**呕病之人，津液已伤，本应渴也；今反不渴者，以心下素有支饮故也，此属支饮之呕，非呕病也。

**【集注】**徐彬曰：支饮者，偏旁而不中正也。

高世栻曰：支饮者，水气循经，屈曲支行，其形如肿是也。支饮而呕，故曰：此属支饮。《饮咳篇》云：呕家本渴，渴为欲解，今反不渴，心下有支饮故也，小半夏汤主之。

**诸呕吐，谷不得下者，小半夏汤主之。**

**【注】**此详诸呕吐之病，以明其治也。呕者，有声有物之谓也；吐者，有物无声之谓也。凡诸呕吐，饮食不得下咽者，主之小半夏汤，降逆安胃也。

**【集注】**赵良曰：呕吐，谷不得下者，有寒有热，不可概论也。食入即吐，热也；朝食暮吐，寒也。此则非寒非热，由中焦停饮，气结而逆，故用小半夏汤。

沈明宗曰：此痰饮多而致呕之方也。外邪内人而呕，必自饮食稍进；此痰饮多而外邪少，拒格胸胃之间，气逆而谷不得入，故用生姜散邪，半夏以消痰饮而止呕逆。

**小半夏汤**方见《痰饮》中。

**呕吐而病在膈上，后思水者，解，急与之；思水者，猪苓散主之。**

【注】此详申上条饮呕，以明其治也。呕吐病后，则伤膈上津液，若思水者，急与饮之，不复呕吐者，是病去胃和自解也。思水者，与饮之而仍呕吐者，是病未除而有水饮也。主之猪苓散者，利水以止呕吐也。

【集注】程林曰：上章言先呕却渴，此为欲解；今呕吐而病在膈上，后思水者解，亦与上证不殊，故急与之以和胃。然思水之人，又有得水而贪饮，则胃中热少不能消水，更与人作病，故思水者，用猪苓散以散水饮。

魏荔彤曰：呕吐而病在膈上，后思水者，欲解之征也，即论中所言，先呕后渴，此为欲解之义也。急与之，呕吐后伤津液，水入而津液可复也。若夫未曾呕吐即思水者，即论中所言，先渴却呕之证也，是为水停心下，应治其支饮，而渴方愈也。主以猪苓散，利水补土，以治湿邪者，治渴而即以治上逆之呕吐也。

**猪苓散方**

猪苓　茯苓　白术各等分

上三味，杵为散，饮服方寸匕，日三服。

**呕而发热者，小柴胡汤主之。**

【注】呕而腹满是有里也，主之大柴胡汤，攻里以止呕也；今呕而发热，是有表也，主之小柴胡汤，和表以止呕也。

【集注】程林曰：经曰：呕而发热者，柴胡汤证具。夫呕家未有发热者，以发热属半表半里，故与小柴胡汤以和之。

李彣曰：伤寒发热者为表证，然邪欲侵里，里气拒而不纳，则逆而作呕，此半表半里证也。小柴胡为治半表半里，和解之剂。

**小柴胡汤方**

柴胡半斤　黄芩三两　人参三两　甘草三两　半夏半升　生姜三两　大枣十二枚

上七味，以水一斗二升，煮取六升，去滓，再煎取三升，温服一升，日三服。

**呕而脉弱，小便复利，身有微热，见厥者难治，四逆汤主之。**

【注】呕而心烦，心中懊侬，内热之呕也。今呕而脉弱，正气虚也；小便复利，中寒盛也。身有微热而复见厥，曰难治者，此为寒盛格热于外，非呕而发热者比，故以四逆汤胜阴回阳也。

【集注】高世栻曰：呕者水去，寒犹在上，小便当少。今复利者，寒亦在下也。脉弱者，气衰于内。身微热者，格阳于外。呕证如是，则上下寒而内外虚。若见手足逆冷而厥者，则表里阴阳之气，不相顺接，故为难治。四逆汤主之，生附子壮火回阳以治厥，干姜温脾暖胃以治呕，甘草安中调上下以治内外也。

**四逆汤方**

附子生用，一枚　干姜一两半　甘草炙，二两

上三味，以水三升，煮取一升二合，去滓，分温再服。强人可大附子一枚，干姜三两。

**呕而胸满者，茱萸汤主之。**

【注】呕逆之气上冲于胸，胸中气实，则不受邪，必不满也；若胸中气虚，客寒邪气得以留连，故胸满也。主之吴茱萸汤，补正气，降邪气也。

【集注】徐彬曰：胸乃阳位，呕为阴邪，使胸之阳气足以御之则不呕，呕亦胸中无恙也。乃呕而胸满，是胸虚邪客，不但胃不和矣。虚邪属阴，故以吴茱萸之苦辛温，善驱浊阴者为君，人参补虚为佐，而以姜、枣宣发上焦之正气也。

**茱萸汤方**

吴茱萸一升　人参三两　生姜六两　大枣十二枚

上四味，以水五升，煮取三升，温服七合，日三服。

**呕而肠鸣，心下痞者，半夏泻心汤主之。**

【注】呕而肠鸣，肠虚而寒也。呕而心下痞，胃实而热也。并见之，乃下寒上热，肠虚胃实之病也，故主之半夏泻心汤，用参、草、大枣以补正虚，半夏以降客逆，干姜以胜中寒，芩、连以泻结热也。

【集注】程林曰：呕而肠鸣、心下痞者，此邪热乘虚而客于心下，故用芩、连泄热除痞，干姜、半夏散逆止呕。《内经》曰：脾胃虚则肠鸣。

又曰：中气不足，肠为之苦鸣。人参、大枣、甘草，用以补中而和肠胃。

**半夏泻心汤方**

半夏洗，半升　黄芩　干姜　人参各三两　黄连一两　大枣十二枚　甘草炙，三两

上七味，以水一斗，煮取六升，去滓，再煮取三升，温服一升，日三服。

**干呕吐逆，吐涎沫，半夏干姜散主之。**

**【注】**有声有物谓之呕，有声无物谓之哕，即干呕也。今有声无物而吐涎沫，故曰干呕。吐逆，吐涎沫也。干呕吐酸苦，胃中热也；干呕吐涎沫，胃中寒也。主之半夏干姜散，温中止呕也。

**半夏干姜散方**

半夏　干姜等分

上二味，杵为散，取方寸匕，浆水一升半，煎取七合，顿服之。

**干呕，吐涎沫，头痛者，茱萸汤主之。**

**【注】**干呕吐涎沫者，以半夏干姜散，温中止呕也。若更头痛，此属寒气盛而逆之甚也，故用吴茱萸汤，温寒下气，大折冲逆之势也。

**【集注】**徐彬曰：上焦有寒，其口多涎。上焦既有寒邪，格阳在上，故主头痛。用吴茱萸温补以驱浊阴也。

李彣曰：太阴、少阴经，从足至胸，俱不上头，二经并无头痛证。厥阴经上出额，与督脉会于颠，故干呕、吐涎沫者，里寒也；头痛者，寒气从经脉上攻也。不用桂、附，用吴茱萸者，以其入厥阴经故耳！余皆温补散寒之药。

**干呕而利者，黄芩加半夏生姜汤主之。**

**【注】**干呕者，胃气逆也，若下利清澈，乃肠中寒也。今下利浊黏，是肠中热也，故用黄芩汤以治其利，合半夏生姜汤，以治干呕也。

**【集注】**程林曰：中焦不和，则气逆于上而作呕，迫于下而为利，故用半夏、生姜，入上焦而止呕；甘草、大枣，入中焦而和脾；黄芩、芍药，入下焦而止利。如是则正气安而邪气去，三焦和而呕利止矣。

魏荔彤曰：此呕为热逆之呕，利为夹热之利。

**黄芩加半夏生姜汤方**

黄芩三两　甘草炙，二两　芍药二两　半夏半升　生姜三两　大枣十二枚

上六味，以水一斗，煮取三升，去滓，温服一升，日再，夜一服。

**食已即吐者，大黄甘草汤主之。**

**【注】**吐者，有物无声之谓也。朝食暮吐者寒也，食已即吐者火也，以寒性迟，火性急也。故以大黄甘草汤，缓中泻火，火平自不吐也。

**【集注】**王肯堂曰：病人欲吐者，不可下之，又用大黄甘草治食已即吐，何也？曰：欲吐者，其病在上，因而越之可也，而逆之使下，则必抑塞愦乱而益甚，故禁之。若既已吐矣，吐而不已，有升无降，则当逆而折之，引令下行，无速于大黄，故取之也。

程林曰：经云：诸逆冲上，皆属于火。食已即吐，是胃热上逆而不能容食，与反胃寒呕水饮不同，故用是汤以平胃热。

高世栻曰：食已即吐者，非宿谷不化之胃反，乃火热攻冲之吐逆。

**大黄甘草汤方**

大黄四两　甘草一两

上二味，以水三升，煮取一升，分温再服。

**病人欲吐者，不可下之。**

**【注】**病人欲吐，上越之势方盛，故不可下之。若病人吐后，其势衰矣，因其衰而济之，故已吐有可下之法也。

**【集注】**徐彬曰：治病之法，贵因势利导，故《内经》曰：在上者越之，在下者竭之。今病欲上吐，不可强之使下，凡病皆然。故曰：病人欲吐者，不可下之。

程林曰：按“欲”字，乃吐而未吐之义。

**病人胸中似喘不喘，似呕不呕，似哕不哕，彻心中愦愦然无奈者，生姜半夏汤主之。**

**【注】**此承上条，详申欲吐之状，以明其治也。喘者呼吸气急也，似喘不喘，谓胸中似喘之不快，而不似喘之气急也。呕者吐物而有声也，似呕不呕，谓似作呕之状，而不似呕之有物也。哕者干呕也，似哕不哕，谓似乎哕之有声，而不似哕之声连连也。胸彻心中愦愦然无奈者，总形容似喘不喘，似呕不呕，似哕不哕，心中愦乱无奈，懊侬欲吐之情状也，

故以半夏降逆，生姜安胃也。

【集注】沈明宗曰：似喘不喘，似呕不呕，似哕不哕，诚不是喘，不是呕，不是哕也。彻者，通也，竟是通心中愦愦然无奈，即泛泛恶心之义也。

**生姜半夏汤方**

半夏半升　生姜汁一升

上二味，以水三升，煮半夏取二升，内生姜汁，煮取一升半，小冷分四服，日三夜一服。止，停后服。

【集解】李彣曰：生姜、半夏，辛温之气，足以散水饮而舒阳气，然待小冷服者，恐寒饮固结于中，拒热药而不纳，反致呕逆。今热药冷饮下嗌之后，冷体既消，热性便发，情且不违，而致大益，此《内经》之旨也。此方与前半夏干姜汤略同，但前温中气，故用干姜，此散停饮，故用生姜；前因呕吐上逆，顿服之则药力猛峻，足以止逆降气，呕吐立除；此心中无奈，寒饮内结，难以猝消，故分四服，使胸中邪气徐徐散也。

**吐后渴欲得水而贪饮者，文蛤汤主之。兼主微风，脉紧头痛。**

【按】“文蛤汤主之”五字，当在“头痛”之下，文义始属，是传写之讹。“兼主”之“主”字，衍文也。

【注】吐后而渴，当少少与饮之，胃和吐自止也。若恣意贪饮，则新饮复停，而吐必不已也，当从饮吐治之。若兼感微风，脉必紧，头必痛。主之文蛤汤者，是治渴兼治风水也。故以越婢汤方中加文蛤。越婢散风水也，文蛤治渴不已也。

【集注】程林曰：贪饮者，饮水必多，多则淫溢上焦，必有溢饮之患，故用此汤以散水饮，方中皆辛甘发散之药，故亦主微风，脉紧头痛。

**文蛤汤方**

文蛤五两　麻黄　甘草　生姜各三两　石膏五两　杏仁五十个　大枣十二枚

上七味，以水六升，煮取二升，温服一升，汗出即愈。

【集解】李彣曰：文蛤汤，即大青龙汤去桂枝，乃发汗之剂，使水饮从毛窍中泄去，以散水饮于外。经云：开鬼门，洁净府。此一方两得之。

以内有麻黄、生姜等解表药，故兼主微风，脉紧头痛。

问曰：病人脉数，数为热，当消谷饮食，而反吐者，何也？师曰：以发其汗，令阳气微，膈气虚，脉乃数，数为客热，不能消谷，胃中虚冷故也。脉弦者，虚也。胃气无余，朝食暮吐，变为胃反。寒在于上，医反下之，今脉反弦，故名曰虚。

【**按**】“问曰：病人脉数”至“胃中虚冷故也”等句，已详《伤寒论·阳明篇》内，错简在此，且与“脉弦者虚也”文义不属。

【**注**】弦，饮脉也，非虚脉也，病吐者若见之，则为胃气无余也。胃气无余，肝邪乘之而见弦脉，故名曰虚也。询其所以致弦之由，乃为寒在上，医反下之，使胃气尽而无余，则不能消化水谷，致令朝食暮吐，暮食朝吐，变为中寒胃反也。

【**集注**】李彣曰：食不得入，是有火也；食入反出，是无火也。此寒在上者，法当温中始愈，反下之则愈虚寒而愈吐矣。

寸口脉微而数，微则无气，无气则荣虚，荣虚则血不足，血不足则胸中冷。

【**按**】此条文义不属，必是错简。

趺阳脉浮而涩，浮则为虚，虚则伤脾。脾伤则不磨，朝食暮吐，暮食朝吐，宿谷不化，名曰胃反。脉紧而涩，其病难治。

【**按**】“虚则伤脾”之“虚”字，当是“涩”字，是传写之讹。

【**注**】前条因误下而病胃反，则脉弦；此条不因误下而病胃反，则脉浮而涩也。趺阳脉见浮而涩，浮以候胃，涩以候脾；浮而无力为胃虚，涩而无力为伤脾；胃虚脾伤，则不能消磨水谷，故朝食暮吐，暮食朝吐，所吐皆仍然不化之宿谷，故曰胃反也。若脉紧涩，则为邪盛正衰，故其病难治也。

【**集注**】徐彬曰：紧为寒盛，涩为液竭，正不胜邪，故曰难治。

胃反呕吐者，大半夏汤主之。

【**注**】此承上条，以明其治也。胃反呕吐者，谓朝食暮吐、暮食朝吐之呕吐也。主之大半夏汤者，补脾胃、止呕吐也。

**大半夏汤方**

半夏洗浣用，二升　人参三两　白蜜一升

上三味，以水一斗二升，和蜜扬之二百四十遍，煮药取一升半，温服一升，余分再服。

《千金方》云：大半夏汤治胃反不受食，食入即吐。《外台方》云：大半夏汤治呕、心下痞硬者。

**【集解】**高世栻曰：朝食暮吐，宿谷不化，名曰胃反。胃反但吐不呕，然吐不离乎呕，故曰：胃反呕吐者。用半夏助燥气以消谷，人参补元气以安胃，白蜜入水扬之，使甘味散于水中，水得蜜而和缓，蜜得水而淡渗，庶胃反平而呕吐愈。

李升玺曰：呕家不宜甘味，此用白蜜何也？不知此胃反自属脾虚，经所谓甘味入脾，归其所喜是也。况君以半夏，味辛而止呕，佐以人参温气而补中，胃反自立止矣。

**胃反，吐而渴欲饮水者，茯苓泽泻汤主之。**

**【注】**胃反吐而不渴者，寒也；渴欲饮水者，饮也，故以茯苓泽泻汤，补阳利水也。

**茯苓泽泻汤方**

茯苓半斤　泽泻四两　甘草二两　桂枝二两　白术三两　生姜四两

上六味，以水一斗，煮取三升，内泽泻，再煮取二升半，温服八合，日三服。

《外台方》云：茯苓泽泻汤治消渴、胃反、脉绝。

**【集解】**李彣曰：吐而渴者，津液亡而胃虚燥也。饮水则水停心下，茯苓、泽泻，降气行饮，白术补脾生津，此五苓散原方之义也。然胃反因脾气虚逆，故加生姜散逆，甘草和脾。又五苓散治外有微热，故用桂枝。此胃反无表热，而亦用之者，桂枝非一于攻表药也，乃彻上彻下，达表里，为通行津液、和阳散水之剂也。

尤怡曰：茯苓泽泻汤，治吐未已，而渴欲饮水者，以吐未已，知邪未去，则宜桂枝、甘姜散邪气，茯苓、泽泻消水气也。

**哕逆者，橘皮竹茹汤主之。**

**【注】**哕即干呕也。因其有哕哕之声，而无他物，故不曰干呕，而曰哕逆，属气上逆为病也。上逆之气，得出上窍，皆能作声，故肺虚气上逆，则作咳，气从喉出而有咳逆之声，若为邪所阻，则为喘满，故无声

也。胃虚气上逆，则作哕，气从咽出而有哕逆之声。若与物凝结，则为痞痛，故无声也，是知气病也明矣。然邪气所凑，正气必虚，故用橘皮、竹茹、生姜以清邪气，人参、甘草、大枣，以补正气，则上逆之气自可顺矣。

**橘皮竹茹汤方**

橘皮二斤　竹茹二升　大枣三十枚　生姜半斤　甘草五两　人参一两

上六味，以水一斗，煮取三升，温服一升，日三服。

**【集解】**李彣曰：哕有属胃寒者，有属胃热者，此哕逆因胃中虚热，气逆所致。故用人参、甘草、大枣补虚；橘皮、生姜散逆；竹茹甘寒，疏逆气而清胃热，因以为君。

尤怡曰：胃虚而热乘之，则作哕逆，橘皮、生姜和胃散逆，竹茹除热止呕哕，人参、甘草、大枣益虚安中也。

**干呕哕，若手足厥者，橘皮汤主之。**

**【注】**干呕哕，犹言干呕，即哕也。东垣以干呕为轻，哕为重，识仲景措辞之意也。哕而手足厥，乃胃阳虚，是吴茱萸汤证也。若初病形气俱实，虽手足厥，非阳虚阴盛者比，乃气闭不达于四肢也，故单以橘皮通气，生姜止哕也。

**【集注】**程林曰：干呕哕，则气逆于胸膈间，而不行于四末，故手足为之厥。橘皮能降逆气，生姜呕家圣药，小剂以和之也。然干呕非反胃，厥非无阳，故下咽气行即愈。

**橘皮汤方**

橘皮四两　生姜半斤

上二味，以水七升，煮取三升，温服一升，下咽则愈。

**哕而腹满，视其前后，知何部不利，利之即愈。**

**【注】**哕虚邪也，哕而不腹满者，为正气虚。兼有热者，以橘皮竹茹汤主之；兼有寒者，以吴茱萸汤主之。哕而腹满者为邪气实，当视其二便，大便不利者下之，小便不利者通之即愈也。

**【集注】**朱肱曰：前部不利猪苓汤，后部不利调胃承气汤。

赵良曰：腹满为实，实则气上逆而作哕，故必视其前后何部不利而利之，则满去而哕止。

魏荔彤曰：胃气上逆，冲而为哕，治法当视其前后，审大小便调不调也。前部不利者，水邪之逆也，当利其小便而哕愈；后部不利者，热邪实也，当利其大便而哕愈。

夫六腑气绝于外者，手足寒，上气脚缩；五脏气绝于内者，利不禁；下甚者，手足不仁。

**【注】**气绝非谓脱绝，乃谓虚绝也。六腑之气，阳也，阳气虚不温于外，则手足寒缩。阳虚则阴盛上逆，故呕吐哕也。五脏之气，阴也，阴气虚不固于中，则下利不禁，利甚则中脱形衰，故手足不仁也。此发明呕吐、下利之原委也。

下利清谷，里寒外热，汗出而厥者，通脉四逆汤主之。

**【注】**下利清谷，里寒也。外热汗出而厥，阳亡也。主之以通脉四逆汤，回阳胜寒，而利自止也。

**通脉四逆汤方**

附子生用，大者一枚　干姜三两，强人可四两　甘草炙，二两

上三味，以水三升，煮取一升二合，去滓，分温再服。

下利，手足厥冷，无脉者，灸之不温；若脉不还，反微喘者，死。少阴负趺阳者，为顺也。

**【按】**此条“反微喘者死”之下，有“少阴负趺阳者为顺也”一句，文义不属，其注已详见《伤寒论·辨脉篇》内，不复释。

**【注】**下利手足厥冷，脉绝无者，有阴无阳之脉证也。虽用理中四逆辈，恐其缓不及事，急灸脐下，以通其阳。若脉还手足温者生，脉不还手足不温，反微喘者，阳气上脱也，故死。

**【集注】**程林曰：下利而至于手足厥冷无脉，则独阴无阳，灸之以复其阳。而脉绝不来，反微喘者，则正气又脱于上，孤阳无根，故死。

下利气者，当利其小便。

**【注】**下利气者，初利则为气郁于大肠而不外渗，水气并下，但当利其小便，输其渗泻之窍，气宣而利止也。久利则为气陷于大肠，而不上举，又当于升补中兼利小便也。

**【集注】**尤怡曰：下利气者，气随利失，即所谓气利是也。

气利，诃黎勒散主之。

【注】气利，所下之气秽臭，所利之物稠黏，则为气滞不宣，或下之、或利之皆可也。若所利之气不臭，所下之物不黏，则谓气陷肠滑，故用诃黎勒散以固肠，或用补中益气以举陷亦可。

**诃黎勒散方**

诃黎勒煨，十枚

上一味，为散，粥饮和顿服。

【集解】李彣曰：气利者，下利气虚，下陷而滑脱也。诃黎勒性敛涩，能温胃固肠。粥饮和者，假谷气以助胃。顿服者，药味并下，更有力也。

尤怡曰：气利，气与屎俱失也。诃黎勒涩肠而利气，粥饮安中益肠胃。顿服者，补下治下制以急也。

若下利脉数，有微热汗出，令自愈；设脉紧，为未解。

【注】下利脉数，内热利也，微热汗出，其邪衰矣，故令自愈。设脉紧者，是表未衰，故为未解也。

【集注】程林曰：寒则下利，脉数有微热，则里寒去，汗出则表气和。表里俱和，故令自愈；设复紧者，知寒邪尚在，是为未解也。

下利，有微热而渴，脉弱者，令自愈。

【注】下利大热而渴，则为邪盛，脉弱则为正虚，不能愈也。今微热而渴，脉弱者，邪正俱衰，故知自愈也。

【集注】程林曰：下利大热而渴，则偏于阳，无热不渴，则偏于阴，皆不能愈；以微热而渴，知阴阳和，脉弱，知邪气去，故即自愈。

下利，脉数而渴者，令自愈；设不差，必清脓血[1]，以有热故也。

【注】此承上条邪正俱衰，病当自愈而不愈之义也。设不差者，则必表和，热退而数渴，仍然是里热未除也，故清脓血。

【集注】魏荔彤曰：下利，固以阳气有余为吉，又不可太盛，成热邪伤阴，致阳复有偏胜之患。

下利，寸脉反浮数，尺中自涩者，必清脓血。

---

[1] 清脓血：即便脓血。清，《释名》："清，青也，去浊远秽，色如青也。"又，清，通"圊"。

【注】此承上表里已和，病当自愈而不愈之义也。下利里病，而得浮数表脉，故曰：脉反浮数也。但尺中自涩，则知热陷血分，必清脓血也。

【集注】徐彬曰：下利属寒，脉应沉迟，反浮数，其阳胜可知。而尺中自涩，涩为阳邪入阴，此亦热多。故曰：必清脓血。

程林曰：寸脉浮数，为热有余，尺脉自涩，为血不足，以热有余，则夹热而便脓血。

**下利，三部脉皆平，按之心下坚者，急下之，宜大承气汤。**

【注】下利之人，心下硬者，诸泻心汤证也。若寸、关、尺三部脉皆平实有力，虽下利，宜攻坚也。

【集注】李彣曰：下利，按之心下坚者，实也。设或脉见微弱，犹未可下，今三部脉皆平，则里气不虚可知，自宜急下之。此凭脉又凭证之法也。

**大承气汤**方见痉病中。

**下利，脉迟而滑者，实也，利未欲止，急下之，宜大承气汤。**

【注】脉迟不能兼滑，惟浮取之迟，沉取之滑，则有之矣。今下利脉迟而滑，谓浮迟而沉滑也。浮迟则外和，沉滑则内实。欲止内实之下利，当下之，积去则止，宜大承气汤。

【集注】尤怡曰：脉迟为寒，然与滑俱见，则不为寒而反为实，以中实有物，能阻其脉迟行。夫利因实而致者，实不去则利不止，故宜急下。

**下利，脉反滑者，当有所去，下乃愈，宜大承气汤。**

【注】下利脉反滑者，是病虚脉实，不相宜也。若其人形气如常，饮食如故，乃有当去之积未去也，下之乃愈，宜大承气汤。

【集注】赵良曰：下利虚证也，脉滑实脉也，以下利之虚证，而反见滑实之脉，故当有所去也。

程林曰：经云：滑为有宿食，故当下去之，而利自止。

**下利已差，至其年月日时复发者，以病不尽故也，当下之，宜大承气汤。**

【注】下利差后，至其或年、或月、或日而复发其利者，此宿食积病，攻之不尽故也。若其人形气不衰，饮食尚强，当攻其未尽，自不复发其利也，宜大承气汤。

【集注】沈明宗曰：此旧积之邪复病也。下利差后，至其年月日时复发者，是前次下利之邪，隐僻肠间，今值脏腑司令之期，触动旧邪而复发；然隐僻之根未除，终不能愈，故用大承气迅除之耳。

**下利谵语者，有燥屎也，小承气汤主之。**

【注】下利里虚证也，谵语里实证也，何以决其有燥屎也？若脉滑数，知有宿食也；其利秽黏，知有积热也。然必脉证如此，始可知其有燥屎也，宜下之以小承气汤。于此推之，而燥屎又不在大便硬不硬也。

【集注】李彣曰：经云：实则谵语，故知有燥屎，宜下。

**小承气汤方**

大黄四两　厚朴炙，三两　枳实炙，大者三枚

上三味，以水四升，煮取一升二合，去滓，分温二服，得利则止。

**下利，脉反弦，发热身汗者，自愈。**

【注】下利，脾病也。弦，肝脉也。脾病不当见弦脉，故曰脉反弦也。下利里病也，发热表证也，若发热身汗，则为表与里和，虽脉弦亦可自愈也。

**下利，脉沉弦者下重，脉大者为未止，脉微弱数者为欲自止，虽发热不死。**

【注】沉主里，弦主急；下重，后重也。下利脉沉弦者，故里急后重也。滞下之证，发热脉大则邪盛为未已也，脉微弱数者则邪衰，病当自止，虽发热不死也。由此可知脉大身热者死也。

**热利下重者，白头翁汤主之。**

【注】此承上条，以明其治也。下利脓血，里急后重，积热已深，故以白头翁汤大苦大寒；寒能胜热，苦能燥湿，湿热去，下重自除矣。

【集注】程林曰：热利下重，则热迫于肠胃，非苦不足以坚下焦，非寒不足以除热，故加一“热”字，别已上之寒利。

尤怡曰：此证湿热下注，故用白头翁汤，苦以除湿，寒以胜热也。

**白头翁汤方**

白头翁　黄连　黄柏　秦皮各三两

上四味，以水七升，煮取二升，去滓，温服一升，不愈更服。

**下利，便脓血者，桃花汤主之。**

【注】初病下利便脓血者，大承气汤或芍药汤下之。热盛者，白头翁

汤清之。若日久滑脱，则当以桃花汤养肠固脱可也。

**桃花汤方**

赤石脂一半剉，一半筛末。一斤　干姜一两　粳米一升

上三味，以水七升，煮米令熟，去滓，温七合，内赤石脂末方寸匕，日三服，若一服愈，余勿服。

下利清谷，不可攻其表，汗出必胀满。

【注】详见《伤寒论·太阴篇》内，不复释。

下利脉沉而迟，其人面少赤，身有微热，下利清谷者，必郁冒，汗出而解，病人必微厥。所以然者，其面戴阳，下虚故也。

【注】详见《伤寒论·厥阴篇》内，不复释。

下利腹胀满，身体疼痛者，先温其里，乃攻其表，温里宜四逆汤，攻表宜桂枝汤。

【注】详见《伤寒论·太阴篇》内，不复释。

**桂枝汤方**

桂枝三两　芍药三两　甘草炙，三两　生姜三两　大枣十二枚

上五味，㕮咀，以水七升，微火煮取三升，去滓，适寒温服一升。服已须臾，歠热稀粥一升，以助药力，温覆令一时许，遍身絷絷微似有汗益佳，不可令如水淋漓。若一服汗出病差，停后服。

下利后更烦，按之心下濡者，为虚烦也，栀子豉汤主之。

【注】详见《伤寒论·太阳中篇》，不复释。

**栀子豉汤方**

栀子十四枚　香豉绵裹，四合

上二味，以水四升，先煮栀子，得二升半，内豉煮取一升半，去滓，分二服，温进一服，得吐则止。

下利，肺痛，紫参汤主之。

【按】此文脱简不释。

**紫参汤方**

紫参半斤　甘草三两

上二味，以水五升，先煮紫参，取二升，内甘草，煮取一升半，分温三服。

## 疮痈肠痈浸淫病脉证并治第十八

诸浮数脉，应当发热，而反洒淅恶寒，若有痛处，当发其痈。

【注】诸浮数脉，谓寸、关、尺六脉俱浮数也。浮脉主表，数脉主热，若是表邪，则当发热而洒淅恶寒也。今非表邪，应当发热，不当恶寒，若有痛处，乃当发痈之诊，非表邪之诊也。

【集注】周扬俊曰：病之将发，脉必兆之。夫浮数阳也，热也，浮数兼见，为阳中之阳，是其热必尽显于外矣。而反洒淅恶寒，证不相应，何哉？必其气血凝滞，营卫不和，如经所谓：营气不从，逆于肉理，乃生痈肿。阳气有余，营气不行，乃发为痈是也，况其身已有痛处乎。夫脉之见者阳也，其将发而痛者亦属阳，故曰：当发其痈。

师曰：诸痈肿，欲知有脓无脓，以手掩肿上，热者为有脓，不热者为无脓。

【注】诸痈肿者，谓诸阴阳痈肿也。不论阴阳，凡诸痈肿，欲知有脓无脓，当以手掩之肿上，热则能腐化成脓。故热者为有脓，不热者为无脓也。

【集注】周扬俊曰：师之所以教人，知痈已成欲其溃，未成托之起也。

肠痈之为病，其身甲错，腹皮急，按之濡如肿状，腹无积聚，身无热，脉数，此为肠内有痈脓，薏苡附子败酱散主之。

【注】痈生于内，则气血为痈所夺，不能外营肌肤，故枯皱如甲错也。腹皮急似肿胀，但按之软，询之腹无积聚，审之身无表热，诊之脉数，非有外证也。此为肠内有痈脓也，主之薏苡附子败酱散，流通肠胃消痈肿也。

**薏苡附子败酱散方**

薏苡仁十分　附子二分　败酱一名苦菜，五分

上三味，杵为末，取方寸匕，以水二升，煎减半，顿服，小便当下。

【集解】徐彬曰：薏苡寒能除热，兼下气胜湿，利肠胃，破毒肿；败酱善排脓破血利，结热毒气，故以为臣；附子导热行结，故为反佐。

肠痈者，少腹肿痞，按之即痛，如淋，小便自调，时时发热，自汗出，复恶寒。其脉迟紧者，脓未成，可下之，当有血；脉洪数者，脓已成，不可下也，大黄牡丹汤主之。

【注】此承上条，详发其证，以明其治也。肠痈者，其证则少腹肿硬，按之即痛，可知痈在内也；溺时如淋，尿色自调，可知肿碍之也。时时发热，汗出恶寒，似有表病，而实非表病也。其脉迟紧，则阴盛血未化，其脓未成，可下之，大便当有血也。若其脉洪数，则阳盛血已腐，其脓已成，不可下也。下之以大黄牡丹汤，消瘀泻热也。

**大黄牡丹汤方**

大黄四两　牡丹一两　桃仁五十个　芒硝三合　瓜子半升

上五味，以水六升，煮取一升，去滓，内芒硝再煎沸，顿服之。有脓当下，如无脓当下血。

【集解】李彣曰：大黄、芒硝泄热，桃仁行瘀，丹皮逐血痹，去血分中伏火，瓜子主溃脓血。

问曰：寸口脉微而涩，法当亡血，若汗出。设不汗者云何？答曰：若身有疮，被刀斧所伤，亡血故也。

【注】脉微气夺也，脉涩血夺也，故曰：法当亡血汗出也。设无亡血汗出等病，则必身有疮被刀斧所伤，亡血故也。

【集注】李彣曰：汗出亡阳，则脉微；亡血伤阴，则脉涩。微与涩皆阴脉也，设不汗而疮疡金疮，虽不亡阳而亡血，故亦见微涩之脉也，总是营卫虚衰之故。

病金疮，王不留行散主之。

【注】此承上条以明其治也。金疮，谓刀斧所伤之疮也。亡血过多，经络血虚，风寒易得干之，故用王不留行散，一以止血出，一以防外邪也。小疮粉之，即外敷也。

**王不留行散方**

王不留行八月八日采，十分　蒴藋[1]细叶七月七日采，十分　桑东南根白皮，三

---

[1] 蒴藋（shuòdiào 铄钓）：又称陆英、接骨草、真珠花、排风藤等。本植物的花称“陆英”，果实称“蒴藋赤子”。有祛风除湿，活血散瘀功能。

月三日采。十分　甘草十八分　川椒除目及闭口、去汗。三分　黄芩二分　干姜二分　芍药二分　厚朴二分

上九味，桑根皮以上三味，烧灰存性，勿令灰过，各别杵筛，合治之为散，服方寸匕。小疮即粉之，大疮但服之，产后亦可服。如风寒，桑东根勿取之，前三物皆阴干百日。

**【集解】**徐彬曰：此乃概治金疮方也。盖王不留行，性苦平，能通利血脉，故反能止金疮血、逐痛；蒴藋亦通利气血，尤善开痹；周身肌肉肺主之，桑根白皮最利肺气，东南根向阳，生气尤全，以复肌肉之主气。故以此三物，甚多为君。甘草解毒和荣，尤多为臣。椒、姜以养其胸中之阳，厚朴以疏其内结之气，芩、芍以清其阴分之热为佐。若有风寒，此属经络客邪，桑皮止利肺气，不能逐外邪，故勿取。

浸淫疮，从口流向四肢者可治，从四肢流来入口者，不可治。

**【注】**浸淫疮者，浸谓浸浸，淫谓不已，谓此疮浸淫留连不已也。从口流向四肢者轻，以从内走外也，故曰可治；从四肢流走入口者重，以从外走内也，故曰不可治。浸淫者，犹今之癞疠之类。

浸淫疮，黄连粉主之。

**【按】**此承上条，以明其治。黄连粉方脱简。

**【集解】**尤怡曰：黄连粉方未见大意，以此为湿热浸淫之病，故取黄连一味为粉，粉之，苦以燥湿，寒以除热也。

## 趺蹶手指臂肿转筋阴狐疝蛔虫病脉证并治第十九

师曰：病趺蹶❶，其人但能前，不能却。刺腨❷入二寸。此太阳经伤也。

**【按】**证刺俱未详，必有缺文，不释。

病人，常以手指臂肿动，此人身体瞤瞤者，藜芦甘草汤主之。

---

❶ 趺蹶（jué 决）：趺趺撞撞。《聊斋志异·黎氏》：“妇女履趺蹶，困窘无计。”赵本作“趺蹶”。作“趺蹶”为是。

❷ 腨（shuàn 涮）：小腿肚子，此指足太阳承筋穴。

【按】证未详，方亦阙，不释。

**藜芦甘草汤**方缺。

**转筋之为病，其人臂脚直，脉上下行，微弦，转筋入腹者，鸡屎白散主之。**

【注】臂同背，古通用。臂脚直，谓足背强直不能屈伸，是转筋之证也。脉上下行，谓迢迢长直，微弦不和，是转筋之脉也。中寒之人，外寒盛则手足拘急转筋，痛不能忍，甚者入腹，则牵连少腹拘急而痛也。主之鸡屎白散，以治风寒痹气之在筋也。

**鸡屎白散方**

鸡屎白

上一味为散，取方寸匕，以水六合和，温服。

**阴狐疝气者，偏有大小，时时上下，蜘蛛散主之。**

【注】偏有大小，谓睾丸左右有大小也。时时上下，谓睾丸入腹，时出时入也。疝，厥阴之病也，以与狐情状相类，故名之也。主之蜘蛛散，入肝以治少腹拘急而痛也。

【集注】赵良曰：睾丸上下，有若狐之出入无时也，故曰狐疝。

李彣曰：偏有大小，以睾丸言。时时上下，以睾丸入小腹出囊中言。

尤怡曰：阴狐疝气者，寒湿袭阴而睾丸受病，或左或右，大小不同；或上或下，出没无时，故名狐疝。

**蜘蛛散方**

蜘蛛熬煎，十四枚　桂枝半两

上二味为散，取八分一匕，饮和服，日再服，蜜圆亦可。

【集解】尤怡曰：蜘蛛有毒，服之能令人利，合桂枝辛温，入阴而逐其寒湿之气也。

**问曰：病腹痛有虫，其脉何以别之？师曰：腹中痛，其脉当沉，若弦，反洪大，故有蛔虫。**

【按】腹痛有虫，以洪大脉别之，未详，必有阙文，不释。

**蛔虫之为病，令人吐涎，心痛，发作有时，毒药不止，甘草粉蜜汤主之。**

【注】蛔虫，即今之人所名食虫也。蛔虫之为病，发作有时，发则令

人吐涎，心痛欲死，即服攻下毒药，非积之痛，乃虫之痛，故不能止也。主之甘草粉蜜汤者，以虫得甘蜜而上，得铅粉而杀，从治之法也。

**【集注】**徐彬曰：发作有时，谓不恒痛也，则与虚寒之绵绵而痛者异矣。毒药不止，则必治气治血，攻寒逐积之药，俱不应矣，故以甘草粉蜜主之。白粉杀虫，甘草与蜜既以和胃，又以诱蛔也。

李彣曰：《灵枢》云：蛔动则胃缓，胃缓则廉泉开，故涎下，令人吐涎也。蛔上入膈，心在膈上，故心痛，须臾下膈，则痛止，故发作有时也。廉泉任脉穴名，在颔下骨尖中。

**甘草粉蜜汤方**

甘草二两　粉一两　蜜四两

上三味，以水三升，先煎甘草，取二升，去滓，内粉、蜜，搅令和，煎如薄粥，温服一升，差即止。

**【集解】**李彣曰：蛔得甘则动，其性喜故也。胡粉有毒能杀虫，置粉于甘草蜜汤中，诱蛔食之也。

**蛔厥者，当吐蛔，今病者静而复时烦，此为脏寒，蛔上入膈，故烦，须臾复止，得食而呕又烦者，蛔闻食臭出，其人当自吐蛔。蛔厥者，乌梅丸主之。**

**【按】**“此为脏寒”之“此”字，当是“非”字，若是“此”字，即是脏厥，与辨蛔厥之义不属。

**【注】**蛔厥者，谓蛔痛手足厥冷也。若脏寒痛厥，则不吐蛔，此蛔厥、脏寒之所由分也。静而时烦，乃蛔上人其膈，故烦，须臾复止，得食又吐又烦，是蛔闻食臭出故也。主之乌梅丸者，以蛔得酸则静，得辛则伏，得苦则下，方中大酸、大辛、大苦，信为治虫之要剂也。

**乌梅丸方**

乌梅三百个　细辛六两　干姜十两　黄连一斤　当归四两　附子炮，六两　川椒去汗，四两　桂枝六两　人参六两　黄柏六两

上十味，异捣筛，合治之，以苦酒渍乌梅一宿，去核，蒸之五升米下，饭熟捣成泥，和药令相得，内臼中，与蜜杵二千下，圆如梧子大。先食饮，服十圆，日三服，稍加至二十圆，禁生冷滑臭等食。

**【集解】**李彣曰：乌梅味酸，黄连、黄柏味苦，桂枝、蜀椒、干姜、

细辛、味辛以蛔得酸则止，得苦则安，得甘则动于上，得辛则伏于下也。然胃气虚寒，人参、附子以温补之，吐亡津液，当归以辛润之，则蛔厥可愈矣。

# 卷二十三

## 妇人妊娠病脉证并治第二十

师曰：妇人得平脉，阴脉小弱，其人渴，不能食，无寒热，名妊娠，桂枝汤主之。于法六十日，当有此证，设有医治逆者，却一月；加吐下者，则绝之。

**【注】**妇人经断得平脉，无寒热，则内外无病，其人渴不能食，乃妊娠恶阻之渐也。故阴脉虽小弱，亦可断为有孕。但恶阻，于法六十日当有此证，设医不知是孕，而治逆其法，却一月即有此证也。若更加吐下者，则宜绝止医药，听其自愈可也。然脉平无寒热，用桂枝汤，与妊娠渴不能食者不合，且文义断续不纯，其中必有脱简。

**【集注】**徐彬曰：平脉者，不见病脉，一如平人也。阴脉小弱者，脉形小不大，软弱无力，非细也。诸脉既平，而独下焦阴脉，微见不同，是中、上二焦无病，乃反见渴不能食之证，则渴非上焦之热，不能食亦非胃家之病矣。少阳有嘿嘿不欲食之证，今无寒热亦无少阳表证可疑矣。是渴乃阴火上炽，不能食乃恶心阻食，阴脉小乃胎元蚀气，故曰：名妊娠也。

李彣曰：此节病证，即妊娠恶阻是也。寸为阳脉主气，尺为阴脉主血，阴脉小弱者，血不足也，血以养胎，则液竭而渴。又脾为坤土，厚德载物，胎气赖以奠安，不能食者，脾气弱也。凡有他病而渴不能食者，脉必不平而有寒热，今虽不能食，反得平脉，又无寒热，故主妊娠。

**桂枝汤**方见下利中。

妇人宿有癥病，经断未及三月，而得漏下不止，胎动在脐上者，为癥痼害。妊娠六月动者，前三月经水利时，胎也。下血者，后断三月，衃也。所以血不足者，其癥不去故也，当下其癥，桂枝茯苓丸主之。

**【注】**经断有孕，名曰妊娠。妊娠下血，则为漏下。妇人宿有癥痼之疾而育胎者，未及三月而得漏下，下血不止，胎动不安者，此为癥痼害

之也；已及六月而得漏下，下血胎动不安者，此亦癥痼害之也。然有血衃成块者，以前三月经虽断，血未盛，胎尚弱，未可下其癥痼也。后三月血成衃，胎已强，故主之桂枝茯苓丸，当下其癥痼也。此示人妊娠有病当攻病之义也。此条文义不纯，其中必有阙文，姑存其理可也。

**【集注】**娄全善曰：凡胎动，多当脐，今动在脐上者，故知是癥也。

程林曰：此有癥病而怀胎者，虽有漏血不止，皆癥痼之为害，非胎动胎漏之证，下其癥痼，妊娠自安。此《内经》所谓“有故无殒，亦无殒也。”

方氏曰：胎动胎漏皆下血，而胎动有腹痛，胎漏无腹痛。故胎动宜行气，胎漏宜清热。

魏荔彤曰：胎与衃之辨，当于血未断之前三月求之。前三月之经水顺利，则经断必是胎。前三月有曾经下血者，则经断必成衃。

**桂枝茯苓丸**

桂枝　茯苓　牡丹去心　桃仁去皮、尖　芍药各等分

上五味，末之，炼蜜和丸，如兔屎大，每日食前服一丸，不知，加至三丸。

妇人怀娠六七月，脉弦，发热，其胎愈胀，腹痛恶寒者，少腹如扇，所以然者，子脏开故也，当以附子汤温其脏。方未见。

**【注】**妇人怀娠六七月，脉弦发热，似表证也；若其胎愈胀，腹痛恶寒，而无头痛身痛，则非表证也。少腹如扇状，其恶寒如扇风之侵袭也。所以然者，因其人阳虚子脏开，寒邪侵入，故用附子汤温子脏而逐寒。但方缺，文亦不纯，必有残缺。

**【集注】**程林曰：胎胀腹痛，亦令人发热恶寒。少腹如扇者，阴寒胜也。妊娠阴阳调和，则胎气安，今阳虚阴盛，不能约束胞胎，故子脏为之开也。附子汤用以温经。

李彣曰：按子脏即子宫也。脐下三寸为关元，关元左二寸为胞门，右二寸为子户，命门为女子系胞之处，非谓命门即子脏也。盖命门是穴名，在腰后两肾中，附脊骨之第十四椎之两旁。今经文明说少腹如扇者，子脏开，则子脏在少腹明矣。岂有在少腹者，而反谓其在脊后者乎？此误也。

尤怡曰：脉弦发热，有似表证，而乃身不痛而腹反痛，背不恶寒而腹反恶寒，甚至少腹阵阵作冷，若或扇之者，其所以然者，子脏开不能阖，而风冷之气乘之也。夫脏开风入，其阴内胜，则其脉弦为阴气，而发热且为格阳矣。胎胀者，热则消，寒则胀也。附子汤方未见，然温里散寒之意概可推矣。

**师曰：妇人有漏下者，有半产后，因续下血都不绝者。有妊娠下血者，假令妊娠腹中痛，为胞阻❶，胶艾汤主之。**

**【注】**五六月堕胎者，谓之半产。妇人有漏下、下血之疾，至五六月堕胎而下血不绝者，此癥痼之害也。若无癥痼下血，惟腹中痛者，则为胞阻。胞阻者，胞中气血不和，而阻其化育也，故用芎归胶艾汤温和其血，血和而胎育也。

**【集注】**程林曰：漏下者，妊娠经来，脉经以阳不足谓之激经也。半产者，以四五月堕胎，堕胎必伤其血海，血因续下不绝也。若妊娠下血腹中痛，为胞阻，则用胶艾汤以治。

尤怡曰：妇人经水淋沥，及胎产前后下血不止者，皆冲任脉虚，而阴气不能守也，是惟胶艾汤能补而固之。

**芎归胶艾汤方**

芎䓖　阿胶　甘草各二两　艾叶　当归各三两　芍药四两　干地黄

上七味，以水五升，清酒三升，合煮取三升，去滓，内胶，令消尽，温服一升，日三服，不差更作。

**妇人怀妊，腹中㽲痛❷，当归芍药散主之。**

**【按】**妊娠腹中急痛用此方，未详其义，必是脱简，不释。

**当归芍药散方**

当归三两　芍药一斤　茯苓四两　白术四两　泽泻半斤　芎䓖半斤

上六味，杵为散，取方寸匕，酒和，日三服。

**妊娠，呕吐不止，干姜人参半夏丸主之。**

**【注】**妊娠呕吐谓之恶阻。恶阻者，谓胃中素有寒饮，恶阻其胎而妨

---

❶ 阻：《脉经》卷九作“漏”。
❷ 㽲（jiǎo 绞）痛：即拧着痛。㽲，同“疞”。《说文解字注·疒部》：“疞，腹中急痛也。”

饮食也。主之以干姜去寒，半夏止呕；恶阻之人，日日呕吐，必伤胃气，故又佐人参也。

【集注】程林曰：寒在胃脘，则令呕吐不止，故用干姜散寒，半夏、生姜止呕，人参和胃。半夏、干姜能下胎。

娄全善云：余治娠阻病，累用半夏，未尝动胎，亦有故无殒之义，临病之工，何必拘泥。

尤怡曰：此益虚温胃之法，为妊娠中虚而有寒者设也。夫阳明之脉，顺而下行者也。有寒则逆，有热亦逆，逆则饮必从之，而妊娠之体，精凝血聚，每多蕴而成热者矣。按《外台》方：青竹茹、橘皮、半夏各五两，生姜、茯苓各四两，麦冬、人参各三两，为治胃热气逆呕吐之法，可补仲景之未备也。

**干姜人参半夏丸方**

干姜 人参各一两 半夏二两

上三味，末之，以生姜汁糊为丸，如梧子大，饮服十丸，日三服。

妊娠，小便难，饮食如故，当归贝母苦参丸主之。

【按】方证不合，必有脱简，不释。

**当归贝母苦参丸方**

当归 贝母 苦参各四两

上三味，末之，炼蜜为丸，如小豆大，饮服三丸，加至十丸。

妊娠，有水气，身重，小便不利，洒淅恶寒，起即头眩，葵子茯苓散主之。

【注】妊娠外有水气则浮肿，洒淅恶寒，水盛贮于肌肤，故身重；内有水气，则小便不利，水盛阻遏阳气上升，故起即头眩也。用葵子茯苓者，是专以通窍利水为主也。

**葵子茯苓散方**

葵子一升 茯苓三两

上二味，杵为散，饮服方寸匕，日三服，小便利则愈。

妇人妊娠宜常服，当归散主之。

【注】妊娠无病不须服药，若其人瘦而有热，恐耗血伤胎，宜常服此以安之。

【集注】尤怡曰：妊娠最虑热伤，故于芎、归、芍药养血之中，用黄芩清热，佐白术和胃也。震亨称黄芩、白术为安胎圣药，夫芩、术非能安胎者也，去其湿热，其胎自安耳！

**当归散方**

当归　黄芩　芍药　芎䓖各一斤　白术半斤

上五味，杵为散，酒饮服方寸匕，日再服，妊娠常服即易产，胎无苦疾，产后百病悉主之。

妊娠养胎，白术散主之。

【注】妊娠妇人，肥白有寒，恐其伤胎，宜常服此。

【集注】尤怡曰：妊娠伤胎，有因热者，亦有因寒者，随人脏气之阴阳而各异也。当归散正治热之剂。白术散君白术和胃，臣川芎调血，使蜀椒去寒，佐牡蛎安胎也，则正治寒之剂也。仲景并列于此，其所以昭示后人者深矣。

**白术散方**

白术　芎䓖　蜀椒去汗，三分　牡蛎

上四味，杵为散，酒服一钱匕，日三服，夜一服。但苦痛，加芍药；心下毒痛，倍加芎䓖；心烦吐痛，不能食饮，加细辛一两，半夏大者二十枚，服之后，更以醋浆水服之。若呕，以醋浆水服之复不解者，小麦汁服之。已后渴者，大麦粥服之，病虽愈，服之勿置。

妇人伤胎，怀身腹满，不得小便，从腰以下重，如有水气状，怀身七月，太阴当养不养，此心气实，当刺泻劳宫及关元，小便微利则愈。

【按】文义未详，此穴刺之落胎，必是错简，不释。

## 妇人产后病脉证并治第二十一

问曰：新产妇人有三病：一者病痉，二者病郁冒，三者大便难，何谓也？师曰：新产血虚，多汗出，喜中风，故令病痉。亡血复汗，寒多，故令郁冒。亡津液，胃燥，故大便难。

【注】新产之妇，畏其无汗，若无汗则荣卫不和。而有发热无汗，似

乎伤寒表病者，但舌无白苔可辨也。故喜其有汗，而又恐汗出过多，表阳不固，风邪易入，而为项强腰背反张之痉病也。新产之妇，畏血不行，若不行则血瘀于里。而有发热腹痛，似乎伤寒里病者，但以舌无黄苔可辨也。故喜其血下，而又恐血下过多，阴亡失守，虚阳上厥，而为昏冒不省，合目汗出之血晕也。新产虽喜其出汗，喜其血行，又恐不免过伤阴液，致令胃干肠燥，而有潮热谵语，大便硬难，似乎阳明胃家实者。故仲景于产后首出三病，不只为防未然之病，而更为辨已然之疑也。昏冒而曰郁冒者，谓阴阳虚郁，不相交通而致冒也。

【集注】尤怡曰：痉，筋病也，血虚汗出，筋脉失养，风入而益其劲也。郁冒，神病也，亡阴血虚，阳气遂厥，而阴复郁之，则头眩而目瞀。大便难者，液病也，胃藏津液，渗灌诸阳，亡津液胃燥，则大肠失其润而便难也。三者不同，其为亡血伤津则一也。

**产妇郁冒，其脉微弱，不能食，大便反坚，但头汗出。所以然者，血虚而厥，厥而必冒。冒家欲解，必大汗出。以血虚下厥，孤阳上出，故头汗出。所以产妇喜汗出者，亡阴血虚，阳气独盛，故当汗出，阴阳乃复。大便坚，呕不能食，小柴胡汤主之。病解能食，七八日更发热者，此为胃实，大承气汤主之。**

【注】此承上条，互详其义，以明其治也。产妇昏冒，脉微弱者，是气血俱虚应得之诊也。不能食者，是胃气未和应得之候也。大便反坚者，是肠胃枯干应得之病也。究之郁冒所以然者，由血虚则阴虚，阴虚则阳气上厥而必冒也。冒家欲解，必大汗出者，是阳气郁得以外泄而解也，故产妇喜汗出也。由此推之，血瘀致冒，解必当血下，是阴气郁得以内输而解也。最忌者，但头汗出，则为阴亡下厥，孤阳上出也。大便坚，呕不能食，用小柴胡汤，必其人舌有苔身无汗，形气不衰者始可，故病得解，自能食也。若有汗当减柴胡，无热当减黄芩，呕则当倍姜、半，虚则当倍人参，又在临证之变通也。大便坚，七八日更发热，用大承气汤，亦必其人形气俱实，胃强能食者始可也。若气弱液干，因虚致燥，难堪攻下者，则又当内用元明粉以软坚燥，外用诸导法以润广肠，缓缓图之也。

【集注】尤怡曰：郁冒虽有客邪，而其本则为里虚，故其脉微弱也。

呕不能食，大便反坚，但头汗出，津液上行不下逮之象。所以然者，亡阴血虚，孤阳上厥，而津液从之也。厥者必冒，冒家欲解，必大汗出者，阴阳乍离，故厥而冒。及阴阳复通，汗乃大出而解也。产妇新虚，不宜多汗，而此反喜汗出者，血去阴虚，阳受邪气而独盛，汗出则邪去，阳弱而后与阴相和，所谓损阳而就阴是也。

**小柴胡汤**见《呕吐》中。

**大承气汤**见《痉病》中。

产妇腹中疞痛，当归生姜羊肉汤主之，并治腹中寒疝，虚劳不足。

【注】产后暴然腹中急痛，产后虚寒痛也。主之当归生姜羊肉汤者，补虚散寒止痛也。并治虚劳不足，寒疝腹痛者，亦以其虚而寒也。

【集注】程林曰：产后血虚有寒，则腹中急痛。《内经》曰：味厚者为阴。当归、羊肉味厚者也，用以补产后之阴；佐生姜以散腹中之寒，则疞痛自止。夫辛能散寒，补能去弱，三味辛温补剂也，故并主虚劳寒疝。

魏荔彤曰：妊娠之疞痛，胞阻于血寒也。产后腹中疞痛者，里虚而血寒也。一阻一虚，而治法异矣。

**当归生姜羊肉汤**方见《寒疝》中。

产后腹痛，烦满不得卧，枳实芍药散主之。

【注】产后腹痛，不烦不满，里虚也；今腹痛，烦满不得卧，里实也。气结血凝而痛，故用枳实破气结，芍药调腹痛。枳实炒令黑者，盖因产妇气不实也。并主痈脓，亦因血为气凝，久而腐化者也。佐以麦粥，恐伤产妇之胃也。

【集注】尤怡曰：产后腹痛而至烦满不得卧，知血郁而成热，且下病而碍上也，与虚寒疞痛不同矣。

**枳实芍药散方**

枳实烧，令黑，勿太过　芍药等分

上二味，杵为散，服方寸匕，日三服。并主痈脓，以麦粥下之。

师曰：产妇腹痛，法当以枳实芍药散。假令不愈者，此为腹中有干血着脐下，宜下瘀血汤主之。亦主经水不利。

【注】产妇腹痛，属气结血凝者，枳实芍药散以调之。假令服后不愈，此为热灼血干、着于脐下而痛，非枳实、芍药之所能治也，宜下瘀血，主之下瘀血汤，攻热下瘀血也。并主经水不通，亦因热灼血干故也。

**下瘀血汤方**

大黄三两　桃仁二十枚　䗪虫熬，去足，二十枚

上三味，末之，炼蜜和为四丸，以酒一升，煎一丸，取八合，顿服之，新血下如豚肝。

**【集注】**程林曰：䗪虫主开血闭，大黄主攻瘀血，桃仁主破死血。

**产后七八日，无太阳证，少腹坚痛，此恶露不尽。不大便，烦躁发热，切脉微实，再倍发热，日晡时烦躁者不食，食则谵语，至夜即愈，宜大承气汤主之。热在里，结在膀胱也。**

**【按】**“热在里，结在膀胱也”之八字，当在本条上文“恶露不尽”之下，未有大承气汤下膀胱血之理，必是传写之讹。“再倍”二字，当是衍文。

**【注】**无太阳证，无表证也；少腹坚痛，有里证也。因其产后七八日，有蓄血里证，而无太阳表证，则可知非伤寒太阳随经瘀热在里之病，乃产后恶露未尽，热结膀胱之病，当主以下瘀血可也。若不大便，不食、谵语、烦躁、发热，日晡更甚，至夜即愈，此为胃实之病，非恶露不尽之病。以其日晡更甚，至夜即愈，则可知病不在血分而在胃也，故以大承气汤下之。

**【集注】**李彣曰：此一节具两证在内：一是太阳蓄血证，一是阳明里实证。因古人文法错综，故难辨也。无太阳证，谓无表证也。少腹坚痛者，以肝藏血，少腹为肝经部分，故血必结于此，则坚痛亦在此。此恶露不尽，是为热在里，结在膀胱，此太阳蓄血证也，宜下，去瘀血。若不大便，烦躁，脉实，谵语者，阳明里实也，再倍发热者，热在里，蒸蒸发于外也。阳明旺于申、酉、戌，日晡是阳明向旺时，故烦躁不能食；病在阳而不在阴，故至夜则愈。此阳明腑病也，宜大承气汤以下胃实。

**【按】**《伤寒论》曰：阳明病不能食，攻其热必哕，以胃中虚冷故也。又云：发热者，尤当先解表，乃可攻之。况在产后，岂可妄议攻下哉？必认证果真，方可用此。

产后风续之，数十日不解，头微痛，恶寒，时时有热，心下闷，干呕，汗出，虽久，阳旦证续在耳，可与阳旦汤。

【注】产后续感风邪，数十日不解，头微痛，恶寒，时热汗出，表未解也，虽有心下闷、干呕之里，但有桂枝证在，可与阳旦汤解表可也。阳旦汤，即桂枝汤加黄芩。阳旦证，即桂枝证也。

【集注】沈明宗曰：上下三条，乃产后感冒证也。世谓产后气血两虚，不论外感内伤，皆以补虚为主，而仲景拈伤寒中之风伤卫发热，仍以表里阴阳去邪为训。故云：产后中风，数十日不解，头微痛，恶寒，时时有热，汗出，乃太阳表未解也。但心下闷干呕，是外邪入于胸中之里。太阳表里有邪，谓之阳旦证，故以桂枝汤加黄芩而为阳旦汤。以风邪在表，故用桂枝解肌，邪入胸膈之间，当以清凉解其内热，故加黄芩，正谓不犯其虚，是益其余，不补正而正自补，不驱邪而邪自散，斯为产后感冒入神之妙方也。奈后人不察其理，反谓芍药酸寒，能伐生生之气，桂枝辛热，恐伤其血，弃而不用，以致病剧不解，只因未窥仲景门墙耳！故《千金方》以此加饴糖、当归，为当归建中汤，治产后诸虚或外感病。推仲景之意，尝以此汤加减出入，治产后诸病，屡获神效，故表出之。

尤怡曰：夫审证用药，不拘日数，表里既分，汗下斯判。上条里热成实，虽产后七八日，与大承气而不伤于峻；此条表不解，虽数十日之久，与阳旦汤而不虑其散，非通于权变者，未足语此也。

**阳旦汤方**

即桂枝汤内加黄芩桂枝汤方见下利中。

产后中风，发热面正赤，喘而头痛，竹叶汤主之。

【按】“产后中风”之下，当有“病痉者”之三字，始与方合。若无此三字，则人参、附子施之于中风发热可乎？而又以竹叶命名者，何所谓也？且方内有“颈项强用大附子”之文，本篇有证无方，则可知必有脱简。

【注】产后汗多，表虚而中风邪病痉者，主之竹叶汤，发散太阳、阳明两经风邪。用竹叶为君者，以发热，面正赤，有热也；用人参为臣者，以产后而喘，不足也；颈项强急，风邪之甚，故佐附子；呕者气逆，故

加半夏也。

【集注】程林曰：产后血虚多汗出，喜中风，故令病痉，今证中未至背反张，而发热面赤头痛，亦风痉之渐也。

**竹叶汤方**

竹叶一把　葛根三两　防风一两　桔梗　桂枝　人参　甘草各一两　附子炮，一枚　大枣十五枚　生姜三两

上十味，以水一斗，煮取二升半，分温三服，温覆使汗出。颈项强，用大附子一枚，破之如豆大，前药扬去沫。呕者，加大半夏半升洗。

妇人乳中虚，烦乱，呕逆，安中益气，竹皮大丸主之。

【按】此条文义，证药未详。

**竹皮大丸方**

生竹茹二分　石膏二分　桂枝一分　甘草七分　白薇一分

上五味，末之，枣肉和丸，弹子大，以饮服一丸，日三夜二服。有热者，倍白薇。喘者，加柏实一分。

【集解】《济阴纲目》云：中虚不可用石膏，烦乱不可用桂枝，此方以甘草七分，配众药六分，又以枣肉为丸，仍以一丸饮下，可想其立方之微，用药之难，审虚实之不易也。仍饮服者，尤虑夫虚虚之祸耳！用是方者，亦当深省。

产后下利及虚极，白头翁加甘草阿胶汤主之。

【按】此条文义、证药不合，不释。

**白头翁加甘草阿胶汤方**

白头翁　甘草　阿胶各二两　秦皮　黄连　柏皮各三两

上六味，以水七升，煮取二升半，内胶，令消尽，分温三服。

## 妇人杂病脉证并治第二十二

妇人之病，因虚、积冷、结气，为诸经水断绝，至有历年，血寒积结，胞门寒伤，经络凝坚。在上呕吐涎唾，久成肺痈，形体损分。在中盘结，绕脐寒疝；或两胁疼痛，与脏相连；或结热中，痛在关元，脉数无疮，肌若鱼鳞。时着男子，非止女身。在下来多，经候不

匀，令阴掣痛，少腹恶寒；或引腰脊，下根气街，气冲急痛，膝胫疼烦，奄忽[1]眩冒，状如厥癫；或有忧惨，悲伤多嗔[2]。此皆带下，非有鬼神。久则羸瘦，脉虚多寒。三十六病，千变万端，审脉阴阳，虚实紧弦；行其针药，治危得安。其虽同病，脉各异源；子当辨记，勿谓不然。

【按】此条为妇人杂病提纲，当冠篇首，以揭病情。"在下来多"之"来"字，当是"未"字。本条皆经水断绝之病，若系来多，则与上文不合，与下文经候不匀亦不合。又本条内有"此皆带下"一句，当在"非有鬼神"之下，文义相属，是传写之讹。

【注】此条为妇女诸病纲领，其病之所以异于男子者，以其有月经也。其月经致病之根源，则多因虚损、积冷、结气也。三者一有所感，皆能使经水断绝。至有历年寒积胞门，以致血凝气结而不行者。先哲云：女子以经调为无病，若经不调，则变病百出矣。以下皆言三者阻经之变病。其变病之不同，各因其人之脏腑、经络、寒热、虚实之异也。如寒外伤经络，其人上焦素寒，则凝坚在上，故上焦胸肺受病也。形寒伤肺，则气滞阻饮，故呕吐涎唾也。若其人上焦素热，寒同其化，久则成热，热伤其肺，故成肺痈，而形体损瘦也。若其人中焦素寒，则在中盘结，故绕脐疝痛也，或两胁疼痛，是中焦之部，连及肝脏故也。或其人中焦素热，则不病寒疝，而病结热于中矣。中热故不能为寒疝，而绕脐之痛，仍在关元也。其人脉数当生疮，若无疮，则热必灼阴，皮肤失润，故肌粗若鱼鳞也。然此呕吐涎唾，寒疝疼痛，肌若鱼鳞等病，亦时着男子，非止女子病也。在下未多，谓经候不匀，而血不多下也。邪侵胞中，乃下焦之部，故病阴中掣痛，少腹恶寒也。或痛引腰脊，下根气街急痛，腰膝疼烦，皆胞中冲任为病所必然也。或痛极奄忽眩冒，状如厥癫，亦痛甚之常状也。若其人或有忧惨悲伤多嗔之遇，而见此眩冒厥颠之证，实非有鬼神也。凡此胞中冲任血病，皆能病带，故谚曰：十女九带也。然带下病久，津液必伤，形必羸瘦，诊其脉虚，审其多寒。岂



---

❶ 奄忽：突然。
❷ 嗔（chēn 抻）：生气，发怒。

止病此三十六病，而千变万端矣。虽千变万端，然必审脉阴阳虚实紧弦，与病参究，行其针药，治危得安也。其有病虽同而脉不同者，则当详加审辨，故曰：子当辨记，勿谓不然也。

妇人咽中如有炙脔[1]，半夏厚朴汤主之。

【注】咽中如有炙脔，谓咽中有痰涎，如同炙肉，咯之不出，咽之不下者，即今之梅核气病也。此病得于七情郁气，凝涎而生。故用半夏、厚朴、生姜，辛以散结，苦以降逆，茯苓佐半夏，以利饮行涎，紫苏芳香，以宣通郁气，俾气舒涎去，病自愈矣。此证男子亦有，不独妇人也。

【集注】尤怡曰：凝痰结气，阻塞咽嗌之间，《千金》所谓咽中帖帖[2]如有炙肉，吞之不下，吐之不出者是也。

**半夏厚朴汤方**

半夏一升　厚朴三两　茯苓四两　生姜五两　干苏叶二两

上五味，以水七升，煮取四升，分温四服，日三夜一服。

妇人脏躁，喜悲伤欲哭，象如神灵所作，数欠伸，甘麦大枣汤主之。

【按】甘草小麦大枣汤，方义未详，必是讹错。

【注】脏，心脏也，心静则神藏。若为七情所伤，则心不得静，而神躁扰不宁也。故喜悲伤欲哭，是神不能主情也。象如神灵所凭，是心不能神明也，即今之失志癫狂病也。数欠伸，喝欠也。喝欠顿闷，肝之病也。母能令子实，故证及也。

**甘草小麦大枣汤方**

甘草三两　小麦一升　大枣十枚

上三味，以水六升，煮取三升，温分三服。亦补脾气。

妇人吐涎沫，医反下之，心下即痞，当先治其吐涎沫，小青龙汤主之。涎沫止，乃治痞，泻心汤主之。

【注】吐涎沫，形寒饮冷也，不温散而反下之，则寒饮虚结成痞硬也。当先治其吐涎沫，以小青龙汤治外寒内饮，俟涎沫止，以半夏泻心

---

[1] 脔（luán 栾）：《脉经》卷九第六作“腐状”。脔，切碎的小块肉。

[2] 帖帖：帖伏收敛貌。

汤，乃治痞也。

**【集注】**尤怡曰：吐涎沫，上焦有寒饮也，不与温散而反下之，则寒内入而成痞。然虽痞而犹吐涎沫，是寒饮未已，不可治痞，当先治饮。而后治痞，亦如伤寒例，表解乃可攻痞也。

**小青龙汤方**见《肺痈》中。

**泻心汤方**见《惊悸》中。

问曰：妇人年五十，所病下利，数十日不止，暮即发热，少腹里急，腹满，手掌烦热，唇口干燥，何也？师曰：此病属带下。何以故？曾经半产，瘀血在少腹不去。何以知之？其证唇口干燥，故知之。当以温经汤主之。

**【按】**"所病下利"之"利"字，当是"血"字，文义相属。必是传写之讹。

**【注】**妇人年已五十，冲任皆虚，天癸当竭，地道不通矣。今下血数十日不止，宿瘀下也。五心烦热，阴血虚也；唇口干燥，冲任血伤，不上荣也；少腹急满，胞中有寒，瘀不行也。此皆曾经半产崩中，新血难生，瘀血未尽，风寒客于胞中，为带下，为崩中，为经水愆期，为胞寒不孕。均用温经汤主之者，以此方生新去瘀，暖子宫，补冲任也。

**【集注】**李彣曰：妇人年五十，则已过七七之期，任脉虚，太冲脉衰，天癸竭，地道不通时也。所病下利，据本文带下观之，当是崩淋下血之病。盖血属阴，阴虚故发热，暮亦属阴也。任主胞胎，冲为血海，二脉皆起于胞宫，而出于会阴，正当少腹部分，冲脉侠脐上行，故冲任脉虚，则少腹里急，有干血亦令腹满。《内经》云：任脉为病，女子带下瘕聚是也。手背为阳，掌心为阴，乃手三阴过脉之处，阴虚，故掌中烦热也。阳明脉侠口环唇，与冲脉会于气街，皆属于带脉。《难经》云：血主濡之。以冲脉血阻不行，则阳明津液衰少，不能濡润，故唇口干燥。断以病属带下，以曾经半产，少腹瘀血不去，则津液不布，新血不生，此则唇口干燥之所由生也。

**温经汤方**

吴茱萸三两　当归　芎䓖　芍药各二两　人参　桂枝　牡丹皮　阿胶　生姜各二两　甘草二两　半夏半升　麦门冬去心，一升上十二味，以水一斗，煮取三升，分温三服。亦主妇人少腹寒，久不受胎，兼取崩中去血，或月水来过多，及至期不来。

【集解】李彣曰：《内经》云：血气虚者，喜温而恶寒，寒则凝涩不流，温则消而去之。此汤名温经，以瘀血得温即行也。方内皆补养气血之药，未尝以逐瘀为事，而瘀血自去者，此养正邪自消之法也。故妇人崩淋不孕，月事不调者，并主之。

带下经水不利，少腹满痛，经一月再见者，土瓜根散主之。

【按】"再"字当是"不"字，若是"再"字，一月两来，与上文不利不合，是传写之讹。

【注】此亦前条在下未多，经候不匀之证。带下，胞中病也。胞中有宿瘀，从气分或寒化，则为白带；从血分或热化，则为赤带；从气血寒热错杂之化，则为杂色之带也。若兼经水不利，少腹满痛，乃有瘀血故也。其经至期不见，主以土瓜根散者，土瓜能逐瘀血，䗪虫能开血闭，桂枝合芍药舒阳益阴，通和营气，则瘀去血和，经调带止矣。

**土瓜根散方**

土瓜根　芍药　桂枝　䗪虫各三分

上四味，杵为散，酒服方寸匕，日三服。

寸口脉弦而大，弦则为减，大则为芤；减则为寒，芤则为虚；寒虚相搏，此名曰革。妇人则半产漏下，旋覆花汤主之。

【按】此条详在《伤寒论·辨脉法篇》，错简在此。"旋覆花汤主之"一句，亦必是错简。半产漏下，则气已下陷，焉有再用旋覆下气之理。

**旋覆花汤方**

旋覆花三两　葱十四茎　新绛少许

上三味，以水三升，煮取一升，顿服之。

妇人陷经漏下，黑不解，胶姜汤主之。

【注】陷经者，谓经血下陷，即今之漏下崩中病也。"黑不解"不成文，胶姜汤方亦缺。

【集注】李彣曰：陷经漏下，谓经脉下陷，而血漏下不止，乃气不摄血也。黑不解者，瘀血不去，则新血不生，荣气腐败也。然气血喜温恶寒，用胶姜汤温养气血，则气盛血充，推陈致新，而经自调矣。

【按】此条文义，必有缺误，姑采此注，以见大意。

妇人少腹满如敦状，小便微难而不渴，生后者，此为水与血俱结在血室也，大黄甘遂汤主之。

【注】敦，大也。少腹，胞之室也。胞为血海，有满大之状，是血蓄也。若小便微难而不渴者，水亦蓄也。此病若在生育之后，则为水与血俱结在血室也。主之大黄甘遂汤，是水血并攻之法也。

**大黄甘遂汤方**

大黄四两　甘遂二两　阿胶二两

上三味，以水三升，煮取一升，顿服之，其血当下。

妇人中风七八日，续来寒热，发作有时，经水适断，此为热入血室，其血必结，故使如疟状，发作有时，小柴胡汤主之。

【注】详见《伤寒论·少阳篇》内，不复释。

妇人伤寒发热，经水适来，昼日明了，暮则谵语，如见鬼状者，此为热入血室。治之无犯胃气及上二焦，必自愈。

【注】详见《伤寒论·少阳篇》内，不复释。

妇人中风，发热恶寒，经水适来，得之七八日，热除，脉迟，身凉和，胸胁满，如结胸状，谵语者，此为热入血室也，当刺期门，随其实而泻之。

【注】详见《伤寒论·少阳篇》内，不复释。

阳明病，下血，谵语者，此为热入血室，但头汗出，当刺期门，随其实而泻之，濈然汗出即愈。

【注】详见《伤寒论·阳明篇》内，不复释。

妇人经水不利下，抵当汤主之。

【注】妇人经水不利下，言经行不通利快畅下也。乃妇人恒有之病，不过活瘀导气，调和冲任，足以愈之。今曰抵当汤主之，夫抵当重剂，文内并无少腹结痛，大便黑，小便利，发狂善忘，寒热等证，恐药重病轻，必有残缺错简，读者审之。

**抵当汤方**

水蛭熬，三十个　虻虫熬，去翅、足。三十枚　桃仁去皮、尖，二十个　大黄酒浸，三两上四味为末，以水五升，煮取三升，去滓，温服一升。

妇人经水闭不利，脏坚癖不止，中有干血，下白物，矾石丸主之。

【注】脏，阴内也。不止，不去也。经水闭而不通。瘀，宿血也。阴中坚块不去，血干凝也。下白物，化血成带也。用矾石丸坐药治之。此方治下白物，若从湿化者可也，恐未能攻坚癖干血也。

【集注】尤怡曰：脏坚癖不止者，子脏干血坚凝，成癖而不去也。干血不去，则新血不荣，而经闭不利矣。由是蓄泄不时，胞宫素湿，所积之血，与湿化而成白物，时时自下，是宜先去其脏之湿。矾石燥湿水，杏仁润干血也。

**矾石丸方**

矾石烧，三分　杏仁一分

上二味，末之，炼蜜和丸，如枣核大，内脏中，剧者，再内之。

妇人六十二种风及腹中血气刺痛，红蓝花酒主之。

【注】六十二种风无可考。腹中血气刺痛，用红蓝花酒通经行血，诚要方也。

**红蓝花酒方**

红蓝花一两

上一味，以酒一大升，煎减半，顿服一半，未去再服。

妇人腹中诸疾痛，当归芍药散主之。

【注】诸疾腹痛，谓妇人腹中诸种疾痛也。既曰诸疾痛，则寒、热、虚、实、气、食等邪，皆令腹痛，岂能以此一方概治诸疾痛耶？当归芍药散主之，必是错简。

**当归芍药散方**见《妊娠》中。

妇人腹中痛，小建中汤主之。

【注】若因木盛土衰，中虚急痛者，用此补虚缓中定痛可也。

**小建中汤方**见《虚劳》中。

问曰：妇人病。饮食如故，烦热不得卧，而反倚息者，何也？师曰：此名转胞[1]，不得溺也。以胞系了戾[2]，故致此病。但利小便则愈，宜肾气丸主之。

【注】病不在胃，故饮食如故也。病在于胞，故不得溺也。阳气不化，故烦热也。水不得下行，故倚息不得卧也。名曰转胞，以胞系乖戾不爽也，故致此病，但当利小便则愈。主之肾气丸，以温行下焦阳气，阳气化则溺出，诸病自解矣。胞者乃谓尿胞，非血胞也。

【集注】赵良曰：此方在虚劳中，治腰痛小便不利，小便拘急，此亦用之何也？盖因肾虚用之也，用此补肾则气化，气化则水行而愈矣。然转胞之病，岂尽由下焦肾虚气不化出致耶？或中焦脾虚，不能散精归于胞，及上焦肺虚，不能下输布于胞，或胎重压其胞，或忍溺入房，皆足成此病，必求其所因以治之也。

**肾气丸方**

干地黄八两　薯蓣四两　山茱萸四两　泽泻三两　茯苓三两　牡丹皮三两　桂枝　附子炮。各一两

上八味，末之，炼蜜和丸，梧子大，酒下十五丸，加至二十五丸，日再服。

【集解】李彣曰：方名肾气丸者，气属阳，补肾中真阳之气也。内具六味丸，壮肾水以滋小便之源，附、桂益命门火，以化膀胱之气，则熏蒸津液，水道以通，而小便自利。此所以不用五苓散，而用肾气丸也。

妇人阴寒，温中坐药，蛇床子散主之。

【注】阴寒，前阴寒也，治以温中坐药。蛇床子，性温热能壮阳，故纳之以助阳驱阴也。

【集注】沈明宗曰：此治阴掣痛，少腹恶寒之方也。胞门阳虚受寒，现证不一，非惟少腹恶寒之一证也。但寒从阴户所受，不从表出，当温其受邪之处，则病得愈，故以蛇床子一味，大热温助其阳，纳入阴中，俾子宫得暖，邪去而病自愈矣。

---

[1] 转胞：病证名。指妊娠小便不通。
[2] 了戾：萦回盘曲貌。四库本作"乖戾"。

**蛇床子散方**

蛇床子仁

上一味末，以白粉少许，和合相得，如枣大，绵裹内之，自然温。

**少阴脉滑而数者，阴中即生疮，阴中蚀疮烂者，狼牙汤洗之。**

**【注】**阴中，即前阴也。生疮蚀烂，乃湿热不洁而生䘌也。用狼牙汤洗之，以除湿热杀䘌也。狼牙非狼之牙，乃狼牙草也，如不得，以狼毒代之亦可。其疮深，洗不可及，则用后法也。

**【集注】**李彣曰：少阴属肾。阴中，肾之窍也。《内经》曰：滑者阴气有余。又云：数则为热。故阴中生疮蚀烂，皆湿热所致。狼牙味苦性寒，寒能胜热，苦能杀虫，故主洗之。

**狼牙汤方**

狼牙四两

上一味，以水四升，煮取半升，以绵缠筋如茧，浸汤沥阴中，日四遍。

**胃气下泄，阴吹而正喧，此谷气之实也，膏发煎导之。**

**【按】**“膏发煎导之”之五字，当是衍文。“此谷气之实也”之下，当有“长服诃梨勒丸”之六字。后阴下气，谓之气利，用诃梨勒散；前阴下气，谓之阴吹，用诃梨勒丸。文义始属，药病亦对。盖诃梨勒丸，以诃梨勒固下气之虚，以厚朴、陈皮平谷气之实，亦相允合。方错简在《杂疗篇》内。下小儿疳虫蚀齿一方，杀虫解毒，或另有小儿门，或列在杂方内，今于《妇人杂病》之末，亦错简也。

**【注】**肾虚不固，则气下泄。阴吹而正喧，谓前阴出气有声也。此谷气之实，谓胃气实而肾气虚也。以诃黎勒丸，固下气而泻谷气也。

**膏发煎**方见《黄疸》中。

**小儿疳虫蚀齿**

雄黄　葶苈

上二味，末之，取腊月猪脂熔，以槐枝绵裹头，四五枚，点药烙之。

# 杂疗方第二十三

**退五脏虚热，四时加减柴胡饮子方**

冬三月加：柴胡八分　白术八分　陈皮五分　大腹　槟榔并皮、子者，四枚　生姜五分　桔梗七分

春三月加：枳实　减：白术共六味

夏三月加：生姜三分　枳实五分　甘草三分。共八味

秋三月加：陈皮三分。共六味

上各㕮咀，分为三贴❶，一贴以水三升，煮取二升，分温三服。如人行四五里，进一服。如四体壅，添甘草少许，每贴分作三小贴，每小贴以水一升，煮取七合，温服，再合滓为一服，重煮，都成四服。疑非仲景方。

【按】此方证不属，不释。

**长服诃黎勒丸方**

诃黎勒　陈皮　厚朴各三两

上三味，末之，炼蜜丸，如桐子大，酒饮服二十丸，加至三十丸。

【按】此方当在前篇“谷气之实也”之下。

**三物备急丸方**

大黄一两　干姜一两　巴豆去皮、心，熬，外研如脂。一两

上药各须精新，先捣大黄、干姜为末，研巴豆内中，合治一千杵，用为散，蜜和丸，亦加密器中贮之，莫令泄气。主心腹诸猝暴百病，若中恶客忤❷，心腹胀满，猝痛如锥刺，气急口噤，停尸猝死者，以暖水苦酒服大豆许三四丸，或不下，捧头起，灌令下咽，须臾当差；如未差，更与三丸，当腹中鸣，即吐下，便差；若口噤，亦须折齿灌之。

【**方解**】方名备急者，以备暴然诸腹满、腹急痛及中恶客忤、噤闭猝死者也。若口噤亦须折齿灌之，是恐人不急救则死之义，然不如后人管

❶ 贴：通“帖”。后同。

❷ 中恶客忤：中恶，病名，又称客忤、猝忤。俗称中邪。指感受秽毒或不正之气，或猝见怪异而突然厥逆，不省人事。客忤，指突然感触生人或外界异物，或惊闻巨响而受到惊吓致病。

吹入鼻中之法为良。

**【集解】**李彣曰：人猝得病欲死者，皆感毒厉邪阴不正之气而然。三物相须，能荡邪安正，或吐或下，使秽气上下分消，诚足备一时急需也。

**治伤寒令愈不复，紫石寒食散方**

紫石英　白石英　赤石脂　钟乳碓炼　栝蒌根　防风　桔梗　文蛤　鬼臼各十分　太乙余粮烧，十分　干姜　附子炮，去皮　桂枝去皮。各四分

上十三味，杵为散，酒服方寸匕。

**【按】**方未详，不释。

**尸厥[1]，脉动而无气。气闭不通，故静而死也。治方**

菖蒲屑内鼻两孔中，吹之；令人以桂屑着舌下。

**【注】**形如不病，人有气而脉动失常，名曰行尸。猝死不知人，无气而脉动如故，名曰尸厥。尸厥乃正气暴然为邪气闭塞不通，故静而似死。用菖蒲内鼻，桂着舌下，是通心神启阳气也。

**又方**

剔取左角发方寸，烧末，酒和，灌令人喉，立起。

**【方解】**菖蒲吹鼻，桂着舌下，而不愈者，则用此法。是以发乃血之余，血乃心所生，用烧则发其阳，用酒则行气血。用本人者，喜一气相通也。

**救猝死方**

薤捣汁灌鼻中。

**【方解】**猝然昏死，皆尸厥也。薤白类蒜而小，北人谓之小根菜，南人谓之钓乔是也。其味极辛，捣汁灌鼻，亦通窍取嚏之意也。

**又方**

雄鸡冠割取血，管吹内鼻中。

猪脂如鸡子大，苦酒一升，煮沸灌喉中。

鸡肝及血涂面上，以灰围四旁，立起。

大豆二七粒，以鸡子白并酒和，尽以吞之。

**【方解】**雄鸡冠血及肝、卵白、猪脂、大豆、酒、醋等物，无非用

---

[1] 尸厥：突然昏倒不省人事。

阳物以胜阴祟也。管吹内鼻中，谓将鸡冠血或合热酒，含在不病人口内，以苇管或笔管插入病人鼻孔中，使气连药吹之，其药自能下咽，气通噤自开也。

**救猝死而壮热者方**

矾石半斤，以水一斗半煮消，以渍脚，令没踝。

【**注**】厥而身壮热者，阳厥腑病也，外以矾水浸脚，盖以厥起于下，而收摄阳气也。

【**集注**】程林曰：厥阳独行，故猝死而壮热。岐伯曰：血之与气，并走于上则为大厥，厥则暴死。矾石，收摄药也，以之浸足，而收敛其厥逆之气。

**救猝死而目闭者方**

骑牛临面，捣薤汁灌耳中，吹皂荚鼻中，立效。

**救猝死而张口反折者方**

灸手足两爪后，十四壮了，饮以五毒诸膏散。有巴豆者。

【**注**】猝死张口反折者，用灸以通阳气，但饮以五毒诸膏方。

**救猝死而四肢不收、失便者方**

马屎一升，水三斗，煮取二斗，以洗之；又取牛洞[1]稀粪也。一升，温酒灌口中；灸心下一寸、脐上三寸、脐下四寸，各一百壮差。

【**注**】尸厥目闭，口张失便，反张，四肢不收，阴厥脏病也。有如是之证者，用骑牛临面之法，正所以厌邪也。薤汁灌耳，皂角吹鼻，皆通其诸窍，而闭塞者可通也。灸手足甲后，以通外阳法也。马屎取吐之法。灸中脘、关元，以通内阳之法也。

**救小儿猝死而吐利，不知是何病方**

狗屎一丸，绞取汁，灌之。无湿者，水煮干者取汁。

【**方解**】凡屎皆发阳气，用狗屎亦取发阳气也。

**救猝死、客忤死，还魂汤主之方**

麻黄去节，三两　杏仁去皮、尖，七十个　甘草炙，一两

上三味，以水八升，煮取三升，去滓，分令咽之，通治诸感忤。

---

[1] 牛洞：即牛粪。

【注】中恶客忤，便闭里实者，仲景用备急丸，可知无汗表实者，不当用备急丸通里，当用还魂汤以通表也。通里者，抑诸阴气也；通表者，扶诸阳气也。昧者不知，以麻黄为入太阳发汗之药，抑知不温覆取汗，则为入太阴通阳之药也。阳气通动，魂可还矣。

**又方**

韭根一把　乌梅二七个　吴茱萸炒，半升

上三味，以水一斗煮之，以病人栉内中三沸，栉浮者生，沉者死，煮取三升，去滓，分饮之。

【方解】韭根、吴茱萸、乌梅之治，亦收阳气法也。浮为阳，沉为阴，阳生阴死义也。

**救自缢死，旦至暮虽已冷，必可治；暮至旦，小难也。恐此当言分气盛故也。然夏时夜短于昼，又热，犹应可治。又云：心下若微温者，一日以上犹可治之方**

徐徐抱解，不得截绳。上下安被卧之，一人以脚踏其两肩，手少挽其发，常弦弦勿纵之；一人以手按揉胸上，数动之；一人摩捋臂胫屈伸之。若已僵，但渐渐强屈之，并按其腹。如此一炊顷，气从口出，呼吸，眼开，而犹引按莫置，亦勿苦劳之。须臾，可少桂汤及粥清含之，令濡喉，渐渐能咽。及稍止，更令两人，以两管吹其两耳朵。此法最善，无不活者。

【注】旦至暮，阳气有余，阳主生，故虽已冷必可治也。暮至旦，阴气有余，阴主死，故稍难也。自缢之人，必可治者，恐此当有言语忿争，气盛不散，故可治也。暮至旦，固难治；然遇夏时夜短于昼，又热，皆阳气有余，犹应可治。又云：心下若微温者，虽一日以上，犹可治之。观此谆谆告切，仲景仁心，惟恐人畏其繁琐而不治也。此法尝试之，十全八九，始知言果不谬。弦弦，犹言紧紧也。揉胸按腹，摩臂胫屈伸之，皆引导其气之法也。

**凡中暍死不可使得冷得冷便死疗之方**

屈草带❶绕暍人脐，使三两人溺其中，令温。亦可用热泥和屈草，亦可扣瓦碗底，按及车缸❷，以著暍人，取令溺须得流去。此谓道路穷，猝无汤，当令溺其中。欲使多人溺，取令温，若汤便可与之，不可泥及车缸，恐此物冷。暍既在夏月，得热泥土暖车缸，亦可用也。

【注】中暑猝死之人，不可置放阴凉之处，恐其闭热在内，犹被冻之人，不可沃以热汤，恐其闭寒在内，反为大害也。

**救溺死方**

取灶中灰二石余，以埋人从头至足，水出七孔即活。尝试蝇子落水而死者，用灶灰埋之自活。

【集解】李彣曰：灶灰得火土相生之气，以埋人则外温卫气，而内渗水湿，故能使水出七孔而活。

**治坠马及一切筋骨损方**

大黄切，浸汤成汁，一两　绯帛烧灰，如手大　乱发烧灰用，如鸡子大　久用炊单布烧灰，一尺　败蒲一握三寸　桃仁去皮、尖，熬，四十九个　甘草炙，剉如中指节

上七味，以童子小便，量多少，煎汤成，内酒一大盏，次下大黄，去滓，分温三服。先剉败蒲席半领，煎汤浴，衣被盖覆，斯须通利数行，痛处立差。利及浴水赤，勿怪，即瘀血也。

【注】外浴以散其瘀，内服以下其瘀，斯两得之矣。

【集注】徐彬曰：从高坠下，法当救损伤筋骨为主。然顿跌之势，内外之血必无不瘀，瘀不去，则气不行，气不行，则伤不愈，故以桃仁、大黄，逐瘀为主，绯帛红花之余，乱发血之余，合童便以消瘀血。汤浴能活周身气血，然筋骨瘀血必有热气滞郁，故以炊单布受气最多而易消者，以散滞通气，从其类也。加少炙甘草，补中以和诸药也。

❶ 屈草带：取屈草做绳或草鞭之类。屈草，别名大辣蓼、九龙天子、鸭脚蓼、猪草。《外台》卷二十八，“草”作“革”。

❷ 车缸：亦作“车釭”。车毂内外口用以穿轴的铁圈。

# 卷二十四

《金匮要略》二十四、二十五两门，原列在卷末，其文似后人补入，注家或注、或删，但传世已久，难以削去。兹仍附原文，另为一篇，以存参考云。

## 禽兽鱼虫禁忌并治第二十四

凡饮食滋味，以养于身，食之有妨，反能为害。自非服药炼液，焉能不饮食乎？切见时人不闲调摄，疾疢竞起，若不因食而生，苟全其生，须知切忌者矣。所食之味，有与病相宜，有与身为害。若得宜，则益体，害则成疾。以此致危，例皆难疗。凡煮药饮汁，以解毒者，虽云救急，不可热饮，诸毒病得热更甚，宜冷饮之。

肝病禁辛，心病禁咸，脾病禁酸，肺病禁苦，肾病禁甘。

【注】此言五脏有病，而禁之以五味，何也？肝木病若与之以辛，辛助肺气，恐克肝也，故肝病则禁辛。心火病若与之以咸，咸能益水，恐水克火也，故心病则禁咸。脾土病若与之以酸，酸味属肝，恐木克土也，故脾病则禁酸。肺金病若与之以苦，苦味属火，恐克金也，故肺病则禁苦。肾水病若与之以甘，甘能补脾，脾主克水，故肾病则禁甘。

春不食肝，夏不食心，秋不食肺，冬不食肾，四季不食脾。辨曰：春不食肝者，为肝气旺，脾气败，若食肝则又补肝，脾气败尤甚，不可救。又肝旺之时，不可死气入肝，恐伤魂也。若非旺时，即虚，以肝补之，佳。余脏准此。

【注】此言四时有宜食，有不宜食者。如春为肝旺，则脾弱，故宜食脾，而不宜食肝，若食肝，则肝益旺，而脾更弱，故曰不可救。又云：肝旺之时，不可以死气入肝，即《内经》毋伐天和之意。若伐天和，则伤肝，肝主魂，恐复伤魂也。若非旺时，即虚，虚则以肝补肝，故谓之佳，余脏准此。

凡肝脏自不可轻啖，自死者弥甚。

【注】谓诸畜兽临杀之时，必有所惊，肝有所忿，食之俱不利，故曰不可轻啖。如兽自死者，必中毒而死，更不可食也。

凡心皆为神识所舍，勿食之，使人来生复其对报矣。

【注】人与物虽别，而贪生畏死之心则一也，惟其心为神识所舍，故曰勿食之。

凡肉及肝落地不着尘土者，不可食之。

猪肉落水浮者，不可食。

诸肉不干，火炙而动，见水自动者，不可食之。

六畜肉，热血不断者，不可食之。

诸五脏及鱼，投地尘土不污者，不可食之。

【注】以上五条，皆怪异非常，必不可食之。

诸肉及鱼，若狗不食，鸟不啄者，不可食之。

【注】凡禽兽不食之肉，必有毒，不可食之。

肉中有如朱点者，不可食之。

【注】朱点，恶血所聚。此色恶不食也。

父母及本身所属之相，不可食，食之令人神魂不安。

【注】此为仁人孝子之心也。

食肥肉及热羹，不可饮冷水。

【注】食肥肉热羹后，继饮冷水，冷热相搏，腻膈不行，不腹痛吐利，必成痞变积，慎之慎之。

秽饭、馁肉、臭鱼，食之皆伤人。

【注】言败腐之物，皆不宜食也。

自死禽兽口闭者，不可食之。

【注】凡自死之物，其肉皆有毒，口闭则毒不得外泄，切不可食。

六畜自死，皆疫死，则有毒，不可食之。

【注】疫毒能死六畜，其肉必有疫毒，故不可食。

兽自死，北首及伏地者，食之杀人。

【注】凡兽北向自死，及死不僵而伏地者，食之多杀人。

食生肉饱，饮乳，变白虫。

【注】食生肉饱，即饮乳酪，则成湿热，必变生白虫。

疫死牛肉，食之令病洞下，亦致坚积，宜利药下之。

【注】疫死牛肉，有毒不可食，食之若洞泻，为其毒自下，或致坚积，宜下药利之。

脯藏米瓮中有毒，及经夏食之，发肾病。

【注】脯肉藏米瓮中，受湿热郁蒸之气，及经夏已腐者，食之腐气入肾，故发肾疾。

**治自死六畜肉中毒**

用黄柏捣屑，取方寸匕服。

【注】六畜自死，肉中有毒，中其毒者，以此方服之，苦能解毒也。

**治食郁肉漏脯中毒方**

烧犬屎，酒服方寸匕。每服人乳汁亦良。饮生韭汁三升亦得。

【注】郁肉，密藏经宿之肉也。漏脯，经漏水之脯也。食之中毒，以烧犬屎、人乳汁、生韭汁，量其轻重而解之。

**治黍米中藏干脯食之中毒方**

大豆浓煮汁饮之，数升即解，亦治狸[1]肉、漏脯等毒。

【注】同上郁肉。大豆汁亦能解毒。

**治食生肉中毒方**

掘地深三尺，取其下土三升，以水五升，煮数沸，澄清汁，饮一升即愈。

【注】地浆能解诸毒，掘得黄土有泉渗出，谓之地浆。三尺，大概言也，未见黄土，皆秽土，得黄土乃可取用。

**治食六畜鸟兽肝中毒方**

水浸豆豉，绞取汁，服数升愈。

【注】食禽肉兽肝，中毒在胃，故用豆豉涌吐其毒。

马脚无夜眼[2]者，不可食之。夜眼，一名附蝉尸。

【注】凡马皆有夜眼，若无者其形异，故勿食之。

食酸马肉，不饮酒，则杀人。

---

❶ 狸:《外台》卷三十一作“诸”。
❷ 夜眼：指马膝上所生角质块。

【注】马肉味酸有毒，故饮酒以解之。

马肉不可热食，伤人心。

【注】马属火，肉热火甚，恐伤心，当冷食之。

马鞍下肉，食之杀人。

【注】鞍下肉，久经汗渍，有毒，食之杀人。

白马黑头者，不可食之。

【注】《食疗》云：食之令人癫。

白马青蹄者，不可食之。

【注】白马青蹄，骑之不利，人食之必取害，故不可食。

马肉、㹠肉共食，醉饱卧，大忌。

【注】马肉属火，㹠肉属水，共食已属不和，若醉饱即卧，则伤脾气，故曰大忌。

驴、马肉合猪肉食之，成霍乱。

【注】诸肉杂食，恐难消化，乱于肠胃，故成霍乱。

马肝及毛，不可妄食，中毒害人。

【注】《汉史》云：文成食马肝而死。故曰：不可妄食。恐中其毒也。

**治马肝毒中人未死方**马肝，一名悬熢。

雄鼠屎二七粒，末之，水和服，日再服。

【注】马食鼠屎则腹胀，是鼠能制马也，故中马肝毒，以此解之。

**又方**

人[1]垢，取方寸匕，服之佳。

【注】人垢，即人头垢也。用方寸匕，酒化下，得吐为佳。

**治马肉中毒欲死方**

香豉二两　杏仁三两

上二味，蒸一食顷，熟杵之服，日再服。

【方解】日华子云：黑豆调中下气，治牛马瘟毒，杏仁下气，气下则毒亦解矣。

**又方**

[1] 人：《千金要方》卷二十四、《外台》卷三十一作“头”。

煮芦根汁饮之良。

【方解】芦根味甘性寒，解诸肉毒。

**疫死牛，或目赤，或黄，食之大忌。**

【注】牛疫死，目或赤或黄，疫毒甚也，大忌食之。

**牛肉共猪肉食之，必作寸白虫。**

【注】牛肉共猪肉食之，脾胃湿热者，能生寸白虫。当戒之。

**青牛肠不可合犬肉食之。**

**牛肺从三月至五月，其中有虫如马尾，割去勿食，食之损人。**

【注】凡牛肠、肺，值三月至五月，湿热交蒸之时，必生其虫，戒勿食之。

**牛羊猪肉，皆不得以楮木、桑木蒸炙，食之令人腹内生虫。**

【注】古人炼药多用桑柴火，楮实子能健脾消水，楮木亦可烧用，何以蒸炙诸肉食之即生虫乎？其或物性相反也。

**啖蛇牛肉有毒，食之杀人，不可食。**

【注】啖蛇牛何以识认？惟毛发向后顺者是也。

**治啖蛇牛肉食之欲死方**

饮人乳汁一升，立愈。

以泔水洗头，饮一升愈。

牛肚细切，水一斗，煮取一升，暖饮之，大汗出愈。

【注】人乳能解马肝、牛肉之毒，用头垢吐其毒而愈，用牛肚不甚善。

**治食牛肉中毒方**

甘草煮汁，饮之即愈。

【方解】甘草味甘，能解百毒。

**羊肉，其有宿热者，不可食之。**

【注】羊肉性热，若其人有素热者，忌食之。

**羊肉不可共生鱼、酪，食之害人。**

【注】羊肉热，与生鱼、酪乳共食，必不益人也。

**羊蹄甲中有珠子白者，名羊悬筋，食之令人癫。**

【按】此义未详。

白羊黑头，食其脑作肠痈。

【注】诸脑有毒，惟此羊脑食之作肠痈。

羊肝共生椒食之，破人五脏。

【注】羊肝、生椒皆属于火，共食恐损伤人五脏也。

猪肉共羊肝和食之，令人心闷。

【注】猪肉滞，羊肝腻，共食则气滞而心闷矣。

猪肉以生胡荽同食，烂人脐。

【注】胡荽与猪肉不可同食，不可多者，恐动风疾。云烂人脐，此义未详。

猪脂不可合梅子食之。

【注】猪脂滑利，梅子酸涩，性相反也，故不可合食。

猪肉合葵，食之少气。

【按】此义未详。

鹿肉不可合蒲白作羹，食之发恶疮。

【注】鹿肉性温，九月至正月堪食，他月食之，则冷痛。如和蒲作羹食之，发恶疮，此义未详。

麋脂及梅李子，若孕妇食之，令子青盲，男子伤精。

【集注】李彣曰：人目以阴为体，以阳为用。麋，阴兽也。梅及李味酸苦，亦属阴类。孕妇三物合食，则阴气太盛，阳气绝少，故令子青盲也。男子精气宜温暖，阴盛则精寒。《本草》云：麋脂令阴痿。

【按】麋蹄下有二窍，为夜目。《淮南子》云：孕妇见麋而生子四目。今三物合食，令子青盲，皆物类相感，胎教慎之。

獐肉不可合鰕，及生菜、梅、李果，食之伤人。

【注】獐肉性温，八月至十一月食之胜羊肉。余月食之动气。虾能动风，生菜、梅、李动痰，合食之皆令人病。

白犬自死不出舌者，食之害人。

【注】凡犬死必吐舌，惟中毒而死，其舌不吐，毒在内也，故食之害人。

痼疾人不可食熊肉，令终身不愈。

【注】人有痼疾，不可食熊肉，因熊性猛悍，食之痼疾永不除。

食狗鼠余，令人发瘘疮。

【注】狗鼠食物有余存者，其物必有涎滴，因涎有毒，人若食此物，必发瘘疮。

**治食犬肉不消，心下坚，或腹胀、口干大渴，心急发热，妄语如狂，或洞下。方：**

杏仁合皮熟研用，一升

以沸汤三升，和取汁，分三服，利下肉片大验。

【方解】此以相畏相制之义也，犬肉畏杏仁，故用此而诸证悉除矣。

妇人妊娠，不可食兔肉及鳖、鸡、鸭，令子无声音。

【注】妊娠食兔肉，令子缺唇；食鳖肉，令子短项；食羊犬，令子多热；食鸡鸭，令子无声音。此数者，妊妇皆不当食也。

兔肉不可合白鸡肉食之，令人面发黄。

【注】兔肉酸寒，多食损元气，绝血脉，令人萎黄。白鸡虽得庚金太白之象，实属风木，能助肝火。二物合食，动脾气而发黄，故不可合食。

兔肉着干姜，食之成霍乱。

【注】兔肉酸寒，阴性也，干姜辛热，阳性也，性味相反，同食者必成霍乱。

凡鸟自死，口不闭，翅不合者，不可食之。

【注】诸鸟自死，必闭口敛翅，若开口张翅，恐有毒，不可食。

诸禽肉，肝青者，食之杀人。

【注】肝青者，被毒所伤，若食之必杀人。

鸡有六翮四距者，不可食之。距，鸡脚爪也。

【注】形有怪异者，有毒，故不可食。

乌鸡白头者，不可食之。

【注】色有不相合者，有毒，不可食。

鸡不可合胡蒜，食之滞气。

【注】鸡蒜同食，能动风动痰，风痰发动，故气滞。

山鸡不可合鸟兽肉食之。

【注】山鸡食虫蚁有毒，与鸟兽肉相反，故戒合食。

雉肉久食，令人瘦。

【注】雉肉小毒，发疮疥生诸虫，以此则令人瘦。

鸭卵不可合鳖肉食之。

【注】二物性寒发冷气，不可合食。

雀肉不可合李子食之。

【注】雀肉性暖大温，李子性寒味酸，温得寒酸而滞气，故不可合食。

妇人妊娠，食雀肉饮酒，令子淫乱无耻。

【注】雀之性淫，酒能乱性，妊娠当戒食之，古慎胎教也。

燕肉勿食，入水为蛟龙所啖。

【注】蛟龙嗜燕，人食燕者，不可入水。雷公曰：海竭江枯，投游波而立泛。以蛟龙嗜燕故也。凡渡江海者，切不可食燕肉。

**鸟兽有中毒箭死者，其肉有毒。解之方**

大豆煮汁，及盐❶汁，服之解。

【方解】箭伤有毒，凡鸟兽被箭死者，肉毒，人食之，先服盐汁，次服豆汁，解不及者死。

鱼头正白如连珠至脊上，食之杀人。

鱼头中无腮者，不可食之，杀人。

鱼无肠胆者，不可食之，三年阴不起，女子绝生。

鱼头似有角者，不可食之。

鱼目合者，不可食之。

【注】以上皆怪异之形色，必有毒也。

六甲❷日勿食鳞甲之物。

【注】六甲值日，食鳞甲物犯其所忌，故曰勿食。

鱼不可合鸡肉食之。

【注】鱼属火，善动；鸡属木，生风。风火相煽，故勿合食。

鱼不得合鸬鹚肉食之。

【注】鸬鹚嗜鱼，凡物相制相犯者，皆不可合食。

---

❶ 盐:《外台》卷三十一作“蓝”。为是。《神农本草经》名蓝实，“主解诸毒”。

❷ 六甲：即甲子、甲寅、甲辰、甲午、甲申、甲戌，古代用以纪日。《汉书·律历志》:“故日有六甲。”

鲤鱼鲊不可合小豆藿食之，鱼子不可合猪肝食之，害人。小豆藿，即小豆叶也。

鲤鱼不可合犬肉食之。

鲫鱼不可合猴、雉肉食之。

鳀鱼合鹿肉生食，令人筋甲缩。

青鱼鲊不可合胡荽及生葵并麦酱食。

鳅鳝不可合白犬血食之。

【注】以上六条，皆能助热动风，合食俱不宜。

龟肉不可合酒果子食之。

【注】龟多神灵，不可轻食，若酒果合食，更非所宜也。

鳖目凹陷者，及腹下有王字形者，不可食之。其肉不得合鸡、鸭食之。

【注】鳖无耳，以目为听，目凹陷，及腹有王字形者，皆有毒，慎之。性与鸡鸭相反，故不可合食。

龟、鳖肉不可合苋菜食之。

【注】龟、鳖皆与苋菜相反，若合食之，必成鳖瘕。

虾无须及腹下通黑，煮之反白者，不可食之。

【注】无须腹黑反白者，怪异之鰕也，故不可食。

食脍饮乳酪，令人腹中生虫为瘕。

【注】脍乃牛、羊、鱼之腥，聂而切之为脍，乳酪酸寒，与脍同食则生虫为瘕，故戒合食。

**脍食在胃不化，吐不出，速下除之，久成癥病。治之方**

橘皮一两　大黄二两　朴硝二两

上三味，以水一大升，煮至小升，顿服即消。

【**方解**】橘皮解鱼毒，得硝、黄使下从大便而出也。

**食脍多，不消，结为癥病。治之方**

马鞭草

上一味，捣汁饮之。或以姜叶汁饮之一升亦消，又可服吐药吐之。

【**方解**】马鞭草主治癥癖血瘕，破血杀虫。姜叶解毒，皆可用之。

**食鱼后食[1]毒两种[2]烦乱，治之方**

橘皮浓煎汁，服之即解。

【方解】橘皮味苦辛温，下气通神，故能解毒。

**食鯸鮧鱼中毒方**

芦根煮汁，服之即解。

【方解】鯸鮧即河豚鱼，味美。其腹腴，呼为西施乳。头无腮，身无鳞，其肝毒，血杀人，脂令舌麻，子令腹胀，眼令目花，惟芦根汁能解之。

蟹目相向，足斑，目赤者，不可食之。

【注】蟹目相背，若目相向，足斑目赤者，有毒，故戒勿食。

**食蟹中毒治之方**

紫苏煮汁饮之三升。紫苏子捣汁饮之亦良。冬瓜汁饮三升，食冬瓜亦可。

【方解】紫苏、冬瓜，俱能解蟹毒，故用之。

凡蟹未遇霜多毒，其熟者乃可食之。

【注】蟹未经霜有毒，不可生食，经霜则毒无。

蜘蛛落食中，有毒，勿食之。

【注】蜘蛛有毒，凡落食上不可食，有毒故也。

凡蜂蝇虫蚁等多集食上，食之致瘘。

【注】虫类有毒，凡虫集食上者，食之则致瘘。

## 果实菜谷禁忌并治第二十五

《内经》曰：天食[3]人以五气，地食人以五味。果实菜谷皆地产也。又云：五谷为养，五果为助，五菜为充，是以草实曰蓏[4]，木实曰果。《礼》云：枣曰新之，栗曰撰之，桃曰胆之，楂梨曰攒之，则治果实有法

---

❶ 食：《千金要方》卷二十四作"中"。为是。
❷ 两种：《千金要方》卷二十四作"面肿"。为是。
❸ 食（sì 四）：供养。《史记·商君列传》："自粥于秦客，被褐食牛。"
❹ 蓏（luǒ 裸）：草木植物的果实。

矣。烹葵断壶[1]，纪乎豳风[2]；芥酱芼羹[3]，以养父母，则用五菜有道矣。牛宜稌，羊宜黍，豕宜稷，犬宜粱，雁宜麦，则配五谷有方。然其物有不宜常食者，有不宜食者。经云：阴之所生，本在五味。阴之五宫，伤在五味。人安可不知其所禁忌乎？

果子生食，生疮。

【注】果生之性，多湿多热而有毒，或生食之，故令生疮，腹胀作泄。

果子落地经宿，虫蚁食之者，人大忌食之。

【注】凡果落地，隔夜尚不可食，而况虫蚁食者乎？见之者切不可食。

生米停留多日，有损处，食之伤人。

【注】凡食之物停留多日，或隔夜者，若有损处，即虫鼠所啮之余，皆有毒伤人。

桃子多食，令人热，仍不得入水浴，令人病寒热淋沥病。

【注】桃味甘酸性热，若多食者，令人热。入水浴者，则湿与热相抟，不得宣散，故令人外寒热，内成癃症也。

杏、酪不熟，伤人。一云杀人。

【注】杏味酸苦有毒，酪酿未熟，若食之，恐害人也。

梅多食，坏人齿。

【注】梅味苦酸，若多食者，令人齿损。齿者骨之余也，因肾主液而合骨，故伤齿。

李不可多食，令人腹[4]胀。

【注】李味酸涩，若多食，则中气不舒，故令人腹胀。

林檎[5]不可多食，令人百脉弱。

【注】林檎味酸涩，多食则令百脉不得宣，故脉弱。

---

❶ 壶：通“瓠”。瓠瓜，也叫葫芦。《诗经·豳风·七月》：“七月食瓜，八月断壶。”
❷ 豳（bīn 滨）风：《诗经》十五国风之一。豳，同邠，在今陕西旬邑一带。
❸ 芼（máo 毛）羹：用菜和肉做成的羹。芼，通“毛”。
❹ 腹：赵本作“胪”。胪，肚腹。腹、胪义同。
❺ 林檎（qín 秦）：落叶小乔木，开粉红色花，果实像苹果而小，可以吃。檎，赵本作“檎”，四库本作“禽”，误。

橘、柚多食，令人口爽，不知五味。

【注】《尚书》注：小曰橘、大曰柚。二者其味皆酸而性寒，若过食，则口虽爽而五味不知焉。

梨不可多食，令人寒中。金疮、产妇亦不宜食。

【注】梨味甘酸性寒，若过食则令人中焦寒，金疮、产妇更宜戒之。

樱桃、杏，多食伤筋骨。

【注】樱桃、杏味酸性寒，若过食则伤筋骨。《内经》云：酸则伤筋。寒主伤肾，故伤筋骨。

安石榴不可多食，损人肺。

【注】安石榴味酸涩，酸涩则气滞。肺主气，宜利而不宜滞，滞则伤损矣，故不可过食也。

胡桃不可多食，令人动痰饮。

【集注】程林曰：胡桃润肺消痰，何以动痰饮？因其性热，多食则令人火动，煎熬津液而为痰饮矣。

生枣多食，令人热渴气胀，寒热。羸弱者，弥不可食，伤人。

【注】枣性热生渴，味甘生满，羸弱者内热必盛，脾胃必虚，故令人寒热，尤不可食。

**食诸果中毒，治之方**

猪骨煅黑

上一味，为末，水服方寸匕。亦治马肝及漏脯等毒。

【方解】以猪骨治果子毒，物性相制使然。治马肝毒者，以猪畜属水，马畜属火，此水克火之义也。治漏脯毒者，亦骨肉相感之义耳。

木耳赤色及仰生者勿食。菌仰卷者及赤色者，不可食。

【注】木耳诸菌，皆覆卷而生，若仰卷而生，形色皆异，必有毒也，故不可食。

**食诸菌中毒，闷乱欲死，治之方**

人粪汁饮一升。土浆饮一二升。大豆浓煮汁饮。服诸吐、利药，并解。

【集解】李彣曰：闷乱欲死，毒在胃也。服吐、利药并解，使毒气上下分消也。

**食枫树菌而笑不止，治之以前方**

**【集解】**李彣曰：心主笑，笑不止，是毒气入心也。以前方治之则解耳。

**误食野芋烦乱欲死，治之以前方**

**【集解】**李彣曰：烦出于肺，烦乱欲死，故知毒气入肺也，亦用前方。

蜀椒闭口者有毒，误食之戟人咽喉，气病欲绝，或吐下白沫，身体痹冷。急治之。方：

肉桂煎汁饮之，多饮凉水一二升。或食蒜。或浓煮豉饮之，并解。

**【方解】**蜀椒味辛辣，性热有毒，闭口者其毒更胜。如桂与蒜，皆大辛大热之物，通血脉辟邪秽，以热治热，是从治之法也。冷水清凉解热，地浆得土气，以万物本乎土，亦莫不复归于土，见土则毒已化矣。饮豉汁者，吐以去其毒也。

正月勿食葱，令人面生游风。

**【注】**葱，味辛散，通阳气而走头面，食生葱过于发散，故面生游风。

二月勿食蓼，伤人肾。

**【注】**蓼，味辛散，辛能走肾。二月卯木主令，肾主闭藏，若食之则伤肾，故曰：勿食。

三月勿食小蒜，伤人志性。

**【注】**蒜，辛热有毒，夺气伤神，三月阳气盛，故勿食。

四月、八月勿食胡荽，伤人神。

**【注】**胡荽，辛温开窍，四月阳气盛，八月阴气敛，若食此辛散之味，必伤神也。

五月勿食韭，令人乏气力。

**【注】**韭，春食则香，夏食则臭，是月食之则乏气力。

五月五日，勿食一切生菜，发百病。

**【注】**五月五日，天中节，是日纯阳，人当养阳以顺时，若食生菜，是伐天和，故百病发焉。

六月、七月勿食茱萸，伤神气。

【注】茱萸，辛热走气，六月阳气盛张，七月阴微将敛，若食此辛热之味，有伤神气也。

八月、九月勿食姜，伤人神。

【注】姜，性热，味辛辣，八、九两月，秋主收敛，过于辛散，故伤人之神。朱子晦庵云：秋食姜，夭人天年。谓其辛走气泻肺也。

十月勿食椒，损人心，伤人脉。

【注】椒，性热，味辛辣，十月阳气尽敛，若食此辛热之味，必损心伤脉。

十月勿食被霜生菜，令人面无光，目涩，心痛，腰疼，或发心疟。疟发时，手足十指爪皆青困萎。

【注】《道藏》云：六阴之月，万物至此，归根复命，以待来复，不可食寒冷。生菜性冷，经霜则寒，若食此，是伐天和，故有此等证。

十一月、十二月勿食薤，令人多涕唾。

【注】薤，味辛散走肺气，食之令人多涕唾。

四季勿食生葵，令人饮食不化，发百病。非但食中，药中皆不可用，深宜慎之。

【注】脾旺寄于四时之季月，生葵滑利伤脾，若食之则饮食不化，而发百病。

葱、韭初生芽者，食之伤人心气。

【注】初生芽者，含抑郁而未透发，故食伤心气。

饮白酒，食生韭，令人病增。

【注】酒多湿，韭性热，湿热相合，令人病增。

生葱不可共蜜，食之杀人。独颗蒜弥甚。

【注】葱、蒜皆不可共蜜食，若共食令人利下。

枣合生葱食之，令人病。

【按】此义未详。

食糖蜜后，四日内食生葱、韭，令人心痛。

【注】蜜与葱及韭、蒜皆相反，虽食蜜后四日内，犹忌之，若犯令人心痛。

生葱和雄鸡、白犬肉食之，令人七窍经年流血。

【集注】李彣曰：此皆生风发火之物，若合食则血气更淖溢不和，故七窍流血。

夜食诸姜、蒜、葱等，伤人心。

【注】此皆辛热辣物，夜属阴气，主收敛，不宜食而食之，则扰阳气，故曰伤人心。

芜菁❶根多食，令人气胀。

【注】此言不可过食，若过食则动气而胀也。

薤不共牛肉作羹，食之成瘕病，韭亦然。

【注】薤、韭同牛肉食，皆难克化，积而不消，则成癥瘕。

莼❷多食，动痔病。

【注】莼，性滑有毒，滑而易下，故发痔病。

野苣不可同蜜食之，作内痔。

【注】野苣味苦性寒，若同蜜食，必成内痔。

白苣不可共酪同食，作䘌虫。

【注】白苣，味苦性寒，乳酪味甘性热，一寒一热而成湿，湿成则生虫，故曰：不可食。

黄瓜食之发热病。

【注】黄瓜，多湿有毒。程林曰：动寒热虚热，天行热病及病后，皆不可食。

葵心不可食，伤人；叶尤冷，黄背、赤背、赤茎者，勿食之。

【注】葵心，有毒，背叶反常亦有毒，不可食。

胡荽久食之令多忘。

【注】胡荽，辛温开窍，久食耗心血，故令人多忘。

病人不可食胡荽及黄花菜。

【注】胡荽耗气，黄花菜破气耗血，皆病人忌食。

芋不可多食，动病。

【注】芋滞有毒，多食则脾困而胀生，故戒多食。

---

❶ 芜菁：即蔓青。

❷ 莼（chún 淳）：即莼菜，亦名水葵。多年生水草，嫩叶可以吃。《说文解字·艸部》："蓴（莼），蒲丛也。"

妊娠食姜，令子余指。

【注】余指，手多一指也。姜形类指，物性相感如此。

蓼多食，发心病。蓼和生鱼食之，令人夺气，阴核疼痛。

【集注】孙思邈曰：食蓼过多有毒，发心痛，以气味辛温故也。生鱼鲊属合食，则相犯夺气也。阴核痛，亦湿热致病耳。

芥菜不可共兔肉食之，成恶邪病。

【注】凡物性相反，不可同食，同食则成恶邪病。

小蒜多食，伤人力。

【注】小蒜辛温小毒，若多食气散，故伤心力。

**食躁式躁方**

豉浓煮汁饮之。

【按】“食躁式躁”之“式”字，当是“或”字，应改之。

【注】食躁或躁者，即今之食后时或恶心，欲吐不吐之病也，故以豉汤吐之。

**钩吻与芹菜相似误食之杀人解之方**

荠苨[1]八两

上一味，水六升，煮取二升，温分二服。

【注】太阴之精，名曰钩吻，入口则死。葛洪云：钩吻生处，无他草，茎上有毛。

**菜中有水莨菪，叶圆而光，有毒，误食令人狂乱，状如中风，或吐血。治之方**

甘草煮汁，服之即解。

**春秋二时，龙带精入芹菜中，人偶食之为病，发时手青腹满，痛不可忍，名蛟龙病。治之方**

硬糖二三斤

上一味，日两度服之，吐出如蜥蜴三五枚，差。

【方解】芹生陂泽之中，蛟龙虽变化莫测，其精焉能入此？大抵是蜥蜴、虺蛇，春夏之交，遗精于此耳。且蛇嗜芹，尤为可证。按《外台秘

[1] 荠苨（qíní 其泥）：沙参属植物，又名地参。

要》云：蛟龙子生在芹上，误食入腹，变成龙子，饴、粳米、杏仁、乳饼煮粥食之，吐出蛟子大验。张机用硬糖治之，考《本草》并无硬糖，当是粳米、饴糖无疑。二物味甘，甘能解毒是也。

**食苦瓠[1]中毒治之方**

黍穰[2]煮汁，数服之解。

【注】《风俗通》云：烧穰可以杀瓠。又云：种瓜之家不烧漆，物性相畏有如是也。人过食苦瓠，吐利不止者，以黍穰汁解之，本诸此。

扁豆，寒热者，不可食之。

【注】扁豆性滞而补，如患寒热者忌之。

久食小豆，令人枯燥。

【注】小豆即赤豆也，性主利水，久食令肌肤枯燥。

食大豆屑，忌啖猪肉。

【注】大豆即黄豆也，若同猪肉食之，则闭气，故忌之，小儿尤当忌之。

大麦久食，令人作癣。

【集注】李彣曰：癣、疥同。盖麦入心，久食则心气盛而内热。《内经》曰：诸疮疡皆属心火。故作癣。

白黍米不可同饴蜜食，亦不可合葵食之。

【注】黍米多热，多食心烦。饴蜜味甘，多食中满。《食疗》云：黍米同葵食成痼疾。物性相反如此。

荞麦面多食之，令人发落。

【按】此义未详。

盐多食伤人肺。

【注】盐味咸，过食伤肺，发嗽哮喘。

食冷物，冰人齿。

食热物，勿饮冷水。

【注】寒热相抟，脾胃乃伤。

---

❶ 苦瓠（hù 户）：即苦匏（páo 刨），亦名瓠子、蒲瓜。一年生草本植物，茎蔓生，叶心形，花白色，果实细长，嫩时可以做蔬菜。

❷ 黍穰（shǔráng 属瓤）：即黍秆。赵本作“黎穰”。

饮酒食生苍耳，令人心痛。

【注】酒性纯阳，苍耳味苦有毒，苦先入心，饮酒以行其毒，故心痛。

夏月大醉、汗流，不得冷水洗着身及使扇，即成病。

【注】夏月饮酒汗流，则腠理开，若浴水及使扇，寒风相抟，或即成黄汗，或即成漏风，戒之慎之！

饮酒大醉，灸腹背，令人肠结。

【注】灸家云：毋灸大醉人。即此义也。

醉后勿饱食，发寒热。

【注】醉则肝、胆之气肆行，本来侮土，故曰：勿食饱，发寒热。

饮酒食猪肉，卧秫稻穰中，则发黄。

【注】酒性多湿多热，饮酒食肉，则湿热交蒸于中宫，卧秫稻穰中，则湿热困于外，故发黄也。

食饴多饮酒，大忌。

【按】谚云：酒家忌甘，此义未详。

凡酒及水，照见人影动者，不可饮之。

【注】见此影动者，乃怪异也，切不可饮之。

醋合酪食之，令人血瘕。

【注】酪性黏滞，醋性酸收，故令成血瘕。

食白米粥，勿食生苍耳，成走注。

【注】白米粥、苍耳子同食，成走注病，然必性味不合也。

食甜粥已，食盐即吐。

【注】粥甘盐咸，先食甜已，复过食盐即吐，理必然也。

犀角箸搅饮食沫出，及浇地坟起者，食之杀人。

【注】《抱朴子》云：犀食百草及众木之棘。故知饮食之毒，若搅饮食沫出者，必有毒也。浇地坟起者，此怪异也，故食之杀人。

**饮食中毒烦满，治之方**

苦参三两　苦酒一升半

上二味，煮三沸，三上三下，服之吐食出，即差。

【方解】苦参味苦，苦酒味酸，酸苦涌泄而去其毒，烦满自除。

**又方**

犀角汤亦佳。

【注】中毒烦满，毒在胃中，犀角解胃中毒。

**贪食，食多不消，心腹坚满痛，治之方**

盐一升　水三升

上二味，煮令盐消，分三服，当吐出食，便差。

【方解】盐咸能软坚，又能涌泄，坚满自除。

**矾石生入腹，破人心肝，亦禁水。**

【注】矾性酸涩，无故用之，伤心肝，矾得水则化，物性相畏，故亦禁水。

**商陆以水服，杀人。**

【注】商陆大毒，能行水而忌水服，物性相恶而然。

**葶苈子傅头疮，药气入脑，杀人。**

【注】葶苈大寒，虽能傅疮杀虫，然药气善能下行，则疮毒亦内攻入脑矣，故杀人。

**水银入人耳及六畜等皆死。以金银着耳边，水银则吐。**

【注】水银大毒，入耳则沉经坠络，皆能死人。以金银着耳门，引之则吐出，此物性感召之理，犹磁石之引针也。

**苦楝无子者，杀人。**

【注】苦楝有雌雄两种，雄者无子，根赤有毒，服之使人吐不能止，有至死者。雌者有子，根白有微毒，可入药用。

**凡诸毒多是假毒，以投无知时，宜煮荠苨、甘草汁饮之，通除诸毒药。**

【注】凡诸毒多借饮食以投毒，而服毒之人，原自不知，若觉之，则时时煮甘草、荠苨汤饮之，以二物能解草石百毒也。

# 卷二十五

## 正误存疑篇

《金匮要略》一书，其世远而就阙误也，与《伤寒论》等。如“pics饦”之“pics”字，与缓中补虚用大黄䗪虫圆主之之类，俱不可以为法。爰加斟酌其改移删补诸式，与夫存疑之二十八条，悉仿《伤寒论》叙次云。

### 正误

**脏腑经络先后第一**

师曰：病人语声寂然，喜惊呼者，骨节间病；语声喑喑然不彻者，心膈间病；语声啾啾然细而长者，头（腹）中病。

**【按】**“头中病”之“头”字，当是“腹”字。经中从无头中病之文，且文义不属，当改之。

师曰：吸而微数，其病在中焦。实也，当下之即愈；虚者不治。在上焦者，其吸促（远）；在下焦者，其吸远（促）。此皆难治。呼吸动摇振振者，不治。

**【按】**“吸促”之“促”字，当是“远”字，“吸远”之“远”字，当是“促”字，方合病义，当移之。

问曰：寸脉沉大而滑，沉则为实，滑则为气，实气相抟，血（厥）气入脏即死，入腑即愈，此为猝厥。何谓也？师曰：唇口青，身冷，为入脏，即死；如身和，汗自出，为入腑，即愈。

**【按】**“寸脉沉大而滑，沉则为实，滑则为气，实气相抟”之十八字，文理不顺，衍文也，当删之。“血气入脏”之“血”字，当是“厥”字，始与猝厥相合，当改之。

问曰：阳病十八，何谓也？师曰：头痛，项、腰、脊、臂、脚掣痛。阴病十八，何谓也？师曰：咳，上气，喘，哕，咽，肠鸣，胀满，心痛，拘急。五脏病各有十八，合为九十病。人又有六微，微有十八病，合为一百八病。五劳、七伤、六极，妇人三十六病，不在其中。清邪居上，浊邪居下。大邪中表，小邪中里。槃（檠）饪之邪，从口入者，宿食也。五邪中人，各有法度：风中于前，寒中于暮，湿伤于下，雾伤于上；风令脉浮，寒令脉急，雾伤皮腠，湿流关节，食伤脾胃。极寒伤经，极热伤络。

【按】字典无“槃”字，当是“檠”字。檠音倾，侧水也。后之积聚门，“槃气”之“槃”字，亦误。

问曰：病有急当救里救表者，何谓也？师曰：病，医下之，续得下利，清谷不止，身体疼痛者，急当救里；后身体疼痛，清便自调者，急当救表也。

【按】此条注，详见《伤寒论·太阴篇》内，故不复释。

夫诸病在脏，欲攻之，当随其所得而攻之，如渴者（小便不利），与猪苓汤。余皆仿此。

【按】“如渴者”之下，当有“小便不利”四字，必是遗失，当补之。

痉湿暍第二

病者身热足寒，颈项强急，恶寒，时头热，面赤，目赤，独头动摇，猝口噤，背反张者，痉病也。若发其汗者，寒湿相抟，其表益虚，即恶寒甚。发其汗已，其脉如蛇。

【按】“痉病也”之下诸句，与上文义不属。与后条之为欲解脉如故诸句，文义相属，宜分于彼。

太阳病，发热无汗，反恶寒者，名曰刚痉。

【按】“反恶寒”之“反”字，衍文也。玩痉病之条自知，当恶寒也。宜删之。

（若发其汗者，寒湿相抟，其表益虚，即恶寒甚，发其汗已，其脉如蛇）。暴腹胀大者，为欲解；脉如故，反伏弦者，痉。

【按】“暴腹胀大者”五字，衍文也，当删之。

**疟病第四**

师曰：疟脉自弦，弦数者多热，弦迟者多寒。弦小（沉）紧者下之差，弦迟者可温之，弦（浮）紧者，可发汗针灸也，弦浮（滑）大者，可吐之，弦数者，风发也，以饮食消息止之。

【**按**】“弦小紧者”之“小”字，当是“沉”字，则有可下之理。“弦紧”者，当是“弦浮紧”，则有可发汗之理。“弦浮大”者，当是“弦滑大”，则有可吐之理。且不遗本文疟脉自弦之意，当改之补之。

师曰：阴气孤绝，阳气独发，则热而少气、烦冤，手足热而欲呕，名曰瘅疟；若但热不寒者，邪气内藏于心，外舍分肉之间，令人消铄肌肉。

【**按**】此言瘅疟，其文脱简，《内经》已详，不复释。

温疟者，其脉如平，身无寒，但热，骨节疼烦，时呕，白虎加桂枝汤主之。

【**按**】此言温疟，其文脱简，《内经》已详，不复释。

疟多寒者，名曰牝疟，蜀漆散主之。

【**按**】此言牝疟，其文脱简，《内经》已详，不复释。

**中风历节第五**

〔寸口脉迟（浮）而缓，迟（浮）则为寒（风），缓则为虚；荣缓则为亡血，卫缓则为中风；邪气中经〕，浮者血虚。络脉空虚，贼邪不泻，或左或右；邪气反缓，正气即急，正气引邪，㖞僻不遂。邪在于络，肌肤不仁；邪在于经，即重不胜；邪入于腑，即不识人；邪入于脏，舌即难言，口吐涎。

【**按**】“寸口脉浮而紧，紧则为寒，浮则为虚，寒虚相抟，邪在皮肤”，此五句原文在本条之首，当在后条之首。“寸口脉迟而缓，迟则为寒，缓则为虚；荣缓则为亡血，卫缓则为中风；邪气中经”，此六句原文在后条，当在此条之首，文气始各得相属，必系错简，当移之。其中有“浮者血虚”一句，必是衍文，当删之。“寸口脉迟而缓，迟则为寒”，二“迟”字当是“浮”字，“寒”字当是“风”字，始得文义了然，且迟缓二脉不能并见，当改之。

〔寸口脉浮而紧，紧则为寒，浮则为虚（风），寒虚（风）相抟，邪在皮肤，］则身痒而瘾疹；心气不足，邪气入中，则胸满而短气。

【按】“浮则为虚，寒虚相抟”二“虚”字，应是“风”字，当改之。

味酸则伤筋，筋伤则缓，名曰泄；咸则伤骨，骨伤则痿，名曰枯。枯泄相抟，名曰断泄（绝），荣气不通，卫不独行，荣卫俱微，三焦无所御，四属断绝，身体羸瘦。独足肿大，黄汗出，胫冷。假令发热，便为历节也。病历节，不可屈伸，疼痛，乌头汤主之。

【按】“名曰断泄”之“泄”字，当是“绝”字，始与下文相属，当改之。

诸肢节疼痛，身体尪羸，脚肿如脱，头眩短气，温温（嗢嗢）欲吐，桂枝芍药知母汤主之。

【按】“温温”应是“嗢嗢”，当改之。

血痹虚劳第六

人年五六十，其病脉大者，痹夹背行，若肠鸣，马刀，侠瘿（瘰）者，皆为劳得之。

【按】“若肠鸣”三字，与上下文不属，必是错简，当删之。“侠瘿”之“瘿”字，当是“瘰”字，且先劳后瘰，先瘰后劳者有之，从未见劳瘿先后病也，当改之。

劳之为病，其脉浮大，手足烦，春夏剧，秋冬瘥，阴寒（虚）精自出，酸削不能行。

【按】“阴寒精自出”之“寒”字，应是“虚”字，当改之。

男子面色白者，主渴及亡血，猝喘悸。脉浮者，里虚也。

【按】“脉浮者，里虚也”句，当是衍文。

夫失精家，少腹弦急，阴头寒，目眩，发落，脉极虚、芤、迟，为清谷亡血失精。脉得诸芤，动微紧，男子失精，女子梦交，桂枝龙骨牡蛎汤主之。

【按】此条“脉得诸芤……”五句，与上文义不属，衍文也。另分一条，在本门十二条之次。

脉弦而大，弦则为减，大则为芤；减则为寒。芤则为虚，虚寒相抟，此名为革。妇人则半产漏下，男子则亡血失精。

【按】此条注详见《伤寒论·辨脉篇》内，故不复释。

五劳极虚，羸瘦，腹满，不能饮食，（缓中补虚。）食伤、忧伤、饮伤、房室伤、饥伤、劳伤、经络营卫气伤，内有干血，肌肤甲错，两目黯黑，大黄䗪虫圆主之。

【按】“两目黯黑”句下“缓中补虚”四字，当在“不能饮食”之下，必是传写之讹，当移之。

**肺痿肺痈咳嗽上气第七**

问曰：病咳逆，脉之，何以知此为（肺痿）肺痈？当有脓血，吐之则死，其脉何类？师曰：寸口脉微（浮）而数，微（浮）则为风，数则为热，微（浮）则汗出，数则恶寒。风中于卫，呼气不入；热过于荣，吸而不出。风伤皮毛，热伤血脉。风舍于肺，其人则咳，口干，喘满，咽燥不渴，时唾浊沫，时时振寒。热之所过，血为之凝滞，蓄结痈脓，吐如米粥。始萌可救，脓成则死。

【按】“肺痈”之上，当有“肺痿”二字，不然本文论肺痿之义，则无着落，必是脱简，当补之。“脉微”之三“微”字，当是三“浮”字，始与文气相属，当改之。

大（火）逆上气，咽喉不利，止逆下气者，麦门冬汤主之。

【按】“大逆上气”之“大”字，当是“火”字，文义病药始相属，当改之。

**腹满寒疝宿食第十**

腹满时减，复如故，此为寒，当与温药。（宜厚朴生姜甘草半夏人参汤主之。）

【按】此篇无治虚寒腹满之方。当与温药之下，当有“宜厚朴生姜甘草半夏人参汤主之”十四字，必是脱简。阅《伤寒论·太阴篇》自知，当补之。

病者痿黄，躁（燥）而不渴，胸（胃）中寒实而利不止者，死。

【按】“躁而不渴”当是“燥而不渴”，文气通顺。“胸中寒实”当是“胃中寒实”，若是胸中寒实，如何曰下利不止者死，当改之。

其脉数而紧，乃弦，状如弓弦，按之不移，脉数弦者。脉紧大而迟者，必心下坚，（当下其寒。）脉大而紧者，阳中有阴，可下之。

【按】“其脉数而紧，乃弦，状如弓弦，按之不移，脉数弦者”之十九字，当是衍文，阅《伤寒论·辨脉法》自知，删之。“当下其寒”四字，当在“必心下坚”之下，文义始属，当移之。

胁下偏（满）痛，发热，其脉紧弦，此寒也，以温药下之，宜大黄附子汤。

**【按】**“胁下偏痛”之“偏”字，当是“满”字，当改之。

按之心下满痛、（有潮热）者，此为实也，当下之，宜大柴胡汤。

**【按】**“按之心下满痛”之下，当有“有潮热”三字，若无此三字，则不当与大柴胡汤，当补之。

腹痛，脉弦而紧，弦则卫气不行，即恶寒，紧则不欲食，邪正相抟，即为寒疝。绕脐痛苦，发则白（自）汗出，手足厥冷，其脉沉紧者，大乌头煎主之。

**【按】**此条脉重出，下条有证无脉，“其脉沉紧者”五字，当在下条里急之下。然脉弦而紧，是劲急之甚，当属寒疝之重者。其白汗之“白”字，当是“自”字，改之。下条“其脉沉紧”，是里痛之脉，当属寒疝之轻者，当移之。

寒疝，腹中痛，及胁痛里急，（其脉沉紧者）当归生姜羊肉汤主之。

**【按】**“胁痛里急”之下，当有上条“其脉沉紧者”五字。

寒疝，腹中痛，逆冷，手足不仁，若身疼痛，灸刺、诸药不能治，抵当乌头桂枝汤主之。

**【按】**“抵当”二字，衍文也。

问曰：人病有宿食，何以别之？师曰：寸口脉浮而大，按之反涩，尺中亦微（大）而涩，故知有宿食，大承气汤主之。

**【按】**“尺中亦微而涩”之“微”字，当按《伤寒论》作“大”字是，当改之。

**五脏风寒积聚第十一**

肺中风者，口燥而喘，身（头）运而重，冒（风）而肿胀。

**【按】**“身运而重”当是“头运而身重”，“冒而肿胀”当是“冒风而肿胀”，乃与文义始为相属，当改之补之。

肝中寒者，两臂不举，舌本燥，喜太息，胸中痛，不得转侧，食则吐（而汗出）也。

【按】“两臂不举，舌本燥”二句，“而汗出”三字，文义不属，必是错简，不可为后世法，不释。

肝着，其人常欲蹈其胸上，先未苦时，但欲饮热，旋覆花汤主之。

【按】“旋覆花汤主之”六字，与肝着之病不合，当是衍文。

心伤者，其人劳倦，即头面赤而下重，心中痛而自烦，发热，当脐跳，其脉弦（沉），此为心脏伤所致也。

【按】“其脉弦”之“弦”字，当是“沉”字，沉为肾脉，文义相属，当改之。

邪哭[1]使魂魄不安者，血气少也。血气少者，属于心。心气虚者，其人则畏，合目欲眠，梦远行而精神离散，魂魄妄行。阴气衰者为癫（狂），阳气衰者为狂（癫）。

【按】“阴气衰者为癫”之“癫”字，当是“狂”字；“阳气衰者为狂”之“狂”字，当是“癫”字。《内经》曰：重阴者癫，重阳者狂。当改之。

趺阳脉浮而涩，浮则胃气强，涩则小便数，浮涩相抟，大便则坚，其脾为约，麻子仁丸主之。

【按】此条注详见《伤寒论·阳明篇》内，故不复释。

问曰：病有积，有聚，有槃（榖）气，何谓也？师曰：积者，脏病也，终不移；聚者，腑病也，发作有时，辗转痛移，为可治。槃（榖）气者，胁下痛，按之则愈，复发为槃（榖）气。诸积大法：脉来细而附骨者，乃积也。寸口，积在胸中；微出寸口，积在喉中。关上，积在脐旁；上关上，积在心下；微下关，积在少腹。尺中，积在气冲；脉出左，积在左；脉出右，积在右；脉两出，积在中央。各以其部处之。

【按】槃作（榖），解见首篇。

**惊悸吐衄下血胸满瘀血第十二**

病人面无血色，无寒热，脉沉（浮）弦者，衄；脉浮（沉）弱，

[1] 邪哭：指心伤得无故而哭。

手按之绝者，下血；烦咳者，必吐血。

【按】"脉沉"当是"脉浮"，"脉浮"当是"脉沉"，文义始属，当改之。

寸口脉弦而大，弦则为减，大则为芤；减则为寒，芤则为虚。寒虚相抟，此名曰革。妇人则半产漏下，男子则亡血。

【按】此条注详见《伤寒·辨脉篇》内，故不复释。

心气不足（有余），吐血衄血，泻心汤主之。

【按】心气"不足"二字，当是"有余"二字，若是不足，如何用此方治之，当改之。

痰饮咳嗽第十三

夫病人饮水多，必暴喘满。凡食少饮多，水停心下，甚者则悸，微者短气。脉双弦者，寒也。皆大下里虚。脉偏弦者，饮也。

【按】"微者短气"句下，古本有"脉双弦者寒也……"诸句，文义不属，另分一条，在本门二十七条之次。

假令瘦（病）人脐下有悸，吐涎沫而癫（颠）眩，此水也，五苓散主之。

【按】"瘦人"之"瘦"字，当是"病"字。"癫眩"之"癫"字，当是"颠"字；颠者头也。文义始属，当改之。

夫心下有留饮，其人背寒冷如掌大。留饮者，胁下痛引缺盆，咳嗽则转甚。胸中有留饮，其人短气而渴（喘）。四肢历节痛，脉沉者，有留饮。

【按】此条古本于"四肢历节痛"之下，有"脉沉者，有留饮"一句，当另为一条，始合论脉之义。"短气而渴"之"渴"字，当是"喘"字，"四肢"上，当有阙文。

病者脉伏，其人欲自利，利反快，（此为留饮欲去故也。）虽利，心下续坚满，甘遂半夏汤主之。

【按】"心下续坚满"句下，"此为留饮欲去故也"八字，当在"利反快"之下。此传写之讹，当移之。

水在心，心下坚筑，短气，恶水不欲饮。水在肺，吐涎沫，欲饮水。水在脾，少气身重。水在肝，胁下支满，嚏而痛。水在肾，心

（脐）下悸。

【按】“心下悸”之“心”字，当是“脐”字，当改之。

支饮胸（腹）满者，厚朴大黄汤主之。

【按】“支饮胸满”之“胸”字，当是“腹”字，若是“胸”字，无用承气汤之理，当改之。

脉弦数（迟），有寒饮，冬夏难治。

【按】“脉弦数”之“数”字，当是“迟”字，始与寒饮之理合，当改之。

咳逆倚息不得卧，小青龙汤主之。青龙汤下（汗）已，多唾，口燥，寸脉沉，尺脉微，手足厥逆，气从少腹上冲胸咽，手足痹，其面翕热如醉状，因复下流阴股，小便难，时复冒者，与茯苓桂枝五味甘草汤，治其气冲。

【按】“小青龙汤下已”之“下”字，当是“汗”字，盖大、小青龙汤，皆汗剂也，当改之。

**消渴小便利淋第十四**

厥阴之为病，消渴，气上冲心，心中疼热，饥而不欲食，食即吐蛔，下之利不止。

【按】此条是《伤寒论》厥阴经正病，与杂病消渴之义不同，必是错简。

寸口脉浮而迟，浮即为虚，迟即为劳，虚则卫气不足，劳则荣气竭。

【按】此条当在《虚劳篇》中，错简在此。

趺阳脉浮而数，浮即为气，数即消谷而大（便）坚，气盛则溲数，溲数即坚，坚数相抟，即为消渴。

【按】“而大坚”句不成文，“大”字下，当有“便”字，当补之。

**水气病第十五**

少阴脉，紧而沉，沉则为水，小便即难，脉得诸沉者，当责有水，身体肿重。

【按】“脉得诸沉者”一条，乃始论水气病之脉，当列于篇首。但古本脉得诸沉之上，有“少阴脉，紧而沉……”四句，文义不属，并有脱简，不释，且删之。

夫水病人，目下有卧蚕，面目鲜泽，脉伏，其人消渴。病水腹大，小便不利，其脉沉绝者，有水，可下之。

【按】“其人消渴”之下，古本有“病水腹大，小便不利，其脉沉绝者，有水，可下之”四句，与上文义不属，当另分为一条，在本门五条之次，始合里水脉证。

里水者，一身面目黄肿，其脉沉，小便不利，故令病水，假如小便自利，此亡津液，故令渴也。越婢加术汤主之。

【按】“越婢加术汤主之”七字，当在后太阳病脉浮而紧条内，发汗即愈之下，文义始属，必是错简在此。观其里有水之之文，岂有用越婢加术汤发表之药，自可知也。

心水者，其身重而少气，不得卧，烦而躁，其人阴肿。

【按】“其人阴肿”四字，当在肾水条内，错简在此，当移之。

肾水者，其腹大脐肿，腰痛不得溺，阴下湿，如牛鼻上汗，其足逆冷，面反瘦（其人阴肿。）

【按】“面反瘦”之下，当补上条“其人阴肿”四字。

师曰：寸口脉迟而涩，迟则为寒，涩为血不足；趺阳脉微而迟，微则为气，迟则为寒。寒气不足，则手足逆冷，手足逆冷，则荣卫不利，荣卫不利，则腹满肠鸣相逐，气转膀胱；荣卫俱劳，阳气不通即身冷；阴气不通即骨疼；阳气前通则恶寒，阴气前通则痹不仁；阴阳相得，其气乃行。大气一转，其气乃散，实则失气，虚则遗溺，名曰气分。（桂枝去芍药加麻黄附子细辛汤主之。）

【按】“名曰气分”之下，当补入下条“桂枝去芍药加麻黄附子细辛汤主之”十五字。

气分，心下坚，大如盘，边如旋杯，水饮所作，桂枝去芍药，加麻黄附子细辛汤主之。

【按】“气分，心下坚，大如盘，边如旋杯，水饮所作”之十六字，当是衍文，观心下坚之本条自知。“桂枝去芍药加麻黄附子细辛汤主之”之十五字，当在上条气分之下，文气始属，正是气分之治法，必是错简在此，当移之。

脉浮而洪，浮则为风，洪则为气。风气相抟，风强则为隐疹，身体为痒，痒为泄风，久为痂癞；气强则为水，难以俯仰。风气相击，身体洪（浮）肿，汗出乃愈。恶风则虚，此为风水；不恶风者，小便通利，上焦有寒，其口多涎，此为黄汗。

【按】“身体洪肿”之“洪”字，当是“浮”字，改之。“此为黄汗”四字，当是衍文。

太阳病脉浮而紧，法当骨节疼痛，反不疼，身体反重而酸，其人不渴，汗出即愈，此为风水。恶寒者，此为极虚，发汗得之。渴而不恶寒者，此为皮水。身肿而冷，状如周痹，胸中窒不能食，反聚痛，暮躁不得眠，此为黄汗，痛在骨节。咳而喘，不渴者，此为脾（肺）胀，其状如肿，发汗即愈，（越婢加术汤主之。）然诸病此者，渴而下利，小便数者，皆不可发汗。

【按】“脾胀”之“脾”字，当是“肺”字，改之。“发汗即愈”之下，当补入前条之“越婢加术汤主之”七字。

里（皮）水越婢加术汤主之，甘草麻黄汤亦主之。

【按】“里水”之“里”字，当是“皮”字，岂有里水，而用麻黄之理，当改之。

厥而皮水者，蒲灰散主之。

【按】“厥而”二字，当是衍文。

水之为病，其脉沉小，属少阴。浮者为风，无水虚胀者为气（风）水。发其汗即已。脉沉者宜麻黄附子汤，浮者宜杏子汤。

【按】“为气水”之“气”字，当是“风”字，若是“气”字，则无发汗之理，且通篇并无气水之病，当改之。

黄疸病第十六

腹满，舌（身）痿黄，躁不得睡，属黄家。

【按】“舌痿黄”之“舌”字，当是“身”字，当改之。

黄疸病，（小便不利者，）茵陈五苓散主之。

【按】“黄疸病”之下，当有“小便不利者”五字，茵陈五苓散方有着落。当补之。

呕吐哕下利第十七

吐后渴欲得水而贪饮者，兼主微风，脉紧头痛，（文蛤汤主之。）

【按】“文蛤汤主之”五字，当在“头痛”之下，文义始属，当移之。“兼主”之“主”字，衍文也。

问曰：病人脉数，数为热，为消谷引食，而反吐者，何也？师曰：以发其汗，令阳气微，膈气虚，脉乃数，数为客热，不能消谷，胃中虚冷故也。脉弦者虚也，胃气无余，朝食暮吐，变为胃反，寒在于上，医反下之，今脉反弦，故名曰虚。

【按】“问曰：病人脉数”，至“胃中虚冷故也”等句，已详《伤寒论·阳明篇》内，错简在此，且与脉弦者虚也，文义不属。

趺阳脉浮而涩，浮则为虚，虚（涩）则伤脾，脾伤则不磨，朝食暮吐，暮食朝吐，宿谷不化，名曰胃反，脉紧而涩，其病难治。

【按】“虚则伤脾”之“虚”字，应是“涩”字，当改之。

下利，手足厥冷，无脉者，灸之不温，若脉不还，反微喘者，死。少阴负趺阳者，为顺也。

【按】此条“反微喘者死”之下，有“少阴负趺阳者，为顺也”一句，文义不属，其注已详见《伤寒论·辨脉篇》内，不复释。

下利清谷，不可攻其表，汗出必胀满。

【按】此条注详见《伤寒论·太阴篇》内，故不复释。

下利脉沉而迟，其人面少赤，身有微热，下利清谷者，必郁冒，汗出而解，病人必微厥，所以然者，其面戴阳，下虚故也。

【按】此条注详见《伤寒论·厥阴篇》内，故不复释。

下利腹胀满，身体疼痛者，先温其里，乃攻其表，温里宜四逆汤，攻表宜桂枝汤。

【按】此条注详见《伤寒论·太阴篇》内，故不复释。

下利后更烦，按之心下濡者，为虚烦也，栀子豉汤主之。

【按】此条注详见《伤寒论·太阳中篇》，故不复释。

趺蹶手指臂肿转筋阴狐疝蛔虫病第十九

蛔厥者，当吐蛔，今病者静而复时烦，此（非）为脏寒，蛔上入膈，故烦，须臾复止，得食而呕又烦者，蛔闻食臭出，其人当自吐蛔。蛔厥者，乌梅丸主之。

【按】“此为脏寒”之“此”字，当是“非”字，若是“此”字，何以辨寒厥，当改之。

妇人产后病第二十一

产后七八日，无太阳证，少腹坚痛，此恶露不尽，（热在里，结在膀胱也。）不大便烦躁发热，切脉微实，再倍发热，日晡时烦躁者不食，食则谵语，至夜即愈，宜大承气汤主之。

【按】“热在里，结在膀胱也”之八字，当在本条上文“恶露不尽”之下，未有大承气汤下膀胱血之理，当移之。“再倍”二字，当是衍文。

产后中风，（病痉者，）发热面正赤，喘而头痛，竹叶汤主之。

【按】“产后中风”之下，当有“病痉者”三字，始与方合。若无此三字，则人参、附子施之于中风发热可乎？而又以竹叶命名者何所谓也？且方内有“颈项强用大附子”之文，本篇有证无方，则可知必有脱简，当补之。

妇人杂病第二十二

妇人之病，因虚、积冷、结气，为诸经水断绝，至有历年，血寒积结胞门。寒伤经络，凝坚在上，呕吐涎唾，久成肺痈，形体损分。在中盘结，绕脐寒疝；或两胁疼痛，与脏相连；或结热中，痛在关元，脉数无疮，肌若鱼鳞。时着男子，非止女身。在下来（未）多，经候不匀，令阴掣痛，少腹恶寒；或引腰脊，下根气街，气冲急痛，膝胫疼烦，奄忽眩冒，状如厥癫；或有忧惨，悲伤多嗔。非有鬼神，（此皆带下。）久则羸瘦，脉虚多寒。三十六病，千变万端，审脉阴阳，虚实紧弦，行其针药，治危得安。其虽同病，脉各异源，子当辨记，勿谓不然。

【按】“在下来多”之“来”字，当是“未”字。本条皆经水断绝之病，若系“来多”，则与上文不合，与下文经候不匀亦不合，当改之。又本条内“此皆带下”四字，当在非有鬼神之下，文义始属，当移之。

妇人脏躁，喜悲伤欲哭，象如神灵所作，数欠伸，甘草小麦大枣汤主之。

【按】甘草小麦大枣汤方，义未详，必是讹错。

问曰：妇人年五十，所病下利（血）数十日不止，暮即发热，少腹里急，腹满，手掌烦热，唇口干燥，何也？师曰：此病属带下。何以故？曾经半产，瘀血在少腹不去。何以知之？其证唇口干燥，故知之。当以温经汤主之。

【按】“所病下利”之“利”字，当是“血”字，文义始属，当改之。

带下经水不利，少腹满痛，经一月再（不）见者，土瓜根散主之。

【按】“再”字当是“不”字，若是“再”字，一月两来，与上文不利不合，当改之。寸口脉弦而大，弦则为减，大则为芤；减则为寒，芤则为虚；寒虚相抟，此名曰革。妇人则半产漏下，旋覆花汤主之。

【按】此条详在《伤寒论·辨脉法篇》，错简在此。“旋覆花汤主之”一句，亦必是错简，半产漏下，则气已下陷，焉有再用旋覆花下气之理？

妇人中风七八日，续来寒热，发作有时，经水适断，此为热入血室，其血必结，故使如疟状，发作有时，小柴胡汤主之。

【按】此条注详见《伤寒论·少阳篇》内，故不复释。

妇人伤寒发热，经水适来，昼日明了，暮则谵语，如见鬼状者，此为热入血室，治之无犯胃气及上二焦，必自愈。

【按】此条注详见《伤寒论·少阳篇》内，故不复释。

妇人中风，发热恶寒，经水适来，得之七八日，热除，脉迟，身凉和，胸胁满，如结胸状，谵语，此为热入血室也，当刺期门，随其实而泻之。

【按】此条注详见《伤寒论·少阳篇》内，故不复释。

阳明病，下血，谵语者，此为热入血室，但头汗出，当刺期门，随其实而泻之，濈然汗出则愈。

【按】此条注详见《伤寒论·阳明篇》内，故不复释。

胃气下泄，阴吹而正喧，此谷气之实也，膏发煎导之，（长服诃黎勒丸。）

【按】“膏发煎导之”五字，当是衍文。此“谷气之实也”之下，当有“长服诃黎勒丸”之六字。后阴下气谓之气利，用诃黎勒散；前阴下气谓之阴吹，用诃黎勒丸，文义始属。盖诃黎勒丸以诃黎勒固下气之虚，以厚朴、陈皮平谷气之实，药病相合，此方错简在《杂疗篇》内。下小儿疳虫蚀齿一方，杀虫解毒，或另有小儿门，或列在杂方内。兹列于《妇人杂病》之末，亦错简也。

**杂疗第二十三**

**长服诃黎勒丸方**

【**按**】此方当移在前篇“谷气之实也”之下。

**果实菜谷禁忌第二十五**

**食躁式（或）躁方**

【**按**】“食躁式躁”之“式”字，当是“或”字，应改之。

## 存疑

**脏腑经络先后第一**

问曰：阳病十八，何谓也？师曰：头痛，项、腰、脊、臂、脚掣痛。阴病十八，何谓也？师曰：咳，上气，喘，哕，咽，肠鸣，胀满，心痛，拘急。五脏病各有十八，合为九十病；人又有六微，微有十八病，合为一百八病。五劳，七伤，六极，妇人三十六病，不在其中。清邪居上，浊邪居下。大邪中表，小邪中里。檠饪之邪，从口入者，宿食也。五邪中人，各有法度：风中于前，寒中于暮，湿伤于下，雾伤于上；风令脉浮，寒令脉急，雾伤皮腠，湿流关节，食伤脾胃。极寒伤经，极热伤络。

**百合狐惑阴阳毒第三**

论曰：百合病者，百脉一宗，悉致其病也。意欲食，复不能食，常默默然，欲卧不能卧，欲行不能行，饮食或有美时，或有不用闻食嗅时，如寒无寒，如热无热，口苦，小便赤；诸药不能治，得药则剧吐、利，如有神灵者，身形如和，其脉微数。每溺时头痛者，六十日乃愈；若溺时头不痛，淅然者，四十日愈；若溺快然，但头眩者，二十日愈。其证或未病而预见，或病四五日而出，或病二十日或一月微见者，各随证治之。

**血痹虚劳第六**

男子平人脉，虚弱细微者，善盗汗也。

**奔豚气第八**

师曰：病有奔豚，有吐脓，有惊怖，有火邪，此四部病，皆从惊发得之。

**腹满寒疝宿食第十**

寒气厥逆，赤丸主之。

**五脏风寒积聚第十一**

心中风者，翕翕发热，不能起，心中饥，食即呕吐。

**惊悸吐衄下血胸满瘀血病第十二**

火邪者，桂枝去芍药加蜀漆牡蛎龙骨救逆汤主之。

心下悸者，半夏麻黄丸主之。

**痰饮咳嗽第十三**

咳逆倚息不得卧，小青龙汤主之。青龙汤下已，多唾，口燥，寸脉沉，尺脉微，手足厥逆，气从少腹上冲胸咽，手足痹，其面翕热如醉状，因复下流阴股，小便难，时复冒者，与茯苓桂枝五味甘草汤，治其气冲。冲气即低，而反更咳、胸满者，用苓桂五味甘草汤，去桂，加干姜、细辛，以治其咳满。咳满即止，而更复渴，冲气复发者，以细辛、干姜为热药也，服之当遂渴。而渴反止者，为支饮也。支饮者，法当冒，冒者必呕，呕者复内半夏以去其水。水去呕止，其人形肿者，加杏仁主之。其证应内麻黄，以其人遂痹，故不内之；若逆而内之者，必厥。所以然者，以其人血虚，麻黄发其阳故也。若面热如醉，此为胃热上冲熏其面，加大黄以利之。

**水气病第十五**

寸口脉浮而迟，浮脉则热，迟脉则潜，热潜相抟，名曰沉。趺阳脉浮而数，浮脉即热，数脉即止，热止相抟，名曰伏。沉伏相抟，名曰水。沉则络脉虚，伏则小便难，虚难相抟，水走皮肤，即为水矣。

寸口脉弦而紧，弦则卫气不行，即恶寒，水不沾流[1]，走于肠间。

问曰：病者苦水，面目、身体、四肢皆肿，小便不利。脉之，不言水，反言胸中痛，气上冲咽，状如炙肉，当微咳喘。审如师言，其脉何

---

[1] 水不沾流：指水不循正常通道而运行。

类？师曰：寸口脉沉而紧，沉则为水，紧则为寒；沉紧相抟，结在关元。始时当微，年盛不觉，阳衰之后，营卫相干，阳损阴盛，结寒微动，肾气上冲，咽喉塞噎，胁下急痛。医以为留饮而大下之，气击不去，其病不除；后重吐之，胃家虚烦，咽燥欲饮水，小便不利，水谷不化，面目手足浮肿。又与葶苈丸下水，当时如小差，食饮过度，肿复如前，胸胁苦痛，象若奔豚，其水扬溢，则浮咳喘逆。当先攻击冲气，令止，乃治咳，咳止其喘自差，先治新病，病当在后。

黄汗之病，两胫自冷；假令发热，此属历节。食已汗出，又身常暮卧盗汗出者，此劳气也。若汗出已，反发热者，久久其身必甲错；发热不止者，必生恶疮。若身重，汗出已辄轻者，久久必身瞤，瞤即胸中痛，又从腰以上必汗出，下无汗，腰髋弛痛，如有物在皮中状，剧者不能食，身疼重，烦躁，小便不利，此为黄汗，桂枝加黄芪汤主之。

**黄疸病第十六**

诸黄，猪膏发煎主之。

**呕吐秽下利病第十七**

下利，肺痛，紫参汤主之。

**趺蹶手指臂肿转筋阴狐疝蛔虫病第十九**

师曰：病趺蹶，其人但能前，不能却。刺腨入二寸。此太阳经伤也。病人，常以手指臂肿动，此人身体瞤瞤者，黎芦甘草汤主之。

问曰：病腹痛有虫，其脉何以别之？师曰：腹中痛，其脉当沉，若弦，反洪大，故有蛔虫。

**妇人妊娠第二十**

师曰：妇人得平脉，阴脉小弱，其人渴，不能食，无寒热，名妊娠，桂枝汤主之。于法六十日，当有此证；设有医治逆者，却一月；加吐下者，则绝之。

妇人怀娠六七月，脉弦，发热，其胎愈胀，腹痛恶寒者，少腹如扇，所以然者，子脏开故也，当以附子汤温其脏。

妇人怀妊，腹中疠痛，当归芍药散主之。

妊娠，小便难，饮食如故，当归贝母苦参丸主之。

妇人伤胎，怀身腹满，不得小便，从腰以下重，如有水气状，怀身七月，太阴当养不养，此心气实，当刺泻劳宫及关元，小便微利则愈。

**妇人产后第二十一**

妇人乳中虚，烦乱，呕逆，安中益气，竹皮大丸主之。

产后下利虚极，白头翁加甘草阿胶汤主之。

**妇人杂病第二十二**

妇人陷经漏下，黑不解，胶姜汤主之。

**杂疗第二十三**

退五脏虚热，四时加减柴胡饮子。

治伤寒令愈不复，紫石寒食散方。

# 删补名医方论

# 卷二十六

## 删补名医方论 卷一

古医方得人乃传，非人勿言。故扁鹊、仓公皆称禁方不轻授人，诚重之也。后汉张机著《伤寒杂病论》，始立众方，公之天下。故建安以前，苦于无方；元丰而后，虽有局方，漫无指归，不可为法。今博集《金匮》《千金》《外台》诸书及王好古、李杲、刘完素、朱震亨、张从正、薛己诸方之佳者，采录成编。然方论始于成无已，近代则有吴琨（崑）、李中梓、柯琴、汪昂诸家，于医方虽各有发明，但其间或有择焉未精、语焉未详者。复推其立方之意，综其简要，删繁补阙，归于明显，名之曰《删补名医方论》，以昭示来兹云。

**独参汤** 治元气大虚，昏厥，脉微欲绝，及妇人崩产，脱血，血晕。

人参分两随人、随证

须上拣者，浓煎顿服，待元气渐回，随证加减。

**【集注】**柯琴曰：一人而系一世之安危者，必重其权而专任之；一物而系一人之死生者，当大其服而独用之。故先哲于气几息、血将脱之证，独用人参二两，浓煎顿服，能挽回性命于瞬息之间，非他物所可代也。世之用者，恐或补住邪气，姑少少以试之，或加消耗之味以监制之，其权不重、力不专，人何赖以得生乎？如古方霹雳散、大补丸，皆用一物之长而取效最捷，于独参汤何疑耶？

**【按】**若病兼别因，则又当随机应变，于独参汤中或加熟附补阳而回厥逆，或加生地凉阴而止吐衄，或加黄芪固表之汗，或加当归救血之脱，或加姜汁以除呕吐，或加童便以止阴烦，或加茯苓令水化津生，治消渴泄泻；或加黄连折火逆冲上，治噤口毒痢。是乃相得相须以有成，亦何害其为独哉？如薛己治中风，加人参两许于三生饮中，以驾驭其邪，此真善用独参者矣！

**参附汤** 治阴阳气血暴脱等证。

人参 附子制

水煎服。

【注】先身而生，谓之先天；后身而生，谓之后天。先天之气在肾，是父母之所赋；后天之气在脾，是水谷之所化。先天之气为气之体，体主静，故子在胞中，赖母息以养生气，则神藏而机静；后天之气为气之用，用主动，故育形之后，资水谷以奉生身，则神发而运动。天人合德，二气互用。故后天之气得先天之气，则生生而不息；先天之气得后天之气，始化化而不穷也。若夫起居不慎则伤肾，肾伤则先天气虚矣。饮食不节则伤脾，脾伤则后天气虚矣。补后天之气无如人参，补先天之气无如附子，此参附汤之所由立也。二脏虚之微甚，参附量为君主。二药相须，用之得当，则能瞬息化气于乌有之乡，顷刻生阳于命门之内，方之最神捷者也。若表虚自汗，以附子易黄芪，名人参黄芪汤，补气兼止汗。失血阴亡，以附子易生地，名人参生地黄汤，固气兼救阴。寒湿厥汗，以人参易白术，名术附汤，除湿兼温里。阳虚厥汗，以人参易黄芪，名芪附汤，补阳兼固表。此皆参附汤之转换变化法也，医者扩而充之，不能尽述其妙。

**生脉饮** 治热伤元气，气短倦怠，口渴出汗。

人参 麦门冬 五味子

水煎服。

【注】经云：大气积于胸中，则肺主之。夫暑热伤肺，肺伤则气亦伤矣。故气短、倦怠而喘咳也。肺主皮毛，肺伤则失其卫护，故汗出也。热伤元气，气伤则不能生津，故口渴也。是方君人参以补气，即所以补肺。臣麦冬以清气，即所以清肺。佐五味以敛气，即所以敛肺。吴琨云：一补、一清、一敛，养气之道备矣。名曰生脉，以脉得气则充，失气则弱。李杲谓：夏月服生脉饮，加黄芪、甘草，名生脉保元汤，令人气力涌出；更加当归白芍，名人参饮子，治气虚喘咳、吐血衄血，亦虚火可补之例也。

**保元汤** 治男妇气虚之总方也。婴儿惊怯，痘家虚者，最宜。

黄芪三钱 人参二钱 甘草一钱 肉桂春夏二三分，秋冬六七分上四味，水煎服。

**【集注】**柯琴曰：昔东垣以此三味能泻火、补金、培土，为除烦热之圣药，镇小儿之惊，效如桴鼓。魏桂岩得之，以治痘家阳虚顶陷，血虚浆清，皮薄发痒，难灌难敛者，始终用之。以为血脱须补气，阳生则阴长，有起死回生之功，故名之为保元也。又少佐肉桂，分四时之气而增损之，谓桂能治血以推动其毒，扶阳益气以充达周身。血内泣，引之出表，则气从内托；血外散，引之归根，则气从外护。参、芪非桂引导，不能独树其功。桂不得甘草和平气血，亦不能绪其条理，要非寡闻浅见者能窥其万一也。四君中不用白术，避其燥；不用茯苓，恐其渗也。用桂而不用四物者，以芎之辛散，归之湿润，芍之酸寒，地黄之泥滞故耳。如宜升则加升柴，宜燥加苓、术，宜润加当归，宜利气加陈皮，宜收加芍，宜散加芎。又表实去芪，里实去参，中满忌甘，内热除桂，斯又当理会矣。

**【按】**元气者，太虚之气也。人得之则藏乎肾，为先天之气，即所谓生气之原，肾间动气者是也。生化于脾，为后天之气，即所谓水谷入胃，其精气行于脉中之营气，其悍气行于脉外之卫气者是也。若夫合先后而言，即大气之积于胸中，司呼吸、通内外，周流一身，顷刻无间之宗气者是也。总之，诸气随所在而得名，实一元气也。保元者，保守此元气之谓。是方用黄芪保在外一切之气，甘草保在中一切之气，人参保上、中、下、内、外一切之气，诸气治而元气足矣。然此汤补后天水谷之气则有余，生先天命门之气则不足，加肉桂以鼓肾间动气，斯为备耳。

**四君子汤** 治面色痿白，言语轻微，四肢无力，脉来虚弱者。若内伤虚热，或饮食难化作酸，须加炮姜。

人参　白术　茯苓　甘草各二钱

加姜、枣，水煎服。

加木香、藿香、葛根，为七味白术散。

加陈皮，为五味异功散。

加陈皮、半夏，为六君子汤。

加藿香、砂仁，为香砂六君子汤。

**【集注】**张璐曰：气虚者，补之以甘，参、术、苓、草，甘温益胃，有健运之功，具冲和之德，故为君子。盖人之一生，以胃气为本，胃气旺则五脏受荫，胃气伤则百病丛生。故凡病久虚不愈，诸药不效者，惟有益胃、补肾两途。故用四君子，随证加减。无论寒热补泻，先培中土，使药气四达，则周身之机运流通，水谷之精微敷布，何患其药之不效哉！是知四君子为司命之本也。

吴琨曰：夫面色痿白，则望之而知其气虚矣。言语轻微，则闻之而知其气虚矣。四肢无力，则问之而知其气虚矣。脉来虚弱，则切之而知其气虚矣。如是则宜补气。是方也，四药皆甘温，甘得中之味，温得中之气，犹之不偏不倚之人，故名君子。本方加木香、藿香、葛根名七味白术散，治小儿脾虚肌热，泄泻作渴。以木、藿之芳香、佐四君入脾，其功更捷；以葛根甘寒，直走阳明，解肌热而除渴也。

**【按】**本方加陈皮，名五味异功散，治气虚而兼气滞者；再加半夏，名六君子汤，治气虚而兼痰饮者；再加砂仁、藿香，名香砂六君子汤，治气虚而兼呕吐者。此皆补中有消导之意也。

**香砂六君子汤** 治气虚痰饮，呕吐痞闷，脾胃不和，变生诸证者。

人参一钱 白术二钱 茯苓二钱 甘草七分 陈皮八分 半夏一钱 砂仁八分 木香七分

上生姜二钱，水煎服。

**【集注】**柯琴曰：经曰：壮者气行则愈，怯者着而为病。盖人在气交之中，因气而生，而生气总以胃气为本。若脾胃一有不和，则气便着滞，或痞闷哕呕，或生痰留饮，因而不思饮食，肌肉消瘦，诸证蜂起，而形消气息矣。四君子气分之总方也，人参致冲和之气，白术培中宫，茯苓清治节，甘草调五脏，胃气既治，病安从来。然拨乱反正，又不能无为而治，必举大行气之品以辅之，则补者不至泥而不行。故加陈皮以利肺金之逆气，半夏以疏脾土之湿气，而痰饮可除也；加木香以行三焦之滞气，缩砂以通脾肾之元气，而膹郁[1]可开也。君得四辅，则功力倍宣，四辅奉君，则元气大振，相得而益彰矣。

---

[1] 膹（fèn 愤）郁：病证名。又称“膹菀”。指胸部满闷痞塞，呼吸促迫。膹，郁积。

**当归补血汤** 治男妇血虚似白虎证，肌热面赤，烦渴引饮，脉来洪大而虚，重按则微。

当归二钱 黄芪一两

水煎服。

【**集注**】吴琨曰：血实则身凉，血虚则身热，或以饥困劳役虚其阴血，则阳独治，故诸证生焉。此证纯象白虎，但脉大而虚，非大而实为辨耳。《内经》所谓脉虚、血虚是也。五味之中，惟甘能补。当归味甘而厚，味厚则补血；黄芪味甘而薄，味薄则补气。今黄芪多数倍，而云补血者，以有形之血不能自生，生于无形之气故也。经言：阳生阴长，是之谓耳。

**佛手散** 治妊娠胎动下血，或因伤动，子死腹中，下血疼痛，口噤欲死。服此探之，不损则痛止，已损则立下。及横生倒生，交骨不开，产后血晕昏乱，崩中金疮，去血过多等证。

当归二两或三两 川芎一两

上剉粗末合均，每服五钱，水一盏，酒半盏，煎八分，热服。未效再服。

加败龟板一具，梳发一团，名开骨散。

【**注**】命名不曰归芎，而曰佛手者，谓此方治妇人胎前、产后诸疾，如佛手之神妙也。当归、川芎为血分之主药，性温而味甘辛，以温能和血，甘能补血，辛能散血也。古人俱必以当归君川芎，或一倍或再倍者，盖以川芎辛窜，捷于升散，过则伤气，故寇宗奭曰：不可单服、久服，亦此义也。然施之于气郁血凝，无不奏效，故用以佐当归而收血病之功，使瘀去新生，血各有所归也。血既有所归，则血安其部，而诸血病愈矣。至妊娠胎动，胎伤下血，非血壅胎伤，即血乱妄下。服此以探之，血乱胎未动者，血顺则痛止；血壅胎未损者，血行痛止，则胎因之而安也；已动已损者，血得顺行，则胎亦因之而顺下也。横生倒生，因用力太早，或误服催生之药，致气逆血乱，亦用此以调之。产后崩中金疮，亡血昏冒，亦用此以补之。子死腹中，腹痛欲死，亦用此以逐之。已上诸病，皆血病而气不虚者也。若夫气虚难产，产后血脱，唇面黄白，少气烦乱，动则昏冒，若误与此，反致立败。则必倍加人参，速固无形之气，以救

有形之血也。至于交骨难开，加龟板、梳发，下输阴道；寒加姜、桂，热加黄芪，汗加桂枝，搐加荆穗，又当以意消息、加减可也。

**四物汤** 治一切血虚、血热、血燥诸证。

当归 熟地各三钱 川芎一钱五分 白芍酒炒，二钱

上四味，水煎服。

【**集注**】张璐曰：四物为阴血受病之专剂，非调补真阴之的方。方书咸谓四物补阴，遂以治阴虚发热，火炎失血等证，蒙害至今。又专事女科者，咸以此汤随证漫加风、食、痰、气等药，纷然杂出。其最可恨者，不辨热之虚实，率加知母、黄柏，令人久服，而庸工利其有劫病之能，咸乐用之。殊不知四君子气药，治上下失血过多，一切血药置而不用，独推独参汤、童便以固其脱者，以有形之血，不能速生，无形之气，所当急固也。昔人有言：见血休治血，必先调其气。又云：四物汤不得补气药，不能成阳生阴长之功。诚哉言也！然此汤伤寒火邪解后，余热留于血分，至夜微热不除，或合柴胡，或加桂枝，靡不应手辄效，不可没其功也。

柯琴曰：经云：心生血，肝藏血。故凡生血者，则究之于心；调血者，当求之于肝也。是方乃肝经调血之专剂，非心经生血之主方也。当归甘温和血，川芎辛温活血，芍药酸寒敛血，地黄甘平补血。四物具生长收藏之用，故能使营气安行经隧也。若血虚加参、芪，血结加桃仁、红花，血闭加大黄、芒硝，血寒加桂、附，血热加芩、连。欲行血去芍，欲止血去芎，随所利而行之，则又不必拘拘于四矣。若妇人数脱其血，故用以调经种子。如遇血崩、血晕等证，四物不能骤补，而反助其滑脱，则又当补气生血，助阳生阴长之理。盖此方能补有形之血于平时，不能生无形之血于仓促；能调阴中之血，而不能培真阴之本；为血分立法，不专为女科套剂也。王好古治妇女，不论内伤、外感，胎前、产后，随证加二味于四物中，名曰六合，未免任意牵强。

**圣愈汤** 治一切失血过多，阴亏气弱，烦热作渴，睡卧不宁等证。

四物汤加人参、黄芪。一方去芍药。

上水煎服。

【**集注**】柯琴曰：经云：阴在内，阳之守也；阳在外，阴之使也。故

阳中无阴，谓之孤阳；阴中无阳，谓之死阴。朱震亨曰：四物皆阴，行天地闭塞之令，非长养万物者也。故四物加知柏，久服便能绝孕，谓嫌于无阳耳。此方取参、芪配四物，以治阴虚血脱等证。益阴阳互为其根，阴虚则阳无所附，所以烦热燥渴；气血相为表里，血脱则气无所归，所以睡卧不宁。然阴虚无骤补之法，计在培阴以藏阳，血脱有生血之机，必先补气，此阳生阴长，血随气行之理也。故曰：阴虚则无气，无气则死矣。此方得仲景白虎加人参之义而扩充者乎。前辈治阴虚，用八珍、十全，卒不获效者，因甘草之甘，不达下焦；白术之燥，不利肾阴；茯苓渗泄，碍乎生升；肉桂辛热，动其虚火。此六味皆醇厚和平而滋润，服之则气血疏通，内外调和，合于圣度矣。

**地骨皮饮** 治阴虚火旺，骨蒸发热，日静夜剧者；妇人热入血室，胎前发热者。

四物汤加 地骨皮 牡丹皮各三钱。

水煎服。

【**集注**】柯琴曰：阴虚者阳往乘之，发热也。当分三阴而治之：阳邪乘入太阴脾部，当补中益气以升举之，清阳复位而火自熄也；若乘入少阴肾部，当六味地黄丸以对待之，壮水之主而火自平也；乘入厥阴肝部，当地骨皮饮以凉补之，血有所藏而火自安也。四物汤为肝家滋阴调血之剂，加地骨皮清志中之火以安肾，补其母也；加牡丹皮清神中之火以凉心，泻其子也。二皮凉而不润，但清肝火不伤脾胃，与四物加知、柏之湿润而苦寒者不同也。故逍遥散治肝火之郁于本脏者也，木郁达之，顺其性也；地骨皮饮，治阳邪之乘于肝脏者也，客者除之，勿纵寇以遗患也。二方皆肝家得力之剂。

**犀角地黄汤** 治热伤吐衄、便血，妇人血崩、赤淋。

生犀角 生地黄 白芍 牡丹皮

上四味，先用三物水煎，去滓，入生犀汁，热服。

【**注**】吐血之因有三：曰劳伤，曰努伤，曰热伤。劳伤以理损为主，努伤以去瘀为主，热伤以清热为主。热伤阳络则吐衄，热伤阴络则下血。是汤治热伤也，故用犀角清心去火之本，生地凉血以生新血，白芍敛血止血妄行，丹皮破血以逐其瘀。此方虽曰清火，而实滋阴；虽曰止血，

而实去瘀。瘀去新生，阴滋火熄，可为探本穷源之法也。若心火独盛，则加黄芩、黄连以泻热；血瘀胸痛，则加大黄、桃仁以逐瘀也。

**四生丸** 治阳盛阴虚，血热妄行，或吐或衄者。

生地黄 生柏叶 生荷叶 生艾叶各等分

上四味，捣烂为丸，如鸡子大，每服一丸，滚汤化服。

**【集注】**柯琴曰：阴虚而阳无所附，则火炎上焦；阳盛则阳络伤，故血上溢于口鼻也。凡草木之性，生者凉，而熟之则温；熟者补，而生者泻。四味皆清寒之品，尽取其生者，而捣烂为丸，所以全其水气；不经火煮，更远于火令矣。生地多膏，清心肾而通血脉之源。柏叶西指，清肺金而调营卫之气。艾叶芳香，入脾胃而擅去瘀生新之权。荷叶法震，入肝家而和藏血摄血之用。五志之火既清，五脏之阴安堵，则阴平阳秘，而血归经矣。是方也，可暂用以遏妄行之热血，如多用则反伤营。盖血得寒，则瘀血不散，而新血不生也。设但知清火凉血，而不用归脾、养荣等剂以善其后，鲜有不绵连岁月而毙者。非立法之不善，妄用者之过耳。

**当归六黄汤** 治阴虚有火，令人盗汗者。

当归 生地 熟地 黄芪 黄芩 黄连 黄柏

上水煎服。

**【注】**寤而汗出曰自汗，寐而汗出曰盗汗。阴盛则阳虚不能外固，故自汗。阳盛则阴虚不能中守，故盗汗。若阴阳平和之人，卫气昼则行阳而寤，夜则行阴而寐，阴阳既济，病安从来？惟阴虚有火之人，寐则卫气行阴，阴虚不能济阳，阳火因盛而争于阴，故阴液失守外走而汗出；寤则卫气复行出于表，阴得以静，故汗止矣。用当归以养液，二地以滋阴，令阴液得其养也。用黄芩泻上焦火，黄连泻中焦火，黄柏泻下焦火，令三火得其平也。又于诸寒药中加黄芪，庸者不知，以为赘品，且谓阳盛者不宜，抑知其妙义正在于斯耶！盖阳争于阴，汗出营虚，则卫亦随之而虚。故倍加黄芪者，一以完已虚之表，一以固未定之阴。经曰：阴平阳秘，精神乃治。此之谓欤！

**【集注】**吴琨曰：杂证盗汗，与伤寒盗汗不同。伤寒是半表半里之邪未尽，杂证则阴虚有火而已。彼以和表为主，此以救阴为急。故以补阴之品，佐泻火之药，明者辨之。

**黄芪建中汤** 治虚劳里急，悸、衄、腹中痛，夜梦失精，四肢酸痛，手足烦热，咽干口燥，诸不足诸证。

黄芪 胶饴 白芍 甘草 桂枝 生姜 大枣

上七味，水煎服。

【**集注**】喻昌曰：虚劳而至于亡血、失精，津液枯槁，难为力矣！《内经》于针砭所莫治者，调以甘药；《金匮》遵之而立黄芪建中汤，急建其中气，俾饮食增而津液旺，以至充血生精，而复其真阴之不足。但用稼穑作甘之本味，而酸辛咸苦在所不用，盖舍此别无良法也。然用法贵立于无过之地，不独呕家不可用建中之甘，即微觉气滞，更当虑甘药太过，令人中满也。至大建中则大建其中之阳，小建中则小小建立之义，理中则燮理之义，治中则分治之义，补中、温中，何莫非先中州之义。缘伤寒外邪逼入于内，法难尽用，仲景但于方首以"小"之一字，微示其意，至《金匮》始尽建中之义。后人引申触类，制乐令建中汤、十四味建中汤，曲畅建中之旨。学者心手之间，所当会其大义也。

**双和饮** 治大病之后，虚劳气乏。补血益气，不热不冷，温而调之。

白芍二钱 黄芪炙，一钱半 甘草炙，七分 中桂七分 当归一钱 熟地黄一钱 川芎七分

生姜三片，大枣二枚，水二盏，煎一盏，温服。

【**注**】此汤乃李杲以黄芪建中汤减饴糖合四物之方也。黄芪建中，治虚劳不足，是从脾胃中化生血气。此则直补阴血，兼之温养阳气，所以减饴糖之甘，加纯阴之品，名曰双和也。地骨皮饮，其意在凉血热，故佐二皮以清之。圣愈汤，其意在救血脱，故佐参、芪以补之。双和饮，其意在温养血气，故佐芪、桂、炙草以温之。经曰："形不足者，温之以气"是也。

**人参养荣汤** 治脾肺俱虚，发热恶寒，肢体瘦倦，食少作泻等证。若气血虚而变见诸证，弗论其病其脉，但用此汤，诸证悉退。

人参 白术 茯苓 甘草 黄芪 陈皮 当归 熟地 白芍 桂心 远志 五味子

上十二味，加姜三片，枣二枚，水煎服。

【**集注**】柯琴曰：古人治气虚以四君子，治血虚以四物，气血俱虚者

以八珍，更加黄芪、肉桂，名十全大补，宜乎万举万当也。而用之有不获效者，盖补气而不用行气之品，则气虚之甚者，几无气以运动；补血而仍用行血之物，则血虚之甚者，更无血以流行。故加陈皮以行气，而补气者悉得效其用；去川芎行血之味，而补血者因以奏其功。此善治者，只一加一减，便能转旋造化之机也。然气可召而至，血易亏而难成，苟不有以求其血脉之主而养之，则营气终归不足。故倍人参为君，而佐以远志之苦，先入心以安神定志，使甘温之品，始得化而为血，以奉生身。又心苦缓，必得五味子之酸，以收敛神明，使营行脉中而流于四脏。名之曰养荣，不必仍十全之名，而收效有如此者。

**归脾汤** 治思虑伤脾，或健忘怔忡，惊悸盗汗，寤而不寐，或心脾作痛，嗜卧少食，及妇女月经不调。

人参　龙眼肉　黄芪　甘草　白术　茯苓　木香　当归　酸枣仁　远志

姜三片，水煎服。

【集注】罗谦甫曰：方中龙眼、枣仁、当归，所以补心也；参、芪、术、苓、草，所以补脾也。薛己加入远志，又以肾药之通乎心者补之，是两经兼肾合治矣。而特名“归脾”何也？夫心藏神，其用为思；脾藏智，其出为意，见神智思意、火土合德者也。心以经营之久而伤，脾以意虑之郁而伤，则母病必传之子，子又能令母虚，所必然也。其病则健忘怔忡，怵惕不安之征见于心也；饮食倦怠不能运输，手足无力，耳目昏眊❶之证见于脾也。故脾阳苟不运，心肾必不交。彼黄婆❷者，若不为之媒合，则已不能摄肾气归心，而心阴何所赖以养？此取坎填离❸者，所以必归之脾也。其药一滋心阴，一养脾阳，取乎健者，以壮子益母。然恐脾郁之久，思意不通，故少取木香之辛且散者，以畅气醒脾，使能速通脾气，以上行心阴。脾之所归，正在斯耳。

张璐曰：补中益气与归脾同出保元，并加归、术，而有升举胃气，



---

❶ 昏眊（mào 冒）：眼睛昏花。眊，《说文解字·目部》：“眊，目少精也。”
❷ 黄婆：道教炼丹术语。道教认为脾内涎能养其他脏腑。
❸ 取坎填离：语出《周易》。也称采铅补离，即抽爻换象。坎为中阳，离为中阴，取坎中之阳，填离中之阴，以期达到阴阳平衡。

滋补脾阴之不同。此方滋养心脾，鼓动少火，妙佐以木香少许，调顺诸气，畅和心脾。世医不谙此理，反以木香性燥不用，服之多致痞闷减食者，以其补药多滞，不能输化故耳。

**妙香散** 治梦遗失精，惊悸郁结。

山药二两 人参 黄芪 远志制 茯苓 茯神一两 桔梗三钱 甘草 辰砂另研，一钱 麝香一钱 木香二钱五分

为末，每服二钱，酒下。

**【集注】**汪昂曰：心，君火也。君火一动，相火随之。相火寄于肝胆，肾之阴虚则精不藏，肝之阳强则气不固，故精脱而成梦矣。山药益阴，兼能涩精，故以为君。人参、黄芪用以固气，远志、二茯用以宁神。神宁气固，则精自守其位矣。丹砂镇心安魂，二香开郁通窍，桔梗载诸心药久留膈上，甘草调和诸药，交和于中。是方不以泻火固涩立法，但安神固气，使精与神气相依，而梦少精秘矣。

**【按】**朱震亨云：主秘藏者肾也，司疏泄者肝也。二脏有相火，而其系，上属于心。心，君火也，为物所感则易于动，心动则相火翕然随之，虽不交会，精亦暗流而渗漏矣。所以圣人只是教人收心养性，其旨深矣。震亨此论至当。其平生精力在补阴以制相火，深得《内经》天以阳生阴长，地以阳杀阴藏之旨。近世医者惟知阳生，不知阴亦能生；惟知阴杀，不知阳亦能杀。经虽每每指出阳脱、阴脱、阳绝、阴绝皆令人死，奈志迷偏见者不回也。即此一证，老年之人，心有所动，而相火衰不能翕然随之，虽有所梦而无所遗。由此可知震亨用黄柏一味，少佐冰片，名清心丸，独泻相火，而治中年相火盛，梦遗心悸者，屡用屡效也。

**天王补心丹** 治心血不足，神志不宁，津液枯竭，健忘怔忡，大便不利，口舌生疮等证。

人参 酸枣仁 当归 生地黄 麦冬 天冬 柏子仁 远志 五味子 丹参 元参 白茯苓 桔梗

上为末，炼蜜丸如椒目大，白汤下。

**【集注】**柯琴曰：心者主火，而所以主之者神也，火盛则神困。心藏神，补神者必补其心，补心者必清其火，而神始安。补心丹故用生地黄为君，取其下足少阴以滋水，主水盛可以伏火，此非补心之阳，乃补心

之神耳。凡果核之有仁，犹心之有神也。清气无如柏子仁，补血无如酸枣仁，以其神存耳。参、苓之甘，以补心气；五味之酸，以收心气；二冬之寒，以清气分之火，心气和而神自归矣。当归之甘，以补心血；丹参之寒，以生心血；元参之咸，以清血中之火，血足而神自藏矣。更加桔梗为舟楫，远志为向导，和诸药，入心而安神明。以此养生，则百体从令，何有健忘怔忡、津液干涸、舌上生疮、大便不利之虞哉？

**酸枣仁汤** 治虚劳，虚烦不得眠。

酸枣仁二升 甘草一两 知母二两 白茯苓二两 川芎一两

上五味，以水八升，煮枣仁得六升，内药煮取三升，分温三服。

【**集注**】罗谦甫曰：经云：肝藏魂，人卧则血归于肝。又曰：肝者，罢极之本。又曰：阳气者，烦劳则张。罢极必伤肝，烦劳则精绝。肝伤精绝，则虚劳虚烦不得卧明矣。枣仁酸平，应少阳木化而治肝，极者宜收宜补，用酸枣仁至二升，以生心血、养肝血，所谓以酸收之，以酸补之是也。顾肝郁欲散，散以川芎之辛散，使辅枣仁通肝调荣，又所谓以辛补之也。肝急欲缓，缓以甘草之甘缓，使防川芎疏泄过急，此所谓以土葆之也。然终恐劳极则火发，伤阴阳旺，阳分不行于阴，而仍不得眠，故佐知母崇阴水以制火，茯苓利阳水以平阴，将水壮而魂自宁，火清而神且静矣。此治虚劳肝极之神方也。

**朱砂安神丸** 治心神昏乱，惊悸怔忡，寤寐不安。

朱砂另研 黄连各半两 当归二钱 生地黄三钱 甘草二钱

上为细末，酒泡蒸饼丸如麻子大，朱砂为衣。每服三十丸，卧时津液下。

【**集注**】叶仲坚曰：经云：神气舍心，精神毕具。又曰：心者生之本，神之舍也。且心为君主之官，主不明，则精气乱；神太劳，则魂魄散，所以寤寐不安，淫邪发梦。轻则惊悸怔忡，重则痴妄癫狂也。朱砂具光明之体，色赤通心，重能镇怯，寒能胜热，甘以生津，抑阴火之浮游，以养上焦之元气，为安神之第一品。心若热，配黄连之苦寒，泻心热也，更佐甘草之甘以泻之。心主血，用当归之甘温，归心血也，更佐地黄之寒以补之。心血足则肝得所藏，而魂自安，心热解则肺得其职，而魄自宁也。

# 卷二十七

## 删补名医方论　卷二

**补中益气汤**　治阴虚内热，头痛口渴，表热自汗，不任风寒，脉洪大，心烦不安，四肢困倦，懒于言语，无气以动，动则气高而喘。

黄芪　人参　云术　炙甘草　陈皮　当归　升麻　柴胡

上八味，加生姜三片，大枣二枚，水煎，温服。

**【集注】**柯琴曰：仲景有建中、理中二法。风木内干中气，用甘草、饴、枣，培土以御木；姜、桂、芍药，平木而驱风，故名曰建中。寒水内凝于中气，用参、术、甘草，补土以制水，佐干姜而生土以御寒，故名曰理中。至若劳倦形衰，气少阴虚而生内热者，表证颇同外感，惟李杲知其为劳倦伤脾，谷气不胜阳气，下陷阴中而发热，制补中益气之法。谓风寒外伤其形，为有余；脾胃内伤其气，为不足。遵《内经》劳者温之，损者益之之义，大忌苦寒之药，选用甘温之品升其阳，以达阳春升生之令。凡脾胃一虚，肺气先绝，故用黄芪护皮毛而闭腠理，不令自汗。元气不足，懒言、气喘，人参以补之。炙甘草之甘，以泻心火而除烦，补脾胃而生气。此三味，除烦热之圣药也。佐白术以健脾，当归以和血。气乱于胸，清浊相干，用陈皮以理之，且以散诸甘药之滞。胃中清气下陷，用升麻、柴胡气之轻而味之薄者，引胃气以上腾，复其本位，便能升浮，以行生长之令矣。补中之剂，得发表之品而中自安；益气之剂，赖清气之品而气益培，此用药有相须之妙。是方也，用以补脾，使地道卑而上行，亦可以补心、肺。损其肺者，益其气；损其心者，调其营卫也。亦可以补肝木，郁则达之也。惟不宜于肾，阴虚于下者不宜升，阳虚于下者更不宜升也。凡李杲治脾胃方，俱是益气。去当归、白术，加苍术、木香便是调中，加麦冬、五味辈，便是清暑。此正是医不执方，亦是医必有方。

赵献可曰：后天脾土，非得先天之气不行，此气因劳而下陷于太阴，清气不升，浊气不降，故用升、柴以佐参、芪，是方所以补益后天中之先天也。凡脾胃不足，喜甘而恶苦，喜补而恶攻，喜温而恶寒，喜通而恶滞，喜升而恶降，喜燥而恶湿，此方得之矣。

陆丽京曰：此为清阳下陷者言之，非为下虚而清阳不升者言之也。倘人之两尺虚微者，或是肾中水竭，或是命门火衰，若再一升提，则如大木将摇而拨其本也。

**升阳益胃汤** 治脾胃虚，怠惰嗜卧，四肢不收。时值秋燥令行，湿热方退，体重节痛，口干舌燥，饮食无味，大便不调，小便频数，食不消，兼见肺病，洒淅恶寒，惨惨不乐，面色不和。

羌活 独活 防风 柴胡 人参 白术 茯苓 甘草 黄芪 白芍 半夏 黄连 泽泻 陈皮

水煎服。

**【集注】**吴琨曰：脾土虚弱不能制湿，故体重节痛；不能运化精微，故口干无味；中气既弱，传化失宜，故大便不调，小便频数也。洒淅恶寒，肺弱表虚也。面色不乐，阳气不伸也。是方半夏、白术能燥湿，茯苓、泽泻渗之，二活、防风、柴胡能升举清阳之气，黄连疗湿热，陈皮平胃气，参、芪、甘草以益胃，白芍酸收用以和营，而协羌活、柴胡辛散之性，盖古人用辛散必用酸收，所以防其竣厉，犹兵家之节制也。

**【按】**人参属补，不知君于枳、朴中即为补中泻也。羌、防辈为散，不知佐于参、芪中，即为补中升也。近世之医，一见羌、防辈，即曰：发散不可轻用，亦不审佐于何药之中。皆因读书未明，不知造化别有妙理耳。

**升阳散火汤** 治脾阴血虚，胃阳气弱，春寒不去，及过食冷物，抑遏少阳清气，郁于脾土之中，四肢发困热、肌热、筋骨间热、表热如火燎于肌肤，扪之烙手，并宜服之。

升麻 葛根 独活 羌活 白芍 人参已上各五钱 甘草炙，三钱 柴胡三钱 防风二钱 甘草生，二钱

上㕮咀，如麻豆大。每服秤五钱，水二盏，煎一盏，去滓，大温服，无时，忌寒凉之物。

**【集注】**吴琨曰：经云：少火生气。天非此火不能生物，人非此火

不能有生，扬之则光，遏之则灭。令为春寒不去，遏郁阳气，饮食冷物，填塞至阴，以致升生之气几于息矣。故用升麻、柴胡、羌活、独活、葛根，皆辛温风药，以鼓动少阳生气。清阳既出上窍，则浊阴自归下窍，而食物传化，自无抑遏之患。芍药味酸，能泻土中之木。人参味甘，能补中州之气。生甘草能泻郁火于脾，从而炙之，则健脾胃而和中矣。李杲圣于脾胃者，其治之也，必主于升阳。俗医知降而不知升，是扑其少火也，安望其卫生耶？若气不虚，本方除人参、独活加葱白，名火郁汤，治同。

**补脾胃泻阴火升阳汤** 治饮食伤胃，劳倦伤脾，脾胃一虚，阳气下陷，阴火乘之，时值夏令，当从此治。

黄芪 苍术泔浸，炒 甘草炙 羌活一两 升麻八钱 柴胡两半 黄连酒炒，五钱 黄芩炒 人参七钱 石膏少许，长夏微用，过时去之

每服五钱，姜、枣煎服。

**【集注】**汪昂曰：李杲云：脾胃一伤，阳气日损。脾胃之清气下陷，浊阴之火得以上乘，是有秋冬而无春夏也。惟以气味薄之风药，升发阳气，佐以苦寒之品，泻阴中火，则阴不病、阳气伸矣。是方参、芪、术、草，以补脾胃也。佐羌活、升、柴，以助阳升；佐石膏、芩、连，以泻阴火。假令不能食而瘦，乃本病也。右关脉缓弱，乃本脉也。或本脉兼见弦脉，本证兼见四肢满、闭、淋、溲便难、转筋一二证，此肝之脾胃病也，当加风药以泻肝木。脉兼见洪大，证兼见肌热、烦热、面赤一二证，此心之脾胃病也，当加泻心火之药。脉兼见浮涩，证兼见短气、气上、喘咳、痰盛、皮涩一二证，此肺之脾胃病也，当加泻肺及补气之药。脉兼见沉细，证兼见善欠、善恐一二证，此肾之脾胃病也，当加泻肾水及泻阴火之药。所以言此者，欲人知百病皆从脾胃而生，处方者当从此法加时令药也。

**清暑益气汤** 长夏湿热蒸炎，四肢困倦，精神减少，身热气高，烦心便黄，渴而自汗，脉虚者，此方主之。

人参 黄芪 甘草 白术 神曲 五味子 青皮 升麻 干葛 麦冬 黄柏 泽泻 广橘皮 苍术钱半 当归

姜三片，枣二枚、去核，水煎服。

【集注】吴琨曰：暑令行于夏至，长夏则兼湿令矣。此方兼而治之。炎暑则表气易泄，兼湿则中气不固。黄芪所以实表，白术、神曲、甘草所以调中。酷暑横流，肺金受病，人参、五味、麦冬，所以补肺、敛肺、清肺，经所谓扶其所不胜也。火盛则水衰，故以黄柏、泽泻，滋其化源。津液亡则口渴，故以当归、干葛，生其胃液。清气不升，升麻可升；浊气不降，二皮可理。苍术之用，为兼长夏之湿也。

程应旄曰：人知清暑，我兼益气，以暑伤气也。益气不独金能敌火，凡气之上腾而为津、为液者，回下即为肾中之水。水气足，火淫自却也。

**清燥汤** 治痿厥之病，腰以下痿软不能动，行走不正，两足欹侧。

黄连 黄柏酒炒 柴胡已上各一分 麦冬 当归身 生地 猪苓 炙甘草 神曲已上各二分 人参 白茯苓 升麻已上各三分 橘皮 白术 泽泻已上各五分 苍术一钱 黄芪一钱五分 五味子九枚

上㕮咀，如麻豆大，水二盏半，煎一盏，去滓，空心温服。

【注】清暑益气汤与此方均治湿暑之剂。清暑益气汤，治暑盛于湿。暑伤气，所以四肢困倦，精神减少，烦渴身热，自汗脉虚，故以补气为主，清暑为兼，少佐去湿之品，从令气也。此方治湿盛于暑，湿伤形，所以李杲曰：六七月之间，湿令大行，子能令母实，湿助热旺而刑燥金，绝其寒水生化之源，源绝则肾亏，痿厥之病作矣。故以清暑变为清燥，佐泻热利湿之药，从邪气也。是方即清暑益气汤去葛根者，以无暑外侵之肌热也。加二苓者，专去湿也。加黄连、生地，专泻热也。二苓佐二术，利水燥湿之力倍。连、地佐黄柏，救金生水之功多。中气益，则阴火熄而肺清矣。湿热除，则燥金肃而水生矣。肺清水生，则湿热痿厥之病，未有不愈者也。但此方药味，性偏渗泻，若施之于冬春，水竭髓枯骨痿，或非湿热为病者，反劫津液，其病愈甚，则为谬治矣。

**白术附子汤** 治寒中腹胀满，作涎作清涕；或多溺足下痛，不能任身履地，骨乏无力，喜睡，两丸多冷，时作阴阴而痛；或妄见鬼状，梦亡人，腰背、胛眼、腰脊皆痛。

白术 附子炮，去皮脐 苍术 陈皮 厚朴姜制 半夏汤洗 茯苓 猪苓去皮，半两 泽泻 肉桂四钱

上剉如麻豆大，每服半两，水三盏，姜三片，同煎至一盏，去滓，

食前温服。量虚实加减多少。

【注】李杲云：脾胃之证，有热中，有寒中。热中者，是火乘土位之病，则当上举清阳，下消阴火，故用补中益气，泻阴火升阳等汤。寒中者，水反侮土之病，则当下伐水邪，中燥脾湿，故用二苓、术、泽、苍、陈、朴、夏，更用桂、附，壮阳胜寒，流通血脉，寒中之病自可愈也。

【按】李杲制此方，施之于脾胃寒湿内盛，胀满多溺，涎涕外盛，足软，腰脊、丸痛，而气不虚者宜矣。若其人中气已虚，内外寒湿又盛，水来侮土者，总不若理中汤加附子、苍术、茯苓为愈也。

**葛花解醒汤** 治酒客病。

莲花青皮去瓤，三分 木香五分 橘皮去白 白茯苓 人参 猪苓已上各钱五分 神曲炒 泽泻 干姜 白术已上各二钱 白豆蔻仁 葛花 砂仁以上各五钱

上为细末，和均，每服三钱，白汤调下。但得微汗，酒病去矣。不可恃此过饮，频服取汗，损人天年。

【注】酒为水谷精液所化，体湿性热，少饮则能调和气血，流畅阴阳，内助中气，捍御外邪。若过饮无度，轻则伤人脾胃，重则损人神气。所以酒困之人，昏晕烦乱，干呕恶心，饮食即吐，百体酸软，身热头疼，嘈杂吞酸，胸膈痞塞，口燥舌干，手足颤摇，心神恍惚，不思饮食，小便浑浊，大便溏泻，此皆湿热伤形与气也。

【按】李杲曰：酒病者，往往以大热、大寒下之者，是无形元气受病，反下有形阴血，乖误甚矣。大热则伤阴，大寒则伤胃，元气消亡，七神无依，折人寿命，不然则虚损之病成矣。故制此方，君葛花，佐以辛香之品；用神曲，佐以快气之品；用苓、泽，佐以甘温之品。服后取汗，是谓外解肌肉，内清阳明，令上下、内外，分消其患，使胃中秽为芳变，浊为清化，泰然和矣。

**平胃散** 治湿淫于内，脾胃不能克制，有积饮、痞膈、中满者。

苍术米泔浸七日，五斤 陈皮去白 厚朴姜汁炒，各三斤 甘草炙，三十两

上为末，每服二钱，姜汤下，日三服。或水煎，每服五钱。

【集注】柯琴曰：《内经》以土运太过曰敦阜，其病腹满；不及曰卑监，其病留满痞塞。张仲景制三承气汤，调胃土之敦阜。李杲制平胃

散，平胃土之卑监。培其卑者，而使之平，非削平之谓。犹温胆汤用凉剂，温缓而使之和，非用温之谓。后之注本草者，曰：敦阜之土，宜苍术以平之；卑监之土，宜白术以培之。若以湿土为敦阜，将以燥土为卑监耶？不审敦阜属燥，卑监属湿之义，因不知平胃之理矣。二术苦甘，皆燥湿健脾之用。脾燥则不滞，所以能健运而得其平。第二术白者柔而缓，苍者猛而悍，此取其长于发汗，迅于除湿，故以苍术为君耳。不得以白补、赤泻之说，为二术拘也。厚朴色赤苦温，能助少火以生气，故以为佐。湿因于气之不行，气行则愈，故更以陈皮佐之。甘先入脾，脾得补而健运，故以炙甘草为使。名曰平胃，实调脾承气之剂欤！张洁古取《金匮》之枳术汤以为丸，枳实之峻重于厚朴，且无甘草以和之，虽倍白术，而消伐过于此方，昧者以术为补而久服之，不思枳实峻削而不宜多服也。

**枳术丸** 治胃虚湿热，饮食壅滞，心下痞闷。

白术土蒸，二两 枳实麸炒，一两

上为细末，荷叶煨陈米饭为丸，如椒目大，白汤下。

**【集注】**李杲曰：白术苦甘温，其苦味除胃中之湿热，其甘温补脾家之元气。多于枳实一倍。枳实味苦温，泄心下痞闷，消胃中所伤。此药下胃所伤不能即去，须一二时许，食乃消化。先补虚，而后化所伤，则不峻厉矣。荷叶状如仰盂，于卦为震，正少阳甲胆之气，饮食入胃，营气上行，即此气也，取之以生胃气。更以煨饭和药，与术协力，滋养谷气而补脾胃，其利大矣。若用峻厉之药下之，传变诸证，不可胜数。

**资生丸** 治妇人妊娠三月，脾虚呕吐，或胎滑不固。兼丈夫调中养胃，饥能使饱，饱能使饥，神妙难述。

人参三两 茯苓二两 云术三两 山药二两 薏苡仁两半 莲肉二两 芡实两半 甘草一两 陈皮二两 麦蘖二两 神曲二两 白豆蔻八钱 桔梗一两 藿香一两 川黄连四钱 砂仁两半 白扁豆两半 山楂两半

上十八味，为细末，炼蜜丸，弹子大，每服二丸，米饮下。

**【集注】**罗谦甫曰：此方始于缪仲醇，以治妊娠脾虚及胎滑。盖胎资始于足少阴，资生于足阳明。故阳明为胎生之本，一有不足，则元气不足以养胎，又不足以自养。故当三月正阳明养胎之候，而见呕逆。又其甚者，或三月、或五月而堕，此皆阳明气虚不能固耳。古方安胎，类用芎、归，不知此正不免于滑。是方以参、术、茯、草、莲、芡、山药、扁豆、薏苡之甘平，以补脾元；陈皮、曲、柏、砂、蔻、藿、桔之香辛，以调胃气。其有湿热，以黄连清之、燥之。既无参苓白术散之补滞，又无香砂枳术丸之燥消，能补能运，臻于至和。于以固胎，永无滑堕。丈夫服之，调中养胃。名之资生，信不虚矣。

**六味地黄丸** 治肾精不足，虚火炎上，腰膝痿软，骨热酸痛，足跟痛，小便淋秘或不禁，遗精梦泄，水泛为痰，自汗、盗汗，亡血消渴，头目眩运，耳聋齿摇，尺脉虚大者。

熟地黄八两 山茱萸四两 白茯苓三两 干山药四两 牡丹皮三两 泽泻三两

上为末，炼蜜丸，如桐子大，空心淡盐汤下。

**【集注】**柯琴曰：肾虚不能藏精，坎宫之火无所附而妄行，下无以奉肝木升生之令，上绝其肺金生化之源。地黄禀甘寒之性，制熟则味厚，是精不足者补之以味也，用以大滋肾阴，填精补髓，壮水之主。以泽泻为使，世或恶其泻肾而去之，不知一阴一阳者，天地之道；一开一阖者，动静之机。精者属癸，阴水也，静而不走，为肾之体；溺者属壬，阳水也，动而不居，为肾之用。是以肾主五液，若阴水不守，则真水不足，阳水不流，则邪水泛行。故君地黄以密封蛰之本，即佐泽泻以疏水道之滞也。然肾虚不补其母，不导其上源，亦无以固封蛰之用。山药凉补，以培癸水之上源，茯苓淡渗，以导壬水之上源。加以茱萸之酸温，借以收少阳之火，以滋厥阴之液。丹皮辛寒，以清少阴之火，还以奉少阳之气也。滋化源，奉生气，天癸居其所矣。壮水制火，特其一端耳。

**【按】**五行皆一，惟火有二，君火、相火也。君火为心经之火，君主一身之火也。相火为肾中之火，宣布一身之火也。使君火无相火，则不能宣布诸火，以奉生身之本。相火无君火，则不能君主诸火，以制其妄行之灾。故李杲立内伤劳倦，火乘土位之论，以心火有余，用升阳气、泻阴火朱砂安神等药，而未及心火之不足者，以前人已有归脾、养心等方也。震亨立阳常有余，阴常不足之论，以肾火有余，用补阴、补天等药，而未及肾火之不足者，以前人已有肾气、桂附地黄汤丸也。依本方加附子、肉桂，名桂附地黄丸，治两尺脉弱，相火不足，虚羸少气，王冰所谓益火之原，以消阴翳者是也。加黄柏、知母，名知柏地黄丸，治两尺脉旺，阴虚火动，午热骨痿，王冰所谓壮水之主，以制阳光者是也。经云：阴平阳秘，精神乃治。若阴阳偏胜，则疾病丛生。夫肾取象乎坎，阳藏于阴之脏也。不独阴盛阳衰，阳畏其阴而不敢附，即阴衰阳盛，阴难藏阳亦无可依，虽同为火不归原，而其为病则异也。故于肾药中加桂、附，壮阳胜阴，使阳无所畏，而自归原矣。加知、柏补阴秘阳，使阳有所贮，而自归藏矣。世人但知以桂、附引火归原，不知以知、柏平阴秘阳。举世皆蒙其误，故震亨特立补阴之论，以辟以火济火之非。而未达其旨者，从而诽之，良可叹也。

**八味地黄丸** 治命门火衰，不能生土，以致脾胃虚寒，饮食少思，大便不实，或下元衰惫，脐腹疼痛，夜多漩溺等证。

熟地黄九蒸为度，捣膏，八两 干山药四两 山萸肉四两 白茯苓 丹皮 泽泻各三两 肉桂 附子各一两

上八味为末，炼蜜丸如桐子大，酒下十五丸，日再服。

**【集注】**赵献可曰：君子观象于坎，而知肾中具水火之用。今人入房而阳易举者，阴虚火动也；阳事先痿者，命门火衰也。真水竭则隆冬不寒，真火熄则盛夏不热。是方也，熟地、山药、泽泻、丹皮、茯苓、山萸皆濡润之品，所以能壮水之主；肉桂、附子辛润之物，能于水中补火，所以能益火之原。水火得其养，则肾气复矣。

喻昌曰：《金匮》用八味丸，治脚气上入少腹不仁者。脚气即阴气，少腹不仁即攻心之渐，故用之以驱逐阴邪也。其虚劳腰痛，少腹拘急，小便不利，则因过劳其肾，阴气逆于少腹，阻遏膀胱之气化，小便不能通利，故用之温养下焦，以收肾气也。其短气有微饮者，饮，亦阴类，阻其胸中之阳，自致短气，故用之引饮下出，以安胸中也。消渴病，饮水一斗，小便亦一斗，此肾气不能摄水，小便恣出，源泉有立竭之势，故急用以逆折其水也。夫肾水下趋之消证，肾气不上升之渴证，非用是以蛰护封藏，蒸动水气，舍此曷从治哉！后人谓八味丸为治消渴之圣药，得其旨矣。

柯琴曰：命门之火，乃水中之阳。夫水体本静，而川流不息者，气

之动、火之用也，非指有形者言也。然火少则生气，火壮则食气，故火不可亢，亦不可衰。所云火生土者，即肾家之少火游行其间，以息相吹耳。若命门火衰，少火几于熄矣。欲暖脾胃之阳，必先温命门之火，此肾气丸纳桂、附于滋阴剂中十倍之一，意不在补火，而在微微生火，即生肾气也。故不曰温肾，而名肾气，斯知肾以气为主，肾得气而土自生也。且形不足者，温之以气，则脾胃因虚寒而致病者固痊，即虚火不归其原者，亦纳之而归封蛰之本矣。崔氏加减八味丸，以五味之酸收，易附子之辛热，肾虚而不寒者宜之也。《千金方》于八味外，更加元参之咸寒，以助熟地而滋肾；加芍药之酸寒，助丹皮以滋肝。总之为桂附加锁钥耳。以之壮水则有余，以之益火恐不足也。《济生方》加牛膝、车前以治水肿，倍茯苓以辅地黄、山药、茱萸，与泽、丹、车、牛等列，随证加减，允为得法。益阴肾气丸于六味外加当归、五味、柴胡，以治目暗不见，化裁愈妙矣。

**资生肾气丸** 治肾虚脾弱，腰重脚肿，小便不利，腹胀喘急、痰盛，已成鼓证，其效如神。

熟地黄四两 白茯苓三两 牡丹皮一两 泽泻一两 干山药一两 车前子一两 山茱萸一两 牛膝一两 肉桂一两 附子五钱

上十味，蜜和丸，每服八十丸，空心米饮下。

**【集注】**李中梓曰：经云：诸湿肿满，皆属于脾。又云：其本在肾，其末在肺，皆聚水也。又曰：肾者主水，胃之关也，关门不利，故聚水而从其类也。肿胀之病，诸经虽有，无不由于脾、肺、肾者，盖脾主运行，肺主气化，肾主五液。凡五气所化之液，悉属于肾；五液所行之气，悉属于肺；转输二脏，以制水生金者，悉属于脾。故肿胀不外此三经也。然其治法，有内、外、上、下、虚、实，不可不辨也。在外则肿，越婢汤、小青龙汤证也。在内则胀，十枣丸、神祐丸证也。在上则喘，葶苈大枣汤、防己椒目葶苈大黄丸证也。在下则小便闭，沉香琥珀丸、疏凿饮子证也。此皆治实之法，若夫虚者，实脾饮此方证也。

张介宾曰：地黄、山药、丹皮，以养阴中之真水。山萸、桂、附，以化阴中之真气。茯苓、泽泻、车前、牛膝，以利阴中之滞。能使气化于精，即所以治肺也；补火生土，即所以治脾也；壮水利窍，即所以治肾也。补而不滞，利而不伐，治虚水方，更无有出其右者。然当因此扩充，随证加减。若其人因大病之后，脾气大虚而病水胀者，服此虽无所碍，终不见效，每熟计之，脾气大伤，诚非肾药之所能治。专用理中汤一两，加茯苓一两。命火衰者，加附子；两足冷者，加肉桂；腹胀甚者，加厚朴。三大剂而足胫渐消，十余剂而腹胀退。凡治中年之后脾肾虚寒者，悉用此法。盖气虚者，不可复行气；肾虚者，不可专利水。温补即所以化气，塞因塞用之妙，顾在用之者何如耳。古法治肿，不用补剂，而用去水等药，微则分利，甚则推逐。如五苓散、五淋散、五皮散、导水茯苓汤之类，皆所以利水也。如舟车神祐丸、浚川散、禹功散、十枣汤之类，皆所以逐水也。但察其果系实邪，则此等治法，仍不可废也。

**大补阴丸** 治阴亏火旺，肺痿咳血，骨蒸盗汗，虚劳之证。

黄柏盐酒炒 知母盐水炒。各四两 熟地酒蒸 败龟板酥炙。各六两

猪脊髓和炼蜜为小丸，日干。每服三钱，淡盐汤下。

**【注】**朱震亨云：阴常不足，阳常有余，宜常养其阴。阴与阳齐，则水能制火，斯无病矣。今时之人，过欲者多，精血既亏，相火必旺，真阴愈竭，孤阳妄行，而劳瘵、潮热、盗汗、骨蒸、咳嗽、咯血、吐血等证悉作。所以世人火旺致此病者，十居八九，火衰成此疾者，百无二三。震亨发明先圣千载未发之旨，其功伟哉！是方能骤补真阴，承制相火，较之六味功效尤捷。盖因此时以六味补水，水不能遽生；以生脉保金，金不免犹燥。惟急以黄柏之苦以坚肾，则能制龙家之火；继以知母之清以凉肺，则能全破伤之金。若不顾其本，即使病去犹恐复来，故又以熟地、龟板大补其阴，是谓培其本、清其源矣。虽有是证，若食少便溏，则为胃虚，不可轻用。

**封髓丹** 治梦遗、失精及与鬼交。

黄柏 砂仁 甘草

上蜜为丸，每服三钱。

**【集注】**赵羽皇曰：经云：肾者主水，受五脏六腑之精而藏之。又曰：肾者，主蛰，封藏之本，精之处也。盖肾为坚脏，多虚少实，因肝木为子，偏喜疏泄母气。厥阴之火一动，精即随之外溢。况肝又藏魂，神魂不摄，宜其夜卧鬼交精泄之证作矣。封髓丹为固精之要药，方用黄

柏为君，以其味性苦寒，又能坚肾。肾职得坚，则阴水不虞其泛溢；寒能清肃，则龙火不至于奋扬。水火交摄，精有不安其位者乎？佐以甘草，以甘能缓急，泻诸火与肝火之内扰，且能使水土合为一家，以妙封藏之固。若缩砂者，以其味辛性温，善能入肾，肾之所恶在燥，而润之者惟辛，缩砂通三焦达津液，能内五脏六腑之精而归于肾。肾家之气内，肾中之髓自藏矣。此有取于封髓之意也。

汪昂曰：此方加天冬、地黄、人参，名三才封髓丹。用天冬补肺以生水，地黄补肾以益精，用人参补脾，从饮食中化生水精也。以药有天、地、人之名，而补亦在上、下、中之分，使天地位育参赞居中，故曰三才也。喻昌曰：加黄柏以入肾滋阴，砂仁以入脾行滞，甘草以少变天冬、黄柏之苦，俾合人参建立中气，以伸参两之权，殊非好为增益成方之比也。

**虎潜丸** 治肾阴不足，筋骨痿软，不能步履。

龟板 黄柏各四两 知母 熟地各二两 牛膝三两五钱 芍药一两五钱 锁阳一两 虎骨一两 当归一两 陈皮七钱五分

上为末，煮羯羊肉，捣为丸，桐子大，淡盐汤下。

【**集注**】王又原曰：肾为作强之官，有精血以为之强也。若肾虚精枯，而血必随之。精血交败，湿热风毒遂乘而袭焉。此不能步履、腰酸筋缩之证作矣。且肾兼水火，火胜烁阴，湿热相搏，筋骨不用宜也。方用黄柏清阴中之火，燥骨间之湿，且苦能坚肾，为治痿要药，故以为君。虎骨去风毒、健筋骨为臣。因高源之水不下，母虚而子亦虚，肝藏之血不归，子病而母愈病，故用知母清肺原，归、芍养肝血，使归于肾。龟禀天地之阴独厚，茹而不吐，使之坐镇北方。更以熟地、牛膝、锁阳、羊肉群队补水之品，使精血交补。若陈皮者，疏血行气。兹又有气化血行之妙，其为筋骨壮盛，有力如虎也必矣。《道经》云：虎向水中生，以斯为潜之义焉夫！是以名之曰：虎潜丸。

叶仲坚曰：痿原虽分五脏，然其本在肾，其标在肺。《内经》云：五脏因肺热叶焦，发为痿躄。又曰：阳气内伐，水不胜火，则骨痿髓虚，故足不任身。骨痿者生于大热也，若视为虚寒而投以桂、附，多致不救。是方以虎名者，虎于兽中禀金气之至刚，风生一啸，特为肺金取象焉。

其潜之云者，金从水养，母隐子胎，故生金者必丽水，意在纳气归肾也。龟应北方之象，禀阴最厚，首常向腹，善通任脉，能大补真阴，深得夫潜之意者。黄柏味厚，为阴中之阴，专补肾膀之阴不足，能使足膝中气力涌出，故痿家必用二者为君，一以固本，一以治标，恐奇之不去，则偶之也。熟地填少阴之精，用以佐龟板、知母清太阴之气；用以佐黄柏、牛膝入肝舒筋。归、芍佐之，肝血有归；陈皮疏之，气血以流，骨正筋柔矣。又虑热则生风，逗留关节，用虎骨所以驱之；纯阴无阳不能发生，佐锁阳以温之。羊肉为丸，补之以味。淡盐汤下，急于入肾。斯皆潜之为义。

**滋肾丸**又名通关丸　治热在下焦，小便癃闭，而口不渴者。

黄柏酒炒，二两　知母酒浸，炒，二两　肉桂一钱

上为细末，熟水丸，桐子大，每服五十丸，空心下。

**【集注】**李杲曰：小便者，足太阳膀胱所主，生于肺金。肺中伏热，水不能生，是绝小便之源也；渴而小便不通者，肺气不得降是也。故用清燥金之正化、气薄淡渗之药，泻火而清肺，滋水之化源也。若热在下焦而不渴，是绝其流而溺不泄也，须用气味俱厚，阴中之阴药治之。《素问》云：无阳则阴无以生，无阴则阳无以化。又云：膀胱者，州都之官，津液藏焉，气化则能出矣。无液癃秘，是无阴则阳无以化也。须用知、柏大苦寒之剂，桂一钱为引，服之须臾，前阴若刀刺火烧，溺如涌泉而愈。此证一在上焦气分而渴，一在下焦血分而不渴。两者之殊，至易辨耳。

柯琴曰：水为肾之体，火为肾之用。人知肾中有水，始能制火，不知肾中有火，始能致水耳。盖天一生水，一者，阳气也，即火也，气为水母，阳为阴根，必火有所归，斯水有所主。故反佐以桂之甘温，引知、柏入肾而奏其效。此相须之殷，亦相制之理也。

**琼玉膏**　治虚劳干咳。

生地黄四斤　白茯苓十三两　白蜜二斤　人参六两

上以地黄汁同蜜熬沸，用绢滤过，将参、茯为细末，入前汁和匀，以磁瓶用绵纸十数层，加箬叶封瓶口，入砂锅内，以长流水没瓶颈，桑柴火煮，三昼夜取出，换纸扎口，以蜡封固，悬井中，一日取起，仍煮

半日，汤调服。

【集注】李中梓曰：干咳者，有声无痰，火来乘金，金极而鸣也。此本元之病，非渐渍难以成功；若误用苦寒，只伤脾土，金反无母。故丹溪以地黄为君，令水盛则火自息。又损其肺者益其气，故用人参以鼓生发之元。虚则补其母，故用茯苓以培万物之本。白蜜为百花之精，味甘归脾，性润悦肺，且缓燥急之火。四者皆温良和厚之品，诚堪宝重。郭机曰：起吾沉瘵，珍赛琼瑶。故有琼玉之名。

**龟鹿二仙胶** 大补精髓，益气养神

鹿角血者，十斤 龟板自败者，五斤 枸杞子甘州者，三十两 人参十五两

上用铅坛，如法熬胶。初服酒化一钱五分，渐加至三钱，空心下。

【集注】李中梓曰：人有三奇，精、气、神，生生之本也。精伤无以生气，气伤无以生神。精不足者，补之以味。鹿得天地之阳气最全，善通督脉，足于精者，故能多淫而寿；龟得天地之阴气最具，善通任脉，足于气者，故能伏息而寿。二物气血之属，味最纯厚，又得造化之元微，异类有情，竹破竹补之法也。人参益气，枸杞生精，佐龟、鹿补阴补阳，无偏胜之忧；入气入血，有和平之美。由是精生而气旺，气旺而神昌，庶几龟、鹿之年矣。故曰二仙。

**四神丸** 治脾肾双虚，子后作泻，不思食，不化食。

肉果二两 补骨脂炒，四两 五味子二两 吴茱萸炮，二两

上为末，红枣四十九枚，生姜四两、切，水煮，枣熟去姜，取枣肉捣，和药丸，桐子大。空心盐汤下。

**二神丸** 去茱萸、五味。

**五味子散** 去肉果、补骨脂。

【集注】柯琴曰：泻利为腹疾，而腹为三阴之都会，一脏不调，便能泻利。故三阴下利，仲景各为立方以主之：太阴有理中、四逆，厥阴有乌梅、白头翁，少阴有桃花、真武、猪苓、猪肤、四逆汤散、白通、通脉等剂，可谓曲尽病情，诸法备矣。然只为一脏立法，若三脏相关，久留不痊，如子后作泻一证，犹未之及也。夫鸡鸣至平旦，天之阴，阴中之阳也。因阳气当至而不至，虚邪得以留而不去，故作泻于黎明。其由有四：一为脾虚不能制水，一为肾虚不能行水，故二神丸君补骨脂之辛

燥，补肾以行水，佐肉果之辛温，补脾以制水，丸以姜、枣，又辛甘发生诸阳也；一为命门火衰不能生土，一为少阳气虚无以发陈，故五味子散君五味子之酸温，以收坎宫耗散之火，使少火生气以培土也，佐吴茱萸之辛温，以顺肝木欲散之势，为水气开滋生之路，以奉春生也。此四者，病因虽异，而见证则同，皆水亢为害。二神丸是承制之剂，五味子散是化生之剂也。二方理不同而用则同，故可互用以助救，亦可合用以建功。合为四神丸是制生之剂也，制则生化，久泄自瘳矣。称曰四神，比理中、八味二丸较速欤！

**【按】**命门无火，不能为中宫腐熟水谷之用：肾气不固，谁复司其闭藏之职？故木气才萌，不疏泄而亦疏泄矣。虽是木邪干土，亦实肾之侮脾也。此际当脾肾双补，固涩平肝。故以补骨脂温肾，肉果补脾，五味子收涩，吴茱萸泻肝。肾暖而气蒸，肝平而脾旺，关门闭而水谷腐矣。

# 卷二十八

## 删补名医方论 卷三

**续命汤** 治中风痱，身体不能自收，口不能言，冒昧不知痛处，或拘急不得转侧。

麻黄 桂枝 石膏 干姜 杏仁四十枚 川芎 当归 人参 甘草各三两

上九味，以水一斗，煮取四升，温服一升，当小汗。薄覆脊，凭几坐，汗出自愈。不汗更服。无所禁，勿当风。并治脉伏不得卧，咳逆上气，面目浮肿。

**【集注】**赵良曰：痱病者，营卫气血，不养于内外，故身体不用，机关不利，精神不治。然是证有虚、有实。虚者自饮食房劳七情感之，如《内经》所谓内夺而厥，则为瘖痱之类是也。实者自风寒暑湿感之。虚者不可以实治，治之则愈散其气血。今此方明言中风痱，是属营卫之实邪也，故用续命。续命乃麻黄汤之变者，加干姜以开血受寒邪，石膏以解肌受风邪，当归和血，人参益气，川芎行血散风也。其并治咳逆上气，面浮者，亦以为风寒所致也。

**三生饮** 治卒中，昏不知人，口眼歪斜，半身不遂，并痰厥、气厥。

南星生用，一两 川乌去皮，生用，五钱 附子去皮，生用，五钱 木香二钱

上每服五钱，姜水煎；加人参一两。

**【集注】**柯琴曰：风为阳邪，风中无寒，不甚伤人，惟风中夹寒，害始剧矣。寒轻而在表者，宜发汗以逐邪；寒重而入里者，非温中补虚终不可救。此取三物之大辛、大热者，且不炮不制，更佐以木香，乘其至刚、至锐之气而用之，非专以治风兼以治寒也。然邪之所凑，其气必虚，但知勇于攻邪，若正气虚而不支，能无倒戈之患乎？必用人参两许以驾驭其邪，此薛己真知确见，立于不败之地而收万全之效者也。若在庸手，必谓补住邪气而不敢用，此谨熟阴阳，毋与众谋，岐伯所以叮咛致告耳。

观其每服五钱，必四服而邪始出。今之畏事者，用乌、附分数，必制熟而后敢用，更以芩连监制之，乌能挽回如是之危证哉？古今人不相及，信然。本方去乌、附即星香散，治痰厥、气厥足矣。

**稀涎千缗汤** 治风痰不下，喉中声如牵锯，或中湿肿满。

半夏大者，十四枚 猪牙皂角炙，一梃 甘草一钱 白矾二钱

上四味为末，用生姜自然汁少许，冲温水一盏，调末一钱，灌之，得吐痰涎，即醒。

**【集注】**柯琴曰：攻邪有汗、吐、下三法，仲景于吐剂立栀子豉、瓜蒂二方，所以导热邪之上出，逐寒邪而外散也。其有不因外感，因醇酒厚味渐积，凝结变为顽痰，一旦乘虚上塞咽喉，气不得通，忽然昏仆，目反直视，喉中声如牵锯，此为痰厥。先辈所云：怪证多属于痰者，此也。非用峻药以攻之，顽痰不能遽退，故用生姜、半夏之辛以散之，甘草之甘以涌之，白矾之涩以敛之，牙皂之勇以开之。此斩关夺门之势，惟禀气素实而暂虚者可用。壅塞稍疏，续进他药，不可多用以伤元气。如平素虚弱者，又当攻补兼施，六君子汤中加牙皂、白矾末以吐之，则庶几矣。若误作中风治之，去生便远。

**秦艽升麻汤** 治风寒客胃，口眼㖞斜，恶见风寒，四肢拘急，脉浮而紧。

升麻 葛根 秦艽 白芷 防风 桂枝 甘草 人参 芍药 葱白

上十味，水煎服。

**【集注】**李中梓曰：至哉坤元！为五脏之主。木胜风淫，则仓廪之官受制；脾主四肢，故痿痹也。口为土之外候，眼为木之外候，故俱病也。升麻、白芷皆阳明本药，故用为直入之兵。桂枝、芍药和其营卫，防风、秦艽驱散风邪，葱根佐风药发汗，则无微不达，又借人参、甘草补而和之，则大气周流，而邪气有不散者乎！

**防风黄芪汤** 治中风不能言，脉迟而弱者。

防风 黄芪等分

水煎服。

**【集注】**柯琴曰：夫风者，百病之长也。邪风之至，急如风雨。善治者治皮毛，故用防风以驱逐表邪。邪之所凑，其气必虚，故用黄芪以鼓

舞正气。黄芪得防风，其功愈大者，一攻一补，相须相得之义也。唐柳太后中风不言，许荫宗造防风黄芪汤数十斤，置床下蒸之，身在气中居，次日便能语，是以外气通内气，令气行而愈也。经曰：五气入鼻，藏于心肺，上使耳目修明，声音能彰。制此方者，其知此义矣。夫熏蒸之力，尚能去病，况服之乎！今人治风，惟以发散为足法，而禁用参、芪。岂知目盲不能视，口噤不能言，皆元气不足使然耳。谁知补气可以御风，正胜而邪却之理耶！神而明之，存乎其人。信哉！

**玉屏风散** 治风邪久留而不散者。自汗不止者亦宜。

防风 黄芪 白术等分

上为细末，酒调服。

**【集注】**柯琴曰：邪之所凑，其气必虚。故治风者，不患无以驱之，而患无以御之；不畏风之不去，而畏风之复来。何则？发散太过，玄府不闭故也。昧者不知托里固表之法，遍试风药以驱之，去者自去，来者自来，邪气留连，终无解期矣。防风遍行周身，称治风之仙药，上清头面七窍，内除骨节疼痹，外解四肢挛急，为风药中之润剂，治风独取此味，任重功专矣。然卫气者，所以温分肉而充皮肤，肥腠理而司开阖，惟黄芪能补三焦而实卫，为玄府御风之关键，且无汗能发，有汗能止，功同桂枝，故又能除头目风热，大风癞疾，肠风下血，妇人子脏风，是补剂中之风药也。所以防风得黄芪，其功愈大耳。白术健脾胃，温分肉，培土即以宁风也。夫以防风之善驱风，得黄芪以固表，则外有所卫；得白术以固里，则内有所据。风邪去而不复来。此欲散风邪者，当依如屏，珍如玉也。其自汗不止者，亦以微邪在表，皮毛肌肉之不固耳。

**黄芪五物汤** 治风痱身无痛，半身不遂，手足无力，不能动履者。久久服之，自见其功。

黄芪蜜炙，六钱 白芍药酒炒，三钱 桂枝嫩枝连皮，三钱 生姜外皮，三钱 大枣去核，四枚

水煎服。

**【注】**经曰：虚邪偏客于身半，其入深者，内居营卫，营卫衰则真气去，邪气独留，发为偏枯；其邪气浅者，脉偏痛。此谓虚邪贼风之中人也。营卫虚则其入深，久留发为偏枯、半身不遂也。营卫实则其入浅，

即作经脉偏痛、风痹病也。八风、五痹之病，营卫实者，则以续命汤、换骨丹发其营卫之邪。风痱、偏枯之病，是营卫虚，则当以此汤补其营卫之虚也。故君黄芪以补卫，臣桂、芍以补营，佐姜、枣补而兼通，以和营卫也。此方乃小建中汤之变制，加黄芪，减甘草、饴糖者，是其意在补外，而不在补中也。若左半身不遂，则加当归以补血；右半身不遂，则倍黄芪以补气。手软倍桂枝，足软加牛膝，筋软加木瓜，骨软加虎骨，元气虚加人参，阳气虚加附子，在临证者消息之。久久服之，无不应也。如外风邪盛，则又当从事乎羌活愈风汤，补而散之可也。

**羌活愈风汤** 治年近四旬，营卫不足，肝肾虚弱，风中经络。精神恍惚，语言不清，半身不遂，手足麻木，筋骨无力；或手足枯瘦浮肿，或手足筋挛不收。一切风病稍愈之后，调理俱宜此方。及初觉大指次指麻木不用，手足少力，或肌肉微掣，口眼跳动，若不预防调治，三年之内，风病必生，亦宜服之。

羌活 甘草炙 防风 黄芪 蔓荆子 地骨皮 川芎 细辛 枳壳 人参 麻黄 知母 甘菊花 薄荷 枸杞 当归 独活 白芷 杜仲 秦艽 柴胡 半夏制 厚朴姜制 熟地黄 防己已上各二两 芍药 黄芩 白茯苓各三两 石膏 生地 苍术各四两 官桂一两 前胡二两

上每服一两，水二盏，煎一盏，去滓，空心温服。如遇天阴，加生姜三片，临卧再煎，滓俱要，食远空心服。

**清热化痰汤** 治中风痰热，神气不清，舌强难言。

人参 白术 茯苓 甘草炙 橘红 半夏 麦冬 石菖蒲 枳实 木香 竹茹 黄芩 黄连 南星

水煎，加竹沥、姜汁服。

**【注】**中风有内生、外中二因。内生则因胃浊生痰，志极动火；外中则因形气不固，感召风邪。所以内生者，病必痰迷不语，火发神昏。外中者，病必筋骨不用，口眼歪斜。单发者易治，同发者难愈。然此病之来，必有先兆。如大指、次指麻木不仁，或手足无力，或肌肉微掣，此营卫受邪，外中之先兆也。如上盛下虚，头眩脚软，神短忽忽，言语失常，此痰火将发，内生之先兆也。医方中预防外中、内生之剂甚多，皆不若羌活愈风、清热化痰二方，均以补正为主，除邪次之。故羌活愈风，

以十全大补汤为君剂；清热化痰，以六君子汤为君剂也。羌活愈风汤，用人参、苓、草以补气，归、地、芍药以补血，黄芪、桂枝以扶卫，麻黄、芎䓖以调营。湿盛则筋骨痿软，故佐苍、半、防己以除之。风盛则筋骨拘劲，故佐枸、杜、地黄以滋之。病久气必滞，故佐枳壳、厚朴以行之。风多从燥化，故佐知、膏、黄芩以清之。更佐诸羌、独辈发散之品，以驱六经之风，是风非汗不除也。久病风邪之人，若一旬无汗，须加麻黄微汗以和其表。若数日大便不利，更加大黄微利以和其里。春倍柴胡、半夏，夏倍知、膏、黄芩，季夏倍防己、术、苓，秋倍厚朴加桂、藿，冬倍归、桂加附子，此皆通塞从时，活变法也。一气一候亦然，假如今日风气大来，是风淫也，则倍防风；热气大来，是火淫也，则倍黄芩；湿气大来，是湿淫也，则倍苍术；清气大来，是燥淫也，则倍桂枝皮；寒气大来，是寒淫也，则加炮附子。此又随气候加药法也。清热化痰汤，用参、苓、术、草以补气，木香、枳实以利气，橘、半、南星以化痰，黄芩、黄连以泻热，菖蒲通心，麦、竹清心，姜汁、竹沥通神明去胃浊，则内生诸病自渐愈矣。气实减人参、白术者，恐助热也。气虚减木香枳实者，恐伤气也。痰热甚盛，大便秘实者，此方攻病力缓，又当与礞石滚痰丸相兼服之，大便利，止再服，恐过则伤正也。若利后数日，仍秘实者，仍服之，是又恐痰热盛而助邪也。其变通加减施治，总在临证者消息之，难以尽述。

**防风通圣散** 风热壅盛，表里三焦皆实者，此方主之。

防风 川芎 当归 芍药 大黄 薄荷 麻黄 连翘 芒硝各半两 石膏 黄芩 桔梗各一两 滑石三两 甘草三两 荆芥 白术 栀子各二钱半 生姜三片

每服三钱。

**【集注】**吴琨曰：防风、麻黄，解表药也，风热之在皮肤者，得之由汗而泄。荆芥、薄荷清上药也，风热之在颠顶者，得之由鼻而泄。大黄、芒硝，通利药也，风热之在肠胃者，得之由后而泄。滑石、栀子，水道药也，风热之在决渎者，得之由溺而泄。风淫于膈，肺胃受邪，石膏、桔梗，清肺胃也。而连翘、黄芩，又所以祛诸经之游火。风之为患，肝木主之，川芎、归、芍，和肝血也。而甘草、白术，所以和胃气而健脾。

刘守真长于治火，此方之旨详且悉哉！亦治失下发斑，三焦火实。全方除硝、黄，名双解散，解表有防风、麻黄、薄荷、荆芥、川芎，解里有石膏、滑石、黄芩、栀子、连翘，复有当归、芍药以和血，桔梗、白术、甘草以调气，营卫皆和，表里俱畅，故曰双解。本方名曰通圣，极言其用之妙耳。

**九味羌活汤**　一名冲和汤　四时发散之通剂。

羌活　防风　川芎　白芷　细辛　苍术　黄芩　甘草　生地

加生姜三片，葱白三茎，水煎服。

**活人败毒散**　治伤寒温疫，风湿风眩，拘蜷风痰，头痛目眩，四肢痛，憎寒壮热，项强睛疼。老人小儿皆可服。

羌活　独活　前胡　柴胡　川芎　枳壳　白茯苓　桔梗　人参各一两　甘草五钱

上为细末，每服二钱，水一盏，入生姜三片，煎七分，温服，或沸汤点服。

烦热口干，加黄芩。

**【集注】**赵羽皇曰：东南地土卑湿，凡患感冒，辄以伤寒二字混称。不知伤者，正气伤于中；寒者，寒气客于外，未有外感而内不伤者也。仲景医门之圣，立法高出千古，其言冬时严寒，万类深藏，君子固密，不伤于寒。触冒之者，乃名伤寒，以失于固密而然。可见人之伤寒，悉由元气不固，肤腠之不密也。昔人常言伤寒为汗病，则汗法其首重矣。然汗之发也，其出自阳，其源自阴，故阳气虚，则营卫不和而汗不能作；阴气弱，则津液枯涸而汗不能滋。但攻其外，不顾其内可乎？表汗无如败毒散，羌活汤。其药如二活、二胡、芎、苍、辛、芷群队辛温，非不发散，若无人参、生地之大力者居乎其中，则形气素虚者，必至亡阳；血虚夹热者，必至亡阴，而成痼疾矣。是败毒散之人参，与冲和汤之生地，人谓其补益之法，我知其托里之法。盖补中兼发，邪气不致于流连；发中带补，真元不致于耗散。施之于东南地卑气暖之乡，最为相宜，此古人制方之义。然形气俱实，或内热炽盛，则更当以河间法为是也。

胡天锡曰：非其时而有其气，惟气血两虚之人受之。寒客营而风客卫，不可用峻剂，故稍从其轻者，此羌活汤、败毒散所由立也。九味汤主寒邪伤营，故于发表中加芎、地，引而入血，即借以调荣。用葱、姜为引，使通体汗出，庶三阳血分之邪，直达而无所滞矣。败毒散主风邪伤卫，故于发表中加参、苓、枳、桔，引而达卫，固托以宣通。用生姜为使，使留连肺部，则上焦气分之邪不能干矣。是方亦可用黄芩者，以诸药气味辛温，恐其僭亢，一以润之，一以清之也。

**柴葛解肌汤** 治三阳合病，头痛发热，心烦不眠，嗌干耳聋，恶寒无汗，三阳证同见者。

石膏 柴胡 羌活 白芷 黄芩 芍药 桔梗 甘草 葛根

加姜枣，水煎服。

**【注】**陶华制此以代葛根汤。不知葛根汤只是太阳、阳明药，而此方君柴胡，则是又治少阳也；用之于太阳、阳明合病，不合也。若用之以治三阳合病，表里邪轻者，无不效也。仲景于三阳合病，用白虎汤主之者，因热甚也。曰汗之则谵语遗尿，下之则额汗厥逆，正示人惟宜以和解立法，不可轻于汗下也。此方得之葛根、白芷，解阳明正病之邪，羌活解太阳不尽之邪，柴胡解少阳初入之邪。佐膏、芩治诸经热，而专意在清阳明，佐芍药敛诸散药而不令过汗，桔梗载诸药上行三阳，甘草和诸药通调表里。施于病在三阳，以意增减，未有不愈者也。若渴引饮者，倍石膏加栝蒌根，以清热而生津也。若恶寒甚无汗，减石膏、黄芩加麻黄，春夏重加之，以发太阳之寒。若有汗者，加桂枝以解太阳之风，无不可也。

**升麻葛根汤** 治阳明表热下利，兼治痘疹初发。

升麻 葛根 芍药 甘草炙

上四味，水煎服。

**【集注】**柯琴曰：此为阳明初病，解表和里之剂，可用以散表热，亦可用以治里虚，一方而两擅其长也。夫身热汗自出，不恶寒反恶热，是阳明之本证。仲景未尝立治表之方，见阳明初起，汗出多而恶寒者，便用桂枝汤；及无汗而恶寒者，则用葛根汤。证同太阳而称阳明者，是阳明之表病自太阳传来，故治仍同太阳也。此方治阳明自病，不用麻桂者，恐汗太过而亡津液，反致胃燥也。用升麻、葛根发胃脘之阳，以散肌肉之表热；芍药、甘草泻脾经之火，以解胃腑之里热。有汗则发，无汗则止，功同桂枝，而已远于姜、桂，且不须歠稀粥以助阳也。胃实为阳明之里证，仲景用承气三方。然阳明初病，往往有移热于脾而下利者，《内经》所谓暴注下迫，皆属于热也。下利，正是胃热之兆，故太阳阳明合病，必自下利，仲景用葛根汤以发两阳之表热，即所以治里热也。此方即仿其义，去姜、桂之辛热，以升麻代麻黄，便是阳明表剂，而非太阳表剂矣。葛根禀性甘凉，可以散表实，协升麻以上升，则使清阳达上而浊阴下降。可知芍药收敛脾阴，甘草缓急和里，则下利自止。可知治里仍用表药者，以表实下利、而非里实故也。痘疹自里达表，出于少阴而发于太阳，初起则内外皆热，故亦宜于凉散耳。若无汗加麻黄，有汗加桂枝，渴热加石膏，咽痛加桔梗，头痛合芎芷散，头面肿合消毒饮，有少阳证加柴、芩，火盛加芩、连，凡邪在三阳，以此出入，无不利也。

**参苏饮** 治感冒风寒，头痛发热，憎寒咳嗽，涕唾稠黏，胸膈满闷，脉弱无汗。

人参八分 苏叶八分 干葛八分 前胡八分 陈皮八分 枳壳八分 茯苓八分 半夏八分 桔梗五分 木香五分 甘草五分 生姜五片 大枣一枚

上水煎，热服取汗。

**【注】**风寒感冒太阳则传经，以太阳主表，故用麻、桂二方，发营卫之汗也。若感太阴则不传经，以太阴主肺，故用此汤外散皮毛，内宣肺气也。盖邪之所凑，其气必虚，故君人参以补之。皮毛者，肺之合也，肺受风寒，皮毛先病，故有头痛无汗，发热憎寒之表，以苏叶、葛根、前胡为臣以散之。肺一受邪，胸中化浊，故用枳、桔、二陈以清之，则咳嗽、涕唾稠黏、胸膈满闷之证除矣。加木香以宣诸里气，加姜、枣以调诸表气，斯则表里之气和，和则解也。以本方去人参加川芎，以前胡易柴胡，名芎苏饮。治气实有火者，头痛甚亦加之。喘嗽者，加杏仁以降气，桑皮以泻肺。合四物名茯苓补心汤，治气血两虚，及新产之后虚损吐血，感冒伤风咳嗽，最相宜也。

**藿香正气散** 治外受四时不正之气，内停饮食，头痛寒热，或霍乱吐泻，或作疟疾。

藿香 桔梗 紫苏 白芷 厚朴 大腹皮 半夏 茯苓 陈皮 甘草

上十味，加姜枣，水煎，热服。

**【集注】**吴琨曰：四时不正之气，由鼻而入，不在表而在里，故不用大汗以解表，但用芬香利气之品以正里。苏、芷、陈、腹、朴、梗，皆气胜者也，故能正不正之气；茯、半、甘草则甘平之品，所以培养中气者也。若病在太阳，与此汤全无干涉，伤寒脉沉发热，与元气本虚之人，并夹阴发热者宜戒。又金不换正气散，即平胃散加半夏、藿香，凡受山岚瘴气及出远方不服水土、吐泻下利者主之。盖平胃散，可以平湿土而消瘴，半夏之燥以醒脾，藿香之芬以开胃。名曰正气，谓能正不正之气也。

**神术汤** 主治三时外感寒邪、内伤生冷而发热及脾泻肠风。

白术三钱 防风二钱 甘草一钱

上三味，无汗用苍术加葱白、生姜，有汗用白术、生姜。

**【集注】**柯琴曰：此王好古得意之方，仿仲景麻、桂二方之义，而制为轻剂也。然此是太阴之剂，可以理脾胃之风湿，而不可治太阳之风寒，亦不可以治阳明之表证与少阳之半表里也。《内经》所谓春伤于风，邪气留连而洞泄，至夏而飧泄、肠澼者宜之。若冬伤于寒，至春而温病者，又非所宜也。今人不知仲景立方之旨，只恐麻黄、桂枝之伤人也，得此平和之剂，恃为稳当。不知营卫不和，非调和脾胃者所可代。胃家之实者，非补虚之品所能投。肝胆之相火往来，少阴之水火相射者，不得以燥剂该摄也。先明药之理，始得方之用。能知方，始可用方而不执方。若病在太阳，先发阳明之汗，是引贼破家，张洁古岂独为葛根道哉！

**麻黄加术汤** 治湿家身烦疼。

麻黄三两 桂枝二两 甘草炙，二两 杏仁七十个 白术炒，四两

上五味，以水九升，煮麻黄，减二升，去沫，内诸药，煮取二升半，去滓，温服八合，覆取微似汗。

**【集注】**程知曰：此汤为湿家表散法也。身疼为湿，身烦为热。加白术于麻黄汤中，一以助其去湿，一以恐其过散，此治湿之正法也。发散方中加白术，又为张洁古、王好古二人开法门。

**桂枝附子汤** 主治伤寒八九日，风湿相搏，身体烦疼，不能转侧，

不呕不渴，脉浮虚而涩者。

桂枝四两　附子炮，三枚　甘草二两　生姜三两　大枣十二枚

上五味，以水六升，煮取二升，去滓，分温三服。

【集注】程知曰：湿与风相搏，流入关节，身疼极重，而无头痛、呕、渴等证，脉浮虚者风也，涩者寒湿也。风在表者，散以桂、甘之辛甘。湿在经者，逐以附子之辛热。姜、枣辛甘，行营卫通津液以和表。盖阳虚则湿不行，温经助阳散湿，多借附子之大力也。

**栝蒌桂枝汤**　治太阳证备，身体强几几然，脉反沉迟，此为痉，此汤主之。

栝蒌根二两　桂枝三两　芍药三两　甘草二两　生姜三两　大枣十二枚

上六味，以水九升，煮取三升，分温三服，取微汗，汗不出，食顷须歠热粥发之。

【集注】喻昌曰：伤寒方中，治项背几几，用桂枝加葛根汤矣。彼之汗出恶风，其邪在表，而此之太阳证，罔不具备，其邪之亦在于表可知也。但以脉之沉迟，知其在表之邪为津液内竭所召，不当从风寒之表法起见，故不用葛根之发表解肌，改用栝蒌根之味苦入阴，擅生津液之长者为君，加之桂枝和营卫、养筋脉而治其痉，乃变表法为和法也。然既君以栝蒌根，当增之；桂枝为臣，当减之。

**水解散**　治天行时气初起，头痛、壮热等疫。

大黄四两　白芍二两　黄芩　甘草炙　桂心　麻黄各三两

上为粗末，每撮一两，水煎服。汗下不再服。

**二圣救苦丹**

川大黄生，一斤　皂角猪牙者，去皮弦，微炒，四两

上为末，和匀，水泛为丸，每服三钱，无根水下。弱者减服。

【注】天行时气，即四时不正之气，感而为病者，初不名疫也。因病气互相传染，老幼相似，沿门阖境而共病之，故曰：天行时气也。然此疫气从鼻而入，一受其邪，脏腑皆病，若不急逐病出，则多速死。急逐之法，非汗即下，故古人治疫之方，以下为主，以汗次之，是为病寻出路也。此二方，一以治冬疫，一以治春疫。冬疫多寒，春疫多热。多寒者宜水解散，方中用麻、桂、芍、草发营卫之汗，大黄、黄芩泻疫毒之

邪。多热者宜救苦丹，方中用皂角开窍而发表，大黄泻火而攻里，使毒亦从汗下而出也。二方审而用之，治疫之大法可类推矣。

**天水散**一名益元散 一名六一散 治夏时中暑，热伤元气，内外俱热，无气以动，烦渴欲饮，肠胃枯涸者。又能催生下乳，积聚水蓄，里急后重，暴注下迫者宜之。

桂府滑石水飞，六两 甘草一两 辰砂三钱

上为细末，新汲水一碗，调服三钱。

【集注】柯琴曰：元气虚而不支者死，邪气盛而无制者亦死。今热伤元气，无气以动，斯时用参、芪以补气，则邪愈甚；用芩、连以清热，则气更伤。惟善攻热者，不使败人元气；善补虚者，不使助人邪气，必得气味纯粹之品以主之。滑石禀土中冲和之气，行西方清肃之令，秉秋金坚重之形，寒能胜热，甘不伤脾，含天乙之精而具流走之性，异于石膏之凝滞，能上清水原，下通水道，荡涤六腑之邪热从小便而泄。炙甘草禀草中冲和之性，调和内外，止渴生津；用以为佐，保元气而泻虚火，则五脏自和矣。然心为五脏主，暑热扰中，神明不安，必得朱砂以镇之，则神气可以遽复；凉水以滋之，则邪热可以急除，此清心之阳热可通行也。至于热利初起，里急后重者宜之，以滑可去着也。催生下乳，积聚蓄水等证，同乎此义，故兼治之。是方也，益气而不助邪，逐邪而不伤气，不负益元之名，宜与白虎、生脉三方鼎足也。

**香薷饮** 治暑热乘凉饮冷、阳气为阴邪所遏、头痛发热、恶寒烦躁、口渴腹满、吐泻者。

香薷 厚朴姜汁炒 白扁豆炒

水煎浸，冷服。

【集注】叶仲坚曰：饮与汤稍有别：服有定数者名汤，时时不拘者名饮。饮因渴而设，用之于温暑则最宜者也。然胃恶燥，脾恶湿，多饮伤脾，反致下利。治之之法，心下有水气者发汗，腹中有水气者利小便。然与其有水患而治之，曷若先选其能汗、能利者用之？香薷芳香辛温，能发越阳气，有彻上彻下之功，故治暑者君之，以解表利小便。佐厚朴以除湿，扁豆以和中，合而用之为饮。饮入于胃，热去而湿不留，内外之暑悉除矣。若心烦口渴者，去扁豆加黄连，名黄连香薷饮。加茯苓、甘草，名五物。加木瓜、参、芪、橘、术，名十味。随证加减，尽香薷之用也。然劳倦内伤，必用清暑益气；内热大渴，必用人参白虎，若用香薷，是重虚其表而反济其内热矣。香薷乃夏月解表之药，如冬月之麻黄，气虚者尤不可服。今人不知暑伤元气，概用以代茶，是开门揖盗也。

# 卷二十九

## 删补名医方论　卷四

**黄连解毒汤**　治一切阳热火盛，面赤口干，狂燥[1]心烦，错语不眠，大热干呕，吐血衄血，及下后而便不实，热仍不已者。

黄连　栀子各等分　黄柏　黄芩

水煎服。

【**集注**】汪昂曰：寒极曰阴毒，热极曰阳毒。是方名曰黄连解毒，是君以黄连直解心经火毒也。黄芩泻肺经火毒，黄柏泻肾经火毒，栀子通泻三焦火毒，使诸火毒从膀胱出。若大便实者加大黄，名栀子金花汤，利大便，是使火毒从大、小二便而出也。盖阳盛则阴衰，火盛则水衰，故用大苦大寒之药，抑阳而扶阴，泻其亢甚之火，而救其欲绝之水也。然非实热不可轻投。

【**按**】黄连解毒汤、白虎汤、三黄石膏汤、大青龙汤，皆治表里俱热证。然大青龙汤治表实壮热，里热之浅在肌；三黄石膏汤治表实壮热，里热之深在胃。故一以石膏佐麻、桂，一以石膏佐麻、豉，均发太阳之表，解阳明之里也。大青龙汤，则更以杏、草、姜、枣佐麻黄，其意专发热郁之在肌也。三黄石膏汤，则更以芩、连、栀、柏佐石膏，其意专泻热深之在胃也。白虎汤治表热在肌，里热在胃，所以不用麻、桂、以发太阳，专主石膏而清阳明也。解毒汤治表热在三阳，里热在三焦，所以亦不以麻、桂发太阳表，亦不以石膏清阳明里，而专以三黄泻上下内外之实火也。此皆太阳之邪，侵及阳明，而未入腑成实者也。若已入腑成实，则又当从事乎三承气汤，以下其热也。

**三黄汤**　治三焦实热，一切有余火证，大便秘结者。

黄芩　大黄各等分　黄连

---

[1] 燥：通“躁”。焦急，焦躁。

水煎服。

**二黄汤** 治上焦火旺，头面大肿，目赤肿痛，心胸、咽喉、口舌、耳、鼻热盛及生疮毒者。

黄芩 黄连 甘草各等分

水煎，食后服。

【注】三黄汤用黄芩泻上焦火，黄连泻中焦火，大黄泻下焦火，三焦实火大便实者，诚为允当。若大便不实者，黄连解毒汤证也。以大黄易黄柏者，因其下焦热结未实也。加栀子者，使其热不从大便出而从小便出也。上、中二焦实火，用凉膈散。若夫上焦实火，则以此汤之大黄易甘草，名二黄汤，使芩、连之性，缓缓而下，留连膈上。张洁古以凉膈散减硝、黄加桔梗，亦此义也。虽同一泻火之剂，而其中上下、缓急、轻重之不同，此皆加减转换法也，不可不知。

**三黄石膏汤** 治伤寒阳证，表里大热而不得汗。或已经汗、下，过经不解，六脉洪数，面赤鼻干，舌燥大渴，烦躁不眠，谵语鼻衄，发黄、发疹、发斑。以上诸证，凡表实无汗，而未入里成实者，均宜主之。

石膏两半 黄芩 黄连 黄柏 麻黄已上各七钱 淡豆豉二合 栀子三十个

每服一两，加葱三根，水煎，热服。气实者倍服。

【注】仲景于表里大热，立两解之法。如大青龙汤治表里大热，表实无汗，故发汗，汗出而两得解也；白虎汤治表里大热，因表有汗，不主麻、桂，因里未实，不主硝黄，惟以膏、知、甘草，外解阳明之肌热，内清阳明之腑热，表里清而两得解也。若夫表实无汗，热郁营卫，里未成实，热盛三焦，表里大热之证。若以大青龙汤两解之，则功不及于三焦。若以白虎汤两解之，则效不及于营卫。故陶华制此汤，以三黄泻三焦之火盛，佐栀子屈曲下行，使其在里诸热从下而出。以麻黄开营卫之热郁，佐豉、葱直走皮毛，使其在表之邪从外而散。石膏倍用重任之者，以石膏外合麻、豉，取法乎青龙，是知解诸表之热，不能外乎青龙也。内合三黄，取法乎白虎，是知解诸里之热，不能外乎白虎也。且麻、豉得石膏、三黄，大发表热，而不动里热；三黄得石膏、麻、豉，大清内热，而不碍外邪。是此方擅表里俱热之长，亦得仲景之心法者也。若表有微汗，麻黄减半，桂枝倍加，以防外疏；里有微溏，则减去石膏，倍

加葛根，以避中虚也。

**凉膈散** 治心火上盛，中焦燥实，烦躁口渴，目赤头眩，口疮唇裂，吐血衄血，大小便秘，诸风瘛疭，胃热发斑发狂，及小儿惊急，痘疮黑陷。

连翘四两 大黄酒浸 黄芩酒炒 薄荷一两 甘草二两 栀子炒 芒硝

上为末，每服三钱，加竹叶，生蜜煎。

**【集注】**汪昂曰：此上、中二焦，泻实火药也。热淫于内，治以咸寒，佐以苦甘。故以连翘、黄芩、竹叶、薄荷散火于上，而以大黄、芒硝之猛利，荡热于中，使上升下行，而膈自清矣。用甘草、生蜜者，病在膈，甘以缓之也。古方用凉膈散居多。本方加菖蒲、远志，名转舌膏，治心经蕴热。加青黛、蓝根，名活命金丹，治肝经风热。张洁古减去硝、黄，加桔梗为之舟楫，浮而上行，治上焦诸热，便不实者宜之，不可以此方过泻而轻訾之也。

**竹叶黄芪汤** 治消渴，气血虚，胃火盛而作渴。

淡竹叶 生地黄各二钱 黄芪 麦冬 当归 川芎 黄芩 甘草 芍药 人参 半夏 石膏各一钱

上水煎服。

**【集注】**柯琴曰：气血皆虚，胃火独盛，善治者补泻兼施；寒之而不至损阳，温之而不至助火，扶正而邪却矣。四君子气药也。加黄芪而去苓、术者，恐火就燥也。四物汤血药也，倍地黄而用生者，正取其寒也。人参、黄芪、甘草，治烦热之圣药，是补中有泻矣。且地黄之甘寒，泻心肾之火，竹叶助芍药清肝胆之火，石膏佐芍药清脾胃之火，麦冬同黄芩清肺肠之火，则胃火不得独盛，而气血之得补可知。惟半夏一味温中辛散，用之大寒剂中，欲其通阴阳之路也。岐伯治阴虚而目不瞑者，饮以半夏汤，复杯则卧，今人以为燥而渴者禁用，是不明阴阳之理耳。

**【按】**是方即竹叶石膏汤加生地、当归、白芍、川芎、黄芪、黄芩也。彼则治伤寒解后烦渴少气，气逆欲吐。此则治消渴，气血虚、胃火盛。因其气虚，故加黄芪佐人参、甘草以补气；因其血虚，故加归、芎、芍、地以补血；因其胃火盛，故加黄芩佐石膏以清胃火。其烦渴则一，故余药皆同也。于此二方推之，用半夏之意，自可知矣。故脾者为胃行其津液也。脾湿胃燥，津液不行，得火则化痰，得寒则成饮。胃火清，脾湿燥，其痰饮自除矣。半夏消痰破饮，使未化痰之津液回清，而已成痰之浊液自化，非他药所可比伦也，故二方于胃火盛燥渴中同用之。

**清胃散** 治胃经湿热，齿龈肿痛，或牵引头脑，或面发热。

升麻 甘草 生地黄 川黄连 牡丹皮 当归

水煎服。

【**集注**】罗谦甫曰：阳明胃多气多血，又两阳合明为热盛，是以邪入而为病常实。若大渴、舌苔、烦躁，此伤气分，热聚胃腑，燥其津液，白虎汤主之。若醇饮肥厚炙煿过用，以致湿热壅于胃腑，逆于经络，而为是病，此伤血分，治宜清胃。方中以生地益阴凉血为君，佐之以丹皮，去蒸而疏其滞。以黄连清热燥湿为臣，佐之以当归，入血而循其经。仍用升麻之辛凉，为本经捷使引诸药直达血所，则咽喉不清，齿龈肿痛等证，廓然俱清矣。

**导赤散** 治心热，口糜舌疮，小便黄赤，茎中作痛，热淋不利。

生地 木通 甘草梢

上三味，水煎服。

【**注**】赤色属心。导赤者，导心经之热从小肠而出，以心与小肠为表里也。然所见口糜舌疮、小便黄赤、茎中作痛、热淋不利等证，皆心热移于小肠之证。故不用黄连直泻其心，而用生地滋肾凉心，木通通利小肠，佐以甘草梢，取易泻最下之热，茎中之痛可除，心经之热可导也。此则水虚火不实者宜之，以利水而不伤阴，泻火而不伐胃也。若心经实热，须加黄连、竹叶，甚者更加大黄，亦釜底抽薪之法也。

**五淋散** 治膀胱结热，水道不通，淋涩热痛，或尿如豆汁，或成砂石，或如膏脓，或小便血。

赤苓一钱五分 赤芍一钱 栀仁一钱 当归 甘草各钱二分

上五味，加灯心，水煎服。

**八正散**

瞿麦 栀子 萹蓄 大黄 木通 滑石 车前子 甘草各一钱

加灯心一钱，煎服。朱震亨方：加木香一钱。

【**注**】通调水道，下输膀胱，三焦之职也。受藏津液，气化能出，膀胱之职也。若水道不输，则内蓄喘胀，外泛肤肿，三焦之病也。若受藏

不化，则诸淋涩痛，癃闭不通，膀胱之病也。经曰：阴无阳无以生，阳无阴无以化。故阴阳偏盛，皆不生化也。阳盛阴虚，而膀胱之气不化为病者，通关丸证也。阴盛阳虚，而膀胱之气不化为病者，肾气丸证也。此关乎气化阴阳之为病也。经曰：下虚则遗尿。又曰：膀胱不约为遗尿。经曰：胞移热于膀胱则癃。又曰：膀胱不利为癃。故虚而寒者，藏而不能约；实而热者，约而不能出也。膀胱气虚，无气以固，则藏而不约不禁，遗失之病生，补中固真汤证也。膀胱气热，壅结不行，则约而不出，淋涩癃闭之病生，八正、五淋散证也。此不全关乎气化，而又关乎虚寒、实热之为病也。八正、五淋皆治淋涩癃闭之药，而不无轻重之别。轻者，有热未结，虽见淋涩尿赤，豆汁、砂石、膏血、癃闭之证，但其痛则轻，其病不急，宜用五淋散单清水道。故以栀、苓清热而输水，归、芍益阴而化阳，复佐以甘草调其阴阳，而用梢者，意在前阴也。重者，热已结实，不但痛甚势急，而且大便亦不通矣，宜用八正散兼泻二阴，故于群走前阴药中，加大黄直攻后窍也。丹溪方加木香者，其意亦以气化者欤！

**逍遥散** 治肝家血虚火旺，头痛目眩烦赤，口苦倦怠烦渴，抑郁不乐，两胁作痛，寒热，小腹重坠，妇人经水不调，脉弦大而虚。

芍药酒炒 当归 白术炒 茯苓 甘草炙 柴胡各二钱

引用煨姜三片，薄荷少许，煎服。

加味逍遥散，即此方加丹皮、山栀炒，各五分。

**【集注】**赵羽皇曰：五脏苦欲补泻，云肝苦急，急食甘以缓之。盖肝性急善怒，其气上行则顺，下行则郁，郁则火动而诸病生矣。故发于上，则头眩、耳鸣而或为目赤。发于中，则胸满、胁痛而或作吞酸。发于下，则少腹疼疝而或溲溺不利。发于外，则寒热往来，似疟非疟。凡此诸证，何莫非肝郁之象乎？而肝木之所以郁，其说有二：一为土虚不能升木也，一为血少不能养肝也。盖肝为木气，全赖土以滋培，水以灌溉。若中土虚，则木不升而郁。阴血少，则肝不滋而枯。方用白术、茯苓者，助土德以升木也。当归、芍药者，益荣血以养肝也。薄荷解热，甘草和中。独柴胡一味，一以为厥阴之报使，一以升发诸阳。经云：木郁则达之。遂其曲直之性，故名曰逍遥。若内热、外热盛者，加丹皮解肌热，炒栀清内热，此加味逍遥散之义也。

**龙胆泻肝汤** 治胁痛口苦，耳聋耳肿，筋痿阴湿，热痒阴肿，白浊溲血。

龙胆草酒炒 黄芩炒 栀子酒炒 泽泻 木通 车前子 当归酒洗 柴胡 甘草 生地酒炒

水煎服。

【注】胁痛口苦，耳聋耳肿，乃胆经之为病也。筋痿阴湿，热痒阴肿，白浊溲血，乃肝经之为病也。故用龙胆草泻肝胆之火，以柴胡为肝使，以甘草缓肝急，佐以芩、栀、通、泽、车前辈大利前阴，使诸湿热有所从出也。然皆泻肝之品，若使病尽去，恐肝亦伤矣，故又加当归、生地补血以养肝。盖肝为藏血之脏，补血即所以补肝也。而妙在泻肝之剂，反作补肝之药，寓有战胜抚绥之义矣。

**左金丸** 治肝脏火实，左胁作痛。

黄连炒，六两 吴茱萸汤泡，一两

上为末，作丸。

【集注】胡天锡曰：此泻肝火之正剂。肝之治有数种：水衰而木无以生，地黄丸，乙癸同源是也；土衰而木无以植，参苓甘草剂，缓肝培土是也；本经血虚有火，用逍遥散清火；血虚无水，用四物汤养阴。至于补火之法，亦下同乎肾；而泻火之治，则上类乎心。左金丸独用黄连为君，从实则泻子之法，以直折其上炎之势；吴茱萸从类相求，引热下行，并以辛燥开其肝郁，惩其扞格[1]，故以为佐。然必本气实而土不虚者，庶可相宜。左金者，木从左而制从金也。

**泻青丸** 治肝火风热，不能安卧，多惊多怒，目赤肿痛，及小儿急惊抽搐。

龙胆草 山栀 大黄酒蒸 川芎 当归 羌活 防风

等分，蜜丸，竹叶汤下。

【注】龙胆草直入肝经，以泻其火，佐栀子、大黄，使其所泻之火，从大、小二便而出，是治火之标也。肝主风，风能生火，治肝不治风，

[1] 扞格：互相抵触，格格不入。

非其治也。故用羌活、防风散肝之风，即所以散肝之火，是治火之本也。肝之情欲散，故用川芎之辛以散之。肝之质喜滋，故用当归之濡以润之。是于泻肝之中，寓有养肝之意。泻肝者，泻肝之病也；养肝者，悦肝之神也。盖肝木主春，乃阳升发动之始，万物生化之源，不可伤也。

**当归龙荟丸** 治肝经实火，头运目眩，耳聋耳鸣，惊悸搐搦，躁扰狂越，大便秘结，小便涩滞，或胸胁作痛，阴囊肿胀，凡属肝经实火，皆宜服之。

当归一两 黄连一两 黄芩一两 龙胆草一两 栀子仁一两 大黄五钱 芦荟五钱 青黛五钱 木香二钱五分 黄柏一两 麝香另研，五钱

上为末，炒神曲，糊丸。每服二十丸，姜汤下。

**【集注】**汪昂曰：肝木为生火之本，肝火盛则诸经之火相因而起，为病不止一端矣。故以当归、芦荟、龙胆草、青黛直入本经气血两途，先平其甚者，而诸经之火，无不渐平矣。佐以黄芩泻肺火，黄连泻心火，黄柏泻肾火，大黄泻肠胃火，栀子泻三焦火，备举大苦大寒而直折之，使上、中、下三焦之火，悉从大、小二便利出。少加木香、麝香者，取其调气开窍灵通周至也。然非实火不可轻投。

**越婢加半夏汤** 治咳而上气，此为肺胀，其人喘，目如脱状，脉浮大者。

麻黄六两 石膏半斤 生姜三两 甘草二两 半夏半升 大枣十五枚

上六味，以水六升，先煮麻黄，去沫、内药，取三升，分温三服。

**小青龙加石膏汤** 治肺胀，咳而上气，烦躁而喘，脉浮者，心下有水气。

麻黄三两 桂枝三两 细辛三两 芍药三两 半夏半升 石膏三两 干姜三两 五味子半升 甘草三两

上九味，以水一斗，煮麻黄，去沫、内诸药，取三升。强人服一升，羸者减之，日三服。小儿服四合。

**【集注】**喻昌曰：前一方，麻黄汤中以桂、杏易石膏，以脉大有热而加姜、枣，则发散之力微而且缓也。后一方，小青龙汤中加入石膏，以证兼烦躁，虽宜汗散寒饮，犹防助热伤津也。越婢方中有石膏、半夏二物，协力建功。石膏清热，借辛热亦能豁痰；半夏豁痰，借辛凉亦能清

热。前麦冬汤方中下气止逆，全借半夏入生津药中。此二方又借半夏入清温剂中，仲景加减成方，无非化裁后学矣。

**清燥救肺汤** 治诸气膹郁，诸痿喘呕。

桑叶经霜者，三钱 石膏炒，二钱五分 甘草一钱 胡麻仁炒、研，一钱 真阿胶八分 人参七分 麦冬一钱二分 杏仁去皮、尖，炒黄，七分 枇杷叶去毛，蜜炙，一片

上九味，以水一碗，煎六分，频频二三次，滚热服。

痰多加贝母、栝蒌。血枯加生地。热甚加犀角、羚羊角，或加牛黄。

**【集注】**喻昌曰：按诸气膹郁之属于肺者，属于肺之燥也，而古今治气郁之方，用辛香行气，绝无一方治肺之燥者。诸痿、喘、呕之属于上者，亦属于肺之燥也。而古今治法，以痿、呕属阳明，以喘属肺，是则呕与痿属之中、下，而惟喘属上矣，所以亦无一方及于肺之燥也。即喘之属于肺者，非表即下，非行气即泄气，间有一二用润剂者，又不得其肯綮。今拟此方名清燥救肺，大约以胃为主，胃土为肺金之母也。其天冬、知母能清金滋水，以苦寒而不用，至如苦寒降火之药，尤在所忌。盖肺金自至于燥，所存阴气不过一线耳。倘更以苦寒下其气，伤其胃，其人尚有生理乎？诚仿此增减以救肺燥变生诸证，庶克有济。

柯琴曰：古方用香燥之品以治气郁，不获奏效者，以火就燥也。惟缪仲醇知之，故用甘凉滋润之品，以清金保肺立法。喻昌宗其旨，集诸润剂，而制清燥救肺汤，用意深，取药当，无遗蕴矣。

**【按】**经云：损其肺者益其气。肺主诸气故也。然火与元气不两立，故用人参、甘草甘温而补气，气壮火自消，是用少火生气之法也。若夫火燥膹郁于肺，非佐甘寒多液之品，不足以滋肺燥，而肺气反为壮火所食，益助其燥矣。故佐以石膏、麦冬、桑叶、阿胶、胡麻仁辈，使清肃令行，而壮火亦从气化也。经曰：肺苦气上逆，急食苦以降之。故又佐以杏仁、枇杷叶之苦以降气。气降火亦降，而制节有权；气行则不郁，诸痿、喘、呕自除矣。要知诸膹郁，则肺气必大虚，若泥于肺热伤肺之说而不用人参，郁必不开，而火愈炽，皮聚毛落，喘咳不休而死矣。此名之救肺，凉而能补之谓也。若谓实火可泻，而久服芩、连，苦从火化，亡可立待耳。

**麦门冬汤** 火逆上气，咽喉不利，止逆下气者主之。

麦门冬七升 半夏一升 人参三两 甘草二两 粳米三合 大枣十二枚

上六味，以水一斗二升，煮取六升；温服一升；日三服，夜一服。

**【集注】**喻昌曰：此方治胃中津液干枯，虚火上炎，治本之良法也。夫用降火之药而火反升，用寒凉之药而热转炽者，徒知与火热相争，弗知补正气以生津液，不惟无益而反害之矣。凡肺病有胃气则生，无胃气则死。胃气者，肺之母气也。本草有知母之名，谓肺借其清凉，知清凉为肺之母也。又有贝母之名，谓肺借其豁痰，豁痰为肺之母也。然屡施于火逆上气，咽喉不利之证，而屡不应者，名不称矣。孰知仲景妙法，于麦冬、人参、甘草、大枣、粳米大补中气以生津液队中，又增入半夏辛温之味，以开胃行津而润肺，岂特用其利咽下气哉？顾其利咽下气，非半夏之功，实善用半夏之功也。

**人参清肺汤** 治肺胃虚寒，咳嗽喘急，坐卧不安。并治久年劳嗽，吐血腥臭。

人参 阿胶 骨皮 知母 乌梅 粟壳 炙草 杏仁 桑皮各等分

加枣子，煎服。

**人参定喘汤**

人参 麻黄 阿胶 五味 粟壳 甘草 半夏曲各一钱 桑皮二钱

生姜三片，水煎服。

**人参泻肺汤** 治肺经积热上喘，胸膈胀满痰多，大便涩。

人参 黄芩 栀子 枳壳 薄荷 甘草 连翘 杏仁 桑皮 大黄 桔梗

水煎服。

**【集注】**王又原曰：经云：邪之所凑，其气必虚。又肺为娇脏，其不堪破耗也明矣。自肺热伤肺之说行，曰保肺补肺，众共哗之。曰清肺泻肺，药与和之。岂知古人清肺、泻肺等汤，而必皆以人参立名，夫亦可晓然于肺气之不可耗，而人参之在所必用也。肺体清而法天，下济而司降令，一切浑浊不得上干者，皆胸中之气健运行而不息也。若肺气少弛，则降下失令，浑浊之气遂逆上行，此为咳嗽为喘急，肺叶胀举，胸膈紧痛，移热大肠，大便艰涩，种种显有余之象，实种种为不足之征。故不问内伤外感，为热为寒，要以人参保定肺气为主。或佐骨皮、知母、阿胶滋之，乌梅、五味、罂粟壳敛之、半夏曲、生姜降之，杏仁、桑皮、枳壳、桔梗利之，栀子、黄芩、连翘凉之，麻黄、薄荷发之，大黄下之，总恃人参之大力，握枢而运，已入之邪易出，而将来之邪无从入也。肺邪得诸药以俱出，而肺气不随诸药以俱出也。然则人参亦何尝伤肺，乃畏而不敢用耶？又谓风寒咳嗽，忌用五味子；嗽用粟壳，止嗽如神，切肺如刀。然此无本之言，不知始自何出，皆因不读本草，不知药之性味功能，以讹传讹也。近世之医，亦不能辨，惟识者察之。

**泻白散** 治肺气郁热，咳嗽而喘，面肿身热。

桑白皮 地骨皮 甘草

水煎服。

【**集注**】季楚重曰：经云：肺苦气上逆。上逆则上焦郁热，气郁生涎，火郁生热，因而制节不行，壅甚为喘满肿嗽。白者肺之色，泻白泻肺气之有余也。君以桑白皮，质液而味辛，液以润燥，辛以泻肺。臣以地骨皮，质轻而性寒，轻以去实，寒以胜热。甘草生用泻火，佐桑皮、地骨皮泻诸肺实，使金清气肃而喘嗽可平，较之黄芩、知母苦寒伤胃者远矣。夫火热伤气，救肺之治有三：实热伤肺，用白虎汤以治其标；虚火刑金，用生脉散以治其本；若夫正气不伤，郁火又甚，则泻白散之清肺调中，标本兼治，又补二方之不及也。

**阿胶散** 治肺虚有火，嗽无津液，咳而哽气者。

真阿胶一两 牛蒡子炒，二钱半 马兜铃炒，五钱 杏仁七钱 炙甘草五钱 糯米一合

每服两许，水煎服。

【**集注**】程应旄曰：痰带红线，嗽有血点，日渐成痿。缘肺处脏之最高，叶间布有细窍，气从此出入。呼吸成液，灌溉周身，所谓水出高源也。一受火炎，吸时徒引火升，呼时并无液出，久则肺窍俱闭，喉间或痒或疮，六叶遂日焦枯矣。今用阿胶为君者，消窍瘀也。用杏仁、大力子，宣窍道也。马兜铃者，清窍热也。糯米以补脾，母气到则肺自轻清无碍矣。

**二陈汤** 治肥盛之人，湿痰为患，喘嗽胀满。

半夏制，三钱 茯苓三钱 陈皮去白，二钱 甘草一钱

上四味，加姜三片，水煎服。

**【集注】**李中梓曰：肥人多湿，湿夹热而生痰，火载气而逆上。半夏之辛，利二便而去湿。陈皮之辛，通三焦而理气。茯苓佐半夏，共成燥湿之功。甘草佐陈皮，同致调和之力。成无己曰：半夏行水气而润肾燥。经曰：辛以润之是也。行水则土自燥，非半夏之性燥也。或曰：有痰而渴，宜去半夏代以贝母。吴琨曰：渴而喜饮，小便利者易之。不能饮水，小便不利，虽渴宜半夏也。此湿为本，热为标，所谓湿极而兼胜已之化，非真象也。又东南之人，湿热生痰，故朱震亨主之加枳实、砂仁，名枳实二陈汤，其性较急也。先哲云：二陈为治痰之妙剂，其于上下、左右无所不宜，然只能治实痰之标，不能治虚痰之本。虚痰之本在脾胃，治者详之。

**温胆汤** 治热呕吐苦，虚烦，惊悸不眠，痰气上逆。

竹茹 枳实 半夏 甘草 陈皮 茯苓 生姜

上七味，水煎服。

**【集注】**罗谦甫曰：胆为中正之官，清静之府，喜宁谧，恶烦扰；喜柔和，恶壅郁。盖东方木德，少阳温和之气也。若病后，或久病而宿有痰饮未消，胸膈之余热未尽，必致伤少阳之和气，以故虚烦惊悸者，中正之官，以熇蒸而不宁也。热呕吐苦者，清静之府，以郁炙而不谧也。痰气上逆者，木家夹热而上升也。方以二陈治一切痰饮，加竹茹以清热，加生姜以止呕，加枳实以破逆，相济相须，虽不治胆而胆自和，盖所谓胆之痰热去故也。命名温者，乃谓温和之温，非谓温凉之温也。若谓胆家真畏寒而怯而温之，不但方中无温胆之品，且更有凉胃之药也。

**小半夏汤** 呕家本渴，渴为欲解，今反不渴，心下有支饮故也。

半夏一升 生姜半斤

以水七升，煮取一升半，分温再服。

**小半夏加茯苓汤** 治猝呕吐，心下痞，膈间有水，眩悸者。

半夏一升 生姜半斤 茯苓三两

煎服如前。

**外台茯苓饮** 治心胸中有痰饮宿水，自吐出水，复心胸间虚气满不能食，消痰气令能食。

茯苓三两 人参三两 白术三两 枳实二两 橘皮二两半 生姜四两

上六味，水六升，煮取一升八合，分三服。如人行八九里，再进之。

**【集注】**赵良曰：呕为痰饮动中，涌而出之。呕尽本当渴，渴则可征支饮之全去。今反不渴，是其饮尚留，去之未尽也。用半夏之辛温，生姜之辛散，散其欲出之饮，则所留之邪自尽矣。半夏、生姜皆味辛，可治膈上痰，心下坚，呕逆目眩。然悸必心受水凌，故加茯苓以去水，伐肾邪安心神也。后方加人参、枳实、橘皮，此由上、中二焦气弱，水饮入胃，脾不能输归于肺，肺不能通调水道，以致停积为痰、为宿水。吐之则下气因而上逆，虚与气结，满不能食。当补益中气。以人参、白术为君，茯苓逐宿水，枳实破诸气为臣。开脾胃，宣扬上焦，发散凝滞，则陈皮、生姜为使也。其积饮既去，而虚气塞满其中，不能进食，此证最多。

# 卷三十

# 删补名医方论 卷五

**礞石滚痰丸** 治实热老痰之峻剂，虚寒者不宜用。

黄芩八两 大黄酒蒸，八两 沉香忌火，五钱 礞石焰硝煅过，埋地内七日用，一两

上四味为细末，水丸川椒大，量人大小用之。用温水一口，送过咽即仰卧，令药徐徐而下，半日不可饮食，勿起身行动言语，待药气自胃口渐下二肠，然后动作饮食。服后喉间稠黏壅滞不快，此药力相攻，故痰气泛上也。少顷药力至，而渐逐恶物入腹下肠，效如响应。

**指迷茯苓丸** 治中焦停痰伏饮。

半夏制，二两 茯苓一两 枳壳五钱 风化硝二钱半

上四味，姜汁糊为丸。

【注】经曰：饮入于胃，游溢精气，上输于脾。游者，运行也；溢者，渗溢也；输者，输布也；精气者，水化之精气也。言入于胃运行水化之精气，渗溢于肠胃之外，而上输布于脾也。又曰：脾气散精，上归于肺。言水之清者上升，犹天之雨露也。又曰：通调水道，下输膀胱。言水之浊者下降，犹地之江河也。此皆言水自浊化清，由腑输脏；自清分浊，由脏输腑，水之运行循环也。又曰：水精四布，五经并行。言水发源于脾，周布四脏，并行五经也。此皆言水内养脏腑，外滋百骸，水之变化精微也。如是者，何痰之有？若饮食失度不和于中，水精不渗溢于外，直下走大、小肠而为泄泻矣。若三焦失运，气不蒸化，水之清者不升，水之浊者不降，精化为水，则内停作胀，外泛作肿，上攻喘呼，下蓄闷矣。若上焦气不清肃，不能输布，留于胸中，水之精者悉变为浊，阳盛煎灼成痰，阴盛凝蓄为饮也。故治痰者，以清火为主，实者利之，虚者化之。治饮者，以燥湿为主，实者逐之，虚者温之。所以古人治饮有温补之法，而治痰则无之也。王隐君制礞石滚痰丸，治老痰一方，用

黄芩清胸中无形诸热，大黄泻肠胃有质实火，此治痰必须清火也。以礞石之燥悍，此治痰必须除湿也。以沉香之速降，此治痰必须利气也。二黄得礞石、沉香，则能迅扫直攻老痰巢穴，浊腻之垢而不少留，滚痰之所由名也。若阳气不盛，痰饮兼作，又非此方所宜，当以指迷茯苓丸合而治之，用半夏燥湿，茯苓渗湿，风消软坚，枳壳利气。别于二陈之甘缓，远于大黄、礞石之峻悍，殆攻中之平剂欤！

**金匮枳术汤**　治心下硬如大盘，边旋如杯，水饮所作。

枳实七枚　白术二两

上二味，以水五升，煮取三升，分温三服，腹中软即散。

**【注】**心下，胃之上脘也。上脘结硬如盘，边旋如杯，谓时大时小，水气所作，非有形食滞也。用枳实以破结气，白术以除水湿，温服三服，则腹软结开而硬消矣。李杲法仲景以此方倍白术，是以补为主也。此方君枳实，是以泻为主也。然一缓一急，一补一泻，其用不同，只此多寡转换之间耳。

**桂苓甘术汤**　治心下有痰饮，胸胁支满目眩。又曰：短气有微饮，当从小便去之，桂苓甘术汤主之；肾气丸亦主之。

茯苓四两　桂枝三两　白术三两　甘草三两

上四味，以水六升，煮取三升，分温三服，小便则利。

**【集注】**赵良曰：《灵枢》谓心胞络之脉动则病胸胁支满者，谓痰饮积于心胞，其病则必若是也。目眩者，痰饮阻其胸中之阳，不能布精于上也。茯苓淡渗，遂饮出下窍，因利而去，故用以为君。桂枝通阳输水走皮毛，从汗而解，故以为臣。白术燥湿，佐茯苓消痰以除支满。甘草补中，佐桂枝建土以制水邪也。夫短气有微饮，此水饮停蓄，呼吸不利而然也。《金匮》并出二方，妙义益彰。呼气之短，用苓桂术甘汤之轻清以通其阳，阳化气则小便能出矣。吸气之短，用肾气丸之重降以通其阴，肾气通则关门自利矣。

**【按】**风水，阳水也；石水，阴水也。阳水多实，阴水多虚。阳水在上，故多喘；阴水在下，故多满。所以治阳水用散用攻，治阴水用温用补。然阴中必有阳，此方治阴水之在阳而上者也，肾气丸治阴水之在阴而下者也。于此推之，阳中亦必有阴，故有小青龙汤、五苓散之治法也。

今举世不分阴阳虚实，皆以金匮肾气汤治之，服之不效，终不改辙，每至吐血而死，良可叹也。

**疏凿饮子** 治遍身水肿，喘呼口渴，大小便秘。

羌活 秦艽 槟榔 大腹皮 商陆 茯苓皮 椒目 木通 泽泻 赤小豆等分

加姜皮，水煎服。

【注】经曰：三焦者，决渎之官，水道出焉。若水饮阻于内，风寒束于外，则三焦之气化不行；上焦之如雾，中焦之如沤，同为下焦之如渎也。以致水气外泛，皮肤作肿，内停腹里作胀，上攻喘咳呕逆，下蓄小便不利，种种诸证，而治法总不外乎表里也。小青龙汤、真武汤、越婢汤、五苓散、疏凿饮子五方，皆治有水气兼表里证之药也。小青龙汤治表里寒实，中有水气。真武汤治里有虚寒，中兼水气。二证俱内不作胀，外不作肿，故一以麻、桂辈散寒以行水，一以姜、附辈温寒以制水也。越婢汤治表里实热，中有水气，五苓散治表里虚热，中有水气。故一以麻黄、石膏，散肤之水，清肌之热，以消肿也；一以桂、苓、术、泽，解肌表热，利所停水，以止吐也。疏凿饮子治表里俱实，不偏寒热而水湿过盛，遍身水肿喘胀便秘者。故以商陆为君，专行诸水。佐羌活、秦艽、腹皮、苓皮、姜皮，行在表之水，从皮肤而散；佐槟榔、赤豆、椒目、泽泻、木通，行在里之水，从二便而出。上下、内外，分消其势，亦犹神禹疏凿江河之意也。至于越婢汤加半夏者，因喘气上逆，用之降逆也。加附子者，因汗出恶风，散表固阳也。小青龙汤加石膏者，因喘而烦躁，用之兼清胃热也。五苓散以术、桂易滑石、阿胶，名猪苓汤，专清阴兼治水也。真武汤，去生姜加人参，名附子汤，专温阳不治水也。由此可知仲景用方，于群温剂中，加以大寒之品；大寒剂中，加以辛热之品。去桂枝加滑石，则不走外；去生姜加人参，则不治水。其转换变化，神妙如此，拘拘之士，不足语也。

**葶苈大枣泻肺汤** 治肺痈喘不得卧及水饮攻肺喘急者。

葶苈苦，一两 大枣十枚

以水五钟，先煮枣三钟，去枣，内葶苈，煮取一钟半，顿服，弱者减服。戒盐、酱。

**苏葶定喘丸** 治饮停上焦，攻肺喘满不得卧，面身水肿，小便不利者。

苦葶苈子研泥 南苏子研泥

各等分，合均，用枣肉为小丸，阴干，磁罐盛之，恐渗去油性，减去药力。每服三钱，于夜三更时白汤下，以利四五次为度，利多则减服之，利少则加服之。次日身软，则隔一日、或隔二日服之。形气弱者，先减半服之，俟可渐加。戒盐酱，服之即奏奇功，如不严戒一切咸物，即对证用药；万无一生。

**舟车神祐丸** 又名净府丸 治水肿水胀，形气俱实。

黑牵牛炒，四两 大黄酒浸，二两 甘遂面裹煨，一两 大戟面裹煨，一两 芫花醋炒，一两 青皮炒，一两 橘红一两 木香五钱 槟榔五钱 轻粉一钱

上为末，水丸，每服五分，五更白滚水下，大便利三次为度。若一二次不通利，次日仍服。或六分七分，渐加至一钱。若服后大便利四五次，或形气不支，则减其服，三分二分俱可。或隔一、二、三日服一次，以愈为度。甚者忌盐、酱百日。

**【注】**葶苈大枣汤、苏葶定喘丸、舟车神祐丸，三方皆治肿胀之剂。然葶苈大枣汤，治水停胸中，肺满喘急不得卧，皮肤浮肿，中满不急者，故独用葶苈之苦，先泻肺中之水气，佐大枣恐苦甚伤胃也。苏葶定喘丸，即前方加苏子以降气，气降则水降，气降则输水之上源，水降则开水之下流也。舟车神祐丸，治水停诸里，上攻喘咳难卧，下蓄小便不利，外薄作肿，中停胀急者，故备举甘遂、大戟、芫花、牵牛、大黄，直攻水之巢穴，使从大、小二便而出，佐青皮、陈皮、木香以行气，使气行则水行，肿胀两消，其尤峻厉之处，又在少加轻粉，使诸攻水行气之药，迅烈莫当，无微不入，无穷不达。用之若当，功效神奇，百发百中。然非形实或邪盛者，不可轻试，苟徒利其有劫病之能，消而旋肿，用者慎之！

**实脾饮** 治身重懒食，肢体浮肿，口中不渴，二便不实。

白术土炒 茯苓 甘草炙 厚朴姜炒 大腹子 草果仁 木香 木瓜 附子 干姜

加姜枣煎服。

气虚者加人参。

【注】脾胃虚，则土不能制水，水妄行肌表，故身重浮肿。用白术、甘草、生姜、大枣，以实脾胃之虚也。脾胃寒，则中寒不能化水，水停肠胃，故懒食不渴，二便不实。用姜、附、草果，以温脾胃之寒。更佐大腹、茯苓、厚朴、木香、木瓜者，以导水利气。盖气者水之母也，土者水之防也。气行则水行，土实则水治，故名曰实脾也。然此方导水利气之力有余，阴水寒胜而气不虚者，固所宜也，若气少声微，则必以理中汤加附子，数倍茯苓以君之，温补元气以行水，为万当也。

【按】苓桂术甘汤、实脾饮、肾气丸，皆治阳虚水气之证。苓桂术甘汤，治上焦阳虚不能输布，水留于上，心下逆满，气上冲胸，故用苓、桂、术、甘之品，扶阳通气输水道也。实脾饮，治中焦阳虚不能蒸化，水渍于中，外泛作肿，二便通利，故用姜、附、苓、术之剂，培土温中，胜寒湿也。肾气丸，治下焦阳虚，不能行水，小便不利，肢体浮肿，喘急腹胀，故用桂、附、地、苓之辈，温而补之，以行水也。

**清脾饮** 治痰积成疟，无表里证者。

青皮 厚朴 草果 半夏 柴胡 白术 甘草 茯苓 黄芩

水煎服。

【注】疟为少阳病兼太阳表者，麻桂各半汤汗之；兼阳明里者，大柴胡汤下之；若不兼表里，或已汗、下而仍作者，当从少阳和解法也。是方以小柴胡、四君二汤合剂，清少阳而顾及于脾，故名曰清脾也。减人参者，以气不虚也，加草果、厚朴气味俱厚之品，取以输胃之积。加青皮，佐茯苓、半夏，用以破痰之原。先哲云：无痰不成疟，无积不成疟，此汤是也。若夫气虚者仍加人参，气实者更加槟榔，热多者加石膏，汗多者加桂枝，自当临病斟酌也。

**芍药汤** 治滞下赤白，便脓血，后重窘痛。

芍药二两 当归五钱 黄连五钱 黄芩五钱 槟榔三钱 木香三钱 甘草三钱

每服半两，水煎服。痢不减，加大黄。

【注】滞下起于夏秋，非外因湿暑，即内因生冷，湿蒸热郁酿成。初起腑病，久则传脏，腑病易治，脏病难治。腑者何？病在大肠则从金化，

故其色白；病在小肠则从火化，故其色赤。所以赤痢多噤口，以小肠近胃，秽气易于上攻，而为呕逆不食也。脏者何？传心则热不休，下利血水；传肾则利不止，如屋漏水；传脾则水浆不入，哕逆不食。此汤治初病在腑之方也，用当归、白芍以调血，木香、槟榔以调气，血和则脓血可除，气调则后重自止。芩、连燥湿而清热，甘草调中而和药。若窘迫痛甚，或服后痢不减者加大黄，通因通用也。

**温脾汤** 主治锢[1]冷在肠胃间，泄泻腹痛，宜先取去，然后调治，不可谓虚以养病也。

厚朴二两 干姜二两 甘草二两 桂心二两 附子二两 大黄四钱

上㕮咀，取一两，水二钟，煎六分，顿服。

**【集注】**喻昌曰：许叔微制此方，深合仲景以温药下之之法。其大黄止用四钱，更为有见。夫锢冷在肠胃而泄泻矣，即温药中宁敢用大黄之猛重困之乎？减五之一，乃知许叔微之得于仲景深也。仲景云：病人旧微溏者，栀子汤不可与服。又云：太阴病，脉弱便利，设当行大黄、芍药者，宜减之，以其人胃气弱易动故也。即是观之，肠胃锢冷之泄泻，而可恣用大黄耶？不用则温药恐不能制，而洞下之势或至转增。裁酌用之，真足法矣。

**大黄附子汤** 主治胁下偏痛发热，其脉紧弦，此寒也，以温药下之。

大黄二两 附子炮，二枚 细辛二两

上三味，以水五升，煮取二升，分温三服。若强人取二升半，分三服，服后如人行四五里，再进。

**【集注】**喻昌曰：仲景治伤寒热邪痞聚心下，而夹阳虚阴盛之证，用附子泻心汤之法矣。其杂证胁下偏痛发热为阳，其脉弦紧为阴；是则知阳中阴邪上逆也，复立此温药下之一法。然仲景谆谆传心，后世领略者鲜。《金匮》又别出一条云：其脉数而紧，乃弦状如弓弦，按之不移，数脉弦者，当下其寒；脉紧而迟者，必心下坚；脉大而紧者，阳中有阴，可下之。读者罔识其旨，讵知皆以温药下之之法耶！其曰当下其寒，谓阳中有阴实之邪可下，其金针不跃跃乎？

---

[1] 锢：通“痼”。疾病经久不治。又，通固。坚固，顽固。

张璐曰：三承气汤，为寒下之柔剂；白散、备急丸，为热下之刚剂；附子泻心汤、大黄附子汤，为寒热互结，刚柔并济之和剂。近世但知寒下一途，绝不知有温下一法。盖暴感之热结可以寒下，久积之寒结亦可寒下乎？是以备急等法所由设也。然此仅可治寒实之结，设其人禀质素虚，虽有实邪固结，敢用刚猛峻剂攻击之乎？故仲景又立附子泻心汤，用芩、连佐大黄以祛膈上之热痞，即兼附子之温以散之；大黄附子汤用细辛佐附子，以攻胁下寒结，即兼大黄之寒以导之。寒热合用，温攻并施，此圣法昭然，不可思议者也。

**越鞠汤丸**　治一切湿痰食火，气血诸郁。

香附　苍术　抚芎　神曲　山栀仁

水煎服，或作丸。

**【注】**夫人以气为本，气和则上下不失其度，运行不停其机，病从何生？若饮食不节，寒温不适，喜怒无常，忧思无度，使冲和之气升降失常，以致胃郁不思饮食，脾郁不消水谷，气郁胸腹胀满，血郁胸膈刺痛，湿郁痰饮，火郁为热，及呕吐恶心，吞酸吐酸，嘈杂嗳气，百病丛生。故用香附以开气郁，苍术以除湿郁，抚芎以行血郁，山栀以清火郁，神曲以消食郁。此朱震亨因五郁之法，而变通者也。五药相须，共收五郁之效。然当问何郁病甚，便当以何药为主。至若气虚加人参，气痛加木香，郁甚加郁金，懒食加谷蘖，胀加厚朴，痞加枳实，呕痰加姜夏，火盛加萸、连，则又存乎临证者之详审也。

**四磨饮**　治七情感伤，上气喘急，胸膈不快，妨闷不食。

人参　槟榔　沉香　天台　乌药

上四味，各浓磨水取七分，煎三五沸，放温，空心服。

**【集注】**王又原曰：经云：圣人啬气如持至宝，庸人役物而反伤太和，此七情随所感皆能为病。然壮者气行而愈，弱者气着为病。愚者不察，一遇上气喘急，满闷不食，谓是实者宜泻，辄投破耗等药，得药非不暂快，初投之而应，投之久而不应矣。夫呼出为阳，吸入为阴，肺阳清肃，则气下行；肾阴宁谧，则气归摄，不复散而上逆矣。若正气既衰，即欲削坚破滞，则邪气难伏，法当用人参先补正气，沉香纳之于肾，而后以槟榔、乌药从而导之，所谓实必顾虚，泻必先补也。四品气味俱厚，磨则取其气味俱足，煎则取其气味纯和，气味齐到，效如桴鼓矣。

**备急丸** 治寒气冷食稽留胃中，心腹满痛，大便不通者。

大黄二两 干姜二两 巴豆去皮，研如脂，一两

先捣大黄、干姜为末，内巴豆合捣千杵，和蜜丸，如豆大，藏密器中，勿泄气，候用。每服三四丸，暖水或酒下。

《金匮》主中恶心腹胀满，猝痛如锥刺，气急口噤如猝死者，捧头起，灌令下咽，须臾当差。不差更与三丸，当腹中鸣，即吐利便差。若口噤者，须化开，从鼻孔用苇管吹入，自下于咽。

**【集注】**柯琴曰：大便不通，当分阳结阴结。阳结有承气、更衣之剂，阴结又制备急、白散之方。《金匮》用此治中恶，当知寒邪卒中者宜之。若用于温暑热邪，速其死矣。是方允为阴结者立，干姜散中焦寒邪，巴豆逐肠胃冷积，大黄通地道，又能解巴豆毒，是有制之师也。然白散治寒结在胸，故用桔梗佐巴豆，用吐下两解法。此则治寒结肠胃，故用大黄佐姜、巴，以直攻其寒。世徒知有温补之法，而不知有温下之法，所以但讲寒虚，不议及寒实也。

**【按】**世人之情，惟知畏贫，不知畏祸，因其贫遗其祸。病人之情亦多如是，惟知畏虚，不知畏病，因其虚忘其病。殊不知虚犹贫也，病犹祸也。虚而有病，犹夫贫者有祸也。去其祸而但贫，犹可安也。实而有病，犹夫富者有祸也。不去其祸，而其富未可保也。最可笑者，近世之医临诊病家，外饬小心，中存不决。且诿言虚不可攻，纵使病去，正气难复。病人畏惧，自然乐从。受病浅者幸而自愈，设不愈者，另延医至。讵病者先意难入，攻病之药尚未入口，众议咻咻，致明通之士，拂袖而去，坐而待毙，终不悟为庸工之所误也。医者久擅其术，初心原为自全，恬不知耻，久之亦竟以为养病为能，攻病为拙，而举世之病者，皆昧昧于治病也。尝考孙思邈以仲景麻黄、桂、杏、甘草之还魂汤，治卒中昏冒，口噤握固；李杲以仲景巴豆、大黄、干姜之备急丸，治卒中暴死，腹痛满闭，下咽立效。岂二人不知虚实耶？盖上工之医，未诊病时，并不先存意见，亦不生心自全，有是病但用是药耳。柯琴曰：备急丸治寒结肠胃，白散治寒结在胸。于此又可知还魂汤治寒结在胸之表，以散无形之邪气也；白散治寒结在胸之里，以攻有形之痰饮也；备急丸治寒结

在肠胃，以攻不化之糟粕也。

**磁朱丸** 治神水宽大渐散，昏如雾露中行，渐睹空中有黑花，睹物成二体。及内障，神水淡绿色、淡白色。又治耳鸣及聋。

磁石二两 辰砂一两 神曲生，三两

更以一两水和做饼，煮浮，入前药，炼蜜为丸。每服十丸，加至三十丸，空心米汤下。

**【集注】**王又原曰：五脏六腑之精，皆上注于目，则目之能视者气也，目之所以能视者精也。肾为藏精，故神水发于肾。心为离照，故神光发于心。光发阳而外映，有阴精以为守，则不散而常明。水发阴而凝静，有阳气以为布，则洞悉而不穷。惟心肾有亏，致神水干涸，神光短少，昏眊内障诸证所由作也。磁石直入肾经，收散失之神，性能引铁，吸肺金之气归藏肾水。朱砂体阳而性阴，能纳浮游之火而安神明。水能鉴，火能烛，水火相济，而光华不四射欤！然目受脏腑之精，精裨于谷，神曲能消化五谷，则精易成矣。盖神水散大，缓则不收，赖镇坠之品，疾收而吸引之，故为救急之剂也。其治耳鸣、耳聋等证，亦以镇坠之功能治虚阳之奔耳。

柯琴曰：此丸治癫痫之圣剂。盖狂痴是心、肾、脾三脏之病，心藏神，脾藏意与智，肾藏精与志。心者神明之主也，主不明则十二官危，使道闭塞而不通，形乃大伤，即此谓也。然主何以不明也？心法离而属火，真水藏其中，若天一之真水不足，地二之虚火妄行，所谓天气者蔽塞，地气者冒明，日月不明，邪害空窍，故目多妄见而作此奇疾也。非金石之重剂以镇之，狂必不止。朱砂禀南方之赤色，入通于心，能降无根之火而安神明。磁石禀北方之黑色，入通于肾，吸肺金之气以生精，坠炎上之火以定志。二石体重而主降，性寒而凉阴，志同道合，奏功可立俟矣。神曲推陈致新，上交心神，下达肾志、以生意智。且食入于阴，长气于阳，夺其食则已，此《内经》治狂法也。食消则意智明而精神治，是用神曲之旨乎？炼蜜和丸，又甘以缓之矣。

**石斛夜光丸** 治神水宽大渐散，昏如雾露，空中有黑花，及睹物成二，神水淡绿、淡白色者。

天门冬二两 菟丝子七钱 人参二两 茯苓二两 甘菊花七钱 干山药七

钱 麦冬一两 熟地一两 肉苁蓉五钱 青葙子五钱 生地一两 枸杞七钱 羚羊角镑，五钱 草决明八钱 石斛七钱 杏仁七钱 蒺藜五钱 川芎五钱 甘草炙，五钱 黄连五钱 防风五钱 枳壳五钱 乌犀镑，五钱 牛膝七钱五分

上为细末，炼蜜丸，桐子大，每服三五十丸，温酒、盐汤下。

**【集注】**罗谦甫曰：此方为阳衰阴弱，不能升精于目而设，故目科与千金磁朱丸并重，治证亦同。然磁朱为镇坠药，此为羡补药。《针经》曰：五脏六腑精气，皆上于目而为之精。故夫目之精明者，阴阳合传而为精明者也。若肾肝虚，则阴弱不能敛精以升养神水于内。脾肺虚，则阳衰不能摄阴而浮散神光于外。以致神水宽大，睹物成二。此其治法，其营在肝，其主在肾，其合在脾，能合肾脾之阴而使肝达之，则必能归精于两眸，而继明如昼夜矣。是方先补肾肝，以二冬、二地、菟丝、枸杞、五味、牛膝、苁蓉群队滋阴之品，以之强阴填精，敛气安神养血，此壮水之主，亦所以生水也，复以人参、炙草、茯苓、山药培补中宫，使调和阴阳也。佐之以蒺藜、甘菊、川芎、枳壳、防风行肝达气，青葙、决明子解结散滞，黄连、乌犀、羚角清火泻热。然必取石斛之妙合脾肾者清而行之，要使升精归明之用，脏腑合德，专精致一耳。其以为丸者，补上治下，利以缓，利以久，不利以速也。

**洗刀散** 治风热上攻，火眼赤痛，骤生云翳，外障遮睛。

防风一钱 石膏一钱 滑石一钱 归尾一钱 赤芍八分 羌活八分 荆芥五分 黄芩五分 连翘五分 川芎五分 桔梗五分 麻黄五分 白术五分 大黄五分 芒硝五分 独活五分 元参五分 木贼五分 菊花五分 白蒺藜五分 蝉蜕五分 草决明五分 薄荷四分 栀子四分 蔓荆子四分 细辛三分 甘草三分

加清茶叶五分，水煎服。

**【注】**目之病内障者，昏暗不明而不肿痛，得之于内，七情动中，劳伤心肾也。外障者，赤肿而痛，睛不昏暗，得之于六淫所袭，热蕴经络也。故内障多虚，外障多实。子和曰：眼无火不病，非止内障，正指外障而立言也。外障赤肿而痛者，或散外邪，或泻内热，或并解之，可立愈也。其有风火上攻，留而不散，凝结云翳，掩其光明者，又非或散、或下所能即愈也。洗刀散方既可以攻风热，又可以去云翳，是一方而兼擅其长也。方中用防风通圣散全剂，是主以去风热也。倍归尾、赤芍，

是治风先治血，血行风自灭也。加羌、独活，蔓荆子，倍防风，是祛风而专在太阳表也。太阳之里少阴也，故又加细辛直走少阴，加元参下安肾火，是治表而顾及其里也。其加木贼、蝉蜕、草决明、白蒺藜、菊花者，是佐诸祛风清热之群药，以消风热骤壅之云翳也。

**失笑散** 治产后心腹绞痛欲死，或血迷心窍，不省人事。

五灵脂 蒲黄等分

每服三钱，酒煎服。

**独圣散**

南山楂肉炒，一两

水煎，用童便沙糖和服。

**【集注】**吴于宣曰：经云：心主血，脾统血，肝藏血。故产后瘀血停滞，三经皆受其病，以致心腹瘀痛，恶寒发热，神迷眩运，胞膈满闷。凡兹者，由寒凝不消散，气滞不流行，恶露停留，小腹结痛，迷闷欲绝，非纯用甘温破血行血之剂，不能攻逐荡平也。是方用灵脂之甘温走肝，生用则行血；蒲黄辛平入肝，生用则破血。佐酒煎以行其力，庶可直抉厥阴之滞，而有推陈致新之功。甘不伤脾，辛能散瘀，不觉诸证悉除，直可以一笑而置之矣。至独圣散用山楂一味浓煎，与沙糖、童便同服者何也？山楂不惟消食健脾，功能破瘀止儿枕痛；更益以沙糖之甘，逐恶而不伤脾；童便之咸，入胞而不凉下。相得相须，功力甚伟，名之曰独圣，诚不虚也。

**大黄䗪虫丸** 治五劳七伤，内有干血，肌肤甲错，两目黯黑。

大黄酒蒸，十两 桃仁去皮、尖，炒，四两 杏仁去皮、尖，炒，四两 黄芩炒，二两 甘草三两 芍药炒，四两 地黄十两 干漆炒，一两 虻虫去翅、足，炒，一两五钱 水蛭炙黄，百枚 蛴螬炒，一两五钱 䗪虫去头、足，炒，一两

上十二味为末，蜜丸如小豆大。酒服五丸，日三服。

**【集注】**李中梓曰：劳伤之证，肌肤甲错，两目黯黑，此内有瘀血者也。瘀之日久，则必发热，热涸其液，则血干于经隧之间，愈干愈热，愈热愈干，而新血皆损。人之充养百骸，光华润泽者，止借此血，血伤则无以沃其肤，故甲错也。目得血而能视，血枯则无以荣，其目故黯黑也。仲景洞见此证，补之不可，凉之无益，而立此方。经曰：血主濡之，

故以地黄为君。坚者削之，故以大黄为臣。统血者脾也，脾欲缓，急食甘以缓之。又酸苦涌泄为阴，故以甘、芍、桃仁为佐。咸走血，苦胜血，故以干漆之苦，四虫之咸为使。夫浊阴不降，则清阳不升，瘀血不去，则新血不生。今人遇一劳证，便用滋阴之药，服而不效，坐以待毙，术岂止此耶！

**仙方活命饮**附：薛己治疡通方　治一切疮疡，未成脓者内消，已成脓者即溃，又止痛、消毒之圣药也。

穿山甲　白芷　防风　皂角刺　乳香　没药　当归尾　赤芍　花粉　贝母　陈皮　金银花　甘草

上十三味。用酒一碗。煎数沸服。

**【集注】**罗谦甫曰：此疡门开手攻毒之第一方也。经云：营气不从，逆于肉理。故痈疽之发，未有不从营气之郁滞，因而血结痰滞蕴崇热毒为患。治之之法，妙在通经之结，行血之滞，佐之以豁痰理气解毒。是方穿山甲以攻坚，皂刺以达毒所，白芷、防风、陈皮通经理气而疏其滞，乳香定痛和血，没药破血散结，赤芍、归尾以驱血热而行之，以破其结。佐以贝母、金银花、甘草，一以豁痰解郁，一以散毒和血，其为溃坚止痛宜矣。然是方为营卫尚强，中气不亏者设。若脾胃素弱，营卫不调，则有托里消毒散之法，必须斟酌而用。此薛己所论千古不易之治也。因附治疡用方之法于后，使学者服膺云。

薛己曰：治疡之法，若肿高焮痛者，先用仙方活命饮解之，后用托里败毒散。漫肿微痛者，用托里散，如不应，加姜、桂。若脓出而反痛，气血虚也，八珍散。不作脓不腐溃，阳气虚也，四君加归、芪、肉桂。不生肌、不收敛，脾气虚也，四君加芍药、木香。恶寒憎寒，阳气虚也，十全大补加姜、桂。晡热内热，阴血虚也，四物加参、芪。欲呕作呕，胃气虚也，六君加炮姜。自汗、盗汗，五脏虚也，六味丸料加五味子。食少体倦，脾气虚也，补中益气加茯苓、半夏。喘促咳嗽，脾肺虚也，前汤加麦冬、五味。欲呕少食，脾胃虚也，人参理中汤。腹痛泄泻，脾胃虚寒也，附子理中汤。热渴淋秘，肾虚阴火也，加减八味丸。大凡怯弱之人，不必分其肿溃，惟当先补胃气。盖疮疡之作，缘阴阳亏损，其脓既泄，气血愈虚，岂有不宜补者哉！或疑参、芪满中，间有用者，又加发散败毒，所补不偿所损。又或以有疾不服补剂，因而致误者多矣。可胜惜哉！

**托里消毒散**

人参　黄芪　白术　茯苓　当归　川芎　白芍　金银花　白芷　甘草　连翘

水煎服。

【注】参、芪、术、苓、草以益气分，归、芎、芍以滋血分，银花、白芷、连翘以解毒。

# 卷三十一

## 删补名医方论 卷六

**桂枝汤** 治风寒在表，脉浮弱，自汗出，头痛发热，恶风恶寒，鼻鸣干呕等证，及杂证自汗、盗汗、虚损、虚疟亦可用。若脉浮紧，汗不出者，酒客病风寒而汗出者，禁用。

桂枝三两 芍药三两 生姜三两 甘草炙，二两 大枣十二枚

上五味，以水七升，煮取三升，服一升，覆令微汗，不可令如水流漓，病必不除。若服一升，汗出病瘥，不必尽剂。服已，更歠稀粥一盏，以助药力。

【注】凡风寒在表，脉浮弱自汗出者，皆属表虚，宜桂枝汤主之。名曰桂枝汤者，君以桂枝也。桂枝辛温，辛能散邪，温从阳而扶卫。芍药酸寒，酸能敛汗，寒走阴而益营。桂枝君芍药，是于发散中寓敛汗之意；芍药臣桂枝，是于固表中有微汗之道焉。生姜之辛，佐桂枝以解肌表；大枣之甘，佐芍药以和营里。甘草甘平，有安内攘外之能，用以调和中气，即以调和表里，且以调和诸药矣。以桂、芍之相须，姜、枣之相得，借甘草之调和阳表阴里，气卫血营，并行而不悖，是刚柔相济以为和也。而精义在服后须臾歠热稀粥以助药力。盖谷气内充，不但易为酿汗，更使已入之邪不能少留，将来之邪不得复入也。又妙在温服令一时许，漐漐微似有汗，是授人以微汗之法。不可令如水流漓，病必不除，禁人以不可过汗之意也。此方为仲景群方之冠，乃解肌、发汗、调和营卫之第一方也。凡中风、伤寒，脉浮弱汗自出而表不解者，皆得而主之。其他但见一二证即是，不必悉具。故麻、葛、青龙发汗诸剂，咸用之也。若汗不出麻黄证也，脉浮紧者麻黄脉也，固不可与桂枝汤，然初起无汗，当用麻黄发汗，如汗解后复烦，脉浮数者，与下后脉仍浮、气上冲者，及下后下利止而身痛不休者，皆用此以解外。何也？盖此时表虽不解，腠理已疏，邪不在皮毛而在肌肉，且经汗下，津液已伤，故脉证虽同麻

黄，而主治当属桂枝矣。粗工妄谓桂枝汤专治中风，不治伤寒，使人疑而不用；又谓专发肌表不治他病。不知此汤倍芍药、生姜加人参，名桂枝新加汤，用以治营表虚寒，肢体疼痛；倍芍药加饴糖，名小建中汤，用以治里虚心悸，腹中急痛；再加黄芪，名黄芪建中汤，用以治虚损虚热，自汗盗汗。因知仲景之方，可通治百病也。

**麻黄汤** 治太阳风寒在表，头项强痛，发热，身疼，腰痛，骨节痛，恶风寒无汗，胸满而喘，其脉浮紧或浮数者，用此发汗。虽有是证，若脉浮而弱，汗自出，或尺中脉微与迟者，俱不可用。风、寒、湿成痹，肺经壅塞，昏乱不语，冷风哮吼最宜。

麻黄去节，三两　桂枝二两　甘草炙，一两　杏仁去皮、尖，六十枚

上四味，以水九升，先煮麻黄，减二升，去上沫，内诸药，煮取二升半，去滓，温服八合。温覆取微汗，不须歠粥。一服汗出，停后服。汗出多者，温粉扑之。

【注】凡风寒在表，脉浮紧数无汗者，皆表实也，宜麻黄汤主之。名曰麻黄汤者，君以麻黄也。麻黄性温，味辛而苦，其用在迅升；桂枝性温，味辛而甘，其能在固表。证属有余，故主以麻黄必胜之算也，监以桂枝制节之妙也。杏仁之苦温，佐麻黄逐邪而降逆；甘草之甘平，佐桂枝和内而拒外。饮入于胃，行气于玄府，输精于皮毛。斯毛脉合精，溱溱汗出，在表之邪必尽去而不留，痛止喘平，寒热顿解。不须歠粥而借汗于谷也。其不用姜、枣者，以生姜之性横散于肌，碍麻黄之迅升，大枣之性泥滞于膈，碍杏仁之速降，此欲急于直达，稍缓则不迅，横散则不升矣。然则为纯阳之剂，过于发散，如单刀直入之将，用之若当，一战成功，不当则不戢而召祸。故可一而不可再，如汗后不解，便当以桂枝代之。此方为仲景开表逐邪发汗第一峻药也。庸工不知其制在温覆取汗，若不温覆取汗，则不峻也。世谓麻黄专能发表，不治他病。不知此汤合桂枝汤，名麻桂各半汤，用以和太阳留连未尽之寒热。去杏仁加石膏合桂枝汤，名桂枝二越婢一汤，用以解太阳热多寒少之寒热。若阳盛于内而无汗者，又有麻黄杏仁甘草石膏汤，以散太阴肺之邪。若阴盛于内而无汗者，又有麻黄附子细辛甘草汤，以温散少阴肾家之寒。《金匮要略》以此方去桂枝，《千金方》以此方桂枝易桂，皆名还魂汤，用以治邪

在太阴，卒中暴厥，口噤气绝，下咽奏效，而皆不温覆取汗。是知麻黄汤之峻与不峻，而温覆与不温覆。此仲景用方之心法，岂常人所能得而窥耶！

**大青龙汤** 治太阳风寒两伤，营卫同病。伤寒之脉而见中风之证，中风之脉而见伤寒之证，二证俱不出汗而烦躁者，用此两解发汗。虽有是证，若脉微弱，自汗出者，不可服之，服必亡阳。

麻黄去节，六两 桂枝二两 杏仁去皮、尖，四十个 甘草炙，二两 生姜切，三两 大枣擘，十二枚 石膏碎，绵裹，如鸡子大

上七味，以水九升，先煮麻黄，减二升，去上沫，内诸药，煮取三升，去滓，温服一升，取微汗。汗出多者，温粉扑之。一服汗者，停后服。汗多亡阳，遂虚，恶风烦躁不得眠也。

**【注】**何以知风寒两伤、营卫同病？以伤寒之脉而见中风之证，中风之脉而见伤寒之证也。名大青龙汤者，取龙兴云雨之义也。治风不外乎桂枝，治寒不外乎麻黄，合桂枝麻黄二汤以成剂，故为兼风寒中伤者主之也。二证俱无汗，故减芍药，不欲其收也。二证俱烦躁，故加石膏以解其热也。设无烦躁，则又当从事于麻黄桂枝各半汤也。仲景于表剂中加大寒辛甘之品，则知麻黄证之发热，热全在表；大青龙证之烦躁，兼肌里矣。初病太阳即用石膏者，以其辛能解肌热，寒能清胃火，甘能生津液，是预保阳明存津液之先着也。粗工疑而畏之，当用不用，必致热结阳明，斑黄狂冒，纷然变出矣。观此则可知石膏乃中风伤寒之要药，得麻、桂而有青龙之名，得知、草而有白虎之号也。服后取微汗，汗出多者，温粉扑之。一服得汗，停其后服，盖戒人即当汗之证，亦不可过汗也。所以仲景桂枝汤中不用麻黄者，是欲其不大发汗也；麻黄汤中用桂枝者，恐其过汗无制也。若不慎守其法，汗多亡阳，变生诸逆，表遂空虚而不任风，阴盛格阳而更烦躁不得眠也。

**小青龙汤** 治伤寒表不解，心下有水气，干呕发热而咳。或渴，或利，或噎，或小便不利，少腹满，或喘者。及杂病肤胀、水肿证，用此发汗而利水。

麻黄去节，三两 芍药三两 五味子半升 甘草炙，三两 干姜二两 半夏洗，半升 桂枝三两 细辛三两

上八味，以水一斗，先煮麻黄，减二升，去上沫，内诸药，煮取三升，去滓，温服一升。

若渴者，去半夏加栝蒌根三两。

若噎者，去麻黄加附子炮，一枚。

若小便不利少腹满者，去麻黄加茯苓四两。

若喘者，去麻黄加杏仁去皮、尖。半升。

若微利者，去麻黄加荛花如鸡子。熬，令赤色。

**【按】**“加荛花如鸡子，熬令赤色”，此必传写之讹。盖本草荛花即芫花类也，用之攻水，其力甚峻，五分可令人下行数十次，岂有治停饮之微利，而用鸡子大之荛花者乎？当改加茯苓四两。

**【注】**太阳停饮有二：一中风，表虚有汗，五苓散证也；一伤寒，表实无汗，小青龙汤证也。表实无汗，故合麻桂二方以解外。去大枣者，以其性泥也。去杏仁者，以其无喘也，有喘者加之。去生姜者，以有干姜也，若呕者仍用。佐干姜、细辛，极温极散，使寒与水俱从汗而解。佐半夏逐痰饮，以清不尽之饮。佐五味收肺气，以敛耗伤之气。若渴者，去半夏加花粉，避燥以生津也。若微利与噎，小便不利，少腹满，俱去麻黄，远表以就里也。加附子以去噎散寒，则噎可止。加茯苓以利水，则微利少腹满可除矣。此方与越婢汤同治水饮溢于表，而为肤胀、水肿，宜发汗外解者，无不随手而消。越婢治有热者，故方中君以石膏以散阳水也。小青龙治有寒者，故方中佐以姜、桂以消阴水也。

**葛根汤** 治太阳、阳明两经合病，头项强痛，背亦牵强，脉浮无汗恶风者，及表不解，下利而呕者，并宜服此发汗。

葛根四两　麻黄去节，三两　桂枝二两　芍药二两　甘草炙，二两　生姜切，二两　大枣擘，十二枚

上七味，以水一斗，先煮麻黄、葛根，减二升，去沫，内诸药，煮取三升，温服一升。覆取微似汗，不须歠粥。余如桂枝法将息及禁忌。

**【注】**是方也，即桂枝汤加麻黄、葛根。麻黄佐桂枝发太阳营卫之汗，葛根君桂枝解阳明肌表之邪。不曰桂枝汤加麻黄、葛根，而以葛根命名者，其意重在阳明，以呕利属阳明多也。二阳表急，非温服覆而取汗，其表未易解也。或呕或利，里已失和，虽歠粥而胃亦不能输精于皮

毛，故不须歠粥也。柯琴曰：此证身不疼、腰不疼、骨节不疼、不恶寒，是骨不受寒矣。头项强痛，下连于背，牵动不宁，是筋伤于风矣。不喘不烦躁，不干呕，是里不病。无汗恶风，病只在表。若表病而兼下利，则是表实里虚矣。比麻黄、青龙二证较轻，然项强连背拘强，更甚于项强无汗，不失为表。但脉浮不紧，故不从乎麻黄，而于桂枝方加麻黄倍葛根以去实，小变麻桂之法也。盖葛根为阳明主药，凡太阳有阳明者，则佐入太阳药中；凡少阳有阳明者，则佐入少阳药中，无不可也。李杲定为阳明经药。张洁古云：未入阳明者，不可便服。岂二人未读仲景书乎？要知葛根、桂枝，俱是解肌和里之药，故有汗、无汗，下利、不下利，俱可用。与麻黄之专于发表者不同也。

《金匮》治太阳病无汗，小便反少，气上冲胸，口噤不得语，欲作刚痉。

【集注】喻昌曰：伤寒项背几几，无汗恶风者，用葛根汤。此证亦用之者，以其邪在太阳、阳明两经之界。两经之热并于胸中，必伤肺金清肃之气，故水道不行，小便少，津液不布而无汗。阳明之筋内结胃口，外行胸中，过人迎，环口，热并阳明，斯筋脉牵引，口噤不得语。然刚痉无汗，必从汗解，况湿邪内郁，必以汗出如故而止。故用此汤，合解两经之湿热，与风寒之表法，无害其同也。

**桂枝麻黄各半汤** 太阳病，得之八九日，如疟状，发热恶寒，热多寒少，其人不呕，清便欲自可，一日二三度发，脉微缓者，为欲愈也。脉微而恶寒者，此阴阳俱虚，不可更发汗、更下、更吐也。面色反有热色者，未欲解也，以其不能得小汗出，身必痒，宜桂枝麻黄各半汤。

桂枝一两六铢　芍药一两　麻黄去节，一两　生姜一两　甘草炙，一两　大枣擘，四枚　杏仁去皮、尖，二十四个

上七味，以水五升，先煮麻黄一二沸，去上沫，内诸药，煮取一升八合，去滓，温服六合。

【注】太阳病，得之八九日，有如疟状之寒热。热多寒少者，其人不呕，小便清白，此里和不受邪。虽为欲自愈，然必审其如疟状寒热，一日二三度，轻轻而发，诊其脉微而且缓，则知邪衰正复，表里将和，始为欲愈也。若脉微不缓，正未复也；更恶寒者，邪未衰也。虽不能自愈，

但已为前之汗、吐、下虚其表里，故不可更发汗、更吐、更下也。脉微恶寒，表里俱虚，面色当白，今色反赤，是犹有表邪怫郁，不能得小汗出宣发阳气，故面赤身痒，未欲解也，宜桂枝麻黄各半汤，小小汗之以和营卫，自可愈也。

**桂枝二麻黄一汤** 服桂枝汤，大汗出，脉洪大者，与桂枝汤如前法。若形如疟，日再发者，汗出必解，宜桂枝二麻黄一汤。

桂枝一两十七铢 芍药一两六铢 麻黄去节，十六铢 甘草一两二铢 杏仁去皮、尖，十六个 生姜一两六铢 大枣擘，五枚

上七味，以水五升，先煮麻黄一二沸，去上沫，内诸药，煮取二升，去滓，温服一升，日再服。

【注】服桂枝汤大汗出，脉洪大不解，若烦渴者，则表邪已入阳明，白虎汤证也。今脉虽洪大而不烦渴，则为表邪仍在太阳，故与桂枝汤如前法也。若脉不洪大，壮热亦减，惟寒热如疟，日再发者，虽属轻邪，然终为微寒所持，非汗出必不解也，宜桂枝二麻黄一汤，小发营卫之汗。不用麻黄桂枝各半汤者，盖因已大汗出，不欲其发营卫汗，欲其和营卫汗也。

**桂枝二越婢一汤** 太阳病，发热恶寒，热多寒少。脉微弱者，此无阳也，不可更汗。宜桂枝二越婢一汤。

桂枝一两六铢 芍药一两 甘草炙，一两三铢 石膏二十四铢 麻黄十六铢 大枣擘，五枚 生姜切，一两六铢

上七味，以水五升，煮麻黄一二沸，去上沫，内诸药，煮取二升，去滓，温服一升，日再服。本方当裁为越婢汤、桂枝汤，各饮一升，今合为一方，桂枝二越婢一汤。

【注】桂枝二越婢一汤，即大青龙以杏仁易芍药也，名虽越婢辅桂枝，实则大青龙之变制也。去杏仁恶其从阳而辛散，用芍药以其走阴而酸收。以此易彼，裁而用之，则主治不同也。以桂枝二主之，则不发汗。可知越婢一者，乃麻黄、石膏二物，不过取其辛凉之性，佐桂枝二中和表而清热，则是寓微汗于不发之中，亦可识也。非若大青龙以石膏佐麻黄而为发汗驱热之重剂也。桂枝二麻黄一汤，治若形如疟，日再发者，汗出必解，而无热多寒少，故不用石膏之凉也。桂枝麻黄各半汤，治如

疟状，热多寒少，而不用石膏更倍麻黄者，以其面有怫郁热色，身有皮肤作痒，是知热不向里而向表，令得小汗以顺其势，故亦不用石膏之凉里也。桂枝二越婢一汤，治发热恶寒，热多寒少，而用石膏者，以其表邪寒少，肌里热多，故用石膏之凉，佐麻桂以和营卫，非发营卫也。今人一见麻桂，不问轻重，亦不问温覆不温覆，取汗不取汗，总不敢用。皆因未究仲景之旨，麻桂只是营卫之药。若重剂温覆取汗，则为发营卫之药；轻剂不温覆取汗，则为和营卫之药也。

**越婢汤** 治风水恶风，一身悉肿，脉浮不渴，续自汗出，无大热者。又治里水，一身面目黄肿，其脉沉小便不利，故令病水。假令小便自利，此亡津液，故令渴也。越婢加术汤主之。

麻黄六两 石膏半斤 生姜切，三两 大枣擘，十五枚 甘草二两

恶风加附子炮，一枚。

上五味，以水六升，煮麻黄，去沫，内诸药，煮取三升，分三服。

**【集注】**喻昌曰：越婢汤者，示微发表于不发之方也，大率取其通调营卫。麻黄、石膏二物，一甘热，一甘寒，合而用之，脾偏于阴则和以甘热，胃偏于阳则和以甘寒。乃至风热之阳，水寒之阴，凡不和于中土者，悉得用之何也？中土不和，则水谷不化其精悍之气以实营卫。营卫虚，则或寒、或热之气，皆得壅塞其隧道，而不通于表里。所以在表之风水用之，而在里之水兼渴，而小便自利者，咸必用之，无非欲其不害中土耳。不害中土，自足消患于方萌矣。赵良曰：五脏各一其阴阳，独脾胃居中而两属之，故土不独成四气。土亦从四维而后成，不惟火生而已。于是四方有水寒之阴，即应于脾；风热之阳，即应于胃，饮食五味之寒热，凡入于脾胃者亦然。一有相干，则脾气不和，胃气不清，而水谷不化其精微，以行营卫，以实阴阳也。甘者，土之本味，所以脾气不和，和以甘热，胃气不清，清以甘寒。麻黄之甘热，走手足太阴经，连于皮肤，行气于三阴，以祛阴寒之邪；石膏之甘寒，走手足阳明经，达于肌肉，行气于三阳，以祛风热之邪。既用其味甘以入土，用其寒、热以和阴阳，用其性善走以发越脾气，更以甘草和中缓急，二药相协而成功。大枣之甘，补脾中之血；生姜之辛，益胃中之气。恶风者阳虚，故加附子以益阳。风水者，则加术以散皮肤间风水气，发谷精以宣营卫，

与麻黄、石膏为使，引其入土也。越婢之名，不亦宜乎！

【按】喻昌所论明析，赵良之说，能细剖其理，开悟后学，故两录之。

**麻黄杏仁甘草石膏汤** 治温热内发，表里俱热，头痛身疼，不恶寒反恶热，无汗而喘，大烦大渴，脉阴阳俱浮者，用此发汗而清火。若脉浮弱沉紧，沉细恶寒，自汗出而不渴者，禁用。

麻黄去节，四两 杏仁去皮、尖，五十枚 甘草炙，二两 石膏碎，绵裹，半斤

上四味，以水七升，先煮麻黄，减二升，去上沫，内诸药，煮取二升，去滓，温服一升。

【集注】柯琴曰：石膏为清火之重剂，青龙、白虎皆赖以建功，然用之不当，适足以召祸。故青龙以无汗烦躁，得姜、桂以宣卫外之阳也；白虎以有汗烦渴，须粳米以存胃中之液也。此但热无寒，故不用姜、桂，喘不在胃而在肺，故不须粳米。其意重在存阴，不必虑其亡阳也，故于麻黄汤去桂枝之监制，取麻黄之专开，杏仁之降，甘草之和，倍石膏之大寒，除内外之实热，斯溱溱汗出，而内外之烦热与喘悉除矣。

**麻黄附子细辛汤** 治少阴病始得之，反发热脉沉，二三日无里证者。

麻黄二两 附子炮，一枚 细辛二两

热微者，以甘草易细辛微发汗。

上三味，以水一斗，先煮麻黄，减二升，去沫，内药，煮取三升，去滓，温服一升，日三服。

【集注】柯琴曰：少阴主里，应无表证；病发于阴，应有表寒。今少阴始受寒邪而反发热，是有少阴之里，而兼有太阳之表也。太阳之表脉应不沉，今脉沉者，是有太阳之证，而见少阴之脉也。故身虽热而脉则沉也。所以太阳病而脉反沉，便用四逆以急救其里；此少阴病而表反热，便于表剂中加附子以预固其里。夫发热无汗，太阳之表不得不开；沉为在里，少阴之枢又不得不固。设用麻黄开腠理，细辛散浮热，而无附子以固元阳，则少阴之津液越出，太阳之微阳外亡，去生便远。惟附子与麻黄并用，则寒邪虽散，而阳不亡。此里病及表，脉沉而当发汗者，与病在表脉浮而发汗者迳庭也。若表微热，则受寒亦轻，故以甘草易细辛而微发其汗，甘以缓之，与辛以散之者，又少间矣。

**桂枝加附子汤**　太阳病发汗，遂漏不止，其人恶风，小便难，四肢微急，难以屈伸者，此方主之。

桂枝汤加附子一枚。炮，去皮，破八片。

煎、服法同，不须歠粥。

【**集注**】柯琴曰：发汗太过，阳无所止息，而汗出不止矣。汗多亡阳，玄府不闭，风乘虚入，故复恶风；津液外泄，不能润下，故小便难。四肢者，诸阳之本；阳气者，柔则养筋，开阖不得，风寒从之，故筋急而屈伸不利也。是方以附子加入桂枝汤中，大补表阳也；表阳密，则漏汗自止，恶风自罢矣。汗止津回，则小便自利，四肢自柔矣。汗漏不止，与大汗出同，而从化变病则异。服桂枝、麻黄后，大汗出而大烦渴，是阳陷于里，急当救阴，故用白虎加人参汤。服桂枝、麻黄汤，大汗出遂漏不止，是阳亡于外，急当救阳，故用桂枝加附子汤。要知发汗之剂，用桂枝不当，则阳陷于里者多；用麻黄不当，则阳亡于外者多。因桂枝汤有芍药而无麻黄，故虽汗大出，而玄府尚能自闭，多不致亡阳于外耳。

**芍药甘草附子汤**　发汗病解，反恶寒者，虚故也，此方主之。

芍药三两　甘草炙，二两　附子炮，去皮，破八片，一枚

上三味，以水五升，煮取一升五合，去滓，分温服。

【**集注**】柯琴曰：发汗病解而反恶寒，比未汗时更甚，其阳虚可知矣。夫太阳、少阴为表里，太阳之病，本由少阴之虚，不能藏精而为阳之守也。今恶寒反见于发汗病解后，是寒邪已从汗解，太阳阳虚不能卫外而为阴之使也，则阳亡之兆已见于此。若仍以桂枝汤攻表，非以扶阳反以亡阳也。故以芍药收少阴之精气，甘草缓阴邪之上行，附子补坎宫之少火，但使肾中元阳得位，在表之虚阳恶寒自解耳。

**桂枝甘草汤**　治发汗过多，其人叉手自冒心，心下悸，欲得按者。

桂枝四两　甘草炙，二两

上二味，水三升，煮取一升，顿服。

【**集注**】柯琴曰：汗出多，则心液虚，中气馁，故悸。叉手自冒，则外有所卫，得按则内有所依，如此不堪之状，望之而知其虚矣。桂枝本营分药，得麻黄，则令营气外发而为汗，从辛也；得芍药，则收敛营气而止汗，从酸也；得甘草，则补中气而养血，从甘也。故此方以桂枝为

君，独任甘草为佐，以补阳气、生心液。甘温相得，斯气血和而悸自平。不须附子者，以汗虽多而未至于阳亡。不须芍药者，以汗已止而嫌其阴敛也。

**桂枝加芍药加大黄汤** 本太阳病，医反下之，因而腹满时痛者，属太阴也，桂枝加芍药汤主之。大实痛者，桂枝加大黄汤主之。

**桂枝加芍药汤方**

于桂枝汤方内，更加芍药三两，随前共六两，余依桂枝汤法。

**桂枝加大黄汤方**

即桂枝加芍药汤方内，更加大黄一两。

**【集注】**柯琴曰：腹满为太阴、阳明俱有之证，然位同而职异。太阴主出，太阴病则腐秽之出不利，故满而时痛；阳明主内，阳明病则腐秽燥而不行，故大实而痛。大实痛是阳明病，不是太阴病。仲景因表证未解，阳邪已陷入于太阴，故倍芍药以益脾调中，而除腹满时痛，此用阴和阳法也。若表邪未解，而阳邪陷入于阳明，则加大黄以润胃通结，而除其大实痛，此双解表里法也。凡妄下必伤胃气，胃气虚则阳邪袭阴，故转属太阴；胃液涸则两阳相搏，故转属阳明。属太阴则腹满时痛而不实，阴道虚也；属阳明则腹满大实而痛，阳道实也。满而时痛，是下利之兆，大实而痛，是燥屎之征。故倍加芍药，小变建中之剂；少加大黄，微示调胃之方。

**小建中汤** 治伤寒表未解，或心悸而烦，或腹中急痛，而脉阳涩阴弦者。

桂枝三两 芍药六两 生姜切，三两 甘草二两 胶饴一斤 大枣擘，十二枚

上六味，以水七升，煮取三升，去滓，内胶饴，更上火消解，日三服。呕家不可用建中汤，以甜故也。

**【注】**是方也，即桂枝汤倍芍药加胶饴。名曰小建中，谓小小建立中气，以中虽已虚，表尚未和，不敢大补也。故以桂枝汤仍和营卫，倍芍药加胶饴调建中州，而不歠稀粥温服令汗，盖其意重在中虚，而不在伤寒之表也。中虚建立，营卫自和，津液可生，汗出乃解，烦悸可除矣。伤寒浮得脉涩，营卫不足也；沉得脉弦，木入土中也。营卫不足则表虚，木入土中则里急，表虚里急，故亦以此汤主治也。呕家不可用，谓凡病

呕者不可用，恐甜助呕也。

**炙甘草汤** 治伤寒脉结代，心动悸者。又治肺痿，咳吐多，心中温温液液[1]者。

甘草炙，四两　生姜切，三两　桂枝三两　麦门冬半升　麻子仁半升　大枣擘，十二枚　人参一两　阿胶二两　生地黄一斤

上九味，以清酒七升，水八升，先煮八味，取三升，去滓，内胶，烊消尽，服一升，日三服。

**【集注】**柯琴曰：仲景于脉弱阴弱者，用芍药以益阴；阳虚者，用桂枝以通阳；甚则加人参以生脉，未有用地黄、麦冬者。岂以伤寒之法义重扶阳乎？抑阴无骤补之法欤？此以心虚脉结代，用生地黄为君，麦冬为臣，峻补真阴，开后学滋阴之路也。地黄、麦冬，味虽甘而气则寒，非发陈、蕃秀之品，必得人参、桂枝以通阳脉，生姜、大枣以和卫营，阿胶补血，酸枣安神；甘草之缓，不使速下；清酒之猛，捷于上行，内外调和，悸可宁而脉可复矣。酒七升水八升，只取三升者，久煎之则气不峻，此虚家用酒之法。且知地黄、麦冬得酒最良。此证当用酸枣仁，肺痿用麻子仁可也。如无真阿胶，以龟板胶代之。

桂枝人参、葛根黄芩黄连二汤合论：太阳外证未解，而数下之，遂协热而利，利下不止，表里不解，脉微弱，心下痞硬者，桂枝人参汤主之。桂枝证，医反下之，利遂不止，其脉促喘而汗出者，葛根黄连黄芩汤主之。

**桂枝人参汤**

桂枝四两　甘草四两　人参三两　白术三两　干姜三两

水九升，先煮四味，取五升，肉桂更煮三升，日再服，夜一服。

**葛根黄芩黄连汤**

葛根半斤　黄连三两　黄芩三两　甘草炙，二两

水八升，先煮葛根，减二升；内诸药，煮二升，分温再服。

**【集注】**柯琴曰：外热不除，是表不解，下利不止，是里不解，病因则同。一以微弱之脉而心下痞硬，是脉不足而证有余；一以脉促而喘，

[1] 温温液液：恶心而泛泛欲吐之貌。

反汗自出，是脉有余而证不足。表里虚实，当从脉而辨证矣。弱脉见于数下后，则痞硬为虚。故用理中之辛甘温补，止利消痞硬，又加桂枝以解表。先煮四味，后内桂枝，和中之力饶，而解肌之气锐，是于两解中寓权宜法也。桂枝证脉本缓，误下后而反促，阳气重，可知邪束于表，阳扰于内，故喘而汗出。利遂不止者，是暴注下迫，属于热也。故君气清质轻之葛根，以解肌而止利；佐苦寒清肃之芩连，以止汗而除喘；又加甘草以和中。先煮葛根后内诸药，解肌之力缓，而清中之气锐，又与补中逐邪者殊法矣。又曰：上条脉证是阳虚，虽协热于外，而里则虚寒；下条脉证是阳盛，虽下利不止，而表里俱实。同一协热利，同是表里不解，而寒热虚实攻补不同。前方理中加桂枝，而冠桂枝于人参之上；后方泻心加葛根，而冠葛根于芩连之首。不名理中、泻心者，总为表未解故耳。补中亦能解表，凉中亦能散表，补中亦能散痞，凉中亦能止利。仲景制两解方，神化如此。

**白虎汤** 治阳明证，汗出渴欲饮水，脉洪大浮滑，不恶寒反恶热。

石膏碎，绵裹。一斤 知母六两 甘草二两 粳米六合

上四味，以水一斗，煮米熟汤成，去滓，温服一升，日三服。

【**集注**】柯琴曰：阳明邪从热化，故不恶寒而恶热，热蒸外越，故热汗自出；热烁胃中，故渴欲饮水；邪盛而实，故脉滑，然犹在经，故兼浮也。盖阳明属胃，外主肌肉，虽有大热而未成实，终非苦寒之味所能治也。石膏辛寒，辛能解肌热，寒能胜胃火，寒性沉降，辛能走外，两擅内外之能，故以为君。知母苦润，苦以泻火，润以滋燥，故以为臣。用甘草、粳米调和于中宫，且能土中泻火，作甘稼穑，寒剂得之缓其寒，苦药得之平其苦，使沉降之性，皆得留连于味也。得二味为佐，庶大寒之品无伤损脾胃之虑也。煮汤入胃，输脾归肺，水精四布，大烦大渴可除矣。白虎为西方金神，取以名汤，秋金得令而炎暑自解矣。更加人参以补中益气而生津，协和甘草、粳米之补，承制石膏、知母之寒，泻火而土不伤，乃操万全之术者。

**白虎加人参汤** 治太阳中热，汗出恶寒，身热而渴者，暍是也。

石膏一斤 知母六两 甘草二两 粳米六合 人参三两

上五味，以水如前煮服法。

【集注】赵良曰：汗出恶寒，身热而不渴者，中风也。汗出恶寒，身热而渴者，中暍也。其证相似，独以渴不渴为辨。然伤寒、中风，皆有背微恶寒与时时恶风而渴者，亦以白虎人参汤治之。盖为火烁肺金，肺主气者也。肺伤则卫气虚，卫虚则表不足，由是汗出身热恶寒。《内经》曰：心移热于肺，传为膈消。膈消则渴，皆相火伤肺所致，可知其要在救肺也。石膏能治三焦火热，功多于清肺，退肺中之火，故用为君。知母亦就肺中泻心火，滋水之源，人参生津、益所伤之气而为臣。粳米、甘草补土以资金为佐也。

**猪苓汤** 治阳明病，脉浮发热，渴欲饮水；少阴病下利六七日，咳而呕渴，心烦不得眠者。

猪苓去皮　茯苓　阿胶　滑石　泽泻各一两

上五味，以水四升，先煮四味，取二升，去滓；内下阿胶，烊消，温服七合，日三服。

【集注】赵羽皇曰：仲景制猪苓一汤，以行阳明、少阴二经水热。然其旨全在益阴，不专利水。盖伤寒表虚最忌亡阳，而里热又患亡阴。亡阴者，亡肾中之阴与胃家之津液也。故阴虚之人，不但大便不可轻动，即小水亦忌下通。盖阴虚过于渗利，则津液反致耗竭。方中阿胶质膏养阴而滋燥，滑石性滑去热而利水，佐以二苓之渗泻，既疏浊热而不留其瘀壅，亦润真阴而不苦其枯燥，是利水而不伤阴之善剂也。故太阳利水用五苓者，以太阳职司寒水，故加桂以温之，是暖肾以行水也。阳明、少阴之用猪苓，以二经两关津液，特用阿胶、滑石以润之，是滋养无形以行有形也。利水虽同，寒温迥别，惟明者知之。

**五苓散**附：茵陈五苓散　治脉浮小便不利，热微消渴者。发汗已，脉浮数烦渴者。中风发热，六七日不解，而烦，有表里证，渴欲饮水，水入则吐者。

茯苓十八铢　猪苓十八铢　白术十八铢　泽泻一两　桂半两

上五味为散，以白饮和服方寸匕，日三服，多服暖水，汗出愈。

【注】是方也，乃太阳邪热入腑，水气不化，膀胱表里药也。一治水逆，水入则吐；一治消渴，水入则消。夫膀胱者，津液之腑，气化则能出矣。邪热入之，若水盛则水壅不化而水蓄于上，膀胱之气化不行，致

小便不利也。若热盛则水为热耗，而水消于上，膀胱之津液告竭，致小便不利也。水入吐者，是水盛于热也；水入消者，是热盛于水也。二证皆小便不利，故均得而主之。然小便利者不可用，恐重伤津液也。由此可知五苓散非治水热之专剂，乃治水热小便不利之主方也。君泽泻之咸寒，咸走水腑，寒胜热邪。佐二苓之淡渗，通调水道，下输膀胱，并泻水热也。用白术之燥湿，健脾助土，为之堤防以制水也。用桂之辛温，宣通阳气，蒸化三焦以行水也。泽泻得二苓下降，利水之功倍，小便利而水不蓄矣。白术须桂上升，通阳之效捷，气腾津化渴自止也。若发热表不解，以桂易桂枝，服后多服暖水，令汗出愈。是此方不止治停水小便不利之里，而犹解停水发热之表也。加人参名春泽汤，其意专在助气化以生津。加茵陈名茵陈五苓散，治湿热发黄，表里不实，小便不利者，无不克也。

**桂枝汤去芍药加茯苓白术汤** 治服桂枝汤或下之，仍头项强痛，翕翕发热，无汗，心下满微痛，小便不利者，桂枝去芍药加茯苓白术汤主之。

**桂枝去芍药加茯苓白术汤方**

于桂枝汤方内，去芍药加茯苓、白术各三两，余依桂枝汤法煎服。小便利则愈。

**【注】**服桂枝汤已汗也，或下之已下也，今仍有头项强痛、翕翕发热、无汗之表；心下满微痛、小便不利、停饮之里；无汗表不解，心下有水气，当用小青龙汗之。今无汗表不解，有水气，心下满微痛，小便不利，而不用小青龙者，以其已经汗下，表里俱虚也。故仍用桂枝汤以解表，去芍药之酸收，避无汗心下之满；加茯苓之燥渗，因水停小便不利也。余依桂枝汤法煎服，谓依桂枝汤法取汗也。小便利则愈，谓饮病输水道则愈也。此方即桂苓甘术汤而有生姜、大枣。其意专在解肌，利水次之，故用生姜、大枣佐桂枝，以通津液取汗也。桂苓甘术汤不用生姜、大枣而加茯苓，其意专在利水，扶阳次之，故倍加茯苓君桂枝，于利水中扶阳也。故方后不曰依服桂枝汤方也。

**十枣汤** 治太阳中风表解，漐漐汗出而不恶寒，里有水气，小便不利，呕逆短气，心下至胁痞满硬痛者。此治水之急方也。

大枣擘，十枚　甘遂　大戟　芫花熬。各等分

上三味，各别捣为散，以水一升半，先煮大枣肥者十枚，取八合，去滓，内药末，强人一钱，羸人服半钱，平旦温服。若下少病不除者，明日再服，加半钱。得快下后，糜粥自养。

【集注】柯琴曰：仲景治水之方，种种不同，此其最峻者也。凡水气为患，或喘或咳，或悸或噎，或吐或利，病在一处而止。此则水邪留结于中，心腹胁下痞满硬痛，三焦升降之气阻隔难通。此时表邪已罢，非汗散之法所宜；里饮实盛，又非淡渗之品所能胜，非选逐水至峻之品以折之，则中气不支，束手待毙矣。甘遂、芫花、大戟三味，皆辛苦气寒而禀性最毒，并举而用之，气味相济相须，故可夹攻水邪之巢穴，决其渎而大下之，一举而患可平也。然邪之所凑，其气必虚；以毒药攻邪，必伤及脾胃，使无冲和甘缓之品为主宰，则邪气尽而大命亦随之矣。然此药最毒，参、术所不能君，甘草又与之相反，故选十枣之大而肥者以君之，一以顾其脾胃，一以缓其峻毒。得快利后，糜粥自养，一以使谷气内充，一以使邪不复作。此仲景用毒攻病之法，尽美又尽善也。昧者惑于甘能中满之说，而不敢用，岂知承制之理乎？

# 卷三十二

# 删补名医方论 卷七

**大承气汤** 治阳明病，潮热，手足濈然汗出，谵语汗出多，胃燥独语，如见鬼状，喘冒不能卧，腹满痛，脉滑实。又目中不了了，睛不和。又少阴病初得之，口燥咽干者。自利清水，色纯青，心下痛，口燥舌干者。六七日，腹胀不大便者。

大黄酒洗，四两 厚朴半斤 枳实炙，五枚 芒硝三合

上四味，以水一斗，先煮二物，取五升，内大黄，煮取二升，去滓；内芒硝，再上火微煮一二沸，分温再服。得下即停后服。

**小承气汤**

大黄四两 厚朴炙，去皮，二两 枳实三枚

上三味，以水四升，煮取一升二合，去滓，分温三服。初服汤当大便，不尔再服，以利为度。得便即止服。

**【集注】**柯琴曰：诸病皆因于气，秽物之不去，由于气之不顺也。故攻积之剂，必用气分之药，因以承气名汤。方分大、小者，有二义焉：厚朴倍大黄，是气药为君，名大承气；大黄倍厚朴，是气药为臣，名小承气。味多性猛，制大其服，欲令大泄下也，因名曰大；味寡性缓，制小其服，欲微和胃气也，因名曰小。且煎法更有妙义，大承气用水一斗，煮枳、朴，取五升，去滓，内大黄，再煮取二升，内芒硝，何哉？盖生者气锐而先行，熟者气纯而和缓，仲景欲使芒硝先化燥屎，大黄继通地道，而后枳、朴除其痞满。若小承气以三味同煎，不分次第，同一大黄，而煎法不同，此可见仲景微和之意也。

喻昌曰：《金匮》治痉为病，胸满口噤，卧不着席，脚挛急必龂齿，可与大承气汤，乃死中求生之法也。《灵枢》谓热而痉者死，腰折、瘛疭、齿也。兹所云卧不着席，即腰折之变文。脚挛急，即瘛疭之变文。且龂齿加以胸满口禁，上、中、下三焦热邪充斥，死不旋踵矣。在伤寒

证腹满可下，胸满则不可下，然投是汤者，须知所谓胸满，谓其邪尚在表，故不可下。此证入里之热，极深极重，匪可比伦，况阳热深极，阴血立至消亡，即小小下之，尚不足以胜其阳救其阴。故取此汤以承领其一线之阴气，阴气不尽为阳热所劫，因而得生者多矣。“可与”二字甚活，临证酌而用之，初非定法也。既有下之重伤其阴之大戒，复有下之急救其阴之活法，学者欲为深造，端在此矣。

**调胃承气汤** 治表解有汗，里热不除，胃因不和，而不作解者。

大黄酒洗，四两 甘草炙，二两 芒硝半斤

上三味，以水三升，先煮二味，取一升，去滓；内芒硝，微煮令沸．少少温服之。

**【注】**三承气汤之立名，而曰大者，制大其服，欲急下其邪也；小者，制小其服，欲缓下其邪也。曰调胃者，则有调和承顺胃气之义，非若大、小专攻下也。经曰：热淫于内，治以咸寒；火淫于内，治以苦寒。君大黄之苦寒，臣芒硝之咸寒，二味并举，攻热泻火之力备矣。更佐甘草之缓，调停于大黄、芒硝之间，又少少温服之，使其力不峻，则不能速下而和也。

**更衣丸** 治津液不足，肠胃干燥，大便不通。

朱砂研如飞面，五钱 芦荟研细，生用。七钱

滴好酒少许，和丸。每服一钱二分，好酒下。

**【集注】**柯琴曰：胃为后天之本，不及固病，太过亦病。然太过复有阳盛阴虚之别焉。两阳合明而胃家实，仲景制三承气汤以下之；三阳燥结而津液亡，前贤又制更衣丸以润之。古人入厕必更衣，故以此命名也。朱砂以汞为体，性寒重坠下达；芦荟以液为质，味苦膏润下滋。兼以大寒大苦之性味，能润燥结，从上导下而胃关开矣。合以为丸，两者相须，得效最宏，奏功甚捷，诚匪夷所思矣。

**麻仁丸**又名脾约丸 治肠胃燥热，大便秘结，小便数多。

麻子二升 芍药半斤 枳实半斤 大黄去皮，一斤 厚朴去皮，一斤 杏仁去皮、尖 熬，碾脂，一升

上六味为末，炼蜜为丸，桐子大，饮服十丸，日三服；渐加，以利为度。

【集注】成无己曰：约者，约结之约，又约束也。经曰：饮入于胃，游溢精气，上输于脾；脾气散精，上归于肺，通调水道，下输膀胱；水精四布，五经并行。今胃强脾弱，约束津液，不得四布，但输膀胱，小便数而大便硬，故曰脾约。麻仁甘平而润，杏仁甘温而润。经曰：脾欲缓，急食甘以缓之。本草曰：润可去燥。是以麻仁为君，杏仁为臣。枳实破结，厚朴泻满，故以为佐。芍药调中，大黄通下，故以为使。

朱震亨曰：既云脾约，血枯火燔津竭，理宜滋阴降火，津液自生，何秘之有？此方惟热甚而禀实者可用，热微而虚者，愈致燥涸之苦矣。

**桃仁承气汤**　治血结胸中，手不可近，或中焦蓄血，寒热胸满，漱水不欲咽，善忘，昏迷如狂者。此方治败血留经，通月事。

桃仁去皮、尖，五十个　桂枝三两　大黄四两　芒硝二两　甘草二两

上五味，以水七升，煮取二升半，去滓；内芒硝，更上火微沸；下火先食，温服五合；日三服，当微利。

**抵当汤并丸**　治伤寒蓄血，并治癥瘕，追虫攻毒甚佳。

水蛭熬，三十个　虻虫熬，去头足，三十个　大黄三两　桃仁去皮、尖，三十个

上四味为散，以水五升，煮三升，去滓，温服一升。不下再服，利为度。

水蛭熬，二十个　虻虫熬，去翅，二十五个　桃仁去皮、尖，二十个　大黄三两

上四味杵，分为四丸，以水一升，煮一丸，取七合服。晬时当下血，若不下更服。

【集注】柯琴曰：膀胱为水腑，血本无所容蓄者也。少腹者，膀胱之室也，热结硬满，当小便不利，而反利者，是病不在膀胱内而在少腹内也。可知其随经之营血，因瘀热而结于少腹之里，而非膀胱之里也。故小便虽利，而硬满急结，蓄血仍瘀于少腹也。热淫于内，神魂不安，故发狂。血瘀不行，则营不运，故脉微而沉，营不运，则气不宣，故沉而结也。营气不周于身，则身黄。消谷善饥者，胃火炽盛也。大便反易者，血之濡也；色黑者，蓄血渗入也。善忘者，血不荣、智不明也。此皆瘀血之征兆，非至峻之剂，不足以抵其巢穴而当此重任，故立抵当汤。蛭，虫之善饮血者，而利于水。虻，虫之善吮血者，而猛于陆。并取水陆之善取血者以攻之，同气相求，更佐桃仁之苦甘，推陈致新，大黄之苦寒，

荡涤邪热，故名抵当也。若热虽盛而未狂，少腹满而未硬，宜小其制，为丸以缓治之。若外证已解，少腹急结，其人如狂，是转属阳明，用调胃承气加桃仁、桂枝之行血者于其中，以微利之，胃和则愈矣。此桃仁承气为治之缓也。

**栀子豉汤**附：加减诸汤　治阳明病，脉浮而紧，咽燥口苦，腹满而喘，发热汗出，不恶寒、反恶热，身重烦躁，心中愦愦，怵惕懊侬[1]，目疼鼻干，不得卧。

栀子擘，十四枚　香豉绵裹，四合

上二味，以水四升，先煮栀子，得二升半；内豉，煮取一升半，去滓，分二服。温进一服，得吐、止后服。

若少气者，加甘草二两。若呕者，加生姜三两。若下后心烦腹满、起卧不安者，去香豉加厚朴四两、枳实四枚。若医以丸药下之，身热不去，心中结痛，去香豉加干姜二两。若身热发黄者，去香豉加甘草一两、黄柏二两。

【集注】柯琴曰：太阳以心腹为里，阳明以心腹为表。盖阳明之里是胃实，不特发热恶热、目痛鼻干、汗出身重谓之表。一切虚烦虚热，咽燥口苦舌苔，腹满烦躁不得卧，消渴而小便不利，凡在胃之外者，悉是阳明之表也。仲景制汗剂，是开太阳表邪之出路，制吐剂是引阳明表邪之出路。所以太阳之表宜汗不宜吐，阳明之表当吐不当汗。太阳当汗而反吐之，便见自汗出不恶寒，饥不能食，朝食暮吐，欲食冷食，不欲近衣等证，此太阳转属阳明之表法，当栀子豉汤吐之。阳明当吐而不吐，反行汗下，温针等法，以致心中愦愦，怵惕懊侬，烦躁舌苔等证，然仍在阳明之表，仍当栀子豉汤主之。栀子苦能涌泄，寒能胜热，其形象心，又赤色通心，故主治心中上、下一切证。豆形象肾，又黑色入肾，制而为豉，轻浮上行，能使心腹之浊邪上出于口，一吐而心腹得舒，表里之烦热悉解矣。所以然者，急除胃外之热，不致胃家之实，即此栀豉汤为阳明解表之圣剂矣。热伤气者少气，加甘草以益气。虚热相抟者多呕，加生姜以散邪。若下后而心腹满，起卧不安，是热已入胃，便不当吐，

[1] 怵惕懊侬（náo 桡）：心中惊惧，烦闷不舒。

故去香豉。屎未燥硬，不宜复下，故只用栀子以除烦，佐枳、朴以泄满，此两解心腹之妙，又小承气之轻剂也。若以丸药下之，身热不去，知表未解也，心中结痛，知寒留于中也。表热里寒，故任栀子之苦以除热，倍干姜之辛以逐寒，而表热自解，里寒自除。然非吐不能达表，故用此以探吐之。此又寒热并用，为和中解表之剂矣。内外热炽，肌肉发黄，必须苦甘之剂以调之，柏皮、甘草色黄而润，助栀子以除内烦而解外热。形色之病，仍假形色以通之。此皆用栀豉加减以御阳明表证之变幻也。夫栀子之性，能屈曲下行，不是上涌之剂，惟豉之腐气上蒸心肺，能令人吐耳。观瓜蒂散必用豉汁和服，是吐在豉而不在栀也。栀子干姜汤去豉用姜，是取其横开。栀子厚朴汤，以枳、朴易豉，是取其下泄。似皆不欲上越之义，虽苦亦能作涌，然非探吐不能吐也。病人旧微溏者不可与，则栀子之性自明矣。

**瓜蒂散** 治胸中痞硬痰饮，一切实邪，及气冲咽不得息者，用此吐之。

瓜蒂熬黄，一分 赤小豆一分

上二味，各别捣筛，为散已，合治之。取一钱匕，以香豉一合，热汤七合，煮作稀糜，去滓，取汁和散，温，顿服之。不吐者，少少加服，得快吐乃止。

【注】胸中者，清阳之府，诸邪入胸，皆阻阳气不得宣达，以致胸满痞硬，热气上冲，燥渴心烦，嗢嗢欲吐，脉数促者，热郁结也。胸满痞硬，气上冲咽喉不得息，手足寒冷，欲吐不能吐，脉迟紧者，寒郁结也。凡胸中寒热与气与饮郁结为病，谅非汗下之法所能治，必得酸苦涌泻之品，因而越之。上焦得通，阳气得复，痞硬可消，胸中可和也。瓜蒂极苦，赤豆味酸，相须相益，能除胸胃中实邪，为吐剂中第一品也。而佐香豉粥汁合服者，借谷气以保胃气也。服之不吐，少少加服，得快吐而即止者，恐伤胃中元气也。此方奏功之捷，胜于汗下。所以三法鼎立，今人不知岐伯、仲景之精义，置之不用，可胜惜哉！

**小陷胸汤** 治心下痞，按之则痛，脉浮滑者。

黄连一两 半夏半升 栝蒌实大者，一个

上三味，以水六升，先煮栝蒌实，取三升，去滓，内诸药，煮取二升，分温三服。

【集注】程知曰：此热结未深者，在心下，不似大结胸之高在心上。按之痛，比手不可近为轻。脉之浮滑又缓于沉紧，但痰饮素盛，夹热邪而内结，所以脉见浮滑也。以半夏之辛散之，黄连之苦泻之，栝蒌之苦润涤之，皆所以除热散结于胸中也。先煮栝蒌，分温三服，皆以缓治上之法。

程应旄曰：黄连涤热，半夏导饮，栝蒌润燥，合之以开结气，亦名曰陷胸者，攻虽不峻，而一皆直泻，其胸里之实邪，亦从此夺矣。

**大陷胸汤丸** 主治伤寒发热，不发汗而反下之，表热乘虚入于胸中，与不得为汗之水气结而不散，令心下至少腹硬满而痛不可近，其人身无大热，但头汗出，或潮热燥渴，脉沉紧者。如水肿、肠澼，初起形气俱实者，亦可用。

大黄六两　芒硝　苦葶苈子　杏仁去皮。各半升　甘遂为末，一钱

上五味，以水先煮大黄、杏、苈，去滓，内芒硝，煮一二沸，内甘遂末，温服，得快利止后服。如未剧者，加白蜜二合，作丸如弹子大，水煮一丸，服过宿乃下，如不下更服。

【集注】柯琴曰：胸中者，宗气之所出，故名气海。气为阳，故属太阳之部。气为水母，气清则水精四布，气热则水浊而壅结矣。水结于胸，则津液不下，无以润肠胃，故大便必燥，不下输膀胱，故水道不通。大黄、芒硝善涤肠胃之热实，此病在胸中而亦用以为君者，热淫于内，当治以苦寒，且以润阳明之燥，是实则泻子之法，补膀胱之寒，亦制之以其所畏也。任甘遂之苦辛，所以直攻其水结。然水结因于气结，必佐杏仁之苦温，以开其水中之气，气行而水自利矣。水结又因于气热，必佐葶苈之大寒，以清其气分之热，源清而流自洁矣。若胸中水结而未及中焦者，当小其制，而复以白蜜之甘以缓之，使留恋于胸中，过宿乃下，但解胸心之结滞，而保肠胃之无伤，是又以攻剂为和剂也。是方为利水攻积之剂，故治水肿、痢疾之初起者甚捷。然必视其人壮实，可以一战成功，如平昔素虚弱与病久而不任攻伐者，当念虚虚之戒矣。

**三物白散方** 治伤寒，寒实结胸无热证者，及胸膈寒实痰水内结等证。

桔梗三分　贝母三分　巴豆去皮，熬黑，研如泥，一分

上杵二味为末，内巴豆于臼中杵之，以白饮合服。强人一钱，羸者减之。病在膈上必吐，在膈下必利。不利进热粥一杯，利过不止，进冷粥一杯。

【注】是方治寒实痰水结胸，极峻之药也。君以巴豆极辛极烈，攻寒逐水，斩关夺门，所到之处无不破也。佐以贝母开胸之结，使以桔梗为之舟楫，载巴豆搜逐胸邪。膈上者必吐，膈下者必利，使其邪悉尽无余矣。然惟知任毒以攻邪，不量强羸，鲜能善其后也，故羸者减之。不利进热粥，利过进冷粥，盖巴豆性热，得热则行，得冷则止。不用水而用粥者，借谷气以保胃也。

**大黄黄连泻心汤**　治伤寒表解，心下痞，按之不软，其脉关上浮者。

大黄二两　黄连一两

上二味，以麻沸汤二升渍之，须臾绞去滓，分温再服。

【注】痞硬虚邪而用大黄、黄连，能不起后人之疑耶？仲景使人疑处，正是妙处。盖因后人未尝细玩，不得其法，皆煎而服之，大悖其旨矣。观乎用气薄之麻沸汤渍大黄、黄连，须臾去滓，仅得其无形之气，不重其有形之味，是取其气味俱薄，不大泻下。虽曰攻痞，而攻之之妙义无穷也。

**附子泻心汤**　治伤寒表解，心下痞，恶寒汗出者。

大黄二两　黄连一两　黄芩一两　附子炮，去皮，别煮汁。一枚

上四味，切三味，以麻沸汤二升渍之，须臾绞去滓，内附子汁，分温再服。

【注】心下硬痛，结胸也；硬而不痛，心下痞也。恶寒而复汗出，非表不解，乃表阳虚也。故以大黄、黄连、黄芩泻痞之热，附子温表之阳，合内外而治之。其妙在以麻沸汤渍三黄，须臾绞去滓，内别煮附子汁，义在泻痞之意轻，扶阳之意重也。

**甘草泻心汤**　治伤寒中风，医反下之，其人下利，日数十行，谷不化，腹中雷鸣，心下痞硬而满，干呕心烦不得安。医见心下痞，谓病不尽，复下之，其痞益甚，此非结热，但以胃中虚客气上逆，故使硬也。

甘草四两　黄芩三两　黄连一两　干姜三两　半夏洗，半升　大枣擘，

十二枚

上六味，以水一斗，煮取六升，去滓再煎，取三升，温服一升，日三服。

**【注】**毋论伤寒、中风，表未解，总不可下，医反下之，因而成痞。其人下利日数十行，水谷不化，腹中雷鸣者，误下胃中空虚也。心下痞硬而满，干呕心烦不得安者，乘虚客邪上逆也。医见心下痞硬，谓下之不尽，又复下之，其痞益甚。但此非结热之痞，亦非寒结之痞，乃乘胃空虚，客气上逆，阳陷阴凝之痞也。方以甘草命名者，取和缓之意。用甘草、大枣之甘温，补中缓急，治痞之益甚。半夏之辛，破客逆之上从。芩、连泻阳陷之痞热，干姜散阴凝之痞寒。缓急破逆，泻痞寒热，备乎其治矣。

**生姜泻心汤** 治伤寒汗出解后，胃中不和，心下痞硬，干噫食臭，胁下有水气，腹中雷鸣下利者。

甘草炙，二两 人参三两 干姜一两 半夏洗，半升 黄芩三两 黄连一两 生姜切，四两 大枣擘，十二枚

上八味，以水一斗，煮取六升，去滓再煎，取三升，温服一升，日三服。

**【注】**伤寒汗出之后，余邪转属阳明，心下痞满硬痛不大便者，此其人胃素燥热，因而成实，攻之可也。今其人平素胃虚，兼胁下有水气，即不误下，余热乘虚入里，结成痞硬不痛。胃虚不能消化水谷，则干噫食臭也。胃中寒热不和，则腹中雷鸣下利也。名生姜泻心汤者，其义重在散水气之痞也。生姜、半夏散胁下之水气，人参、大枣补中州之土虚，干姜、甘草以温里寒，黄芩、黄连以泻痞热。备乎虚水寒热之治，胃中不和下利之痞，未有不愈者也。

**半夏泻心汤** 治伤寒五六日，呕而发热，柴胡证具，而以他药下之，但满不痛，心下痞者。

半夏洗，半升 黄芩三两 干姜三两 人参三两 黄连一两 甘草炙，三两 大枣擘，十二枚

上七味，以水一斗，煮取六升，去滓再煎，取三升，温服一升，日三服。

【集注】王又原曰：伤寒五六日，柴胡证具，而以他药下之成痞。即用小柴胡汤，以干姜易生姜，以黄连易柴胡。彼以和表里，此以彻上下。而必推半夏为君者，痞从呕得来，半夏之辛以破结而止呕也。

**旋覆代赭石汤** 治汗、吐、下解之后，心下痞硬，噫气不除。

旋覆花三两 人参二两 代赭石一两 半夏洗，半升 生姜切，五两 甘草炙，三两 大枣擘，十二枚

上七味，以水一斗，煮取六升，去滓再煎，取三升，温服一升，日三服。

【集注】罗谦甫曰：汗、吐、下解后，邪虽去而胃气已亏矣。胃气既亏，三焦因之失职，清无所归而不升，浊无所纳而不降，是以邪气留滞，伏饮为逆，故心下痞硬，噫气不除。方中以人参、甘草养正补虚，姜、枣和脾养胃，所以安定中州者至矣。更以代赭石之重，使之敛浮镇逆，旋覆花之辛，用以宣气涤饮，佐人参以归气于下，佐半夏以蠲饮于上。浊降痞硬可消，清升噫气自除。观仲景治少阴水气上凌，用真武汤镇之；治下焦滑脱不守，用赤石脂禹余粮固之。此胃虚气失升降，复用此法理之，则胸中转否为泰。其为归元固下之法，各极其妙如此。

**麻黄连轺赤小豆汤** 治伤寒表不解，瘀热在里发黄者。

麻黄二两 赤小豆一升 杏仁去皮、尖，四十枚 生姜切，一两 大枣擘，十二枚 甘草炙，一两 生梓白皮一升 连轺二两

以上八味，以潦水[1]一斗，先煮麻黄，再沸，去上沫，内诸药，煮取三升，分温三服，半日则尽。

【注】湿热发黄无表里证，热盛者清之，小便不利者利之，里实者下之，表实者汗之，皆无非为病求去路也。用麻黄汤以开其表，使黄从外而散。去桂枝者避其湿热也，佐姜枣者和其营卫也，加连轺、梓皮以泻其热，赤小豆以利其湿，同成表实发黄之效也。连轺即连翘根，无梓皮以茵陈代之。成无已曰：煎以潦水者，取其味薄不助湿热也。

**栀子柏皮汤** 治伤寒身黄发热，无表里证者。

栀子擘，十五枚 甘草一两 黄柏一两

---

[1] 潦水：雨后积水。

上三味，以水四升，煮取一升半，去滓，分温再服。

【注】伤寒身黄发热者，若有无汗之表，以麻黄连轺赤小豆汤汗之；若有成实之里，以茵陈蒿汤下之。今外无可汗表证，内无可下里证，惟有黄热，宜以栀子柏皮汤清之可也。此方之甘草当是茵陈，传写之误也。

**茵陈蒿汤** 阳明病发热，但头汗出，身无汗，小便不利，渴饮水浆，此为瘀热在里，身必发黄，腹微满者，本方主之。

茵陈蒿六两 栀子擘，十四枚 大黄二两

上三味，以水二斗，先煮茵陈，减六升，内二味，煮取三升，去滓，分温三服。小便当利，如皂角汁状，色正赤，一宿腹减，黄从小便去也。

【集注】柯琴曰：太阳、阳明俱有发黄证，但头汗出而身无汗，则热不外越。小便不利，则热不下泄，故瘀热在里。然里有不同，肌肉是太阳之里，当汗而发之，故用麻黄连翘赤小豆汤为凉散法。心胸是太阳阳明之里，当寒以胜之，用栀子柏皮汤，乃清火法。肠胃是阳明之里，当泻之于内，故立本方，是逐秽法。茵陈禀北方之气，经冬不凋，傲霜凌雪，偏受大寒之气，故能除热邪留结，率栀子以通水源，大黄以调胃实，令一身内外瘀热，悉从小便而出，腹满自减，肠胃无伤，乃合引而竭之之法，此阳明利水之圣剂也。又曰：仲景治阳明渴饮有四法：本太阳转属者，五苓散微发汗以散水气；大烦燥渴小便自利者，白虎加参清火而生津；脉浮发热小便不利者，猪苓汤滋阴而利水；小便不利腹满者，茵陈蒿汤以泄满，令黄从小便出。病情治法，胸有成竹矣。每思仲景利小便必用气化之品，通大便必用承气之品。故小便不利者，必加茯苓，甚者兼用猪苓。因二苓为气化之品，而小便由于气化也。兹小便不利，不用二苓者何？本论云：阳明病，汗出多而渴者，不可与猪苓汤。以汗多胃中燥，猪苓汤复利小便故也。斯知阳明病汗出多而渴者，不可用，则汗不出而渴者，津液先虚，更不可用明矣。此以推陈致新之茵陈，佐以屈曲下行之栀子，不用枳、朴以承气，与芒硝之峻利，则大黄但可以润胃燥，而大便之不遽行可知。故必一宿而腹始减，黄从小便去而不由大肠去。仲景立法神奇，匪夷所思耳。

# 卷三十三

## 删补名医方论 卷八

**小柴胡汤** 治伤寒五六日，寒热往来，胸胁苦满，嘿嘿不欲饮食，心烦喜呕，口苦耳聋，脉弦数者，此是少阳经半表半里之证，宜此汤以和解之。

柴胡半斤 黄芩三两 人参三两 半夏半升 甘草炙，三两 生姜切，三两 大枣擘，十二枚

上七味，以水一斗二升，煮取六升，去滓再煎，取三升，温服一升，日三服。

若胸中烦而不呕，去半夏、人参，加栝蒌实。

若渴者，去半夏，加人参、栝蒌根。

若腹中痛，去黄芩，加芍药。

若胁下痞硬，去大枣，加牡蛎。

若心下悸、小便不利者，去黄芩，加茯苓。

若不渴外有微热者，去人参，加桂枝，温覆取微似汗愈。

若咳者，去人参、大枣、生姜，加五味子、干姜。

【集注】程应旄曰：方以小柴胡名者，取配乎少阳之义也。至于制方之旨及加减法，则所云“上焦得通，津液得下，胃气因和”尽之矣。何则？少阳脉循胁肋，在腹阳背阴两歧间。在表之邪欲入里，为里气所拒，故寒往而热来；表里相拒而留于歧分，故胸胁苦满。神识以拒而昏困，故嘿嘿。木受邪则妨土，故不欲食。胆为阳木而居清道，为邪所郁，火无从泄，逼炎心分，故心烦。清气郁而浊，则成痰滞，故喜呕。呕则木火两舒，故喜之也。此则少阳定有之证，其余或之云者，以少阳在人身为游部，凡表里经络之罅，皆能随其虚而见之，不定之邪也。据证俱是太阳经中所有者，特以五六日上见，故属之少阳，半表半里兼而有之，方是小柴胡证。方中以柴胡疏木，使半表之邪得从外宣，黄芩清火，使

半里之邪得从内彻。半夏豁痰饮，降里气之逆。人参补久虚，助生发之气。甘草佐柴、芩调和内外。姜、枣佐参、夏通达营卫，相须相济，使邪无内向而外解也。至若烦而不呕者，火成燥实而逼胸，故去人参、半夏加栝蒌实也。渴者，燥已耗液而逼肺，故去半夏加栝蒌根也。腹中痛，木气散入土中，胃阳受困，故去黄芩以安土，加白芍以戢木也。胁下痞硬者，邪既留则木气实，故去大枣之甘而泥，加牡蛎之咸而软也。心下悸、小便不利者，水邪侵乎心矣，故去黄芩之苦而伐，加茯苓之淡而渗也。不渴身有微热者，半表之寒尚滞于肌，故去人参加桂枝以解之也。咳者，半表之寒凑入于肺，故去参、枣，加五味子，易生姜为干姜以温之。虽肺寒不减黄芩，恐干姜助热也。总之，邪在少阳，是表寒里热，两郁不得升之，故小柴胡之治，所谓升降浮沉则顺之也。

**大柴胡汤** 治热结在内，心下急呕不止，郁郁微烦，柴胡证仍在者，与大柴胡汤下之。

柴胡半斤 黄芩三两 半夏半升 芍药三两 枳实四枚 大黄二两 生姜五两 大枣擘，十二枚

上八味，以水一斗二升，煮取六升，去滓再煎，温服一升，日三服。

**【注】**柴胡证在，又复有里，故立少阳两解法也。以小柴胡汤加枳实、芍药者，仍解其外以和其内也。去参、草者，以里不虚。少加大黄，以泻结热。倍生姜者，因呕不止也。斯方也，柴胡得生姜之倍，解半表之功捷，枳、芍得大黄之少，攻半里之效徐。虽云下之，亦下中之和剂也。

**柴胡桂枝汤** 伤寒六七日，发热微恶寒，肢节烦疼微呕，心下支结，此太阳少阳并病也，柴胡桂枝汤主之。

柴胡四两 桂枝一两半 人参一两半 甘草一两 半夏洗，二合半 黄芩一两半 芍药一两半 大枣擘，六枚 生姜切，一两半

上九味，以水七升，煮取三升，去滓，分温服。

**【集注】**柯琴曰：仲景书中最重柴、桂二方。以桂枝解太阳肌表，又可以调诸经之肌表；小柴胡解少阳半表，亦可以和三阳之半表。故于六经病外，独有桂枝证、柴胡证之称，见二方之任重不拘于经也。如阳浮阴弱条，是仲景自为桂枝证之注释；血弱气虚条，亦仲景自为柴胡证之

注释。桂枝有坏病，柴胡亦有坏病，桂枝有疑似证，柴胡亦有疑似证。病如桂枝证而实非，若脚挛急与胸中痞硬者是已。病如柴胡证而实非，本渴而饮水呕、食谷呕，与但欲呕胸中痛微溏者是已。此条为伤寒六七日，正寒热当退之时，反见发热恶寒诸表证，更见心下支结诸里证，表里不解，法当表里双解之。然恶寒微，发热亦微，可知肢节烦疼，则一身骨节不疼；可知微呕，心下亦微结，故谓之支结。表证虽不去而已轻，里证虽已见而未甚。故取桂枝之半，以散太阳未尽之邪；取柴胡之半，以解少阳微结之证。口不渴、身有微热者，法当去人参；以六七日来，邪虽未解，而正已虚，故仍用之。外证虽在，而病机已见于里，故方以柴胡冠桂枝之上，为双解两阳之轻剂也。

**黄芩汤** 治太阳、少阳合病，自下利者。若呕者，加半夏、生姜。

黄芩 甘草 芍药各三两 大枣擘，十二枚

上四味，以水一斗，煮取三升，去滓，温服一升，日再服，夜一服。呕者，加半夏半升，生姜三两。

**【集注】**程应旄曰：此之合病者，头痛，胸满口苦，咽干，目眩，或往来寒热，或脉大而弦，半表之邪、不待太阳传递而即合。少阳里气失守，所以下利，阳热渐盛，所以上呕。故用黄芩汤清热益阴，半里清而半表自解矣。

柯琴曰：太阳、少阳合病，是热邪已入少阳之里。胆火下攻于脾，故自下利，上逆于胃，故兼呕也。与黄芩汤，酸苦相济，调中以存阴也。热不在半表，故不用柴胡，今热已入半里，故黄芩主之。虽非胃实，亦非胃虚，故不须人参以补中。兼呕者，故仍加半夏、生姜，以降逆也。

**黄连汤** 治伤寒胸中有热，胃中有邪气，腹中痛欲呕吐者。

黄连三两 干姜三两 甘草三两 人参二两 桂枝三两 半夏半升 大枣十二枚

上七味，以水一斗，煮取六升；去滓，温服一升，日三服，夜二服。

**【集注】**程应旄曰：热在胸中，有烦躁郁闷之证可知。胃中反有邪气，以寒邪被格在下故也。此证寒热俱有，较之大青龙之寒热，已向近里一层，故其证不见之表里际，而只见之上下际。腹中痛者，阴邪在胃而寒乃独治于下也。欲呕吐者，阳邪在胸、而热乃独治于上也。此为上下相格治法，亦寒热并施，而辛寒易以苦寒，辛热加以苦热，更以人参、半夏以补宣中气，升降阴阳。自此条而互及泻心诸汤，皆其法也。

成无己曰：湿家下后，舌上如苔者，以丹田有热，胸中有寒，是邪气入里而为下热上寒也。此伤寒传里而为下寒上热也。

喻昌曰：阴阳悖逆，皆当和解法。

**黄连阿胶汤** 治少阴病，得之二三日以上，心中烦不得卧。

黄连四两 黄芩一两 芍药二两 鸡子黄二枚 阿胶三两

上五味，以水五升，先煮三物，取二升，去滓，内胶烊尽，小冷，内鸡子黄，搅令相得，温服七合，日三服。

**【集注】**柯琴曰：此少阴病之泻心汤也。凡泻心必借连、芩，而导引有阴阳之别。病在三阳，胃中不和，而心下痞硬者，虚则加参、甘补之，实则加大黄下之。病在少阴，而心中烦不得卧者，既不得用参、甘以助阳，亦不得用大黄以伤胃矣。用芩、连以直折心火，用阿胶以补肾阴，鸡子黄佐芩、连，于泻心中补心血；芍药佐阿胶，于补阴中敛阴气，斯则心肾交合，水升火降。是以扶阴泻阳之方，变而为滋阴和阳之剂也。是则少阴之火，各归其部，心中之烦不得卧可除矣。经曰：阴平阳秘，精神乃治。斯方之谓欤！

**理中汤丸** 治中气不运，腹中不实，口失滋味，病久不食，脏腑不调，与伤寒直中太阴，自利不渴，寒多而呕等证。

人参三两 白术三两 甘草三两 干姜三两

上四味，捣筛为末，蜜丸如鸡子黄大，以沸汤数合和一丸，研碎，温服之。日三四枚，夜二枚；腹中未热，益至三四丸。然不及汤。汤法以四物依两数切，用水八升，煮取三升，去滓，温服一升，日三服。

若脐上筑者，肾气动也，去术，加桂四两。

多吐者，去术，加生姜三两。

下多者，还用术。

悸者，加茯苓二两。

渴欲得水者，加术，足前成四两半。

腹中痛者，加人参，足前成四两半。

寒者，加干姜，足前成四两半。

腹满者，去术，加附子一枚。服汤后如食顷，饮热粥一升许，微自温，勿发衣被。

【集注】程应旄曰：阳之动始于温，温气得而谷精运，谷气升而中气赡，故名曰理中。实以燮理之功，予中焦之阳也。若胃阳虚，则中气失宰，膻中无发宣之用，六腑无洒陈之功，犹如釜薪失焰，故下致清谷，上失滋味，五脏凌夺，诸证所由来也。参、术、炙草，所以守中州，干姜辛以温中，必假之以焰釜薪而腾阳气。是以谷入于阴，长气于阳，上输华盖，下摄州都，五脏六腑，皆以受气，此理中之旨也。若水寒互胜，即当脾肾双温，加以附子，则命门益、土母温矣。白术补脾，得人参则壅气，故脐下动气；吐多腹满者，去术也。加桂以伐肾邪，加生姜以止呕也，加附子以消阴也。下多者湿胜也，还用术燥湿也。渴欲饮水饮渴也，加术使饮化津生也。心下悸停水也，加茯苓导水也。腹中痛倍人参，虚痛也。寒者加干姜，寒甚也。

**干姜附子汤** 下后复发汗，昼日烦躁不得眠，夜而安静，不呕不渴，无表证，脉沉微，身无大热者，干姜附子汤主之。

干姜一两 附子去皮，生用，破八片。一枚

上二味，以水三升，煮取一升，去滓，顿服。

**茯苓四逆汤** 伤寒厥而心下悸，发汗，若下之，病仍不解，烦躁者，茯苓四逆汤主之。

茯苓六两 人参一两 甘草炙，一两 干姜一两 附子生用，破八片，一枚

上五味，以水五升，煮取三升，去滓，温服七合，日三服。

【注】凡太阳病治不如法，汗后复下，或下后复汗，误而又误，变成坏病。若其人阳盛而从热化，则转属三阳，阳衰而从寒化，则系在三阴。此二汤所治之烦躁，皆坏病也。烦躁虽六经俱有，而多见于太阳、少阴者，太阳为真阴之标，少阴为真阳之本也。未经汗下而烦躁，多属阳，其脉实大，其证渴热，是烦为阳盛，躁为阴虚。已经汗下而烦躁，多属阴，其脉沉微，其证汗厥，是烦为阳虚，躁为阴极也。夫先下后汗，于法为逆。外无大热，内不渴呕，似乎阴阳自和，而实妄汗亡阳。所以虚阳扰乱于阳分，故昼日烦躁不得眠，盛阴偏安于阴分，故夜而安静。脉沉微，是真阳将脱而烦躁也。用干姜、附子壮阳以配阴。姜、附者，阳

中阳也，生用则力更锐，不加甘草则势更猛，是方比四逆为峻，救其相离，故当急也。先汗后下，于法虽顺，若病不解，厥悸仍然，骤增昼夜烦躁，似乎阴盛格阳，而实肾上凌心，皆因水不安其位，夹阴邪而上乘，是阳虚有水气之烦躁也。用茯苓君四逆，抑阴以伐水。人参佐四逆，生气而益阳。参、苓君子也，兼调以甘草，比四逆为缓，阴阳不急，故当缓也。一去甘草，一加参、苓，而缓急自别，仲景用方之妙如此。

**附子汤**　治少阴病，身痛手足寒，骨节痛，口中和，背恶寒，脉沉者。

附子生用，去皮，破八片。二枚　茯苓三两　人参二两　白术四两　芍药三两

上五味，以水八升，煮取三升，去滓，温服一升，日三服。

【注】少阴为寒水之脏，故伤寒之重者多入少阴，所以少阴一经最多死证。方中君附子二枚者，取其力之锐，且以重其任也。生用者，一以壮少火之阳，一以散中外之寒，则恶寒自止，身痛自除，手足自温矣；所以固生气之原，令五脏六腑有本，十二经脉有根，脉自不沉，骨节可和矣。更佐白术以培土，芍药以平木，茯苓以伐水。水伐火自旺，旺则阴翳消，木平土益安，安则水有制，制则生化。此万全之术，其畏而不敢用，束手待毙者，曷可胜计耶！

**四逆汤**　治脉沉厥逆等证。

甘草炙，二两　干姜一两半　附子生用，去皮，破八片。一枚

上三味，以水三升，煮取一升二合，去滓，分温再服。

强人可大附子一枚，干姜三两。

【注】方名四逆者，主治少阴中外皆寒，四肢厥逆也。君以炙草之甘温，温养阳气。臣以姜、附之辛温，助阳胜寒。甘草得姜、附，鼓肾阳温中寒，有水中暖土之功；姜、附得甘草，通关节走四肢，有逐阴回阳之力。肾阳鼓寒，阴消则阳气外达而脉升手足温矣。

**通脉四逆汤**　治少阴下利清谷，里寒外热，手足厥逆，脉微欲绝，身反不恶寒，其人面赤色，或腹痛，或干呕，或咽痛，或利止脉不出者。厥阴下利清谷，里寒外热，汗出而厥者主之。

干姜三两，强人可四两　甘草炙，二两　附子生用，去皮，大者一枚

上三味，以水三升，煮取一升二合，去滓，分温再服，其脉即出

者愈。

面色赤者，加葱九茎。腹中痛者，去葱加芍药二两。呕者，加生姜二两。咽痛，去芍药，加桔梗一两。利止脉不出者，加人参二两。

【注】论中扶阳抑阴之剂，中寒阳微不能外达，主以四逆。中外俱寒，阳气虚甚，主以附子。阴盛于下，格阳于上，主以白通。阴盛于内，格阳于外，主以通脉。是则可知四逆运行阳气者也，附子温补阳气者也，白通宣通上下之阳气者也，通脉通达内外之阳气者也。今脉微欲绝，里寒外热，是肾中阴盛，格阳于外，故主之也。倍干姜加甘草佐附子，易名通脉四逆汤者，以其能大壮元阳，主持中外，共招外热反之于内。盖此时生气已离，亡在俄顷，若以柔缓之甘草为君，岂能疾呼外阳耶？故易以干姜。然必加甘草与干姜等分者，恐涣漫之余，姜、附之猛不能安养元气，所谓有制之师也。若面赤者，加葱以通格上之阳。腹痛者，加芍药以和在里之阴。呕逆者，加生姜以止呕。咽痛者，加桔梗以利咽。利止脉不出气少者，俱倍人参，以生元气而复脉也。

**白通汤** 治少阴病，下利脉微者，与白通汤。利不止，厥逆无脉，干呕烦者，白通加猪胆汁汤主之。服汤，脉暴出者死，脉微续者生。

葱白四茎　干姜一两　附子生用，去皮，破八片。一枚

上三味，以水三升，煮取一升，去滓，分温再服。

**白通加猪胆汁汤**

葱白四茎　干姜一两　附子生用，去皮，破八片。一枚　人尿五合　猪胆汁一合

已上三味，以水三升，煮取一升，去滓，内猪胆汁人尿，和令相得，分温再服。若无胆汁亦可。

【注】是方也，即四逆汤减甘草加葱白也，而名之曰白通者，以葱白能通阳气也。减甘草者，因其缓也；加尿、胆者，从其类也。下咽之后，冷体既消，热性便发，情且不违而致大益，则二气之拒格可调，上下之阴阳可通矣。

**真武汤** 治少阴水气为患，腹痛下利，四肢沉重疼痛，小便不利，其人或咳或呕，或小便利而下利者，用此加减。

白术二两　茯苓二两　白芍二两　大附子炮，一枚　生姜切。三两

上五味，以水八升，煮取三升，去滓，温服七合，日三服。

若咳者，加五味子半升，细辛、干姜各一两。

若小便利者，去茯苓。

若下利，去芍药，加干姜二两。

若呕，去附子，加生姜，足成半斤。

【注】小青龙汤治表不解有水气，中外皆寒实之病也。真武汤治表已解有水气，中外皆寒虚之病也。真武者，北方司水之神也，以之名汤者，借以镇水之义也。夫人一身，制水者脾也，主水者肾也。肾为胃关，聚水而从其类。倘肾中无阳，则脾之枢机虽运，而肾之关门不开，水即欲行，以无主制，故泛溢妄行而有是证也。用附子之辛热，壮肾之元阳，则水有所主矣。白术之苦燥建立中土，则水有所制矣。生姜之辛散，佐附子以补阳，于主水中寓散水之意。茯苓之淡渗，佐白术以健土，于制水中寓利水之道焉。而尤妙在芍药之酸收，仲景之旨微矣。盖人之身，阳根于阴，若徒以辛热补阳，不少佐以酸收之品，恐真阳飞越矣。用芍药者，是亟收阳气归根于阴也。于此推之，则可知误服青龙致发汗亡阳者，所以于补阳药中之必需芍药也。然下利减芍药者，以其阳不外散也；加干姜者，以其温中胜寒也。水寒伤肺则咳，加细辛、干姜者，散水寒也；加五味子者，收肺气也。小便利者，去茯苓，以其虽寒而水不能停也。呕者，去附子倍生姜，以其病非下焦，水停于胃也，所以不须温肾以行水，只当温胃以散水，且生姜功能止呕也。

**当归四逆汤**　手足厥冷，脉细欲绝者，主之。若其人内有久寒，加吴茱萸、生姜。

当归三两　桂枝三两　芍药三两　细辛二两　通草二两　甘草炙，二两　大枣擘，二十五枚

上七味，以水八升，煮取三升，去滓，温服一升，日三服。

**当归四逆加吴茱萸生姜汤**

于前汤内加吴茱萸半斤，生姜三两。

上九味，以水六升，清酒六升和煮，取五升，去滓，分温五服。

【注】凡厥阴病则脉微而厥，以厥阴为三阴之尽，阴尽阳生，若受其邪，则阴阳之气不相顺接，故脉微而厥也。然厥阴之脏，相火游行其间，

经虽受寒，而脏不即寒，故先厥者后必发热。所以伤寒初起，见其手足厥冷，脉细欲绝者，不得遽认为虚寒而用姜、附也。此方取桂枝汤，君以当归者，厥阴主肝为血室也。佐细辛味极辛，能达三阴，外温经而内温脏。通草其性极通，善开关节，内通窍而外通营。倍加大枣，即建中加饴用甘之法。减去生姜，恐辛过甚而迅散也。肝之志苦急，肝之神欲散，甘辛并举，则志遂而神悦，未有厥阴神志遂悦，而脉微不出，手足不温者也。不须参、苓之补，不用姜、附之峻，此厥阴厥逆与太少不同治也。若其人内有久寒，非辛温之品所能兼治，则加吴茱萸、生姜之辛热，更用酒煎，佐细辛直通厥阴之脏，迅散内外之寒，是又救厥阴内外两伤于寒之法也。

**吴茱萸汤** 治厥阴病干呕吐涎沫、头痛者，少阴证吐利手足厥冷，烦躁欲死者，阳明食谷欲呕者。

吴茱萸一升 人参三两 生姜六两 大枣擘，十二枚

上四味，以水七升，煮取二升，温服七合，日三服。

【**集注**】罗谦甫曰：仲景救阳诸法，于少阴四逆汤必用姜、附；通脉四逆汤倍加干姜，其附子生用；附子汤又加生附至二枚。所以然者，或壮微阳使之外达，或招飞阳使之内返，此皆少阴真阳失所，故以回阳为亟也。至其治厥阴，则易以吴茱萸，而并去前汤诸药，独用人参、姜、枣者，盖人身厥阴肝木虽为两阴交尽，而一阳之真气实起其中，此之生气一虚，则三阴浊气直逼中上，不惟本经诸证悉具，将阳明之健运失职，以至少阴之真阳浮露而吐利，厥逆烦躁欲死，食谷欲呕，种种丛生矣。吴茱萸得东方震气，辛苦大热，能达木郁，直入厥阴，降其盛阴之浊气，使阴翳全消，用以为君。人参秉冲和之气，甘温大补，能接天真，挽回性命，升其垂绝之生气，令阳光普照，用以为臣。佐姜、枣和胃而行四末。斯则震坤合德，木土不害，一阳之妙用成，而三焦之间无非生生之气矣。诸证有不退者乎？盖仲景之法，于少阴则重固元阳，予厥阴则重护生气。学者当深思而得之矣。

**乌梅丸** 治厥阴病消渴，气上撞心，心中疼热，饥而不欲食，食即吐蛔。又主久痢。

乌梅三百个 细辛六两 干姜十两 黄连一斤 当归四两 附子六两 蜀

椒去汗，四两　桂枝六两　人参六两　黄柏六两

上十味，异捣筛，合治之。以苦酒浸乌梅一宿，去核蒸之五升米下，饭熟捣成泥，和药令相得，内臼中，与蜜杵二千下，丸如梧桐子大。先食饮服十丸，日三，稍加至二十丸，禁生冷滑物臭食等。

【**集注**】柯琴曰：六阴惟厥阴为难治。其本阴，其标热，其体木，其用火，必伏其所主而先其所因，或收，或散，或逆，或从，随所利而行之，调其中气，使之和平，是治厥阴法也。厥阴当两阴交尽，又名阴之绝阳，宜无热矣。第其具合晦朔之理，阴之初尽即阳之初生，所以厥阴病热，是少阳使然也。火旺则水亏，故消渴气上撞心，心中疼热；气有余便是火也。木胜则克土，故饥不欲食。虫为风化，饥则胃中空虚，蛔闻食臭出，故吐蛔也。仲景立方，皆以甘辛苦味为君，不用酸收之品，而此用之者，以厥阴主肝木耳。《洪范》曰：木曰曲直作酸。《内经》曰：木生酸，酸入肝。君乌梅之大酸，是伏其所主也。配黄连泻心而除疼，佐黄柏滋肾以除渴，先其所因也。连、柏治厥阴阳邪则有余，不足以治阴邪也。椒、附、辛、姜，大辛之品并举，不但治厥阴阴邪，且肝欲散，以辛散之也。又加桂枝、当归，是肝藏血，求其所属也。寒热杂用，则气味不和，佐以人参，调其中气。以苦酒浸乌梅，同气相求，蒸之米下，资其谷气。加蜜为丸，少与而渐加之，缓则治其本也。蛔，昆虫也，生冷之物与湿热之气相成，故药亦寒热互用，且胸中烦而吐蛔，则连、柏是寒因热用也。蛔得酸则静，得辛则伏，得苦则下，信为治虫佳剂。久痢则虚，调其寒热，酸以收之，下痢自止。

**赤石脂禹余粮汤**　治久利不止，大肠虚脱，服理中丸而利益甚者。

赤石脂捣碎，一斤　禹余粮捣碎，一斤

上二味，以水六升，煮取二升，去滓，分温三服。

【**集注**】柯琴曰：甘、姜、参、术，可以补中宫元气之虚，而不足以固下焦脂膏之脱。此利在下焦，故不得以理中之剂收功矣。然大肠之不固，仍责在胃；关门之不闭，仍责在脾。二石皆土之精气所结，实胃而涩肠，急以治下焦之标者，实以培中宫之本也。要知此证土虚而火不虚，故不宜于姜、附。若湿甚而虚不甚，复利不止者，故又当利小便也。

**白头翁汤** 治厥阴热利，下重，脉沉弦，渴欲饮水者。

白头翁三两 黄连三两 黄柏三两 秦皮三两

上四味，以水七升，煮取三升，去滓，温服一升。不愈更服一升。

【注】三阴俱有下利证，自利不渴者，属太阴也；自利而渴者，属少阴也。惟厥阴下利属于寒者，厥而不渴，下利清谷；属于热者，消渴下重，下利脓血。此热利下重，乃火郁湿蒸，秽气奔迫广肠魄门，重滞而难出，《内经》云"暴注下迫"者是矣。君以白头翁寒而苦辛，臣以秦皮寒而苦涩。寒能胜热，苦能燥湿，辛以散火之郁，涩以收下重之利也。佐黄连清上焦之火，则渴可止。使黄柏泻下焦之热，则利自除也。治厥阴热利有二：初利用此方，以苦燥之，以辛散之，以涩固之，是谓以寒治热之法；久利则用乌梅丸之酸以收火，佐以苦寒，杂以温补，是谓逆之从之，随所利而行之，调其气使之平也。

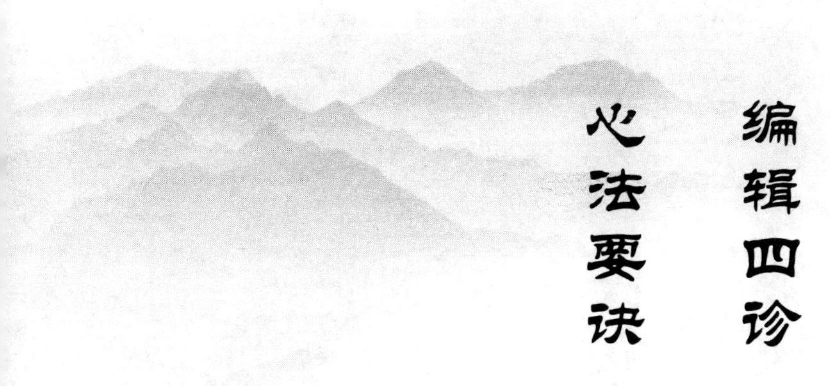

# 编辑四诊心法要诀

# 卷三十四

## 编辑四诊心法要诀上

医家造精微，通幽显，未有不先望而得之者。近世惟事切巧，不事望神，大失古圣先贤之旨。今采医经论色诊之文，确然可法者，编为四言，合崔嘉彦《四言脉诀》，名曰《四诊要诀》，实该望、闻、问、切之道。使后之为医师者，由是而教；为弟子者，由是而学。熟读习玩，揣摩日久，自能洞悉其妙。则造精微、通幽显也，无难矣。

**望以目察，闻以耳占，问以言审，切以指参。明斯诊道，识病根源，能合色脉，可以万全。**

【注】此明望、闻、问、切为识病之要道也。经曰：望而知之谓之神，是以目察五色也；闻而知之谓之圣，是以耳识五音也；问而知之谓之工，是以言审五病也；切而知之谓之巧，是以指别五脉也。神、圣、工、巧四者，乃诊病要道。医者明斯，更能互相参合，则可识万病根源。以之疗治，自万举而万当矣。

**五行五色，青赤黄白，黑复生青，如环常德。**

【注】此明天以五行，人以五脏，化生五色，相生如环之常德也。木主化生青色，火主化生赤色，土主化生黄色，金主化生白色，水主化生黑色；肝主化生青色，心主化生赤色，脾主化生黄色，肺主化生白色，肾主化生黑色。

**变色大要，生克顺逆。青赤兼化，赤黄合一，黄白淡黄，黑青深碧，白黑淡黑。白青浅碧，赤白化红，青黄变绿，黑赤紫成，黑黄黛立。**

【注】此明五色生克顺逆，相兼合化之变色也。五色相兼合化，不可胜数，而其大要，则相生之顺色有五，相克之逆色赤有五：青属木化，赤属火化，黄属土化，白属金化，黑属水化，此五行所化之常色也。木火同化，火土同化，土金同化，金水同化，水木同化；金木兼化，木土

兼化，土水兼化，水火兼化，火金兼化，此五行所化之变色也。如青赤合化，红而兼青之色。如赤黄合化，红而兼黄之色。如黄白合化，黄而兼白，淡黄之色。如白黑合化，黑而兼白，淡黑之色。如黑青合化，黑而兼青，深碧之色。皆相生变色，不病之顺也。如白青兼化，青而兼白，浅碧之色。如赤白兼化，白而兼赤之红色。如青黄兼化，青而兼黄之绿色。如黑赤兼化，黑而兼赤之紫色。如黄黑兼化，黄而兼黑之黧色。皆相克变色，为病之逆也。医能识此，则可推五脏主病、兼病，吉凶变化之情矣。

**天有五气，食人入鼻，藏于五脏，上华面颐。肝青心赤，脾脏色黄，肺白肾黑，五脏之常。**

【注】此明色之本原出于天，征乎人，五脏不病常色之诊法也。天以风、暑、湿、燥、寒之五气食人，从鼻而入。风气入肝，暑气入心，湿气入脾，燥气入肺，寒气入肾，藏于人之五脏，蕴其精气，上华于面。肝之精华，化为色青；心之精华，化为色赤；脾之精华，化为色黄；肺之精华，化为色白；肾之精华，化为色黑也。

**脏色为主，时色为客。春青夏赤，秋白冬黑，长夏四季，色黄常则。客胜主善，主胜客恶。**

【注】此明四时不病常色之诊法也。五脏之色，随五形之人而见，百岁不变，故为主色也。四时之色，随四时加临，推迁不常，故为客色也。春气通肝，其色当青；夏气通心，其色当赤；秋气通肺，其色当白；冬气通肾，其色当黑；长夏四季之气通脾，其色当黄，此为四时常则之色也。主色者，人之脏气之所生也。客色者，岁气加临之所化也。夫岁气胜人气为顺，故曰客胜主为善。人气胜岁气为逆，故曰主胜客为恶。凡所谓胜者，当青反白，当赤反黑，当白反赤，当黑反黄，当黄反青之谓也。

**色脉相合，青弦赤洪，黄缓白浮，黑沉乃平。已见其色，不得其脉，得克则死，得生则生。**

【注】此明色脉相合相反，生死之诊法也。凡病人面青脉弦，面赤脉洪，面黄脉缓，面白脉浮，面黑脉沉，此为色脉相合，不病平人之候也。假如病人已见青色，不得弦脉，此为色脉相反，主为病之色脉也。若得

浮脉，是得克色之脉，则主死也；得沉脉，是得生色之脉，则主生也。其余他色皆仿此。

新病脉夺，其色不夺。久病色夺，其脉不夺。新病易已，色脉不夺。久病难治，色脉俱夺。

【注】此以色脉相合，诊病新久难易之法也。脉夺者，脉微小也。色夺者，色不泽也。新病正受邪制，故脉夺也。邪受未久，故色不夺也。久病受邪已久，故色夺也。久病不进，故脉不夺也。若新病而色脉俱不夺，则正不衰而邪不盛也，故曰易已。久病色脉俱夺，则正已衰而邪方盛也，故曰难治。

色见皮外，气含皮中。内光外泽，气色相融。有色无气，不病命倾。有气无色，虽困不凶。

【注】此以五色合五气之诊法也。青、黄、赤、白、黑，显然彰于皮之外者五色也，隐然含于皮之中者五气也。内光灼灼若动，从纹路中映出，外泽如玉，不浮光油亮者，则为气色并至，相生无病之容状也。若外见五色，内无含映，则为有色无气。经曰：色至气不至者死。凡四时、五脏、五部、五官百病，见之皆死，故虽不病、命必倾也。若外色浅淡不泽，而内含光气映出，则为有气无色。经曰：气至色不至者生。凡四时、五脏、五部、五官百病，见之皆生，故虽病困而不凶也。

缟裹雄黄，脾状并臻；缟裹红肺，缟裹朱心；缟裹黑赤，紫艳肾缘；缟裹蓝赤，石青属肝。

【注】此明气色并至容状之诊法也。缟，白罗也。如白罗裹雄黄，映出黄中透红之色，是脾之气色并至之容状也。如白罗裹浅红，映出浅红罩白之色，是肺之气色并至之容状也。如白罗裹朱砂，映出深红正赤之色，是心之气色并至之容状也。如白罗裹黑赤，映出黑中透赤，紫艳之色，是肾之气色并至之容状也。如白罗裹蓝赤，映出蓝中扬红，石青之色，是肝之气色并至之容状也。

青如苍璧，不欲如蓝。赤白裹朱，衃赭死原。黑重漆炲，白羽枯盐。雄黄罗裹，黄土终难。

【注】此明四时百病，五脏、五部、五官、五色生死之诊法也。苍璧，碧玉也。蓝，蓝靛叶也。经曰：青欲如苍璧之色，即石青色，生青

色也。不欲如蓝，即靛叶色，死青色也。衃血，死血也。赭，代赭石也。经曰：赤欲如白裹朱，即正赤色，生红色也。不欲如衃、赭，即死血、赭石之色，死红色也。重漆，光润紫色也。炲，地上苍枯黑土也。经曰：黑欲如重漆，即光润紫色，生黑色也。不欲如炲，即枯黑土色，死黑色也。白羽，白鹅羽也。枯，枯骨也。盐，食盐也。经曰：白欲如鹅羽，即白而光泽如鹅羽之色，生白色也。不欲如枯盐，即枯骨、食盐之色，死白色也。经曰：黄欲如罗裹雄黄，即黄中透红之色，生黄色也。不欲如黄土，即枯黄土之色，死黄色也。

**舌赤卷短，心官病常。肺鼻白喘，胸满喘张。肝目眦青，脾病唇黄，耳黑肾病，深浅分彰。**

【注】此以五色合五官主病虚实之诊法也。舌者，心之官也，舌赤，心之病也。色深赤焦卷者，邪实也，色浅红滋短者，正虚也。鼻者，肺之官也，鼻白，肺之病也。色浅白，喘而不满者，正虚也；色深白，喘而胸满者，邪实也。目者，肝之官也，目眦青，肝之病也。色深青者，邪实也；色浅青者，正虚也。口唇者，脾之官也，唇黄，脾之病也。色深黄者，邪实也；色浅黄者，正虚也。耳者，肾之官也，耳黑，肾之病也。色深黑者，邪实也；色浅黑者，正虚也。所谓深浅分彰者，即下之所谓浅淡为虚，深浓为实，分明彰显也。

**左颊部肝，右颊部肺，额心颏肾，鼻脾部位。部见本色，深浅病累，若见他色，按法推类。**

【注】此以五色合五部，主虚、实、贼、微、正，五邪之诊法也。左颊，肝之部也。右颊，肺之部也。额上，心之部也。颏下，肾之部也。鼻者，脾之部也。本部见本色，浅淡不及，深浓太过者，皆病色也。假如鼻者，脾之部位，见黄本色，则为本经自病，正邪也。若见白色，则为子盗母气，虚邪也。若见赤色，则为母助子气，实邪也。若见青色，则为彼能克我，贼邪也。若见黑色，则为我能克彼，微邪也。所谓按法推类者，谓余脏准按此法而推其类也。

**天庭面首，阙上喉咽，阙中印堂，候肺之原。山根候心，年寿候肝，两旁候胆，脾胃鼻端。颊肾腰脐，颧下大肠，颧内小腑，面王子膀。当颧候肩，颧外候臂，颧外之下，乃候手位。根旁乳膺，绳上候**

背，牙车下股，膝胫足位。

【注】此以上部候头，下部候足，中部候脏腑，合五色主病之诊法也。阙中者，两眉之间，谓之印堂，中部之最高者，故应候肺之疾也。印堂之上，名曰阙上，阙上至发际，名曰天庭。天庭为上部之上，故应候头面之疾也。阙上为上部之下，故应候咽喉之疾也。山根者，两目之间，即下极也，在肺下之部，故应候心之疾也。年寿者，下极之下，即鼻柱也，在心下之部，故应候肝之疾也。面旁者，年寿之左右，胆附于肝，故应候胆之疾也。鼻端者，年寿之下，谓之面王，即准头鼻孔也，在肝下之部，故应候脾之疾也。鼻孔者，即方上也。脾胃相连，故应候胃之疾也。耳前之下，谓之两颊，四脏居腹而皆一，惟肾居脊而有两，故两颊应候肾之疾也；与腰脐对，故又应候腰脐之疾也。颊内高骨，谓之两颧之下，在肾下之部，故应候大肠之疾也。颧内者，即两颧之内也，小腑者，谓小肠之腑也，小肠在大肠之上，故应候之也。准头上至于庭，皆谓之明堂，准头下至于颏，皆谓之面王。面王者，即人中承浆之部也。膀胱者，肾之腑也，子处者，即精室血海也，皆居肾之下，故面王应候子处膀胱之疾也。此脏腑上下、内外之部位也。

五部以颏候肾者，以水居极下，且子处中通两肾也。以天庭候心者，以火居极上故也。以左颊候肝者，以木位居左故也。以右颊候肺者，以金位居右故也。以鼻候脾者，以土位居中故也。当颧者，当两颧骨之部也，颧为骨之本，而居外部之上，故应候肩之疾也。肩接乎臂，故颧骨之外，应候臂之疾也。臂接乎手，故颧外之下，应候手部之疾也。根旁者，山根两旁，两目内眦之部也，而居内部之上，故应候膺乳胸前之疾也。两颊候腰肾，颊外从颊骨上引曰绳骨，故应候背之疾也。颊外从颊骨下引曰牙车骨，故应候股下膝胫足部之疾也。此肢体上下、内外之部位也。

庭阙鼻端，高起直平。颧颊蕃蔽，大广丰隆。骨骼明显，寿享遐龄。骨骼陷弱，易受邪攻。

【注】此明五官、五部、强弱、寿夭之诊法也。天庭、阙中至鼻之端，皆高起直平，面颧、两颊、蕃蔽、耳门，皆大广丰隆，去之十步，

皆见于外，则为骨骼明显也。其人不但不病，且享遐龄[1]之寿也。若天庭、颧、颊、耳门诸处，骨卑肉薄，则为骨骼陷弱也。其人不但不免于病，且不寿也。

**黄赤风热，青白主寒，青黑为痛，甚则痹挛。㿠白脱血，微黑水寒，痿黄诸虚，颧赤劳缠。**

【注】此以五色随其所在五官、五部、内部、外部、上部、下部主病之诊法也。黄赤为阳色，故为病亦阳，所以主风也，热也。青白黑为阴色，故为病亦阴，所以主寒也，痛也。若黑甚，在脉则麻痹，在筋则拘挛。㿠白者，浅淡白色也，主大吐衄、下血、脱血也；若无衄吐下血，则为心不生血，不荣于色也。微黑者，浅淡黑色也，主肾病水寒也。痿黄者，浅淡黄色也，主诸虚病也。两颧深红赤色者，主阴火上乘，虚损劳疾也。

**视色之锐，所向部官。内走外易，外走内难。官部色脉，五病交参，上逆下顺，左右反阽[2]。**

【注】此以五色传乘官部之诊法也。色之尖处为锐。凡病相传相乘，当视其色之锐处所向何官、何部，则知起自何官、何部，传乘何部、何官，生克顺逆，自然明矣。锐处向外，是内部走外部，则为脏传腑，腑传表，易治之病也。锐处向内，是外部走内部，则为表传腑，腑传脏，难治之病也。内走外走，固有难易，然更当以五部、五官、五色、五脉、五病交相推参，则又有微甚生死之别焉。凡病色从下冲明堂而上额，则为水克火之贼邪，故逆也。从上压明堂而下颏，则为火侮水之微邪，故顺也。反，相反也。阽，危也。男子以左为主，女子以右为主。男子之色，自左冲右为从，自右冲左为逆。女子之色，自右冲左为从，自左冲右为逆。逆者相反也，相反故危也。前以内外部位分顺逆，后以上下、左右分顺逆，不可不知。

**沉浊晦暗，内久而重。浮泽明显，外新而轻。其病不甚，半泽半明。云散易治，抟聚难攻。**

---

[1] 遐龄：老年人高寿。《魏书·常景传》："以知命为遐龄。"
[2] 阽（diàn 店）：病危。

【注】此以五色晦明聚散，别久、重、新、轻之病，易治、难治之诊法也。色深为沉，主病在内，若更浊滞晦暗，主久病与重病也。色浅为浮，主病在外，若得光泽明显，主新病与轻病也。若其色虽不枯晦，亦不明泽，主不甚之病也。凡诸病之色，如云撤散，主病将愈，易治也；抟聚凝滞，主病渐进，难治也。上以内外、上下、左右分顺逆，此以浅深、晦明、聚散分顺逆也。

**黑庭赤颧，出如拇指，病虽小愈，亦必猝死。唇面黑青，五官黑起，擦残汗粉，白色皆死。**

【注】此明非常之色，诊人暴死之法也。出如拇指，谓成块成条，抟聚不散也。黑色出如拇指于天庭，赤色出如拇指于两颧，此皆水火相射之候，故病者虽或小愈，亦必猝然而死也。病者唇面青黑，及五官忽起黑色白色，如擦残汗粉之状，虽不病，亦皆主猝死也。

**善色不病，于义诚当。恶色不病，必主凶殃。五官陷弱，庭阙不张。蕃蔽卑小，不病神强。**

【注】此明见其色不见其病之诊法也。善色者，气色并至之好色也，其人于理当不病也。恶色者，沉深滞晦之色也，其人即不病，亦必主凶殃也。凶殃者，即相家所谓红主焦劳口舌，白主刑罚孝服，黑主非灾凶死，青主忧讼暴亡之类也。五官陷弱者，谓五官骨陷肉薄也。庭阙不张者，谓天庭、阙中不丰隆张显也。蕃蔽卑小者，谓颊侧耳门卑低不广也。此皆无病而有不寿之形。若加恶色，岂能堪哉！其有不病者，必其人神气强旺素称其形也。

**肝病善怒，面色当青，左有动气，转筋胁疼。诸风掉眩，疝病耳聋，目视䀮䀮，如将捕惊。**

【注】此下五条，皆明色病相合，本脏自病，虚实之诊法也。怒者，肝之志，故病则好怒也。青者，肝之色，故病则面色当青也。肝之部位在左，故病则左胁有动气而胁疼也。肝主筋，故病则转筋也。掉者，动摇抽搐也。眩者，昏黑不明也。肝主风，故病则掉眩也。疝主肝，故病疝也。肝与胆为表里，故病耳聋也。此皆肝实之病。若肝虚，则目视䀮䀮无所见，以肝开窍于目也。肝虚则胆薄，故不时而有如人将捕之惊也。

**心赤善喜，舌红口干，脐上动气，心胸痛烦。健忘惊悸，怔忡不**

安，实狂昏冒，虚悲凄然。

【注】喜者心之志，故病则好喜也。赤者心之色，故病则面色赤也。心开窍于舌，故病则舌赤红也。心主热，故病则口干心烦也。心之部位在上，故病则脐上有动气也。胸者心肺之宫城也，故病则心胸痛也。健忘、惊悸、怔忡，皆心神不安之病也。热乘心实，则发狂昏冒也。神怯心虚，则凄然好悲也。

脾黄善忧，当脐动气，善思食少，倦怠乏力，腹满肠鸣，痛而下利，实则身重，胀满便闭。

【注】黄者脾之色，故病则面色黄也。忧思者，脾之志，故病则好忧思也。脾之部位在中，故病则当脐有动气也。脾主味，故病则食少也。脾主四肢，故病则倦怠乏力也。脾主腹，故病则腹满肠鸣、痛而下利也。此皆脾虚之病也。脾主肉，故实则病身重、腹胀满、便闭也。

肺白善悲，脐右动气，洒淅寒热，咳唾喷嚏，喘呼气促，肤痛胸痹，虚则气短，不能续息。

【注】白者肺之色，故病则面色白色。悲者肺之志，故病则好悲也。肺之部位在右，故病则右胁有动气也。肺主皮毛，故病则洒淅寒热肤痛也。咳嗽唾痰，喷嚏流涕，喘呼气促，皆肺本病也。胸者肺之府也，故病则胸痹而痛也。肺虚则胸中气少，故喘咳皆气短不能续息也。

肾黑善恐，脐下动气，腹胀肿喘，溲便不利，腰背少腹，骨痛欠气，心悬如饥，足寒厥逆。

【注】黑者肾之色，故病则面色黑也。恐者肾之志，故病则好恐也。肾之部位在下，故病则脐下有动气也。肾主水，故病则水蓄腹胀、肿满、喘不得卧也。肾开窍于二阴，故病则溲便不利也。肾主骨，肾与膀胱为表里，故病则少腹满，背与骨俱痛也。肾主欠，故病则呵欠也。肾邪上乘于心，故病则心空如饥也。诸厥属下，故病则足寒厥逆也。

正病正色，为病多顺；病色交错，为病多逆。母乘子顺，子乘母逆。相克逆凶，相生顺吉。

【注】此以五色合五病顺逆生死之诊法也。假如肝病色青，是正病正色。若反见他色，是病色交错也。若见黑色，为母乘子，相生之顺也。若见赤色，为子乘母，相生之逆也。若见黄色，为病克色，其病不加，

凶中顺也。若见白色，为色克病，其病则甚，凶中逆也。曰相克逆凶者，谓相克为凶，凶中顺尚可也。凶中逆必凶也。曰相生顺吉者，谓相生为吉，如子乘母，为吉中小逆也，如母乘子，为吉中大顺也。其余四脏皆仿此。

**色生于脏，各命其部。神藏于心，外候在目。光晦神短，了了神足。单失久病，双失即故。**

【注】此以色合二目之神，诊病生死之法也。五色生于五脏，各命其部而见于面。神藏于心，虽不可得而识，然外候在目，视其目光晦暗，此为神短病死之候也。若目睛清莹，了了分明，此为神足不病之候也。单失者，谓或色或神，主久病也。双失者，神色俱失，故主即死也。

**面目之色，各有相当，交互错见，皆主身亡。面黄有救，眦红疹疡，眦黄病愈，睛黄发黄。**

【注】此以色合二目之色，诊病之法也。面目之色，各有相当之色，如面之色，肝青、心赤、脾黄、肺白、肾黑；目之色，如睛瞳黑、乌珠青、白珠白、两眦红也。若目青、目赤、目白、目黑，与面色但有不同，皆为交互错见，病者皆主身亡也。惟面色黄者，为土未败，五行有救，皆不死也。若伤寒两目眦红，则为发疹疡之兆。两目皆黄，则为病将愈之征。若两睛通黄，则为主发黄疸之候也。

**闭目阴病，开目病阳。蒙昽热盛，时瞑衄常。阳绝戴眼，阴脱目盲。气脱眶陷，睛定神亡。**

【注】此诊目阴阳生死之法也。凡病者闭目，则为病在阴也；开目，则为病在阳也。蒙昽昏不了了，非开目也，则为热盛伤神也。视而时瞑，非开目也，则为衄血之常候也。目上直视，谓之戴眼，则为阳绝之候也。视不见物，谓之目盲，则为阴脱之候也。目眶忽陷，则为气脱之候也。睛定不转，则为神亡之候也。

**五色既审，五音当明。声为音本，音以声生。声之余韵，音遂以名。角徵宫商，并羽五声。**

【注】此明五音，乃天地之正气，人之中声也。有声而后有音，故声为音本，音以声生也。声之余韵则谓之音，非声之外复有音也。五色命乎五脏，诊人之病，既已审矣；而五音通乎五脏，诊人之病，亦当明也。

角属木通乎肝，徵属火通乎心，宫属土通乎脾，商属金通乎肺，羽属水通乎肾也。

中空有窍，故肺主声。喉为声路，会厌门户。舌为声机，唇齿扇助。宽隘锐钝，厚薄之故。

【注】此明声音各有所主之诊法也。凡万物中空有窍者皆能鸣焉，故肺象之而主声也。凡发声必由喉出，故为声音之路也。必因会厌开阖，故为声音门户也。必借舌为宛转[1]，故为声音之机也。必资之于牙齿唇口，故为声音之扇助也。五者相须，故能出五音而宣达远近也。若夫喉有宽隘，宽者声大，隘者声小。舌有锐钝，锐者声辨，钝者不真。会厌有厚薄，厚者声浊，薄者声清。唇亦有厚薄，厚者声迟，薄者声疾。牙齿有疏密，疏者声散，密者声聚。五者皆无病之声音，乃形质之禀赋不同也。以此推之，在喉、在会厌、在舌、在齿、在唇之故，当有别也。

舌居中发，喉音正宫，极长下浊，沉厚雄洪。开口张腭，口音商成，次长下浊，铿锵肃清。撮口唇音，极短高清，柔细透彻，尖利羽声。舌点齿音，次短高清，抑扬咏越，徵声始通。角缩舌音，条畅正中，长短高下，清浊和平。

【注】此明五脏声音不病之常之诊法也。经曰：天食人以五气，五气入鼻藏于心肺，上使五色修明，声音能彰。故五脏各有正声，以合于五音也。如舌居中，发音自喉出者，此宫之正音也；其声极长、极下、极浊，有沉洪雄厚之韵，属土，入通于脾。开口张腭，音自口出者，此商之正音也；其声次长、次下、次浊，有铿锵清肃之韵，属金，入通于肺。撮口而发，音自唇出者，此羽之正音也；其声极短、极高、极清，有柔细尖利之韵，属水，入通于肾。以舌点齿成音者，乃徵之正音也；其声次短、次高、次清，有抑扬咏越之韵，属火，入通于心。内缩其舌而成音者，乃角之正音也；其声长短、高下、清浊相和，有条畅中正之韵，属木入通于肝。此五脏不病之常声也。腭者，齿本肉也。

喜心所感，忻散之声。怒心所感，忿厉之声。哀心所感，悲嘶之声。乐心所感，舒缓之声。敬心所感，正肃之声。爱心所感，温和

[1] 宛转：不断转动。

之声。

【注】前以咽喉、会厌、舌、齿、口唇禀赋不同，以别非病之音。此又复以人之情、感物成声，以明非病之声也。如为喜感于心者，则其发声必忻悦以散也。怒感于心者，则其发声必忿急而厉也。哀感于心者，则其发声必悲悽以嘶也。乐感于心者，则其发声必舒畅不迫也。敬感于心者，则其发声必正直肃敛也。爱感于心者，则其发声必温柔以和也。医者于此比类而推不病之音，自可识有病之音也。

**五声之变，变则病生，肝呼而急，心笑而雄，脾歌以漫，肺哭促声，肾呻低微。色克则凶。**

【注】此以五声变而生病之诊法也。五声失正，则谓之变，变则病生也。肝呼而声急，肝声失正，故知病生肝也。心笑而声雄，心声失正，故知病生心也。脾歌而声漫，脾声失正，故知病生脾也。肺哭而声促，肺声失正，故知病生肺也。肾呻而低微，肾声失正，故知病生肾也。所谓色克则凶者，假如肝病呼急，得相克之白色，主凶也。余脏仿此。

**好言者热，懒言者寒。言壮为实，言轻为虚。言微难复，夺气可知。谵妄[1]无伦，神明已失。**

【注】此以声音诊病寒热、虚实、生死之法也。《中藏经》曰：阳候多语，热也，阴候无声，寒也。发言壮厉，实也；发言轻微，虚也。若言声微小不能出喉，欲言不能复言者，此夺气也。谵言妄语，不别亲疏，神明失也，皆主死候。

**失音声重，内火外寒。疮痛而久，劳哑使然。哑风不语，虽治命难。讴歌失音，不治亦痊。**

【注】此明失音为病不同之诊也。失音声粗重，乃内火为外寒所遏，郁于肺也。若不粗重，且疮烂而痛，日久流连者，是因劳哑使然也。小儿抽风不语，大人中风不语，皆谓之哑风，虽竭力治之，而命则终难挽回，以金不能制木也。讴歌失音者，是因歌伤喉，不治亦可痊也。

**声色既详，问亦当知，视其五入，以知起止。心主五臭，自入为焦，脾香肾腐，肺腥肝臊。脾主五味，自入为甘，肝酸心苦，肺辛肾**

---

❶ 谵（zhán 谵阳平）妄：病中说胡话。

咸。肾主五液，心汗肝泣，自入为唾，脾涎肺涕。

【注】此明五入问病之诊法也。肺主五声，肝主五色，前已详明，而问之之道，亦所当知也。经曰：治之极于一。一者，问其因而得其情也。其要在视其五入，即可以知病情之起止也。假如心主五臭，凡病者喜臭、恶臭，皆主于心，此统而言之也。若分而言之，则自入喜焦，病生心也；入脾喜香，病生脾也；入肾喜腐，病生肾也；入肺喜腥，病生肺也；入肝喜臊，病生肝也。脾主五味，凡病者喜味、恶味，皆主于脾，此统而言之也。若分而言之，则自入喜甘，病生脾也；入肝喜酸，病生肝也；入心喜苦，病生心也；入肺喜辛，病生肺也；入肾喜咸，病生肾也。肾主五液，凡病者多液、少液，皆主于肾，此统而言之也。若分而言之，则自入出而为唾，病生肾也；入心出而为汗，病生心也；入肝出而为泪，病生肝也；入脾出而为涎，病生脾也；入肺出而为涕，病生肺也。其声之微壮，色之顺逆，法同推也。

百病之常，昼安朝慧，夕加夜甚，正邪进退。潮作之时，精神为贵，不衰者实，困弱虚累。

【注】此以问知精神盛衰、虚实之诊法也。凡病朝慧者，以朝则人气始生，卫气始行，故慧也。昼安者，以日中则人气长，长则胜邪，故安也。夕加者，以夕则人气始衰，邪气始生，故加也。夜甚者，以夜半则人气入脏，邪气独居于身，故甚也。此百病消长，邪正进退之常也。凡病来潮发作之时，精神为贵者，以病至精神不衰，则为邪气不能胜正，正气实也；病至精神困弱，则为正气不能胜邪，正气虚也。

昼剧而热，阳旺于阳。夜剧而寒，阴旺于阴。昼剧而寒，阴上乘阳。夜剧而热，阳下陷阴。昼夜寒厥，重阴无阳。昼夜烦热，重阳无阴，昼寒夜热，阴阳交错，饮食不入，死终难却。

【注】此以问知昼夜起居，诊病阴阳、气血、生死之法也。昼，阳也；热，阳也。凡病，昼则增剧烦热，而夜安静者，是阳自旺于阳分，气病而血不病也。夜，阴也；寒，阴也。凡病，夜则增剧寒厥，而昼安静者，是阴自旺于阴分，血病而气不病也。凡病，昼则增剧寒厥而夜安静者，是阴上乘于阳分之病也。凡病夜则增剧烦热而昼安静者，是阳下陷于阴分之病也。凡病，昼夜俱寒厥者，是重阴无阳之病也。凡病，昼

夜俱烦热者，是重阳无阴之病也。凡病，昼则寒厥，夜则烦热者，名曰阴阳交错。若饮食不入，其人之死，终难却也。

食多气少，火化新痊。食少气多，胃肺两愆。喜冷有热，喜热有寒，寒热虚实，多少之间。

【注】此以问知饮食之诊法也。食多气盛，此其常也。若食多气少，非胃病火化，即新愈之后贪食，而谷气未足也。食少气少，此其常也。若食少气多，则必是胃病不食，肺病气逆，两经之愆也。喜冷者，中必有热。喜热者，中必有寒。虚热则饮冷少，实热则饮冷多，虚寒则饮热少，实寒则饮热多，故曰寒热虚实，辨在多少之间也。

大便通闭，关乎虚实。无热阴结，无寒阳利。小便红白，主乎热寒。阴虚红浅，湿热白泔。

【注】此以问知大、小二便之诊法也。大便之利不利，关乎里之虚实也。闭者为实，若内外并无热证，则为阴结便闭也。通者为虚，若内外并无寒证，则为阳实热利也。小便之红与白，主乎里之寒热也。红者为热，若平素浅红淡黄，则为阴虚也。白者为寒，若平素白浑如米泔[1]，则为湿热所化也。

望以观色，问以测情。召医至榻，不盼不惊。或告之痛，并无苦容，色脉皆和，诈病欺蒙。

【注】此以色合问，诊病真伪之法也。望色只可以知病之处，非问不足以测病之情也。凡病者闻医至榻，未有不盼视而惊起者也，若不惊起而盼视者，非无病必骄恣之辈也。若病者或告之痛，医视其面并无痛苦容状，诊其色脉皆利，此乃诈病欺蒙医士也。

脉之呻吟，病者常情。摇头而言，护处必疼。三言三止，言謇为风。咽唾呵欠，皆非病征。

【注】此以声合情，诊病真伪之法也。医家诊脉，病者呻吟，以其为病所苦，无奈之常情也。凡欲言而先摇头者，是痛极艰于发声，摇头以意示缓故也。若以手护腹，则为里痛，护头则为头痛，但有所护之处，必有所痛也。持脉之时，病人三言三止者，谓欲言不言，不言欲言，如

[1] 米泔：指小便颜色如淘米水一样。

此者三也。言謇不能言者，风病也。若非言謇风病而三言三止者，是故为诈病之态也。或脉之而咽唾，或脉之而呵欠，皆非有病之征。以咽唾者里气和，呵欠者阴阳和故也。举此二事，以诊别其情之真伪，则其他可推广矣。盖意在使病者不能售其欺，医者不致为其所欺而妄治也。

**黑色无痛，女疸肾伤，非疸血蓄，衄下后黄。面微黄黑，纹绕口角，饥瘦之容，询必噎膈。**

【注】此以色合问，诊病之法也。黑色当主痛，询之无痛病，或为肾伤女劳疸也，察之又非女疸，其为血蓄于中，颜变于外可知。然血蓄之黑，则必或吐衄、或下血，而后即转黄色，以瘀去故也。面微黑黄者，即浅淡之黧色也，视其寿带纹短，若缠绕口角，亦非蓄血，即相家所谓縢蛇[1]入口，主人饿死，更视其人有饥饿削瘦之容，可知病不能食，询问必是噎膈也。

**白不脱血，脉如乱丝，问因恐怖，气下神失，乍白乍赤，脉浮气怯，羞愧神荡，有此气色。**

【注】此以色合情之诊法也。白者脱血虚色也，察之并无脱血之证，问之始知因恐怖也。恐则血随气下，故色白也。怖则神随气失，故脉如乱丝也。乍白乍赤，气血不定之色也，脉浮气怯，神气不安之象也。问之始知中心羞愧，有此气色也。羞则气收，故气怯也。愧则神荡，故脉浮也。举此情色二端，一以诊病，一以诊情，他可类推，总在临病者神而明之也。

**眉起五色，其病在皮。营变蠕动，血脉可知。眦目筋病，唇口主肌，耳主骨病，焦枯垢泥。**

【注】此以色合皮、脉、肉、筋、骨，诊病之法也。凡眉间起五色，主病在皮者，以肺主皮毛也。营变五色，蠕蠕然动，主病在脉者，以营行血脉也。眦目起五色，主病在筋者，以肝主筋也。唇口起五色，主病在肌者，以脾主肉也。耳起五色，主病在骨者，以肾主骨也。焦枯垢泥者，乃枯骨不泽，不能外荣也。此下皆诊病之杂法也。

**发上属火，须下属水，皮毛属金，眉横属木，属土之毫，腋阴脐腹。发直如麻，毛焦死故。**

---

[1] 縢（téng 滕）蛇：古代传说中一种能飞的蛇。亦作“腾蛇”。

【注】此明毛发诊病之法也。发属心而上长，故属火也。须属肾而下长，故属水也。通身之毛，属肺而生皮，故属金也。眉属肝而横长，故属木也。腋下、阴下、脐中、腹中之毫，属脾以应四维，故属土也。凡毛发虽属五脏，然皆血液所生，故喜光泽。若发直如麻，须毛焦枯，皆死候也。

**阴络从经，而有常色。阳络无常，随时变色。寒多则凝，凝则黑青。热多则淖❶，淖则黄红。**

【注】此以色合络脉之诊法也。络有阴阳，随阴经之络为阴络，随阳经之络为阳络也。阴络深而在内，阳络浮而在外，在内者不可得而见也，惟从经常之色而治之，故曰有常色也。在外者可得而见，则随四时推迁变色而治之，故曰阳络无常也。然阳络之变色，亦不外乎诊色之寒热也。寒多则脉凝，凝则色青黑也。热多则脉淖，淖则色黄红也。

**胃之大络，名曰虚里，动左乳下，有过不及，其动应衣，宗气外泄，促结积聚，不至则死。**

【注】此明宗气诊病法也。胃之大络，名曰虚里，贯膈络肺，出于左乳之下，动不应衣，以候宗气。若动之微而不见，则为不及，主宗气内虚也。若动之应衣而甚，则为太过，主宗气外泄。若三四至一止，或五六至一止，则主有积聚也。若绝不至者，则主死矣。

**脉尺相应，尺寒虚泻，尺热病温，阴虚寒热。风病尺滑，痹病尺涩，尺大丰盛，尺小亏竭。**

【注】此明诊尺之法也。尺者，谓从关至尺泽之皮肤也。经曰：脉急尺之皮肤亦急，脉缓尺之皮肤亦缓，脉小尺之皮肤亦减而少气，脉大尺之皮肤亦贲❷而起，脉滑尺之皮肤亦滑，脉涩尺之皮肤亦涩。故曰脉尺相应也。若诊尺之皮肤寒，则主虚泻也。诊尺之皮肤热，则主病温也；非病温则主阴虚寒热劳疾也。凡风病则尺之肤滑也，痹病则尺之肤涩也，气血盛则尺之肉丰盛，气血虚则尺之肉亏竭也。

**肘候腰腹，手股足端，尺外肩背，尺肉膺前，掌中腹中，鱼青胃寒，寒热所在，病生热寒。**

---

❶ 淖（nào 闹）：《字林》：“濡甚曰淖。”
❷ 贲（fén 坟）：通“坟”。隆起。《谷梁传·僖公十年》：“覆洒于地而地墳。”

【注】此明肘臂之诊法也。肘上曰膊，肘下曰臂，膊臂之节曰肘，臂内曰尺，尺外曰臂。肘上候腰腹，手主候股足，臂主候肩背，尺主候胸膺，掌中主候腹中。手大指本节后名曰鱼，或有青色，或现青脉，主候胃中寒也。诊其寒热所在，何处主病生寒热也。

**诊脐上下，上胃下肠，腹皮寒热，肠胃相当。胃喜冷饮，肠喜热汤。热无灼灼，寒无沧沧。**

【注】此明诊脐之法也。脐之上主候胃也，脐之下主候肠也。扪其上、下之腹皮寒热，则知胃肠有寒热相当之病也。胃中有病，每喜冷饮；肠间有病，多喜热汤，是其征也。然与之饮热，不可过于灼灼之热；与寒，不可过于沧沧之寒。盖恐其恣意有失，惟当适其寒温之宜也。

**胃热口糜，悬心善饥。肠热利热，出黄如糜。胃寒清厥，腹胀而疼。肠寒尿白，飧泻肠鸣。**

【注】此明胃肠寒热为病之诊法也。胃中有热，则上发口糜，心空善饥。肠中有热，则泻出之物亦热，色黄如粥。胃中有寒，面清冷厥，则腹胀而疼。肠中有寒，则小便尿白，飧泻肠鸣也。

**木形之人，其色必苍，身直五小，五瘦五长。多才劳心，多忧劳事。软弱曲短，一有非良。**

【注】此下五条，皆以色合形之诊法也。木形之人，其色合青，贵乎如碧苍之润也。身直者，象木之干直也。五小者，谓头小手足小，象木之颠枝也。五瘦五长者，谓身肢象木之条细而长也。多才者，象木之用，随斫成材也。多才之人，必劳于心也。多忧者，象木之性不能自静也，多忧之人，必劳于事也。若一有形质软弱曲短，皆非良材也。

**火形赤明，小面五锐，反露偏陋，神清主贵。重气轻财，少信多虑，好动心急，最忌不配。**

【注】火形之人，其色合赤，贵乎明也。五锐者，谓头、额、鼻、面、口，象火上之尖锐也。五反五露者，谓五官反外、露外也，象火之性，张显外露也。五偏五陋者，谓五官不正丑陋也，象火寄体，随物难定也。凡此反露偏陋，皆火败形，若神清而明，是为得火之神，则反主贵也。重气者，象火属阳，多气也。轻财者，象火之性，多散也。少信者，象火之性，易变也。多虑者，象火之明，烛物也。好动者，象火之

用，不静也。心急者，象火之性，急速也。最忌神痴、气浊、色悖，则为不配，皆败形也。

**土形之状，黄亮五圆，五实五厚，五短贵全。面圆头大，厚腹股肩。容人有信，行缓心安。**

【注】土形之人，其色合黄，贵乎亮也。五圆者，象土之形圆也。五实五厚者，象土之质实厚也。五短者，象土之形敦短也。圆、实、厚、短，五者俱全，各成一形，皆为土之正形，则主贵也。面圆、头大、厚腹、美肩、美股，皆土厚实之状也。容人有信，行缓心安，皆土德性之厚也。

**金形洁白，五正五方，五朝五润，偏削败亡。居处静悍，行廉性刚，为吏威肃，兼小无伤。**

【注】金形之人，其色合白，贵乎洁也。五正五方者，象金之形方正也。五朝者，金主骨，骨骼贵内朝明堂也。五润者，象金之藏于水也。偏则不方正，削则骨露陷，败亡之形也。居处静悍者，象金静而悍也。行廉性刚者，象金性洁而刚也。为吏威肃者，象金之性肃杀也。兼小无伤者，谓方正朝润，虽小无伤，金之正形也。

**水形紫润，面肥不平，五肥五嫩，五秀五清。流动摇身，常不敬畏，内欺外恭，粗浊主废。**

【注】水形之人，其色合紫，贵乎润色。面肥不平者，象水之面广而有波也。五肥者，象水之形广大也。五嫩者，象水之性滋润也。五秀五清者，象水之质清澈也。肥嫩之质，发行常流动摇身，象水之流动不居也。常不敬畏者，象水之性趋下不上也。内欺外恭者，象水之质内虚无实也。若神气粗浊，皆主废形也。

**贵乎相得，最忌相胜。形胜色微，色胜形重。至胜时年，加感则病。年忌七九，犹宜慎恐。**

【注】此明得其形不得其色之诊法也。假如木形之人，法当色青，是为形色相得，不病而贵之形也。若见黄色或见白色，是为相胜，主病而最忌者也。见黄色者，则为形胜色，主病微；见白色者，则为色胜形，主病重也。然其生病，必至于胜木之时之年，加感外邪则病也。年忌者，谓五形之人，形色相胜者，凡至七岁，是为年忌。积九递加至十六岁、

二十五岁、三十四岁、四十三岁、五十二岁、六十一岁，皆年忌之年也。当此之年，加感为病则甚。故曰尤宜戒慎恐惧也。

**形有强弱，肉有脆坚，强者难犯，弱者易干。肥食少痰，最怕如绵。瘦食多火，着骨难全。**

【注】此明形肉生死之诊法也。五形之人，得其纯者，皆谓之强，得其驳者，皆谓之弱。强者加感之邪难犯，弱者加感之邪易干也。能食形肥者、强也；若食少而肥者，非强也，乃痰也。肥人最怕按之如绵絮，谓之无气，则主死矣。食少而瘦者，弱也；若食多而瘦者、非弱也，乃火也。瘦人最怕肉干着骨，谓之消瘦，亦主死矣。

**形气已脱，脉调犹死。形气不足，脉调可医。形盛脉小，少气休治。形衰脉大，多气死期。**

【注】此以形合脉，诊生死之法也。经曰：形气已脱，九候虽调犹死者，谓形脱无以贮气也。形气俱虚，寸口脉调可医者，谓形气未相失也。形盛而肥，脉小少气者，谓气不能胜形也。形衰而瘦，脉大多气者，谓形不能胜气也。故皆主死也。

**颈痛喘疾，目裹肿水，面肿风水，足肿石水。手肿至腕，足肿至踝，面肿至项，阳虚可嗟。**

【注】此明形肿生死之诊法也。视其病者，人迎颈脉大动，主喘不得卧之疾也。目裹上、下肿者，主有水气之病也。从面肿起者，名曰风水，阳水也。从足胫肿起者，名曰石水，阴水也。若手肿至腕，足肿至踝，面肿至项，非水也，乃阳气虚结不还之死证也。

**头倾视深，背曲肩随；坐则腰痿，转摇迟回；行则偻俯，立则振掉；形神将夺，筋骨虺颓❶。**

【注】此明形惫死候之诊法也。经曰：夫五脏者，身之强也。头者，精明之府，头倾视深，精神将夺矣。背者，胸中之府，背曲肩随，府将坏矣。腰者，肾之府，转摇艰难，肾将惫矣。膝者，筋之府，屈伸不能，行则偻俯，筋将惫矣。骨者，髓之府，不能久立，行则振掉，骨将惫矣。



---

❶ 虺（huī 挥）颓：疲极致病貌。颓，亦作“隤（tuí 颓）”。《诗经·周南·卷耳》：“我马虺馈。”《尔雅·释诂》：“虺馈，病也。”

凡此形神将夺，筋骨尩颓之形状，故皆主死候也。

太阴情状，贪而不仁。好入恶出，下意貌亲。不随时务，后动于人。长大似偻，其色黮黮[1]。

【注】此明阴阳之人之情状，以别阴阳盛衰法也。太阴，阴盛而过柔，故贪而不仁也。好入恶出，阴性藏也。下意貌亲，阴性卑柔也。不随时务，阴喜静也。后动于人，阴性迟也。长大者，阴盛之形也。似偻者，好曲身伛偻下意之态也。其色黑黮黮，阴盛之色也。此太阴人之情状也。

少阴情状，小贪贼心。喜失愠得，伤害无恩。立则险躁[2]，寡和无亲。行如伏鼠，易惧易欣。

【注】少阴，阴微而残忍，故贪小而贼心也。喜失愠得，阴性嫉妒也。伤害无恩，阴性残忍也。立则险躁，阴性危险也。寡和无亲，阴性冷落也。行如伏鼠，阴性隐伏也。易惧易欣，谓如鼠之得失，忻然而进，惧然而退也。此少阴人之情状也。

太阳情状，自大轩昂；仰胸挺腹，足高气扬；志大虚说，作事好强；虽败无悔，自用如常。

【注】太阳，阳盛而过刚，故自大轩昂，仰胸挺腹，足高气扬也。好志大者，阳性好刚强也。好虚说者，阳性好夸张也。作事好强，虽事败而不悔者，以其常好自用自是，亦阳过刚，果于断也。此太阳人之情状也。

少阳情状，諟谛自贵；志小易盈，好外不内；立则好仰，行则好摇；两臂两肘，常出于背。

【注】少阳，阳微而明小，故諟谛小察，自贵小官，志小易盈满也。好外交而不内附者，阳之性外也。立则好仰，阳之性上也。行则好摇，阳之性动也。两臂两肘常出于背者，亦阳之性喜露而不喜藏也。此少阳人之情状也。

---

[1] 黮黮（dàndàn 淡淡）：昏暗黑色貌。《灵枢经·通天》："太阴之人，其状黮黮然黑色。"

[2] 险躁：轻薄浮躁。《韩非子·有度》："聪明不得用其诈，险躁不得关其佞。"

得阴阳正，平和之人；无为惧惧，无为忻忻[1]；婉然从物，肃然自新；谦谦君子，蔼蔼[2]吉人。

【注】此明阴阳和平人之情状也。无为惧惧者，中心有所主，而威武不能屈也。无为忻忻者，外物不能惑，而富贵不能淫也。婉然从物者，谓豁然而大公，物来而顺应也。肃然自新者，谓尊严以方外，恭敬以直内也。夫如是之人，天必祐之，人必爱之，福禄绥之，焉得不谓之谦谦君子，蔼蔼吉人也哉！明此五者，其人之阴阳盛衰，自可见矣。

# 编辑四诊心法要诀下

《四言脉诀》，始自汉·张仲景《平脉法》，宋·崔嘉彦衍之，明·李时珍删补。及李中梓又补其缺略，删其差谬，复加注释，固已文简义赅矣。然犹有与经义不合者，今皆删去，其未备者补之。

脉为血府，百体贯通，寸口动脉，大会朝宗。

【注】经曰：脉者，血之府也。周身血脉运行，莫不由此贯通，故曰百体贯通也。《难经》曰：十二经中皆有动脉，独取寸口，以决死生。寸口者，左右寸、关、尺，手太阴肺经动脉也；为脉之大要会也。故曰：寸口动脉，大会朝宗也。

诊人之脉，高骨上取，因何名关，界乎寸尺。

【注】凡诊人之脉，令仰其手，视掌后有高骨隆起，即是关部脉也。医者覆手取之，先将中指取定关部，方下前后二指于寸、尺之上。病人长，则下指宜疏；病人短，则下指宜密。因其界乎寸、尺二部之间，故命名曰关。

至鱼一寸，至泽一尺，因此命名，阳寸阴尺。

【注】从高骨上至鱼际，长一寸，因此命名曰寸。从高骨下至尺泽，长一尺，因此命名曰尺。寸部候上，故为阳也。尺部候下，故为阴也。

右寸肺胸，左寸心膻。右关脾胃，左肝膈胆。三部三焦，两尺两

---

[1] 忻忻：欣喜得意貌。
[2] 蔼蔼：众多貌。

肾。左小膀胱，右大肠认。

【注】右寸浮候胸中，沉以候肺。左寸浮候膻中，沉以候心。右关浮以候胃，沉以候脾。左关浮候膈胆，沉以候肝。两尺沉俱候肾，左尺浮候小肠、膀胱，右尺浮候大肠。膻，膻中，即包络也。五脏皆一，惟肾有二，故曰两尺候两肾也。然《内经》言腑不及胆者，以寄于肝也。不及大、小肠、膀胱者，以统于腹中也。不及三焦者，以寸候胸中，主上焦也；关候膈中，主中焦也；尺候腹中，主下焦也。此遵《内经》分配三部诊脉法也。至伪诀以大、小肠配于寸上，以三焦配于左尺，以命门配于右尺，其手厥阴包络，竟置而不言，悉属不经。滑寿以左尺候小肠、膀胱前阴之病，右尺候大肠、后阴之病，可称千古只眼也。浮外候腑，沉内候脏之说，详于卷末。

命门属肾，生气之原。人无两尺，必死不痊。

【注】两肾之中，名曰命门。命门居两肾之中，故两尺属之。命门之少火，即肾间动气，是为生气之原也。人若无两尺脉，则生气绝矣，病者必死不能痊也。

关脉一分，右食左风。右为气口，左为人迎。

【注】阴得尺中一寸，阳得寸内九分。一寸九分，寸、关、尺脉三分分之。今日关脉一分，乃关上之一分也。左关一分名人迎，肝胆脉也。肝胆主风，故人迎紧盛，主乎伤风。右关一分名气口，脾胃脉也。脾胃主食，故气口紧盛，主乎伤食。此创自叔和，试之于诊，每多不应，然为后世所宗，不得不姑存其说。观《内经》以足阳明胃经、颈上之动脉为人迎，手太阴肺经高骨之动脉为气口，足知其谬矣。

脉有七诊，曰浮中沉。上竟下竟，左右推寻。

【注】浮者，轻下指于皮脉间所得之脉也。沉者，重下指于筋骨间所得之脉也。中者，不轻不重，下指于肌肉间所得之脉也。上者，两寸也；竟者，即《内经》上竟上者，胸喉中事也。下者，两尺也；竟者，即《内经》下竟下者，少腹、腰、股、胫、足中事也。左右者，左右手脉也。此七诊者，乃推寻取脉之法也，非谓《内经》独大、独小、独寒、独热、独迟、独疾，独陷下七诊之脉也。

男左大顺，女右大宜。男尺恒虚，女尺恒实。

【注】天道阳盛于左，地道阴盛于右。故男左女右，脉大为顺，宜也。天之阳在南，阴在北，地之阳在北，阴在南，阳道常饶，阴道常亏。故男寸恒实，尺恒虚，女寸恒虚，尺恒实也。

**又有三部，曰天地人，部各有三，九候名焉。额颊耳前，寸口歧锐，下足三阴，肝肾脾胃。**

【注】此遵《内经》三部九候，十二经中皆有动脉之诊法也。三部，谓上、中、下也。曰天、地、人，谓上、中、下三部，有天、地、人之名也。部各有三，九候名焉，谓三部各有天、地、人，三而三之，合为九候之名也。额、颊、耳前，谓两额、两颊、耳前也。上部天，两额之动脉，当颔厌之分，足少阳脉气所行，以候头角者也。上部地，两颊之动脉，即地仓、人迎之分，足阳明脉气所行，以候口齿者也。上部人，耳前之动脉，即和髎之分，手少阳脉气所行，以候耳目者也。寸口歧锐，谓寸口歧骨锐骨也。中部天，乃掌后经渠之次，寸口之动脉，手太阴脉气所行，以候肺者也。中部地，乃手大指次指歧骨间、合谷之动脉，手阳明脉气所行，以候胸中者也。中部人，乃掌后锐骨下神门之动脉，手少阴脉气所行，以候心者也。下足三阴，谓五里、太溪、箕门，肝、肾、脾、胃也。下部天，乃气冲下三寸，五里之动脉，足厥阴脉气所行，以候肝者也。下部地，乃内踝后跟骨旁，太溪之动脉，足少阴脉气所行，以候肾者也。下部人，乃鱼腹上越筋间，箕门之动脉，足太阴脉气所行，以候脾胃者也。

**寸口大会，五十合经。不满其动，无气必凶。更加疏数，止还不能。短死岁内，期定难生。**

【注】寸口动脉，五十一止，合于经常不病之脉也。若四十动一止，一脏无气，主四岁死。三十动一止，二脏无气，主三岁死。二十动一止，三脏无气，主二岁死。十动一止，四脏无气，主一岁死。不满十动一止，五脏无气，若更乍数乍疏，止而不能即还，则可期短死。一岁之内，必难生也。

**五脏本脉，各有所管。心浮大散，肺浮涩短，肝沉弦长，肾沉滑软，从容而和，脾中迟缓。**

【注】此言五脏各有所管之本脉，必皆不大不小，从容而和，始为五

脏不病之脉也。

四时平脉，缓而和匀，春弦夏洪，秋毛冬沉。

【注】此言四时各有应见之平脉，必皆不疾不徐，缓而和匀，始为四时不病之脉也。

太过实强，病生于外。不及虚微，病生于内。

【注】外因六气——风、寒、暑、湿、燥、火之邪，脉必洪大紧数，弦长滑实而太过矣。内因七情——喜、怒、忧、思、悲、恐、惊之伤，脉必虚微细弱，短涩濡芤而不及矣。

饮食劳倦，诊在右关，有力为实，无力虚看。

【注】凡病外不因六气，内不因七情，为不内外因，内伤饮食劳倦也。饮食伤胃，劳倦伤脾，故诊在右关。饮食伤形为有余，故右关脉有力。劳倦伤气为不足，故右关脉无力也。三因百病之脉，不论阴、阳、浮、沉、迟、数、滑、涩、大、小，凡有力皆为实，无力皆为虚。经曰：诸阳脉按之不鼓，诸阴脉按之鼓甚。此之谓欤！

凡诊病脉，平旦为准，虚静宁神，调息细审。

【注】经曰：常以平旦，阴气未动，阳气未散，饮食未进，经脉未盛，络脉调匀，气血未乱，乃可诊有过之脉。又曰：诊脉有道，虚静为宝。言无思无虑，以虚静其心，惟神凝于指下也。调息细审者，言医家调匀自己气息，精细审察也。

一呼一吸，合为一息，脉来四至，平和之则。五至无疴，闰以太息[1]。三至为迟，迟则为冷。六至为数，数则热证。转迟转冷，转数转热。

【注】医者调匀气息，一呼脉再至，一吸脉再至，呼吸定息，脉来四至，乃和平之准则也。然何以五至无疴乎？人之气息，时长时短。凡鼓三息，必有一息之长；鼓五息，又有一息之长，名为太息；如三岁一闰，五岁再闰也。言脉必以四至为平，五至便为太过；惟正当太息之时，始曰无疴。此息之长，非脉之急也；若非太息，正合四至也。至于性急之人，五至为平脉，不拘太息之例，盖性急脉亦急也。若一息而脉三至，

[1] 闰以太息：指正常呼吸中时有一次较长的呼吸。

即为迟慢而不及矣；迟主冷病。若一息而脉遂六至，即为急数而太过矣，数主热病。若一息仅得二至，甚而一至，则转迟而转冷矣。若一息七至，甚而八至、九至，则转数而转热矣。一至、二至、八至、九至，皆死脉也。

**迟数既明，浮沉须别。浮沉迟数，辨内外因。外因于天，内因于人。天有阴阳，风雨晦明。人喜忧怒，思悲恐惊。**

【注】浮脉法天，候表之疾，即外因也。沉脉法地，候里之病，即内因也。外因者，天之六气：风、风淫末疾。寒、寒淫阴疾。暑、暑淫心疾。湿、湿淫腹疾。燥、燥淫涸疾。火、火淫阳疾。是也。内因者，人之七情：喜伤心，怒伤肝，忧思伤脾，悲伤肺，恐伤肾，惊伤心也。

**浮沉已辨，滑涩当明。涩为血滞，滑为气壅。**

【注】此上六脉，为诸脉之提纲。以浮沉统诸浮上沉下之部位也，以迟数统诸三至、六至之至数也，以滑涩统诸滑流涩滞之形状也。脉象虽多，然不属部位，则属至数，不属至数，则属形状，总不外此六脉，故为诸脉之提纲也。

**浮脉皮脉，沉脉筋骨，肌肉候中，部位统属。**

【注】皮脉取之而得者，谓之浮脉。筋骨取之而得者，谓之沉脉。此以上、下部位而得名也。凡脉因部位而得名者，皆统乎浮沉，故曰部位统属也。心肺俱浮，以皮毛取之而得者，肺之浮也；以血脉取之而得者，心之浮也。故曰浮脉皮脉。肝肾俱沉，以筋平取之而得者，肝之沉也；以至骨取之而得者，肾之沉也。故曰沉脉筋骨。肌肉在浮沉之间，故曰候中也。

**浮无力濡，沉无力弱，沉极力牢，浮极力革。**

【注】浮而无力谓之濡脉，沉而无力谓之弱脉，浮而极有力谓之革脉，沉而极有力谓之牢脉。

**三部有力，其名曰实。三部无力，其名曰虚。**

【注】浮、中、沉三部俱有力，谓之实脉。浮、中、沉三部俱无力，谓之虚脉。

**三部无力，按之且小，似有似无，微脉可考。**

【注】浮、中、沉三部极无力，按之且小，似有似无，谓之微脉。

三部无力，按之且大，涣漫不收，散脉可察。

【注】浮、中、沉三部极无力，按之且大，涣漫不收，谓之散脉。

惟中无力，其名曰芤，推筋着骨，伏脉可求。

【注】浮、沉有力，中取无力，谓之芤脉。推筋着骨，按之始得，谓之伏脉。已上十脉，皆以部位而得名者，故皆统于浮沉也。

三至为迟，六至为数。

【注】一呼一吸，谓之一息。一息三至，谓之迟脉。一息六至，谓之数脉。此以脉之至数而得名也。凡脉因至数而得名者，皆统乎迟数也。

四至为缓，七至疾脉。

【注】一息四至谓之缓脉，一息七至谓之疾脉。

缓止曰结，数止曰促。凡此之诊，皆统至数。动而中止，不能自还，至数不乖，代则难痊。

【注】四至缓脉，时而一止，谓之结脉。六至数脉，时而一止，谓之促脉。结促之脉，动而中止，即能自还。若动而中止，不能自还，须臾复动，或十至或二三十至一止，其至数不乖，谓之代脉。难痊，谓不满五十动而止，合经难痊之死脉也。已上五脉，皆以至数而得名者，故皆统于迟数也。

形状如珠，滑溜不定。往来涩滞，涩脉可证。

【注】形状如珠，滑溜不定，谓之滑脉。进退维艰，往来滞涩，谓之涩脉。此以脉之形状而得名也。凡脉以形状而得名者，皆统乎滑涩也。

弦细端直，且劲曰弦。紧比弦粗，劲左右弹。

【注】状类弓弦，细而端直，按之且劲，谓之弦脉。较弦则粗，按之且劲，左右弹指，谓之紧脉。

来盛去衰，洪脉名显。大则宽阔，小则细减。

【注】上来应指而盛，下去减力而衰，谓之洪脉。脉形粗大阔然，谓之大脉。脉形细减如丝，谓之小脉，即细脉也。

如豆乱动，不移约约。长则迢迢，短则缩缩。

【注】其形如豆，乱动约约，动摇不移，谓之动脉。来去迢迢而长，谓之长脉。来去缩缩而短，谓之短脉。已上八脉，皆以形状而得名者，故皆统于滑涩也。

浮阳主表，风淫六气，有力表实，无力表虚。浮迟表冷，浮缓风湿，浮濡伤暑，浮散虚极，浮洪阳盛，浮大阳实，浮细气少，浮涩血虚，浮数风热，浮紧风寒，浮弦风饮，浮滑风痰。

【注】浮，阳脉主表。风邪六气外因之病，皆从表入，故属之也。浮而有力，表实风病也；浮而无力，表虚风病也。迟，寒脉也，故曰表冷。缓，湿脉也，故曰风湿。濡，气虚脉也，气虚则伤暑，故曰浮濡伤暑也。散，气散脉也，气散则虚极，故曰浮散虚极也。浮洪，阳盛脉，故曰阳盛也。浮大，阳实脉，故曰阳实也。细，气少脉，气少不充，故曰气少也。涩，血少脉，血少枯滞，故曰血虚也。数，热脉也，故曰风热。紧，寒脉也，故曰风寒。弦，饮脉也，故曰风饮。滑，痰脉也，故曰风痰。

沉阴主里，七情气食。沉大里实，沉小里虚，沉迟里冷，沉缓里湿，沉紧冷痛，沉数热极，沉涩痹气，沉滑痰食，沉伏闭郁，沉弦饮疾。

【注】沉，阴脉主里。七情气食内因之病，皆由里生，故属之也。大，有余脉也，故曰里实。小，不足脉也，故曰里虚。迟，寒脉也，故曰里冷。缓，湿脉也，故曰里湿。紧，寒脉也，故曰冷痛。数，热脉也，故曰热极。涩，血滞脉，故曰痹气。滑，痰食脉，故曰痰食。伏，痛甚不得吐泻脉也，故曰闭郁。弦，饮脉也，故曰饮疾。

濡阳虚病，弱阴虚疾，微主诸虚，散为虚剧。

【注】濡，为阳分无力脉，故主诸阳虚之病。弱，为阴分无力脉，故主诸阴虚之病。微，为阴阳血气不足脉，故主诸虚。散，为元气散之脉，故曰虚剧也。

革伤精血，半产带崩。牢疝癥瘕，心腹寒疼。

【注】革，内空之脉，故主男子亡血、伤精之病，妇人半产、崩、带之疾。牢，内坚之脉，故主诸疝、癥瘕，心腹寒冷，疼痛之病也。

虚主诸虚，实主诸实，芤主失血，随见可知。

【注】虚，为三部无力脉，故主诸虚。实，为三部有力脉，故主诸实。芤，为营空之脉，故主失血。然此三脉，皆随所见之部位，可知其上下、内外之病也。

迟寒主脏，阴冷相干，有力寒痛，无力虚寒。

【注】迟，阴脉也，脏属阴，故主之。凡阴冷之病，皆属之也。有力为寒实作痛，无力为寒虚痛也。

数热主腑，数细阴伤，有力实热，无力虚疮。

【注】数，阳脉也，腑属阳，故主之。凡阳属之病，皆属之也。数为阳盛，细为不足，故曰伤阴。有力为实热，无力为虚热。数亦主疮，故曰虚疮。

缓湿脾胃，坚大湿壅。促为阳郁，结则阴凝。

【注】缓，脾胃脉，又主湿邪，故缓主湿邪脾胃之病。若搏指坚大，则为湿邪壅胀之病。促，为阳盛而郁之脉，结，为阴盛而凝之脉也。

代则气乏，跌打闷绝，夺气痛疮，女胎三月。

【注】代者，真气乏而求代之脉也。若不因跌打气闷、暴病夺气、痛疮伤气、女胎气阻者，而无故见之，则必死也。

滑司痰病，关主食风，寸候吐逆，尺便血脓。

【注】滑，阳脉，阳盛为痰，故司痰病。右关候胃，故主痰食。左关候肝，故主风痰。寸候上焦，故主吐逆。尺候下焦，故主便血脓也。

涩虚湿痹，尺精血伤，寸汗津竭，关膈液亡。

【注】涩，血少滞涩脉也，六脉见之，则主营虚受湿痹之病。若两尺见之，则主伤精伤血之病。两寸见之，则主汗多津伤之病。两关见之，则主噎膈反胃，液亡结肠之病也。

弦关主饮，木侮脾经，寸弦头痛，尺弦腹疼。

【注】弦，阴脉，阴盛为饮；弦，木脉，木旺侮土，土虚不能制湿，故饮病生焉。寸弦，阴乘阳也，故主头痛。尺弦，阴乘阴也，故主腹疼。

紧主寒痛，洪是火伤。动主痛热，崩汗惊狂。

【注】紧，寒实脉，故主寒痛。洪，热实脉，故主火伤。动，为阴阳相搏之阳脉，故主诸痛；阳动主发热、主惊狂，阴动主汗出、血崩也。

长则气治，短则气病，细则气衰，大则病进。

【注】长者，气之畅也，故曰气治。短者，气之缩也，故曰气病。小者，正气衰也。大者，邪病进也。

脉之主病，有宜不宜，阴阳顺逆，吉凶可推。

【注】病有阴阳，脉亦有阴阳。顺应则吉，逆见则凶。此以下至其死

可测句，凡二十七节，详分某病见某脉吉，某病见某脉凶也。

中风之脉，却喜浮迟，坚大急疾，其凶可知。

【注】中风虚见虚脉，以浮迟为顺。若反见坚大急疾为逆，决无生理。

伤寒热病，脉喜浮洪，沉微涩小，证反必凶。汗后脉静，身凉则安；汗后脉躁，热甚必难。阳证见阴，命必危殆；阴证见阳，虽困无害。

【注】此节皆言伤寒之顺逆也。伤寒热病，传里属热，脉以浮、洪阳脉为吉；若见沉、微、涩、小阴脉，是证与脉反，故凶。汗后邪解，便当脉静身凉，若躁而热，所谓汗后不为汗衰，名曰：阴阳交，必难治矣。阳证而见沉、涩、细、微、弱、迟之阴脉，则脉与证反，命必危殆；阴证而见浮、大、数、动、洪、滑之阳脉，虽脉与证反，在他证忌之，独伤寒为阴邪还阳，将解之诊，病虽危困，无害于命也。

劳倦伤脾，脉当虚弱，自汗脉躁，死不可却。

【注】劳倦伤脾，脉当虚弱，为顺也。若自汗出而脉反躁疾，则逆矣。安得不死？

疟脉自弦，弦迟多寒，弦数多热，代散则难。

【注】疟为寒热之病，弦为少阳之脉。少阳主病寒热往来，凡寒热之病，多属少阳半表半里之界，故疟脉自应得弦象也。迟多寒，数多热，理自然也。若得代、散二脉，邪尚未解，正气已衰，命则难生矣。

泄泻下利，沉小滑弱，实大浮数，发热则恶。

【注】泻痢里虚，宜见沉小滑弱之脉为顺。若反见实大浮数之脉，则身必发热而成恶候也。

呕吐反胃，浮滑者昌，沉数细涩，结肠者亡。

【注】呕吐反胃，脾虚有痰也。浮为虚，滑为痰，是为顺脉，故曰昌也。若沉数细涩，则为气少液枯，遂致结肠，粪如羊屎，死不可救矣。

霍乱之候，脉代勿讶，舌卷囊缩，厥伏可嗟。

【注】霍乱之诊，阳脉为佳，若见代脉，因一时清浊混乱，故脉不接续，非死候也。如脉伏不见，四肢厥逆，舌卷囊缩，为阴寒甚，则有可嗟之变也。

嗽脉多浮，浮濡易治，沉伏而紧，死期将至。

【注】嗽乃肺疾，脉浮为宜，兼见濡者，病将退也。若沉伏与紧则相反而病深矣。不死何待？

喘息抬肩，浮滑是顺，沉涩肢寒，切为逆证。

【注】阳喘多实，风与痰耳，故脉以浮滑为顺。阴喘多虚，寒与虚也，故脉沉涩，四肢寒者，均为不治逆证。

火热之证，洪数为宜，微弱无神，根本脱离。

【注】热证而得洪数，乃正应也。若见微弱，证脉相反，根本脱离，药饵不可施矣。

骨蒸发热，脉数而虚，热而涩小，必殒其躯。

【注】骨蒸者，肾水不足，壮火僭[1]上，虚数二脉，是正象也。若涩小之脉，所谓发热脉静，不可救耳。

劳极诸虚，浮软微弱，土败双弦，火炎细数。

【注】虚证宜见虚脉，若两关脉弦，谓之双弦。弦乃肝脉，右关见之，是肝木乘脾，故曰土败。劳证之脉，若见细数，乃阴虚火盛，上刑肺金，便不可治。

失血诸证，脉必见芤，缓小可喜，数大堪忧。

【注】芤有中空之象，失血者宜尔也。缓小亦为虚脉，顺而可喜。若数且大，谓之邪胜，故可忧也。

蓄血在中，牢大却宜，沉涩而微，速愈者稀。

【注】蓄血者，有形之实证，见牢大之脉，脉证相宜。倘沉涩而微，是夹虚矣。既不能自行其血，又难施峻猛之剂，安望速愈也？

三消之脉，数大者生，细微短涩，应手堪惊。

【注】渴而多饮为上消，消谷善饥为中消，渴而便数为下消。三消者，皆燥热太过，惟见数大之脉为吉耳。细微短涩，死不可救也。

小便淋闭，鼻色必黄，实大可疗，涩小知亡。

【注】鼻头色黄，必患小便难。六脉实大者，但用攻病之剂必愈。若逢涩小，为精气不化，死亡将及矣。

---

[1] 僭（jiàn 见）：超越身份而行事。

癫乃重阴，狂乃重阳，浮洪吉象，沉急凶殃。

【注】癫狂二证，皆以浮洪为吉，取其病尚浅也。若沉而急，病已入骨，虽有扁仓[1]，莫之能救矣。

痫宜浮缓，沉小急实，但弦无胃，必死不失。

【注】痫本风痰，脉见浮缓，自应然也。若沉小急实，是病深也，或但弦无胃；则肝之真脏脉见矣，安望其更生耶？

心腹之痛，其类有九，细迟速愈，浮大延久。

【注】九种心腹之痛，皆宜迟细，易于施疗，如浮而大，是为中虚邪盛，不能收捷功也。

疝属肝病，脉必弦急，牢急者生，弱急者死。

【注】肝主筋，疝则筋急，故属肝也。肝脉弦急，是其常也。疝系阴寒之咎，牢主里寒之脉，亦其常也。如且弱且急，必有性命之忧矣。

黄疸湿热，洪数便宜，不妨浮大，微涩难医。

【注】湿蒸热瘀，黄疸生焉，洪数浮大，皆所宜也。一见微涩，虚衰已甚，必食少泻多，无药可疗矣。

肿胀之脉，浮大洪实，细而沉微，岐黄无术。

【注】水肿胀满，有余之证，宜见有余之脉，浮大洪实是矣。沉细而微，谓之证实脉虚，难言生矣。

五脏为积，六腑为聚，实强可生，沉细难愈。

【注】积聚皆实证也，实脉强盛，是所当然。沉细为虚，真气败绝，不可为矣。

中恶腹胀，紧细乃生。浮大为何？邪气已深。

【注】中恶者，不正之气也。紧细则吉，浮大则凶也。

鬼祟之脉，左右不齐，乍大乍小，乍数乍迟。

【注】鬼祟犯人，左右二手，脉象不一，忽大忽小，忽数忽迟，无一定之脉形也。

痈疽未溃，洪大脉宜，及其已溃，洪大最忌。

【注】未溃属实，洪大为正脉也。溃后则虚，若仍见洪大，则为邪

---

[1] 扁仓：指古代名医扁鹊和仓公。

脉，最所忌也。

肺痈已成，寸数而实。肺痿之证，数而无力。痈痿色白，脉宜短涩，数大相逢，气损血失。肠痈实热，滑数相宜。沉细无根，其死可期。

【注】肺痈而寸口数实，知脓已成矣。肺叶焦痿，为火伤也，是以数而无力。肺痈、肺痿得白色者，肺之本色；得短涩者，肺之本脉，均相宜也。若逢数大，是火来克金，贼邪之诊，故气损血失也。肠痈实也，滑数相宜。沉细虚也，证实脉虚，死期将至矣。

妇人有子，阴搏阳别，少阴动甚，其胎已结。滑疾而散，胎必三月，按之不散，五月可别。左男右女，孕乳是主。女腹如箕，男腹如釜。

【注】此一节明女科胎前之脉也。阴搏阳别者，寸为阳，尺为阴，言尺阴之脉，搏指而动，寸阳之脉，则不搏指，迥然分别，此有子之诊也。或手少阴心脉独动而甚者，盖心主血，血主胎，故胎结而动甚也。动者，谓往来流利之动而滑，非厥厥摇动为病之动也。疾即数也，滑而且数，按之而散，三月之胎也；按之不散，五月之胎也。左为阳，故左疾为男胎；右为阴，故右疾为女胎。五六月后，孕妇之乳房有核，吮之有乳者，则主有子也。女胎腹形，状如箕之圆也。男胎腹形，状如釜之上小而下大也。

欲产离经，新产小缓，实弦牢大，其凶不免。

【注】此一节明产中之脉也。欲产脉离经者，谓见离乎经常之脉也。盖胎动于中，脉乱于外，势所必然也。产后气血两虚，见小缓之虚脉为吉，若见实大弦牢，其凶不免矣。

经脉病脉，业已昭详，将绝之形，更当度量。

【注】经常之脉，主病之脉，皆明于前矣。而死绝之脉。亦不可不察也，分列于后。

心绝之脉，如操带钩，转豆躁疾，一日可忧。

【注】经曰：脉来前曲后居，如操带钩，曰心绝。前曲者，谓轻取则坚强而不柔。后居者，谓重取则牢实而不动。如持革带之钩，全失冲和之气，但钩无胃，故曰心死。钩，即洪脉也。转豆者，即经所谓如循薏

苡子、累累然，状其短实坚强，真脏脉也。又曰：心绝，一日死。

肝绝之脉，循刃责责[1]，新张弓弦，死在八日。

【注】经曰：真肝脉至，中外急如循刃。又曰：脉来急溢，劲如新张弓弦，曰肝死，又曰：肝绝，八日死。

脾绝雀啄，又同屋漏，覆杯水流，四日无救。

【注】旧诀曰：雀啄连来四五啄，屋漏少刻一点落。若杯覆，若水流，皆脾绝也。经曰：脾绝，四日死。

肺绝维何？如风吹毛，毛羽中肤，三日而号。

【注】经曰：如风吹毛，曰肺死。又曰：真肺脉至，如以毛羽中人肤。皆状其但浮而无胃气也。又曰：肺绝，三日死。

肾绝伊何？发如夺索，辟辟[2]弹石，四日而作。

【注】经曰：脉来如夺索，辟辟如弹石，曰肾死。又曰：肾绝，四日死。旧诀云：弹石硬来寻即散，搭指散乱如解索。正此谓也。石，即沉脉也。

命脉将绝，鱼翔虾游，至如涌泉，莫可挽留。

【注】旧诀云：鱼翔似有又似无，虾游静中忽一跃。经曰：浑浑[3]革至如涌泉，绵绵其去如弦绝。皆死脉也。

脉有反关，动在臂后，别由列缺，不干证候。

【注】反关脉者，脉不行于寸口，出列缺络，入臂后手阳明大肠之经也。以其不顺行于关上，故曰反关。有一手反关者，有两手反关者，此得于有生之初，非病脉也。令病人侧立其手，诊之方可见也。

岐黄脉法，候病死生，太素脉法，阴阳贵清。清如润玉，至数分明，浊脉如石，模糊不清。小大贫富，涩滑穷通，长短寿夭，详推错综。

【注】脉法倡自岐黄，所以候病死生。至杨上善为风鉴者流，托名"太素脉法"，以神其说，每多不验。然其中有近理可采者，如论六阳六阴之脉，以清主贵，以浊主贱。清脉之状，似玉润净，至数分明；浊脉

---

❶ 责责：急劲貌。
❷ 辟辟：指如手弹石之声。
❸ 浑浑：洪盛貌。

之状，如石粗涩，至数模糊。小脉主贫，大脉主富，涩脉主穷，滑脉主通，长脉主寿，短脉主夭。如质清脉浊，贵中贱也；质浊脉清，贱中贵也。清脉兼大，贵而富也；兼滑，贵而通也；兼长，贵而寿也。浊脉兼小，贱而贫也；兼涩，贱而穷也；兼短，贱而夭也。清脉兼小，贵而贫也；兼涩，贵而穷也；兼短，贵而夭也。浊脉兼大，贱而富也；兼滑，贱而通也，兼长，贱而寿也。详推错综者，即详推此质清脉清，质浊脉浊，质清脉浊，质浊脉清，错综等说之理耳。

## 附：订正《素问·脉要精微论》一则备考（图 34-1）

尺内两旁，则季胁也。尺外以候肾，尺里以候腹中。中附上，左外以候肝，内以候膈；右外以候胃，内以候脾。上附上，右外以候肺，内以候胸中；左外以候心，内以候膻中。前以候前，后以候后。上竟上者，胸喉中事也；下竟下者，少腹、腰、股、膝、胫、足中事也。

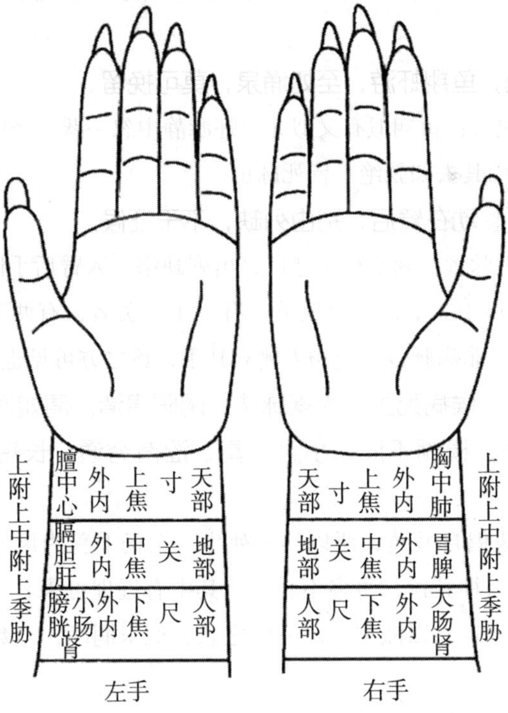


图 34-1　订正《素问》脉位图

【注】“内、外”二字，前人有以尺部一脉，前半部脉、后半部脉为训者；有以内侧曰内，外侧曰外为训者，皆非也。盖脉之形，浑然纯一，并不两条，亦不两截。若以前半部、后半部为是，则视脉为两截矣。若以尺内侧、尺外侧为是，则视脉为两条矣。故知二说皆非也。熟玩通章经文，自知其为传写之讹。岂有独于脾胃，则曰：右外以候胃，内以候脾者耶？盖外以候腑，内以候脏。《内经》脉书，确然可考。故当以“外以候胃，内以候脾”之句为正。其尺外之“外”字，当是“里”字；尺里之“里”字，当是“外”字。中附上、左右之“内”“外”字，上附上、左右之“内”“外”字，皆当改之。故不循旧图所列，以符外候腑、内候脏之义也。前以候前，谓关之前寸也；后以候后，谓关之后尺也。上竟上者，谓上尽鱼际也；下竟下者，谓下尽尺泽也。

# 编辑运气要诀

# 卷三十五

## 编辑运气要诀

经曰：夫五运阴阳者，天地之道也，万物之纲纪，变化之父母，生杀之本始，神明之府也。可不通乎？又曰：治不法天之纪、地之理，则灾害至矣。又曰：不知年之所加，气之盛衰，虚实之所起，不可以为工矣。由是观之，不知运气而为医，欲其无失者鲜矣。兹将《内经》运气要语，编成歌诀，并列图于前，使学者一览即明其大纲旨要之所在，然后遍求全经精义，庶乎有得云。

### 太虚理气天地阴阳歌

**无极太虚气中理，太极太虚理中气。乘气动静生阴阳，阴阳之分为天地。未有天地气生形，已有天地形寓气。从形究气曰阴阳，即气观理曰太极。**

【注】太者，极其至大之谓也；虚者，空虚无物之谓也。盖极大极虚，无声无臭之中，具有极大极至之理气焉。理气未分，而混沌者，太虚也。太虚曰无极者，是主太虚流行之气中主宰之理而言也。太虚曰太极者，是主太虚主宰之理中流行之气而言也。故周子曰：无极而太极者，亦是以极无而推极有也。盖极无中无是而非理，极有中无是而非气。不以极无之理而推极有之气，何以知有是气也。不以极有之气，而推极无之理，何以知有是理也。是则可知理气以其分殊而言之二也，以其浑合而言之一也。有是理则有是气，有是气则有是理。名虽有二，其实则一，本无有无、一二、先后之可言也。乘气动静生阴阳者，谓太极乘气机之动而生阳，乘气机之静而生阴，即周子曰：太极动而生阳，静而生阴之谓也。然不曰无极动而生阳，静而生阴，而曰太极动而生阳，静而生阴者，盖以无极专主乎理，言理无动静故也。太极兼主乎气，言气有动静故也。阴阳之分为天地者，谓阴阳流行，相生不已，积阳之清者为天，

积阴之浊者为地。故周子曰：分阴分阳，两仪立焉也。未有天地气生形者，谓未有天地，惟太虚中之一气化生天地之形也。已有天地形寓气者，谓已有天地，而太虚之气即已寓于天地之形也。是以天得之以资万物之始，地得之以资万物之生也。从形究气曰阴阳者，阴阳即理中流行之气也。即气观理曰太极者，太极即气中主宰之理也。故周子曰：阴阳一太极者，是指气之极者而言也；太极本无极者，是指理之极者而言也。（图35-1、图35-2）

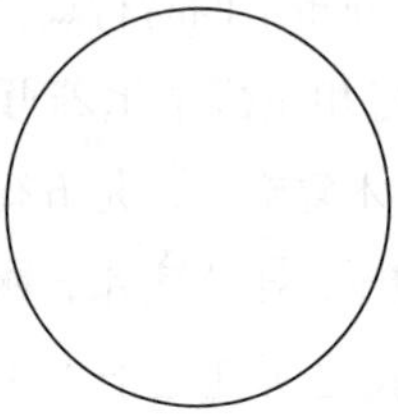

太虚者，太极也，太极本无极，故名曰太虚。《素问·天元纪大论》曰：太虚寥廓，肇基化元。万物资始，五运终天。布气真灵，总统坤元。九星悬朗，七曜周旋。曰阴曰阳，曰柔曰刚。幽显既位，寒暑弛张。生生化化，品物咸章。

**图 35-1 太虚图**

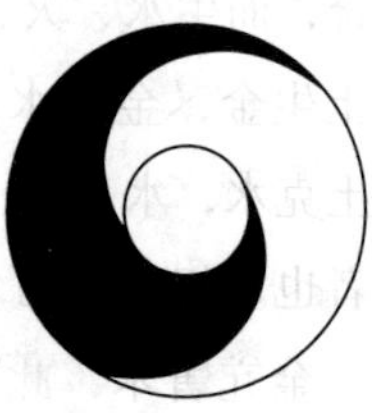

来知德《易经注》曰：对待者数，流行者气，主宰者理。即此三句，而天地万物，无不包括其中矣。

**图 35-2 阴阳图**

【按】吴澄曰：太极无动静，动静者气机也，是以太极专主乎理言也。朱子曰：太极之有动静，是天命之流行也，是以太极兼主乎气言也。又曰：太虚者，本然之妙也。动静者，所乘之机也。本然之妙即太极，指其本然主宰，是动是静之妙之理也。所乘之机即动静，指其天命流行，乘动乘静之机之气也。当依朱子为是。

## 五行质气生克制化歌

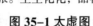

天地阴阳生五行，各一其质各一气。质具于地气行天，五行顺布四时序。木火土金水相生，木土水火金克制。亢害承制制生化，生生化化万物立。

【注】天地既立，而阴阳即在天地之中。阳动而变，阴静而合，生五行也。天一生水，地六成之；地二生火，天七成之；天三生木，地八成

之；地四生金，天九成之；天五生土，地十成之，是五行各一其质也。东方生木，木之气风；南方生火，火之气热；中央生土，土之气湿；西方生金，金之气燥；北方生水，水之气寒，是五行各一其气也。在地曰木，在天曰风；在地曰火，在天曰热；在地曰土，在天曰湿；在地曰金，在天曰燥；在地曰水，在天曰寒，是五行质具于地，气行于天也。木位东方，风气布春；火位南方，热气布夏；土位中央四维，湿气布长夏；金位西方，燥气布秋；水位北方，寒气布冬，是五气顺布四时之序也。即周子曰：阳变阴合，而生水、火、木、金、土。五气顺布，四时行焉。木生火，火生土，土生金，金生水，水复生木，是五行相生，主生养万物者也。木克土，土克水，水克火，火克金，金克木，木复克土，是五行相克，主杀害万物者也。相克则死，相制则生。木亢害土，土亢害水，水亢害火，火亢害金，金亢害木，此克其所胜者也。然我之所胜之子，即我之所不胜者也。我畏彼子出救母害，不敢妄行，承受乃制，制则生化，则各恒其德，而生化万物，无不具也。假如木亢太过，土受害矣，是我胜其我之所胜者也。土之子金，承而制焉，则我畏我之所不胜，自然承受乃制，制则生化矣。火亢太过，金受制矣，金之子水，承而制焉。土亢太过，水受制矣，水之子木，承而制焉。金亢太过，木受制矣，木之子火，承而制焉。水亢太过，火受制矣，火之子土，承而制焉。五行皆若此也。此所以相生而不害，相制而不克也。而生生化化，万物立命之道，即在于是矣。此五行生克制化之理，不可不知者也。（图 35-3、图 35-4）

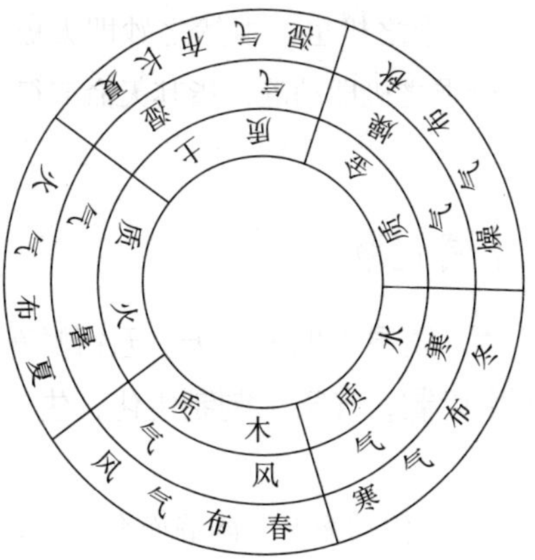


图 35-3　五行图

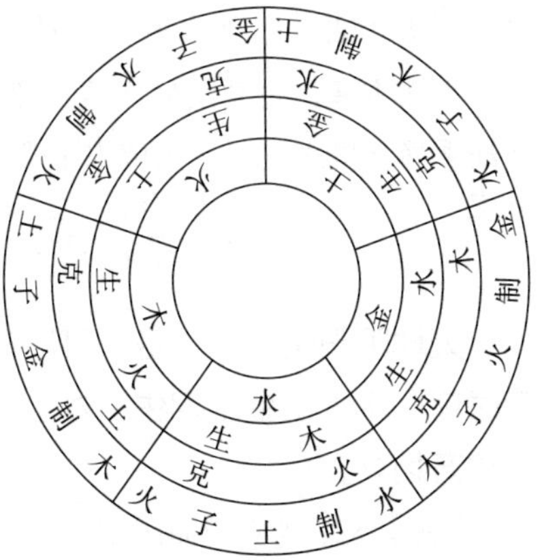


图 35-4　五行生克制化图

## 运气合脏腑十二经络歌

**医明阴阳五行理，始晓天时民病情。五运五行五气化，六气天地阴阳生。火分君相气热暑，为合人之脏腑经。天干起运地支气，天五地六节制成。**

【注】学医业者，必要明天地阴阳、五行之理，始晓天时之和不和，民之生病之情由也。人皆知五运化自五行、五质、五气也，而不知六气化自天地阴阳、六质、六气也。六质者，即经曰木、火、土、金、水、火，地之阴阳也，生、长、化、收、藏下应之也。六气者，即经曰风、暑、湿、燥、寒、火，天之阴阳也，三阴三阳上奉之也。是以在地之火分为君火、相火；在天之气分为热气、暑气，为合人之五脏六腑，包络十二经也。天干阴阳合而为五，故主五运。甲化阳土，合人之胃。己化阴土，合人之脾。乙化阴金，合人之肺。庚化阳金，合人大肠。丙化阳水，合人膀胱。辛化阴水，合人之肾。丁化阴木，合人之肝。壬化阳木，合人之胆。戊化阳火，合人小肠。癸化阴火，合人之心。相火属阳者，合人三焦。相火属阴者，合人包络。此天干合人之五脏六腑十二经也。地支阴阳合而为六，故主六气。子午主少阴君火，合人之心与小肠也。丑未主太阴湿土，合人之脾与胃也。寅申主少阳相火，合人之三焦包络也。卯酉主阳明燥金，合人之肺与大肠也。辰戌主太阳寒水，合人之膀胱与肾也。巳亥主厥阴风木，合人之肝与胆也。此地支之合人之五脏六腑十二经也。天数五，而五阴、五阳，故为十干。地数六，而六阴、六阳，故为十二支。天干之五，必得地支之六以为节，地支之六，必得天干之五以为制，而后六甲成，岁气备。故一岁中运，以七十二日五位分主之，六气以六十日六步分主之也。（图 35-5、35-6）

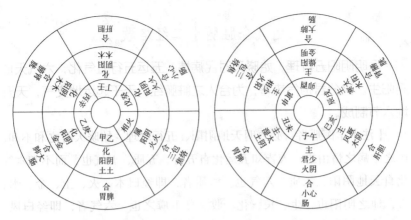


图 35-5 五运合脏腑十二经络图

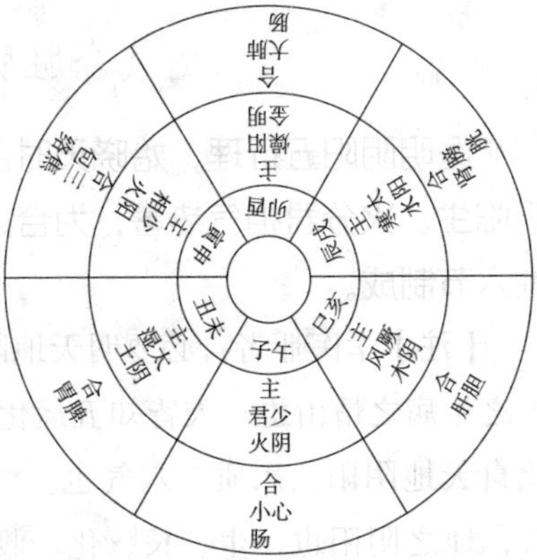


图 35-6 六气合脏腑十二经络图

**【按】**十二经天干歌内云：甲胆乙肝丙小肠，丁心戊胃己脾乡，庚属大肠辛属肺，壬属膀胱癸肾脏，三焦亦向壬中寄，包络同归入癸方。此以方位言天干所属，配合脏腑，岁岁之常也。今以五运言天干所化，配合脏腑，年年之变，所以不同也。

十二经地支歌内云：肺寅大卯胃辰宫，脾巳心午小未中，申胱酉肾心包戌，亥焦子胆丑肝通。此以流行言地支所属，配合脏腑，日日之常也。今以六气言地支所化，配合脏腑，年年之变，所以不同也。读者审之。

## 主运歌

五运五行御五位，五气相生顺令行。此是常令年不易，然有相得或逆从。运有太过不及理，人有虚实寒热情。天时不和万物病，民病合人脏腑生。

**【注】**主运者，主运行四时之常令也。五行者，木、火、土、金、水也。五位者，东、南、中、西、北也。五气者，风、暑、湿、燥、寒也。木御东方风气，顺布春令，是初之运也。火御南方暑气，顺布夏令，是二之运也。土御中央四维湿气，顺布长夏之令，是三之运也。金御西方燥气，顺布秋令，是四之运也。水御北方寒气，顺布冬令，是五之运也。此是天以五为制，分五方主之，五运五气相生，四时常令，年年相仍而不易也。然其中之气化，有相得或不相得，或从天气，或逆天气，或从

天气而逆地气，或逆天气而从地气。故运有太过不及、四时不和之理，人有脏腑经络、虚实寒热不同之情，始召外邪令化而生病也。天时不和，万物皆病，而为民病者，亦必因其人脏腑不和而生也。（图 35–7）

## 主气歌

主气六位同主运，显明之右君位知。退行一步相火治，复行一步土治之，复行一步金气治，复行一步水治之，复行一步木气治，复行一步君治之。

**【注】**主气者，厥阴风木，主春初之气也；少阴君火，主夏二之气也；少阳相火，主盛夏三之气也；太阴湿土，主长夏四之气也；阳明燥金，主秋五之气也；太阳寒水，主冬六之气也。此是地以六为节，分六位主之。六气相生，同主运五气相生，四时之常令也。显明者，正南之位，当君位也。而君火不在位治之，反退位于次，以相火代君火，司化则当知，即经云：少阴不司气化之义也。正南客气，司天之位也，司天之右，天之右间位也；在主气为二之气位，是少阴君火之位，主行夏令之气也。故曰：显明之右，君火之位也。君火之右，退行一步，乃客气司天之位也；在主气为三之气位，是少阳相火之位，主行盛夏之令之气也。不曰复行，而曰退行者，以臣对君之面，承命司化，不敢背行，故曰退行一步，即复行一步也。复行一步，土气治之，乃客气天之左间位也；在主气为四之气位，是太阴湿土之位，主行长夏令之气也。复行一步，金气治之，乃客气地之右间位也；在主气为五之气位，是阳明燥金之位，主行秋令之气也。复行一步，水气治之，乃客气在泉之位也；在主气为六之气位，是太阳寒水之位，主行冬令之气也。复行一步，木气治之，乃客气地之左间位也；在主气为初之气位，是厥阴风木之位，主行春令之气也。复行一步，君火治之，即前君火之位治之也。（图 35–8）

图 35-7　主运图

图 35-8　主气图

## 客运歌

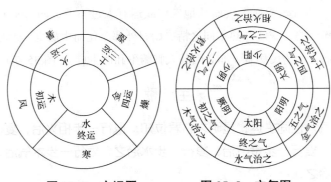

五天苍丹黅玄素，天气天干合化临，甲己化土丙辛水，丁壬化木乙庚金，戊癸化火五客运，起以中运相生轮。阴少乙丁己辛癸，阳太甲丙戊庚壬。

【注】五天者，苍天，天之色青者也；丹天，天之色赤者也；黅天，天之色黄者也；玄天，天之色黑者也；素天，天之色白者也。天气者，苍天之气，木也；丹天之气，火也；黅天之气，土也；玄天之气，水也；素天之气，金也。天干者，甲、乙、丙、丁、戊、己、庚、辛、壬、癸也。古圣仰观五天五气，苍天木气下临丁壬之方，故识丁壬合化而生木运也；丹天火气下临戊癸之方，故识戊癸合化而生火运也；黅天土气下临甲己之方，故识甲己合化而生土运也；玄天水气下临丙辛之方，故识丙辛合化而生水运也；素天金气下临乙庚之方，故识乙庚合化而生金运也，此天气天干合化，加临主运五位之客运也。起以所化，统主本年中运为初运，五行相生，以次轮取。如甲己之年，土运统之，起初运。土生金为二运，金生水为三运，水生木为四运，木生火为五运。余四运皆仿土运起之。乙、丁、己、辛、癸属阴干，为五阴年，主五少不及之运。甲、丙、戊、庚、壬属阳干，为五阳年，主五太太过之运也。（图 35-9）

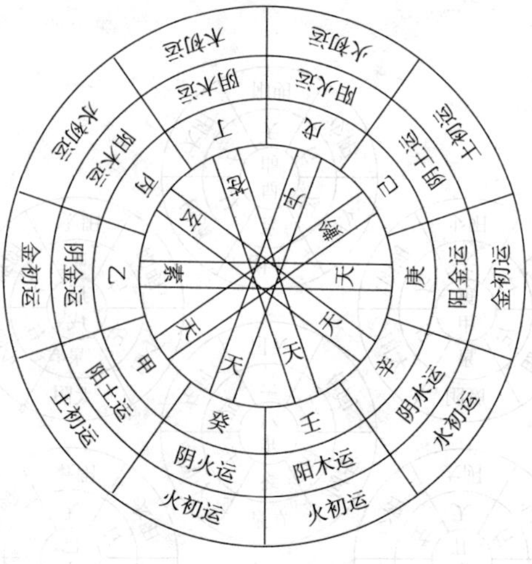


图 35-9　客运图

## 客气司天在泉间气歌

子午少阴君火天，阳明燥金应在泉。丑未太阴太阳治，寅申少阳厥阴联。卯酉却与子午倒，辰戌巳亥亦皆然。每岁天泉四间气，上下分统各半年。

【注】天干起运，地支起气。此言地之阴阳，正化、对化，加临主气，六位之客气也。如子午之岁，少阴君火治之，起司天也。阳明燥金在下，起在泉也。气由下而升上，故以在下之阳明起之，阳明二阳，二阳生三阳，三阳太阳，故太阳寒水为客初气，即地之左间也。三阳，阳极生一阴，一阴厥阴，故厥阴为客二气，即天之右间也。一阴生二阴，二阴少阴，故少阴为客三气，即司天之气也。二阴生三阴，三阴太阴，故太阴为客四气，即天之左间也。三阴阴极生一阳，一阳少阳，故少阳为客五气，即地之右间也。一阳生二阳，二阳阳明，故阳明为客六气，即在泉之气也。丑未寅申之岁，皆仿此法起之。卯酉却与子午倒换，辰戌却与丑未倒换，巳亥却与寅申倒换。谓卯酉之岁，阳明燥金司天，少阴君火在泉；辰戌之岁，太阳寒水司天，太阴湿土在泉；巳亥之岁，厥阴风木司天，少阳相火在泉；彼此倒换也。每岁司天在泉左右四间气者，即六气分统上下，本年司天统主上半年，在泉统主下半年之统气也。（图

35–10）

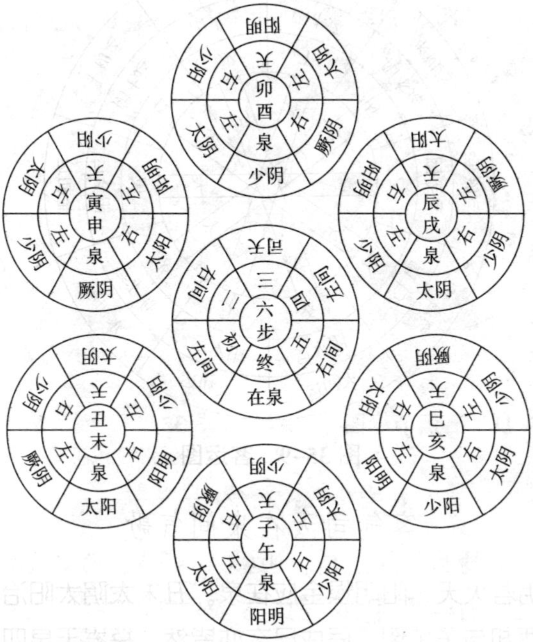


**图 35–10　客气司天在泉间气图**

## 运气分主节令歌

大立雨惊春清谷，立满芒夏小大暑，立处白秋寒霜立，小大冬小从头数。初大二春十三日，三运芒种十日甫，四运处暑后七日，五运立冬四日主。

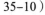

【注】天以六为节，谓以二十四气六分分之，为六气之六步也。地以五为制，谓以二十四气五分分之，为五运之五位也。二十四气，即大寒、立春、雨水、惊蛰，主初之气也；春分、清明、谷雨、立夏，主二之气也；小满、芒种、夏至、小暑，主三之气也；大暑、立秋、处暑、白露，主四之气也；秋分、寒露、霜降、立冬，主五之气也；小雪、大雪、冬至、小寒，主终之气也。此主气、客气分主六步之时也。大寒起，至春分后十二日，主初运也。春分十三日起，至芒种后九日，主二运也。芒种十日起，至处暑后六日，主三运也。处暑七日起，至立冬后三日，主

四运也。立冬四日起，至小寒末日，主五运也。此主运客运分主五位之时也。（图 35-11、图 35-12）

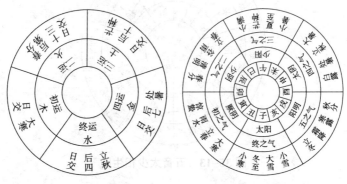

图 35-11　五运节令图

图 35-12　六气节令图



## 五音主客太少相生歌

主运角徵宫商羽，五音太少中运取。如逢太徵太商年，必是少角少宫羽。若逢太角宫羽年，必是少商与少徵。以客取主太少生，以主定客重角羽。

【注】主运之音，必始角而终羽者，乃五音分主四时，顺布之常序也。然阳年为太，阴年为少者，是五音四时太过不及之变化也。如逢戊年太徵，庚年太商之年，则主运初运，必是少角，二运则是太徵，三运必是少宫，四运则是太商，终运必是少羽也。若逢壬年太角，甲年太宫，丙年太羽之年，则主运初运则是太角，二运必是少徵，三运则是太宫，四运必是少商，终运则是太羽也。故曰太少皆以中运取，此是以客之中运取主之五运，太少相生之义也。又以主之太少，定客之五运，太少相重之法，以发明相加相临，太过不及之理也。（图 35-13）

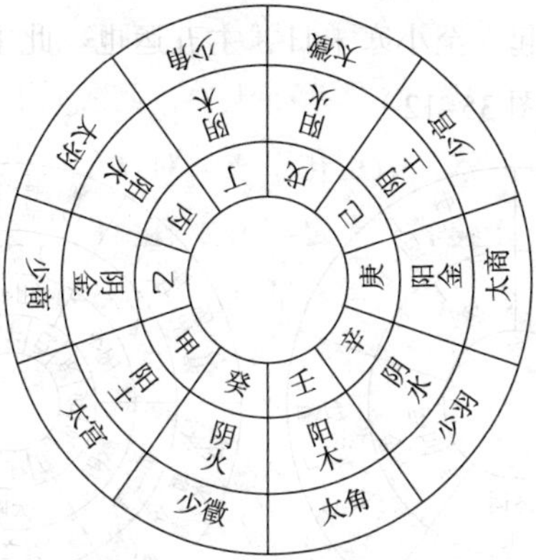


**图 35–13 五音太少相生图**

## 五运齐化兼化六气正化对化歌

运过胜已畏齐化，不及乘衰胜已兼。太过被克不及助，皆为正化是平年。气寅午未酉戌亥。正司化令有余看。子丑卯辰巳申岁。对司化令不足言。

【注】五运之中运，统主一年之运也。中运太过则旺，胜已者则畏其盛，反齐其化矣。如太宫土运，反齐木化；太角木运，反齐金化；太商金运，反齐火化；太徵火运，反齐水化；太羽水运，反齐土化也。即经所谓畏其旺，反同其化，薄其所不胜也。中运不及则弱，胜已者，则乘其衰，来兼其化矣。如少宫土运，木来兼化；少角木运，金来兼化；少商金运，火来兼化；少徵火运，水来兼化；少羽水运，土来兼化，即经所谓乘其弱，来同其化，所不胜薄之也。中运戊辰阳年，火运太过，遇寒水司天，则为太过被制；中运乙卯阴年，金运不及，遇燥金司天，则为同气；中运辛卯阴年，水运不及，则为相生；俱为不及得助。凡遇此类，皆为正化平和之年也。

气者，六气之客气，统一岁之司化之气也。如厥阴司巳亥，以厥阴属木，木生于亥，故正化于亥，对化于巳也。少阴司子午，以少阴为君火，当正南离位，故正化于午，对化于子也。太阴司丑未，以太阴属土居中，王于西南未宫，故正化于未，对化于丑也。少阳司寅申，以少阳属相火，位卑于君火，火生于寅，故正化于寅，对化于申也。阳明司卯西，以阳明属金，酉为西方金位，故正化于酉，对化于卯也。太阳司辰戌，以太阳为水，辰戌属土，然水行土中，而戌居西北，属水渐旺之乡，是以洪范五行，以戌属水，故正化于戌，对化于辰也。是以寅、午、未、酉、戌、亥为正化。正化者，令之实，主有余也。子、丑、卯、辰、巳、申为对化。对化者，令之虚，主不足也。（图 35-14、图 35-15）

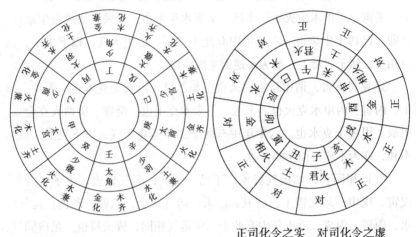

图 35-14　五运齐化兼化图

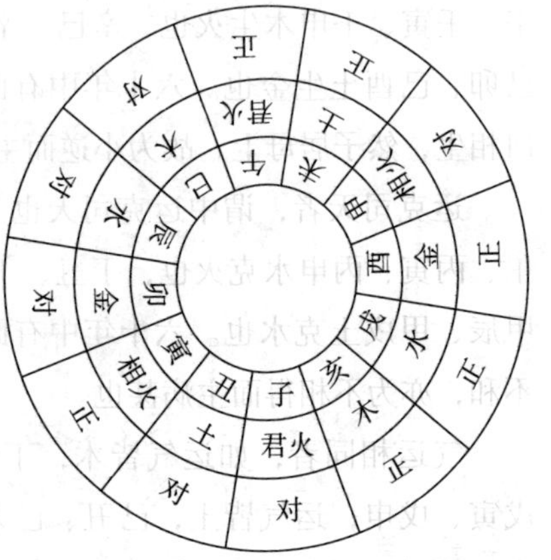


正司化令之实　对司化令之虚

图 35-15　六气正化对化图

## 六十年运气上下相临歌

客运中运主一岁，客气天泉主半年。气生中运曰顺化，运被气克天刑言。运生天气乃小逆，运克司天不和愆。气运相同天符岁，另有天符岁会参。

【注】客运之初运，即统主一岁之中运也。经曰：甲己之岁，土运统之云云者是也。客气司天之三气六气，即统主上半年；在泉统主下半年之气也。经曰：岁半以前，天气主之；岁半以后，地气主之者是也。六十年中，运气上下临遇，则有相得、不相得者也。

气生中运者，谓司天生中运也。如癸巳、癸亥木生火也，甲子、甲午、甲寅、甲申火生土也，乙丑、乙未土生金也，辛卯、辛酉金生水也，壬辰、壬戌水生木也。六十年中，有此十二年天气生运，以上生下，故名顺化，为相得之岁也。

运被气克者，谓司天克中运也。如己巳、己亥木克土也，辛丑、辛未土克水也，戊辰、戊戌水克火也，庚子、庚午、庚寅、庚申火克金也，丁卯、丁酉金克木也。六十年中，有此十二年天气克运，以上克下，故名天刑，为不相得之岁也。

运生天气者，谓中运生司天也。如癸丑、癸未火生土也，壬子、壬午、壬寅、壬申木生火也，辛巳、辛亥水生木也，庚辰、庚戌金生水也，己卯、己酉土生金也。六十年中有此十二年，运生天气，以下生上，虽曰相生，然子居母上，故为小逆而主微病也。

运克司天者，谓中运克司天也。如乙巳、乙亥金克木也，丙子、丙午、丙寅、丙申水克火也，丁丑、丁未木克土也，癸卯、癸酉火克金也，甲辰、甲戌土克水也。六十年中有此十二年运克天气，以下克上，故名不和，亦为不相得而主病甚也。

气运相同者，如运气皆木，丁巳、丁亥；运气皆火，戊子、戊午、戊寅、戊申；运气皆土，己丑、己未；运气皆金，乙卯、乙酉；运气皆水，丙辰、丙戌。六十年中有此十二年运气相同，皆天符也。虽曰同气，不无偏胜亢害焉。（图 35–16）其太乙天符、岁会等年，另详在后。

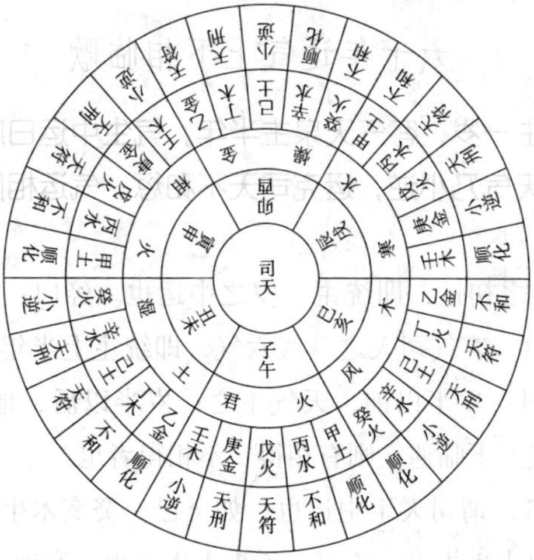


**图 35–16　六十年运气上下相临图**

## 起主客定位指掌歌

掌中指上定司天，中指根纹定在泉，顺进食指初二位，四指四五位推传，司天即是三气位，在泉六气位当然。主以木火土金水，客以阴阳一二三。

【注】左手仰掌，以中指上头定司天之位，中指根纹定在泉之位。顺进食指三节纹，定初之气位，头节纹定二之气位。中指上头定三之气位，即司天之位也。第四指头节纹定四之气位，二节纹定五之气位。中指根纹定六之气位，即在泉之位也。主气以木火土金水者，五气顺布之五位也。故初之气，厥阴风木；二之气，少阴君火；三之气，少阳相火；四之气，太阴湿土；五之气，阳明燥金；六之气，太阳寒水。是木生火，火生土，土生金，金生水，水复生木，顺布相生之序，一定不易者也。客气以一二三名之者，三阴三阳六气加临也。故厥阴为一阴，少阴为二阴，太阴为三阴，少阳为一阳，阳明为二阳，太阳为三阳。是一生二，二生三，三复生一，阴极生阳，阳极生阴，六步升降之次每岁排取也。以此定位，主气客气，了然在握矣。（图 35-17）

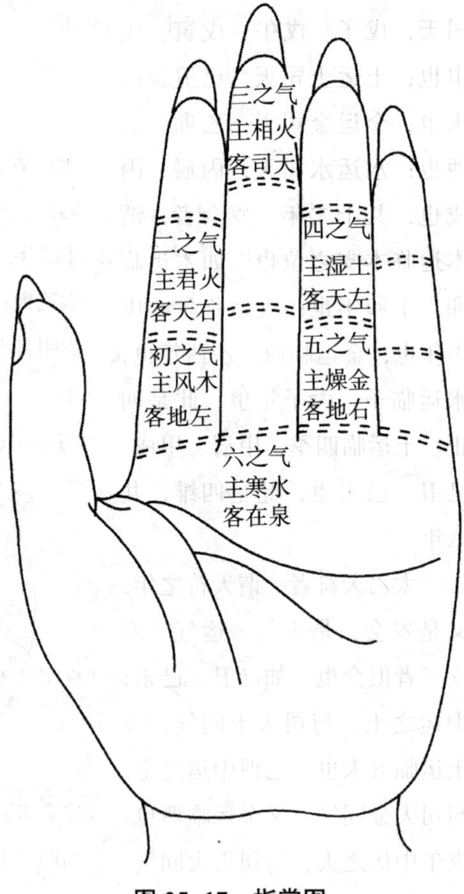


图 35-17　指掌图

## 天符太乙天符岁会同天符同岁会歌

天符中运同天气，岁会本运临本支，四正四维皆岁会，太乙天符会俱。同天符与同岁会，泉同中运即同司，阴岁名曰同岁会，阳年同天符所知。

【注】天符者，谓中运与司天之气同一气也。如木运木司天，丁巳、丁亥也；火运火司天，戊子、戊午、戊寅、戊申也；土运土司天，己丑、己未也；金运金司天，乙卯、乙酉也；水运水司天，丙辰、丙戌也，共十二年。岁会者，谓本运临本支之位也。如木运临卯，丁卯年也；火运临午，戊午年也；金运临酉，乙酉年也；水运临子，丙子年也，此是四正。土运临四季，甲辰、甲戌、己丑、己未也，此是四维，共八年。

太乙天符者，谓天符之年，又是岁会，是天气、运气、岁支三者俱会也。如己丑、己未，中运之土，与司天土同气，又土运临丑未也。乙酉中运之金，与司天金同气，又金运临酉也。戊午中运之火，与司天火同气，

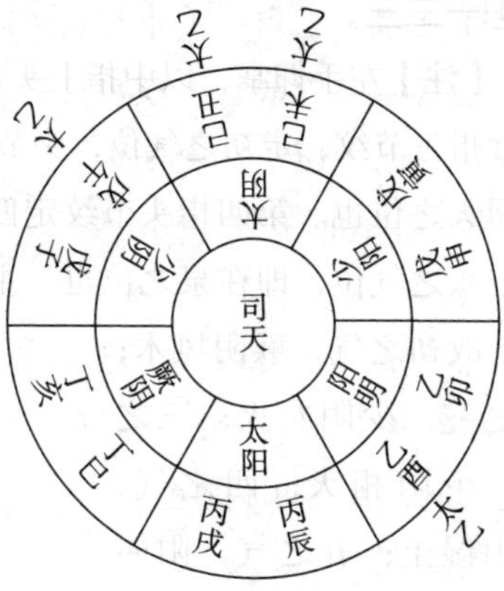


天符者，中运与司天相符也。如丁年木运，上见厥阴风木司天，即丁巳之类。共十二年。

太乙天符者，如戊午年以火运火支，又见少阴君火司天，三合为治也。共四年。

图 35–18 天符之图

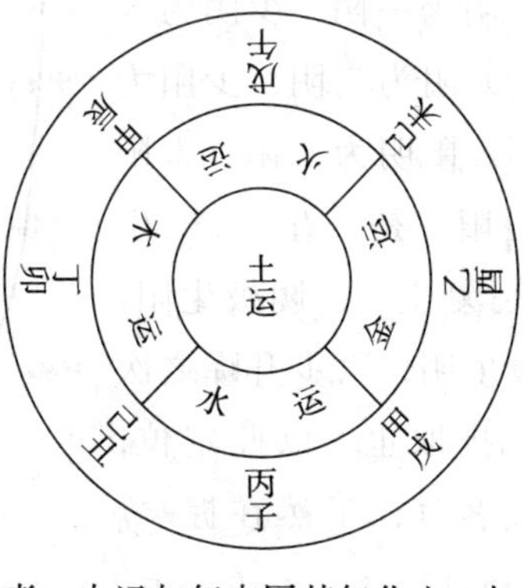


岁会者，中运与年支同其气化也。如木运临卯，火运临午之类。共八年。

图 35–19 岁会之图

又火运临午也。共四年。

同天符、同岁会者，谓在泉之气，与中运之气，同一气也。以阳年名曰：同天符，如木运木在泉，壬寅、壬申也；土运土在泉，甲辰、甲戌也；金运金在泉，庚子、庚午也。以阴年名曰：同岁会，如水运水在泉，辛丑、辛未也；火运火在泉，癸卯、癸酉、癸巳、癸亥也，共十二年。此气运符会之不同，人不可不知也。

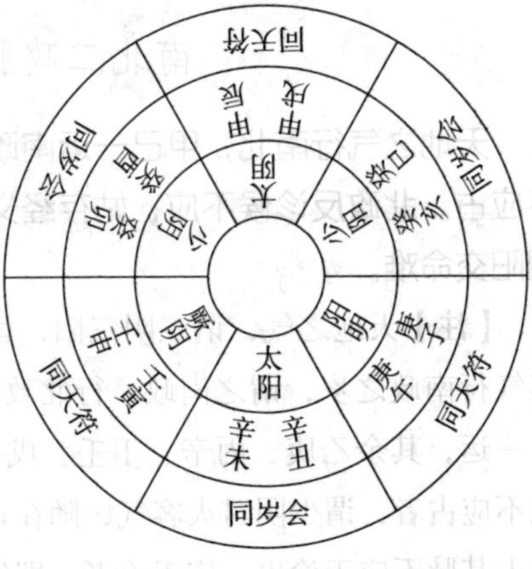


同天符、同岁会者，中运与在泉合其气化也。阳年曰：同天符，阴年曰：同岁会。如甲辰年，阳土运而太阴在泉，则为同天符。癸卯年，阴火运而少阴在泉，则为同岁会。共十二年。

**图 35-20　同天符同岁会图**

右天符十二年，太乙天符四年，岁会八年，同天符六年，同岁会六年。然太乙天符四年，已同在天符十二年中矣。岁会八年，亦有四年同在天符中矣。合而言之，六十年中只得二十八年也。（图 35-18 ～图 35-20）

## 执法行令贵人歌

**天符执法犯司天，岁会行令犯在泉，太乙贵人犯天地，速危徐持暴死占。二火相临虽相得，然有君臣顺逆嫌，顺则病远其害小，逆则病近害速缠。**

【注】邪之中人，在天符之年，名曰中执法，是犯司天天气。天，阳也；阳性速，故其病速而危也。邪之中人在岁会之年，名曰中行令，是犯在泉地气。地，阴也；阴性徐，故其病徐而持也。邪之中人在太乙天符之年，名曰中贵人，是犯司天、在泉之气。天地之气俱犯，故其病暴而死也。二火，君火、相火也，虽同气相得，然有君臣顺逆之嫌，不可不知也。君火，君也；相火，臣也，二火相临，谓司天加临中运六步，客主加临，君火在上，相火在下，为君临臣则顺，顺则病远，其害小也。相火在上，君火在下，为臣犯君则逆，逆则病近，其害速也。

## 南北二政脉不应歌

天地之气行南北，甲己一运南政年，其余四运俱为北，少阴随在不应占。北政反诊候不应，姑存经义待贤参。从违非失分微甚，尺反阴阳交命难。

【注】天地之气，谓三阴三阳，司天、在泉，左间、右间之客气也。客气行南政之岁，谓之南政；行北政之岁，谓之北政。南政之岁，惟甲己一运，其余乙庚、丙辛、丁壬、戊癸四运，俱为北政之年也。少阴随在不应占者，谓少阴君火客气，随在司天、在泉、左间、右间加临之位，主占其脉不应于诊也。应于诊者，即经曰：少阴之至，其脉钩。不应者，谓脉不钩也。南政之年，少阴司天，则主占两寸不应，在泉则主占两尺不应；厥阴司天，其天左间则少阴，主占右寸不应；太阴司天，其天右间则少阴，主占左寸不应；厥阴在泉，其泉左间则少阴，主占左尺不应；太阴在泉，其泉右间则少阴，主占右尺不应，此皆在客气少阴之位也。北政之年，则反诊候其不应，皆在客气阳明之位。如少阴司天，则主占两尺不应；在泉则主占两寸不应；厥阴司天，其天左间则少阴，主占左尺不应；太阴司天，其天右间则少阴，主占右尺不应；厥阴在泉，其泉左间则少阴，主占右寸不应；太阴在泉，其泉右间则少阴，主占左寸不应。然南政十二年，北政四十八年，其南政候以正诊，北政候以反诊，应与不应之理，熟玩经文，总令人难解，姑存经义，以待后之贤者参详可也。

不应之部不应者，则为得其气而和也。不应之部反应者，则为违其气而病也。应左而右，应右而左者，则为非其位。应上而下，应下而上者，则为失其位。皆主病也，而有微甚之别。甚者即尺寸反阴阳交也，谓少阴之脉，当寸不应反见于尺，当尺不应反见于寸，是为尺寸反，子、午、卯、酉年有之；少阴之脉，当左不应，反见于右，当右不应，

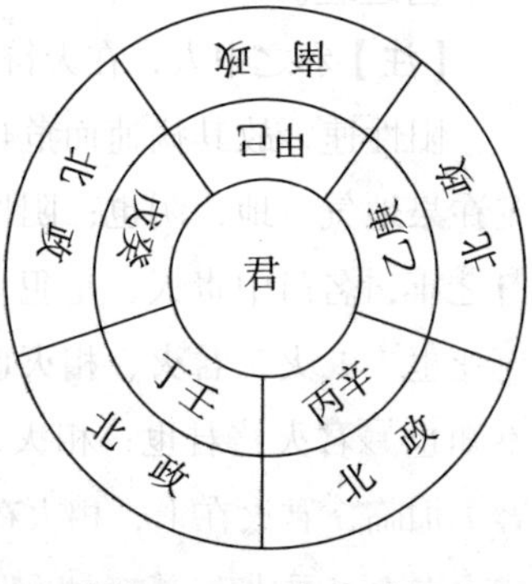


图 35–21　南北政图

反见于左，是为阴阳交，辰、戌、丑、未、寅、申、巳、亥年有之。皆主死，故曰命难也。（图 35–21 ～图 35–23）

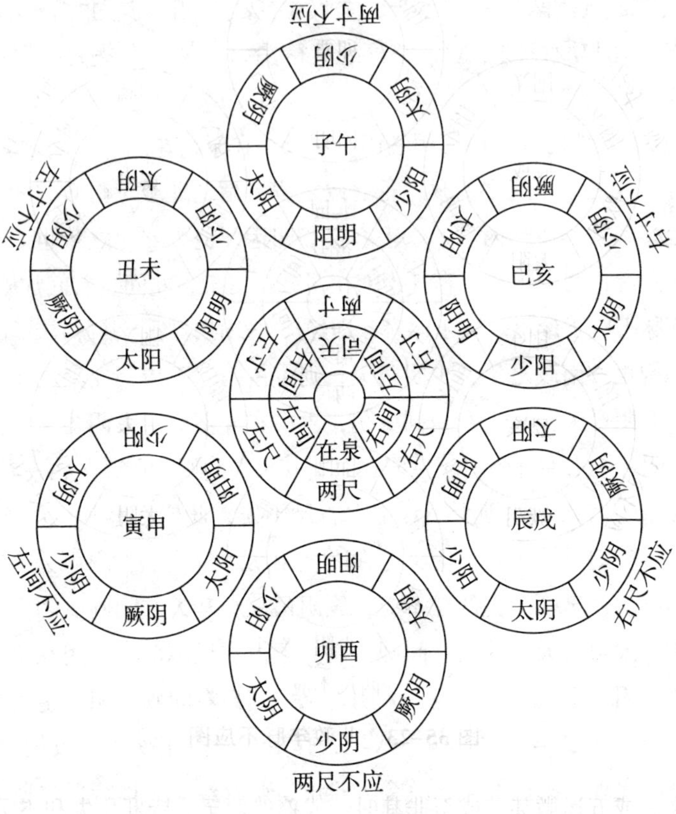


**图 35–22　南政年脉不应图**

## 五运气令微甚歌

运识寒热温凉正，气审加临过及平。六气大来皆邪化，五运失和灾病生。微甚非时猝然至，看与何时气化并，更与年虚月空遇，重感于邪证不轻。

【注】运，五运也，主四时，在天则有寒热温凉之正令，在地则有生长收藏之正化。气，六气也，主六步，在主则有风、热、火、湿、燥、寒一定之常候，在客则有六气加临太过、不及、平和之异应也。凡五运六气之来，应时而至，无微甚而和者，皆为平气也。即应时而至，或六

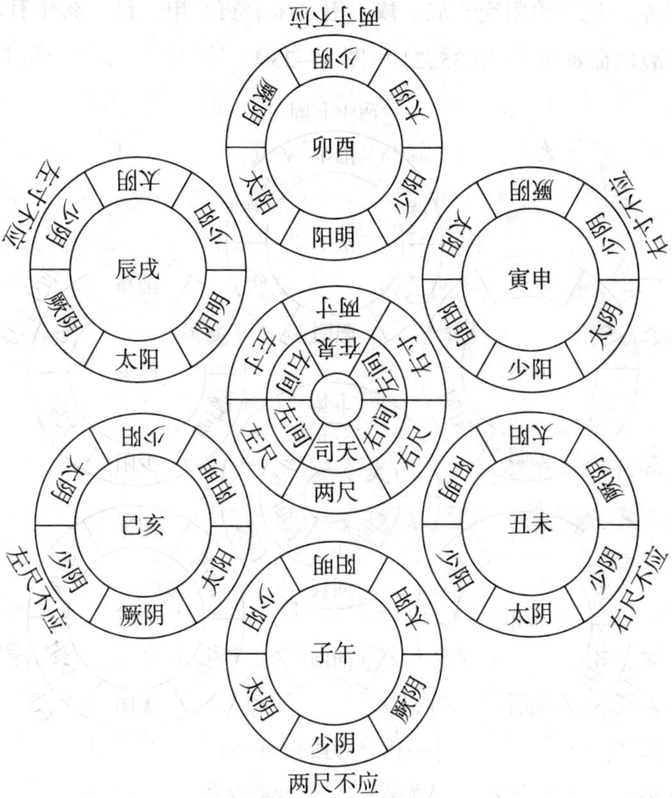


**图 35–23　北政年脉不应图**

气大来，或五运微甚，或至非其时，或猝然而至，皆邪化失和不平之气，主害物病人也。但看与何时之气化与病同并，则当消息其宜而主治也。若犯之而病者，更与不及之年，廓空之月，重感于邪，则其证必重而不轻也。

## 五运平气太过不及歌

木曰敷和火升明，土曰备化金审平，水曰静顺皆平运，太过木运曰发生，火曰赫曦土敦阜，水曰流衍金坚成；不及委和伏明共，卑监从革涸流名。

【注】太过被抑，不及得助，皆曰平运。木名敷和，敷布和气生万物

也。火名升明，阳性上升，其德明也。土名备化，土母万物，无不化也。金名审平，金审而平，无妄刑也。水名静顺，体静性顺，喜安澜也。甲、丙、戊、庚、壬阳年，皆曰太过之运，木名发生，木气有余，发生盛也；火名赫曦，炎暑施化，阳光盛也；土名敦阜，敦厚高阜，土尤盛也；金名坚成，坚则成物，金有余也；水名流衍，水气太过，流漫衍也。乙、丁、己、辛、癸阴年，皆曰不及之运，木名委和，和气委弱，发生少也；火名伏明，火德不彰，光明伏也；土名卑监，土气不及，化卑监也；金名从革，金气不及，从火革也；水名涸流，水气不及，涸其流也。

## 运气所至先后时歌

应时而至气和平，正化承天不妄行，太过气淫先时至，侮刑我者乘我刑。不及气迫后时至，所胜妄行刑所生，所生被刑受其病，我所不胜亦来乘。

【注】应时而至，谓交五运六气之日、之时，正当其日、其时而气即至，则为正化平气，承天之令，不妄行也。如时未至而气先至，来气有余则为太过，名曰气淫，即邪化也。刑我，谓克我者也；我刑，谓我克者也。假如木气有余，克我之金不能制我，金反受木之侮，则木盛而土受克也必矣。其年若见肝病为正邪，见肺病为微邪，见脾病则为贼邪也，余时法此。若时已至而气未至，来气不足，则为不及，名曰气迫，亦邪化也。所胜谓我所胜，即我克者也。所生，我所生者也。所不胜，谓我所不胜，即克我者也。假如木气不及，我克之土，无畏妄行，则生我之水必受病也；木衰，金乘其衰亦来刑木为病也。其年若肾病为实邪，见心病为虚邪，见肺病则贼邪也。余时法此，推此可知二经三经兼病之理矣。

## 运气亢害承制歌

运气亢则皆为害，畏子之制敢不承，因有承制则生化，亢而无制胜病生。胜后子报母仇复，被抑屈伏郁病成，郁极乃发因子弱，待时得位自灾刑。

【注】五运六气太过而极，则谓之亢，亢则必害我所胜者也。假如

木亢极，则必害我之所胜之土；土之子金，随起而制木，木畏承受其制，则不敢妄刑彼母也。五行有此承制之道，自相和顺，则生化不病矣。假如木亢盛而无制，则必生胜病；胜病者肝，受病者脾，二经同病也。有胜必有复，有盛必有衰，自然之道也。木盛而后必衰，土之子金，则乘衰必复胜母之仇，是则更生复病也；复病者肺，受病者肝，二经同病也。余脏法此。若木不及，则被金遏抑，屈伏不伸，而木郁之病生也。然被郁极而乃发者，盖以木气不及，不能令子火旺，故不能复也，所以必待其己之得位时而后乃发也；虽发而不为他害，但自为灾病，亦由本气弱耳。故方其未发之时，与胜病同。胜病者肺，郁病者肝，及其已发之时，不复病肺，惟病肝也。余脏法此。此上文以太过释胜，不及释郁病，非谓一岁之太过不及，则分司之气无胜、复、郁病也。凡太过妄行，害彼而病者，皆胜病也。受害子终不能复，郁而发病者，皆郁病也。不及被抑而病者，亦郁病也。被郁待子来报母仇而病者，皆复病也。推此余皆可通也。

## 六气胜复歌

邪气有余必有复，胜病将除复病萌，复已又胜衰乃止，有无微甚若权衡。时有常位气无必，胜在天三复地终，主客有胜而无复，主胜客逆客胜从。

【注】六气有胜，则必有复，阴阳循环之道也。胜病将除，复病即萌，邪正进退之机也。胜已而复，复已又胜，本无常数，必待彼此气衰乃止，自然之理也。有胜则复，无胜则否，胜微复微，胜甚复甚，犹权衡之不相过也。然胜复之动时，虽有常位，而气无必也。气无必者，谓应胜之年而无胜也。时有常位者，谓胜之时在前，司天天位主之；自初气以至三气，此为胜之常也。复之时在后，在泉地位主之；自四气以至终气，此为复之常也。所谓六气互相胜复也。若至六气主客，则有胜而无复也。有胜而无复者，以客行天令，时去则已，主守其位，顺承天命也，主胜客，则违天之命，而气化不行，故为逆。客胜主，则上临下奉，而政令乃布，故为从也。

## 五运郁极乃发歌

火土金郁待时发，水随火后木无恒。水发雹雪土飘骤，木发毁折金清明，火发曛昧有多少，微者病已甚无刑。木达火发金郁泄，土夺水折治之平。

【注】五郁之发，各有其时。火郁待三气火时而发，土郁待四气土时而发，金郁待五气金时而发，此各待旺时而发也。水郁不待终气水时，而每发于二气三气二火时者，以水阴性险，见阳初退，即进乘之，故不待水旺而发也。木郁之发，无一定之时者，以木生风，善行数变，其气无常，故木发无恒时也。五发之时既已审矣，然五发征兆,五气微甚，天时民病，不可不知也。水发之征，微者为寒，甚为雹雪；雹雪，寒甚也。土发之征，微者为湿，甚为飘骤；飘骤，暴风雨也。木发之征，微者为风，甚为毁折；毁折，摧拔也。金发之征，微者为燥，甚为清明；清明，冷肃也。火发之征，微者为热，甚为曛昧；曛昧，昏翳也。多少者，谓有太过、不及也。不及者病微，太过者病甚。微者病已，谓本经自病也。甚者兼刑，谓兼我刑、刑我者同病也。如木气甚，我刑者土，刑我者金，土畏我乘来齐其化，金畏我胜来同其化，故三经兼见病也。余气法此。木达谓木郁达之；达者，条达舒畅之义也。凡木郁之病，风为清敛也，宜以辛散之、疏之，以甘调之、缓之，以苦涌之、平之，但使木气条达舒畅，皆治木郁之法也。火发谓火郁发之；发者，发扬解散之义也。凡火郁之病为寒束也，宜以辛温发之，以辛甘扬之，以辛凉解之，以辛苦散之，但使火气发扬解散，皆治火郁之法也。金泄谓金郁泄之；泄者，宣泄疏降之义也。凡金郁之病，燥为火困也，宜以辛宣之、疏之、润之，以苦泄之、降之、清之，但使燥气宣通疏畅，皆治金郁之法也。水折谓水郁折之；折者，逐导渗通之义也。凡水郁之病，水为湿瘀也，宜以辛苦逐之、导之，以辛淡渗之、通之，但使水气流通不蓄，皆治水郁之法也。土夺谓土郁夺之；夺者，汗、吐、下利之义也。凡土郁之病，湿为风阻也，在外者汗之，在内者攻之，在上者吐之，在下者利之，但使土气不致壅阻，皆治土郁之法也。

## 天时地化五病二火歌

**运气天时地化同，邪正通入五脏中，五脏受邪生五病，五病能该万病形。热合君火暑合相，盖以支同十二经，虽分二火原同理，不无微甚重轻情。**

【注】木、火、土、金、水，五运之化，不能外乎六气；风、热、暑、湿、燥、寒，六气之化，亦不能出乎五行。故运虽有五，气虽有六，而天之气令、地之运化皆同也。邪化正化之气，皆通乎人之五脏之中。正化养人，邪化病人。五脏受邪，则生五脏之病。五病能该万病情形，谓主客一定之病，主客错杂之病，及胜复郁病，皆莫能逃乎五病之变。犹夫天地化生万物，皆莫能逃乎五行之属也。五行惟火有二，在地为火，在天为热、为暑。以热合少阴为君火，暑合少阳为相火。盖以地有阴阳十二支，同乎人之阴阳十二经，火虽有二，理则一也。故其德、政、令、化、灾、病皆同。然不无热微病轻、暑甚病重之情状也。

## 五星所见太过不及歌

**五星岁木荧惑火，辰水镇土太白金，不及减常之一二，无所不胜色停匀，太过北越倍一二，畏星失色兼母云，盛衰徐疾征顺逆，留守多少吉凶分。**

【注】天之垂象，莫先乎五星。五星者，木、火、土、金、水之五星也。木曰岁星，居东方。火曰荧惑星，居南方。水曰辰星，居北方。土曰镇星，居西南。金曰太白星，居西方。其主岁之星，不大不小，不芒不暗，不疾不徐，行所行道，守所守度，此其常也。若五阴年是为不及，其星则减常之一。不及之甚，则减常之二，其光芒缩。主岁之星，其色兼我所不胜之色而见也。如木不及，岁星青兼白色也；火不及，荧惑星红兼黑色也；土不及，镇星黄兼青色也；金不及，太白星白兼红色也；水不及，辰星黑兼黄色也。五阳年是为太过，其主岁之星北越，谓越出本度而近于北也。北乃紫微之位，太乙所居之宫也。故倍常之一，太过之甚，倍常之二，其光芒盈。主岁之星，其色纯正，畏我之星，失其本色，而兼生我之母色也。假如木太过，畏木之星、土星也，失其本色之

黄，而兼生土之火赤色也。盖以木盛而土畏，必盗母气为助，故兼母色见也。土兼赤色，土又生子，余星仿此。凡星当其时则当盛，非其时则当衰，星迟于天为顺，为灾病轻。星速于天为逆，为灾病重。稽留不进，守度日多，则灾病重。稽留不进，守度日少，则灾病轻。故曰吉凶分也。

## 五行德政令化灾变歌

木德温和政舒启，其令宣发化生荣，其变烈风云物飞，其灾摧拔殒落零。

【注】木主春，故其德温暖柔和也。春气发，故其政舒展开启也。春气升，故其令宣发也。春主生，故其化生荣也。春主风，故其变烈风而云物飞扬，此风之胜也。木胜不已，则为摧折拔殒，散落飘零之灾也。

火德彰显化蕃茂，其令为热政曜明，其变灾烈水泉涸，其灾焦灼萎枯形。

【注】火主夏，故其德彰著昭显也。夏主长，故其化蕃秀茂盛也。夏阳盛，故其令热也。夏阳外，故其政光明显曜也。夏主热，故其变炎光赫烈而水泉干涸，此热之胜也。火胜不已，则为万物焦灼，草萎木枯之灾也。

土德溽蒸政安静，其令云雨其化丰，其变阴埃震骤注，其灾霖雨岸堤崩。

【注】土主长夏，故其德溽蒸热也。土主静，故其政安静也。长夏气濡，故其令云雨也。土气厚，故其化万物丰备也。长夏主湿，故其变阴晦烟埃震雷，骤注暴雨，此湿之胜也。土胜不已，则为久霖淫雨，溃岸崩堤之灾也。

金德清洁政劲切，其化紧敛令露膏，其变肃杀霜早降，其灾苍干草木凋。

【注】金主秋，故其德清凉皎洁也。秋气肃，故其政肃劲齐切也。秋主收，故其化紧收敛缩也。秋主露，故其令露膏万物也。秋主燥，故其变肃寒早霜杀物，此燥之胜也。金胜不已，则为苍枯，草木凋零之灾也。

水德凄沧政坚肃，其化清谧其令寒，其变凛冽寒太甚，其灾冰雹霜雪连。

【注】水主冬，故其德凄沧而寒也。冬气固，故其政坚凝肃劲也。冬

主藏，故其化清冷静谧也。冬主寒，故其变凛冽，寒气太盛，此寒之胜也。水胜不已，则为冰雪霜雹之灾也。

## 五行地化虫畜谷果有太过不及齐兼化歌

木主化毛犬麻李，火主羽马麦杏饶，土主化倮牛稷枣，金主化介鸡稻桃，水主化鳞彘豆栗，得气皆育失萧条，太过齐化我克我，不及兼化克皆苞。

【注】虫者，毛、羽、倮、介、鳞也。麟为毛虫之长，而诸毛皆横生，故属木也。凤为羽虫之长，而诸羽皆翔升，故属火也。人为倮虫之长，而诸倮物皆具四肢，故属土也。龟为介虫之长，而诸介皆甲坚固，故属金也。龙为鳞虫之长，而诸鳞皆生于水，故属水也。次则其畜犬，其谷麻，其果李，皆木化也。其畜马，其谷麦，其果杏，皆火化也。其畜牛，其谷稷，其果枣，皆土化也。其畜鸡，其谷稻，其果桃，皆金化也，其畜彘，其谷豆，其果栗，皆水化也。凡此五化之物，得其气之和，则皆蕃育，失其气之和，则皆萧条而不育也。太过齐化，谓我所化之物，与克我者所化之物皆育也。假如木太过，毛虫、犬畜、麻谷、李果，木化之类育，而介虫、鸡畜、稻谷、桃果、金化之类亦育。盖太过则气盛，所不胜者，来齐其化也，其余太过之化仿此。不及兼化，谓克我者、我克之者皆茂育也。假如木不及克我之金，其虫介、其畜鸡、其谷稻、其果桃、皆化育也。盖不及则气衰，克我者我畏之，我克者不畏我，来兼其化也。其余不及之化仿此。苞者，茂也。

## 运气为病歌

五运六气之为病，名异情同气质分，今将二病归为一，免使医工枉费心。

【注】五运六气之为病，虽其名有木、火、土、金、水，风、火、湿、燥、寒之异，而其实为病之情状则同也。今将木运之病、风气之病，火运之病、暑气之病，土运之病、湿气之病，金运之病、燥气之病，水运之病、寒气之病，总归为一病。不使初学医工，枉费心思而不得其头绪也。

诸风掉眩属肝木，诸暴强直风所因，肢痛软戾难转侧，里急筋缩两胁疼。

【注】在天为风，在地为木，在人为肝，在体为筋。风气通于肝，故诸风为病，皆属于肝木也。掉，摇动也；眩，昏运也。风主动旋，故病则头身摇动，目昏眩运也。暴，猝也；强直，筋病，强急不柔也。风性劲急，风入于筋，故病则猝然筋急强直也。其四肢拘急疼痛，筋软短缩，乖戾失常，难于转侧，里急胁痛，亦皆风伤其筋，转入里病也。

诸痛痒疮属心火，诸热昏喑躁谵狂，暴注下迫呕酸苦，膺背彻痛血家殃。

【注】在天为热，在地为火，在人为心，在体为脉。热气通于心，故诸火痛痒疮之病，皆属于心火也。热微则燥，皮作痒；热甚则灼，肤作痛。热入经脉与血凝结，浅则为痈，深则为疽，更深入之，则伤脏腑。心藏神，热乘于心，则神不明，故昏冒不省人事也。心主言，热乘于心，则神不辨，故喑而不能言，或妄言而谵语也。火主动，热乘于身，则身动而不宁，故身躁扰，动甚则发狂也。暴注者，猝暴水泻，火与水为病也。下迫者，后重里急，火与气为病也。呕吐酸苦，火病胃也。膺背彻痛，火伤胸也。血家殃者，热入于脉，则血满腾，不上溢则下泻，而为一切失血之病也。

诸湿肿满属脾土，霍乱积饮痞闭疼，食少体重肢不举，腹满肠鸣飧泄频。

【注】在天为湿，在地为土，在人为脾，在体为肉。湿气通于脾，故诸湿为病，皆属于脾土也。湿蓄内外，故肉肿腹满也。饮乱于中，故病霍乱也。脾失健运，故病积饮也。脾气凝结，故病痞硬、便闭而痛也。脾主化谷，病则食少也。脾主肌肉，湿胜故身重也。脾主四肢，四肢不举，亦由湿使然也。脾主腹，湿淫腹疾，故腹满、肠鸣、飧泄也。

诸气膹郁痿肺金，喘咳痰血气逆生，诸燥涩枯涸干劲，皴揭皮肤肩臂疼。

【注】在天为燥，在地为金，在人为肺，在体为皮。燥气通于肺，故诸燥气为病，皆属于肺金也。膹郁，谓气逆胸满，膹郁不舒也。痿，谓肺痿咳嗽，唾浊痰涎不已也。喘咳气逆、唾痰涎血，皆肺病也。凡涩枯

涸干劲，皆燥之化也。干劲似乎强直，皆筋劲病也。故猝然者，多风入而筋劲也。久之者，多枯燥而筋劲也。皴，肤皴涩也。揭，皮揭起也，此燥之病乎外也。臂痛肩痛也，亦燥之病于经也。

诸寒收引属肾水，吐下腥秽澈清寒，厥逆禁固骨节痛，癥瘕癞疝腹急坚。

【注】在天为寒，在地为水，在人为肾，在体为骨。寒气通于肾，故诸寒气为病，皆属于肾水也。收，敛也；引，急也。肾属水，其化寒，敛缩拘急，寒之化也。热之化，吐下酸苦，故寒之化，吐下腥秽也。热之化，水液浑浊，故寒之化，澄澈清冷也。厥逆，四肢冷也。禁固，收引坚劲。寒伤于外，则骨节痛也。寒伤于内，则癥瘕、癞疝、腹急坚痛也。

## 五运客运太过为病歌

风气大行太过木，脾土受邪苦肠鸣，飧泄食减腹支满，体重烦冤抑气升，云物飞扬草木动，摇落木胜被金乘，甚则善怒颠眩冒，胁痛吐甚胃绝倾。

【注】上文统论主运主气为病，此详言五运客运专主之病也。岁木太过，六壬年也，或岁土不及，六已年也。木太过则恃强乘土，土不及则母弱而金衰，无以制木，而木亦来乘土，故木气盛则风气大行，为木太过之化。在人则脾土受邪为病，苦肠鸣、飧泄、食少，腹满、体重、烦冤。烦冤者，谓中气抑郁不伸故也。在天则有云物飞扬之变，在地则有草木动摇之化。木胜不已而必衰，衰则反被金乘，有凋陨摇落之复也。故更见善怒、颠疾、眩冒、胁痛、吐甚之肝脾病也。胃绝倾者，谓胃土冲阳之脉绝而不至，是为脾绝，故主命倾也。

暑热大行太过火，肺金受邪喘咳疴，气少血失及病疟，注下咽干中热多，燔焫物焦水泉涸，冰雨寒霜水复过，甚则谵狂胸背痛，太渊脉绝命难瘥。

【注】岁火太过，六戊年也，或岁金不及，六乙年也。火太过，则火恃强而乘金。金不及，则母弱而水衰无以制火，而火亦乘金。故火气盛则暑热大行，为火太过之化。在人则肺金受邪，其为病喘而咳嗽，气少

不足息，血失而颜色瘁，及疟疾注下，火泻咽干中热也。在天则有燔炳炎烈沸腾之变，在地则有物焦槁、水泉涸之化。火胜不已而必衰，衰则反被水乘，有雨冰雹早霜寒之复也；故更见谵语狂乱，胸背痛之心肺病也。太渊，肺脉也，肺金之脉绝而不至，是为肺绝，故主病难愈也。

**雨湿大行太过土，肾水受邪腹中疼，体重烦冤意不乐，雨湿河衍涸鱼生，风雨土崩鳞见陆，腹满溏泻苦肠鸣，足痿瘛痛并饮满，太溪肾绝命难存。**

【注】岁土太过，六甲年也，岁水不及，六辛年也。土太过，则土恃强而乘水，水不及，则母弱而木衰无以制土，而土亦乘水。故土气盛则雨湿大行，为土太过之化。在人则肾水受邪，其为病，四肢冷厥、腹中痛，体重、烦冤、意不乐也。在天则有雨湿数至之变，在地则有河衍涸泽生鱼之化。湿胜不已而必衰，衰则反被木乘，有风雨大至，土崩鳞见于陆之复也，故更见腹满、溏泻、肠鸣、足痿瘛痛、饮满之脾胃病也。太溪，肾脉也，肾水之脉绝而不至，是为肾绝，故曰主命难存也。

**清燥大行太过金，肝木受邪耳无闻，胁下少腹目赤痛，草木凋陨焦槁屯，甚则胸膺引背痛，胠胁何能反侧身，喘咳气逆而血溢，太冲脉绝命难生。**

【注】岁金太过，六庚年也。岁木不及，六丁年也。金太过，则金恃强而乘木；木不及，则母弱而火衰无以制金，而金亦乘木。故金气盛则清燥大行，为金太过之化。在人则肝木受邪，其为病耳聋无闻，胁下痛、少腹痛、目眦赤痛也。在天则有清燥肃杀之变，在地则有草木凋陨之化。燥胜不已而必衰，衰则反被火乘，有苍干、焦槁之复也。故更见胸膺引背、胠胁疼痛、不能转侧，喘咳、气逆、失血之肝肺病也。太冲，肝脉也，肝木之脉绝而不至，是为肝绝，故主命难生也。

**寒气大行太过水，邪害心火热心烦，躁悸谵妄心中痛，天冰霜雪地裂坚，埃雾蒙郁寒雨至，甚则肿咳病中寒，腹满溏鸣食不化，神门脉绝死何言。**

【注】岁水太过，六丙年也。岁火不及，六癸年也。水太过，则水恃强而乘火；火不及，则母弱而土衰无以制水，而水亦乘火。故水气盛则寒气大行，为水太过之化。在人则心火受邪，其为病心烦躁悸，谵语妄

言，心中热痛也。在天则有雨冰霜雪之变，在地则有冻裂坚刚之化。寒胜不已而必衰，衰则反被土乘，有埃雾蒙郁不散，寒雨大至之复也。故更见肿、喘、中寒，腹满、溏泻、肠鸣，饮食不化之肾脾病也。神门，心脉也，心火之脉绝而不至，是为心绝，故主死也。

## 六气客气主病歌

少阴司天热下临，肺气上从病肺心，燥行于地肝应病，燥热交加民病生，喘咳血溢及血泻，寒热鼽嚏涕流频，疮疡目赤嗌干肿，厥心胁痛苦呻吟。

【注】上文统论主运、主气为病，此则详言六气客气专主之病也。少阴君火司天，子午岁也。火气下临金之所畏，故肺气上从而病肺心也。凡少阴司天，则阳明燥金在泉，故燥行于地而病肝也。是则知燥热交加，民病喘咳，血上溢，血下泄，寒热、鼽塞、喷嚏、流涕、疮疡、目赤、嗌干、肿痛、心痛、胁痛，皆其证也。

太阴司天湿下临，肾气上从病肾阴，寒行于地心脾病，寒湿交攻内外淫，民病身重足跗肿，霍乱痞满腹胀膜，肢厥拘急脚下痛，少腹腰疼转动屯。

【注】太阴湿土司天，丑未岁也。湿气下临水之所畏，故肾气上从而病肾阴也。凡太阴司天，则太阳寒水在泉，故寒行于地而病心脾也。是知寒湿内外交攻，民病身重，足跗肿，霍乱，痞满，腹胀，四肢厥逆拘急，脚下痛，少腹痛，腰痛难于动转，皆其证也。

少阳司天火下临，肺气上从火刑金，风行于地肝木胜，风火为灾是乃因，民病热中咳失血，目赤喉痹聋眩瞑，疮疡心痛瞤瘛冒，暴死皆因臣犯君。

【注】少阳相火、司天，寅申岁也。火气下临金之所畏，故肺气上从而病肺也。凡少阳司天，则厥阴风木在泉，故风行于地，木胜则病在肝。是则知风火为灾，民病热中，咳而失血，目赤，喉痹，耳聋眩瞑、疮疡，心痛、瞤动，瘛疭，昏冒，皆其证也。暴死者，是三之客气，相火加临君火，以臣犯君故也。

阳明司天燥下临，肝气上从病肝筋，热行于地心肺害，清燥风热互交侵，民病寒热咳膹郁，掉振筋痿力难伸，烦冤胁痛心热痛，目痛眦红小便纁[1]。

【注】阳明燥金司天，卯酉岁也。燥气下临木之所畏，故肝气上从而病肝筋也。凡阳明司天，则少阴君火在泉，故热行于地而病肺心也。是则知清燥风热交侵，民病寒热而咳，胸郁膹满，掉摇振动，筋痿无力，烦冤抑郁不伸，两胁心中热痛，目痛眦红，小便绛色，皆其证也。

太阳司天寒下临，心气上从病脉心，湿行于地脾肉病，寒湿热内去推寻，民病寒中终反热，痈疽火郁病缠身，皮痛[2]肉苛足痿软，濡泻满肿乃湿根。

【注】太阳寒水司天，辰戌岁也。寒气下临火之所畏，故心气上从而病心脉也。凡太阳司天，则太阴湿土在泉，故湿行于地而病脾肉也。是则知寒湿热气相合，民病始为寒中，终反变热，如痈疽一切火郁之病，皮痛痛痹而重着，肉苛不用不仁，足痿无力，湿泻腹满身肿，皆其证也。

厥阴司天风下临，脾气上从脾病生，火行于地冬温化，风火寒湿为病民，耳鸣掉眩风化病，支满肠鸣飧泻频，体重食减肌肉痿，温厉为灾火化淫。

【注】厥阴风木司天，巳亥岁也。风气下临土之所畏，故脾气上从而病脾也。凡厥阴司天，则少阳相火在泉，故火行于地而病温也。是则知风火寒湿杂糅，民病耳聋，振掉，眩晕，腹满肠鸣，完谷不化之泻，体重食减，肌肉痿瘦，皆其证也。

## 运气当审常变歌

未达天道之常变，反谓气运不相应，既识一定之常理，再审不定变化情，任尔百千杂合病，要在天时地化中，知其要者一言毕，不得其旨散无穷。

【注】近世医者，皆谓五运六气与岁不应，置而不习，是未达天道之常变也。时之常者，如春温、夏热、秋凉、冬寒也。日之常者，早凉、

---

❶ 纁（xún 勋）：浅红色。
❷ 痛（qún 群）：《广韵》："痹也。"《字汇》："手足麻痹也。"

午热、暮温、夜寒也。时之变者，春不温、夏不热、暑不蒸、秋不凉、冬不寒也。日之变者，早温、午寒、暮凉、夜热也。但学医者，欲达常变之道，当先识一定主客之理，次审不定变化猝然之情，然后知百千杂合之气为病，俱莫能逃天时地化之理也。虽或有不应，亦当审察与天时何时、地化何化、人病何病相同，即同彼时、彼化、彼病而施治之，乃无差谬。此知其要者，一言而终也。为医者可不于运气中一加意耶？

## 附：冲阳诸脉穴位

冲阳穴——在足跗上五寸，去陷骨二寸骨间动脉。

太渊穴——在掌后内侧，横纹头动脉中。

太溪穴——在足内踝后五分，跟骨上动脉陷中。

太冲穴——在足大趾本节二寸间，动脉应手陷中。

神门穴——在掌后锐骨端陷中。

附：冲阳诸脉穴图（图 35–24）

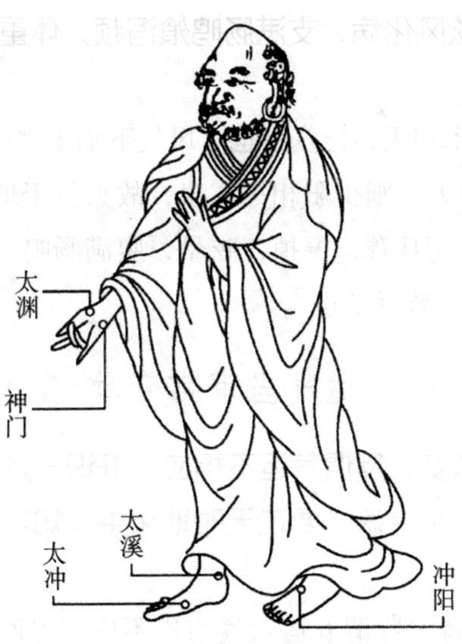


**图 35–24　冲阳诸脉穴图**

# 编辑伤寒心法要诀

# 卷三十六

## 编辑伤寒心法要诀

伤寒一证，仲景论中立三百九十七法，一百一十三方，神明变化，可谓既详且尽矣。其治杂证也，则有《金匮要略》分门别类，包举该括，无非示人以规矩准绳，欲其触类旁通，以应变于无穷也。但其辞旨古奥，义蕴幽深，条目繁多，未易领会，人多苦之。兹特撮其要旨，编为歌诀，俾学者便于熟读默记，融会贯通，然后再玩味全书，则易读易解，有会心之乐，而无望洋之叹矣。由此登堂入室，将见二千年来大法微言，昭如日月，不致尘封，庶几于斯道不无小补云尔。

### 伤寒传经从阳化热从阴化寒原委

六经为病尽伤寒，气同病异岂期然？推其形脏原非一，因从类化故多端。明诸水火相胜义，化寒变热理何难？漫言变化千般状，不外阴阳表里间。

【注】六经，谓太阳、阳明、少阳，太阴、少阴、厥阴也。为病尽伤寒，谓六经为病，尽伤寒之变化也。气同，为天之六气，感人为病同也。病异，谓人受六气生病异也。岂期然，谓不能预先期其必然之寒热也。推其形脏原非一，谓推原其人形之厚薄，脏之虚实非一也。因从类化故多端，谓人感受邪气虽一，因其形脏不同，或从寒化，或从热化，或从虚化，或从实化，故多端不齐也。明诸水火相胜义，谓水胜则火灭，火胜则水干也。化寒变热理何难，谓邪至其经，或从阴化为寒，或从阳变为热，即水火相胜从化之理，何难明也。漫言变化千般状二句，谓伤寒变化千般，总不外乎阴阳表里间也。

### 太阳风邪伤卫脉证

中风伤卫脉浮缓，头项强痛恶寒风，病即发热汗自出，鼻鸣干呕桂枝功。

【注】中风，病名也。伤卫，谓风伤卫也。脉浮缓，谓中风脉也。头痛项强，恶寒恶风，发热汗自出，鼻鸣干呕，谓中风证也。桂枝功，谓桂枝汤功能治中风虚邪也。详《太阳上篇》。

## 太阳寒邪伤营脉证

伤寒伤营脉浮紧，头疼身痛恶寒风，无汗而喘已未热，呕逆麻黄汤发灵。

【注】伤寒，病名也。伤营，谓寒伤营也。脉浮紧，谓伤寒脉也。头疼身痛，恶寒恶风，无汗而喘，或已发热，或未发热，呕逆，谓伤寒证也。麻黄汤发，谓伤寒实邪，当与麻黄汤发汗最灵也。详《太阳中篇》。

## 风寒营卫同病脉证

中风浮紧遍身痛，头疼发热恶寒风，干呕无汗兼烦躁，伤寒身重乍时轻，浮缓呕逆无汗喘，头疼发热恶寒风，烦躁而无少阴证，营卫同病大青龙。

【注】中风谓风伤卫之病也。头疼发热，恶风恶寒，干呕，中风之证也。浮紧，寒伤营之脉也。身疼痛，寒伤营之证也。今以中风之病而得伤寒之脉与证，更兼不汗出之表实内热之烦躁也。伤寒，谓寒伤营之病也。身重不痛，乍有轻时，风伤卫之证也。浮缓，风伤卫之脉也。呕逆无汗而喘，头疼发热，恶寒恶风，寒伤营之证也。是以伤寒之病而得中风之脉与证，更兼太阳无汗内热之烦躁也。而无少阴证，谓无身重但欲寐之证也。营卫同病，谓风寒中伤、营卫同病也。二证皆无汗实邪，故均以大青龙汤发之。详《太阳下篇》。

## 误服三汤致变救逆

伤寒酒病桂勿与，呕吐不已血脓鲜，尺迟服麻致漏汗，恶风肢急小便难，微弱汗风青龙发，厥惕悸眩热仍然，身瞤振振欲擗地，桂加附子真武痊。

【注】伤寒，谓伤寒无汗之实邪也。酒病，谓病酒状似中风也。桂

勿与，谓皆勿与桂枝汤也。误与伤寒，则表气愈固，里气更逆，呕吐不已也。误与酒病，则湿热内酿，伤营吐血脓也。此皆误用桂枝汤之变证，当随其变证治之可也。尺迟，谓伤寒尺中脉迟也。服麻，谓服麻黄汤发汗，遂致汗出不止，名曰漏汗也。肢急，四肢拘急也。小便难，谓小便少而难也。伤寒脉证，当用麻黄汤发汗，若尺中脉迟，是营气不足，不可发汗。若误发之，则致漏汗恶风，四肢拘急，小便难等变证也。当以桂枝加附子汤救逆可也。微弱，谓大青龙证脉微弱也。汗风，谓大青龙证自汗恶风也。大青龙证脉不浮紧，若浮缓而微弱反汗出，是大青龙脉证未具也。误以大青龙发之，致其人厥冷筋惕，心悸头眩，热仍不退，身肉瞤动也。振振欲擗地，谓耸动不已，不能兴起欲堕于地也。此皆误与大青龙汤发汗之变证，当以真武汤救逆可也。详《太阳篇》。

## 三阳受病传经欲愈脉证

伤寒一日太阳病，欲吐烦躁数急传，阳明少阳证不见，脉静身和为不传。

【注】伤寒一日太阳受病，二日阳明受病，三日少阳受病，此其传经之常也。若初病颇欲吐，烦躁脉数急者，谓邪盛传经而不解也。二三日阳明少阳证不见，脉静身无所苦者，谓邪衰不传，欲自愈矣。

## 阳明表病脉证

葛根浮长表阳明，缘缘面赤额头疼，发热恶寒而无汗，目痛鼻干卧不宁。

【注】太阳未罢，又传阳明，太阳表邪怫郁，阳明肌热，为阳明经表病也。葛根表阳明，谓葛根汤主治阳明表病也。浮长，谓阳明之表脉也。缘缘面赤连额头疼，发热恶寒无汗，目痛鼻干卧不得宁，皆谓阳明经之表证也。用葛根汤解两经之邪也。详《阳明篇》。

## 阳明热病脉证

白虎烦渴热阳明，汗出身热脉长洪，不恶寒兮反恶热，合柴兼见少阳经。

【注】太阳已罢，而传阳明不传少阳，亦未入腑，其热渐深，表里俱热，为阳明经热病也。白虎热阳明，谓白虎汤主治阳明热病也。脉长洪，谓阳明之热脉也。烦躁口渴，引饮汗出身热，不恶寒反恶热，皆谓阳明经热病之证也。用白虎汤解阳明表里俱热也。阳明未罢，又传少阳，亦阳明热病也。合柴，谓白虎合小柴胡汤，治阳明经热证，兼见少阳经弦脉，寒热往来，口苦耳聋，目眩而呕，胸胁痛之病也。详《阳明》《少阳》篇。

## 阳明腑病脉证

**胃实脉大腑阳明，大便难兮脾约同，蒸蒸潮热濈濈汗，满痛始可议三承。**

【注】脉大腑阳明，谓热邪入腑，阳明当脉大也。曰胃实，曰大便难，曰脾约，谓腑病受邪之不同也。脾约者，太阳阳明也。胃实者，正阳阳明也。大便难者，少阳阳明也。皆为可下之证，不无轻重之别。然必蒸蒸潮热，身肢濈濈然汗出，或满或痛，始可议其微、甚，以三承气汤、麻仁丸下之可也。详《阳明篇》。

## 阳明慎汗慎清慎下

**阳明表证反有汗，桂枝加葛中风传。热证无汗亡津液，燥渴仍从白虎痊。胃实汗热原应下，恶寒浮缓表为先。欲知定硬识失气，不转微涩下之冤。舌滑尿白小便数，便硬休攻导自安。小便数多知便硬，无苦数少是津还。**

【注】阳明表证应无汗，反有汗，是从风邪传来，仍从表治，宜用桂枝加葛根汤。阳明热证应有汗，反无汗，是或吐、或汗、或下，亡其津液。若无燥渴，则从表治，若有燥渴，仍从热治，宜用白虎汤。胃实自汗潮热，原应下之，若有恶寒浮缓之表，宜先解表。表解已，乃可攻之。欲知大便硬定未定，当少与小承气汤。转失气者，已成定硬，当与大承气汤攻之。若不转失气者，未成定硬，攻之必溏，勿更与也。若脉微涩者，亦不可下，下之则冤死也。舌滑、尿白、里热微也，虽小便数、大便硬，其热远在广肠，亦不可下，用蜜煎猪胆导法自可安也。凡小便

数多，知大便必硬，虽大便硬而无或满，或痛之苦，当审其小便日几行，日减数少，是津液还于胃中，慎不可攻，不久必自大便出也。详《阳明篇》。

## 少阳脉证

往来寒热胸胁满，脉弦目眩而耳聋，口苦默默不欲食，心烦喜呕少阳经，或渴或咳身微热，或胁硬痛腹中疼，或悸不呕尿不利，舌苔滑白小柴宗。

【注】脉弦，谓少阳病脉也。往来寒热胸胁满，目眩耳聋，口苦默默不欲食，心烦喜呕，少阳经主证也。或渴、或咳身微热，或胁硬痛、腹中疼，或悸、不呕、尿不利、舌苔滑白者，皆少阳或有之证也。均宜小柴胡汤主之，随证加减治之可也。详《少阳篇》。

## 少阳病用柴胡汤加减法

胸烦不呕去参夏，加蒌若渴半易根，腹痛去芩加芍药，心悸尿秘苓易芩，胁下痞硬枣易蛎，不渴微热桂易参，咳去参枣加干味，小柴临证要当斟。

【注】少阳经主证，宜小柴胡汤主治也。其或有之证，务要临证斟酌加减可也。若胸中烦而不呕，去半夏、人参，加栝蒌实。若渴者，以半夏易栝蒌根。若腹中痛，去黄芩加白芍。若心下悸，小便不利者，加茯苓去黄芩。若胁下痞硬，加牡蛎去大枣。若不渴外有微热者，去人参加桂枝微汗之。若咳者，去人参、大枣，加干姜、五味子。义详《少阳篇》小柴胡汤下。

## 少阳禁汗禁吐禁下

少阳三禁要详明，汗谵吐下悸而惊，甚则吐下利不止，水浆不入命难生。

【注】三禁，谓少阳禁吐、禁汗、禁下也。若误发汗，则生谵语，若误吐下，则心悸而惊。少阳经，即有心下硬，不可下；下之甚，则下利不止。即有胸中满，不可吐；吐之甚，则水浆不入，变成危候，命难生

也。详《少阳篇》。

## 少阳可吐可汗可下

胸满热烦栀子豉，痞硬冲喉瓜蒂平，发热恶寒肢烦痛，微呕支结柴桂宁。郁郁微烦呕不止，心下痛硬大柴攻。误下柴胡证仍在，复与柴胡振汗生。

【注】上言其禁，恐失宜也；此言其可，贵变通也。胸满烦热，太阳、少阳轻邪也，宜栀子豉汤涌之。胸满痞硬，气上冲喉不得息者，太阳、少阳重邪也，宜瓜蒂散吐之。发热恶寒，四肢烦疼微呕，心下支结，太阳、少阳表证也，宜柴胡桂枝汤，微汗两解之。郁郁微烦，呕不止，心下痛硬，少阳、阳明表里证也，宜大柴胡汤缓攻两解之。误下不致变逆，柴胡证仍在者，复与柴胡汤以和解之。若解则必蒸蒸振汗出而解，以下后虚故也。详《太阳》《少阳》篇。

## 三阳合病并病

合病两三经同病，并病传归并一经。二阳合病满喘发，自利葛根呕半同。太少利芩呕加半，明少弦负顺长生，滑数宿食大承气，三阳合病腹膨膨，口燥身重而谵语，欲眠合目汗蒸蒸，遗尿面垢参白虎，浮大汗下禁当应。二阳并病汗不彻，面赤怫郁大青龙，表罢潮热手足汗，便难谵语大承攻。太少头项痛眩冒，心下痞硬如结胸，禁汗吐下惟宜刺，谵惊不食利多凶。

【注】一经未罢，又传一经，二经、三经同病，而不归并一经者，谓之合病。二经、三经同病，而后归并一经自病者，谓之并病。二阳，谓太阳、阳明也。太阳则有头痛、发热、恶寒、无汗，阳明则有肌热、恶热、心烦、不眠之证，相合同病也。满喘，谓二阳合病当下利不下利，更加胸满而喘，宜麻黄汤发之。自利，谓二阳合病当有之证，宜葛根汤也。呕半，谓二阳合病，不下利但加呕者，宜葛根汤加半夏也。同，谓二证同用葛根一方也。太少，谓太阳、少阳合病也。太阳则有头痛发热，恶寒无汗；少阳则有寒热往来，口苦耳聋，目眩胸胁痛之证，相合同病也。利芩，谓太阳、少阳合病当自下利，宜与黄芩汤也。呕加半，谓太

阳、少阳合病不自利，但加呕者，宜黄芩汤加半夏也。若不呕利而见太阳、少阳之证，非合病也；宜用柴胡桂枝汤两解之。明少，谓阳明、少阳两经之证同见下利合病也。弦负，弦为少阳木脉，木胜则土负，负则死也。顺长生，长为阳明土脉，土盛则木不能灾为顺，顺则生也。滑数，谓阳明、少阳合病，下利黏秽者，脉必滑数，是宿食也，宜大承气汤；呕酸苦者，宜大柴胡汤。三阳，谓太阳、阳明、少阳合病也。腹膨膨，谓腹胀满也。口燥，谓口中干燥也。身重，谓身重难转侧也。谵语，谓妄乱言也。欲眠，谓喜睡也。合目汗蒸蒸，谓合目出热汗也。遗尿，谓失尿不知也。面垢，谓面似有油垢也。此皆三阳热盛，津液枯竭之证，设使脉浮，禁不可汗，脉大亦不可下，惟宜用白虎加人参，益气生津清热可也。若未经汗下，津液未伤，三阳合病，轻证惟宜柴葛解肌汤，清解三阳可也。二阳，谓太阳阳明并病也。汗不彻，谓邪在太阳，发汗未彻，又传阳明也。面赤，谓邪犹怫郁于太阳、阳明之表，未并阳明之腑，宜大青龙汤解两经之热也。表罢，谓太阳证罢也。潮热、手足汗、大便难、谵语，谓已归并阳明腑也，宜大承气汤，攻阳明实热也。太少，谓太阳、少阳并病也。头项强痛，目眩昏冒，心下痞硬，如结胸证，谓太阳少阳二经之证尚未归并，其邪未定，禁不可汗下，惟宜刺大椎、肝俞、肺俞，以泻其热也。若误发汗，则必发谵语。若误吐下，则必心烦而惊，水浆不入，下利不止。变此恶候，命多凶也。义详《合病并病篇》。

## 三阴受病传经欲愈脉证

伤寒三日三阳尽，热微烦躁入阴传，其人能食而不呕，脉小尿清为不传。

【注】伤寒三日，三阳受邪为尽，三阴当受邪。其人身热虽微，而烦躁者，谓邪去阳入阴不解也。若其人反能食而不呕，脉静小，小便清，谓邪未入于阴为不传，欲自愈也。

## 太阴阴邪脉证

太阴阴邪沉迟脉，吐食腹满有时疼，手足自温利不渴，理中汤主悸加苓，腹满去术加附子，吐多去术加姜生，虽吐下多还用术，渴欲得水倍术宁，欲作奔豚术易桂，干姜寒倍参腹疼。

【注】太阴阴邪，谓邪从阴化之寒证也。脉沉迟，太阴阴邪脉也。吐食、腹满时痛，太阴里寒证也。手足自温，邪入阴也。自利不渴，脏无热也，宜理中汤主之。若心下悸，加茯苓。腹满，去术加附子。吐多，去术加生姜。虽吐若下利多，还用白术。若渴欲得饮水，仍倍加术。若脐下欲作奔豚，去术易桂。中寒倍加干姜，腹痛倍加人参。详《太阴篇》。

## 太阴阳邪脉证

阳邪嗌干腹满痛，误下时痛大实疼，大承桂枝加芍大，脉弱芍大当审行。

【注】阳邪，谓太阴邪从阳化之热证也。嗌干，谓咽干太阴热也。腹满痛，太阴有余证也。误下，谓误下邪陷太阴当分轻重也。时痛，谓腹有时痛，有时不痛，宜桂枝加芍药汤和之。大实痛，谓腹大满痛，无时不痛，宜桂枝加大黄汤下之。兼阳明胃实，以大承气汤下之。若脉弱即当行大黄芍药，宜斟酌减之，以其人胃气弱易动也。详《太阴篇》。

## 太阴阳明表里同病

腹满时减复如故，此是寒虚气上从，腹满不减不大便，转属阳明乃可攻。

【注】腹满时减，减复如故，谓腹时满时不满，而减复如常，此为太阴寒邪寒虚之气上逆之满，乃可温之证也，宜厚朴生姜甘草半夏人参汤。腹满不减，谓常常而满，终日不减，或不大便，此为转属阳明实热内壅之满，乃可攻之证也，宜大承气汤。详《太阴篇》。

## 少阴阴邪脉证

少阴阴邪脉沉细，背寒欲寐口中和，咽痛腹痛骨节痛，厥利清谷四逆瘥。

【注】少阴阴邪，谓邪从阴化之寒证也。脉沉细，少阴阴邪之脉也。背寒，谓背恶寒，阳气虚也。欲寐，谓但欲寐，阴气盛也。口中和，口

中不干燥也。咽痛腹痛，下利清谷，寒盛于中也。骨节疼痛，四肢厥冷，寒淫于外也，宜四逆汤，温中散寒也。详《少阴篇》。

## 少阴阳邪脉证

**少阴阳邪沉细数，口燥咽干大承汤，少阴心烦不得卧，黄连阿胶是主方。**

【注】阳邪，谓少阴邪从阳化之热证也。少阴病但欲寐，阴邪则脉沉细无力，阳邪则脉加数而有力矣。始病即口燥咽干，水不上升，热之甚也。宜大承气汤急下之，泻阳救阴也。少阴病但欲寐，二三日已上变生心烦不得眠，是阳邪乘阴，阴不能静也，宜黄连阿胶汤，清阳益阴也。详《少阴篇》。

## 少阴太阳表里同病

**少阴脉沉反发热，麻黄附子细辛汤，若二三日无里证，减辛加草用之良。**

【注】少阴病脉沉，为阴寒之证，当无热，今反发热，是兼有太阳表也。宜麻黄附子细辛汤，急温而散之。若二三日热仍不解，亦无里寒吐利之证，去细辛易甘草，缓温而和之。详《少阴篇》。

## 厥阴阴邪脉证

**厥阴阴邪微细厥，肤冷脏厥躁难安，囊缩舌短苔滑黑，四逆当归四逆先，少满痛厥姜萸入，蛔厥静而复时烦，得食而呕蛔闻臭，烦因蛔动乌梅圆。**

【注】厥阴阴邪，谓邪从阴化之寒证也。微细，厥阴阴邪脉也。厥，谓四肢厥冷也。肤冷，谓肌肤冷也。脏厥，谓寒阴脏厥也。躁难安，谓烦躁无有安时也。囊缩，谓外肾为寒收引缩入腹也，妇人则乳缩阴收也。舌短，谓舌缩短也。苔滑黑，谓舌苔不干而色黑也。四逆，谓四逆汤也。当归四逆，谓当归四逆汤也。先者，谓先服当归四逆汤也。少满痛，谓少腹满按之痛也。厥，谓厥冷也。姜萸入，谓当归四逆汤加入吴茱萸、生姜也。蛔厥，谓厥而吐蛔也。静而复时烦，谓烦时止时烦也。得食而

呕蛔闻臭，谓呕因蛔闻食臭而始呕也。烦因蛔动，谓烦因蛔动而始烦也。乌梅圆蛔厥，谓宜用乌梅丸也。详《厥阴篇》。

## 厥阴阳邪脉证

阳邪热厥厥而热，消渴热气撞心疼，烦满囊缩舌焦卷，便硬尚任大承攻，四逆不分四逆散，咳加姜味下利同，悸加桂枝腹痛附，下重薤白秘尿苓。

【注】阳邪，谓厥阴邪从阳化之热证也。厥，谓手足寒也。厥而复热，热而复厥，是为热厥。厥微热微，厥深热深也。消渴，谓饮水多而小便少也。热气上撞心疼，是火夹木邪而逆也。烦满，谓少腹烦满也。囊缩，谓外肾为热灼，筋缩入腹也。舌焦卷，谓舌苔干焦而卷也。便硬，谓大便硬，尚可任攻，宜大承气汤。四逆，谓四肢厥冷也。不分，谓寒热之厥，疑似不分也。宜四逆散，疏达厥阴。其厥不回，再审寒热可也。或咳加生姜、五味子。下利亦加，故曰同也。心下悸加桂枝，腹痛加附子，泻利下重加薤白，秘尿不利加茯苓。详《少阴》《厥阴》篇。

## 少阴厥阴外热里寒脉证

少阴里寒外热证，面赤身反不恶寒，厥利清谷脉微绝，通脉四逆主之先，利止参加脉不出，葱入面色赤炎炎，腹痛加芍咽桔梗，呕加圣药用姜鲜。

【注】少阴里寒外热之证，面赤不恶寒，格阳外热也。四肢厥冷，下利清谷，脉微欲绝，阴极里寒也，宜通脉四逆汤主之。服四逆汤下利止，脉仍不出加人参，面色赤者加葱，腹痛加芍药，咽痛加桔梗，呕加生姜。详《少阴篇》。

## 两感

一日太阳少阴病，头痛口干渴而烦。二日阳明太阴病，满不欲食身热谵。三日少阳厥阴病，耳聋囊缩厥逆寒，水浆不入神昏冒，六日气尽命难全。

【注】两感者，脏腑表里同病也。一日，头痛，太阳也；口干烦渴，

少阴也。二日，身热谵语，阳明也；腹满不欲食，太阴也。三日，耳聋，少阳也；囊缩而厥，厥阴也。传经之邪其为病也渐，两感之邪其为病也速。盖因阳邪酷烈，正不能御，所以三日后水浆不入，六腑之气欲绝，昏不知人，五脏之神已败，而不即死者，赖有胃气未尽耳，故又三日其气乃尽而死。张洁古制大羌活汤，以羌、独、芩、连辈，辛甘以散太阳之表，苦寒以清少阴之热，施之于表里不急者，固为得法也。若夫一日则头痛口干烦渴，二日则身热谵语腹满不欲食，三日则耳聋囊缩而厥，水浆不入，昏不知人，传变如此迅速，恐用大羌活汤平缓之剂，反失机宜，当遵仲景治有先后之说，审其表里孰急，随证治之，犹或可活。故于此证初病，一日表里俱热者，依少阴病得之二三日，口燥咽干之法，用大承气汤重剂以泻阳邪之烈；表里俱寒者，依少阴病始得之，反发热脉沉之法，用麻黄附子细辛汤，以解阴邪之急。二日表里俱实者，依阳明病谵语有潮热，腹满时减，减不足言之法，用大承气汤攻之；表里虚者，依三阳合病，腹满身重，面垢谵语之法，用大剂白虎加人参汤清之。三日表里热者，依厥深热亦深之法，用大承气汤下之；表里寒者，依脉微欲绝手足厥寒之法，用当归四逆加吴茱萸生姜汤温之。缓则不及事矣。其间颇有得生者，后之学者其留意焉。

## 汗下失宜致变坏证

太阳三日已发汗，若吐若下若温针，不解致逆成坏证，观其脉证犯何经，难辨阴阳六经证，重困垂危莫可凭，惟用独参煎冷服，鼻上津津有汗生。

【注】太阳病三日，已发汗不解，若吐，若下，若温针，苟或相当即成解证。如其不当，不但病不解，或因而致逆变成坏证，当观其脉证，知犯何经之逆。如汗后亡阳、渴躁谵语，下后寒中、结胸痞硬，吐后内烦腹满，温针后黄、衄、惊、狂之类，随证治之可也。甚或脉微欲绝，神昏不能言，循衣摸床，叉手冒心等，重困垂危，难辨阴阳，六经莫可凭之证。此时此际，惟用人参煎汤，徐徐冷服，以待其机。倘得鼻上津津有汗，则为可生之兆也。

## 表证

表证宜汗太阳经，无汗发热恶寒风，头项强痛身体痛，若出自汗表虚明。

【注】表证，谓寒邪在表，无汗发热，恶寒恶风，头项强痛，身体痛也。太阳经主表，故曰表证。有是证无汗者，皆属表实。虽有是证，若自汗出者，皆属表虚，未可轻汗，即有风邪，只宜桂枝汤解肌可也。表实无汗，重者麻黄汤主之。轻者麻桂各半汤主之。时有汗时无汗者，桂枝二麻黄一汤主之。表实躁热甚者，三黄石膏汤主之。微者，大青龙汤主之。不躁有热者，桂枝二越婢一汤主之。以上表证，不必悉具，亦不论日之多寡，但见有头痛恶寒一二证，即为表未罢，虽有里证，当先解表。表解已，乃可攻之，临证者不可不详辨也。详《太阳篇》。

## 里证

里证宜下不大便，恶热潮热汗蒸蒸，燥干谵语满硬痛，便溏为虚不可攻。

【注】里证，谓热邪内结，不大便，恶热潮热，自汗蒸蒸，口燥舌干谵语，腹满硬痛也。阳明腑主里，故曰里证。里实者，有脾约，有胃实，有大便难，三者均为可下之证，然不无轻重之别。三承气汤、脾约丸，量其可者而与之，庶乎无过也。若便溏为里虚，即有是证不可攻也。论中有急下数证，不待便实而下之者，是下其热也，非下其结也。义详《阳明》《少阴》篇。

## 阳证

阳证身轻气高热，目睛了了面唇红，热烦口燥舌干渴，指甲红兮小便同。

【注】阳证，谓阳热之证也。不论三阴、三阳，凡见是证者，均为阳热有余也。阳主动，故身轻也。阳气盛，故气高而喘也。阳主热，故口鼻气热也。阳主寤，故目睛了了而不眠也。目睛不了了，亦有热极蒙眬似不了了，然必目赤多眵，非若阴证之不了了而神短无光也。阳气热，

故身热，面唇红，指甲红也。阳热入里，故心烦，口燥，舌干而渴，小便红也。表实者，三黄石膏汤发之。里实者，三承气汤下之。表里不实而热盛者，白虎解毒等汤清之可也。详三阳篇。

## 阴证

**阴证身重息短冷，目不了了色不红，无热欲卧厥吐利，小便白兮爪甲青。**

【注】阴证，谓阴寒之证也。不论三阴、三阳，凡见是证者，均为阴寒不足也。阴主静，故身重也。阴主寐，故目不了了但欲卧也。阳气虚寒，故息短口鼻气冷也。阴淫于外，故面无红色，四肢厥冷爪甲青也。阴邪入内，故呕吐，下利清谷，小便清白也。以上皆三阴寒证，临证者以附子、四逆、理中、吴茱萸等汤，择其宜而与之可也。详三阴篇。

## 阳盛格阴

**阳盛格阴身肢厥，恶热烦渴大便难，沉滑爪赤小便赤，汗下清宜阴自完。**

【注】经曰：阳气太盛，阴气不得相营也。不相营者，不相入也。既不相入，则格阴于外，故曰阳盛格阴也。其外证虽身肢厥冷，颇似阴寒，而内则烦渴，大便难，小便赤，恶热不欲近衣，爪甲赤，脉沉滑，一派阳实热证。汗下清三法得宜，则阳得以消，阴得以完全也。表实无汗，三黄石膏汤。里实不便，三承气汤。热盛无表里证，宜解毒白虎汤。

【集注】刘完素曰：蓄热内甚，脉须疾数，以其极热蓄甚而脉道不利，反致脉沉细欲绝。俗未明造化之理，反谓传为寒极阴毒者，或始得之，阳热暴甚，而便有此证候者，或两感热甚者，通宜解毒加大承气汤下之。后热稍退而未愈者，黄连解毒汤调之。或微热未除者，凉膈散调之。或失下热极，以至身冷脉微而昏冒将死，若急下之，则残阴暴绝必死，盖阳后竭而然也。不下亦死，宜凉膈散或黄连解毒汤，养阴退阳，积热渐以消散，则心胸再暖而脉渐以生也。

## 阴盛格阳

阴盛格阳色浅赤，发热不渴厥而烦，下利尿清爪青白，浮微通脉复阳还。

【注】经曰：阴气太盛，阳气不得相营也。不相营者，不相入也。既不相入，则格阳于外，故曰阴盛格阳也。色浅赤，谓面色见浮浅之红赤色也。其外证面赤发热而烦，颇类阳热，其内则不渴，下利清谷，小便清白，爪甲青白，四肢厥冷，脉浮微欲绝，一派阴寒虚证。宜通脉四逆汤冷服之，从其阴而复其阳也。利止脉不出，加倍人参。下利无脉，宜白通加猪胆汁人尿汤。厥烦欲死，宜吴茱萸汤。

## 阳毒

阳毒热极失汗下，舌卷焦黑鼻煤烟，昏噤发狂如见鬼，咽疼唾血赤云斑。六七日前尚可治，表里俱实黑奴丸，热盛解毒里实下，表实三黄石膏煎。

【注】阳毒，谓阳热至极之证也。失汗下，谓应汗不汗，应下不下，失其汗下之时也。热毒炎炎不已，故舌卷焦黑，鼻内生煤烟也。热毒内攻乘心，故神昏噤栗，发狂如见鬼神，咽疼唾血也。热毒外薄肌肤，故发赤色如锦云之斑也。六七日前，谓日浅毒未深入，故尚可治。表里俱实，谓有是证，无汗不大便者，宜黑奴丸两解之。无表里实证热盛者，宜黄连解毒汤。兼燥渴者，合白虎汤清之。里实不便者，宜解毒承气汤下之。表实无汗者，宜三黄石膏汤发之。

## 阴毒

阴毒寒极色青黑，咽痛通身厥冷寒，重强身疼如被杖，腹中绞痛若石坚，或呕或利或烦躁，或出冷汗温补先，无汗还阳退阴汗，急灸气海及关元。

【注】阴毒，谓阴寒至极之证也。血脉受阴毒邪，故面色青黑也。阴毒内攻于里，故咽痛腹中绞痛也。阴毒外攻于表，故厥冷通身，重强疼痛如被杖也，独阴无阳不化，故阴凝腹若石之坚硬也。或呕吐，或下利，

或烦躁，或冷汗出，皆阳虚不足或有之证，均以温补为先，宜四逆汤倍加人参。若有是证，其人无汗，宜还阳散、退阴散，温而汗之，使寒毒散而阳伸也。凡遇此证，俱宜急灸气海、关元二三百壮，随服药饵，未有不生者也。

# 卷三十七

## 表热里热阴热阳热

发热无时热翕翕，炊笼腾越热蒸蒸，表热尿白里热赤，外需麻桂内凉承。燥干烦渴为阳热，厥利外热属阴经，阳热宜清白虎辈，阴热四逆与白通。

【注】发热无时热翕翕，谓发热无休止之时，若合羽外覆之表热也。炊笼腾越热蒸蒸，谓发热如炊笼蒸蒸内越之里热也。表热，热不在里，故尿白也；里热，故尿赤也。外需麻桂，谓表热无汗宜麻黄汤，有汗宜桂枝汤。内凉承，谓里热轻者宜凉膈散，重者宜三承气汤。发热兼口燥、舌干、烦渴者，为阳经之热也。发热兼厥冷、下利清谷者，属阴经之热也。阳热宜清，白虎解毒辈也。阴热宜温，四逆白通汤也。

【按】翕翕、蒸蒸发热，俱有汗，二证相类。若以翕翕之表热，误为蒸蒸之里热，下之则逆；若以蒸蒸里热，误为翕翕表热，汗之转伤。翕翕之汗热虽同蒸蒸，扪之自温，不似蒸蒸之汗热，扪之自有热气透手也。其间或有疑似难辨，又当审小便之白赤，舌苔之润燥，自可决也。

## 恶寒背恶寒辨

恶寒表里阴阳辨，发热有汗表为虚，发热无汗表实证，实以麻黄虚桂枝。无热恶寒发阴里，桂枝加附颇相宜，背寒口和阴附子，口燥渴阳白虎需。

【注】恶寒一证，有表里、阴阳之辨。发热恶寒发于阳表也，有汗宜桂枝汤，无汗宜麻黄汤。无热恶寒发于阴里也，有汗宜桂枝加附子汤，无汗宜麻黄附子细辛汤。背恶寒口和，谓口中不燥而和也；阴，谓属少阴也，宜附子汤。背恶寒口燥渴，谓口中燥而渴也；阳，谓属阳明也，宜白虎加人参汤。

【按】阴阳二经，恶寒虽同，其身有热无热则异也，一则汗之，二则温之。少阴、阳明之背恶寒虽同，其口中和、口中不和则异也，一则温之，一则清之。恶寒虽属轻微之证，仲景立法可辨，他可类推矣。

## 恶风

风寒相因相离少，三阳俱有恶寒风，恶风属阳法从表，三阴恶寒无恶风。

【注】风寒二者，大率多相因而少相离，有寒时不皆无风，有风时不皆无寒，故三阳俱有恶寒恶风同见也。恶风与恶寒均表病也，法当从表；然风属阳、寒属阴，故三阴经证有恶寒而无恶风也。

## 头痛

三阳头痛身皆热，无热吐沫厥阴经，不便尿红当议下，尿白犹属表未清。

【注】三阳，谓太阳、阳明、少阳也。头痛身皆热，谓三阳头痛身皆热也。三阳经头痛，法当从三阳治也。厥阴头痛，则多厥而无热，呕吐涎沫，是厥阴夹寒邪上逆也，宜吴茱萸汤温而降之。三阳头痛，若不大便、小便红赤，为里实热，法当议下，宜承气汤。若小便清白，即不大便，为里热未实，表尚未清，法当先从表治也。三阴经无头痛，惟厥阴有头痛，以其脉与督脉上会于颠也。三阴经无发热，厥阴少阴亦有发热，谓之反发热，以其脏有相火，阴盛格阳于外也。

## 项强

项背几几强太阳，脉浮无汗葛根汤，有汗桂枝添葛入，脉沉栝蒌桂枝方。结胸项强如柔痓，大陷胸丸下必康。但见少阳休汗下，柴胡去半入蒌良。

【注】项强，太阳病也。项背强，太阳、阳明病也。几几，拘强而甚之貌也。脉浮属二阳之表脉也。若无汗是从伤寒传来，宜葛根汤；有汗是从中风传来，宜桂枝加葛根汤。脉沉，谓邪已入胸里也，宜栝蒌桂枝汤。结胸，谓结胸病也，项强如柔痓，谓项强背反张，有汗如柔痓之状也，宜大陷胸丸。但见少阳，谓太阳、少阳并病之项强。休汗下，谓邪入少阳，不可更汗下也，宜柴胡汤去半夏加栝蒌主之。良，好也。栝蒌

桂枝汤方在《金匮要略》。

## 身痛

身痛未汗表实证，汗后身疼属表虚，桂加生姜参芍药，尺迟血少建中芪。少阴沉厥附子治，厥阴汗利四逆医，风湿尽痛难转侧，掣引烦疼桂附宜。

【注】身痛，未汗属表实证，宜麻黄汤。汗后身疼，属表虚证，宜桂枝新加汤，即桂枝汤倍生姜、芍药加人参也。曰桂加，即桂枝汤加此也。尺迟血少建中芪，谓身痛尺中脉迟，是血少营气不足也，虽未经汗，不可发汗，宜建中汤加黄芪以补营血也。少阴，谓身痛见少阴沉脉，四肢厥冷也。附子治，谓宜附子汤治也。厥阴，谓身痛见厥阴厥逆，汗出不止，下利清谷也。四逆医，谓以四逆汤医也。风湿，谓风湿身痛也。尽痛难转侧，是湿则令人一身尽痛不能转侧。掣引烦疼，是风则令人筋脉牵引，烦疼不宁也。桂附宜，谓宜以桂枝附子汤也。

## 烦躁不眠懊侬

躁身不静烦心扰，不躁难眠作热观，懊侬烦甚无冷病，惟躁阴阳表里看。诸烦无论三法后，便软栀竹等汤煎，便硬白虎三承气，躁同阴见便属寒。

【注】身为热动而不安谓之躁，心为热扰而不宁谓之烦。烦则扰于内，躁则动于外，故有心烦而无身烦，有身躁而无心躁也。大抵烦属阳，躁属阴。若懊侬心中反复颠倒，烦不得眠，不与躁同见者，皆无冷病，当作热观也。惟躁则不然，当分表里阴阳取治。故太阳有不汗出而烦躁，谓之在表，大青龙证也。阳明有心下硬之烦躁，谓之在阳，白虎汤证也。三阴有吐利手足厥之烦躁，谓之在阴，四逆辈证也。诸烦，谓烦不眠懊侬也。无论三法后，谓不论已经、未经汗、吐、下三法之前后也。但大便不硬者，以竹叶石膏、温胆、栀子豉等汤主治可也。便硬者，量其热之深浅，以白虎、三承气汤主治可也。躁同阴见，谓躁同三阴证见，便属阴寒之躁，宜四逆、理中、吴茱萸汤主治可也。

## 自汗头汗

自汗热越多急下，更兼热利不休凶，头汗热蒸不得越，黄湿水火血皆成。

【注】自汗在太阳，谓之风邪，桂枝汤证也。在阳明，谓之热越，白虎汤证也。若大热蒸蒸汗出过多，则宜调胃承气汤，急下其热，救其津也。若更兼发热下利不休，内外两脱，故凶也。头汗出，剂颈而还，则为热不得外越，上蒸于首也。或因黄郁未发，或因湿家误下，或因水结胸蒸，或因火劫热迫，或因阳明蓄血，或因热入血室，皆令成之，则当分门施治可也。

## 手足汗

手足濈濈然汗出，便硬尿利本当攻，寒中汗冷尿不利，攻之固瘕泻澄清。

【注】胃主四肢为津液之主，今热聚于胃，蒸其津液，旁达于四肢，故手足濈濈然汗出，且小便自利，胃中津液必干，大便必硬，本当攻也。若中寒胃阳土虚，脾不约束，津液横溢，四肢犹如阴盛淫雨滂沱，故汗出而冷也。阳虚失运，中寒不化，故小便不利也。今虽便硬而手足汗出，非为热越者比，慎不可攻，攻之必变生，固瘕泄泻澄清不止也。

## 潮热时热

午后一发为潮热，无休发热汗蒸蒸，时热自汗无里证，先时与药桂枝称。

【注】潮热，阳明腑证也。阳明旺于申酉，故潮热发于午后，如潮信之不失，因名之曰潮热，可下之证也。无休发热汗蒸蒸，谓发热无休止之时，热气透手漆漆有汗，名曰蒸蒸发热，亦属阳明内实，可下之证也。时热自汗者，谓发热时轻时重而有自汗也，似潮热而次数，似蒸蒸而休止。潮热蒸蒸之热，则必兼有可下之证。时热时止之热，则必不兼可下之证，故曰：无里证也。因其无里证，热而有汗，知风邪留连在表不已，故用桂枝主治。然必先其发热汗出之时与桂枝汤也，盖桂枝不为时热自

汗者设，而为时热自汗有表无里证者设也。此处重在无里证，非谓凡有时热自汗，皆可服桂枝汤也。

## 谵语郑声

谵语为实声长壮，乱言无次数更端；郑声为虚音短细，频言重复更呢喃。同阳经见均属热，同阴经见总为寒。阳无可攻当清解，阴不能温清补痊。

【注】言语心主之也。心气实热而神有余，则发为谵语。谵语为实，故声长而壮，乱言无次数数更端也。心气虚热而神不足，则发为郑声。郑声为虚，故音短而细，只将一言重复呢喃也。盖神有余，则能机变而乱言。神不足，则无机变而只守一声也。凡谵语、郑声与阳经同见者，均属热证，可以攻之；与阴经同见者，总为寒证，可以温之。若虽与阳经同见，而无可攻之证，不可攻之，当清解也；与阴经同见而无可温之证，不可温之，当清补也。

## 渴证

三法伤津胃燥干，阳往乘阴渴亦然，渴欲饮水少少与，莫使停留饮病干。太阳五苓尿不利，阳明白虎饮连连，少阳证具心烦渴，小柴去半粉加添。

【注】渴病，多因或汗、或吐、或下三法伤其津液，致令胃中干燥，故引饮也。阳邪往乘三阴，太阴则嗌干，少阴则口燥，厥阴则消渴。渴在三阴，阳邪亦属热伤津液，故曰渴亦然也。三阴之渴，治法详于三阴经内。凡渴欲饮水者，当少少与之，以滋胃干，胃和则愈，若恣意与饮之，不但渴不能愈，致水停留为病也。太阳之渴用五苓散者，以水停下焦，小便不利故也。阳明之渴用白虎者，以胃热饮水连连不已也。少阳寒热往来等证已具，心烦渴者，用小柴胡汤以和解，去半夏以避燥，加花粉以生津液也。

## 舌苔

舌心外候本泽红，红深赤色热为轻，外红内紫为热重，滑白寒表少阳经，沉迟细紧脏寒结，干薄气液两虚空，黄黑胎润里热浅，焦干刺裂热深明，黑滑苔与三阴见，水来克火百无生。

【注】舌者心之外候，色应红泽为无病也。若初感内外红深，则为有热。外红内紫，则为热甚。舌苔滑白，则为表寒。其苔渐厚，则为传少阳经也。热者宜辛凉汗之，寒者宜辛温汗之。在少阳者为胸中有寒，丹田有热也，小柴胡汤两解之。胸中指表也，浅也；丹田指里也，深也，非直指胸中丹田，谓半里之热未成，半表之寒犹在。故舌白一证，有寒有热也。若其苔滑厚与阴证脉同见，乃脏虚寒结，以理中加枳实温而开之。若其苔干薄与阳证同见，乃气虚液竭，以白虎加人参清而补之。若白苔渐变黄色，此为去表入里，其热尚浅，表不罢者，宜三黄石膏汤；已入里者，凉膈散。如焦干黑色，或芒刺裂纹，此为里热已深，宜栀子金花汤。兼满痛者，大承气汤。红，火色也；黑，水色也。与三阳证见，为热极反兼胜己之化，清之下之，尚可治也。若与三阴证见，则为水来克火，百无一生。治者以生姜擦之，其黑色稍退，急用附子理中、四逆辈救之可生。

## 胸胁满痛

邪气传里必先胸，由胸及胁少阳经。太阳脉浮惟胸满，过经不解有阳明。干呕潮热胸胁满，大柴加硝两解行。心腹引胁硬满痛，干呕尿秘十枣攻。

【注】邪气传里必先自胸，若脉浮惟胸满而不及胁者，仍属太阳表分也，宜麻黄汤。因胸及胁而皆满者，属少阳经也，宜小柴胡汤。若十余日不解，而胸胁满，兼干呕潮热者，是少阳兼有阳明也，宜大柴胡汤加芒硝两解之。若表已解，心下及腹引胁、满硬而痛，干呕小便不利者，是停饮内实也，宜十枣汤攻之。

## 呕证

呕病因何属少阳？表入里拒故为殃，太阳之呕表不解，食谷欲呕在胃阳，太阴有吐而无呕，厥阴涎沫吐蛔长，少阴呕利有水气，饮呕相因是水乡。

【注】呕病诸经皆有，因何属少阳也？因表邪入里，里气拒格，上逆作呕，故为殃属少阳也，宜小柴胡汤。心下硬而烦，或不大便，宜大柴胡汤。表不解之呕属太阳也，宜柴桂汤。食谷欲呕，属胃阳。胃阳，阳明也。属中寒，宜吴茱萸汤。得汤更呕属表热，宜葛根加半夏汤。呕吐涎沫，或呕吐蛔，属厥阴也，宜吴茱萸汤。吐蛔者，宜乌梅丸。呕而下利，是有水气，属少阴也，宜真武汤。饮而呕，呕而饮，饮呕相因不已，是停水也，宜五苓散。

## 往来寒热如疟寒热

往来寒热少阳证，寒热相因小柴胡，如疟寒热三五发，太阳麻桂等汤除。

【注】寒而热，热而寒，寒热相因不已，故名曰往来寒热，为少阳主证，宜小柴胡汤。寒热而有作止之常，一日一次，或隔日一次，谓之疟，属杂病也。寒热而无作止之常，日三五发，谓之如疟，属太阳经未尽之表邪也，宜麻桂各半汤。若热多寒少，宜桂枝二越婢一汤。若有汗，宜桂枝二麻黄一汤。若无汗，亦宜麻桂各半汤。此皆治太阳未尽之微邪法也。

## 目眩耳聋

少阳目眩神自正，诸逆昏乱不能生，重暍[1]耳聋湿温汗，不语面色变身青。

【注】目眩者，目黑不明也。耳聋者，耳无所闻也。皆少阳经主证，非死候也。其目之明，其耳之聪，神自完整。若因三法失宜，致诸变逆坏证，目眩而神昏言乱，乃神散气脱之候，故曰不能生也。若因误发湿温家汗而不能言语，耳聋无闻，身青面色变者，名曰重暍，亦死证也。

## 腹满痛

腹满时痛不足证，腹满大痛有余名。误下邪陷太阴里，汗热便硬

❶ 重暍（yē 椰）：病证名。湿温误治而变生的重证。暍，中暑。

转阳明。

【注】腹满时痛为不足，桂枝加芍药汤，不愈，用理中汤。腹满大痛为有余，桂枝加大黄汤。此皆误下邪陷太阴之里证也。若潮热自汗，大便硬，则为太阴之邪转属阳明也，宜大承气汤。

## 吐证

中寒吐食不能食，不渴而厥吐寒虚，得食吐渴火为逆，饮吐相因水病居。

【注】中寒吐食，谓中寒吐食不能食也。凡不渴而厥吐，是寒虚吐也，宜理中、吴茱萸辈。凡渴而得食即吐，是火吐也，热实宜黄连解毒汤。热虚宜干姜黄连黄芩汤，或竹叶石膏汤。渴而饮，饮而吐，吐而复渴，水逆病也，宜五苓散。

## 热利寒利

热利尿红渴黏秽，寒利澄清小便白，理中不应宜固涩，仍然不应利之瘥。

【注】自利不渴者，属太阴寒也。下利欲饮水者，以有热故也。此以渴辨寒热也。小便黄赤，秽气稠黏者，皆热利也。小便清白，澄澈清谷，皆寒利也。热利有表证，轻者升麻葛根汤，重者葛根汤汗之。有里证者，量以三承气汤下之。无表里证，轻者宜黄芩汤，重者宜葛根黄连黄芩汤清之。寒利宜理中汤温而补之。若服理中汤不应者，此属下焦滑脱，宜赤石脂禹余粮汤固涩。仍然不应，此为清浊不分，水走大肠，宜五苓散或猪苓汤利之，可瘥也。

## 但欲寐

行阴嗜卧无表里，呼醒复睡不须惊，风温脉浮热汗出，多眠身重息鼾鸣。

【注】行阴欲寐嗜卧，少阴证也。若欲寐嗜卧无表里证，身和脉小，知已解也。然解后之睡，呼之则醒，醒而又睡，是阴气来复，非阴盛困阳，不须惊也。风温亦欲寐多眠，则有脉浮发热，汗出身重，鼻息鼾鸣

之别也。

## 阴阳咽痛

咽痛干肿为阳热，不干不肿属阴寒，阳用甘桔等汤治，阴用甘桔附姜攒。

【注】咽痛一证，寒热皆有。咽干肿痛，为三阳热证，宜甘桔、半夏、苦酒、猪肤等汤调治。不干不肿而痛，为三阴寒证，宜四逆汤加桔梗主治也。

## 气上冲

气撞吐蛔厥阴本，无蛔阳表桂枝汤，少腹急引烧裈散，冲喉难息瓜蒂良。

【注】气撞吐蛔，谓厥阴本证也。无蛔，谓气撞不吐蛔，乃邪犹在阳表也，宜桂枝汤。少腹急引，谓气上冲，更少腹引阴急痛，乃阴阳易病也，宜烧裈散。冲喉难息，谓气上冲喉，胸满难以布息，乃寒实在胸也，宜瓜蒂散。

## 饥不欲食

饥不欲食吐蛔厥，下后不食属阳明，懊憹头汗栀子豉，厥紧心烦邪在胸。

【注】饥不欲食吐蛔厥，谓厥阴本证也。下后饥不能食属阳明也。阳明病则懊憹，心中烦甚，头上汗出，是热在胃中，宜栀子豉汤涌之。厥阴病则吐蛔、厥逆、脉微，今不微而紧更心烦者，非寒虚邪，是寒实邪，而在胸中，宜瓜蒂散吐之。

## 手足厥逆

太阴手足温无厥，少阴厥冷不能温，厥阴寒厥分微甚，热厥相因辨浅深。

【注】太阴经无厥逆，而有手足自温。少阴经有寒厥，而无热厥。厥阴经有寒、热二厥。寒厥者，只寒而不热也。热厥者，由热而厥，由厥

而热，热厥相因无休歇也。当辨阴阳浅深，以当归四逆、承气等汤施治可也。详《厥阴篇》。

## 少腹满痛

**少腹满而按之痛，厥逆尿白冷膀胱，不厥血蓄小便利，小便不利水为殃。**

【注】少腹满按之痛，若四肢厥冷，小便清白者，是冷结膀胱，宜当归四逆加吴茱萸生姜汤。不厥冷，小便自利者，是血蓄膀胱，宜桃仁承气汤。小便不利者，是水蓄膀胱，宜五苓散。若大小便不利者，是水热蓄结，宜八正散。

## 神昏狂乱蓄血发狂

**神昏胃热重阳狂，三黄三承白解汤。蓄血发狂小便利，少腹硬痛属太阳。阳明蓄血大便黑，其人如狂而喜忘。桃仁承气抵当治，须识作汗奄然狂。**

【注】神昏胃热，谓神昏是胃经热极乘心也。重阳狂，谓热入于阳则狂乱也。三黄，谓三黄石膏汤，治神昏狂乱表实无汗者也。三承，谓三承气汤，治神昏狂乱里实不便者也。白解汤，谓白虎解毒汤，治神昏狂乱，无表里证而热极者也。太阳蓄血发狂，则少腹硬痛，小便自利。若小便不利，是水热蓄也，非血蓄也。阳明血蓄如狂，则喜忘，大便黑。若大便不黑，是热极也，非血蓄也。蓄血轻者，桃仁承气汤，重者抵当汤，择而用之可也。然发狂证，亦有阳盛阴虚之人，作汗将解之时，奄然发狂，濈然汗出而解者，当须识之，不可以药也。

## 循衣摸床

**循衣摸床有二因，太阳火劫热伤阴，小便利生不利死，阳明热极热弥深。皆缘三法失成坏，脉实堪下弱难禁，虚实阴阳难辨处，独参六味可回春。**

【注】循衣摸床，危恶之证也。一因太阳火劫取汗，致阳盛伤阴。阴若未竭，则小便利，多生；阴若已竭，则小便难，多死。一因阳明热极，

汗、吐、下三法失宜，致成坏证。其热弥深，脉实者，堪下则可治；脉弱者，不堪下则难治。此已成危恶坏证，往往阴阳虚实，医莫能辨，无下手处，当以大剂独参、六味、干生地黄汤，时时与之，每获生也。

## 太阳阳邪停饮

太阳阳邪有水逆，消渴发热汗出烦，小便不利水入吐，脉浮而数五苓攒。

【注】太阳阳邪，有水逆消渴之病，谓太阳中风，有渴欲饮水，水入即吐者，名曰水逆；饮水多而小便少者，名曰消渴。发热汗出，风邪也。烦，热也。小便不利，水入则吐，饮停也。浮数，风热脉也。均宜五苓散，多服暖水，令微汗出，外解太阳，内利停水则愈。若不能饮暖水，欲饮冷水者，是热盛也，以五苓散加寒水石、石膏、滑石可也。详《太阳上篇》。

## 太阳阴邪停饮

太阳阴邪有水气，伤寒无汗热烘烘，主证干呕咳微喘，外发内散小青龙。小便不利少腹满，下利除麻共入苓，噎麻易附喘加杏，渴加花粉减半平。

【注】太阳阴邪有水气，谓太阳伤寒表不解，发热无汗，兼有干呕而咳微喘，饮病之主证，宜以小青龙汤，外发寒邪，内散寒饮，则可愈也。或小便不利少腹满，或下利，或噎，或喘，或渴，此饮病或有之证，亦以小青龙汤主之。小便不利，少腹满，是水停下焦，大便下利，是水走大肠，俱除麻黄，共入茯苓，专渗利也。噎为内寒之甚，以麻黄易附子，散内寒也。喘气上逆，加杏仁以降逆也。渴加花粉，减去半夏，以避燥生津也。详《太阳下篇》。

## 少阴阳邪停饮

少阴阳邪有停饮，六七日反不得眠，下利而渴咳而呕，小便不利猪苓煎。

【注】少阴阳邪有停饮，谓少阴阳邪热证，兼有停饮病也。少阴病当

欲寐，至六七日反心烦不得眠，是少阴热也，下利而渴，咳呕，小便不利，是水饮停也。以猪苓汤去其热而利其水可也。详《少阴篇》。

## 少阴阴邪停饮

少阴阴邪有水气，腹痛四肢重沉疼，小便不利自下利，或咳或呕真武平。咳加干姜辛味共，小便若利去茯苓，呕去附子生姜倍，利去芍药入干宁。

【注】少阴阴邪有水气，谓少阴阴寒兼有水气病也。饮病主证，谓腹痛，四肢沉重疼痛，大便自利，小便不利，宜真武汤温中利水也。饮病或有之证，或咳，或小便利，或呕，或下利。咳加生姜、细辛、五味子。小便若利去茯苓。呕，去附子倍加生姜。利，去芍药入干姜也。

## 喘急短气

喘息喝喝数张口，短气似喘不抬肩，促难布息为实证，短不续息作虚观。内因饮病或痰热，外因阴阳表里看，直视神昏汗润发，脉微肢厥命难全。

【注】喘息，气急喝喝而数张口、抬肩、欠肚者，喘也。短气，则似喘非喘，而不张口抬肩也。二证皆胸中气病。肺主气，故属肺也。无论喘急、短气，若气促壅塞不能布息，为有余之实证。若气短空乏不能续息，为不足之虚证。内因，谓饮冷伤肺，或因痰热也。外因，谓形寒伤表，表主皮毛，肺之合也。皮毛受邪，其次及肤、及肌、及胸、及腹入胃，皆令病喘，当审阴阳表里，从化主治可也。喘急、短气，兼直视神昏，汗出润发，脉微四肢厥冷，皆死候也。与三阴寒证同见，是为阴喘，宜四逆加杏仁，五味子，虚者倍加人参。与三阳热证同见，是为阳喘，宜白虎、葛根黄芩黄连汤。与太阳表证同见，是为表喘，无汗者麻黄汤，兼烦躁者大青龙汤；有汗者桂枝加厚朴杏子汤。与阳明里证同见，是为里喘，宜大承气汤，兼结胸者，宜大陷胸丸。若兼水气，表实者，小青龙汤；表虚者及小便不利，均宜五苓散加葶苈子。里实者，宜葶苈大枣汤，兼腹胁硬痛者，宜十枣汤。里寒者，宜真武汤。若脉微细，口鼻气短喘乏，而无阴阳表里证，此气虚喘也，宜保元汤加五味子、杏仁。若

喘而唾痰稠黏，喉间漉漉有声，此痰喘也，重者宜瓜蒂散、礞石滚痰丸，轻者二陈加苦葶苈子、苏子之类也。

## 心下悸

筑筑惕惕[1]心动悸，怔怔忡忡[2]不自安，饮多尿少为停水，厥冷汗后是虚寒。

【注】心下筑筑惕惕、怔怔忡忡，谓悸病之状也。饮水多而小便少，水停心下之悸也，宜茯苓甘草汤，或五苓散。厥冷为寒，宜真武汤。汗后为虚，宜小建中汤。或不因汗后，是虚之甚也，宜炙甘草汤。

## 战振栗

战身耸动栗心憷，振虽耸动比战轻，故振责虚因无力，栗战相交邪正争。此证若生三法后，虚其中外逆而成，不逆因和而作解，正胜邪却战汗平。

【注】战，谓身抖耸动也。栗，谓心内发憷也。振，亦耸动，比之于战则无力也。所以论中曰：振振者，皆责其虚也。栗，邪气为之也。战，正气为之也。邪正相交故争也。此证若生于汗、吐、下之后，是虚其中外而致逆也。若不致逆，邪因以衰，正因以和而作解，则为正胜邪却，战栗汗出而平也。

## 呃逆哕噫

呃逆今名饲古名，不似哕哕胃里声，饲声格格连声作，原夫脐下气来冲，颇类嗳噫情自异，均属气逆治能同。虚热橘皮竹茹治，二便不利利之宁，气不归原宜都气，寒虚丁萸附理中，痞硬下利生姜泻，痞硬噫气代赭功。

【注】今之名曰呃逆，即古之名曰饲也。饲者，气噎结有声也。世有以哕为呃逆者，盖不知哕哕之声，声从胃里出口，不似饲之格格连声，

---

[1] 筑筑惕惕：脉动急速，惊恐不安，心绪不宁的样子。
[2] 怔怔忡忡：发呆而忧愁烦闷的样子。

气从脐下来自冲脉，出口作声也。呃逆颇类嗳气、噫气。嗳气者，因饱食太急，比时作嗳，转食气也。噫气者，因过食伤食，越时作噫，食臭气也，故曰情自异也。但均属气逆为病，故曰治能同也。呃逆之病，胃气虚竭也。兼热者，以橘皮竹茹汤加柿蒂主之。兼大便不利，以三承气汤主之。兼小便不利，以二苓散汤主之。兼肾虚不能摄冲脉之气归原，以都气汤加牛膝主之。兼寒虚，太阴手足温，以丁萸理中汤主之，少阴手足厥，更加附子。兼痞硬下利，以生姜泻心汤主之。兼痞硬噫气，以旋覆代赭石汤主之。

## 结胸

按之满硬不痛痞，硬而满痛为结胸，大结从心至少腹，小结心下按方疼。热微头汗为水结，漱水不咽血结名，瘀衄未尽经适断，内实沉大审的攻。抵当桃仁大小陷，误攻浮大命多倾，不实浮滑小陷证，脏结悉具躁烦凶。

【注】伤寒下之太早则成痞硬，中风下之太早则成结胸，均为表邪乘虚入里。硬满按之而痛为结胸，实邪也。硬满按之不痛为痞硬，虚邪也。大结，谓大结胸，从心下至少腹，硬满而痛，手不可近者，宜大陷胸汤攻之。小结，谓小结胸，微结心下，按之方痛，不按不疼也，宜小陷胸汤开之。身有微热，头自汗出，兼有是证者，为水结胸也，宜大陷胸丸攻之。漱水不欲咽，兼有是证者，为血结胸也。血瘀不成衄解，或衄未尽，或妇人经来适断，皆能成之，宜抵当丸，或桃仁承气汤攻之。内实证实可攻也，沉大脉实可攻也，审其的当，则用抵当、桃仁承气、大陷胸汤丸以攻之。审若不内实，脉浮滑或脉浮大是未的也，乃小陷胸证，不可攻也。误攻之，定然凶也。脏结，谓状如结胸，舌苔白滑，脉浮而细也。悉具，谓结胸通腹，两胁皆硬满痛也，此证加之烦躁，凶死可知。

## 痞硬

阳证痞硬为热痞，大黄黄连泻心宁，汗出恶寒寒热痞，附子泻心两收功。误下少阳发热呕，痞满半夏泻心能。虚热水气痞下利，心烦干呕腹雷鸣，虚热水气生姜泻，痞急气逆甘草灵。桂枝表解乃攻痞，五苓烦渴利尿通。

【注】伤寒下早则成痞硬，中风下早则成结胸，此其常也。然论中中风下早未尝无痞硬，伤寒下早亦有结胸。大抵从虚化者多为痞硬，从实化者多结胸也。阳证心下痞硬为热痞，宜大黄黄连泻心汤。若阳证汗出恶寒，为寒热痞，宜附子泻心汤。误下少阳发热而呕，心下痞满，为呕逆痞，宜半夏泻心汤。阳证误下，心下痞硬，下利，心烦干呕，腹中雷鸣，胁下有水气，致小便不利，为虚热水气之痞，宜生姜泻心汤。若有是证，胁下无水气，其痞急益甚，为虚热客气上逆之痞，宜甘草泻心汤。凡有痞者，有无汗恶寒之表，宜桂枝汤表解已，乃可以大黄黄连泻心汤攻痞也。若有痞者，与泻心汤，痞不解其人烦渴，小便不利，先以五苓散，小便利后，乃可与诸泻心汤治痞也。

## 发黄

湿热发黄头汗出，小便不利渴阳明。素有寒湿发汗后，黄从阴化太阴经。阳色鲜明阴色暗，太阳血蓄并狂生。表实麻翘赤小豆，茵陈里实栀子清。阴黄茵陈四逆主，便溏尿秘茵五苓。环口黧黑柔汗死，体若烟熏阳绝征。

【注】阳明病应遍身有汗，谓之热越。今头汗出，身无汗，是热不得越也。渴而引饮，小便不利，是停水也。热与湿瘀，从土而化，外薄肌肉，谓之湿热发黄也。或其人素有寒湿，为表邪遏郁，或已成黄，又经发汗，传入太阴，从阴而化，谓之湿寒发黄也。阳明属阳，故其色明亮。太阴属阴，故其色晦暗也。太阳蓄血亦有发黄，多与狂病并生，法当从蓄血治也。表实无汗发黄者，宜麻黄连翘赤小豆汤汗之。里实不便者，宜茵陈蒿汤下之。无表里证热盛者，宜栀子柏皮汤清之。阴证发黄者，宜茵陈四逆汤温之。若大便溏，小便秘，发黄者，宜茵陈五苓散利之。环口黧黑柔汗者，阴黄死证也。柔汗、谓冷汗也。身体枯燥如烟熏者，阳黄死证也。

## 疹斑

伤寒疹斑失汗下，感而即出时气然。表邪复郁营卫分，外泛皮脉痧疹斑。痧白疹红如肤粟，斑红如豆片连连。红轻赤重黑多死，淡红稀暗是阴寒。未透升麻消毒治，热盛三黄石膏煎。已透青黛消斑饮，双解痧疹法同前。

【注】伤寒发斑、疹、痧，皆因汗下失宜，外邪复郁，内热泛出而成也。惟时气传染，感而即出，亦由疫之为病烈而速也。发于卫分则为痧，卫主气，故色白如肤粟也。发于营分则为疹斑，营主血，故色红肤浅为疹，深重为斑。斑形如豆，甚则成片连属。斑疹之色红者轻，赤者重，黑者死，此以热之深浅验死生也。若其色淡红而稀暗者，皆因邪在三阳，已成斑疹入里，邪从阴化，或过服冷药所致。是为阴斑、阴痧、阴疹，法当从阴寒主治也。斑出未透，表热轻者，宜升麻葛根汤，合消毒犀角饮治之。表热重者，宜三黄石膏汤发之。已透用青黛消斑饮，加减清之。痧疹初起，表里不清，用双解散先通表里，余法同前治之可也。

## 衄血

阳明衄血热在里，太阳衄血热瘀经，太阳头痛目瞑兆，阳明漱水不咽征。衄后身凉知作解，不解升麻犀角清。未衄表实麻黄汗，里热犀角芩连同。

【注】阳明衄血热在里也，太阳衄血热瘀经也。太阳失汗则有头痛目瞑之兆，阳明失下则有漱水不欲咽之征。衄血之后，身凉脉静，知作解也。若仍不解，知衄未尽，热留于营也。无汗表热，宜升麻葛根合犀角地黄汤清解之；欲作衄未衄者，表实宜麻黄汤汗之，里热宜犀角地黄汤加芩连清之。若表实里热者，则又当合二方两解之。

## 吐血

伤寒吐血多因逆，下厥上竭少阴经，三阳热盛宜清解，血瘀胸满痛当攻，暴吐腐臭内溃死，过多血脱面无红，犀角桃仁宜拣用，救脱圣愈及养荣。

【注】伤寒吐血，皆因失汗、失下、火逆，以致邪热炽盛，沸腾经血故也。若血从口鼻耳目而出，小便难，此为强发少阴汗，名曰下厥上竭，为难治也。三阳热盛吐血，宜升麻葛根合犀角地黄汤，热甚加芩连清解

可也。若血瘀则胸满或痛，当以桃仁承气合犀角地黄汤攻之。若暴吐腐臭之血，名曰内溃，内溃者死。若吐血过多，面唇无红色，名曰血脱。救脱，轻者以圣愈汤，重者以人参养荣汤。

## 大小便脓血

热在膀胱小便血，八正导赤利之佳，热瘀里急下脓血，黄连白头与桃花。

【注】阳经之热，下注膀胱，伤其营分，热少血多，瘀成血蓄。热多血少，热迫血行，血不得蓄，而走下窍，故尿血也，以八正散、导赤散利而清之。阴经之热，转迫阳明，伤其营分，瘀则血蓄，喜忘如狂。不蓄则便血，热腐则便脓。便脓热郁，里急下重，所必然也。轻者宜黄连阿胶汤，重者白头翁汤清之。滑脱者，桃花汤涩之可也。

## 颐毒

伤寒发颐耳下肿，失于汗下此毒生，高肿焮红痛为顺，反此神昏命必倾。毒伏未发脉亦隐，冷汗淋漓肢若冰，烦渴不便指甲紫，颇似三阴了了轻。

【注】伤寒颐毒，皆因汗下失宜，毒热夹少阳相火上攻而成也。若其人阳气素盛，则高肿焮红疼痛，易于成脓，故为顺也，宜连翘败毒散散之。或其人阳气素虚，或服冷药过多，遏郁毒热，伏藏在里，内攻神昏，外毒漫肿，肉色不变，不疼木硬，则命必危也。毒伏未发之前，往往似三阴亡阳之证，脉隐不见，冷汗淋漓，肢冷若冰，但身轻目睛了了，烦渴不大便，指甲红紫为异。此毒发始，临治不可忽也。

## 狐惑

古名狐惑近名疳，狐蚀肛阴惑唇咽，病后余毒斑疹后，癖疾利后也同然。面眦赤白黑不一，目不能闭喜贪眠，潮热声哑腐秽气，能食堪药治多全。

【注】狐惑、牙疳、下疳等疮之古名也，近时惟以疳呼之。下疳即狐也，蚀烂肛阴；牙疳即惑也，蚀咽腐龈，脱牙穿腮破唇。毒因伤寒病后，

余毒与湿䘌之为害也。或生斑疹之后，或生癖疾下利之后，其为患亦同也。其证则面色目眦，或赤，或白，或黑，时时不一，喜睡目不能闭，潮热声哑，腐烂之处，秽气熏人。若胃壮能食，堪受攻病重药，或病之势缓，治多全也。

## 百合

百合百脉合一病，如寒似热药无灵，饮食起居皆忽忽，如神若鬼附其形。脉数溺时辄头痛，溺时不痛淅淅风，溺时快然但头眩，六四二十病方宁。

【注】百合病者，谓伤寒过期，留连不解，不分经络百脉，悉合为一病也。如寒似热，诸药无灵。欲饮不能饮，欲食不能食，欲卧不能卧，欲行不能行，精神忽忽，如神若鬼附其形体，而莫知所适从也。如脉数、溺尿时辄头痛者，六十日乃愈。若溺尿时头不痛，惟淅淅然恶风寒者，四十日乃愈。若溺时快然，但头眩者，二十日乃愈。故曰：六四二十日病方宁也。

## 热入血室

妇人伤寒同一治，胎产经来热入室，昼日明了夜谵妄，小柴生地牡丹皮，无汗加麻有汗桂，汗后不解再加枝。寒热如疟加麻桂，中寒姜附不须疑，渴热白虎花粉葛，瘀血桃仁承气俱。产后胎前虽多证，不外阴阳表里医。

【注】妇人伤寒，与男子治法同也。惟产后、经来，邪热乘虚而入血室，另有治法。热入血室之证，昼日明了，夜则谵语妄见鬼状，宜小柴胡汤加生地丹皮。若无汗则为表实，加麻黄汗之。有汗则为表虚，加桂枝解之。若有发热恶寒之表，已经发汗，虽无汗不加麻黄，再加桂枝以解之，不可复用麻黄也。若有如疟之寒热，加麻黄桂枝两解之。若厥而下利，则为中寒，去黄芩加姜、附，不须疑也。若发热烦渴，则为里热，去半夏合白虎，或加花粉葛根。胸胁少腹或满硬，或作痛，则为瘀血，宜合桃仁承气汤攻之。产后胎前虽有多证，不能尽述，总不外阴阳表里之治，在临证者以意消息之耳。

## 食复劳复

新愈脏腑皆不足，营卫肠胃未通和，多食过劳复生热，枳实栀子大黄差。浮汗沉下小柴解，燥呕竹叶石膏合，气虚补中益气主，阴亏六味倍参多。

【注】新愈之后，脏腑气血皆不足，营卫未通，肠胃未和，惟宜白粥静养。若过食，胃弱难消，因复烦热，名曰食复。若过劳役复生热烦，名曰劳复。劳复者，宜枳实栀子豉汤汗之。食复者，宜枳实栀子豉加大黄汤下之。脉浮有表者，宜枳实栀子豉汤以汗解之。脉沉有里者，宜枳实栀子豉加大黄汤以下解之。若无表里证者，宜小柴胡汤以和解之。口躁烦渴喜呕者，宜竹叶石膏汤主之。若内伤气虚劳复者，宜补中益气汤主之。若犯内事阴亏者，宜六味生干地黄汤，气少者，倍加人参汤主之。

## 房劳复阴阳易

房劳复与阴阳易，二病情异证则同。病后犯色复自病，病传不病易之名。男女俱主烧裈散，少腹急痛引阴中，身重少气头眩晕，拘挛热气上冲胸。

【注】男女新愈交接，因而复病，名曰房劳复。男女新愈交接，病男传不病之女，病女传不病之男，名曰阴阳易，即交易之义也。犯是病者，男以女之裈裆，女以男之裈裆烧灰，白汤或酒，日三服之则愈。少腹急痛牵引阴中，身重少气，头目眩晕，四肢拘挛，热气冲胸，是其证也。

# 卷三十八

## 类伤寒五证

停痰　伤食　脚气　虚烦　内痈

相类伤寒有五证，头疼发热恶风寒，停痰头项不强痛，胸满难息气冲咽。伤食恶食身无痛，痞闷失气噫作酸，脚气脚膝胫肿痛，或为干枯大便难。虚烦微热无表里，内痈能食审疼缘，肺痈喘咳胸引痛，唾黏腥臭吐脓涎，胃痈当胃痛难近，肠痈肿痛少腹坚，身皮甲错腹中急，便数似淋证中看。

【注】类伤寒五证，初病之时，皆与太阳表证相类。一曰停痰：但胸满不得息气，上冲咽，头项不强痛，与伤寒异耳。一曰伤食：但身无痛，心下痞闷，失气，噫气，作酸，吞酸，与伤寒异耳。一曰脚气：但病起自脚，脚膝两胫肿痛，或干枯肿痛，名曰干脚气，大便硬难，与伤寒异耳。一曰虚烦：惟发热而烦，无表里证，与伤寒异耳。一曰内痈：其状颇类伤寒，但饮食如故，有痛痛之处，与伤寒异耳。胸中隐痛，或喘或咳，吐唾腥黏，是肺痈也。当胃作痛，手不可近，是胃痈也。少腹重痛，便数似淋，身皮甲错，是肠痈也。

## 同伤寒十二证

冬温　寒疫　瘟疫

春温夏热秋清凉，冬气冷冽令之常，伤之四时皆正病，非时有气疫为殃。应冷反温冬温病，应温反冷寒疫伤，瘟疫长幼相传染，须识岁气汗攻良。

【注】冬病伤寒，春病伤风，夏病暑病，秋病疟疾，皆四时正令之常病也。若春应暖而反寒，夏应热而反凉，秋应凉而反热，冬应寒而反温，此非其时而有其气，疫为殃也。冬应冷反温而病伤寒者，名曰冬温。春应温反寒而病伤寒者，名曰寒疫。若一时之气不正，长幼皆病，互相传染，名曰瘟疫。凡治此病，须识岁气太过不及，六淫胜复，人之强弱，

脏之寒热，量其轻重，或汗或攻。轻以刘完素之双解散，重以李杲之二圣救苦丸，随证施治可也。

温病　热病

冬伤于寒春病温，夏日热病早亏阴，脉浮头疼发热渴，不恶寒兮是所因。无汗河间两解法，有汗清下早当寻，失治昏狂诸热至，无证随经以意神。

【注】经曰：冬伤于寒，春必病温，至夏为热病。热病者，皆伤寒之类也。冬伤于寒，谓冬伤正令微寒未即病也。早亏阴，谓冬不藏精之人，或辛苦之人，汗出内外失其固密，在冬则早已损伤肾脏阴气，阳热独治，所以至春一感微邪，即引内热，炎炎之势，不能已矣。故病而即渴不恶寒也。初病无汗有表证者，从刘完素两解汤治法可也。有汗内热盛者，或清或攻，急泻其阳而救其阴，若因循失治，昏狂诸热证至，则缓不及事也。无证，谓表里无证，当随六经以意消息治之，自可通神也。

风温

风温原自感春风，误汗灼热汗津生，阴阳俱浮难出语，身重多眠息鼾鸣，误下直视失溲少，被火发黄瘛疭惊，葳蕤桂枝参白虎，一逆引日再命终。

【注】冬伤于寒不即病者，复感春寒，名曰温病；复感春风，名曰风温。风温有汗，不可汗也。若误汗之，益助火邪，则身热如火，自汗津津不止，言语难出，身重多眠，鼻息鼾鸣也。风温阳阴脉俱浮，不可下也。若误下之，热陷膀胱，竭其津液，则直视失溲，小便少也。风湿热盛，若误以火熏蒸强汗，火旺津亡，则发黄色，瘛疭惊痫也。风温之证，不可汗下，主以葳蕤汤。若脉虚汗多，主以桂枝合人参白虎汤。一逆引日再命终，谓一逆尚可引日，若汗而又下，下而又火，则为再逆，是促命期也。

温疟

温疟得之冬中风，寒气藏于骨髓中，至春邪气不能发，遇暑烁髓消肌形。或因用力腠发泄，邪汗同出故热生，衰则气复寒后作，证同温热治相同。

【注】经曰：温疟得之冬中于风，寒气藏于骨髓之中，至春阳气尚

微，邪气不得自出，因值大暑，烁脑髓消肌肉，腠理发泄，或有所用力，邪气与汗同出，出则阴虚而阳盛，故热生也。衰则气复入，入则阳虚而阴盛，故后作寒也。其证同温热，治亦相同也。

湿温

温复伤湿湿温病，身重胸满及头疼，妄言多汗两胫冷，白虎汤加苍术苓。

【注】温病复伤于湿，名曰湿温。其证则身重胸满，头疼妄言，多汗两胫逆冷，宜白虎汤加苍术、茯苓，温、湿两治法也。

中暍　温毒　风湿

温病中暍温毒病，证同温热热尤炎。伤湿汗出当风立，风湿发热重疼牵。

【注】中暍，即中暑也。温热之病复中于暑，名曰温毒证；治同乎温热，但热尤盛也。伤湿之病复感于风，名曰风湿；其证发热身重，疼痛牵掣也，治法已详于身痛矣。中暍详在暑门。

痉证

痉证反张摇头噤，项强拘急转侧难，身热足寒面目赤，须审刚柔治法全。

【注】风湿寒之邪合而为痉，其证则背反张，摇头口噤，项强拘急，转侧艰难，身热足寒，面目赤色也。须审刚柔治之可痉也。风湿盛者则有汗，为柔痉。风寒盛者则无汗，为刚痉。均以小续命汤主之。刚痉去附子，柔痉去麻黄。表实者去参、附，加羌活、独活。里实者去参、附，加芒硝、大黄。甚者则以葛根汤、桂枝加葛根汤发之。此治痉之大略也，详在痉门。

## 易愈生证

神清色泽亮音声，身轻肤润脉和洪，忽然口噤难言躁，脉即停伏战汗宁。饮多消散知酿汗，能食脉浮表还平，子得午解阳来济，午得子解是阴从。

【注】易愈之病，取于神则神清，取于色则色泽，取于声则音长，取于体则身轻，取于皮则肤润，取于脉则和洪，皆一派不死之证，故曰生

证也。若有如是之生证，忽然口噤不语，烦躁而甚，六脉停伏，宜谨察之，非变凶也，乃邪正交争，生战汗之候，为将愈之兆也。凡伤寒渴者，多阳证易愈，若忽然饮多寻常，消散无停，知酿汗而作解也。伤寒多不能食，若忽然能食且脉浮，知胃和邪还于表而作解也。若不即解者，阴阳未得其时也，子时得之午时必解，阳济阴生而解也，午时得之子时必解，阴从阳化而解也。

## 难治死证

伤寒死证阳见阴，大热不止脉失神，阴毒阳毒六七日，色枯声败死多闻。心绝烟熏阳独留，神昏直视及摇头。环口黧黑腹满利，柔汗阴黄脾败由。肺绝脉浮而无胃，汗出如油喘不休。唇吻反青肢冷汗，舌卷囊缩是肝忧。面黑齿长且枯垢，溲便遗失肾可愁。水浆不入脉代散，呃逆不已命难留。大发风温而成痉，湿温重暍促命终。强发少阴动经血，口鼻目出厥竭名。汗后狂言不食热，脉躁阴阳交死形。厥冷不及七八日，肤冷而躁暂难宁，此病名之曰脏厥，厥而无脉暴出凶，厥而下利当不食，反能食者名除中。

【注】病有生死，治有难易。生病不药可愈，死病虽药莫救。何则？以阴阳邪正有盛衰也，正盛邪衰则生，阴盛阳衰则死。伤寒阳证，见浮大数动滑之阳脉，则易愈而生，见沉微涩弱弦之阴脉，则难治而死。故阴病见阳脉者生，阳病见阴脉者死也。大热不止，邪盛脉失神，正虚。正虚邪盛，故死也。阴毒阳毒，亢极不生化也。色枯声败，内外两夺也，故均主死。形若烟熏，神昏直视摇头者，此阳邪独留，攻心而绝也。环口黧黑，腹满下利不止，柔汗阳黄者，此为脾绝也。脉但浮无胃，汗出如油，喘息不休者，此为肺绝也。唇吻反青，四肢冷汗，舌卷囊缩，此为肝绝也。面黑齿长枯垢，溲便遗失者，此为肾绝也。水浆不入，生无所赖也。脉代散，真气衰散也。呃逆无休，元气不藏也。误发风温之汗，因而成痉。误发湿温之汗，名曰重暍，皆促人命也。强发少阴汗，动其经血，从口鼻目出，名曰下厥上竭。以上皆死之候也。汗后狂言不食，仍复发热，不为汗衰，脉躁疾者，名曰阴阳交，死之形也。厥逆不回，至七八日即通，身肤冷而躁，无暂宁时者，名为脏厥，为阴邪盛极，真

阳飞越也。凡厥逆而甚者，多无脉，服四逆、白通等汤，脉微续者，真阳渐复也。脉暴出者，回光返照也。凡厥逆多下利，当不能食，今反能食，名曰除中。中者，胃也。除者，去也，谓胃气已去，即反能食，亦无补于胃也。故仲景曰：除中者死。凡诸病久不能食，忽然大能食而即死者，亦此类也。

## 汇方

桂枝汤　小建中汤　当归建中汤　黄芪建中汤　桂枝加葛根汤　桂枝新加汤　当归四逆汤　当归四逆加吴茱萸生姜汤　桂枝加附子汤　芍药甘草汤　桂枝甘草汤

桂枝芍药草姜枣，加饴归芪曰建中，加葛根汤加干葛，新加倍芍加参称。当归四逆归通细，更加吴萸姜用生，加附子汤加附子，去桂去芍两名兴。

【注】桂枝汤：桂枝、芍药、甘草、生姜、大枣也。依本方倍芍药加饴糖，名小建中汤；更加当归，名当归建中汤；更加黄芪，名黄芪建中汤。依本方加葛根，名桂枝加葛根汤。依本方倍芍药加人参，名桂枝新加汤。依本方加当归、通草、细辛，名当归四逆汤；更加吴茱萸、生姜，名当归四逆加吴茱萸生姜汤。依本方加附子，名桂枝加附子汤。依本方去桂枝，名芍药甘草汤。依本方去芍药，名桂枝甘草汤。

桂枝去芍药加茯苓白术汤　苓桂术甘汤　茯苓甘草汤　茯苓桂枝甘草大枣汤

桂枝去芍加苓术，苓桂术甘去枣姜，茯苓甘草生姜桂，加枣除姜大枣汤。

【注】桂枝去芍药加茯苓白术汤：即桂枝、甘草、生姜、大枣、茯苓、白术也。依本方减去大枣、生姜，即苓桂术甘汤也。茯苓甘草汤：即茯苓、甘草、桂枝、生姜也，依本方加大枣减生姜，即茯苓桂枝甘草大枣汤也。

葛根汤　桂枝麻黄各半汤　桂枝二麻黄一汤　桂枝二越婢一汤

葛根桂枝加麻葛，合麻桂麻各半汤，桂二麻一麻减半，桂二越一桂倍方。

【注】葛根汤：即桂枝汤加麻黄、葛根也。桂枝麻黄各半汤：即桂枝汤、麻黄汤二方合剂也。桂枝二麻黄一汤：即桂枝汤合减一半麻黄汤也。桂枝二越婢一汤：即越婢汤合加一倍桂枝汤也。

麻黄汤　大青龙汤　越婢汤　越婢加附子汤　越婢加半夏汤

麻黄麻桂甘草杏，加膏姜枣大青龙，越婢大青减桂杏，加附加半风水清。

【注】麻黄汤：麻黄、桂枝、甘草、杏仁也。依本方加石膏、生姜、大枣，名大青龙汤。依大青龙汤减桂枝、杏仁，名越婢汤，治风水病之肌热者。若阳虚恶寒，加附子，名越婢加附子汤。喘咳上气，加半夏，名越婢加半夏汤。当清别而施治也。

麻黄加术汤　三拗汤　麻杏石甘汤

麻黄加术风湿痛，三拗去桂喘寒风，加膏麻杏石甘剂，外寒内热喘收功。

【注】麻黄加术汤：即麻黄汤加白术也，治风湿在表身痛。麻黄汤去桂枝，名三拗汤，治风寒表实而喘。三拗汤加石膏，名麻杏石甘汤，治内热表寒无汗而喘。

麻黄附子细辛汤　麻黄附子甘草汤

麻黄附子细辛汤，减辛加草甘草方，两感太阳少阴证，能发表水里寒凉。

【注】麻黄附子细辛汤：即此三味也。去细辛加甘草，名麻黄附子甘草汤。不但能发两感太阳、少阴表热里寒之证，且能发太阳、少阴表水里寒之肿也。

小青龙汤　附子汤　真武汤

桂芍干姜辛半味，麻黄甘草小青龙，附子术附参苓芍，真武无参有姜生。

【注】小青龙汤：桂枝、白芍、干姜、细辛、半夏、五味子、麻黄、甘草也。附子汤：白术、附子、人参、茯苓、白芍也。真武汤：即附子汤除去人参加生姜也。

干姜附子汤　白通汤　白通加人尿猪胆汁汤　四逆汤　通脉四逆汤　茯苓四逆汤　理中汤　桂枝人参汤　附子理中汤　治中汤

姜附加葱白通剂，更加尿胆治格阳，加草四逆葱通脉，加参茯苓四逆方。理中参术干姜草，加桂桂枝人参汤。加附名曰附子理，加入青陈治中汤。

【注】干姜、附子，名曰干姜附子汤。依本方加葱，名曰白通汤；更加人尿、猪胆汁，名白通加人尿猪胆汁汤。依本方加甘草，名四逆汤；更加葱白，名通脉四逆汤。依四逆汤方，加人参、茯苓，名茯苓四逆汤，温中利水。人参、白术、干姜、甘草，名理中汤。依理中汤方加桂枝，名桂枝人参汤。依理中汤方加附子，名附子理中汤。依理中汤方加青皮、陈皮，名治中汤，温中理气。

五苓散　春泽汤　五苓甘露饮　苍附五苓散　茵陈五苓散　胃苓汤

五苓停水尿不利，内蓄膀胱外太阳，二苓泽术桂分用，虚渴加参春泽汤。甘露寒水膏滑入，苍附内寒附子苍，茵陈发黄小便涩，食泻合胃胃苓方。

【注】五苓散：即茯苓、猪苓、泽泻、白术、桂枝也。治水停小便不利，少腹满，则为内蓄膀胱。若不兼太阳头痛、恶寒、发热、自汗之表，则不用桂枝而用肉桂，故曰桂分用也。治诸虚饮渴，加人参，名春泽汤。治水停内热。加寒水石、滑石、石膏，名五苓甘露饮。治水停内寒，加附子、苍术，名苍附五苓散。治内瘀湿热，小便不利，发黄，加茵陈名茵陈五苓散，治停水伤食泄泻。合平胃散名胃苓汤。

栀子豉汤　栀子甘草豉汤　栀子生姜豉汤　枳实栀子豉汤　枳实栀子豉加大黄汤　栀子干姜汤　栀子厚朴汤

栀豉加草加生姜，枳实栀豉加大黄，去豉栀子干姜入，枳朴栀子厚朴汤。

【注】栀子、淡豆豉，名栀子豉汤。加甘草名栀子甘草豉汤，加生姜名栀子生姜豉汤，加枳实名枳实栀子豉汤。依枳实栀子豉方加大黄，名枳实栀子豉加大黄汤。去豉加干姜，名栀子干姜汤。去豉加枳实厚朴，名栀子厚朴汤。

麻黄连翘赤小豆汤　栀子柏皮汤　茵陈蒿汤

麻黄连翘赤小豆，梓皮杏草枣生姜，栀子柏皮茵陈草，茵陈蒿汤茵栀黄。

【注】麻黄连翘赤小豆汤：即麻黄、连翘、赤小豆、生梓白皮、杏仁、甘草、大枣、生姜也。如无梓皮，以茵陈代之。栀子柏皮汤：即栀子、黄柏、甘草也，此方当有茵陈。茵陈蒿汤：即茵陈栀子大黄也。

大黄黄连泻心汤　附子泻心汤　甘草泻心汤　半夏泻心汤　生姜泻心汤　旋覆代赭石汤

大黄黄连泻心浸，附子煮汁大连芩。甘草芩连干半枣，半夏同上更加参。生姜泻心生姜入，覆赭姜枣半甘参。

【注】大黄黄连泻心汤：即大黄、黄连，滚汤浸而服也。附子，谓附子泻心汤也，附子煎汁，大黄、黄连、黄芩、浸而对服。甘草泻心汤：即甘草、黄芩、黄连、干姜、半夏、大枣也。半夏泻心汤：即同上方加人参也。生姜泻心汤：即半夏泻心方再加生姜也。旋覆代赭石汤，即旋覆花、代赭石、甘草、半夏、大枣、生姜、人参也。

十枣汤　白散方　调胃承气汤　大陷胸汤　大陷胸丸　小陷胸汤

十枣芫花甘遂戟，白散桔贝巴霜俱。调胃大黄芒硝草，大陷去草入遂须，为丸更加杏葶蜜，小陷连半栝蒌实。

【注】十枣汤：即十枚大枣，芫花、甘遂、大戟也。白散，即桔梗、贝母、巴豆霜也。调胃承气汤：即大黄、芒硝、甘草也。大陷胸汤：即调胃承气汤去甘草加甘遂些须也。大陷胸丸：即大陷胸汤加杏仁、苦葶苈子、蜜也。小陷胸汤：即黄连、半夏、栝蒌实也。

小承气汤　大承气汤　麻仁丸　桃仁承气汤　抵当汤丸　三一承气汤　黄龙汤

小承大黄同枳朴，加硝即是大承方。麻仁小承麻杏芍，桃仁调胃桂枝长。抵当汤丸分微甚，俱用桃黄水蛭虻。三承合一名三一，加参归桔黄龙汤。

【注】小承气汤：即大黄、枳实、厚朴也。依本方加芒硝，即大承气汤。麻仁丸：即小承气汤方加麻仁、杏仁、芍药也。桃仁承气汤：即调胃承气汤加桃仁、桂枝也。抵当汤丸：分病之微甚，俱用桃仁、大黄、

水蛭、虻虫四味也。三承，谓大承气、小承气、调胃承气。三方合为一方，名曰三一承气汤。依三一承气方，再加人参、当归、桔梗，名曰黄龙汤。

小柴胡汤　大柴胡汤　柴胡加芒硝汤　柴胡桂枝汤

小柴芩半人参草，大柴芩半枳芍黄。小柴胡加芒硝入，合桂柴胡桂枝汤。

【注】小柴胡汤：即柴胡、黄芩、半夏、人参、甘草也。大柴胡汤：柴胡、黄芩、半夏、枳实、芍药、大黄也。柴胡加芒硝汤，即小柴胡汤方加芒硝也。柴胡桂枝汤：即桂枝汤、小柴胡汤，二方合为一方也。

猪苓汤　白虎汤　竹叶石膏汤

猪苓二苓胶滑泽，白虎膏知甘草粳。竹叶石膏除知母，加参半竹麦门冬。

【注】猪苓汤：即猪苓、茯苓、阿胶、滑石、泽泻也。白虎汤：即石膏、知母、甘草、粳米也。竹叶石膏汤：即白虎汤除知母，加人参、竹叶、半夏、麦门冬也。

炙甘草汤

汗下烦悸小建治，水悸茯苓甘草君，虚悸肺痿炙甘草，地阿桂酒麦酸参。

【注】汗下后虚烦而悸，宜小建中汤治之。心下悸，若饮水多小便少，谓之水悸，宜茯苓甘草汤。若因汗下后，谓之虚悸，宜炙甘草汤，即炙草、生地、阿胶、桂枝、麦冬、酸枣仁、人参、生姜、大枣、酒煎也。肺痿用麻仁可也。

桃花汤　赤石脂禹余粮汤　黄芩汤　白头翁汤

桃花干姜石脂糯，石脂禹粮固脱功，黄芩甘草芍大枣，连柏秦皮白头翁。

【注】桃花汤：即干姜、赤石脂、糯米也。赤石脂禹余粮汤：即此二味也。黄芩汤：即黄芩、甘草、白芍、大枣也。白头翁汤：即黄连、黄柏、秦皮、白头翁也。

葛根黄连黄芩汤　干姜黄连黄芩汤　黄连汤　黄连阿胶汤

葛根连芩汤甘草，干姜连芩汤人参，连参桂草干半枣，连胶芩芍卵黄新。

【注】葛根黄连黄芩汤：即此三味加甘草也。干姜黄连黄芩汤：即此三味加人参也。黄连汤：即黄连、人参、桂枝、甘草、干姜、半夏、大枣也。黄连阿胶汤：即黄连、阿胶、黄芩、白芍、鸡子黄也。

四逆散　吴茱萸汤　乌梅丸

柴芍枳草四逆散，人参姜枣吴茱萸。乌梅参归连柏细，椒姜桂附苦酒需。

【注】四逆散：即柴胡、白芍、枳实、甘草也。吴茱萸汤：即人参、生姜、大枣、吴茱萸也。乌梅丸：即乌梅、人参、当归、黄连、黄柏、细辛、川椒、干姜、桂枝、附子为末，苦酒为丸也。

## 伤寒附法

伤寒传变大法，已详《伤寒论注》及《心法要诀》中矣。然近世治四时伤寒者，咸用河间两解等法，每多神效，诚治斯证之捷法也。今复采双解散、防风通圣散诸经验名方，编为歌诀，附于心法之后，俾后之学者，知所变通，庶几于伤寒一证，经权常变，有所遵循，而无遗法云。

**双解散完素解利初法**

双解通圣合六一，四时温热正伤寒。两许为剂葱姜豉，汗下兼行表里宣。强者加倍弱减半，不解连进自然安。若因汗少麻倍入，便硬硝黄加倍添。

【注】名曰双解散者，以其能发表攻里，即防风通圣散、六一散二方合剂也。河间制此，解利四时冬温春温，夏热秋热，正令伤寒。凡邪在三阳表里不解者，以两许为剂，加葱、姜、淡豆豉煎服之，候汗下兼行，表里即解。形气强者，两半为剂，形气弱者，五钱为剂。若初服因汗少不解，则为表实，倍加麻黄以汗之。因便硬不解，则为里实，倍加硝黄以下之，连进二三服，必令汗出下利而解也。今人不知其妙，以河间过用寒凉，仲景伤寒初无下法，弃而不用，深可惜也。不知其法神捷，莫不应手取效，从无寒中痞结之变，即有一二不解者，非未尽法之善，则必已传阳明，故不解也。防风通圣散详在后。

河间解利后法

汗下已通仍不解，皆因不彻已传经。内热烦渴甘露饮，甚用白虎解毒清。有表热烦柴葛解，表实大热三黄宁。里热尿赤凉天水，胃实不便大柴承。

【注】服双解散，汗下已通而仍不解者，皆因汗之不彻，或已传经治之不及也。若表已解而里有微热烦渴者，用桂苓甘露饮，以和太阳之里。若内热太甚，大热、大烦、大渴者，用白虎汤合黄连解毒汤，以清阳明之里。若表未解又传阳明，身热而烦，用柴葛解肌汤，以解两阳之邪。若表实无汗，大热而烦，用三黄石膏汤以清表里之热。若里有热，尿赤而涩者，用凉膈散合天水散以清利之。若胃实潮热不大便有微表者，用大柴胡汤下之，无表者三承气汤下之。桂苓甘露饮、白虎汤、大柴胡汤、三承气汤，已详《伤寒要诀》。六一散、凉膈散，详在《杂病要诀》。

防风通圣散

防风通圣治风热，郁在三焦表里中，气血不宣经络壅，栀翘芩薄草归芎，硝黄芍术膏滑石，麻黄桔梗共防荆。利减硝黄呕姜半，自汗麻去桂枝增。

【注】此方治一切风火之邪，郁于三焦表里经络，气血不得宣通。初感发热头痛，肤疹传经，斑黄抽搐，烦渴不眠，便秘尿涩，皆可服之，功效甚奇，用之自知其妙也。

柴葛解肌汤

四时合病在三阳，柴葛解肌柴葛羌，白芷桔芩膏芍草，利减石膏呕半姜。

【注】此方陶华所制，以代葛根汤。凡四时太阳、阳明、少阳合病轻证，均宜以此汤增减治之。增减者，谓如无太阳证者，减羌活，无少阳证者，减柴胡也。即柴胡、葛根、羌活、白芷、桔梗、赤芍、石膏、黄芩、甘草也。下利减石膏，以避里虚也。呕加半夏、生姜，以降里逆也。

黄连解毒汤　栀子金花汤　三黄石膏汤

阳毒热极疹斑呕，烦渴呻吟谵语狂，下后便软热不已，连芩栀柏解毒汤。里实便硬当攻下，栀子金花加大黄；表实膏麻葱豆豉，下利除膏入葛良。

【注】阳毒热极等证，或下后便软，壮热不已，宜黄连解毒汤，即黄连、黄芩、黄柏、栀子也。若里实便硬当攻下者，宜加大黄，名栀子金花汤。若表实无汗，当发汗者，宜加石膏、麻黄、淡豆豉、葱白，名三黄石膏汤。下利者，减石膏加葛根，避里不实也。

消毒犀角饮

消毒犀角表疹斑，毒壅咽喉肿痛难，犀角牛蒡荆防草，热盛加薄翘芩连。

【注】消毒犀角饮：即消毒饮之防风、荆芥、牛蒡子、甘草、加犀角也。热盛加连翘、薄荷、黄芩、黄连也。

消斑青黛饮

消斑青黛消斑毒，参虎柴犀栀地元，黄连热实减参去，苦酒加入大黄煎。

【注】消斑青黛饮：即青黛。参虎，谓人参白虎汤，即人参、石膏、知母、甘草、柴胡、犀角、山栀、生地、元参、黄连，用苦酒与水煎也。热甚便实者，减去人参加大黄可也。

普济消毒饮

普济大头天行病，无里邪热客高颠，芩连薄翘柴升桔，蚕草陈勃蒡蓝元。

【注】普济消毒饮，治天行传染，大头瘟疫，无里可下者，是其邪热客于高颠。即黄芩、黄连、薄荷、连翘、柴胡、升麻、桔梗、僵蚕、甘草、陈皮、马勃、牛蒡子、板蓝根、元参也。

连翘败毒散

连翘败毒散发颐，高肿焮红痛可除，花粉连翘柴胡蒡，荆防升草桔羌独，红花苏木芎归尾，肿面还加芷漏芦，肿坚皂刺穿山甲，便燥应添大黄疏。

【注】连翘败毒散，治时毒发颐，高肿焮红疼痛之阳证也。即连翘、天花粉、柴胡、牛蒡子、荆芥、防风、升麻、甘草、桔梗、羌活、独活、红花、苏木、川芎、归尾。两颐连面皆肿，加白芷漏芦；肿坚不消，加皂刺、穿山甲；大便燥结，加酒炒大黄。

都气汤　橘皮竹茹汤

呃逆肾虚都气汤，六味肉桂五味方，橘皮竹茹虚热主，橘竹参草枣生姜。

【注】都气汤，即六味地黄汤加肉桂、五味子也。橘皮竹茹汤，即橘红、竹茹、人参、甘草、大枣、生姜也。

葳蕤汤

风温浮盛葳蕤汤，羌麻葛芷青木香，芎草石膏葳蕤杏，里实热甚入硝黄。

【注】风温初起，六脉浮盛，表实壮热汗少者，宜葳蕤汤，以发表风邪也。即羌活、麻黄、葛根、白芷、青木香、川芎、甘草、石膏、葳蕤、杏仁也。里实热甚多汗者，加芒硝、大黄，以攻里热也。

桂枝白虎汤

风温虚热汗出多，难任葳蕤可奈何，须是鼾睡而燥渴，方宜桂枝虎参合。

【注】风温初起脉浮有力，汗少壮热，宜与葳蕤汤。若脉虚身热汗多，难用葳蕤汤者，合与桂枝白虎加人参汤。如不鼾睡，口中和而不燥不渴，身热汗多脉浮盛者，乃亡阳之证，非风温也，即桂枝白虎加人参汤亦不可用也。

泻心导赤各半汤

越经无证如醉热，脉和导赤各半汤，芩连栀子神参麦，知滑犀草枣灯姜。

【注】越经，病名也。无证，谓无表里证也。无表里证，脉和而身热不解，形如醉人者，是越经证也。宜泻心导赤各半汤治之，即黄连、黄芩、栀子、茯神、人参、麦冬、知母、滑石、犀角、甘草、灯心、生姜、大枣也。

大羌活汤

两感伤寒病二经，大羌活汤草川芎，二防二术二活细，生地芩连知母同。

【注】两感，伤寒病名也。二经，谓一日太阳少阴，二日阳明太阴，三日少阳厥阴同病也。张洁古制大羌活汤治之，即甘草、川芎、防风、

防己、苍术、白术、羌活、独活、细辛、生地、黄芩、黄连、知母也。详在《伤寒要诀》。

还阳散　退阴散　黑奴丸

阴毒还阳硫黄末，退阴炮乌干姜均。阳毒黑奴小麦疸，芩麻硝黄釜灶尘。

【注】还阳散：即石硫黄末，每服二钱，新汲水调下。良久寒热汗不出，再服之，汗出愈。退阴散：即炮变色川乌，微炒干姜，等分为末，每服一钱，盐汤滚数沸服，四肢不温，连服三次即温。热服若吐，冷服亦可。黑奴丸：即小麦成黑疸者，名曰小麦奴，黄芩、麻黄、芒硝、大黄、釜底煤、灶突烟、梁上尘也。为末，蜜丸，重四钱，新汲水下。服后若渴欲饮冷水者，令恣意饮之，须臾自当寒振汗出，腹响微利而解也。若不渴者，恐是阴极似阳，服之反为害耳。

九味羌活汤

九味羌活即冲和，四时不正气为疴。洁古制此代麻桂，羌防苍细芷芎合，生地草芩喘加杏，无汗加麻有桂多，胸满去地加枳桔，烦渴知膏热自瘥。

【注】此汤即冲和汤。张洁古制此以代麻黄桂枝二汤。即羌活、防风、苍术、细辛、白芷、川芎、生地、甘草、黄芩也。喘加杏仁，无汗加麻黄，有汗加桂枝。胸膈满闷，去生地加枳壳、桔梗，快膈气也。烦渴引饮加知母、石膏，热自瘥也。

十神汤

十神外感寒气病，功在温经利气殊，升葛芎麻甘草芍，姜葱香附芷陈苏。

【注】此汤即升麻、葛根、川芎、麻黄、甘草、芍药、香附、白芷、陈皮、苏叶、生姜、葱白也，能外发寒邪，内舒郁气，故曰寒气病。较之他剂，有温经利气之功殊也。

人参败毒散　荆防败毒散　仓廪散

人参败毒虚感冒，发散时毒疹痢良，参苓枳桔芎草共，柴前薄荷与独羌，时毒减参加翘蒡，血风时疹入荆防，表热噤痢加仓米，温热芩连实硝黄。

【注】人参败毒散，治气虚感冒时气之病。即枳壳、桔梗、川芎、茯苓、人参、甘草、柴胡、前胡、薄荷、独活、羌活也。时毒，谓受四时不正之气，或肿两腮两颐，或咽喉肿痛，依本方减人参加牛蒡、连翘治之。时疹，谓初病即有之疹。血风，谓遍身瘙痒之疹。俱依本方减人参，加荆芥、防风治之，名荆防败毒散。表热无汗，噤口痢疾，依本方加仓米治之，名仓廪散。温病、热病热甚，俱加黄连、黄芩；胃实便硬，俱加芒硝、大黄也。

五积散

内伤生冷外感寒，五积平胃半苓攒，麻桂枳桔归芎芍，姜芷加附逐阴寒，腹痛呕逆吴萸入，有汗除麻桂枝添，虚加参术除枳桔，妇人经痛艾醋煎。

【注】五积散：即苍术、陈皮、厚朴、甘草、半夏、茯苓、麻黄、官桂、枳壳、桔梗、当归、川芎、白芍、干姜、白芷也。表重用桂枝，里重用官桂，阴寒肢冷加附子，腹痛呕逆加吴茱萸，有汗除去麻黄加桂枝，气虚加人参、白术，除去枳桔。妇人经痛加艾叶，醋煎服之。

升麻葛根汤

升葛芍草表阳明，下利斑疹两收功，麻黄太阳无汗入，柴芩同病少阳经。

【注】升麻、葛根、白芍、甘草，即升麻葛根汤也。阳明表邪不解，或数下利，及斑疹不透者，均宜主之。若兼太阳无汗之表证，入麻黄。若兼少阳口苦耳聋，寒热往来，半表里之证，加柴胡、黄芩也。

二圣救苦丹

初起时疫温热病。救苦汗吐下俱全，热实百发而百中，大黄皂角水为丸。

【注】此丹即大黄四两，皂角二两为末，水为丸也。每服三钱，无根水下。弱者、老者、幼者、量减服之。此药施治于初起时疫，传染伤寒，温病热病，热盛形气俱实者，百发百中。服后或汗、或吐、或下，三法俱全，其病立解。

温胆汤

伤寒病后液津干，虚烦呕渴不成眠，乃是竹叶石膏证，胆经饮热此方先。口苦呕涎烦惊悸，半苓橘草枳竹煎，气虚加参渴去半，再加麦粉热芩连。

【注】伤寒病后燥渴虚烦，乃竹叶石膏汤证，非温胆汤证，详在《伤寒要诀》。若少阳胆经饮热，则口苦、呕烦、惊悸，是温胆汤证也，即半夏、茯苓、橘皮、甘草、枳实、竹茹也。形气俱虚，或因汗、吐、下后及气虚者，均加人参。渴去半夏加麦冬、花粉，以生津也。有热加黄芩、黄连，以清热也。

# 编辑杂病心法要诀

# 卷三十九

# 编辑杂病心法要诀

## 中风总括

风从外中伤肢体，痰火内发病心官，体伤不仁与不用，心病神昏不语言。当分中络经腑脏，更审虚实寒热痰，脱证撒手为脾绝，开口眼合是心肝，遗尿肾绝鼾声肺，闭证握固紧牙关，初以通关先取嚏，痰壅不下吐为先。

【注】风，谓虚邪，贼风从外而中，伤人四肢躯体，故名曰中风。痰火，谓痰火从内而发，病人心主之官，故名曰痰火。体中风邪，轻则顽麻不仁，重则瘫痪不用。心病痰火，轻则舌强难语，重则痰壅神昏。此证或内或外，单病轻，兼病重，当细辨其中络、中经、中腑、中脏，及中经络兼中腑脏。并细审其兼虚、兼实、兼寒、兼热、兼痰，与夫脱证、闭证之浅深缓急而治之。凡初中宜先用通关散取嚏，有嚏可治，无嚏多死。口噤者，用开关散，擦牙软之。痰涎壅盛，用诸吐法涌之。若口噤不开，汤药不能下咽者，则将应服之药，随引调如面茶，含在不病人口内，用苇管或笔管插入病人鼻孔，使气连药吹之，其药自能入咽。不可用金器撬之，恐伤齿也。

【按】中风一证，分中血脉、中腑、中脏，始自李东垣。中血脉者，大秦艽汤；中腑者，小续命汤；中脏者，三化汤。然从未见有三化汤中脏之证，惟《金匮》书中分为四证：曰络、曰经、曰腑、曰脏，其说最为的当，可为后世法。盖口眼㖞斜，肌肤不仁，邪在络也；左右不遂，筋骨不用，邪在经也；昏不识人，便溺阻隔，邪在腑也；神昏不语，唇缓涎出，邪在脏也。学者细阅诸家之论，自知不谬云尔。

## 中风死候

寸口脉平卒中死，生气独绝暴脱之，五脏几息呼吸泯，譬如堕溺岂能期。脉来一息七八至，不大不小尚能医，大小浮昼沉夜死，脉绝不至死何疑。脱证并见皆死候，摇头上窜气长嘘，喘汗如油痰拽锯，肉脱筋痛发枯直。

【注】寸口脉平，谓寸、关、尺脉俱平之人，忽然卒中而死者，皆因中邪太甚，闭塞九窍天真之气，不能与人之生气相通，则独绝于内也。譬如堕跌溺水，岂能预期其死耶！脉来一息七八至者，不大不小虽困可治。若大而无伦，小而如纤，浮主昼死，沉主夜死，不可治也。五脏脱证，若三脏、四脏并见，及摇头上窜等证，皆死候也。

通关散　开关散　熏鼻法　解语法

通关星皂细荷半，开关乌梅冰片南，巴油纸皂烟熏鼻，龟尿舌下点难言。

【注】通关散：南星、皂角、细辛、薄荷、生半夏为末，吹鼻有嚏可治。开关散：乌梅肉、冰片、生南星为末，擦牙，其噤可开。巴豆油纸卷皂角末，烧烟熏入鼻内，人事自省。取龟尿点在舌下，言语自易。

三圣散　瓜蒂散　全蝎散　五元散　巴矾丸

无汗吐宜防藜蒂，有汗瓜蒂入蝎全，重剂藜豆矾皂胆，痰壅吐以巴矾丸。

【注】痰涎壅盛，无汗表实，用三圣散，即防风、藜芦、瓜蒂吐之。有汗里实，用瓜蒂散，即瓜蒂、赤小豆，或用全蝎散，即瓜蒂散加全蝎吐之。此皆吐之轻剂也。甚则用五元散，乃藜芦、赤小豆、白矾、皂角、胆矾，巴矾丸，即巴豆、枯白矾、吐之。

乌药顺气散

乌药顺气实中络，喎斜顽麻风注疼，麻黄枳桔乌蚕共，白芷干姜陈草芎。

【注】实中络，谓风邪中络之人，形气实者也。喎斜，口眼歪斜也。顽麻，肌肤麻木也。风注疼，风气攻注骨节疼也。是方麻黄、枳壳、桔梗、乌药、僵蚕、白芷、陈皮、干姜、甘草、川芎也。

大秦艽汤

大秦艽汤虚中络，呙斜偏废减参珍，秦艽生地石膏共，羌独防芷细辛芩。

【注】虚中络，谓风邪中络之人，形气虚者也。偏废，谓半身不遂也。减参珍，谓八珍汤减去人参，加入秦艽、生地、石膏、羌活、独活、白芷、防风、细辛、黄芩也。偏废是中经之证，而亦可治之者，以此方能养血荣筋，为久病风人调理之剂。

换骨丹

中经气实宜换骨，呙斜瘫痪芷芎防，冰麝朱香槐苦味，仙人麻首蔓苍桑。

【注】中经气实，谓风邪中经之人，形气实也。瘫，左不用也；痪，右不用也。换骨丹：白芷、川芎、防风、冰片、麝香、朱砂、木香、槐角、苦参、五味子、威灵仙、人参、麻黄膏、何首乌、蔓荆子、苍术、桑皮也。麻黄膏者，以麻黄熬成膏，和煎药为丸，朱砂滚衣也。

小续命汤

小续命汤虚经络，八风五痹总能全，麻杏桂芍通营卫，参草归芎气血宣，风淫防风湿淫己，黄芩热淫附子寒，春夏石膏知母入，秋冬桂附倍加添。

【注】虚经络，谓风邪中经、中络之人，形气虚也。八风，谓八方之邪风中人为病也。五痹，详见痹门要诀中。

黄芪五物汤

黄芪五物虚经络，偏废虚风无力瘫，心清语謇因舌软，舌强神浊是火痰。补卫黄芪起不用，益营芍桂枣姜煎，左加当归下牛膝，筋瓜骨虎附经添。

【注】黄芪五物汤，治因虚召风，中人经络而病半身不遂者。然审其人若舌强难言，神气不清，则是痰火为病，不宜此方。若心清语謇，舌软无力难言者，乃是营卫不足之病，宜用此方。经曰：卫虚则不用，营虚则不仁。此方君黄芪而补卫，以起不用；臣桂枝、白芍而益营，以治不仁；佐生姜、大枣以和营卫也。不仁不用在右者属气，宜倍加黄芪；在左者属血，则加当归。在下两腿两膝软者，则加牛膝。骨软不能久立

者，则加虎骨。筋软难于屈伸者，则加木瓜。周身或左、或右经络不宣通者，则加炮附子。有寒者亦加之。此方屡试屡效者，其功力专于补外，所以不用人参补内、甘草补中也。

三化汤　搜风顺气丸

三化气实风中腑，昏冒闭满小承羌。形气俱虚及风燥，搜风顺气自然康。

【注】气实风中腑，谓风邪中腑之人，形气实也。昏冒，谓神昏不知人也。闭满，谓二便阻隔腹满胀也。小承羌，谓小承气汤，厚朴、枳实、大黄，加羌活，即三化汤也。若其人形气俱虚，则当以搜风顺气丸缓缓治之，自然康也。久病风之人，大便多结燥，谓之风燥。或用续命汤汗过，三化汤下过，津液枯干，以致结燥。凡病不论中经络脏腑，但有二便阻隔，形气不足，难堪攻下者，均宜此法，以搜六腑之风，通肠胃中之气，二便自利矣。

牛黄清心丸

牛黄清心实中脏，痰壅神昏不语言，口眼㖞斜形气盛，两手握固紧牙关。

【注】牛黄清心丸，治风邪中脏之人，形气俱实。其证痰涎壅塞，神昏不能言语，口眼㖞斜，形气满盛，两手握固，牙关紧急之闭证，皆可服之。

参附汤

参附汤治虚中脏，唇缓涎出不语言，昏不知人身偏废，五脱证见倍参煎。

【注】参附汤：即人参、附子也。治风邪中脏之人，形气俱虚，其证唇缓不收，痰涎流出，神昏不语，身肢偏废，或与五脏脱证并见，宜大倍人参，先固虚脱，次治风邪可也。

千金还魂汤

经络闭证卒中恶，气促神昏不识人，无汗拘急身偏痛，肉桂麻草杏还魂。

【注】经络闭证，谓风邪中经络之闭证也。气促，谓气粗盛也。无汗四肢拘急，身体偏痛，乃表邪固闭，宜用肉桂、麻黄、甘草、杏仁，即

还魂汤以开之。

夺命散

脏腑闭证腹满闭，昏噤痰结在喉间，危急汤药不能下，夺命巴芷半葶南。

【注】脏腑闭证，谓风邪中脏腑之闭证也。腹满闭，谓腹满二便闭也。兼之神昏口噤不开，结痰喉间不下，宜用是方吐下之，巴豆、白芷、半夏、葶苈、生南星也。

三生饮

三生饮治中风寒，厥逆沉伏涌气痰，星香乌附俱生用，气虚加参脱倍添。

【注】中风寒，谓不论经络脏腑、风邪中脏寒之人也。厥逆，谓四肢冷也。沉伏，谓六脉沉伏也。是方生南星、生川乌、生附子、木香也。惟寒盛气实者宜之。若气虚者加人参，虚极将脱者大倍人参，始可用之而无倒戈之害也。

祛风至宝汤

祛风至宝中风热，浮数面赤热而烦，通圣加蝎天麻细，白附羌独连柏蚕。

【注】中风热，谓不论经络脏腑风、邪中腑热之人也。浮数，谓六脉浮数也。热而烦，谓身热心烦也。通圣，谓防风通圣散。方中加全蝎、天麻、细辛、白附、羌活、独活、黄柏、黄连、僵蚕也。防风通圣散，详在伤寒门。

青州白丸子

青州白丸中风痰，㖞斜瘫痪涌痰涎，小儿惊痰为妙药，白附乌星半夏丸。

【注】中风痰，谓不论经络脏腑、风邪中表，有痰饮之人也涌痰涎，谓痰涎涌盛也。是方生白附子、生川乌、生南星、生半夏，法制为丸也。

羌活愈风汤

羌活愈风治外中，手足无力语出难，肌肉微掣不仁用，大秦艽汤参再添，官桂黄芪杜防己，知枳柴荷蔓菊前，苍麻半朴杞地骨，调理诸风症可安。

【注】治外中，谓风从外中之病也。此病之来，必有先兆，如手足无力，语言謇涩，时有肌肉微动牵掣，大指次指麻木不用，皆风邪外中之先兆也，宜用此汤。大秦艽汤参再添，谓大秦艽汤方中，再添人参、官桂、黄芪、杜仲、防己、知母、枳壳、柴胡、薄荷、蔓荆子、菊花、前胡、苍术、麻黄、半夏、厚朴、枸杞、地骨皮也。调理诸风症可安，谓凡中风内邪将除，外邪渐尽，更服此药调理，以行导诸经，久则大风悉去，清浊自分，荣卫自和矣。

清热化痰汤

清热化痰治内发，神短忽忽语失常，头眩脚软六君麦，芩连菖枳竹星香。

【注】治内发，谓痰火内发之病也。此病之来，必有先兆，如神短忽忽，言语失常，上盛下虚，头眩脚软，皆痰火内发之先兆也，宜用此汤。即人参、白术、茯苓、甘草、橘红、半夏、麦冬、黄芩、黄连、石菖蒲、枳实、竹茹、南星、木香也。

地黄饮子

四肢不收无痛痱，偏枯身偏不用疼，其言不变志不乱，邪在分腠五物能。甚不能言为喑痱，夺厥入脏病多凶，地黄桂附蓉巴远，萸斛冬味薄菖苓。

【注】风痱、偏枯、喑痱三病，皆属外中，而有微甚浅深之别也。风痱，谓四肢不收，身无痛处。偏枯，谓半身不遂，身有痛处。其言不变志不乱，乃邪微浅，病在分腠荣卫之间，以黄芪五物汤能补荣卫而散风邪也。甚者不能言，志乱神昏，则为喑痱，乃肾虚内夺，少阴不至而厥，其邪已入于脏，故曰病多凶也。地黄饮子是治肾虚内夺之方，是方熟地、肉桂、附子、肉苁蓉、巴戟、远志、山萸、石斛、麦冬、五味子、薄荷、石菖蒲、茯苓也。

涤痰汤

涤痰内发迷心窍，舌强难言参蒲星，温胆热盛芩连入，神昏便闭滚痰攻。

【注】内发，谓痰火内发，迷人心窍，令人精神恍惚，舌强难言也。涤痰汤：即人参、菖蒲、南星、合温胆汤也。温胆汤，橘红、半夏、茯

苓、甘草、竹茹、枳实也。热盛加黄芩、黄连，大小二便闭，用礞石滚痰丸攻之可也。

## 类中风总括

**类中类乎中风证，尸厥中虚气食寒，火湿暑恶皆昏厥，辨在㖞斜偏废间。**

【注】类中风证，皆名尸厥，谓形厥而气不厥也。故口鼻无气，状类死尸而脉自动也。中虚、中气、中食、中寒、中火、中湿、中暑、中恶等证，虽忽然昏倒，人事不省，类乎真中风病，但不见口眼㖞斜，偏废不仁不用等证，自可辨也。

独参汤　参附汤　星香汤　三物备急丹　夺命散

**尸厥无气而脉动，或脉微细有无间。缘于病后气血竭，人参参附星香痰。气闭腹满二便闭，或腹急痛备急丹，服后转鸣吐下验，喉间痰结夺命先。**

【注】尸厥之证，有虚、有实。虚者，以独参汤。虚兼寒者，以参附汤。虚兼痰者，以星香饮加人参汤。实者气闭似死，脉动有力，腹满胀，二便闭或腹急痛，气闭，前后不通者，以备急丹。实兼痰者，以夺命散。

补中益气汤　生脉补精汤

**补中益气疗虚中，烦劳过度气不升，虚冒有痰加苓半，欲冒生麦地归茸。**

【注】补中益气汤，治虚中之证，即李杲所云：内伤气虚之人，烦劳过度，清气不升，忽然昏冒也。欲冒，谓因房劳过度昏冒也。生脉饮即人参、麦冬、五味子合熟地、当归、鹿茸，名曰生脉补精也。

木香调气饮

**木香调气实气中，暴怒气逆噤昏痰，风浮肢温气沉冷，木藿砂蔻草丁檀。**

【注】实气中，谓形气俱实之人中气也。因暴怒气逆，忽然昏倒噤急也。风浮肢温气沉冷，谓中风之人，脉浮手足温；中气之人，脉沉手足冷，可别也。是方木香、藿香、砂仁、白蔻、甘草、丁香、檀香也。

八味顺气散

八味顺气虚气中，标本兼施邪正安，参苓术草扶元气，乌芷青陈利气痰。

【注】虚气中，谓形气俱虚之人中气也。宜用此标本兼施，邪正相安之剂也。

瓜蒂散　姜盐汤

食中过饱感寒风，或因怒恼塞胸中，忽然昏厥肢不举，瓜蒂姜盐探吐平。

【注】瓜蒂散，夹痰者用之。姜汤，夹寒者用之。盐汤，过食者用之。探吐，谓作此汤数钟，令病者饮一钟，随用指探吐，不吐再饮再探，以吐通快为度，可立愈也。

附子理中汤

附子理中疗寒中，腹痛拘急噤牙关。有汗身寒或吐泻，附子参术草姜干；无汗身寒加麻细，阴毒川乌用生煎，呕吐丁香吴萸入，脉微欲绝倍参添。

【注】寒中之证，即腹痛诸证者是也，宜用附子理中汤。若无汗加麻黄细辛，阴毒加生川乌，呕吐加丁香、吴茱萸，脉微欲绝倍加人参，阴毒寒极也。详在《伤寒心法》。

凉膈散

凉膈火中神昏冒，栀翘芩薄草硝黄，兼治一切胸膈热，便燥谵妄与斑狂。

【注】火中之证，即刘完素所云：七情过极，五志之火内发，则令人昏倒无知，筋骨不用也。

香薷饮　藿香正气散　辰砂益元散　熨脐法　苍术白虎汤　人参白虎汤

暑中须分阴与阳，阴邪无汗似寒伤，壮热心烦或呕泻，香薷扁朴二香汤。更兼昏愦蒸蒸汗，面垢喘渴证为阳，不省熨脐灌蒜水，益元苍参白虎汤。

【注】阴邪无汗似寒伤，谓暑中阴邪，似伤寒头痛身痛，恶寒无汗，而更壮热心烦，或呕或泻也。得之于受暑纳凉，寒外暑内，宜香薷饮。

二香汤，谓香薷饮合藿香正气饮，详在霍乱门。若有如上之证，更兼精神昏愦，蒸蒸自汗，面垢喘渴，则为暑中阳邪，得之于赤日长途，中外皆热，初中昏愦不省者，急以热物熨脐，蒜汁合水灌之即省，继以辰砂益元散。气实者，苍术白虎汤；气虚者，人参白虎汤，选而用之可也。

渗湿汤

渗湿湿中内昏冒，震亨湿热热生痰，厚味醇酒生冷水，胃苓香附抚砂连。

【注】湿中内，谓湿从内生之病，即朱震亨所云：湿热生痰，昏冒之证，得之于伤厚味醇酒生冷水物过节也。渗湿汤，即胃苓汤加香附、抚芎、砂仁、黄连。

除湿汤

除湿阴雨湿蒸雾，卧湿涉水瘴山岚，头身重痛便溏肿，羌藁升柴防水煎。

【注】除湿汤，即羌活、藁本、升麻、柴胡、防风、苍术，治湿因外中。得之于天阴淫雨，晴后湿蒸，早晨雾露，及久卧湿地，远行涉水，瘴气山岚。其证头身重痛，甚而昏冒，大便溏泻，皮肤浮肿也。

调气平胃散

调气平胃疗恶中，庙家忤恶猝然昏，面黑错忘苏合主，次以木香平胃匀。

【注】苏合主，谓中恶之病，以苏合香丸为主也。次以木香平胃匀，谓以中气木香调气散之方，合平胃散之药调理也。

## 伤风总括

伤风属肺咳声重，鼻塞喷嚏涕流清，鼻渊脑热不喷嚏，浊涕秽久必鼻红。

【注】伤风属肺，故喷嚏也。鼻渊属脑，故不喷嚏也。伤风寒邪，故涕清也，鼻渊热邪，故涕浊也。鼻渊病久或有秽气，则热深，故脑衄鼻血也。

川芎茶调散

参苏饮治虚伤风，实者茶调及头疼，芎芷薄草羌茶细，荆防痰半热膏清。

【注】参苏饮方，在咳嗽门，治气虚之人伤风之病。若气实者，用川芎茶调散，即川芎、白芷、薄荷、甘草、羌活、茶叶、细辛、荆芥、防风。伤风头痛者，亦可用也。有痰者加半夏清痰，有热者加石膏清热可也。

苍耳散

苍耳散治鼻渊病，风热入脑瞑头疼，涕流不止鼻塞热，苍耳辛夷芷薄葱。

【注】鼻渊病属风热入脑，故目瞑而头疼涕流不止，较之伤风为甚焉。鼻塞，气不利也。热，鼻孔中热也，甚者，孔热而痛及其脑也。苍耳散，即苍耳子炒去刺，研破一两，加辛夷三钱，白芷、薄荷各一钱，葱三茎也。

黄连防风通圣散

鼻渊初病施苍耳，黄连防风久病方，孔痛胆调冰硼散，鼻血犀角地黄汤。

【注】鼻渊，风热伤脑之病，初病则风邪盛，故用苍耳散，以散为主。久病则热郁深，故用防风通圣散加黄连，以清为主也。热气涌涕伤其鼻孔成疮故痛也，宜以猪胆汁调冰硼散敷之。热蕴于脑，伤及所过营血故衄也，宜以犀角地黄汤凉之可也。

## 痉病总括

痉病项强背反张，有汗为柔无汗刚，生产血多过汗后，溃疮犬咬破风伤。

【注】痉病之证，详在《伤寒心法》。有汗为柔痉，无汗为刚痉。产后去血过多，伤寒发汗过多，则为内因。溃疡破伤、狗咬，则为外因。皆风邪乘虚入太阳经而成此病也。

## 痉病死证

痉证脉散多应死，反张离席一掌亡，眼小目瞪昏不语，额汗如珠命必伤。

【注】反张离席一掌，谓离席四五指许也。眼小，谓目睫紧小也。目瞪，谓眼珠不转也。

葛根汤　桂枝加葛根汤　小续命汤　桂枝加附子汤　当归补血汤　大承气汤　桃仁承气汤

刚痉葛根汤发汗，柔痉桂枝加葛良。若兼杂因小续命，过汗桂枝加附汤；伤血桂枝合补血，里实瘀血承气方；溃疡十全加风药，破伤狗咬另参详。

【注】刚痉用葛根汤，即桂枝汤加麻黄葛根。柔痉用桂枝加葛根汤，即桂枝汤加葛根汗之。杂因，谓风寒湿杂糅为病，用小续命汤，随风寒湿轻重治之。过汗表虚，汗出不止，因而成痉，用桂枝加附子汤，即桂枝汤加附子也。伤血，谓产后金疮大伤血后，用桂枝汤合补血汤，即当归黄芪也。里实，谓痉病腹满二便闭，以大承气汤。及产后恶露不尽，少腹硬急，以桃仁承气汤下之。溃疡去脓血过多，为风所袭者，用十全大补汤加祛风之药治之。

## 破伤风

破伤亡血筋失养，微伤风入火之端，燥起白痂疮不肿，湿流污水紧牙关。

【注】破伤去血过多，筋失所养，经络空虚，风邪乘之为病，即经曰风邪乘虚而入也，为风虚邪，宜桂枝汤合当归补血汤治之。夫伤重出血过多而病风者常也，然时有微伤浅损，去血甚少，风邪乘之而病者，以其人素热，因风而然。即刘完素曰：热甚风搏并于经络也，为风火邪，宜防风通圣散加蝎尾治之。凡此证不论虚实，风毒内蕴不发于外，疮口周围燥起白痂，疮不甚肿，湿流污黑之水，牙关微紧，不似寻常活动，皆破伤风之先兆也。

防风通圣散加蝎尾方　全蝎散　左龙丸　斑蝥大黄方

火盛通圣加蝎尾，风盛全蝎左龙丸。外因烧酒火罐法，犬风斑大酒同煎。

【注】破伤火盛者，多阳明证，用防风通圣散加蝎尾治之。风盛者，多太阳证，用全蝎散，即生蝎尾七枚研末，热酒服之。服后不解，渐深

入里，用左龙丸，即野鸽粪、江鳔、僵蚕、雄黄、蜈蚣、天麻、朱砂、巴豆霜为丸也，方详在《丹溪心法》诸破伤风门内。皆宜外用砂烧酒壶两个，盛多半壶烧酒，先以一壶上火令滚无声，倾酒即按在破伤疮口，拔出污黑血水，满则自落。再以次壶仍按疮口，轮流提拔，以尽为度，其风立愈。犬咬风毒入腹成痉风者，用斑蝥七枚，以糯米拌炒米黄，去米为末，生大黄末一钱合均，黄酒一盏，煎至半盏，空心温服，取下毒物，弱者减半服之可也。

## 痹病总括

**三痹之因风寒湿，五痹筋骨脉肌皮，风胜行痹寒痹痛，湿胜着痹重难支。皮麻肌木脉色变，筋挛骨重遇邪时，复感于邪入脏腑，周同脉痹不相移。**

【注】三痹之因，风寒湿三气杂合而为病也。其风邪胜者，其痛流走，故曰行痹。寒邪胜者，其痛甚苦，故曰痛痹。湿邪胜者，其痛重着，故曰着痹。此为病之因而得名，曰三痹也。又有曰五痹者，谓皮、脉、肌、筋、骨之痹也。以秋时遇此邪为皮痹，则皮虽麻尚微觉痛痒也。以夏时遇此邪为脉痹，则脉中血不流行而色变也。以长夏时遇此邪为肌痹，则肌顽木不知痛痒也。以春时遇此邪为筋痹，则筋挛节痛屈而不伸也。以冬时遇此邪为骨痹，则骨重酸疼不能举也。曰入脏腑者，谓内舍五脏之痹也。以皮痹不已，复感于邪，内舍于肺，成肺痹也。脉痹不已，复感于邪，内舍于心，成心痹也。肌痹不已，复感于邪，内舍于脾，成脾痹也。筋痹不已，复感于邪，内舍于肝，成肝痹也。骨痹不已，复感于邪，内舍于肾，成肾痹也。此皆以病遇邪之时，及受病之处而得名，曰五痹也。所谓邪者，重感于风寒湿之气也。周痹亦在血脉之中，随脉上下为病，故同脉痹，但患有定处，不似脉痹左右相移也。近世曰痛风，曰流火，曰历节风，皆行痹之俗名也。

## 周痹

**周痹患定无歇止，左右不移上下行，似风偏废只足手，口眼无斜有痛疼。**

【注】周痹，或痛，或肿，或手、或足，患有定处，痛无歇止。或从上病及于下，或从下病及于上，而不似众痹痛有歇止，左右相移流走也。周痹，或两手，或两足，或只手足，或偏废不仁不用，而似中风，但不口眼㖞斜，身有痛疼也。

## 痹病生死证

痹在筋骨痛难已，留连皮脉易为功，痹久入脏中虚死，脏实不受复还生。

【注】痹在筋骨则受邪深，故痛久难已。痹在皮脉则受邪浅，故易治也。凡痹病日久内传所合之脏，则为五脏之痹。若其人中虚受邪，则难治多死，其人脏实而不受邪，复还于外，则易治多生。假如久病皮痹，复感于邪，当内传肺而为肺痹，若无胸满而烦喘咳之证，则是脏实不受邪。余脏仿此。

## 痹入脏腑证

肺痹烦满喘咳嗽，肾胀尻踵脊代头。脾呕痞硬肢懈堕，心烦悸噫恐时休。数饮卧惊肝太息，饮秘胀泻在肠究。胞秘沃痛鼻清涕，三焦胃附胆无忧。

【注】久病皮痹，复感于邪，见胸满而烦喘咳之证，是邪内传于肺，则为肺痹也。久病骨痹，复感于邪，而见腹胀，尻以代踵，足挛不伸；脊以代头，伛偻不直之证，是邪内传于肾，则为肾痹也。久病肌痹，复感于邪，而见呕涎心下痞硬，四肢懈堕之证，是邪内传于脾，则为脾痹也。久病脉痹，复感于邪，而见心烦、心悸、嗌干、噫气，有时则恐之证，是邪内传于心，则为心痹也。久病筋痹，复感于邪，而见喜饮小便数多，夜卧则惊太息之证，是邪内传于肝，则为肝痹也。久痹不已复感于邪，脏实不受而传腑者，凡见喜饮、小便秘，不胀则泻，不泻则胀之证，是邪内传于大小肠，则为肠痹也。凡见少腹胞中，按如沃汤状而痛，小便秘涩，鼻流清涕之证，是邪内传于膀胱，则为胞痹也。三焦之痹附于膀胱，从水道也。胃痹附于大、小二肠，从传化也。胆为清净之府，不受痹邪，故曰无忧也。

小续命汤　增味五痹汤

痹虚加减小续命，痹实增味五痹汤，麻桂红花芷葛附，虎羊芪草二防羌。

【注】痹虚，谓气虚之人病诸痹也。宜用加减小续命汤，风胜行痹倍防风，寒胜痛痹倍附子，湿胜著痹倍防己，皮痹加黄芪或桂枝，皮脉痹加姜黄或加红花，肌痹加葛根或加白芷，筋痹加羚羊角或加续断，骨痹加虎骨或加狗脊。有汗减麻黄，便溏减防己，寒胜减黄芩加干姜，热胜减附子加石膏，加减治之。痹实，谓气血实之人病诸痹也。宜用增味五痹汤，即麻黄、桂枝、红花、白芷、葛根、附子、虎骨、羚羊角、黄芪、甘草、防风、防己、羌活也。行痹以羌活、防风为主，痛痹以麻黄、附子为主，着痹以防己、羌活为主，皮痹以黄芪、桂枝皮为主，脉痹以红花、桂枝为主，肌痹以葛根、白芷为主，筋痹以羚羊角为主，骨痹以虎骨为主，增味于五痹治之可也。

木通汤　附子五苓散　苍术五苓散

三痹木通长流水，湿加防己风羌防，寒痹附麻分汗入，胞肠五苓附子苍。

【注】三痹，谓行痹、痛痹、着痹也。宜用木通一味，不见水者二两，以长流水二碗，煎一碗，热服取微汗，不愈再服，以愈为度。若其痛上下、左右流走相移者，加羌活、防风以祛风邪。其痛苦甚者，有汗加附子，无汗加麻黄，以去寒邪。其痛重着难移者，加防己以胜湿邪。其所应加之药，不可过三钱，弱者俱减半服。胞痹宜用五苓散加附子，肠痹宜五苓散加苍术，以利寒饮也。五苓散方在伤寒门。

三痹汤　独活寄生汤

三痹十全无白术，牛秦续杜细独防。独活加桑除芪续，入脏乘虚久痹方。

【注】三痹，谓三痹汤，即十全大补汤无白术，加牛膝、秦艽、续断、杜仲、细辛、独活、防风也。独活，谓独活寄生汤，依三痹汤方加桑寄生，除去黄芪、续断也。此皆治五痹不已，乘虚入脏，反留连日久，调理痹病之方也。

黄芪益气汤

黄芪益气虚皮痹，皮麻不知痒与疼，补中益气加红柏，味秋芩夏桂加冬。

【注】气实麻木，用小续命汤加麻黄治之。气虚麻木，用黄芪益气汤，即补中益气汤加红花、黄柏也。秋加五味子，夏加黄芩，冬加桂枝皮。

蠲痹汤　加味升阳散火汤

蠲痹冷痹身寒厥，附归芪草桂羌防。肌热如火名热痹，羚犀升阳散火汤。

【注】蠲痹汤：即附子、当归、黄芪、炙草、官桂、羌活、防风，治痹病而身寒无热，四肢厥冷，名曰冷痹也。加味升阳散火汤，即内伤门升阳散火汤加羚羊角、犀角，治痹病而肌热如火，名曰热痹也。

## 痿病总括

五痿皆因肺热生，阳明无病不能成，肺热叶焦皮毛痒，发为痿躄不能行，心热脉痿胫节纵，肾骨腰脊不能兴，肝筋拘挛失所养，脾肉不仁燥渴频。

【注】五痿，心、肝、脾、肺、肾之痿也。痿属燥病，故皆因肺热而生也。阳明者，五脏六腑之海，主润宗筋。阳明无病，则宗筋润、能束骨而利机关，虽有肺热不能成痿也。肺热叶焦，阳明虚弱，津液不化，筋骨失养，皮毛痒痿，发为痿躄不能行也。因而心气热为脉痿，则胫节纵而不任地，肺兼心病也。因而肾气热为骨痿，则腰脊不能兴举，肺兼肾病也。因而肝气热为筋痿，则筋失所养，拘挛不伸，肺兼肝病也。因而脾气热为肉痿，则胃燥而渴，肌肉不仁，肺兼脾病也。

## 痿痹辨似

痿病足兮痹病身，仍在不疼痛里分。但观治痿无风药，始晓虚实别有因。

【注】痿痹之证，今人多为一病，以其相类也。然痿病两足痿软不痛，痹病通身肢节疼痛。但观古人治痿，皆不用风药，则可知痿多虚，

痹多实，而所因有别也。

## 痿病治法

痿燥因何治湿热，遵经独取治阳明，阳明无故惟病肺，胃壮能食审证攻。控涎小胃湿痰热，阳明积热法三承。胃弱食少先养胃，久虚按证始收功。

【注】痿属燥病，因何而用治湿热苦燥之药？盖遵《内经》之治法，独取于阳明胃也。故胃家无病，虽有肺热，惟病肺而不病痿也。是知病痿者，胃家必有故也。或湿热，或积热，或湿痰，不论新久，若胃壮能食，当先审证攻之。胃有湿痰，用控涎丹攻之。有湿热者，用小胃丹攻之。有积热者，用三承气汤攻之。此治胃壮能食之法也。若胃弱饮食减少，气血津液不足，当先以补养脾胃为主。其有久病留连，诸虚燥热，或攻下之后调理，当审证治之，始收全功也。

加味二妙汤

加味二妙湿热痿，两足痿软热难当，防己当归川萆薢，黄柏龟板膝秦苍。

【注】热难当，谓两足热难当也。膝秦苍，谓牛膝、秦艽、苍术也。

清燥汤　虎潜丸　十全大补汤　加味金刚丸

时令湿热清燥效，阴虚湿热虎潜灵，久虚痿软全金主，萆瓜牛菟杜苁蓉。

【注】清燥汤在内伤门。虎潜丸有成方。全金主，谓十全大补汤、加味金刚丸，久病气血虚，以十全大补汤为主；筋骨痿软，以加味金刚丸为主。加味金刚丸，即萆薢、木瓜、牛膝、菟丝子、杜仲、肉苁蓉也。

## 脚气总括

脚气风寒湿热病，往来寒热状伤寒，腿脚痛肿热为火，不肿不热是寒干。

【注】脚气乃内有湿热，外感风寒，相合为病，故往来寒热，状类伤寒。两脚腿痛肿热如火者，是火盛也。不肿不热而痛者，是寒盛也，名曰干脚气。

## 脚气死证

脚气脉急少腹顽，不三五日入心间，呕吐喘满目额黑，恍惚评妄命难全。

【注】脚气脉急，少腹顽木，不知痛痒，不过三五日内，其邪必入心间。若入心间，呕吐喘满，是为脚气冲心之证。目额皆黑，恍惚评妄，则是水来克火之征，故曰命难全也。

攒风散　羌活导滞汤　胜湿饼子　五积散　独活寄生汤

脚气表解攒风散，麻桂杏草萆乌良。里解导滞羌独活，防己当归枳大黄。湿盛重肿胜湿饼，二丑荞面遂成方。寒湿五积加附子，寒虚独活寄生汤。

【注】初病脚气，表实无汗，用攒风散汗之，即麻黄、桂枝、杏仁、甘草、萆薢、炮川乌也。里实热盛，二便不利，用羌活导滞汤下之，即羌活、独活、防己、当归、枳实、大黄也。湿盛重肿，用胜湿饼子，即黑丑、白丑头末，甘遂末，各五钱，荞麦面一两五钱，水和做饼，三钱，煮熟，空心茶清服，逐之。寒湿者，用五积散加附子治之，方在伤寒门。寒虚者，用独活寄生汤补之，方在痹门。

当归拈痛汤

当归拈痛虚湿热，茵陈四苓与羌防，人参当归升芩草，苦参知母葛根苍。

【注】湿热脚气而形气虚者，宜用当归拈痛汤，即茵陈、白术、茯苓、猪苓、泽泻、羌活、防己、人参、当归、升麻、黄芩、甘草、苦参、知母、葛根、苍术也。

加味苍柏散

加味苍柏实湿热，二活二术生地黄，知柏芍归牛膝草，木通防己木瓜榔。

【注】湿热脚气而形质实者，宜用加味苍柏散，即羌活、独活、苍术、白术、生地黄、知母、黄柏、赤芍、当归、牛膝、甘草、木通、防己、木瓜、槟榔也。

大防风汤

两膝肿大而疼痛，髀胫枯细鹤膝风，大防风附羌牛杜，十全大补减茯苓。

【注】两膝肿大疼痛，膝上至髀、膝下胫足枯细，但存皮骨，两膝状若鹤膝，故名鹤膝风也。宜大防风汤，即防风、附子、羌活、牛膝、杜仲、人参、白术、炙草、当归、川芎、白芍、熟地、炙芪、肉桂也。此病若得之于痢疾病后者，名曰痢风，亦用此方。

# 卷四十

## 内伤总括

内伤劳役伤脾气，饮食伤胃伤其形，伤形失节温凉过，气湿热暑火寒中。

【注】劳役伤气，伤元气也。饮食伤形，伤胃腑也。伤气宜补，有热中、湿热、暑热、火郁、寒中之不同。伤形宜消，有饮食失节、过于温凉之不一也。

## 内伤外感辨似

内伤脉大见气口，外感脉大见人迎，头疼时痛与常痛，恶寒温解烈火仍，热在肌肉从内泛，热在皮肤扪内轻，自汗气乏声怯弱，虽汗气壮语高声，手心热兮手背热，鼻息气短鼻促鸣，不食恶食内外辨，初渴后渴少多明。

【注】内伤外感脉皆大，内伤之脉，气口大于人迎，不似外感之脉，人迎大于气口也。内伤外感皆头痛，内伤之头痛有时而痛，有时不痛，不似外感之头痛，常常而痛不休也。内伤外感皆恶寒，内伤之恶寒得就温衣而即解，不似外感之恶寒，虽近烈火而仍恶也。内伤外感皆发热，内伤之发热，热在肌肉，以手扪之，热从内泛，不似外感之发热，热在皮肤，以手扪之，热自内轻也。内伤外感皆自汗，内伤之自汗，气短乏声怯弱，不似外感之自汗，气壮促语声高也。内伤外感手皆热，内伤之热手心热，不似外感之热，手背热也。内伤外感皆鼻不和，内伤之鼻息气短而喘，不似外感之鼻息气促而鸣也。内伤外感皆不食，内伤之不食口中无味，不似外感之不食，闻食则恶也。内伤外感皆渴，内伤之渴初病即渴，其饮甚少，不似外感之渴，三日后始渴，其饮甚多也。

补中益气汤

补中益气升阳清，热伤气陷大虚洪，头痛表热自汗出，心烦口渴畏寒风，困倦懒言无气动，动则气高喘促声。保元甘温除大热，血归气术补脾经，佐橘降浊散滞气，升柴从胃引阳升，阴火肾躁加地柏，阳热心烦安神宁。

【注】补中益气汤治内伤，清阳下陷，因劳役过度，热伤元气，故脉虚大而洪也。内伤头痛，时作时止也。内伤表热，尝自汗出也。心烦，气虚恶烦劳也。口渴，气陷不蒸化也。畏寒畏风，表气虚失卫也。困倦懒言，中气乏不周也。动则气喘上气，不足息也。保元，谓人参、黄芪、甘草，名保元汤也。臣当归和脾血，白术益脾气，佐橘皮降浊、散胸中滞气，升、柴升清，从胃中引阳也。阴火时显躁热，加黄柏、生地，补水救阴。阳热昼夜心烦，合朱砂安神丸，泻火安神。

调中益气汤

调中弦洪缓沉涩，湿热体倦骨酸疼，气少心烦忽肥瘦，口沫食出耳鸣聋，胸膈不快食无味，二便失调飧血脓，保元升柴苍橘柏，去柏加木亦同名。

【注】调中益气汤亦治内伤。清气下陷，浊气上乘，清浊相干而兼湿热者，故二便不调，飧泻脓血也。此汤与补中益气汤，虽互相发明，然其证脉则不可不分别也。内伤之病，脾胃元气一虚，四脏失其调和，所以五脏之脉，交相混见，故肝弦、心洪、脾缓之脉反见于上。按之沉涩，肺脉而反见于下也。身肢重倦，气不周也。骨节酸疼，血不荣也。气少，中气乏也。心烦，心血少也。忽肥忽瘦者，火乘土位，上并阳分，则血脉上行而上盛，故面赤红而肥；下并阴分，则血脉下行而上虚，故面青白而瘦。即今之虚损病人，早则面青白瘦而恶寒，午后则面红赤肥而发热者是也。口沫，谓口中沃沫，脾不散精也。食出，谓食入反出，胃虚不纳也。耳鸣聋，谓耳鸣、耳聋，阴火上冲也。胸膈不快，浊气滞也。饮食无味，胃气伤也。二便不调，谓大便时泻不泻，小便时利不利，脾湿不分也。飧，谓完谷不化之飧泻，脾虚湿不化也。血脓，谓大便后或见脓见血，脾湿热酿成也。保元，谓保元汤，即人参、黄芪、炙草、升麻、柴胡、苍术、橘皮、黄柏也。去黄柏加木香，亦名调中益气汤，以热少气不和者宜之也。

升阳益胃汤

内伤升阳益胃汤，湿多热少抑清阳，倦怠懒食身重痛，口苦舌干便不常，洒洒恶寒属肺病，惨惨不乐乃阳伤，六君白芍连泽泻，羌独黄芪柴与防。

【注】内伤气虚，湿多热少，遏抑春生清气，不得上升，脾胃之证，宜服此汤。其证倦怠懒食，身重而痛，口苦舌干。便不常，谓大便不调，小便频数不如常也。洒洒恶寒，卫气不足，属肺皮毛之病也。惨惨不乐，面色不和，乃阳气伤而不伸也。六君，谓人参、白术、茯苓、炙草、橘皮、半夏也。加白芍、黄连、泽泻、黄芪、羌活、独活、柴胡、防风，即是升阳益胃也。

补脾胃泻阴火升阳汤

补中升阳泻阴火，火多湿少困脾阳，虽同升阳益胃证，然无泻数肺阳伤。补脾胃气参芪草，升阳柴胡升与羌，石膏芩连泻阴火，长夏湿令故加苍。

【注】内伤气虚，热多湿少，阴火困脾，阳气不得上升，脾胃之证，宜服此方。此方所治，虽同升阳益胃之证，然无大便不调，小便频数，洒洒恶寒肺病，惨惨不乐阳伤之证也。

内伤补中、调中、益胃等汤加减法：

冬加姜桂草蔻益，秋芍白蔻缩槟榔，夏月气冲芩连柏，春加风药鼓清阳，长夏沉困精神少，人参麦味泽苓苍。肺热咳嗽减参去，春加金沸款冬芳，夏加麦冬五味子，秋冬连根节麻黄。头痛蔓荆甚芎入，颠脑藁本苦细尝。沉重懒倦或呕逆，痰厥头疼半夏姜。口干嗌干或表热，加葛生津清胃阳。大便燥涩元明粉，血燥归桃熟大黄。痞胀香砂连枳朴，寒减黄连加炒姜。胃痛草蔻寒益智，气滞青皮白蔻香。腹痛芍草芩桂审，脐下痛桂熟地黄。内外烦疼归和血，胁下痛急草柴良。身重脚软己苍柏，身疼发热藁防羌。

【注】冬加干姜、官桂、草豆蔻、益智，助阳气也。秋加白芍、白豆蔻、缩砂仁、槟榔，助燥收也。夏月加黄连、黄芩、黄柏，降阴火也。或腹中气上冲逆，属阴火冲上，虽非夏月亦加之。春加风药，谓羌活、独活、防风、藁本之类，佐参芪之品，能鼓清阳之气上升也。长夏身肢沉困，精神短少，加人参、麦冬、五味子，恐暑伤气也。加泽泻、茯苓、苍术，去脾湿也。肺中有热咳嗽，减人参，远肺热也。春加金沸草、款

冬花，散肺风也。夏加麦冬、五味子，保肺气也。冬加连根节麻黄，散肺寒也。头痛加蔓荆子，引太阳也。痛甚加川芎，上行捷也。颠痛脑痛加藁本，入督脉也。苦头痛加细辛，走少阴也。痰厥头痛，沉重懒倦，或呕逆痰涎，加半夏、生姜，治痰逆也。口干嗌干，或表发热，加葛根，生津解肌也。大便燥涩加元明粉，血虚燥加当归，血实燥加桃仁，热实燥加大黄，心下痞胀气不快加木香，食不消加砂仁，心下结热加黄连，心下结气加枳实，胃气壅塞加厚朴。如胃中寒，或冬月，减去黄连，加炒干姜。胃痛加草豆蔻，胃寒或唾沫加益智，气满不快加白豆蔻、青皮，腹痛加白芍、甘草。审其有热加黄芩，有寒加官桂。脐下痛加肉桂、熟地黄。腹内身外刺痛，此属血涩不足，加当归以活血也。胁下痛或急缩，加甘草、柴胡，以和肝也。身重脚软，加防己、苍术、黄柏，去湿热在内也。身痛发热，加藁本、防风、羌活，疏风在表也。

清暑益气汤　清燥汤

长夏湿暑交相病，暑多清暑益气功，汗热烦渴倦少气，恶食尿涩便溏行，补中去柴加柏泽，麦味苍曲甘葛青，湿多痿厥清燥地，猪茯柴连减葛青。

【注】长夏之令，暑湿炎蒸，交相为病。暑多湿少为病，其证则自汗身热，心烦口渴，倦困少气恶食，小便涩少，大便稀溏，宜清暑益气汤。即补中益气汤去柴胡，加黄柏、泽泻、麦冬、五味子、苍术、神曲、甘葛、青皮也。若湿多暑少为病，则成痿厥之证。腰以下痿软，难于转动，行走不正，两足欹侧，宜清燥汤。即本方更加生地、猪苓、茯苓、柴胡、黄连，减去甘葛、青皮也。

升阳散火汤　火郁汤

血虚胃弱过食凉，阳郁于脾散火汤，肌肤筋骨肢困热，扪之烙手热非常，羌独芍防升柴葛，人参二草枣生姜，火郁加葱减参独，恶寒沉数发之方。

【注】二草，炙甘草、生甘草。恶寒，谓身虽有如是烙手之热而反恶寒。脉来沉数，则可知火郁肌里，宜以此方发之。

白术附子汤　加味理中汤

内伤水来侮土病，寒湿白术附子汤，涎涕腹胀时多溺，足软无力痛为殃，腰背胛眼脊背痛，丸冷阴阴痛不常，苍附五苓陈半朴，虚宜理中附苓苍。

【注】东垣内伤热中之病，用补中益气汤；寒中之病，用白术附子汤。寒中为水来侮土，寒湿之病，其证内则腹胀多溺涎涕，外则足软胛脊腰背睾丸痛。脾胃寒湿而气不虚者，宜用是方，即五苓散加苍术、附子、陈皮、半夏、厚朴也。若脾胃寒湿而气虚者，则宜用理中汤加附子、茯苓、苍术是也。

人参资生丸

资生脾胃俱虚病，不寒不热平补方，食少难消倒饱胀，面黄肌瘦倦难当。

【注】缪仲醇制资生丸方，为脾胃俱虚，不寒不热平补之药。其所治之证，乃饮食减少，过时不化，倒饱胀闷，面色痿黄，肌肉渐瘦，困倦无力也。方见诸书，故不录药味。

清胃理脾汤

清胃理脾治湿热，伤食平胃酌三黄，大便黏秽小便赤，饮食爱冷口舌疮。

【注】清胃理脾汤，即平胃散加黄连、黄芩、大黄也。酌三黄者，谓有热滞而不实者，不可入大黄也。伤食，谓伤食病证，如痞胀、哕呕、不食、吞酸、恶心、噫气之类。更兼大便黏臭，小便赤涩，饮食爱冷，口舌生疮，皆伤醇酒厚味，湿热为病之证也。

理中汤

理中治虚寒湿伤，食少喜热面青黄，腹痛肠鸣吐冷沫，大便腥秽似鸭溏。

【注】白术附子汤，治脾胃寒湿形气实者也。理中汤，治脾胃寒湿形气虚者也。虚者，其证食少，喜食热物，面色青黄，腹痛肠鸣，吐冷涎沫，大便腥秽不臭，似鸭粪澄澈清溏也，故宜此汤。

消食健脾丸

胃强脾弱脾胃病，能食不化用消食，平胃炒盐胡椒共，麦柏楂曲白蒺藜。

【注】脾胃病中，有胃强脾弱一证，胃强所以能食，脾弱不能消化。

宜服消食健脾汤丸，助其消化。用苍术、陈皮、厚朴、甘草、炒盐、胡椒、山楂、神曲、麦芽、白蒺藜，末，蜜丸服之。更节其饮食，自然脾胃和而能健运矣。

开胃进食汤

开胃进食治不食，少食难化胃脾虚，丁木藿香莲子朴，六君砂麦与神曲。

【注】此方治不思饮食，少食不能消化，脾胃两虚之证。方即六君子汤，加丁香、木香、藿香、莲子、厚朴、缩砂、麦芽、神曲也。

平胃散

一切伤食脾胃病，痞胀哕呕不能食，吞酸恶心并噫气，平胃苍朴草陈皮，快膈枳术痰苓半，伤谷二芽缩神曲，肉滞山楂面莱菔，滞热芩连柏大宜。

【注】伤食等证，宜用平胃散，即苍术、厚朴、甘草、陈皮也。快膈加枳实、白术，有痰加半夏、茯苓。伤谷滞者，加麦芽、谷芽、缩砂、神曲。伤肉滞者，加山楂。伤面滞者，加莱菔。有热者，加黄芩、黄连、黄柏、大黄，酌而用之。

葛花解酲汤

葛花解酲发酒汗，懒食热倦呕头疼，参葛四苓白蔻缩，神曲干姜陈木青。

【注】伤酒宜用葛花解酲汤汗之，汗出立愈。其证头痛懒食，呕吐身热，倦怠而烦，似乎外感而实非外感，皆因酒所致也。方即人参、葛花、白术、茯苓、猪苓、泽泻、白蔻、缩砂、神曲、干姜、陈皮、木香、青皮。

秘方化滞丸

秘方化滞寒热滞，一切气积痛攻方，巴豆醋制棱莪术，青陈连半木丁香。

【注】秘方化滞丸，治不论寒热一切气滞积痛，攻下之妙药也。即巴豆、三棱、莪术、青皮、陈皮、黄连、半夏、木香、丁香也。此方出《丹溪心法附余》书中，屡试屡验，按证随引，量其老少虚实增损进退，以意用之，久久自得其效。

## 虚劳总括

虚损成劳因复感，阳虚外寒损肺经；阴虚内热从肾损，饮食劳倦自脾成；肺损皮毛洒寒嗽，心损血少月经凝；脾损食少肌消泻，肝损胁痛懒于行；肾损骨痿难久立，午热夜汗骨蒸蒸。从下皮聚毛落死，从上骨痿不起终。恐惧不解则伤精，怵惕思虑则伤神；喜乐无极则伤魄，悲哀动中则伤魂；忧愁不已则伤意，盛怒不止则伤志；劳倦过度则伤气，气血骨肉筋精极。

【注】虚者，阴阳、气血、荣卫、精神、骨髓、津液不足是也。损者，外而皮、脉、肉、筋、骨，内而肺、心、脾、肝、肾消损是也。成劳者，谓虚损日久，留连不愈，而成五劳、七伤、六极也。因复感者，谓不足之人，阳虚复感外寒，则损从皮毛肺始；阴虚更生内热，则损从骨髓肾始；内伤饮食劳倦，则损从肌肉脾始。此虚损成劳之因。然其证有五：一损皮聚毛落，洒淅恶寒咳嗽，肺劳也。二损血脉虚少，男子面无血色，女子月经不通，心劳也。三损饮食减少，肌肉消瘦，大便溏泻，脾劳也。四损两胁引胸而痛，筋缓不能行，肝劳也。五损骨痿不能久立，午后发热，盗汗骨蒸，肾劳也。从下肾脏损起者，损至皮聚毛落则死也。从上肺脏损起者，损至骨痿不能起于床则终也。从脾脏损起者，或至皮聚毛落，或至骨痿不起，皆死也。

虚损为七伤之证：

——恐惧不解则伤精，精伤则骨酸痿厥，精时自下，盖五脏主藏精者也，不可伤，伤则失守而阴虚，阴虚则无气，无气则死矣。

——怵惕思虑则伤神，神伤则恐惧自失，破䐃脱肉，毛悴色夭，死于冬也。

——喜乐无极则伤魄，魄伤则狂，狂则意不存人，皮革焦，毛悴色夭，死于夏也。

——悲哀动中则伤魂，魂伤则狂妄不精，不精则不正，阴缩而挛筋，两胁骨不举，毛悴色夭，死于秋也。

——忧愁不已则伤意，意伤则悗乱，四肢不举，毛悴色夭，死于春也。

——盛怒不止则伤志，志伤则喜忘其前言，腰脊不可以俯仰屈伸，毛悴色夭，死于季夏也。

——劳倦过度则伤气，气伤则火愈壮，壮火则食气，故无气以动，喘乏汗出，内外皆越，则气日耗，气日耗则死矣。

虚损为六极之证：

——数转筋，十指爪甲痛，筋极也。

——牙齿动，手足痛，不能久立，骨极也。

——面无血色，头发坠落，血极也。

——身上往往如鼠走，削瘦干黑，肉极也。

——气少无力，身无膏泽，翕翕羸瘦，眼无精光，立不能定，身体苦痒，搔之生疮，精极也。

——胸胁逆满，恒欲大怒，气少不能言，气极也。

**【按】**前人分七伤之证。似多不经。依《内经》改之。庶后学易明也。

## 虚劳死证

阴劳细数形尽死，阳劳微革气脱终，枯白颧红一侧卧，嗽哑咽痛咯星红。五脏无胃为真脏，形肉虽存不久停。一息二至名曰损，一息一至行尸名。大骨枯槁大肉陷，动作益衰精髓空。真脏未见一岁死，若见真脏克期凶。喘满动形六月死，一月内痛引肩胸，身热破䐃肉尽脱，十日之内不能生。真脏脉见目眶陷，目不见人顷刻倾。若能见人神犹持，至所不胜日时终。

**【注】**阴虚之劳脉细数，则必形消着骨而后死者，阴主形也。阳虚之劳脉微革，则不待瘦尽忽然而脱者，阳主气也。五脏之脉无和缓象，为无胃之真脏脉，即形肉虽存，亦必不久于人世也。一息二至，损病之脉也。一息一至，行尸之脉也。大骨，颧、肩、股、腰之大骨也。大肉，头、项、四肢之大肉也。枯槁者，骨痿不能支也。陷下者，肉消陷成坑也。动作精神渐衰，真脏脉不见，期一岁死。若真脏脉见，遇所不胜之时日，凶可期也。若真脏脉不见，有是证者，喘满动形，六月而死；有是证者，五脏内损，痛引肩胸者，一月而死；有是证者，肉尽之处，皆

枯燥破裂，谓之破䐃，身热不已，十日内死。真脏脉见，目眶下陷，视不见人，顷刻而死。若能见人，则神尚未去，至所不胜之日时而死也。

## 虚劳治法

后天之治本血气，先天之治法阴阳，肾肝心肺治在后，脾损之法同内伤。

【注】后天脾胃水谷生化荣卫，故治法本乎气血。先天肾藏精气生化之原，故治法本乎阴阳。五脏虚损治法，俱在于后，而脾脏虚损治法已载内伤，故曰同内伤也。

拯阴理劳汤

阴虚火动用拯阴，皮寒骨蒸咳嗽侵，食少痰多烦少气，生脉归芍地板贞。薏苡橘丹连合草，汗多不寐加枣仁，燥痰桑贝湿苓半，阿胶咳血骨热深。

【注】此方即人参、麦冬、五味、当归、白芍、生地、龟板、女贞、薏苡、橘红、丹皮、莲子、百合、炙草也。汗多不寐，俱加枣仁。咳而嗽痰，加桑皮、贝母。嗽而湿痰，加茯苓、半夏。咳嗽、咯血，加阿胶。骨蒸热深，加地骨皮也。

拯阳理劳汤

阳虚气弱用拯阳，倦怠恶烦劳则张，表热自汗身酸痛，减去升柴补中方，更添桂味寒加附，泻入升柴诃蔻香，夏咳减桂加麦味，冬咳不减味干姜。

【注】此汤即人参、黄芪、炙草、白术、陈皮、肉桂、当归、五味子也。倦怠，懒于动也，恶烦劳动，则气张而喘乏也。恶寒加附子，泄泻仍入升麻、柴胡，更加诃子、肉蔻、木香也。夏月咳嗽，减肉桂加麦冬、五味子，冬月咳嗽，不减肉桂，更加五味子、干姜也。

六味地黄汤　都气汤　七味地黄汤　生脉地黄汤　桂附地黄汤　知柏地黄汤　金匮肾气汤

肾虚午热形消瘦，水泛为痰津液伤，咳嗽盗汗失精血，消渴淋浊口咽疮。熟地药萸丹苓泽，加味劳嗽都气汤。引火归元加肉桂，火妄刑金生脉良。桂附益火消阴翳，知柏壮水制阳光。车牛桂附名肾气，阳虚水肿淋浊方。

【注】午热，午后发热也。水泛为痰，谓日食饮食所化津液，肾虚不能摄水，泛上为痰也。盗汗，谓睡而汗出，觉而即止之汗也。失精，遗精也。消渴，谓饮水而即消，渴仍不止也。淋者，尿淋漓不利也。浊者，尿之前后有浊液也。口咽生疮，虚火炎也。均宜六味地黄汤治之。劳嗽加味，谓加五味子，名都气汤也。引火归原加肉桂，名七味地黄汤。火妄刑金加生脉饮，名生脉地黄汤也。桂附，谓加肉桂、附子。知柏，谓加知母、黄柏。车牛桂附，谓加车前、牛膝、肉桂、附子，名桂附、知柏肾气等汤也。

大补阴丸　滋阴降火汤

大补阴丸制壮火，滋阴降火救伤金，龟板知柏地髓剂，二冬归芍草砂仁。咳加百味汗地骨，血痰金贝虚芪参，虚热无汗宜散火，有汗骨蒸亦补阴。

【注】阴虚火旺，无水以制，宜用大补阴丸滋水制火。方即龟板、知母、黄柏、生地为末，猪脊髓炼蜜为丸。若火旺无制，妄行伤金，肺痿咳嗽，宜用滋阴降火汤救其伤金。方即大补阴丸加麦冬、天冬、当归、白芍、炙草、缩砂。咳甚加百合、五味子，盗汗加地骨皮，咯血加郁金，痰多加川贝母，气虚加人参、黄芪。凡虚热如火烙手，无汗者为火郁，宜升阳散火汤，有汗者为骨蒸，亦宜大补阴丸及滋阴六黄等汤也。

保元汤

一切气虚保元汤，芪外参内草中央，加桂能生命门气，痘疮灰陷与清浆。

【注】保元汤，即人参、黄芪、炙草也。黄芪补表气，人参补里气，炙草补中气，加肉桂能生命门真气，且能治小儿痘疮灰白、顶陷、清浆。

四君子汤　五味异功汤　六君子汤　七味白术散　四兽饮

脾胃气虚四君子，脉软形衰面白黄，倦怠懒言食少气，参苓术草枣姜强。气滞加陈异功散，有痰橘半六君汤，肌热泻渴藿木葛，虚疟六君果梅姜。

【注】治气虚兼气滞不快，依四君加陈皮，名五味异功散。治气虚兼有痰饮，依四君加橘红、半夏，名六君子汤。治气虚肌热渴泻，依本方

加藿香、木香、葛根，名七味白术散。治气虚久疟留连不愈，依六君子汤，加草果、乌梅、生姜，名四兽饮。

芎归汤　开骨散

一切血病芎归汤，产后胎前必用方，气虚难产参倍入，交骨难开龟发良。

【注】芎归汤：即川芎、当归，又名佛手散。气虚产难或时久伤气，依本方倍加人参。临产交骨难开，依本方加整龟板一具，本人梳下乱发一团，他人梳下之发亦可，名开骨散。

四物汤　圣愈汤　六物汤　加味四物汤　地骨皮饮

调肝养血宜四物，归芎芍地酌相应，气虚血少参芪补，气燥血热知柏清。寒热柴丹炒栀子，但热无寒丹骨平。热甚芩连寒桂附，止血茅蒲破桃红。

【注】调肝养血宜四物汤，即当归、川芎、白芍、熟地黄。酌相应，谓补血用白芍、熟地，破血用赤芍，凉血用生地。气虚血少，宜加参、芪，名圣愈汤。气燥血热，宜加知、柏，名六物汤。血虚寒热往来，宜加味四物汤，即本方加柴胡、丹皮、炒栀子也。血虚惟发热不恶寒，宜地骨皮饮，即本方加地骨皮、牡丹皮也。血分热甚，依本方加黄芩、黄连。寒甚加肉桂、附子，破血加桃仁、红花，止血加茅根、蒲黄炒黑。

八珍汤　十全大补汤　人参养荣汤

一切气血两虚证，八珍四物与四君，气乏色枯毛发落，自汗盗汗悸忘臻，发热咳嗽吐衄血，食少肌瘦泄泻频，十全大补加芪桂，荣去芎加远味陈。

【注】气虚，四君子汤。血虚，四物汤。气血两虚，八珍汤。八珍者，即四君、四物也。若有气乏色枯，毛发脱落，自汗盗汗，心悸健忘，发热咳嗽，吐血、衄血，食少肌瘦，泄泻等证，则宜十全大补汤，即八珍汤加黄芪、肉桂也。人参养荣汤，即十全大补汤减去川芎，更加远志、五味子、陈皮也。

小建中汤　黄芪建中汤　当归建中汤　双和饮

虚劳腹痛小建中，悸衄之血梦失精，手足烦热肢酸痛，芍草饴桂枣姜同，卫虚加芪黄芪建，荣虚当归建中名，温养气血双和饮，三方减饴加地芎。

【注】诸虚劳极，里急腹痛，宜以小建中汤温和脾胃。并治里虚心悸，衄下亡血，夜梦失精，手足烦热，四肢酸痛，血液亏损等证。是方白芍药、甘草、饴糖、中桂、大枣、生姜也。若卫气虚者，加黄芪，名曰黄芪建中汤。若里不急、腹不痛有是证者，则当以温养气血，用双和饮，即此三方减去饴糖，加入熟地、川芎，乃八珍汤减人参、白术、茯苓，加黄芪、中桂，盖以补阴血为主也。

补肝汤

补肝汤治肝虚损，筋缓不能自收持，目暗晾晾无所见，四物酸枣草瓜宜。

【注】补肝汤，即当归、川芎、白芍、熟地、酸枣仁、炙草、木瓜也。

加味救肺饮

加味救肺治肺损，嗽血金家被火刑，归芍麦味参芪草，百花紫菀马兜铃。

【注】加味救肺饮，即当归、白芍、麦冬、五味子、人参、黄芪、炙草、百合、款冬花、紫菀、马兜铃也。

天王补心丹

天王补心心虚损，健忘神虚烦不眠，柏子味苓归地桔，三参天麦远朱酸。

【注】是方，即柏子仁、五味子、茯苓、当归、生地、桔梗、丹参、人参、元参、天冬、麦冬、远志、朱砂、酸枣仁。

归脾汤

归脾思虑伤心脾，热烦盗汗悸惊俱，健忘怔忡时恍惚，四君酸远木归芪。

【注】悸，心自跳动也。惊，目触物骇也。健忘，言事易忘也。怔忡，心冲动甚也。恍惚，心时不明也。方乃四君子，加酸枣仁、远志、木香、当归、黄芪。

人参固本汤丸　保元生脉固本汤

固本肺肾两虚病，肺痿咳血欲成劳，二冬二地人参共，保元生脉脾同调。

【注】人参固本汤、丸，即人参、天冬、麦冬、生地、熟地也。依本方再加保元之黄芪、炙草，生脉之五味，三方合一，名保元生脉固本汤。同调，谓同调脾、肺、肾三经虚也。

逍遥散

逍遥理脾而清肝，血虚骨蒸烦嗽痰，寒热颊赤胁不快，妇人经病脉虚弦，术苓归芍柴薄草，加味栀丹肝热添，肝气滞郁陈抚附，热加吴萸炒黄连。

【注】是方，即白术、茯苓、当归、白芍、柴胡、薄荷、甘草也。肝气热，依本方加炒栀子、丹皮，名加味逍遥散。肝气滞加陈皮，肝气郁加抚芎、香附，肝气郁热，加吴茱萸、炒川黄连。惟薄荷只可少许为引，不宜多用。

## 痨瘵总括

痨瘵阴虚虫干血，积热骨蒸咳嗽痰，肌肤甲错目黯黑，始健不泻下为先。

【注】久病痨疾而名曰瘵。瘵者，败也，气血两败之意也。有阴虚干血者，有阴虚积热者，当以诸补阴药治之。肌肤甲错，谓皮肤干涩也。目黯黑者，谓目黑无光也。始健，谓初病尚壮；不泻，谓久病不泻也，二者皆可以攻下为先治也。

## 痨瘵治法

痨瘵至泻则必死，不泻能食尚可痊。初取利后宜详审，次服柴胡清骨煎。虚用黄芪鳖甲散，热衰大补养荣参。皮热柴胡胡连入，骨蒸青蒿鳖甲添。阴虚补阴诸丸剂，阳虚补阳等汤圆。咳嗽自同咳嗽治，嗽血成方太平丸。

【注】痨瘵之人，病至大便泄泻，则必死矣。若不泻能食，尚堪任药攻治，故可痊也。初取利后，审其热之微甚，人之强弱。若热甚人强，宜用柴胡清骨散；热不甚人弱，宜用黄芪鳖甲散；热微人弱，宜用十全大补、人参养荣等汤。若皮外发热，加柴胡、胡连。骨内蒸热，加青蒿、

鳖甲。午后阴虚发热，宜用补阴诸丸汤药。阳虚恶寒清瘦，宜用补阳诸丸汤药。咳嗽不已，同咳门方参而治之。嗽血者，宜用成方太平丸可也。

大黄䗪虫丸　大黄青蒿煎　传尸将军丸

干血大黄䗪虫治，积热蒿黄胆便煎，癸亥腰眼灸七壮，后服传尸将军丸。

【注】大黄䗪虫丸有成方。大黄青蒿煎，即青蒿、大黄、猪胆汁、童便煎。痨瘵日久，有生恶虫，身死之后，多遭传染，甚而灭门，名曰传尸痨。宜癸亥日灸两腰眼各七壮，后服传尸将军丸。此方载《丹溪心法》书中。

柴胡清骨散

清骨骨蒸久不痊，热甚秦知草胡连，鳖甲青蒿柴地骨，韭白髓胆童便煎。

【注】此方乃秦艽、知母、炙草、胡连、鳖甲、青蒿、柴胡、地骨皮、韭白、猪脊髓、猪胆汁、童便也。

黄芪鳖甲散

黄芪鳖甲虚劳热，骨蒸晡热渴而烦，肌肉消瘦食减少，盗汗咳嗽出血痰。生地赤芍柴秦草，知芪菀骨半苓煎，人参桂桔俱减半，鳖甲天冬桑倍添。

【注】此方即生地、赤芍、柴胡、秦艽、炙草、知母、黄芪、紫菀、地骨皮、半夏、茯苓、人参、桂枝、桔梗、鳖甲、天冬、桑白皮也。

## 自汗盗汗总括

自汗表阳虚恶冷，阳实蒸热汗津津，盗汗阴虚分心肾，心虚不固火伤阴。

【注】无因汗出，谓之自汗。自汗谓表阳虚，汗出则恶寒冷，宜用后方。若蒸蒸发热，汗出不恶寒，则为里阳实，宜以调胃承气汤下之。睡则汗出，觉则汗止，谓之盗汗。盗汗为阴虚，当分心虚不固，心火伤阴也。

黄芪六一汤　玉屏风散　黄芪建中汤

自汗表虚黄芪草，玉屏风散术芪防，气虚加参阳虚附，血虚黄芪建中汤。

【注】黄芪六一汤，即黄芪六钱，甘草一钱也。玉屏风散，即黄芪、白术、防风也。二方皆治表虚自汗，若气虚加人参，阳虚加附子可也。若不恶寒不气少，则为血虚，不可用参、附，宜黄芪建中汤，即小建中汤加黄芪也。方在伤寒门。

当归六黄汤 酸枣仁汤

盗汗心火下伤阴，归芪二地柏连芩，心虚酸枣芍归地，知柏苓芪五味参。

【注】当归六黄汤，治心火伤阴盗汗，即当归、黄芪、黄芩、黄连、黄柏、生熟地黄也。酸枣仁汤，治心虚不固盗汗，即酸枣仁、当归、白芍、生地、知母、黄柏、茯苓、黄芪、五味子、人参也。

## 失血总括

九窍出血名大衄，鼻出鼻衄脑如泉，耳目出血耳目衄，肤出肌衄齿牙宣，内衄嗽涎脾唾肾，咯心咳肺呕属肝，精窍溺血膀胱淋，便血大肠吐胃间。

【注】九窍一齐出血，名曰大衄。鼻出血，曰鼻衄。鼻出血如泉，曰脑衄。耳出血，曰耳衄。目出血，曰目衄。皮肤出血，曰肌衄。齿牙出血，曰齿衄，又名牙宣。此皆衄血随所患处而命名也。若从口出则为内衄，内衄出血，涎嗽出于脾，唾出于肾，咯出于心，咳出于肺，呕出于肝，吐出于胃，溺血从精窍而出，淋血从膀胱而出。呕吐之分，呕则有上逆漉漉之声，吐则无声也。

## 失血死证

失血身凉脉小顺，大疾身热卧难凶，口鼻涌出而不止，大下溃腐命多倾。

【注】大疾，脉大疾也。卧难，不能卧也。大衄、大下，血出如涌泉不止，内溃腐尸之气，则命倾也。

## 失血治法

阳乘阴热血妄行，血犯气分不归经，血病及腑渗入浊，由来脏病溢出清。热伤失血宜清热，劳伤理损自然平，努即内伤初破逐，久与劳伤治法同。

【注】凡失血之证，阳盛乘阴，则血为热迫，血不能安于脉中而妄行气分，不能回归经脉也。若血病伤及于腑者，则血渗入肠胃浊道，上从咽出，下从二便而出也。血病伤及于脏者，则血溢出胸中清道，上从喉出，下从精窍而出也。夫血藏于脏内，行于脉中，躯壳之中不可得而见也。非有损伤，不能为病。而损伤之道有三：一曰热伤，宜以清热为主；一曰劳伤，宜以理损为主；一曰努伤，初宜以破逐为主，久亦宜以理损为主也。

犀角地黄汤

热伤一切失血病，犀角地黄芍牡丹，胸膈满痛加桃大，热甚吐衄入芩连，因怒呕血柴栀炒，唾血元参知柏煎，咯加二冬嗽二母，涎壅促嗽郁金丸。

【注】热伤一切失血之病，皆宜犀角地黄汤。若胸膈满痛，是为瘀血，加桃仁、大黄。若吐血热盛，加黄芩、黄连。因怒致吐血及呕血者，加柴胡、炒栀。唾血加元参、黄柏、知母，咯血加天冬、麦冬，嗽血加知母、贝母。涎壅气促，阵阵急嗽带出血者，宜郁金丸。方在后。

加味救肺饮加郁金汤

劳伤吐血救肺饮，嗽血加调郁金汤。形衰无热气血弱，人参养荣加麦良。

【注】救肺饮，即虚劳门之加味救肺饮加调郁金末也。若气血虚弱不见火象，宜用人参养荣汤加麦门冬也。

芎归饮

饱食用力或持重，努破脉络血归芎，呕血漉漉声上逆，跌扑堕打有瘀行。

【注】饱食用力，或因持重努伤脉络，失血涌吐，宜用芎归饮，引血归经。及呕血跌扑堕打，伤其脉络，令人大吐者，亦皆宜之。其有瘀血

者，或加大黄以下之，或加桃仁、红花以破之，或加郁金、黄酒以行之。

参地煎

参地衄吐血不已，热随血减气随亡，气虚人参为君主，血热为君生地黄。

【注】参地煎，即人参、生地黄也。凡因热伤衄、吐血不已者，则热已随血减，然气亦随血亡也。气虚甚者，当倍人参为君。血热者，宜倍生地为君。时时煎服自止也。

泻肺丸

嗽血壅逆虚苏子，积热痰黄泻肺丸，蒌仁半贝金葶杏，三黄惟大有除添。

【注】嗽血痰壅气逆，形气虚者，苏子降气汤降之。方见诸气门。痰黄积热，形气实者，用泻肺丸下之，即栝蒌仁、半夏、浙贝母、郁金、苦葶苈子、杏仁、黄连、黄芩、大黄也。惟大黄形实气者加之，若形虚气者，或大便溏泻，则减去不用。

保肺汤

保肺肺痈吐脓血，白及薏苡贝金陈，苦梗苦葶甘草节，初加防风溃芪参。

【注】保肺汤，即白及、薏苡仁、贝母、金银花、陈皮、苦桔梗、苦葶苈、甘草节也。初起加防风，溃后加生黄芪、人参。

牛膝四物汤

尿血同出痛淋血，尿血分出溺血名，溺血精窍牛四物，淋血八正地金通。

【注】淋血、溺血二证，若尿与血同出而痛，名曰淋血。尿与血分出，名曰溺血。溺血为精窍之病，用四物倍加牛膝。淋血为尿窍之病，用八正散，加木通、生地、郁金治之。

珀珠散

溺血诸药而不效，块血窍滞茎急疼，珀珠六一朱砂共，引煎一两整木通。

【注】溺血一证，乃精窍为病，每因忍精不泄，提气采战，或因老年竭欲而成。服诸药不效者，所溺之血成块，窍滞不利，茎中急疼欲死者，

用珀珠散，日三服，每服三钱，引用整木通去粗皮黄色者，煎汤调服。其方即琥珀末一钱，珍珠末五分，朱砂末五分，飞滑石六钱，甘草末一钱，合均，分三服。若其人大便结燥不通，以八正散加牛膝、郁金下之。有热尿涩，以导赤散加牛膝、郁金清之。利后仍服此药，自有奇功。

槐花散

便血内热伤阴络，风合肠风湿脏疡，槐花侧枳连炒穗，风加秦防湿楝苍。

【注】便血二证，肠风、脏毒。其本皆热伤阴络，热与风合为肠风，下血多清；热与湿合为脏毒，下血多浊。均宜槐花散，即炒槐花、炒侧柏叶、醋炒枳壳、川黄连、炒荆芥穗，为末，乌梅汤调服。肠风，加秦艽、防风。脏毒，加炒苦楝、炒苍术。若大肿大痛，大便不通，当以脏毒未溃之疡治之，非脏毒下血之病也。

升阳去湿和血汤

便血日久凉不应，升补升芪苍桂秦，归芍丹陈二地草，热加萸连虚人参。

【注】便血日久，服凉药不应，宜升补，用升阳去湿和血汤。即升麻、黄芪、苍术、肉桂、秦艽、当归、白芍、丹皮、陈皮、生地、熟地、生甘草、炙甘草也。有热，稍加吴茱萸炒川连。虚加人参可也。

## 消渴总括

试观年老多夜溺，休信三消尽热干，饮多尿少浑赤热，饮少尿多清白寒。

【注】上消属肺，饮水多而小便如常；中消属胃，饮水多而小便短赤；下消属肾，饮水多而小便浑浊，三消皆燥热病也。然试观年老好饮茶者，夜必多溺，则休信三消皆热，而亦有寒者矣。饮水多，小便少而浑赤者属热，是火盛耗水而浑也。饮水少，小便多而清白者属寒，是火虚不能耗水也。

## 消渴生死

三消便硬若能食，脉大实强尚可医，不食舌白传肿泻，热多舌紫发痈疽。

【注】三消，饮水多不能食，若能食大便硬，脉大强实者，为胃实热，下之尚可医也。若不能食，湿多舌白滑者，病久则传变水肿泄泻。热多舌紫干者，病久则发痈疽而死也。

## 消渴治法

竹叶黄芪汤

便硬能食脉大强，调胃金花斟酌当，不食渴泻白术散，竹叶黄芪不泻方，黄芪黄芩合四物，竹叶石膏减粳姜，气虚胃热参白虎，饮一溲二肾气汤。

【注】调胃，谓调胃承气汤。金花，谓栀子金花汤。方俱在伤寒门，酌其所当用可也。不食而渴，已属胃虚，兼之泄泻，胃虚无热矣。故用七味白术散，方在虚损门。若不食而渴，亦不泻者，是虽虚而犹有燥热也，宜用竹叶黄芪汤，即黄芪、黄芩、当归、川芎、白芍、生地、竹叶、石膏、人参、炙草、麦冬、半夏也。若气虚胃热盛者，宜用人参白虎汤。若下焦虚寒，饮一溲二者，宜用肾气汤。

# 卷四十一

## 神之名义

形之精粹处名心，中含良性本天真，天真一气精神祖，体是精兮用是神。

【注】动植之物，一有其形，则形之至精、至粹之处，即名曰心。动物之心者，形若垂莲，中含天之所赋，虚灵不昧之灵性也。植物之心者，即中心之芽，中含天之所赋、生生不已之生意也。此形若无此心，则形无主宰，而良性、生意亦无着落矣。此心若无良性、生意，则心无所施用，不过是一团死肉，一枯草木之芽耳。盖人虽动物之贵，而其中含良性与一切动物皆同，本乎天真也。天真之气，分而言之为精、气、神。故曰：以精为体，以神为用也。合而言之，浑然一气，故曰：天真一气，精神之祖也。

## 神之变化

神从精气妙合有，随神往来魂阳灵，并精出入阴灵魄，意是心机动未形，意之所专谓之志，志之动变乃思名，以思谋远是为虑，用虑处物智因生。

【注】魂，阳之灵，随神往来。魄，阴之灵，并精出入。盖神机不离乎精气，亦不杂乎精气，故曰：妙合而有也。故指神而言，则神超乎精气之外。指精气而言，则神寓乎精气之中。意者，心神之机，动而未形之谓也。志者，意所专注也。思者，志之变动也。虑者，以思谋远之谓也。智者，以虑处物之谓也。此皆识神变化之用也。

## 五脏神情

心藏神兮脾意智，肺魄肝魂肾志精，气和志达生喜笑，气暴志愤恚怒生，忧思系心不解散，悲哭哀苦凄然情，内生惧恐求人伴，外触骇然响动惊。

【注】五脏所藏七神：心藏神，脾藏意与智，肺藏魄，肝藏魂，肾藏精与志也。五脏所生七情：心生喜，肝生怒，脾生忧、思，肺生悲，肾生恐也。气和则志达，故生喜笑。气暴则志愤，故生恚怒。系心不解散，故生忧思。情心则哀苦，故生悲哭。内恐外触非常事物，故生恐惧惊骇也。

## 神病治法

朱砂安神丸

内生不恐心跳悸，悸更惊惕是怔忡，善忘前言曰健忘，如昏似慧恍惚名，失志伤神心胆弱，痰饮九气火相乘。清热朱连归地草，余病他门治法精。

【注】惊悸、怔忡、健忘、恍惚、失志、伤神等病，皆因心虚胆弱，诸邪得以乘之也。心气热者，先用朱砂安神丸以清之。其余虚实诸邪，则当与虚损、九气、癫痫、痰饮等门合证拣方，自有效法之处。

仁熟散

恐畏不能独自卧，胆虚气怯用仁熟，柏仁地枸味萸桂，参神菊壳酒调服。

【注】恐畏不能独自卧者，皆因气怯胆虚也。仁熟散，即柏子仁、熟地黄、枸杞子、五味子、山茱萸、桂心、人参、茯神、菊花、枳壳，为末，老酒调服也。

## 癫痫总括

经言癫狂本一病，狂乃阳邪癫是阴。癫疾始发意不乐，甚则神痴语不伦。狂怒凶狂多不卧，目直骂詈不识亲。痫发吐涎昏噤倒，抽搐省后若平人。

【注】李时珍曰：经有言癫狂疾者，又言癫疾为狂者，是癫狂为兼病也。邪入于阳者狂，邪入于阴者癫。盖癫疾始发，志意不乐，甚则精神呆痴，言语不伦，而睡如平时，以邪并于阴也。狂疾始发多怒不卧，甚则凶狂欲杀，目直骂詈，不识亲疏，而夜多不卧，以邪并于阳也。然俱不似痫疾，发则吐涎神昏，猝倒无知，口噤牙紧，抽搐时之多少不等，

而省后起居饮食皆若平人为别也。痫虽分而为五，曰：鸡、马、牛、羊、猪名者，以病状偶类故也。其实痰、火、气、惊，四者而已，所以为治同乎癫狂也。

三圣散　青州白丸子　滚痰丸　遂心丹　矾郁丸　控涎丹　抱胆丸　镇心丹

**癫狂痫疾三圣吐，风痰白丸热滚痰。痰实遂心气矾郁，痰惊须用控涎丹。无痰抱胆镇心治，发灸百会自然安。初发皂角灌鼻内，涎多欲止点汤盐。**

【注】癫狂痫疾初起多痰者，先以三圣散吐之。风盛有痰者，用青州白丸子。热盛有痰者，用礞石滚痰丸。青礞石、沉香、百药煎、川大黄、黄芩。痰而形气实者用遂心散，甘遂、朱砂、猪心也。痰而兼气郁者用矾郁丸，白矾、郁金也。痰而兼惊者用控涎丹。无痰神轻因而惊悸者用镇心丹、抱胆丸，皆成方也。痫病发时灸百会，不拘壮数，以苏为止。再发再灸，以愈为度。初发用皂角汁灌鼻内，其风涎即从鼻口中涕唾而出。若苏后其涎不止，以盐汤服之自止。

## 诸气总括

寒气　炅气　喜气　怒气　劳气　思气　悲气　恐气　惊气

**一气触为九寒炅，喜怒劳思悲恐惊。寒收外束腠理闭，灵泄内蒸腠理通，喜则气缓虚极散，劳耗思结气难行，怒气逆上甚呕血，下乘脾虚飧泻成，恐则气下伤精志，惊心无倚乱怔忡，悲消荣卫不散布，壮行弱着病丛生。**

【注】一气流行，不为邪触，何病之有？若为寒触，外束皮肤，腠理闭，其气收矣，即寒病也。炅，火也。若为火触，热蒸汗出，腠理开，其气泄矣，即暑病也。若为喜触，喜则气和志达，其气缓矣。素中虚极者，缓则气散，即暴脱也。若为劳触，劳则喘息，且汗出，其气耗矣，即劳倦也。若为思触，心有所存，气留不行，其气结矣，即郁气也。若为怒触，怒则气逆甚呕血，其气上矣。上极而下，乘脾之虚，则为飧泄也。若为恐触，恐则精却伤精志，其气下矣。若为惊触，心无所依，神无所归，虑无所定，其气乱矣。怔忡心动，不安之病也。若为悲触，心

肺气臧，荣卫不散，其气消矣。凡此九气丛生之病，壮者得之气行而愈，弱者得之气着为病也。

## 诸气辨证

短气气短不能续，少气气少不足言，气痛走注内外痛，气郁失志怫情间，上气气逆苏子降，下气气陷补中宣，臭甚伤食肠胃郁，减食消导自然安。

【注】短气者，气短而不能续息也；少气者，气少而不能称形也，皆为不足之证。气痛者，气为邪阻，气道不通，或在经络，或在脏腑，攻冲走注疼痛也。上气乃浊气上逆，下气为清气下陷。气郁者，或得于名利失志，或得于公私怫情，二者之间也。浊气上逆，苏子降气汤。清气下陷，补中益气汤，甚者加诃子、五味子。然清气下陷，下气不甚臭秽，惟伤食下气，其臭甚秽，乃肠胃郁结，谷气内发，而不宣通于肠胃之外。郁在胃者，上噫气也；郁在肠者，下失气也。补中益气汤，方见内伤门。

## 诸气治法

寒热热寒结者散，上抑下举惊者平，喜以恐胜悲以喜，劳温短少补皆同。

【注】寒者热之，麻黄、理中是也。热者寒之，白虎、生脉是也。结者散之，越鞠解郁是也。上者抑之，苏子降气是也。下者举之，补中益气是也。惊者平之，镇心、妙香是也。喜以恐胜，悲以喜胜，以情治情是也。劳者温之，短气、少气者补之，保元、四君是也。

木香流气饮

木香流气调诸气，快利三焦荣卫行，达表通里开胸膈，肿胀喘嗽气为疼。六君丁皮沉木桂，白芷香附果苏青，大黄枳朴槟蓬术，麦冬大腹木瓜通。

【注】木香流气饮，调治一切诸气为病。其功能快利三焦，通行荣卫，外达表气，内通里气，中开胸膈之气，其水肿胀满，气壅喘嗽，气痛走注，内外疼痛，并皆治之。即人参、白术、茯苓、炙草、橘皮、半夏、丁皮、沉香、木香、中桂、白芷、香附、草果、苏叶、青皮、大黄、

枳壳、厚朴、槟榔、蓬术、麦冬、大腹皮、木瓜、木通也。

分心气饮

分心气饮治七情，气滞胸腹不流行。正减芷朴通木附，麦桂青桑槟壳蓬。

【注】分心气饮，治七情气滞，胸腹之病。正者，谓藿香正气散也。正减者，谓即藿香正气散方减白芷、厚朴，加木通、木香、香附、麦冬、官桂、青皮、桑皮、槟榔、枳壳、蓬术也。

苏子降气汤　越鞠汤

苏子降气气上攻，下虚上盛气痰壅，喘咳涎嗽胸膈满，气秘气逆呕鲜红，橘半肉桂南苏子，前朴沉归甘草同。郁食气血痰湿热，越鞠苍栀曲附芎。

【注】苏子降气汤，治下虚上盛，气壅上攻，喘咳涎嗽，胸膈满闷，气秘便难，气逆呕血，即橘皮、半夏、肉桂、南苏子、前胡、厚朴、沉香、当归、甘草也。越鞠汤治六郁——食郁、气郁、血郁、痰郁、湿郁、热郁，即苍术、山栀、神曲、香附、抚芎也。夫气郁之病若久，必与血、痰、湿、热、饮、食相合，故治郁之方，可治气郁也。其气实者加木香，气虚者加人参，血实者加红花，血虚者加当归，痰多者加半夏，湿多者加白术，热多者加萸、连，饮多者加茯苓，食多者加麦蘖，在临证者消息耳。

四七汤

四七七气郁生痰，梅核吐咯结喉间，调和诸气平和剂，半苓厚朴紫苏煎，快气橘草香附入，妇人气病效如仙，恶阻更加芎归芍，气痰浊带送白丸。

【注】四七汤，治七情过节，七气病生，郁结生痰，如絮如膜，凝结喉间，咯之不尽，咽之不下，名曰梅核气。日久不愈，变生噎膈，上吐涎沫，下秘二便也。宜用此平和之剂，即半夏、茯苓、厚朴、紫苏叶也。胸腹中气不快，加橘皮、甘草、香附，亦治妇人一切气病。妇人有孕喜吐者，名曰恶阻，更加川芎、当归、白芍。妇人肥白，多痰气郁，有白浊带下者，亦以本方送青州白丸子可也。

镇心丹　妙香散

惊实镇心朱齿血，惊虚妙香木麝香，山药茯神参芪草，朱砂桔梗远苓菖。

【注】心气实病惊者，宜用镇心丹，即朱砂、龙齿末等分，猪心血为芡实大丸，每服三丸，麦冬汤下。心气虚病惊者，宜用妙香散加菖蒲，即木香、麝香、山药、茯神、人参、黄芪、炙草、朱砂、桔梗、远志、茯苓、石菖蒲也。

## 遗精总括

不梦而遗心肾弱，梦而后遗火之强，过欲精滑清气陷，久旷溢泻味醇伤。

【注】不梦而遗，谓无所感于心而自遗，则为心肾虚弱不固也。梦而后遗，谓有所感于心，相火煽而强迫之，则为二火之强不固也。或过欲之人，日惯精滑；或清气不足，下陷不固；或久旷之人，精盛溢泻；或醇酒厚味，火强不固，皆为是病也。

龙骨远志丸　坎离既济汤　封髓丹

心肾虚弱朱远志，龙骨神苓菖蒲参，久旷火旺地知柏，胃虚柏草缩砂仁。

【注】龙骨远志丸，治心肾虚弱，不梦而遗者，即龙骨、朱砂、远志、茯神、茯苓、石菖蒲、人参也。坎离既济汤，治梦而后遗，火强久旷者，即生地、黄柏、知母也。若胃虚食少便软，则不宜生地、知柏，恐苦寒伤胃，故宜封髓丹，即黄柏、甘草、缩砂仁也。

补精丸

精出不止阳不痿，强中过补过淫成。久出血痛形羸死，或发消渴或发痈。阳盛坎离加龙骨，实热解毒大黄攻。调补骨脂韭山药，磁石苁蓉参鹿茸。

【注】精出不止，阳强不倒，名曰强中。此病皆因过服房术中补药，或贪淫过欲而成也。若不急治，日久精尽，阳强不化，迫血而出，疼痛不已，形羸而死。或不即死，亦必发消渴、大痈也。阳盛阴虚者，宜大剂坎离既济汤，加生龙骨清而补之。形实热盛者，宜黄连解毒汤，加大

黄，先攻其热可也。病后热去，调理宜补精丸，即补骨脂、韭子、山药、磁石、肉苁蓉、人参、鹿茸也。

## 浊带总括

浊病精窍溺自清，秽物如脓阴内疼，赤热精竭不及化，白寒湿热败精成。

【注】赤多属热，亦有浊带日久，精竭阳虚，不及化白而属寒者。白多属寒，亦有败精湿热酿成腐化，变白而属热者。是则不可概以寒热论赤白也。

清心莲子饮　萆薢分清饮　珍珠粉丸

浊热清心莲子饮，寒萆薢乌益草苓，湿热珍珠炒姜柏，滑黛神曲椿蛤同。

【注】赤浊带下属热者，宜用清心莲子饮。方在淋门。白浊带下属寒者，宜用萆薢分清饮，即萆薢、菖蒲、乌药、益智、甘草、茯苓也。赤白浊带下属湿热者，宜用珍珠粉丸，即炒黑姜、炒黄柏、滑石、青黛、炒神曲、炒椿皮、蛤粉也。

黑锡丹

黑锡上盛下虚冷，精竭阳虚火上攻，上壅头痛痰气逆，下漏浊带白淫精。骨脂茴香胡芦巴，肉蔻桂附木金樱，沉香阳起巴戟肉，硫铅法结要研明。

【注】赤白浊带下属虚寒者，及虚阳上攻，头痛喘嗽，痰壅气逆，俱宜黑锡丹。即补骨脂、小茴香、胡芦巴、肉蔻、附子、肉桂、木香、金樱子、沉香、阳起石、巴戟、硫黄、黑铅也。

## 痰饮总括

阴盛为饮阳盛痰，稠浊是热沫清寒，燥少粘连咯不易，湿多易出风掉眩，膈满呕吐为伏饮，支饮喘咳肿卧难，饮流四肢身痛溢，嗽引胁痛谓之悬，痰饮素盛今暴瘦，漉漉声水走肠间，饮留肺胸喘短渴，在心下悸背心寒。

【注】饮则清稀，故为阴盛。痰则稠浊，故为阳盛。稠浊，是热痰属

心也。沫清，是寒痰属肾也。少而粘连咯不易出，是燥痰属肺也。多而易出，是湿痰属脾也。搐搦眩晕，是风痰属肝也。膈上痰满，呕吐痰涎，此饮留于膈间，名曰伏饮也。喘咳面肿不得卧，此饮留于肺，名曰支饮也。饮流四肢，身体重痛，此饮留行于体，名曰溢饮也。咳嗽引胁疼痛，此饮留于胁下，名曰悬饮也。素盛今瘦，漉漉有声，水走肠间，此饮留于肠胃，名曰痰饮也。凡饮留于胸肺，则喘满短气而渴。饮留于膈下，则心下悸或背心寒冷也。

二陈汤　燥痰汤

诸痰橘半茯苓草，惟有燥者不相当，风加南星白附子，热加芩连寒桂姜，气合四七郁香附，虚入参术湿入苍；燥芩旋海天冬橘，风消枳桔贝蒌霜。

【注】诸痰，谓一切痰，皆宜二陈汤治之。即橘红、半夏、茯苓、甘草也。因有苓、半，性过渗燥，故与燥痰不相当也。依本方风痰加南星、白附子，热痰加黄芩、黄连，寒痰加干姜、肉桂，气痰加厚朴、苏叶，即是合四七汤也。因郁生痰加香附，气虚有痰加人参、白术，即六君子汤也；湿痰加苍术；燥痰宜用燥痰汤，即枯黄芩、旋覆花、海石、天冬、橘红、风化芒硝、枳壳、桔梗、贝母、栝蒌霜也。

茯苓指迷丸

茯苓风消枳壳半，痰饮平剂指迷丸，寒实瓜蒂透罗治，热实大陷小胃丹。

【注】指迷丸，治一切痰饮平和之剂，即茯苓、风化芒硝、枳壳、半夏也。痰饮寒实者，用瓜蒂散吐之，或用透罗丹下之。热实者，在膈上用大陷胸汤、丸，在三焦用小胃丹攻之。

半夏茯苓汤加丁香汤　越婢加术汤

流饮控涎苓桂治，伏饮神佑半苓丁，支饮葶苈悬十枣，溢饮越术小青龙。

【注】留饮者，谓一切饮留于上下、内外也。实者用控涎丹攻之，虚者用苓桂术甘汤温之。伏饮实者用神佑丸，虚者用半夏三钱、茯苓二钱、丁香一钱、生姜三钱，煎服治之，即半夏茯苓汤加丁香也。支饮用葶苈大枣汤，悬饮用十枣汤治之。溢饮有热者用越婢加术汤，即麻黄、石膏、

甘草、生姜、大枣，加苍术也。有寒者用小青龙汤治之。

## 咳嗽总括

有声曰咳有痰嗽，声痰俱有咳嗽名。虽云脏腑皆咳嗽，要在聚胃关肺中。胃浊脾湿嗽痰本，肺失清肃咳因生。风寒火郁燥痰饮，积热虚寒久劳成。

【注】有声无痰曰咳，有痰无声曰嗽，有声有痰曰咳嗽。《内经》虽云：五脏六腑皆令人咳。而大要皆在聚于胃、关于肺也。因胃浊，则所游溢之精气，与脾湿所归肺之津液皆不能清，水精之浊，难于四布，此生痰之本，为嗽之原也。肺居胸中，主气清肃。或为风寒外感，或为痰热内干清肃，有失降下之令，因气上逆而咳嗽也。久劳成，谓久病咳嗽不已，伤肺成劳也。

参苏饮　芎苏饮　香苏饮　茯苓补心汤

参苏感冒邪伤肺，热寒咳嗽嚏痰涎；气虚用参实减去，二陈枳桔葛苏前；头痛加芎喘加杏，芩因热入麻干寒；虚劳胎产有是证，补心四物量抽添。

【注】参苏饮，治感冒风寒伤肺，咳嗽嚏唾痰涎、发热恶寒也，即人参、苏叶、橘红、半夏、茯苓、甘草、枳壳、桔梗、前胡、葛根也。形气虚者，必用人参，若形气实，减去可也。若头痛，依本方去人参，以前胡易柴胡加川芎，名芎苏饮。若喘嗽，依本方去人参加杏仁，名杏苏饮。若内有热，加黄芩，有寒加麻黄、干姜。若虚劳之人，及胎前产后而有是病，依本方合四物汤，名茯苓补心汤，量其虚实、寒热加减可也。

泻心散　葶苈泻白散

泻白肺火郁气分，喘咳面肿热无痰，桑骨甘草寒麻杏，血分加芩热甚连，咳急呕逆青橘半，郁甚失音诃桔添，停饮喘嗽不得卧，加苦葶苈效通仙。

【注】泻白散，即桑皮、地骨皮、甘草也。治喘嗽面肿，无痰身热，是为肺经火郁气分。若无汗，是为外寒郁遏肺火，加麻黄、杏仁以发之。若无外证惟面赤，是为肺经火郁血分，加黄芩。内热甚者，更加黄连以清之。咳急呕逆者，加青皮、橘红、半夏以降之。火郁甚而失音者，加

诃子肉、桔梗以开之。若喘嗽面浮不得卧者，是为兼有停饮，加苦葶苈以泻之，名葶苈泻白散。

清肺汤

清肺肺燥热咳嗽，二冬母草橘芩桑，痰加蒌半喘加杏，快气枳桔敛味良。

【注】清肺汤，即麦冬、天冬、知母、贝母、甘草、橘红、黄芩、桑皮也。有痰燥而难出，加栝蒌子。痰多加半夏，喘加杏仁，胸膈气不快加枳壳、桔梗。久则宜敛，加五味子。

清燥救肺汤

喻氏清燥救肺汤，肺气虚燥郁咳方，参草麦膏生气液，杏枇降逆效功长，胡麻桑叶阿润燥，血枯须加生地黄，热甚牛黄羚犀角，痰多贝母与蒌霜。

【注】喻氏，喻嘉言也。枇，枇杷叶也。羚犀，羚羊角、犀角也。蒌霜，栝蒌霜也。

透罗丹 泻肺丸

寒实痰清透罗丹，咳时涎壅气出难，巴杏大牵皂半饼，热实痰稠泻肺丸。

【注】寒实痰盛涎清，热实痰盛稠黏，皆能令人咳嗽。嗽时痰涎顿壅，气闭难出。寒实者用透罗丹，即巴豆、杏仁、大黄、牵牛、皂角、半夏共为末，蒸饼为小丸，量服，方出《丹溪心法附余》。热实者，宜泻肺丸。方见失血门。

人参泻肺汤

积热伤肺宜泻肺，喘嗽痰多黏色黄，胸膈满热大便涩，凉膈枳桔杏参桑。

【注】人参泻肺汤，即凉膈散，栀子、连翘、薄荷、黄芩、大黄、甘草、枳壳、桔梗、杏仁、人参、桑皮也。

钟乳补肺汤

补肺虚寒喘嗽血，皮毛焦枯有多年，生脉菀款桑皮桂，钟英糯米枣姜煎。

【注】补肺汤，即人参、麦冬、五味子、款冬花、紫菀、桑皮、桂

枝、钟乳石、白石英、糯米、大枣、生姜也。

人参养肺汤

养肺平剂肺气虚，劳久喘嗽血腥宜，参草杏阿知母枣，乌梅罂粟骨桑皮。

【注】人参养肺汤，为治肺气虚损久劳，不寒不热之平剂也。其方即人参、炙草、杏仁、阿胶、知母、大枣、乌梅、罂粟壳、地骨皮、桑皮也。

清宁膏　太平丸

咳嗽痰血清宁治，甘桔麦地橘龙圆，薏米川贝薄荷末，血过于痰太平丸。

【注】咳嗽痰少血多，用太平丸。方，诸书俱有。

琼玉膏　杏酥膏

琼玉膏治肺虚劳，肺痿干嗽咳涎滔，生地膏蜜参苓末，不虚燥蜜杏酥膏。

【注】琼玉膏治虚燥，先以生地煎膏，后入炼白蜜、人参、茯苓末，搅成膏。杏酥膏治不虚而燥，以杏仁霜、奶酥油、炼白蜜，溶化合膏。

## 喘吼总括

喘则呼吸气急促，哮则喉中有响声，实热气粗胸满硬，虚寒气乏饮痰清。

【注】呼吸气出急促者，谓之喘急。若更喉中有声响者，谓之哮吼。气粗胸满不能布息而喘者，实邪也，而更痰稠便硬者，热邪也。气乏息微不能续息而喘者，虚邪也。若更痰饮清冷，寒邪也。

## 喘急死证

喘汗润发为肺绝，脉涩肢寒命不昌，喘咳吐血不得卧，形衰脉大气多亡。

【注】气多，谓出气多、入气少也。

华盖汤　千金定喘汤　葶苈大枣汤

外寒喘吼华盖汤，麻杏苏草橘苓桑。减苓加芩款半果，饮喘难卧枣葶方。

【注】外寒伤肺喘急，用华盖散。即麻黄、杏仁、苏子、甘草、橘红、赤茯苓、桑皮也。依本方减茯苓，加黄芩、款冬花、半夏、白果，名千金定喘汤，治哮吼表寒之喘。葶苈大枣汤，治停饮不得卧之喘也。

萝皂丸　苏子降气汤

火郁喘急泻白散，痰盛作喘萝皂丸。蒌仁海石星萝皂，气喘苏子降气痊。

【注】面赤浮肿，谓之火郁之喘，宜泻白散。痰盛声急，谓之痰喘，宜萝皂丸。无痰声急，谓之气喘，宜苏子降气汤。方在诸气门。

五味子汤　黑锡丹　肾气汤　人参理肺汤

气虚味麦参陈杏，虚寒黑锡肾气汤。日久敛喘参桔味，麻杏罂粟归木香。

【注】五味子汤，即五味子、麦冬、人参、陈皮、杏仁也。人参理肺汤，即人参、桔梗、五味子、麻黄、杏仁、罂粟壳、当归、木香也。黑锡丹，方在浊带门。肾气汤，方在虚劳门。

## 肿胀总括

卫气并脉循分肉，内伤外感正邪攻，外邪客脉为脉胀，邪留分肉肤胀生。

【注】经曰：卫气之在身也，常然并脉循分肉行，阴阳相随，何病之有？若其人内伤七情，外感六气，饮食失节，劳役过度，则邪正相攻，荣卫失和。卫气与风寒之邪客于脉中，则为脉胀。卫气与风寒之邪留于分肉，则为肤胀也。

### 诸脉胀　单腹胀　肤胀　鼓胀

脉胀筋起络色变，久成单腹末脱清。肤胀鼟鼟初不硬，缠绵气鼓胀膨膨。

【注】脉胀之证，腹筋起，络色变，久而不已，则成单腹胀，四末脱

瘦清冷也。肤胀之证，鼟鼟[1]然初不坚硬，缠绵不愈，则成气鼓胀满，膨膨急硬也。

## 肠覃 石瘕

外邪干卫客肠外，肠覃月事以时行，外邪干营客胞内，石瘕经闭状妊盈。

【注】风寒之邪，不客于脉中分肉，而干卫气、深入客于肠外，僻而内着，日以益大，状如怀子，月事仍以时行，名曰肠覃。或干营气，深入客于胞中，恶血留止，日以益大，状如怀子，月事不以时下，名曰石瘕。此皆生于女子，在男子则为疝病也。

## 水胀 石水 风水

皮厚色苍多是气，皮薄色泽水湿成，气速安卧从上下，水渐难眠咳喘征。石水少腹肿不喘，风水面肿胫足同，石水阴邪寒水结，风水阳邪热湿凝。

【注】凡肿胀之病，皮厚色苍者，皆属气也。皮薄色泽者，皆属水也。气，阳也，阳性急，故为胀速，每从上肿而渐下，得以安卧，邪在外也。水，阴也，阴性迟，故为胀渐，每从下肿而渐上，更有咳喘不得卧之征也。石水之证，少腹肿满，水在下，故不喘也。上肿曰风，下肿曰水。故风水之证，面与胫足同肿也。然石水属阴邪，故曰寒结也。风水属阳邪，故曰热湿凝也。

## 胀满 水肿 死证

腹胀身热及失血，四末清脱泻数行，肿起四肢后入腹，利旋满肿腹筋青，唇黑脐突阴囊腐，缺盆脊背足心平，脉大时绝或虚涩，肿胀逢之却可惊。

【注】腹胀身热，阳盛胀也，若吐衄泻血，则阴亡矣。四肢瘦冷，阴盛胀也，若数泻不止，则中脱矣。先肿胀腹，后散四肢者可治。先肿四

---

[1] 鼟鼟（kōngkōng 空空）：鼓声震也。

肢，后归入腹者不治。肿胀之病多实，服利下之药，旋消旋起，则为正不胜邪，亦不治。腹筋青涨高起，胀肿苍黑，脐肿突出，阴囊肿腐，缺盆脊背肿平，足心肿平，则五脏伤，皆不治也。脉大而时绝，或虚涩细，则气血败，皆死脉也。

木香流气饮

肤胀脉胀通身胀，单腹鼓胀四肢平。肤胀木香流气饮，脉胀加姜黄抚芎。

【注】肤胀，皮肤胀也；脉胀，经脉胀也。此二胀皆通身胀也。单腹胀，四肢不胀；鼓胀，其胀如鼓。此二胀，皆腹胀四肢不胀也。肤胀宜用木香流气饮，脉胀亦用此汤，更加姜黄、抚芎也。方在诸气门。

厚朴散　下瘀血汤

单腹鼓胀分气血，气实肠覃厚朴榔，木枳青陈遂大戟，血实石瘕下瘀汤。

【注】单腹胀、鼓胀，当分气血而治。肠覃亦气病也，故同气实胀者一治之，皆用厚朴散，即厚朴、槟榔、木香、枳壳、青皮、陈皮、甘遂、大戟。石瘕亦血病也，故同血实胀者一治之，宜用下瘀血汤，即大黄、桃仁、䗪虫、甘遂也。

寒胀中满分消汤　热胀中满分消汤

气虚胀病分寒热，中满分消有二方。寒胀参芪归苓朴，半夏吴萸连二姜，升柴乌麻青柏泽，荜澄草蔻益木香。热缩六君知猪泽，枳朴芩连干姜黄。

【注】胀有虚、实、寒、热，若胀而形气虚少寒者，宜用寒胀中满分消汤，即人参、黄芪、当归、茯苓、厚朴、半夏、吴萸、黄连、干姜、生姜、升麻、柴胡、川乌、麻黄、青皮、黄柏、泽泻、荜澄茄、草豆蔻、益智、木香也。胀而形气虚少热者，宜用热胀中满分消汤，即缩砂、人参、白术、茯苓、炙草、广皮、半夏、知母、猪苓、泽泻、枳壳、厚朴、黄芩、黄连、干姜、姜黄也。

## 水肿治法

上肿多风宜乎汗，下肿多湿利水泉。汗宜越婢加苍术，利用贴脐琥珀丹。外散内利疏凿饮，喘不得卧苏葶先。阳水热浚湿神祐，阴水实脾肾气丸。

【注】从上肿者，多外感风邪，故宜乎汗。从下肿者，多内生湿邪，故宜乎利水。外散风水，宜用越婢汤加苍术，即麻黄、石膏、甘草、苍术也。内利水湿，宜用贴脐等法。一以巴豆去油四钱，水银粉二钱，硫黄一钱，研匀成饼。先用新绵一片布脐上，内饼，外用帛缚，时许自然泻下恶水。待下三五次，去药以粥补住。日久形羸，隔一日取一次，一饼可救三五人。一以鲜赤商陆根，杵烂贴脐上，以帛缚定，水自小便出。一以田螺四个，大蒜五个，车前子末三钱，研成饼，贴脐中，以帕缚之，少时尿利即愈。或内服沉香琥珀丸，即苦葶苈子、真郁李仁、防己、沉香、陈皮、琥珀、杏仁、苏子、赤茯苓、泽泻、麝香也。若通身肿，则当外散内利，宜用疏凿饮子两解之。若水盛上攻，喘急不得卧，则当先用苏子葶苈丸以定喘，即此二味，等分为末，枣肉丸。阳水属热实者，热盛宜用大圣浚川散；湿盛宜用舟车神佑丸以下之。二方在《医宗必读》。阴水属寒虚者，脾虚不食便软，宜用实脾饮；肾虚胫足冷硬，宜用肾气丸。

疏凿饮子　茯苓导水汤

水肿两解疏凿饮，和剂茯苓导水汤。疏凿椒目赤小豆，槟榔商陆木通羌，秦艽大腹苓皮泽，茯苓导水泽苓桑，木香木瓜砂陈术，苏叶大腹麦槟榔。

【注】水肿，外散内利两解，峻者疏凿饮，即椒目、赤小豆、槟榔、商陆、木通、羌活、秦艽、大腹皮、茯苓皮、泽泻也。外散内利两解和者，茯苓导水汤，即泽泻、茯苓、桑皮、木香、木瓜、砂仁、陈皮、白术、苏叶、大腹皮、麦冬、槟榔也。

实脾饮

里实自然寻浚祐，里虚实脾四君香。木瓜附子大腹子，厚朴草果炒干姜。投诸温补俱无验，欲诸攻下又难当。须行九补一攻法，缓求淡食命多昌。

【注】里实二便涩者，宜用浚川散、神祐丸。里虚二便通者，宜用实脾饮，即人参、白术、茯苓、炙草、木香、木瓜、川附子、大腹子、厚

朴、草果、炒干姜也。肿胀之病属虚寒者，自宜投诸温补之药，而用之俱无效验者，虚中必有实邪也。欲投诸攻下之药，而又难堪，然不攻之终无法也，须行九补一攻之法。是用补养之药九日，俟其有可攻之机，而一日用泻下之药攻之。然攻药亦须初起少少与之，不胜病、渐加之，必审其药与元气相当，逐邪而不伤正，始为法也。其后或补七日、攻一日；补五日，攻一日；补三日，攻一日，缓缓求之，以愈为度。若能戒盐酱，淡食百日，多有生者。

# 卷四十二

## 疟疾总括

夏伤于暑舍营内，秋感寒风并卫居，比时或为外邪束，暑汗无出病疟疾。

【注】经曰：痎疟皆生于风。谓四时病疟，未有不因风寒外束，暑邪内伏者也。又曰：疟者，风寒之气不常也。此言比时病疟者也。又曰：夏伤于暑，秋为痎疟。又曰：夏暑汗不出者，秋成风疟。谓夏伤于暑，其邪甚者即病暑，其邪微者则舍于营，复感秋气寒风，与卫并居，则暑与风寒合邪，始成疟病也。其不即病伤寒者，亦以有暑邪预伏于营中也。盖有风无暑，惟病风；有暑无风，惟病暑；必风暑合邪，始病疟也。

## 日作　间作

疟随经络循伏膂，深入脊内注伏冲，横连膜原薄脏腑，会卫之时正邪争。得阴内薄生寒栗，得阳外出热蒸蒸。邪浅日作日会卫，邪深间作卫迟逢。

【注】疟气之邪，伏藏于营，随其经络，循脊膂之表而下。此初病邪浅，传舍之次也。其邪深者，则入脊膂之内，伏注于冲脉，横连诸经脂膜之原内及脏腑。此邪渐深，传舍之次也。卫气者，一日、一夜周于身。每至明旦，则出足太阳睛明，大会于风府，腠理乃开，开则所客营卫之邪入，邪入得阴内搏则生寒，得阳外出则生热，内外相薄[1]，邪正交争，而病乃作也。病初邪浅者，卫行未失常度，其邪日与卫会，故日作也。病久邪深者，卫行迟失常度，其邪不能日与卫会，故间日乃作也。时有间二日、间三日，或至数日作者，亦卫气行愈迟，会愈迟，故作愈迟也。

## 疟昼夜作

卫不循经行脉外，阳会昼发阴夜发，邪退自然归阳分，病进每必

[1] 薄：通“搏”。搏击。《淮南子·兵略》：“击之若雷，薄之若风。”

入阴家。

【注】营气循经而行脉中。卫气不循经而行脉外，惟日行于三阳，夜行于三阴。故邪在三阳之浅者，则昼发。邪在三阴之深者，则夜发，病邪将退者，夜发退为昼发，此为去阴就阳，则病欲已也。病邪渐进者，昼发进为夜发，此为去阳入阴，则病益甚也。

## 疟早晏作

卫气平旦会风府，邪传日下一节间，从头循下故益晏，下极复上早之缘。

【注】卫气流行，每日平旦会于风府，而邪气中人，从头项历风府，下循背腰，日下传脊之一节，邪与卫会日晚，故作日益晏也。邪传下极骶冲，其气复上行，邪与卫会日早，故作日益早也。

## 疟疾治法

疟初气实汗吐下，表里俱清用解方，清解不愈方可截，久疟形虚补自当。

【注】疟初气实，均宜汗、吐、下。有表里证汗下之，胸满呕逆有饮者吐之。表里俱清，宜用和解。清解不愈，表里无证，可用截药止之。久疟形羸气虚，宜用补剂，自当然也。

桂麻各半汤

疟初寒热两平者，桂麻各半汗方疗，汗少寒多麻倍入，汗多倍桂热加膏。

【注】疟病初起，寒热不多不少两平者，宜桂麻各半汤汗之。汗少寒多热少者，倍麻黄汤汗之。汗多寒少热平者，倍桂枝汤汗之，热多者，更加石膏。

麻黄羌活汤　桂枝羌活汤　麻黄羌活加半夏汤　白虎汤　白虎桂枝汤　柴胡白虎汤　柴胡桂枝汤

寒多寒疟而无汗，麻黄羌活草防寻。热多有汗为风疟，减麻添桂呕半均。先热后寒名温疟，白虎汗多合桂君。瘅疟但热柴白虎，牝疟惟寒柴桂亲。

【注】此皆诸疟初起之汗法也。先伤于寒，后伤于风，先寒后热，寒多热少无汗，谓之寒疟，宜用麻黄羌活汤，即麻黄、羌活、防风、甘草也。先伤于寒，后伤于风，先寒后热，热多寒少有汗，谓之风疟，宜用桂枝羌活汤，即桂枝、羌活、防风、甘草也。二证呕者，均加半夏。先伤于风，后伤于寒，先热后寒，谓之温疟，宜用白虎汤，汗多合桂枝汤。阳气盛、阳独发，则但热而不寒，谓之瘅疟，宜用柴胡白虎汤，即小柴胡合白虎汤也。阴气盛、阴独发，则但寒而不热，谓之牝疟，宜用柴胡桂枝汤，即小柴胡合桂枝汤也。

草果柴平汤　大柴胡汤

食疟痞闷噫恶食，草果小柴平胃宜，疟里便硬大柴下，硝槟果朴量加之。

【注】因食而病疟者，则痞闷、噫气、恶食，宜小柴胡合平胃散加草果清之。凡疟有里不清、便硬者，宜大柴胡汤加芒硝、厚朴、草果、槟榔下之。

清脾饮

疟疾已经汗吐下，清解未尽寒热方，清脾白术青朴果，小柴参去入苓姜。气虚加参痰橘半，饮多宜逐倍姜榔，渴热知膏天花粉，食滞麦曲湿泽苍。

【注】疟疾已经或汗、或吐、或下，表里无证，法当清解，宜用清脾饮和之。即白术、青皮、厚朴、草果、柴胡、黄芩、半夏、甘草、茯苓、生姜也。气虚者加人参，痰多者加橘红倍半夏，饮多者倍生姜加槟榔，渴热者加知母、石膏、天花粉，食滞者加麦芽、神曲，湿盛者加泽泻、苍术。

## 久疟　虚疟　劳疟

久疟气虚脾胃弱，四兽益气等汤斟。劳疟鳖甲十全补，热除芪桂入柴芩。

【注】久患疟疾，形气俱虚，脾胃弱不思食，宜用四兽饮、补中益气等汤，斟酌治之。久病劳损，气血两虚，而病疟疾者，名曰劳疟。宜用十全大补汤，倍加鳖甲，热盛者除去黄芪、肉桂，加柴胡、黄芩也。

柴胡截疟饮　密陀僧散

诸疟发过三五次，表里皆清截法先。未清截早发不已，已清不截正衰难。截虚柴胡截疟饮，小柴梅桃槟常山。截实不二陀僧散，烧酒冷调服面南。

【注】凡疟按法治之，发过三五次，表里无证，当先以截疟药截之。若表里未清截早，则疟疾必复发之不已。表里已清不截，则正衰邪盛而难治也。截不足人之疟，宜用小柴胡汤加常山、槟榔、乌梅、桃仁、姜、枣煎，并滓露一宿，次日发前一二时小温服，恶心以糖拌乌梅肉压之。截有余人之疟，宜用不二饮全方，或密陀僧细末，大人七分，小儿量之，冷烧酒调，面南如前法服之。一服不愈，再服必止，戒鸡、鱼、豆腐、面食、羹汤、热粥、热物。

## 痎疟　疟母

痎疟经年久不愈，疟母成块结癖癥，形实控涎或化滞，攻后余法与前同。

【注】痎疟，经年不愈之老疟也。疟母，久疟腹中成块癖也。形实宜用控涎丹以攻痰饮，或用化滞丸以攻积滞。攻后之余法，与前所治疟法同也。

桂枝麻黄柴胡四物去杏仁加桃仁汤

疟在夜发三阴疟，桂麻柴物杏易桃，鬼疟尸注多恶梦，恐怖苏合效功高。

【注】疟在夜发，名曰三阴疟疾。初热宜用桂枝汤、麻黄汤、小柴胡汤、四物汤方合剂，以杏仁易桃仁，增损汗之。汗解之后，余同前法。鬼疟亦多在夜发，由尸气注之，比三阴疟疾，则夜多恶梦，时生恐怖，宜用苏合香丸治之。

## 霍乱总括

挥霍变乱生仓促，心腹大痛吐利兼，吐泻不出干霍乱，舌卷筋缩入腹难。

【注】欲吐不吐，欲泻不泻，心腹大痛，名曰干霍乱，又名搅肠痧。

若舌卷筋缩，则卵阴入腹，难治也。

藿香正气散　二香汤　甘露饮

霍乱风寒暑食水，杂邪为病正气方。霍苏陈半茯苓草，芷桔腹皮厚朴当。转筋木瓜吴萸入，暑合香薷湿入苍。暑热六一甘露饮，寒极乌附理中汤。

【注】霍乱之病，得之于风寒暑食水邪杂糅为病，乱于肠胃，清浊相干，故心腹大痛吐泻也。藿香正气散，即藿香、苏叶、陈皮、半夏、茯苓、甘草、白芷、桔梗、大腹皮、厚朴也；暑则吐多，合香薷饮名二香汤。湿则泻多，加苍术。暑热甚者，用辰砂六一散，或五苓散加石膏、滑石、寒水石，名甘露饮。寒极肢厥脉伏者，用炮川乌、炮川附合理中汤。

## 噎膈翻胃总括

三阳热结伤津液，干枯贲幽魄不通，贲门不纳为噎膈，幽门不放翻胃成。二证留连传导隘，魄门应自涩于行，胸痛便硬如羊粪。吐沫呕血命难生。

【注】三阳热结，谓胃、小肠、大肠三腑热结不散，灼伤津液也。胃之上口为贲门，小肠之上口为幽门，大肠之下口为魄门。三腑津液既伤，三门自然干枯，而水谷出入之道不得流通矣。贲门干枯，则纳入水谷之道路狭隘，故食不能下，为噎塞也。幽门干枯，则放出腐化之道路狭隘，故食入反出为翻胃也。二证留连日久，则大肠传导之路狭隘，故魄门自应燥涩难行也。胸痛如刺，胃脘伤也。便如羊粪，津液枯也。吐沫呕血，血液不行，皆死证也。

人参利膈丸　汞硫散

五汁大黄清燥热，丁沉君子理虚寒，便秘壅遏应利膈，吐逆不止汞硫先。利膈小承参草木，归藿槟桃麻蜜丸，汞一硫二研如墨，老酒姜汁服即安。

【注】五汁，谓五汁饮，以清燥干也。大黄，谓大黄汤，即大黄一味，用姜汁炙大黄片变黑黄色，量人强弱，每服二三钱，加陈仓米一撮，葱白二茎，煎去滓服，以治热结也。丁香、沉香加入四君子、六君子、

理中汤内，治虚寒也。利膈，谓利膈丸，即枳壳、厚朴、大黄，人参、甘草、木香、当归、藿香、槟榔、桃仁、火麻仁，蜜为丸也。汞硫，谓汞硫散也。

四君子汤　四物汤　二陈汤　二十四味流气饮

气少血枯四君物，痰多气滞二陈流。余者亦同呕吐法，竭思区画待天休。

【注】气少者宜四君子汤，血枯者宜四物汤，痰多宜二陈汤，气滞者宜二十四味流气饮。其余之治法同呕吐。此病虽竭心思区画，亦不过尽人事以待天命也。

## 呕吐哕总括

有物有声谓之呕，有物无声吐之征，无物有声哕干呕，面青指黑痛厥凶。

【注】面色青，指甲黑也，中痛不止，肢厥不回，其凶可知也。

小半夏汤　橘皮半夏汤　大半夏汤　黄连半夏汤　丁萸六君汤

呕吐半姜为圣药，气盛加橘虚蜜参，热盛姜连便闭下，寒盛丁萸姜六君。

【注】便闭，谓大小二便闭而不行，宜攻下也。初吐切不可下，恐逆病势也。

五汁饮　硫汞散　化滞丸

润燥止吐五汁饮，芦荠甘蔗竹沥姜，呕吐不下硫汞坠，积痛作吐化滞良。

【注】五汁饮：即芦锥、荸荠、甘蔗、竹沥、姜汁也。呕吐诸药，汤水到咽即吐者，宜用重坠之药，以石硫黄二钱，水银一钱，同研如煤色极细，用老酒姜汁调服。稍点白滚汤，亦可顿服之，其药即不能吐出。次日大便，出黑色秽物，诸汤水药服之，则不吐也。如不大便黑色，再服，以大便利为度。吐而痛者，乃积也，宜化滞丸。

## 诸泄总括

湿泻 濡泻 水泻 洞泻 寒泻 飧泻 脾泻 肾泻

湿胜濡泻即水泻，多水肠鸣腹不疼。寒湿洞泻即寒泻，鸭溏清澈痛雷鸣。完谷不化名飧泻，土衰木盛不升清。脾虚腹满食后泻，肾泻寒虚晨数行。

【注】濡者，水也。洞者，直倾下也。鸭溏，如鸭屎之溏，澄澈清冷也。痛，腹痛也。雷鸣，肠鸣甚也。不升清，谓清气在下不上升也。脾泻，脾虚也。食泻，饮食后即泻也。晨数行，每至早晨行泻数次也。

食泻 胃泻 饮泻 痰泻 火泻 暑泻 滑泻 大瘕泻

伤食作泻即胃泻，噫气腹痛秽而黏。渴饮泻复渴饮泻，时泻时止却属痰。火泻阵阵痛饮冷，暑泻面垢汗渴烦。滑泻日久不能禁，大瘕今时作痢看。

【注】过食作泻，名曰食泻，即胃泻也。秽而黏，所泻之物臭而黏也。渴而饮，饮而泻，泻而复渴，渴而复饮，饮而复泻，饮泻也。时或泻，时或不泻，属痰泻也。阵阵，谓泻一阵、痛一阵也。大瘕泻，即今时之痢疾病也。

## 泄泻死证

泄泻形衰脉实大，五虚哕逆手足寒，大孔直出无禁止，下泻上嗽命多难。

【注】五虚，谓脉细，皮寒，气少，水浆不入，大便不禁也。大孔，谓肛门大孔不禁也。

参苓白术散

湿泻胃苓分清浊，寒泻理中附子添。飧泻升阳益胃治，倍加芍药减黄连。脾泻参苓白术散，扁豆四君莲肉攒。意苡山药缩砂桔，肾泻二神四神丸。

【注】参苓白术散：即扁豆、人参、白术、茯苓、炙草、莲肉、薏苡仁、山药、缩砂、桔梗也。二神丸，即补骨脂、肉豆蔻，本方加吴茱萸、五味子，名四神丸。

青六散　芍药芩连葛根汤　八柱散

食泻实下虚消导，饮泻实者神祐斟。虚者春泽甘露饮，痰泻实攻虚六君。火泻草芍芩连葛，暑泻红曲六一匀。滑泻八柱理中附，粟壳乌梅诃蔻寻。

【注】食泻形气实者，宜大承、化滞等药下之，形气虚者，宜枳术、平胃等消导之。神祐斟，谓虽当用神祐丸逐饮，然亦斟酌不可过也。春泽，谓春泽汤也。甘露饮，谓五苓甘露饮也。芍药芩连葛根汤，即甘草、芍药、黄芩、黄连、葛根也。青六散，即六一散加红曲也。八柱散，附子理中汤加罂粟壳、乌梅、诃子、肉蔻也。

泻心导赤散　茯苓车前子饮　苓桂理中汤

口糜泄泻虽云热，上下相移亦必虚，心脾开窍于舌口，小肠胃病化职失。糜发生地通连草，泻下参苓白术宜，尿少茯苓车前饮，火虚苓桂理中医。

【注】口疮糜烂泄泻一证，古经未载，以理推之，虽云属热，然其上发口糜下泻即止，泄泻方止，口糜即生，观其上、下相移之情状，亦必纯实热之所为也。心之窍开于舌，脾之窍开于口，心脾之热，故上发口舌疮赤糜烂。胃主消化水谷，小肠主盛受消化，心脾之热下移小肠胃腑，则运化之职失矣，故下注泄泻也。口糜发时，晚用泻心导赤散，滚汤淬服之，即生地、木通、黄连、甘草梢也。下泄泻时，早晚用参苓白术散、糯米汤服之。若小便甚少，下利不止，则为水走大肠，宜用茯苓、车前子二味各等分，煎汤时时代饮，利水导热。若服寒凉药口疮不效，则为虚火上泛，宜用理中汤加肉桂大倍茯苓，降阳利水。降阳而口糜自消，水利泄泻自止，可并愈也。

## 痢疾总括

大瘕小肠大肠泻，肠澼滞下古痢名。外因风暑湿蒸气，内因不谨饮食生。白痢伤气赤伤血，寒虚微痛热窘疼。实坠粪前虚坠后，湿热寒虚初久称。

【注】大瘕泻者，里急后重，数至圊而不能便，茎中痛也。小肠泻者，溲涩而便脓血，少腹痛也。大肠泻者，食已窘迫，大便色白，肠鸣

切痛也。肠澼者，饮食不节，起居不时，阴受之，则入五脏，䐜胀闭塞，下为飧泻，久为肠澼，腹痛下血也。滞下者，积汁垢腻，与湿热滞于肠中，因而下也。此皆古痢之名也。然痢之为病，里急后重，下利脓血，小便赤涩。里急者，腹痛积滞也。后重者，下坠气滞也。小便赤涩者，湿热郁滞也。皆因外受风暑湿蒸之气，内伤生冷饮食过度而生也。白痢自大肠来。大肠与肺为表里，肺主气，故属伤气也。赤痢自小肠来，小肠与心为表里，心主血，故属伤血也。寒闭痛甚，寒开痛微，痢开病减，故痛微也。虚者少气，气无壅滞，故亦痛微也。热者多实，性急不得舒通，故窘痛甚也。后坠下迫肛门，粪出坠止，为粪前坠，乃滞也，故曰实坠。粪出更坠，为粪后坠，非滞也，故曰虚坠。初痢多属湿热，久痢多属寒虚也。

噤口痢　水谷痢　风痢　休息痢　热痢　寒痢　湿痢　五色痢

噤口饮食俱不纳，水谷糟粕杂血脓。风痢坠重圊清血，休息时作复时停。热痢鱼脑稠黏秽，寒痢稀澥❶白清腥。湿痢黑豆汁浑浊，五色相杂脏气凶。

【注】噤口痢者，下利不食，或呕不能食也。水谷痢者，糟粕脓血杂下也。风痢者，似肠风下清血而有坠痛也。休息痢者，时发作时停止也。五色痢者，五色脓血相杂而下也，若有脏腐尸臭之气则凶。

## 痢疾死证

水浆不入利不止，气少脉细皮肤寒，纯血噤口呕脏气，身热脉大命难全。

【注】下利不止，水浆不入，气少脉细，皮肤寒，死于阳绝也。下利纯血，噤口，呕逆脏气，身热脉大，死于阴绝也。

仓廪汤　大黄黄连汤

初痢表热宜仓廪，里热冲心大黄连。寒痢理中诃蔻缩，附白桂赤不须言。

【注】初痢有表证发热者，不宜攻之，法当先解其外，用仓廪汤汗

❶ 稀澥（xiè 泄）：由糊状物或胶状物而变稀。

之。里热盛，上冲心作呕噤口者，法当先攻其里，用大黄、黄连、好酒煎服攻之。寒痢宜用理中汤，加诃子、肉蔻、缩砂。白多者加附子，赤多者加肉桂也。

芍药汤

初痢内外无大热，芩连枳木芍归榔，桂草尿涩滑石倍，利数窘痛入大黄。

【注】初痢外无表热，内热不盛，宜用芍药汤。即黄芩、黄连、枳实、木香、芍药、当归、槟榔、甘草、肉桂少许也。小便涩赤加滑石，下利次数无度，下坠痛甚，入大黄也。

香连和胃汤　参连开噤汤　贴脐法

痢疾下后调气血，宜用香连和胃汤，黄芩芍药香连草，陈皮白术缩砂当。赤虚更加椿榆炒，白虚参苓共炒姜，噤口参连石莲子，贴脐王瓜藤散良。

【注】痢疾攻后病势大减，宜调气血，用香连和胃汤，即黄芩、芍药、木香、黄连、甘草、陈皮、白术、缩砂、当归也。赤痢下血多虚者，当涩之，加炒椿根白皮、炒地榆。白痢日久气虚者，加人参、茯苓、炒干姜以补之。实而噤口堪下者，以大黄黄连汤下之。不堪下者，内以人参、黄连、石莲子煎汤，徐徐服之，下咽即好。外以贴脐王瓜藤散，即王瓜藤、茎、叶经霜者，烧灰香油调，纳脐中，即有效也。

真人养脏汤

久痢寒热乌梅治，寒虚滑痢养脏汤，参术肉蔻归诃桂，芍药罂粟草木香。

【注】久痢脏有寒热不分者，宜用乌梅丸调和之。寒虚滑脱者，宜用养脏汤温补之，即人参、白术、肉蔻、当归、诃子、肉桂、芍药、罂粟壳、甘草、木香也。

香连平胃散　胃风汤

水谷调中益气治，湿痢香连平胃方，虚湿风痢胃风治，桂粟八珍减地黄。

【注】水谷痢者，乃脾胃虚，腐化不及，宜调中益气汤。湿痢宜木香、黄连，合平胃散方。湿而虚者，宜用胃风汤，即肉桂、粟米、八珍

汤减地黄也。

## 五色痢休息痢治法

五色休息皆伤脏，涩早滞热蕴于中，补之不应脉有力，日久仍攻余法同。

【注】五色、休息二痢，皆因用止涩药早，或因滞热下之未尽，蕴于肠胃，伤脏气也。用一切补养之药不应，则可知初病非止涩太早，即下之未尽也。诊其脉若有力，虽日久仍当攻也。其余治法，与诸痢同。

## 疸证总括

面目身黄欲安卧，小便浑黄疸病成，已食如饥饱烦眩，胃疸谷疸酒疸名，女劳额黑少腹急，小便自利审瘀生，黄汗微肿皆湿热，阴黄重痛厥如冰。

【注】面目身黄，但欲安卧，小便黄浑，此黄疸病已成也。如已食如饥，食难用饱，饱则心烦头眩，此欲作胃疸。胃疸者，即谷疸也。若已见黄色，疸已成矣。得之于胃有湿热，大饥过食也。酒疸者，得之于饮酒无度，而发是病也。女劳疸者，疸而额黑，少腹急，小便自利，得之于大劳大热与女交接也。瘀血发黄，亦少腹急，小便自利，但不额黑耳。详在伤寒门。黄汗者，汗出黄色染衣，面目微肿，得之于素有湿热，汗出入水浴之也。此皆湿热而成，惟阴黄则属湿寒。阴黄者，身重而痛，厥冷如冰。详在伤寒门。

## 疸病死证

疸过十日而反剧，色若烟熏目暗青，喘满渴烦如啖蒜，面黧汗冷及天行。

【注】仲景曰：黄疸之病，当以十八日为期，治之十日以上宜差，反剧为难治也。色若烟熏，目神暗青，阳黄死证也。喘满渴烦不已，心胸如啖蒜刺痛，黄毒入腹，死证也。面色黧黑，冷汗漐漐，阴黄死证也。天行疫疠发黄，名曰瘟黄，死人最暴也。

麻黄茵陈醇酒汤　茵陈蒿汤　栀子柏皮汤　茵陈五苓散

表实麻黄茵陈酒，里实茵陈栀大黄，无证茵陈栀子柏，尿少茵陈五苓汤。

【注】诸疸表实无汗者，以麻黄、茵陈，无灰好酒煎服汗之。里实不便，以茵陈、栀子、大黄下之。无表里证，以茵陈、栀子、柏皮清之。小便短少，以茵陈五苓散利之。

胃疸汤

谷疸热实宜乎下，不实宜用胃疸汤，茵陈胃苓减草朴，连栀防己葛秦方。

【注】胃疸汤，即茵陈、苍术、陈皮、白术、茯苓、猪苓、泽泻、黄连、栀子、防己、葛根、秦艽也。

茵陈解酲汤　栀子大黄汤　蔓菁散　加味玉屏风散

酒疸虚茵解酲汤，实用栀豉枳大黄，黄汗一味蔓菁散，石膏茵陈芪术防。

【注】酒疸虚者，用茵陈解酲汤，即葛花解酲汤加茵陈也。实者，用栀子大黄汤，即栀子、淡豆豉、枳实、大黄也。黄汗宜用蔓菁子一味，为细末，每服二钱，日三，井华水[1]调服，小便白则愈。或用加味玉屏风散，即石膏、茵陈、黄芪、白术、防风也。

石膏散　肾疸汤

女劳实者膏滑麦，女劳虚者肾疸医，升阳散火减去芍，加芩柏曲四苓俱。

【注】石膏散，即煅石膏、飞滑石，各等分，每服二钱，大麦汤调服。肾疸汤，即升阳散火汤减去芍药，乃升麻、苍术、防风、独活、柴胡、羌活、葛根、人参、甘草，加入黄芩、黄柏、神曲、白术、茯苓、猪苓、泽泻也。

## 积聚总括

五积六聚本难经，七癥八瘕载千金。肠覃石瘕辨月事，痃癖之名

[1] 井华水：清晨第一次汲取的井泉水。又称井花水。

别浅深。脏积发时有常处，腑聚忽散无本根。癥类积痃瘕聚癖，肠满汁溢外寒因。

【注】五积、六聚之名，本乎《难经》。五积者，肥气、伏梁、痞气、息贲[1]、奔豚也。六聚者，积之着于孙络、缓筋、募原、膂筋、肠后、输脉也。七癥、八瘕之名，载《千金方》。七癥者，蛟、蛇、鳖、肉、发、虱、米也。八瘕者，青、黄、燥、血、脂、狐、蛇、鳖也。肠覃者，积在肠外，状如怀子，月事以时而下。石瘕者，积在胞中，状如怀子，月事不以时下，故曰辨月事也。痃者，外结募原肌肉之间。癖者，内结隐僻膂脊肠胃之后，故曰别浅深也。然积者属脏，阴也，故发有常处，不离其部。聚者属腑，阳也，故发无根本，忽聚忽散。癥不移，而可见，故类积、类痃也。瘕能移，有时隐，故类聚、类癖也。积聚、癥瘕、肠覃、石瘕、痃癖之疾，皆得之于喜怒不节则伤脏，饮食过饱则伤腑，肠胃填满，汁液外溢，为外寒所袭，与内气血、食物凝结相成也。

## 积聚难证

积聚牢坚不软动，胃弱溏泻不堪攻，奔豚发作状欲死，气上冲喉神怖惊。

【注】积聚牢固不动，坚硬不软，则病深矣。胃弱食少、大便溏泻，不堪攻矣。五积之中，奔豚最为难治，若更发作，正气虚不能支，其状欲死，从少腹起，气上冲喉，神色惊怖，皆恶候也。

## 积聚治法

积聚胃强攻可用，攻虚兼补正邪安，气食积癖宜化滞，温白桃仁控涎丹。

【注】积聚宜攻，然胃强能食，始可用攻。若攻虚人，须兼补药，或一攻三补，或五补一攻，攻邪而不伤正，养正而不助邪，则邪正相安也。凡攻气食积癖，宜用秘方化滞丸。方在内伤门。攻积聚、癥瘕，宜用温白丸，即万病紫菀丸，方倍川乌。攻血积、血瘕，宜用桃仁煎，即桃仁、

[1] 贲：通“奔”。《汉书·百官公卿表》：“卫士旅贲。”

大黄各一两，虻虫炒五钱，朴硝一两，共为末，先以醇醋一斤，用砂器慢火煎至多半钟，下末药搅良久，为小丸，前一日不吃晚饭，五更初，温酒送下一钱，取下恶物如豆汁鸡肝。未下，次日再服，见鲜血止药。如无虻虫，以䗪虫代之，然不如虻虫为愈也。攻痰积，宜用控涎丹。方在痰饮门。

## 疝证总括

经云任脉结七疝，子和七疝主于肝，肝经过腹环阴器，任脉循腹里之原。疝证少腹引阴痛，冲上冲心二便难，厥吐瘕癥狐出入，溃脓癃秘木癫顽。

【注】经曰：任脉为病，男子内结七疝，女子带下瘕聚。瘕聚者，即女子之疝也。七疝主任者，原以任脉起中极，循腹里也。七疝主肝者，盖以肝经过腹里，环阴器也。是以诸疝病，无不由是二经，故主之也。疝病之证，少腹痛引阴丸，气上冲心，不得二便者，为冲疝也。少腹痛引阴丸，肝之逆气冲胃作吐者，为厥疝也。少腹之气不伸，左右癥块作痛者，为瘕疝也。卧则入腹，立则出腹入囊，似狐之昼则出穴而溺，夜则入穴而不溺者，为狐疝也。少腹痛引阴丸，横骨两端约文中状如黄瓜，内有脓血者，为㿉疝也。少腹痛引阴丸，小便不通者，为癃疝也。少腹不痛，阴囊肿大顽硬者，为癫疝也。

## 疝证同名异辨

血疝便毒溃鱼口，㿉癫气坠筋即疳，水疝胞痹皆癃疝，冲似小肠腰痛连。

【注】有谓血疝者，其证即便毒鱼口也。㿉疝者，其证即癫疝也。气疝者，即偏坠也。筋疝者，即下疳也。水疝小便不通，胞痹即膀胱气，皆癃疝也。冲疝证似小肠气，而更连腰痛也。

## 诸疝治法

治疝左右分气血，尤别虚湿热与寒，寒收引痛热多纵，湿肿重坠虚轻然。

【注】疝病，凡在左边阴丸属血分，凡在右边阴丸属气分。凡寒则收引而痛甚，热则纵而痛微。凡湿则肿而重坠，而虚亦肿坠，但轻轻然而不重也。

当归温疝汤　乌桂汤

中寒冷疝归芍附，桂索茴楝泽萸苓，外寒入腹川乌蜜，肉桂芍草枣姜同。

【注】当归温疝汤，即当归、白芍、附子、肉桂、延胡索、小茴香、川楝子、泽泻、吴茱萸、白茯苓也。乌桂汤，即川乌、蜂蜜、肉桂、白芍药、炙甘草、生姜、大枣也。

乌头栀子汤

外寒内热乌栀炒，水酒加盐疝痛安，㿗疝不问新与久，三层茴香自可痊。

【注】此茴香丸。方在《医宗必读》。

十味苍柏散

醇酒厚味湿热疝，不谨房劳受外寒，苍柏香附青益草，茴索楂桃附子煎。

【注】此散，即苍术、黄柏、香附、青皮、益智、甘草、小茴香、南山楂、元胡索、桃仁、附子也。

茴楝五苓散　大黄皂刺汤

膀胱水疝尿不利，五苓茴楝与葱盐，瘕硬血疝宜乎下，大黄皂刺酒来煎。

【注】大黄皂刺汤，即大黄、皂刺各三钱，酒煎服也。

羊肉汤

血分寒疝女产后，脐腹连阴胀痛疼，羊肉一斤姜五两，当归三两水八升。

夺命汤

冲疝厥疝痛上攻，脐悸奔豚气上行，吴茱一味为君主，肉桂泽泻白茯苓。

青木香丸

气疝诸疝走注痛，青木香附吴萸良，巴豆拌炒川楝肉，乌药荜澄小茴香。

【注】青木香丸，即青木香五钱，酒醋浸炒吴茱萸一两，香附醋炒一两，荜澄茄五钱，乌药五钱，小茴香五钱，巴豆仁二十一粒、研碎拌炒川楝肉五钱，为末合均，葱涎为小丸，每服三钱，酒盐任下立愈。及能医一切疝痛神效。

茴香楝实丸

楝实狐疝一切疝，楝肉茴香马蔺芫，三萸二皮各一两，仍宜急灸大敦安。

【注】茴香楝实丸，治狐疝及一切诸疝，即川楝肉、小茴香、马蔺花、芫花醋炒变焦色，山茱萸、吴茱萸、食茱萸、青皮、陈皮各一两，为末，醋糊为小丸，酒送二钱。

【按】大敦，肝经穴，在足大趾甲后有毛处，诸疝均宜灸之即安。

# 卷四十三

## 头痛眩晕总括

头痛痰热风湿气，或兼气血虚而疼，在右属气多痰热，左属血少更属风。因风眩晕头风痛，热晕烦渴火上攻，气郁不伸痰呕吐，湿则重痛虚动增。

【注】头痛，属痰，属热，属风，属湿，属气，或兼气虚、血虚。因风而痛，谓之头风，必眩晕。因热而痛晕者，则烦渴。因气郁而痛晕者，则志意不伸。因痰而痛晕者，则呕吐痰涎。因湿而痛晕者，则头重不起。因虚而痛晕者，动则更痛更晕也。

## 头痛眩晕死证

真头脑痛朝夕死，手足厥逆至节青，泻多眩晕时时冒，头猝大痛目瞀[1]凶。

【注】真头痛，痛连脑内，手足青冷至肘膝之节，朝发夕死。凡头痛眩晕，时时迷冒，及头目猝然大痛，目视不见，或泻多之后，皆凶证也。

荜茇散　芎芷石膏汤

头风嗃鼻热荜茇，湿盛瓜蒂入茶茗，风盛日久三圣散，内服芎芷石膏灵。芎芷石膏菊羌藁，苦加细辛风防荆，热加栀翘芩薄草，便秘尿红硝黄攻。

【注】一切头风兼热者，以荜茇散嗃鼻。即荜茇一味为末，用猪胆汁拌过嗃之，作嚏立愈。一切头风兼湿者，以瓜蒂、松萝茶，二味为末，嗃之出黄水立愈。头风风盛时发，日久不愈，则多令人目昏，以三圣散嗃之，方在中风门内。用芎芷石膏汤，即芎、芷、石膏、菊花、羌活、藁本也。苦痛者加细辛，风盛目昏加防风、荆芥穗，热盛加栀子、连翘、黄芩、薄荷、甘草，大便秘小便赤加硝、黄，攻之自愈也。

[1] 目瞀：眼睛昏花。

茶调散　清震汤　滚痰丸　人参芎附汤

风热便利茶调散，雷头荷叶苍与升，痰热滚痰芎作引，虚寒真痛附参芎。

【注】雷头风痛，头面疙瘩，耳闻雷声，宜清震汤，即荷叶、苍术、升麻也。人参芎附汤，即人参、川芎、川附也。

芎犀丸

偏正头风芎犀丸，血虚四物薄羌天，气虚补中加芎细，气逆降气黑锡丹。

【注】血虚，面少血色，或久脱血也。天，天麻也。降气，苏子降气汤也。

芎麻汤　半夏白术天麻汤

欲吐晕重风痰痛，芎麻汤下白丸宁，虚者六君芪干柏，天麻曲蘖泽苍同。

【注】麻，天麻也。白丸，青州白丸子也。虚者，谓风痰兼气虚者，宜半夏白术天麻汤，即六君子加黄芪、干姜、黄柏、天麻、神曲、麦蘖、泽泻、苍术也。

荆穗四物汤

头晕头痛同一治，血虚物穗气补中，气血两虚十全补，上盛下虚黑锡灵。

【注】头晕之虚实寒热诸证，同乎头痛一治法也。其有因血虚，宜用荆穗四物汤，即当归、川芎、白芍、熟地黄、荆芥穗也。气虚，宜用补中益气汤。气血两虚，宜用十全大补汤。上盛下虚，宜用黑锡丹。

## 眼目总括

目为五脏六腑精，气白筋黑骨精瞳，血为眦络肉约束，裹撷[1]系属脑项中。经热腠开因风入，合邪上攻赤肿疼，轻者外障生云翳，重者积热顿伤睛。

【注】经曰：五脏六腑之精气，皆上注于目而为之精。精之窠为眼，

[1] 裹撷（xié 斜）：包裹，挟带。

气之精为白眼，筋之精为黑眼，骨之精为瞳子，血之精为络眦，肉之精为约束，即眼胞也，裹撷筋骨血气之精，而与脉系上属于脑，后出于项中。因经热蒸开腠理，故风邪得以入之，风热之邪合上攻于目，赤肿疼痛。轻者则为外障，或暴生云翳，重者则积热之甚，陡然痛伤睛也。

## 外障病证

火眼赤肿泪涩痛，硬肿多热软多风，睑粟烂弦鸡蚬肉，努肉赤脉贯瞳睛；血灌瞳仁高突起，旋螺尖起蟹睛疼，拳毛风泪风痒极，赤膜下垂黄膜冲。

【注】风热上攻，目赤肿痛多泪，隐涩难开，火眼也。肿而硬者，属热盛也，宜先下之。肿而软者，属风盛也，宜先发散。两睑上、下初生如粟，渐大如米，或赤或白，不甚疼痛，谓之睑生风粟。两睑粘睛，赤烂痒痛，经年不愈，谓之烂弦风，又名赤瞎。睑内如鸡冠，蚬肉翻出，视物阻碍，痛楚羞明，谓之鸡冠蚬肉。此皆脾经风热为病也。两眦筋膜努出，谓之努肉攀睛。两眦赤脉渐渐侵睛，谓之赤脉贯睛。两眼混赤如朱，痛如针刺，谓之血灌瞳仁。两眼痒痛，忽然突起，谓之突起睛高。目中大痛，忽生翳膜，状如旋螺，谓之旋螺尖起。目中大痛，忽然瞳睛努如蟹目，谓之蟹睛疼痛，又名损翳。此皆肝、心二经积热也。两睑燥急，睫毛倒刺，谓之倒睫拳毛。两目冲风，泪出涓涓，冬月尤甚，谓之迎风流泪。两目连眦痒极不痛，谓之风痒难任。目中从下忽生黄膜，侵睛疼痛，谓之黄膜上冲。目中从上忽生赤膜，垂下遮睛，谓之赤膜下垂；又名垂帘翳。此皆心、肝、脾三经风热为病也。

## 内障病证

内障头风五风变，珠白黄绿不光明，头风痛引目无泪，相注如坐暗室中，绿风头旋连鼻痛，两角相牵引目疼，时或白花红花起，同绿黑花为黑风，乌花不旋渐昏暗，黄风雀目久金睛，青风微旋不痒痛，青花转转目昏蒙。

【注】内障之病，每因头风五风变成。初病瞳珠渐渐变色，睛里隐隐似翳，或白或黄或绿，虽与不患之眼相似，然无精彩光明射人。病头

风者，发则头痛引目无泪，或左目，或右目，或先左目，或后右目，相注不定，如坐暗室之中，此头风伤目之渐也。绿风者，头旋两角连鼻相牵引，目疼痛时，或见起白花、红花，此绿风伤目之渐也。黑风者，证同绿风，时时见起黑花，此黑风伤目之渐也。乌风者，亦同黑风，但不旋晕而见乌花，渐渐昏暗，此乌风伤目之渐也。黄风者，久病雀目，瞳睛金色，此黄风伤目之渐也。青风者，头微旋不痒不痛，但见青花转转，日渐昏蒙，此青风伤目之渐也。

菊花通圣散　洗刀散

暴发火眼通圣菊，外障等证减加方，风盛羌加防麻倍，热盛加连倍硝黄。痛生翳膜多伤目，洗刀更入细独羌，元参木贼白蒺藜，草决蝉蜕蔓青葙。

【注】菊花通圣散，即防风通圣散加菊花也。洗刀散，即本方更加细辛、羌、独、蔓荆、青葙子等药也。

## 内外障治

外障无寒一句了，五轮变赤火因生。内障有虚心肾弱，故如不病损光明。火能外鉴水内照，养神壮水自收功，五风内变诸翳障，眼科自有法能攻。

【注】外障目病，子和曰：目不因火不病。所以五轮变赤，气轮白睛，火乘肺也。肉轮目胞，火乘脾也。风轮黑睛，火乘肝也。水轮瞳仁，火乘肾也。血轮两眦，火自甚也。故能治火者，一句便了也。治火之法，在药则咸寒吐之下之，在针则神庭、上星、囟会、前项、百会刺之，翳者可使立退，痛者可使立已，昧者可使立明，肿者可使立消矣。内障目病，虽亦无寒，然有虚也。虚或兼热，亦属虚热，故不赤肿疼痛，如不病眼人，但不精彩光明也。心虚则神不足，神者火也，火内暗而外明，故不能外鉴而失其光明也。肾虚则精不足，精者水也，水外暗而内明，故不能内照而失其光明也。心虚者，则养心神；肾虚者，则壮肾水，自可收功于不明也。其五风内变诸翳，如圆翳、冰翳、清翳、涩翳、散翳、横翳、浮翳、沉翳、偃月、枣花、黄心、黑风等翳，俱列在眼科，方书自有治法，难以尽述，此特其大概耳。

## 牙齿口舌总括

牙者骨余属乎肾，牙龈手足两阳明，齿长豁动为肾惫，牙疼胃火风寒虫。不怕冷热为风痛，火肿喜冷得寒疼，寒不肿蛀喜热饮，虫牙蚀尽一牙生。

【注】牙齿者，骨之余，属乎肾也。若无故齿长，疏豁而动，则为肾衰惫也。上牙龈属足阳明，下牙龈属手阳明。牙痛皆牙龈作痛，惟寒牙痛，则为客寒犯脑，多头连齿痛，为寒邪也，故喜热饮，不肿不蛀也。余者，皆为胃火、邪风、湿热也。火牙疼多肿喜饮冷，得寒则更疼者，雠仇[1]之意也。虫牙则一牙作痛，蚀尽一牙，又蚀一牙作痛也。

骨槽风　牙痈疮

骨槽龈颊肿硬疼，牙龈腐烂出血脓，牙疳肿硬溃血臭，皆因痘疹癖疾成。

【注】骨槽风者，牙龈连颊硬肿疼痛，牙龈腐烂，出血脓也。牙疳，以骨槽溃后肿硬不消，然出臭血，而不出脓水也，且皆痘疹癖疾之后而成也。

清胃散

清胃血分火牙痛，生地归连升牡饶，气分宜加荆防细，积热凉膈入升膏。

【注】胃火牙痛，赤肿出血者，则为血分，宜用清胃散，即生地、当归、黄连、升麻、牡丹皮也。饶者，倍加升麻、丹皮也。若肿痛牙龈不出血者，则为气分，宜加荆芥、防风、细辛，以散其热。若肠胃积热，肿痛烂臭，宜用凉膈散加升麻、石膏，以下其热可也。

温风散

温风风牙归芎细，荜茇藁芷露蜂房，寒牙痛加羌麻附，半服含漱吐涎良。

【注】不甚肿痛，不怕冷热，为风牙痛，宜用温风散。即当归、川芎、细辛、荜茇、藁本、白芷、露蜂房也。不肿痛甚，喜饮热汤，为寒

---

[1] 雠仇：仇敌。

牙痛，宜本方再加羌活、麻黄、川附子，温而散之。二方俱服一半，含漱一半，连涎吐之自好也。

一笑丸　玉池散　熏药

诸牙椒巴饭丸咬，玉池藁芷骨槐辛，归芎大豆升防草，虫牙葱韭子烟熏。

【注】诸牙，谓诸牙痛也。均宜一笑丸，即川椒七粒为末，巴豆一粒去皮研匀，饭为丸，绵裹咬痛处，吐涎即止，均宜用玉池散，即藁本、白芷、地骨皮、槐花、细辛、当归、川芎、黑豆、升麻、防风、甘草、煎汤，热漱冷吐。虫牙亦宜此咬漱。更须用韭子或葱子，置小炉中烧之，搁在大水碗内，覆以漏斗，口向虫牙痛处熏之，其虫极小，皆落水碗之中，累效。

芫荑消疳汤

牙疳虽有专科治，然皆未晓累攻神，能食便软犹当下，雄荑黄荟二连芩。

【注】牙疳一病，杀人最速，虽有专科，然皆未晓累攻之法。累攻者，今日攻之，明日又攻之，以肿硬消，黑色变，臭气止为度。若不能食，或隔一日，或隔二三日攻之，攻之后渐能食，不必戒口，任其所食。虽大便溏，仍量其轻重攻之，自见其神。若竟不思食，难任攻下，则死证也。攻药用芫荑消疳汤，即雄黄、芫荑、生大黄、芦荟、川黄连、胡黄连、黄芩也。

## 口舌证治

唇口属脾舌属心，口舌疮糜蕴热深，口淡脾和臭胃热，五味内溢五热淫。木舌重舌舌肿大，唇肿唇疮紧茧唇，暴发赤痛多实热，淡白时痛每虚因。

【注】口舌生疮糜烂，名曰口糜，乃心、脾二经蕴热深也。平人口淡，故曰脾和。口出气臭，则为胃热。不因食五味而口内溢酸味者，乃肝热淫脾也。苦味者，心热淫脾也。甘味者，本经热自淫也。辛味者，肺热淫脾也。咸味者，肾热淫脾也。木舌，谓舌肿硬不痛也。重舌，谓舌下肿似舌也。舌肿，谓舌肿大也。唇肿，谓唇肿痛厚也。唇疮，谓唇

肿溃裂成疮也。紧茧唇，谓唇紧小燥裂也。以上之证，皆属心、脾、胃经蕴热。若暴发赤肿痛甚，多为实热，宜以凉膈散、栀子金花汤，急下其热，可即愈也。若日久色淡疮白，时痛不痛，每属虚热，宜清心莲子饮、知柏四物汤，补中兼清可也。或服凉药久不愈者，以七味地黄汤冷服，引火归原。不效甚者，加附子可立愈也。

## 咽喉总括

胸膈风热咽喉痛，邪盛单双乳蛾生，热极肿闭名喉痹，语言难出息不通。痰盛涎绕喉间响，内外肿闭缠喉风，喉痹缠喉皆危证，溃后无脓肿闭凶。

【注】胸膈上有风热，则咽喉肿痛，风热之邪若盛，则生单双乳蛾，在会厌两旁高肿似乳蛾，故名也。热极则肿闭，汤水不下，言语难出，呼吸不通，名曰喉痹。若热极更兼痰盛，则痰涎绕于喉间，声响咽喉，内外肿闭，汤水不下，名曰缠喉风，皆危病也。或服药、或吹药、或针刺，溃破出脓血则愈。若溃后不出脓血，仍然肿闭，汤水不下则死矣。

如意胜金锭　雄黄解毒丸

咽痛消毒凉膈散，单双乳蛾刺血痊，喉痹缠喉胜金锭，急攻痰热解毒丸，昏噤牙关汤不下，从鼻吹灌度喉关，吐下之后随证治，溃烂珍珠散上安。

【注】咽喉初起肿痛，宜用消毒凉膈散，即防风、荆芥、牛蒡子、栀子、连翘、薄荷、黄芩、甘草、大黄、芒硝也。单双乳蛾，则刺少商出血，在左刺左，在右刺右，在左右刺左右也。喉痹，缠喉初起，病势未甚，或状如伤寒，宜服如意胜金锭，即硫黄、川芎、腊茶、火硝、薄荷、生川乌、生地黄各等分为末，葱自然汁合为锭，重一钱，薄荷汤磨化服，甚者连进三次。若痰涎壅盛，喉间内外肿闭，汤水难下，病势危急，宜用雄黄解毒丸，即雄黄水飞，郁金细末，各二钱半，巴豆仁肥白者十四粒，微去油，以成散为度，合均，醋糊为丸，如绿豆，茶清下七丸，便利吐痰则愈。若昏冒牙关噤急，汤不能下，将药用醋化开十丸，按中风门之法，嗃入鼻内，吐下则愈，其后随证调治可也。若虽愈咽喉溃烂，以珍珠散上之即好。

吹喉七宝散

咽喉诸证七宝散，消皂蝎雄硼二矾，细研如尘取一字，吹中患处效如神。

【注】咽喉诸证，谓咽喉肿痛、单双乳蛾、喉痹、缠喉也。七宝散，即火硝、牙皂、全蝎、雄黄、硼砂、白矾、胆矾也。

## 肩背总括

通气防风汤

通气太阳肩背痛，羌独藁草蔓防芎，气滞加木陈香附，气虚升柴参芪同，血虚当归白芍药，血瘀姜黄五灵红，风加灵仙湿二术，研送白丸治痰凝。

【注】李杲羌活胜湿汤，又名通气防风汤，治太阳经风湿肩背痛，即羌活、独活、藁本、甘草、蔓荆子、防风、川芎也。兼气郁滞痛者，则常常作痛，加木香、陈皮、香附也。气虚郁痛者，则时止时痛，加升麻、柴胡、人参、黄芪也。血虚郁痛者，则夜甚时止，加当归、白芍药也。血瘀郁痛者，则夜痛不止，加姜黄、五灵脂、红花也。风气郁盛者，痛则项肩强，加威灵仙也。湿气郁甚者，痛则肩背重，加苍术、白术也。痰风凝郁者，痛则呕眩，用本汤研送青州白丸子也。

## 心腹诸痛总括

心痛歧骨陷处痛，横满上胸下胃脘，当脐脾腹连腰肾，少腹小大肠胁肝。虫痛时止吐清水，疰即中恶寒外干，悸分停饮与思虑，食即停食冷内寒，水停痰饮热胃火，气即气滞血瘀缘，随证分门检方治，真心黑厥至节难。

【注】歧骨陷处痛，名心痛。横满连胸，名肺心痛。下连胃脘，名胃心痛。连脐，名脾心痛。连腰，名肾心痛。连少腹，名大肠小肠痛。连胁，名肝心痛。时止吐清水，名虫心痛。中恶腹痛，名疰痛。寒邪外干，名中寒痛。悸而痛，名悸心痛。水停心下，属饮也。思虑伤心，属伤也。停食痛，停水痛，停痰痛，胃火痛，气滞痛，血瘀痛，皆不死之证也。当分门施治。惟真心痛，面色黑，四肢逆冷至节，死证也。

化滞丸　清中汤

攻湿积热求化滞，攻寒积水备急丹，火痛二陈栀连蔻，虫用乌梅饮控涎。

【注】化滞丸，成方也。清中汤，即陈皮、半夏、茯苓、甘草、姜炒山栀、黄连、草豆蔻也。

木香流气饮

七情郁结流气饮，思虑悸痛归脾汤，内寒理中外五积，症痛备急血抵当。

小建中汤

木来乘土腹急痛，缓肝和脾小建中，血虚寒痛羊肉治，气虚理中加陈青。

【注】羊肉，谓羊肉汤也。

乌头栀子汤

劫诸郁痛乌栀子，劫而复痛入元明，已经吐下或虚久，急痛欲死求鸦鸣。

【注】诸郁，谓诸寒火郁而痛也。寒多炮川乌为主，热多姜炒栀子为主。元明，元明粉也。鸦鸣，谓以真鸦片末，或加麝香少许，饭丸如桐子大，每服三五丸引。在本草，名一粒金丹。

## 胸胁总括

栝蒌薤白白酒汤　栝蒌薤白半夏汤

栝蒌薤白白酒汤，胸痹胸背痛难当，喘息短气时咳唾，难卧仍加半夏良。

【注】栝蒌薤白白酒汤，即栝蒌实、小根菜，水、白酒煎也。

颠倒木金散

胸痛气血热饮痰，颠倒木金血气安，饮热大陷小陷治，顽痰须用控涎丹。

【注】胸痛之证，须分属气、属血、属热饮、属老痰。颠倒木金散，即木香、郁金也。属气郁痛者，以倍木香君之。属血郁痛者，以倍郁金君之。为末，每服二钱，老酒调下。虚者，加人参更效。胸中有痰饮热

作痛者，轻者小陷胸汤，重者大陷胸汤、丸治之。若吐唾稠黏痰盛，则用控涎丹。

枳芎散　枳橘散　柴胡疏肝汤　加味逍遥散　左金丸　当归龙荟丸

胁痛左属瘀留血，轻金芎枳草重攻，右属痰气重逐饮，片姜橘枳草医轻。肝实太息难转侧，肝虚作痛引肩胸，实用疏肝柴芍草，香附枳陈与川芎。肝虚逍遥加芎细，陈皮生姜缓其中，肝虚左金实龙荟，一条扛起积食攻。

【注】左属瘀血轻，谓瘀血轻者，宜用枳芎散。重攻，谓瘀血重者，宜以攻血之剂也。枳芎散，即枳壳、抚芎、郁金、甘草也。右属痰气。重逐饮，谓以控涎、十枣逐痛之重者也。枳橘散，即枳壳、橘皮、片子姜黄、甘草，医痛之轻者也。柴胡疏肝散，即柴胡、白芍、甘草、香附、枳壳、陈皮、川芎也。逍遥散，即白术、茯苓、当归、白芍、柴胡、炙草、薄荷少许，加川芎、细辛、陈皮、生姜也。左金，即左金丸，吴茱萸、黄连也。肝实火旺者，当归龙荟丸。积食者，以化滞丸。积饮者，以控涎丹。

## 腰痛总括

腰痛肾虚风寒湿，痰饮气滞与血瘀，湿热闪挫凡九种，面忽红黑定难医。

【注】腰痛之证，其因不同，有肾虚、有风、有寒、有湿、有痰饮、有气滞、有血瘀、有湿热、有闪挫，凡患腰痛极甚，而面色忽红忽黑，是为心肾交争，难治之证也。

安肾丸

腰痛悠悠虚不举，寄生青娥安肾丸，胡芦骨脂川楝续，桃杏茴苓山药盐。

【注】寄生，谓独活寄生汤。青娥丸，即补骨脂、杜仲、核桃仁也。安肾丸，即胡芦巴、补骨脂、川楝肉、川续断、桃仁、杏仁、小茴香、茯苓，山药也。盐，盐汤为引也。

羌活胜湿汤　通经丸

腰痛属寒得热减，五积吴萸桃杜安，寒湿重着胜湿附，内实通经硫面牵，风痛无常掣引足，经虚当用寄生痊，经实非汗不能解，续命汤加牛杜穿。

【注】五积散，加吴茱萸、桃仁、杜仲。羌活胜湿汤，即防风通气汤加附子也。通经丸，即硫黄、黑牵牛头末，麦面合丸煮，浮起服。方出本草。小续命汤加牛膝、杜仲、炒穿山甲也。

通气散　活络丹

气滞闪挫通气散，木陈穿索草茴牵，血瘀不移如锥刺，日轻夜重活络丹。

【注】通气散，即木香、陈皮、穿山甲、元胡索、甘草、小茴香、白牵牛也。活络丹，即川乌、草乌、南星、地龙、乳香、没药也。加五灵脂、麝香尤效。

苍柏散　煨肾散

湿热热注足苍柏，二妙牛杜己瓜芎，腰如物覆湿痰蓄，煨肾椒盐遂有功。

【注】苍柏散，即苍术、黄柏、牛膝、杜仲、防己、木瓜、川芎也。煨肾散，即猪腰子剖开，入川椒、食盐、甘遂末，湿纸裹煨，熟酒食之。

## 小便闭癃遗尿不禁总括

膀胱热结为癃闭，寒虚遗尿与不禁，闭即尿闭无滴出，少腹胀满痛难伸，癃即淋沥点滴出，茎中涩痛数而勤，不知为遗知不禁，石血膏劳气淋分。

【注】膀胱热结，轻者为癃，重者为闭。膀胱寒虚，轻者为遗尿，重者为不禁。闭者，即小便闭无点滴下出，故少腹满胀痛也。癃者，即淋沥点滴而出，一日数十次，或勤出无度，故茎中涩痛也。不知而尿出，谓之遗尿。知而不能固，谓之小便不禁。

## 小便闭遗尿死证

呕哕尿闭为关格，若出头汗命将倾，伤寒狂冒遗尿死，尿闭细涩不能生。

【注】上为呕哕不入，下为小便不通，则阴阳之气关格，若出头汗，则为阳绝，故命倾也。伤寒狂冒属阳邪盛，遗尿属阴不守，若尿闭脉细涩，知阴亦竭，故俱死也。

## 治癃闭熨吐汗三法

阴阳熨脐葱白麝，冷热互熨尿自行，宣上木通葱探吐，达外葱汤熏汗通。

【注】用葱白一斤细剉，入麝香五分拌匀，分二包置脐上，先以炭火熨斗熨之，半炷香时换一包，以冷水熨斗熨之，互相递熨，以尿通为度。服诸药不效，或服药即时吐出，或服攻下药不利，宜用宣上法：以木通、老葱煎汤服，顷时探吐，再服再吐，以尿通为度。服诸药不效，或身无汗，宜用达外法：以葱汤入木桶内，令病人坐于杌上，没脐为度，匝腰系裙以覆之，少时汗出，其尿自出。欲尿时不可出桶，即于桶内溺之，恐出桶气收，而尿又回也。

## 小便不通

通关丸

热实不化大便硬，癃闭八正木香痊，阳虚不化多厥冷，恶寒金匮肾气丸。阴虚不化发午热，不渴知柏桂通关，气虚不化不急满，倦怠懒言春泽煎。

【注】小便不通：热实者，宜用八正散加木香。阳虚者，宜用金匮肾气丸。阴虚者，宜用通关丸，即知母、黄柏、肉桂少许也。气虚宜用春泽汤，即五苓散加人参也。

八正散

石淋犹如硷结铛，是因湿热炼膀胱，一切热淋八正篇，通滑栀瞿草车黄。

【注】八正散，即萹蓄、木通、瞿麦、栀子、滑石、甘草、车前子、大黄也。

小蓟饮子

血淋心遗热小肠，实热仍宜下之良，清热小蓟栀滑淡，归藕通蒲草地黄。

【注】淡，淡竹叶也。藕，藕节也。蒲，蒲黄也。

海金沙散　鹿角霜丸

膏淋尿浊或如涕，精溺俱出海草滑，热盛八正加苍术，虚用秋苓鹿角佳。

【注】海，海金沙也。秋，秋石也。苓，茯苓也。鹿角，鹿角霜。糯米糊为丸也。

加味八正散

气淋肺热难清肃，八正石韦木葵沉，内伤气虚不能化，五苓益气自通神。

【注】八正散，加石韦、木香、冬葵子、沉香、五苓，合补中益气汤。

补中益气汤合五苓散　清心莲子饮

劳淋内伤补中苓，肾气知柏过淫成，劳心清心莲地骨，芪芩车麦草参苓。

【注】内伤劳脾，用补中益气汤合五苓散。劳肾阳虚，用金匮肾气汤。阴虚，用知柏地黄汤。思虑劳心，用清心莲子饮，是方即莲子、地骨皮、黄芪、黄芩、车前子、麦门冬、生甘草、人参、白茯苓也。

琥珀散

痰淋七气白丸子，热燥清热用滋阴，诸淋平剂琥珀木，葵蓄通滑归郁金。

【注】七气汤见诸气门。青州白丸子见类中风门。滋阴，通关丸也。木，木香也。葵，冬葵子也。

桂附地黄丸　补中益气汤加白果方　坎离既济汤加山萸肉五味子方

遗尿不禁淋尿白，桂附补中白果煎，补之不应或尿赤，生地知柏萸味攒。

【注】遗尿不禁，及诸淋、尿色白者，皆属寒虚。寒者，用桂附地黄

汤加白果。虚者，用补中益气汤加白果。凡遗尿不禁、诸淋、尿色赤者，或补之不应者，亦有热虚，用坎离既济汤，即生地、知母、黄柏，加山萸肉、五味子也。

## 大便燥结总括

**热燥阳结能食数，寒燥阴结不食迟，实燥食积热结胃，食少先硬后溏脾；气燥阻隔不降下，血燥干枯老病虚，风燥久患风家候，直肠结硬导之宜。**

【注】热燥即阳结也，能食而脉浮数有力，与三阳热证同见者也。寒燥即阴结也，不能食而脉沉迟有力，与三阴寒证同见者也。实燥即胃实硬燥也，与腹满痛同见者也。虚燥即脾虚，先硬后溏之燥也，与少气腹缩同见者也。气燥即气道阻隔之燥也，与噎膈、反胃同见者也。血燥即血液干枯之燥也，与久病老虚同见者也。风燥即久患风病之燥也，从风家治。直肠结，即燥屎巨硬，结在肛门难出之燥也，从导法治之。

## 结燥治法

温脾汤　握药法

**热实脾约三承气，寒实备急共温脾。大黄姜附桂草朴，寒虚硫半握药医。虚燥益气硝黄入，血燥润肠与更衣。气燥四磨参利膈，风燥搜风顺气宜。**

【注】温脾汤，即大黄、干姜、附子、肉桂、甘草、厚朴也。硫半丸，即硫黄、半夏也。握药，即巴豆仁、干姜、韭子、良姜、硫黄、甘遂、白槟榔，各五分，分末合均，饮和分二粒，先以花椒汤洗手，麻油涂手心握药，移时便泻，欲止则以冷水洗手。益气，即补中益气汤，加大黄、朴硝。润肠丸，即当归、生地、枳壳、桃仁、火麻仁，各等分为末，蜜丸，米饮早服。更衣丸，即生芦荟、朱砂末等分，饭丸，酒服。四磨汤，即人参、乌药、沉香、槟榔也。参利膈，即人参利膈丸也。搜风顺气，即搜风顺气丸也。

# 编辑妇科心法要诀

# 卷四十四

# 编辑妇科心法要诀

## 调经门

### 妇科总括

男妇两科同一治，所异调经崩带癥，嗣育胎前并产后，前阴乳疾不相同。

【注】妇人诸病，本与男子无异，故同其治也。其异于男子者，惟调经、经闭、带浊、崩漏、癥瘕、生育子嗣、胎前、产后诸病，及乳疾、前阴诸证不相同耳。故立妇人一科，以分门而详治焉。业是科者，必先读方脉、心法诸书，然后读此，自有豁然贯通之妙。

### 天癸月经之原

先天天癸始父母，后天精血水谷生。女子二七天癸至，任通冲盛月事行。

【注】先天天癸，谓肾间之动气，乃禀自父母，资其始也；后天精血，谓水谷之所化，得之形成之后，资其生也。经曰：女子一七而肾气盛，谓肾间动气盛也。二七而天癸至，谓先天癸水中之动气，至于女子胞中也。冲为血海，任主胞胎。冲任皆起于胞中，所以任脉通，太冲脉盛，月事以时下，故能有子也。

### 妇人不孕之故

不子之故伤任冲，不调带下经漏崩。或因积血胞寒热，痰饮脂膜病子宫。

【注】女子不孕之故，由伤其任、冲也。经曰：女子二七而天癸至，任脉通，太冲脉盛，月事以时下，故能有子。若为三因之邪伤其冲任之脉，则有月经不调、赤白带下、经漏、经崩等病生焉。或因宿血积于胞中，新血不能成孕；或因胞寒胞热，不能摄精成孕；或因体盛痰多，脂膜壅塞胞中而不孕。皆当细审其因，按证调治，自能有子也。

## 月经之常

月经三旬时一下，两月并月三居经，一年一至为避年，一生不至孕暗经。

【注】女子阴类也，以血为主。其血上应太阴，下应海潮。月有盈亏，潮有朝夕。月经三旬一下与之相符，故又谓之月水、月信也。女子月经一月一行者，其常也。或先或后，乃其病也。然亦有两月一行，谓之并月者；有三月一行，谓之居经者；有一年一行，谓之避年者；有一生不行而依然能孕育，谓之暗经者。此所禀之不同，而亦非病，不须治也。

## 月经异常

经期吐血或衄血，上溢妄行曰逆经，受孕行经曰垢胎，受孕下血漏胎名。

【注】妇女月经一月一下，此其常也。若经行而吐血、衄血，上溢妄行者，是谓逆经。有受孕之后，月月行经而产子者，是谓垢胎。有受孕数月，其血忽下而胎不陨者，是谓漏胎。此皆月经之异乎常者也。

## 外因经病

天地温和经水安，寒凝热沸风荡然，邪入胞中任冲损，妇人经病本同参。

【注】经曰：天地温和，则经水安静；天寒地冻，则经水凝泣[1]；天暑地热，则经水沸溢；猝风暴起，则经水波涌而陇起。六淫之邪入于胞



---

[1] 泣：通"涩"。血凝不消。《素问·举痛论》："寒气客于背腧之脉则脉泣。"

中，则损伤冲任，故妇人经病本此同参也。如寒则血凝，热则血沸，风则血荡然波涌而大下，亦犹经水之被寒、热、风而不得安澜[1]也。

## 内因经病

妇人从人不专主，病多忧忿郁伤情，血之行止与顺逆，皆由一气率而行。

【注】妇人从人，凡事不得专主，忧思、忿怒、郁气所伤，故经病因于七情者居多。盖以血之行、止、顺、逆，皆由一气率之而行也。

## 不内外因经病

血者水谷之精气，若伤脾胃何以生。不调液竭血枯病，合之非道损伤成。

【注】血者，水谷之精气也。在男子则化为精；在妇人则化为血，上为乳汁，下为月水。若内伤脾胃，健运失职，饮食减少，血无以生，则经必不调。亦有女子天癸既至，逾期不得与男子合，未期思与男子合，与夫经正行时而合，此皆合之非道，亦致不调。或过淫，合多则液竭；产多，乳众则血枯，亦皆能损伤阴血致成经病也。

## 血色不正病因

血从阳化色正红，色变紫黑热之征，黄泔淡红湿虚化，更审瘀块黯与明。

【注】血属阴，从阳化，故其色以正红为正，虽有经病，亦易为治也。若色变深红、紫黑，乃热之征也。或黄如米泔，乃湿化也。浅淡红白，乃虚象也。更当审其有瘀、有块、色黯、色明以治之。若黯而紫黑，兼见冷证，多属寒凝；若明而紫黑，兼见热证，多属热结也。

## 气秽清浊病因

热化稠黏臭必秽，寒化清澈臭则腥，内溃五色有脏气，时下而多

---

[1] 安澜：水波平静。比喻祥和太平。

命必倾。

【注】凡血为热所化，则必稠黏臭秽；为寒所化，则必清澈臭腥。若是内溃，则所下之物杂见五色，似乎脓血。若更有脏腐败气，且时下不止而多者，是危证也，其命必倾矣！

## 愆期前后多少

经来前后为愆期，前热后滞有虚实。淡少为虚不胀痛，紫多胀痛属有余。

【注】经来或前或后，谓之愆期，皆属经病。经来往前赶，日不足三旬者，属血热。若下血多，色深红而浊，则为有余之热；若下血少，色浅淡而清，则为不足之热也。经来往后退，日过三旬后者，属血滞。若色浅淡、血少，不胀痛者，则属气虚，血少涩滞，不足之病；若色紫、血多，腹胀痛者，则属气实，血多瘀滞，有余之病也。

## 经行发热时热

经行发热时潮热，经前血热经后虚，发热无时察客热，潮热午后审阴虚。

【注】经行发热，时热潮热之病，若在经前则为血热之热；经后则为血虚之热。发热时热，多是外感，须察客邪之热。午后潮热，多属里热，当审阴虚之热也。

## 经行寒热身痛

经来寒热身体痛，当分荣卫与虚实：有汗不胀卫不足，无汗而胀荣有余。

【注】经来之时，恶寒、发热，身体疼痛者，当分荣卫虚实：若发热、恶寒，身痛不胀而有汗者，属卫虚荣不足；若发热、恶寒，身胀痛而无汗者，属荣实卫有余也。

## 经行腹痛

腹痛经后气血弱，痛在经前气血凝。气滞腹胀血滞痛，更审虚实寒热情。

【注】凡经来腹痛，在经后痛，则为气血虚弱；经前痛，则为气血凝滞。若因气滞血者，则多胀满。因血滞气者，则多疼痛。更当审其凝滞作胀痛之故，或因虚、因实、因寒、因热而分治之也。

## 经行泻吐

经行泄泻是脾虚，鸭溏清痛乃寒湿。胃弱饮伤多呕饮，食伤必痛吐其食。

【注】经行泄泻，乃脾虚也。若鸭溏、冷痛，是寒湿也。经行呕吐，是胃弱也。若呕出涎饮，则是伤饮。若吐出食物，则是伤食。然伤食者多痛而吐食，伤饮者不痛而呕饮也。

## 错经妄行成吐衄崩

逆行吐血错行崩，热伤阴阳络妄行。血多热去当用补，血少虽虚须主清。

【注】妇女经血逆行，上为吐血、衄血，及错行下为崩血者，皆因热盛也。伤阴络则下行为崩，伤阳络则上行为吐衄也。若去血过多，则热随血去，当以补为主。如血少热尚未减，虽虚仍当以清为主也。

## 经水过多兼时下白带

多清浅淡虚不摄，稠黏深红热有余，兼带时下湿热秽，形清腥秽冷湿虚。

【注】经水过多，清稀浅红，乃气虚不能摄血也。若稠黏深红，则为热盛有余。或经之前后兼赤白带，而时下臭秽，乃湿热腐化也。若形清腥秽，乃湿瘀寒虚所化也。

## 调经证治

四君子汤　异功散　六君子汤　香砂六君子汤　七味白术散　参苓白术散　归脾汤　逍遥散　八珍汤　十全大补汤　双和饮　养荣汤　理中汤

补养元气四君子，参苓术草枣生姜。异功加陈兼理气，虚痰橘半六君汤。呕吐香砂六君子，渴泻七味藿葛香。脾泻参苓白术散，薏桔山莲砂扁方。思虑伤脾损心血，归脾归芪枣远香，减参加柴归芍薄，逍遥调肝理脾方。合物八珍兼补血，芪桂十全大补汤。去参苓术双和饮，去芎加陈养荣汤。脾胃虚寒吐且泻，理中减苓加干姜。

【注】四君子汤，补养元气虚弱通用之方，即人参、茯苓、白术、炙草，引用枣姜也。异功散是于补气中兼理其气，即四君子汤加陈皮也。六君子汤治脾虚痰饮，即四君子汤加橘红、半夏也。香砂六君子汤治胃虚呕吐，即六君子汤加藿香、砂仁也。七味白术散治脾虚渴泻，即四君子汤加藿香、葛根、木香也。参苓白术散治脾胃虚泻，即四君子汤加薏苡、桔梗、山药、莲肉、砂仁、扁豆也。归脾汤治思虑损伤心脾气血，即四君子加当归、黄芪、枣仁、远志、木香也。逍遥散调肝理脾，即四君子汤减人参，加柴胡、当归、白芍、薄荷也。八珍汤于补气中兼补其血，即四君子汤合四物汤也。十全大补汤大补气血，即八珍汤加黄芪、肉桂也。双和饮平补气血，即十全大补汤减人参、茯苓、白术也。人参养荣汤于补气中专养荣血，即十全大补汤减川芎加陈皮也。理中汤治脾胃虚寒吐泻，即四君子汤去茯苓加干姜也。

*四物汤　桂枝四物汤　麻黄四物汤　柴胡四物汤　玉烛散*

妇人血病主四物，归芎白芍熟地黄。血瘀改以赤芍药，血热易用生地黄。表热有汗合桂草，表热无汗合麻黄。少阳寒热小柴并，阳明热合调胃汤。

【注】四物汤，乃妇人经产一切血病通用之方，故主之也。其方即当归、川芎、白芍药、熟地黄。凡血瘀俱减白芍药，改用赤芍药破之；血热俱去熟地黄，易用生地黄凉之。风感太阳卫分，发热有汗，本方合桂枝汤，以桂枝甘草解之，名桂枝四物汤。寒伤太阳荣分，发热无汗，本方合麻黄汤，以麻黄、杏仁、桂枝、甘草发之，名麻黄四物汤。邪传少阳半表半里，往来寒热，本方合小柴胡汤，以柴胡、黄芩、半夏、人参、甘草和之，名柴胡四物汤。邪传阳明，里热便结，本方合调胃承气汤，以大黄、朴硝、甘草下之，名玉烛散。

## 先期证治

芩连四物汤　地骨皮饮　胶艾四物汤　芩术四物汤　桃红四物汤　当归补血汤　圣愈汤　姜芩四物汤　佛手散　芎归汤

先期实热物芩连，虚热地骨皮饮丹，血多胶艾热芩术，逐瘀桃红紫块黏。血少浅淡虚不摄，当归补血归芪先。虚甚参芪圣愈补，热滞姜芩丹附延。逐瘀芎归佛手散，又名芎归效若仙。

【注】经水先期而至，属热而实者，用四物汤加黄芩、黄连清之，名芩连四物汤。属热而虚者，用四物汤加地骨皮、丹皮凉之，名地骨皮饮。血多无热者，用四物汤加阿胶、艾叶止之，名胶艾四物汤。血多因热者，用四物汤加黄芩、白术和之，名芩术四物汤。若血多有块，色紫稠黏，乃内有瘀血，用四物汤加桃仁、红花破之，名桃红四物汤。先期血少浅淡，乃气虚不能摄血也，用当归补血汤补之，其方即当归、黄芪也。若虚甚者，则当用四物汤加人参、黄芪补之，名圣愈汤。若血涩少，其色赤者，乃热盛滞血，用四物汤加姜黄、黄芩、丹皮、香附、延胡通之，名姜芩四物汤。逐瘀须用佛手散，即四物汤去生地、白芍，又名芎归汤，逐瘀血其效如神也。

## 过期证治

过期饮

过期血滞物桃红，附莪桂草木香通，血虚期过无胀热，双和圣愈及养荣。

【注】经水过期不至，因血气凝滞胀痛者，用过期饮，其方即四物汤加桃仁、红花、香附、莪术、肉桂、甘草、木香、木通也。若过期不至，并不胀痛者，乃无血可行，是血虚也，宜用双和饮、圣愈汤、人参养荣汤。

## 经行发热时热证治

加味地骨皮饮　六神汤

经来身热有表发，内热地骨加胡连。经后六神加芪骨，逍遥理脾而清肝。

【注】经来发热有表邪证者，用前桂枝四物等汤发之。若内热者，用地骨皮饮加胡连清之，名加味地骨皮饮。经后发热，乃血虚内热，用四物汤加黄芪、地骨皮补而凉之，名六神汤。若脾虚肝热，用逍遥散理脾而清肝。

**逍遥散**方见前。

## 经行身痛证治

羌桂四物汤　黄芪建中汤

经来身痛有表发，无表四物羌桂枝。经后血多黄芪建，芪桂芍草枣姜饴。

【注】经来时身体痛疼，若有表证者，酌用前麻黄四物、桂枝四物等汤以发之。若无表证者，乃血脉壅阻也，宜用四物汤加羌活、桂枝以疏通经络，名羌桂四物汤。若经行后或血去过多者，乃血虚不荣也，宜用黄芪建中汤以补之，其方即小建中汤桂枝、白芍、甘草、姜、枣、饴糖。加黄芪也。

## 经行腹痛证治

当归建中汤　加味乌药散　琥珀散

经后腹痛当归建，经前胀痛气为殃。加味乌药汤乌缩。延草木香香附榔。血凝碍气疼过胀，本事琥珀散最良：棱莪丹桂延乌药，寄奴当归芍地黄。

【注】经后腹痛或去血过多，乃血虚也，宜用当归建中汤补之，其方即小建中汤加当归也。经前腹胀痛，乃血气凝滞。若胀过于痛，是气滞其血也，宜用加味乌药汤开之，其方即乌药、缩砂、延胡索、甘草、木香、香附、槟榔也。若痛过于胀，是血凝碍气也，宜用琥珀散破之，其方即三棱、莪术、丹皮、官桂、延胡索、乌药、刘寄奴、当归、赤芍、生地黄也。

大温经汤　吴茱萸汤

胞虚寒病大温经，来多期过小腹疼，归芎芍草人参桂，吴丹胶半麦门冬。不虚胞受风寒病，吴茱萸汤更加风，藁细干姜茯苓木，减去阿胶参芍芎。

【注】凡胞中虚寒，一切经病，皆因经水来多，胞虚受寒所致。或因受寒过期不行，小腹冷痛者，宜用大温经汤，即当归、川芎、白芍、炙草、人参、肉桂、吴茱萸、丹皮、阿胶、半夏、麦门冬也。若胞中不虚，惟受风寒为病，宜吴茱萸汤。依大温经汤方更加防风、藁本、细辛、干姜、茯苓、木香，减去阿胶、人参、白芍药、川芎，即是吴茱萸汤也。

## 经行吐泻证治

经泻参苓白术散，鸭溏清痛理中汤。肌热渴泻七味散，呕饮香砂六君汤。

【注】经来泄泻，乃脾虚也，宜用参苓白术散。鸭溏清澈冷痛，乃虚寒也，宜用理中汤。肌热渴泻，乃虚热也，宜用七味白术散。呕饮痰水，乃虚湿也，宜用香砂六君子汤。

## 经行吐衄证治

三黄四物汤　犀角地黄汤

经前吐衄为热壅，三黄四物大芩连；经后吐衄仍有热，犀角地黄芍牡丹。

【注】经前吐血、衄血，乃内热壅迫其血，宜用三黄四物汤泻之，其方即四物汤加大黄、黄芩、黄连。经后吐血、衄血，虽仍有热，亦不宜泻，但当用犀角地黄汤清之，其方即犀角、生地黄、赤芍药、牡丹皮也。

## 调经门汇方

**四君子汤**

人参　白术土炒　茯苓各二钱　甘草一钱

上剉，姜、枣水煎服。

**异功散**

人参　白术土炒　茯苓各二钱　甘草炙，五分　陈皮二钱

上剉，加生姜水煎服。

**六君子汤**

人参　白术土炒　茯苓　半夏　陈皮各一钱　甘草炙，五分

上剉，姜、枣水煎服。

**香砂六君子汤**即本方加藿香叶、砂仁。

**七味白术散**

人参　白术土炒　茯苓各一钱五分　甘草炙，五分　藿香　木香　干葛各一钱

上剉，水煎服。

**参苓白术散**

人参　白术土炒　茯苓　山药炒　甘草　莲肉去心　白扁豆姜汁炒。各一钱五分　薏苡仁炒　砂仁　桔梗各八分

上为细末，每服二钱，姜、枣汤调服。

**归脾汤**

人参　黄芪炙　白术土炒　茯神　当归　龙眼肉　远志去心　枣仁炒。各一钱　木香　甘草炙。各五分

上剉，姜、枣水煎服。

**逍遥散**

当归酒洗　白芍酒炒　白茯苓　柴胡各一钱　甘草炙，五分　白术土炒，一钱

上剉散，水一盏半，加薄荷煎服。

**八珍汤**

人参　白术土炒　茯苓　甘草　熟地　当归　川芎　白芍各等分

上加姜、枣煎服。

**十全大补汤**

人参　白术　茯苓　黄芪　当归　熟地　白芍　川芎各一钱　肉桂　甘草炙。各五分

上姜、枣水煎服。

**双和饮**即十全大补汤去人参、白术、茯苓。

**人参养荣汤**即十全大补汤去川芎，加陈皮。

**理中汤**

白术　人参　干姜　甘草炙。各一钱

上剉，水煎服。

**四物汤**

熟地二钱　川芎一钱　白芍炒，二钱　当归二钱

上为粗末，水煎服。

**芩连四物汤**即本方加黄芩、黄连。

**芩术四物汤**即本方加黄芩、白术。

**桃红四物汤**即本方加桃仁、红花。

**羌桂四物汤**即本方加羌活、桂枝。

**柴胡四物汤**

川芎　当归　白芍　熟地各一钱五分　柴胡　人参　黄芩各二钱　甘草五分　半夏制，二钱

上为末，每五钱，水煎服。

**玉烛散**

当归　川芎　熟地　白芍各二钱　大黄　芒硝　甘草各一钱

上剉，每服八钱，水煎，食前服。

**地骨皮饮**

当归　生地各二钱　白芍一钱　川芎八分　牡丹皮　地骨皮各二钱

水煎服。

**胶艾四物汤**

熟地　当归　川芎　白芍　阿胶蛤粉末炒成珠　艾叶各一钱　甘草炙，五分

上剉，水、酒各半煎，空心服。

**桂枝四物汤**

当归　熟地　川芎各二钱　白芍炒，三钱　桂枝三钱　甘草炒，一钱

姜、枣煎服。

**麻黄四物汤**

当归　熟地　白芍　川芎各二钱　麻黄　桂枝各一钱　杏仁二十粒　甘草一钱

姜、枣煎服。

**当归补血汤**

当归三钱　黄芪蜜炙，一两

上水煎服。

**圣愈汤**

熟地酒拌蒸半日　白芍酒拌　川芎　人参各七钱五分　当归酒洗　黄芪炙。各五钱

上水煎服。

**姜芩四物汤**

当归　熟地　赤芍　川芎　姜黄　黄芩　丹皮　延胡索　香附制。各等分

水煎服。

**佛手散**又名芎归汤。

川芎二两　当归三两

上为细末，每服二钱。水一盏，酒二分，煎七分，温服。

**过期饮**

熟地　白芍炒　当归　香附各二钱　川芎一钱　红花七分　桃仁泥六分　蓬莪术　木通各五分　甘草炙　肉桂各四分　木香八分

上水二钟煎一钟，食前温服。

**加味地骨皮饮**

生地　当归　白芍各二钱　川芎八分　牡丹皮　地骨皮各三钱　胡连一钱

上水煎服。

**六神汤**

熟地　当归　白芍　川芎　黄芪　地骨皮各等分

上㕮咀，水煎。

**小建中汤**

白芍炒，三钱　桂枝一钱　甘草炙，八分

上姜、枣水煎服。

**黄芪建中汤**

黄芪炙　肉桂各一两　白芍炒，二两　甘草炙，七钱

上每服五钱，姜枣水煎服，日二三服。如虚甚者加附子。

**当归建中汤**

当归一两　白芍炒，二两　肉桂一两　甘草炙，七钱

上㕮咀，每服三钱，加生姜、枣水煎，空心服。

**加味乌药汤**

乌药　缩砂仁　木香　延胡索　香附制　甘草　槟榔各等分

上细剉，每服七钱，生姜三片，水煎温服。

**琥珀散**

三棱　莪术　赤芍　当归　刘寄奴　丹皮　熟地　官桂　乌药　延胡索各一两

上前五味，用乌豆一升，生姜半斤切片，米醋四升、同煮，豆烂为度，焙干。入后五味，同为末。每服二钱，温酒调下，空心食前服。

**大温经汤**

吴茱萸汤泡　丹皮　白芍　人参　肉桂　当归　川芎　阿胶碎炒　甘草炙。各一钱　麦冬去心，二钱　半夏制，二钱半

上加生姜水煎，食前服。

**吴茱萸汤**

当归　肉桂　吴茱萸　丹皮　半夏制　麦冬各二钱　防风　细辛　藁本　干姜　茯苓　木香　炙甘草各一钱

水煎服。

**三黄四物汤**

当归　白芍　川芎　生地　黄连　黄芩　大黄

上剉，水煎服。大黄量虚实用。

**犀角地黄汤**

芍药七钱半　生地半斤　牡丹皮去心　净，酒浸，一两　犀角如无，以川升麻代，一两

上㕮咀，每服五钱，水煎服。有热如狂者，加黄芩二两。

# 经闭门

## 血滞经闭

石瘕寒气客胞中，状如怀子不经行，胞闭热气迫肺咳，伤心气血不流通。

【注】经曰：石瘕生于胞中，寒气客于子门，子门闭，寒气不得通，恶血当泻不泻，衃以留止，日以益大，状如怀子，月事不以时下。皆生于女子，可导而下。此论经闭，因寒气客于下，故病血瘕，而不病肺劳也。经曰：月事不来者，胞脉闭也。胞脉者，属心而络于胞中。今气上迫于肺，心气不得下通，故月事不来也。此论胞脉闭，因热气攻于上，故迫肺作咳，病肺劳而不病血瘕也。

## 血亏经闭

二阳之病发心脾，不月有不得隐曲，血枯其传为风消，息贲者死不能医。

【注】二阳者，阳明胃也。女子有隐曲不得之情，则心脾气郁不舒，以致二阳胃病，饮食日少，血无以生，故不月也。血虚则生内热，愈热愈虚，肌肉干瘦如风之消物，故名曰风消也。火盛无制，心乘肺金，金气不行，不能运布。水精留于胸中，津液悉化为痰，咳嗽不已，日久成劳。传为息贲，则不能医矣。息贲者，喘也。

## 血枯经闭

脱血过淫产乳众，血枯渐少不行经，骨蒸面白两颧赤，懒食消瘦咳嗽频。

【注】失血过多，面与爪甲之色俱浅淡黄白，乃脱血病也。或因过淫精竭，或因产多乳众，伤血血枯，经来渐少，二三月后经闭不行，以致证见骨蒸肌热，面色枯白，两颧红赤，懒于饮食，皮干消瘦，咳嗽频频不已，多成虚损之证。

## 经闭久嗽成劳

男劳已详心法内，女损阴血传风消，或因病后素禀弱，经闭咳嗽血风劳。

【注】男子虚劳治法，已详于《杂病心法要诀》虚劳门内。女子之劳多因损其阴血，或因病后伤其阴血，或因素禀阴血不足。然必见阴亏骨蒸，血枯经闭，咳嗽日久不已之证，始名曰劳。若不咳嗽，则谓之虚，不可谓之劳也。风消者，古劳证名也。女子曰血风劳者，盖以《内经》曰劳风发于肺下，是谓虚病之人感受风邪，则肺受之，故始病必先咳嗽也；若不先解风邪而即补者，未有不因久嗽不已而成劳者也，故曰血风劳也。

## 妇人经断复来

妇人七七天癸竭，不断无疾血有余；已断复来审其故，邪病相干随证医。

【注】妇人七七四十九岁时，天癸竭，地道不通，当月水不下。若月水不断，不见他证，乃血有余，不可用药止之。若已断，或一年或三五年复来者，当审其有故无故，是何邪所干，随证医治也。

## 室女经来复止

室女经来复不来，若无所苦不为灾，必是避年未充足，若见虚形命可哀。

【注】室女年幼气血尚未充足，有经来数月复又不来者。若无他证所苦，则不得谓之灾疾，必是避年或气血未充。若兼见虚损形状，则为室女血枯经闭童劳，多属难治，故曰命可哀也。

## 师尼室寡经闭

师尼室寡异乎治，不与寻常妇女同：诊其脉弦出寸口，知其心志不遂情；调经若不先识此，错杂病状岂能明！和肝理脾开郁气，清心随证可收功。

【注】师，道姑也。尼，女僧也。室，未适夫之女也。寡，少而亡夫之妇也。异乎治者，谓不与寻常妇女同其治也。如诊其脉弦出寸口，则知其心志不遂，情志之为病也。凡欲调妇女一切经病，若不先识此因，则不能明情志错杂难名之病状也。治此证者，当以和肝理脾、开郁清心，随证施治，自可收功也。

## 血滞经闭证治

三和汤

石瘕带表吴茱萸，攻里琥珀散最宜。胞闭三和汤四物，硝黄连薄草芩栀。

【注】寒气客于胞中，血留不行而成石瘕。兼表证多者，宜吴茱萸汤温散之；里证多者，宜琥珀散攻之。胞脉闭，上迫于肺，心气不得下通，故月事不来，宜三和汤清之。即四物汤合凉膈散，乃朴硝、大黄、连翘、薄荷、甘草、栀子、黄芩也。如大便不实者，去硝黄。

**吴茱萸汤　琥珀散　四物汤**方俱见前调经门。

## 血枯血亏经闭证治

六味地黄汤

胃热烁血玉烛散，失血血枯养荣汤。地黄汤治房劳损，萸药苓丹泽地良。乳众血枯经若闭，须用十全大补方。

【注】经曰：二阳之病发心脾，女子不月。二阳，胃也。胃热甚，则烁其血，血海干枯，故月事不下。宜以玉烛散泄其胃热，则经血自行。若因素有吐衄之证，或生育过多，则血海干枯，及房劳过伤阴血，乳众伤其血液，皆足以致经闭。失血多者，宜养荣汤主之；房劳过者，以六味地黄汤滋之，即山萸、山药、白茯苓、丹皮、泽泻、熟地黄也；乳众者，以十全大补汤培补之。

**玉烛散　养荣汤　十全大补汤**俱见前调经门。

## 经闭久嗽成劳证治

劫劳散

月水不行蒸潮汗，食减咳嗽血风劳，劫劳散用参苓芍，归地甘芪半味胶。

【注】经闭久嗽，又见骨蒸潮热，盗汗自汗，饮食减少之证，则为之血风劳。宜用劫劳散，即人参、茯苓、白芍、当归、生地、甘草、黄芪、半夏、五味子、阿胶也。

## 妇人经断复来证治

芩心丸　益阴煎

经断复来血热甚，芩心醋丸温酒吞。益阴知柏龟生地，缩砂炙草枣姜寻。血多热去伤冲任，十全大补与八珍。暴怒忧思肝脾损，逍遥归脾二药斟。

【注】妇人七七四十九岁后，天癸不行。若止而复来，无他证者，乃血有余，不得用药止之。若因血热者，宜芩心丸，用黄芩心末二两，醋丸温酒送下。或用益阴煎，即知母、黄柏、龟板、生地、缩砂、炙草也。若血去过多，热随血去，冲任虚损，其血不固者，宜十全大补汤、八珍汤。若因怒气伤肝，肝不藏血，忧思伤脾，脾不摄血者，宜于逍遥散、归脾汤二方斟酌用之。

**十全大补汤　八珍汤　逍遥散　归脾汤**俱见前调经门。

## 室女师尼寡妇经闭证治

大黄䗪虫丸　泽兰叶汤　柏子仁丸

室女经闭多血结，大黄䗪虫桃杏仁，虻蛭蛴螬甘草芍，干漆生地及黄芩。不足泽兰归草芍，柏子仁丸用柏仁，熟地泽兰牛卷续，相兼久服自然行。师尼寡妇逍遥散，附兰丹地郁栀芩。

【注】室女经闭，多有气血凝结者，宜用大黄䗪虫丸，破血行气，其经自通。方用大黄、䗪虫、桃仁、杏仁、虻虫、水蛭、蛴螬、甘草、白芍、干漆、生地、黄芩，蜜丸服。若其人虚弱不任攻下，则用泽兰叶汤，

即泽兰叶、当归、甘草、白芍也。兼服柏子仁丸，方用柏子仁、熟地、泽兰叶、牛膝、卷柏、续断，丸服。煎丸并进，久久其血自行。至于师尼、寡妇经闭之证，多属郁热，宜用逍遥散，加香附、泽兰叶、丹皮、生地、郁金、黑栀、黄芩，以和肝理脾、清心开郁，其经自通也。

**逍遥散**方见前调经门。

## 妇病难治

谚云妇病不易治，盖以幽居情郁疑，执拗不喜望闻问，讳疾忌医术莫施。

【注】寇宗奭曰：宁治十男子，莫治一妇人。谓妇人之病多不易治也。盖以妇人幽居情郁，忧恚爱憎多疑，所怀不遂，性执偏拗，诊时又不令医师观形、望色、闻声、问病。富贵之家，居奥室之中，处帏幔之内，且覆以帕蒙手，既不能行望色之神，又不能尽切脉之巧。未免详问，问之觉繁，反谓医学不精，往往并药不信。不知问非易事，非精于医者，必不能问也。夫望、闻、问、切四者，欲去其三，即是神医，亦无由施其术也。此古今之通患，谓之曰妇人不易治，不诚然哉！

## 诊看妇人须先问经期妊娠

未诊妇人女子病，先问经期与妊娠，不详误药非细事，疑似难明昧所因。

【注】未诊妇人女子之病，必先问经期与有无妊娠。若不详细审问，倘用药误触之，则所关匪细，多变生他证；疑似难明，岂不昧其病之所因哉！

## 经闭门汇方

**三和汤**

当归　川芎　大黄　朴硝　白芍　地黄　黄芩　栀子　连翘　薄荷　甘草各等分

上剉，每服八钱，水煎服。

**六味地黄汤**

熟地八钱　山萸肉　山药各四钱　丹皮　泽泻　茯苓各三钱

上清水煎服。

**劫劳散**

白芍六两　黄芪炙，四两　甘草炙　人参去芦　当归去芦，酒洗　熟地洗净，焙干　五味子　阿胶炒珠。各一两

上㕮咀，每服三钱。水一盏，生姜七片，枣三枚，煎至九分，温服，无时，日三。

**芩心丸**

用黄芩心枝条者三两米泔浸七日，炙干，又浸又炙，如此七次。

上为末，醋丸如桐子大。每服七十丸，空心温酒送下，日进二服。

**益阴煎**

生地三钱　知母　黄柏各二钱　龟板醋炙，四钱　缩砂仁　甘草炙。各一钱

上剉，水煎服。

**大黄䗪虫丸**

大黄　赤芍　生地　桃仁　杏仁　干漆　甘草　䗪虫　虻虫　蛭虫　蛴螬　黄芩各等分

上末，炼蜜丸。每服丸数，量虚实增减。

**泽兰叶汤**

泽兰叶三两　当归　白芍各一两　甘草五钱

上为粗末，每服五钱。水二盏，煎一盏，温服。

**柏子仁丸**

柏子仁炒，另研　牛膝酒洗　卷柏各五钱　泽兰叶　续断各二两　熟地酒浸半日，石臼内杵成膏，三两五钱

上为细末，炼蜜丸如桐子大。空心米饮下三十丸。

# 卷四十五

## 崩漏门

### 崩漏总括

淋沥不断名为漏，忽然大下谓之崩。紫黑块痛多属热，日久行多损任冲，脾虚不摄中气陷，暴怒伤肝血妄行。临证审因须细辨，虚补瘀消热用清。

【注】妇人经行之后，淋沥不止，名曰经漏。经血忽然大下不止，名为经崩。若其色紫黑成块，腹胁胀痛者，属热瘀；若日久不止，及去血过多而无块痛者，多系损伤任、冲二经所致。更有忧思伤脾，脾虚不能摄血者；有中气下陷不能固血者；有暴怒伤肝，肝不藏血而血妄行者。临证之时，须详审其因，而细细辨之。虚者补之，瘀者消之，热者清之。治之得法，自无不愈。

### 崩漏证治

*荆芩四物汤*

崩漏血多物胶艾，热多知柏少芩荆，漏涩香附桃红破，崩初胀痛琥珀攻。日久气血冲任损，八珍大补养荣宁。思虑伤脾归脾治，伤肝逍遥香附青。

【注】崩血、漏血去血过多者，宜用胶艾四物汤补之。如属热多者，宜用知柏四物汤清之；热少者，宜用荆芩四物汤和之。若漏血涩少，此属血滞，宜用四物汤加香附、桃仁、红花破之。若崩血初起胀痛，此属瘀凝，宜用琥珀散攻之。崩漏日久，气血已亏，冲任伤损者，宜用八珍汤、十全大补汤、人参养荣汤，量补其损伤。若因思虑伤脾者，宜用归脾汤补之；恚怒伤肝者，宜用逍遥散加炒香附、青皮平之。

**胶艾四物汤　四物汤　琥珀散　八珍汤　十全大补汤　人参养荣汤　归脾汤逍遥散**方俱见前调经汇方内。

补中益气汤　益胃升阳汤

气陷补中益气举，保元升柴归术陈，益胃升阳加芩曲，腹痛加芍嗽减参。

【注】崩漏日久，脾伤食少，中气下陷，不能载血者，宜用补中益气汤、益胃升阳汤升举之。补中益气汤即人参、黄芪、甘草，保元汤加升麻、柴胡、当归、白术、陈皮也。益胃升阳汤即补中益气汤加黄芩、神曲也。若腹痛者，宜加白芍药；有热者，用黄芩；无热者，用肉桂调之；咳嗽者，肺热也，减人参。

调经升阳除湿汤

夹水水泻不甚弱，调经升阳除湿汤：芪草升柴归苍术，羌独藁本蔓荆防。

【注】崩漏下血夹水，或日水泻一二次，形气不甚弱者，宜用调经升阳除湿汤。其方即黄芪、甘草、升麻、柴胡、当归、苍术、羌活、独活、藁本、蔓荆子、防风也，以风药先胜其湿。若形气虚弱者，则当加人参、陈皮，合补中益气汤，补中胜湿可也。

失笑散　地榆苦酒煎

杀血心痛失笑散，蒲黄五灵脂定疼。崩血不已防滑脱，地榆苦酒煎止崩。

【注】崩血心腹痛甚者，名曰杀血。心痛乃血滞不散，宜用失笑散，其方即蒲黄、五灵脂也。先定其痛，痛止然后随证治之。若崩血，补之仍然不止者，当防其滑脱。宜用地榆一两，醋煎，露一宿，次早温服立止，止后随证治之，名地榆苦酒煎。

## 崩漏门汇方

**补中益气汤**

黄芪　人参　白术　甘草炙。各一钱　当归　陈皮各七分　升麻　柴胡各三分

上剉，姜、枣、水煎服。

**益胃升阳汤**

黄芪二钱　人参有嗽去之。一钱　神曲炒，一钱五分　白术三钱　当归酒洗

陈皮　甘草炙。各一钱　升麻　柴胡各五分　生黄芩秋凉不用。二钱

上为粗末，每服三钱或五钱。如食添，再加之；如食减，只服三钱，或更减之，不可多服。水煎，去滓，热服。

**升阳除湿汤**

黄芪　苍术　羌活各一钱五分　防风　藁本　升麻　柴胡　甘草炙。各一钱　独活五分　蔓荆子七分

上㕮咀，水五大盏，煎至一大盏，去滓，稍热服。空心服毕，待少时，以早膳压之。

**失笑散**

五灵脂　蒲黄各等分

上为末，先用酽醋调二钱，熬膏，入水一盏，煎至七分，食前热服，良验。

**地榆苦酒煎**

地榆一两

醋煎，露一宿，次早温服立止。止后随证调治之。苦酒，即醋也。

# 带下门

## 五色带下总括

带下劳伤冲与任，邪入胞中五色分，青肝黄脾白主肺，怀血黑肾赤属心。随人五脏兼湿化，治从补泻燥寒温，更审疮脓瘀血化，须别胞膀浊与淫。

【注】带下者，由于劳伤冲任，风邪入于胞中，血受其邪，随人脏气湿热、湿寒所化。故色青者属肝，为风湿；色赤属心，为热湿；色黄属脾，为虚湿；色白属肺，为清湿；色黑属肾，为寒湿也。其从补、从泻、从燥、从涩、从寒、从温，则随证治之。更审其带久淋沥之物，或臭或腥秽，乃败血所化，是胞中病也；若似疮脓，则非瘀血所化，是内痈脓也。若如米泔，兼尿窍不利，乃膀胱白浊病也；若尿窍通利，从精窍出，或如胶黏，乃胞中白淫病也。

## 带下证治

**邪入胞中吴茱萸，赤黏连栀青防栀，白主益气黑六味，黄淡六君或归脾。**

【注】带下因六淫之邪入于胞中者，宜吴茱萸汤。若色赤、色黄而浊黏者，热也。色黄者，加黄连、栀子；色青者，加防风、栀子。若色白、色黑而清稀者，虚寒也。色白者，用补中益气汤；色黑者，用六味地黄汤；色黄而淡者，宜六君子汤，或加味归脾汤，分证调治可也。

**吴茱萸汤　补中益气汤　六味地黄汤　六君子汤　归脾汤方**俱见首卷汇方。

加味四物汤

**胞中冷痛乃寒湿，四物附子桂姜宜，臭腥兼合知柏用，久滑升柴龙牡脂。**

【注】带下而胞中热痛，乃热湿也。今胞中冷痛，乃寒湿也。宜四物汤加川附子、炮姜、官桂服之。日久滑脱者，加升麻、柴胡举之，龙骨、牡蛎、赤石脂涩之。

**四物汤**方见前调经门汇方内。

清白散

**带下湿热清白散，四物姜炭草柏椿，赤榆荆芩湿二术，滑加龙牡久合君。**

【注】带下，五色带下也。皆湿热所化，宜用清白散。其方即四物汤加姜炭、甘草、黄柏、椿皮也。色赤加地榆、荆芥、黄芩；湿加苍术、白术；滑加龙骨、牡蛎。久则合四君子汤也。

**四物汤　四君子汤**俱见前调经门汇方内。

导水丸　万安丸

**带下有余皆湿化，少腹胀疼污水绵。导水牵滑芩军热，万安牵椒茴木寒。**

【注】五色带下，皆从湿化。若少腹胀痛，污水绵绵，属湿热者，宜用导水丸。其方即牵牛、滑石、黄芩、生军，治热有余也。属湿寒者，宜用万安丸。其方即牵牛、胡椒、小茴香、木香，治寒有余者也。

威喜丸　固精丸

瘀化疮脓浊淫病，虚实寒热酌其宜。威喜蜡苓固精菟，韭味桑苓龙牡脂。

【注】带下有因瘀血所化，或疮疡脓出及白浊、白淫者，皆带下类也。其虚实寒热，当酌其宜。药用威喜丸，即黄蜡、茯苓也；固精丸，即菟丝子、韭菜子、五味子、桑螵蛸、茯苓、龙骨、牡蛎、赤石脂也。

## 带下门汇方

**清白散**

当归　黄柏盐水泡　白芍炒　樗根皮酒炒　生地　川芎　贝母各一钱　炮姜　甘草各五分

上剉，生姜三片，水煎服。

**导水丸**

牵牛头末　滑石水飞　黄芩　川大黄

上末，蒸饼为丸，量虚实服。

**万安丸**

牵牛头末　胡椒　木香　小茴香焙。各等分

上末，水泛为丸，量虚实服。

**威喜丸**

白茯苓去皮作块，用猪苓二钱半同于磁器内煮二十余沸出，晒干，不用猪苓。四两　黄蜡四两

上以茯苓为末，炼黄蜡为丸，如弹子大。空心细嚼，满口生津，徐徐咽服，以小便清为度。忌米醋，只吃糠醋。忌动气。

**固精丸**

牡蛎煅粉　菟丝子酒蒸，焙　韭子炒　龙骨　五味子　白茯苓　桑螵蛸酒炙　白石脂各等分

上为末，酒糊丸如桐子大。每服七十丸，空心盐汤下。

# 癥瘕积痞痃癖疝诸证门

## 癥瘕积聚痞瘀血血蛊总括

五积六聚分脏腑，七癥八瘕气血凝。癥积不动有定处，瘕聚推移无定形。痞闷不宣气壅塞，未成坚块血瘀名。蓄久不散成血蛊，产后经行风冷乘。

【注】五脏气积名曰积，故积有五证。六腑气聚名曰聚，故聚有六证。《难经》有心、肝、脾、肺、肾五脏之积，而无六聚。盖以积为血病，而聚为气病也。故李杲有五积丸方治法。《巢氏病源》载七癥八瘕，但有八瘕名证，而无七癥病形。其他方书亦不概见。大抵又以癥为气病，而瘕为血病也。夫病皆起于气，必气聚而后血凝，不必过泥于黄、青、燥、血、脂、狐、蛇、鳖等名，但以牢固不移有定处者，为癥为积；推移转动，忽聚忽散者为瘕为聚可也。故曰：癥者，征也，言有形可征也。瘕者，假也，言假物成形也。若夫痞者，痞闷不通，气道壅塞之谓也。瘀血者，血瘀腹中未成坚块也。蓄之既久，必成血蛊矣。凡此诸证，皆由新产之后，经行之时，不知谨避，以致风冷外袭，邪正相搏，结于腹中而成也。

## 癥瘕证治

大七气汤

妇人一切癥瘕病，上下攻疼七气汤：藿香益智棱莪术，甘桔青陈肉桂香。

【注】妇人一切癥瘕，随气上下攻筑疼痛者，宜大七气汤。其方即藿香叶、益智仁、京三棱、蓬莪术、甘草、桔梗、青皮、陈皮、肉桂心、木香也。

## 食癥证治

乌药散

经行产后食生冷，脏气相搏结块形，牢固不移日渐长，开滞消积温散行。乌药散乌桃莪术，木香当归青桂心。

【注】妇人经行、产后贪食生冷之物，与脏气互相搏聚，结成坚块，牢固不移，日渐长大者，治宜开滞消积。用乌药散，即乌药、桃仁、莪术、木香、当归、青皮、桂心，以温散之自愈。

## 血癥证治

血竭散

乘脏虚兮风冷干，饮食内与血相搏，因成血癥坚牢固，胁腹胀痛热而烦。少食多忘头汗出，血竭归芍蒲桂延。

【注】妇人产后经行之时，脏气虚，或被风冷相干，或饮食生冷，以致内与血相搏结，遂成血癥。牢固不移，胁腹胀痛，内热心烦，食少善忘，但头汗出者，宜用血竭散，即血竭、当归、赤芍、蒲黄、桂心、延胡索也。

## 痞证治

助气丸

三焦痞满胸膈闷，气不宣通助气清：白术三棱蓬莪术，枳壳槟榔香与陈。

【注】妇人胸膈痞闷，谓之痞。由于气壅不宣所致，宜助气丸，即青皮、白术、三棱、莪术、枳壳、槟榔、木香、陈皮，为丸服也。

## 积聚证治

开郁正元散

积聚通用正元散，苓术青陈曲麦延，香砂海粉楂甘桔，痰饮食积血气搏。

【注】五积六聚，乃痰饮食积，气血搏结而成。通用开郁正元散，其

方即茯苓、白术、青皮、陈皮、神曲、麦芽、延胡索、香附、砂仁、海粉、山楂、甘草、桔梗也。用以健脾消食、化痰渗饮、理气和血，则积聚未有不愈者矣。

## 瘀血血蛊证治

桃奴散

**腹中瘀血未成形，面黄发热腹胀疼，产后经来风冷客，血室之内有瘀停。产后恶露失笑散，经闭瘀凝玉烛攻，血蛊桃奴猳鼠粪，延桂砂桃附五灵。**

【注】妇人产后经行之时，伤于风冷，则血室之内必有瘀血停留，未成坚块，故不名癥瘕也。其人必面色萎黄，脐腹胀痛，内热晡热。若产后恶露不行者，宜失笑散；若经闭不通，瘀血凝聚者，宜玉烛散。瘀血不行，蓄之既久，必成血蛊，宜用桃奴散，即桃奴、猳鼠粪、延胡索、桂心、砂仁、桃仁、香附、五灵脂也。猳鼠粪，一名两头尖，即雄鼠屎。桃奴，即桃树上未成不落之干桃子也。

**失笑散**方见首卷崩漏。　**玉烛散**方见首卷汇方内。

## 痃癖疝证总括

**脐旁左右一筋疼，突起如弦痃证名。僻在两肋名曰癖，高起如山疝病称。必引少腹腰胁痛，三证皆由风冷成。或作或止因寒发，痛时方见不痛平。**

【注】妇人脐之两旁，有筋突起疼痛，大者如臂，小者如指，状类弓弦者，名曰痃。僻在两肋之间者，名曰癖。若小腹牵连腰胁，疼痛高起者，谓之疝。名虽有三，其实皆因风冷客于胞中而然，故其发作皆因再受风冷。发则痛，痛则见，不痛则平复如初也。

## 痃癖证治

葱白散

**妇人痃癖腹肋痛，风冷血气结而成，葱白四物参苓枳，桂朴姜香青莪棱，茴香曲麦苦楝子，葱盐煎服诃黄斟。**

【注】妇人痃癖腹肋疼痛者，皆因风冷与气血搏结而成，宜用葱白散温散之。其方即四物汤加人参、茯苓、枳壳、肉桂、厚朴、干姜、木香、青皮、莪术、三棱、茴香、神曲、麦蘖、苦楝子、葱白、食盐煎服也。大便结燥，去盐加大黄；如大便自利加诃子。

**四物汤**方见首卷汇方内。

## 疝病证治

**当归散**

妇人疝病气攻冲，胁腹刺痛当归芎，鳖甲吴萸桃仁芍，桂榔青木大黄蓬。

【注】妇人疝病攻冲刺痛，多因风冷寒湿客于胞门血室，故其病皆属厥阴肝经。宜当归散，即当归、川芎、鳖甲、吴茱萸、桃仁、赤芍、肉桂、槟榔、青皮、木香、大黄、蓬莪术也。

## 治诸积大法

形虚病盛先扶正，形证俱实去病急。大积大聚衰其半，须知养正积自除。

【注】凡治诸癥积，宜先审身形之壮弱，病势之缓急而治之。如人虚，则气血衰弱，不任攻伐，病势虽盛，当先扶正气而后治其病；若形证俱实，宜先攻其病也。经云：大积大聚，衰其半而止。盖恐过于攻伐，伤其气血也。罗天益曰：养正积自除。可谓得经旨者矣。

## 癥瘕积痞血蛊门汇方

**大七气汤**

三棱　莪术各煨、切　青皮去瓤　陈皮去白　木香　藿香　益智仁　桔梗　肉桂　甘草炙。各七钱半

上㕮咀，每服五钱。水二盏，煎至一盏，食前温服。

**乌药散**

乌药　莪茂　桂心　当归炒　桃仁　青皮　木香各等分

上为末，每服二钱，热酒调下。

**血竭散**

真血竭如无，紫矿代　当归　赤芍　蒲黄　延胡索

上等分，研细频筛，再研，取尽为度。每服一钱，用童便合好酒半大盏，煎一沸，温调下。方产下时一服，上床良久再服，其恶血自循经下行，不致冲上，免生百病。

**助气丸**

京三棱　蓬莪茂二味各用湿纸包，灰火中煨透，切片。各二斤　青皮去白　陈皮去白　白术各十五两　枳壳麸炒，去瓤　槟榔　木香各十两

上为末，糊丸桐子大。每服五十丸，滚水下。

**开郁正元散**

白术　陈皮　青皮　香附　山楂　海粉　桔梗　茯苓　砂仁　延胡索　麦芽炒　甘草炙　神曲炒。各等分

上剉，每服一两，生姜三片，水煎服。

**桃奴散**

桃奴炒　雄鼠粪炒，两头尖者是　延胡索　肉桂　五灵脂　香附炒　砂仁　桃仁各等分

上为末。每服三钱，酒调下。

**葱白散**

当归　熟地　赤芍　川芎　人参　茯苓　枳壳　肉桂　厚朴　干姜　木香　青皮　莪茂　三棱　茴香　神曲　麦芽　苦楝子各等分

上末，加葱白三寸，食盐五分，煎服三钱。大便结燥，去盐加大黄；便自利加诃子。

**当归散**

当归　川芎各二钱　鳖甲醋炙，三钱　吴茱萸　桃仁十五粒　赤芍　肉桂各一钱　槟榔　青皮各八分　木香　莪茂　川大黄各七分

上为末，每服一钱。水一盏，入干胭脂一钱，同煎六分服，食后。

# 嗣育门

## 胎孕之原

天癸先天生身气，精血后天化成形。男子二八天癸至，属阳应日精日盈。女子二七天癸至，属阴应月血月通。男女媾精乃有子，乾道男成坤女成。

【注】天癸乃父母所赋，先天生身之真气也。精血水谷所化，后天成形之本也。男子二八，先天肾气盛，天癸至，与后天所生之精会合而盈。然男子属阳，阳应日，故精盈而日举也。女子二七，先天肾气实，天癸至，与后天所生之血会合而盛。然女子属阴，阴应月，故血盛而月下也。所以至期男女媾，其先天真气，后天精血，阴阳会和，乃能有子也。当此阴阳会合时，阳盛自然成男，是乾道成男也。阴盛自然成女，是坤道自然成女也。

## 男女完实

精通必待三十娶，天癸二十始适人，皆欲阴阳完实后，育子坚壮寿偏增。

【注】男子十六而精通，必待三十而娶，女子十四而天癸至，必待二十而嫁者，皆欲阴阳完实。然后交而孕，孕而育，育而其子必坚壮长寿也。今未笄[1]之女，天癸始至，已近男色，则阴气早泻，未完而伤，未实而动，所以虽交而不孕，孕而不育；育而其子必脆弱不寿也。

## 种子时候

男子聚精在寡欲，交接乘时不可失。须待细蕴时候至，乐育难忍是真机。

【注】聚精之道，惟在寡欲。交接女子，必乘其时，不可失之迟早。盖妇人一月经行一度之后，必有一日絪蕴之时，气蒸而热，如醉如痴，

[1] 笄（jī积）：古代束发用的簪子。

有欲交接不可忍之状，乃天然节候，是成胎生化之真机也。

## 分男女论

精血先后分男女，或以奇偶少多分，或以子宫左右定，是皆不晓个中因。欲识此中真消息，乾道阳男坤女阴。

【注】分男女之说，先贤有以血先至裹精则成男、精先至裹血则成女，精血散分并裹则为骈胎、品胎之原者；有以月水尽后一、三、五日成男，二、四、六日成女，与夫经水断后一二日成男，四五日成女者；有以受气于左子宫成男，受气于右子宫成女者，皆各执一见，殊为不晓此中因也。盖独男独女之胎，可以日数论，骈胎、品胎，或男或女，亦可以日数论乎？稽之史载，一产三子、四子，有半男半女，或男多女少，男少女多者，则一、三、五日为男，二、四、六日为女之说，不可凭矣！抑岂有一日受男，而二日复受女之理乎？丹田，命门也。在男子曰精室，在女子曰子宫。形如合钵，并无两歧可分。曰左右，则是有两子宫矣。此说尤属不经。然则何以定之？亦惟以会合天人，阳盛乾道成男，阴盛坤道成女，斯足为确论耳。

## 双胎品胎

古以双胎精气盛，不成男女或兼形，阴阳变常驳气盛，事之所有理难明。

【注】古以双胎，乃精气有余，歧而分之，血因分而摄之故也。若男同孕者，刚日阳时也；女同孕者，柔日阴时也；男女同孕者，刚日阴时，或柔日阳时也。其他或有不成男女，男不可为父，女不可为母，与男女之兼形者，又皆阴阳变常，驳气所感，事之所有，理之所无，莫可稽考者也。

## 脉见有子

少阴动甚知有子，阴搏阳别尺寸凭。但搏不滑胎三月，搏而滑石五月形。

【注】少阴肾脉动甚者，有子脉也。但当凭其两尺阴脉搏指有力，两

寸阳脉不搏指而别于两尺，斯为有子脉无疑也。其但搏不滑者，主三月之胎；搏而滑者，主五月之胎也。

## 胎男女辨

上小下大女腹箕，中正圆高男腹釜。右疾为女左疾男，胎气钟于阴阳主。

【注】上小下大，如箕之形，盖以女胎面向母腹，其足膝抵腹，故有是形也。中正圆高，如釜之形，盖以男胎面向母背，则背脊抵腹，故有是形也。右手属阴，脉疾为女。左手属阳，脉疾为男。是胎气钟于阴，则右盛主女；钟于阳，则左盛主男也。

## 辨别孕病

孕病不分须诊乳，五月之后乳房升。何以知其母子吉，身虽有病脉和平。

【注】妇人经水不至，不分是孕是病者，五个月之后，以孕妇乳房辨之。若乳房升大有乳者是胎，若乳房不大无乳者是病也。凡孕妇有病，其验可知，亦何以知其母子俱吉，惟诊其脉象和平，则虽有病，知均吉无虑也。

## 分经养胎

分经养胎不足凭，无所专养论不经。形始未分无不具，阴阳之道渐分形。

【注】巢元方曰：妊娠一月名胚胎，足厥阴脉养之；二月名始膏，足少阳脉养之；三月名始胎，手心主脉养之，当此时血不流行，形象始化；四月始受水精以成血脉，手少阳脉养之；五月始受火精以成气，足太阴脉养之；六月始受金精以成筋，足阳明脉养之；七月始受木精以成骨，手太阴脉养之；八月始受土精以成肤革，手阳明脉养之；九月始受石精以成毛发，足少阴脉养之；十月五脏、六腑、关节、人神皆备。

又有推巢元方养胎之说，谓四时之令必始于春，所以一月、二月间，是足厥阴、少阳木也；三月、四月间，手厥阴、少阳火也；五月、六月间，足太阴、阳明土也；七月、八月间，手太阴、阳明金也；九月、十月间，足少阴、太阳水也。惟手少阴、太阳二经无所专养者，以君主之官无为而已。此说更为不经。夫男女交接，精血聚而成胚，此孕形之始也。虽未分身躯脏腑，而其理无不具也。犹太极浑然，包罗万象，而阴阳之一气氤氲，浸渐化生而成，子母分形，自然而然如草木成熟，壳脱蒂落也。

## 受孕分房静养

受孕分房宜静养，谨戒食味使脾安，调其喜怒防惊恐，慎厥起居避风寒。

【注】受孕之后，分房静养，恐动相火，致生胎毒。谨戒饮食五味，使其脾胃调和，母之气血易生，子之形成必育。内调七情，外避风寒，起居安顺，不持重用力，不安逸多睡，不登高涉险，则母无病，子亦安矣！

## 安胎母子二法

安胎之道有二法，母病胎病要详分：母病动胎但治母，子病致母审胎因。

【注】安胎之道有二法，母病、胎病当详分而施治也。凡因母病以致胎动者，但疗其母，母安则胎自安；或因胎病有所触动，以致母病者，但宜安胎，胎安则母自愈矣。

## 胎前用药三禁

胎前清热养血主，理脾疏气是为兼，三禁汗下利小便，随证虚实寒热看。

【注】丹溪曰：胎前当清热养血为主，恐伤阴血也。理脾脾健，则气血易生；疏气气顺，则气血调和。理脾疏气，兼以清热养血，则胎自安矣。三禁者，汗、下、利小便也，盖恐过汗亡阳伤气，过下亡阴伤血，利小便伤津液也。然又当随证详审表里、虚实、寒热，以施其治，不可过峻也。

## 安胎审宜调治

形瘦不宜过热品，体盛补气恐动痰。安胎芩术为要药，佐以他药任抽添。火盛倍芩痰倍术，血虚四物气四君。杜续胶艾胎不稳，气盛苏腹枳砂陈。

【注】形瘦之人多火，过用温热则伤阴血。肥盛之人多痰，过于补气，恐壅气动痰。白术消痰健脾，条芩清热养阴，二味为安胎要药。若有他证，则以药佐之，或减白术加条芩，或加白术减条芩，任其抽添。如火盛，则当倍芩以清火；痰盛，则当倍术以消痰；血虚，则合四物汤以补血；气虚，则合四君汤以补气；胎不安稳，更佐以杜仲、续断、阿胶、艾叶以安之；若气盛胎高，则加紫苏、大腹皮、枳壳、砂仁、陈皮以舒之。

**四物汤　四君子汤**方俱见首卷汇方内。

## 嗣育门汇方

**加味地黄丸**　治妇人经水不调，必不能受孕，即使受之，亦不全美。宜常服此方。

熟地四两　山萸肉　山药各二两　牡丹皮　白茯苓各一两五钱　泽泻　香附童便浸三次。各一两

上为末，炼蜜丸如梧子大。每服七十丸，白沸汤送下。

**涤痰汤**　治妇人肥盛者，多不受孕，以身中有脂膜闭塞子宫也。以此汤送后丸药。

当归一两　茯苓四两　川芎七钱五分　白芍药　白术土炒　半夏制　香附米　陈皮　甘草各一两

上作十贴，每贴姜三片，水煎吞后丸子。

**涤痰丸**

白术土炒，二两半　夏曲　川芎　香附米各一两　神曲炒　茯苓各五钱　橘红四钱　甘草二钱

上为末，粥丸。每服八十丸。如热者，加黄连、枳实各一两。

**大补丸**　治妇人瘦弱，多由血少不能受孕。宜常服此方。

天冬去心　麦冬去心　菖蒲　茯苓　人参　益智仁　枸杞子　地骨皮　远志肉

上为细末，炼蜜丸如桐子大，空心酒下三十丸。

**苁蓉菟丝子丸**　此方不寒不热，助阴生子。

肉苁蓉一两三钱　覆盆子　蛇床子　川芎　当归　菟丝子各一两二钱　白芍药一两　牡蛎盐泥固煅　乌鲗鱼骨各八钱　五味子　防风各六钱　条芩五钱　艾叶三钱

上为末，炼蜜丸如桐子大。每服三四十丸。盐汤下，早晚皆可服。

**调经丸**　理气养血，调经种子。

香附　川杜仲姜汁炒，八两　大川芎　白芍药　当归去尾　怀生地　陈皮　小茴香酒炒　延胡索略炒　肉苁蓉酒炒　旧青皮麸炒　台乌药炒　枯黄芩酒炒　乌鲗鱼骨酥炙。以上各四两

上十四味，称足，真正好醋和面打糊为丸，如梧桐子大。每服百丸，空心好酒送下。

一方无陈皮、地黄，有人参、黄芪各二两。

# 卷四十六

## 胎前诸证门

### 胎前总括

妊娠胎前病恶阻，胞阻肿满气烦悬，痫嗽转胞与子淋，激经胎漏胎不安。小产死胎胎不长，子喑脏躁鬼胎连。余病当参杂证治，须知刻刻顾胎原。

【注】此言妊娠胎前，有恶阻、胞阻、子肿、子满、子烦、子悬、子痫、子嗽、转胞、子淋、激经、胎漏、胎动不安、小产堕胎、子死腹中、胎萎不长、子喑、脏躁、鬼胎等证，皆当一一详辨熟记。其余胎前伤寒、伤食、疟痢、霍乱、泄泻，当于杂证门中参考治之。但须时刻保护胎原，不致误犯为要也。

### 恶阻总括

恶心呕吐名恶阻，择食任意过期安。重者须药主胃弱，更分胎逆痰热寒。

【注】妇人受孕月余之后，时时呕吐者，名曰恶阻。若无他病择食者，须随其意而与之。轻者过期自然勿药而愈，重者须以药治之。当以胃弱为主，更审其或因胎气阻逆，或痰饮阻逆，与夫兼热、兼寒而分治之。

### 恶阻证治

保生汤

胎气阻逆惟呕吐，无他兼证保生汤，砂术香附乌陈草，量加参枳引生姜。

【注】恶阻，有因胎气阻逆者，乃受胎后胞门闭塞，脏气内阻，夹胎气上逆于胃，故令恶心呕吐也。若平素胃虚所致，虽无痰饮，寒热相兼

而亦有恶阻证者，宜用保生汤，即砂仁、白术、香附、乌药、陈皮、甘草也。引用生姜者，以止其呕也。若气弱者，量加人参；气实者，量加枳壳。

加味六君汤

痰饮恶阻吐痰水，烦眩加味六君汤。枇杷藿香旋缩枳，热秘芩军寒桂姜。

【注】恶阻因于痰饮者，其吐必多痰水，且心烦头目眩晕，必其人平素胃虚，中停痰饮也。宜用加味六君汤，于六君汤内加枇杷叶、藿香、旋覆花、缩砂、枳壳。若胃热便秘，加黄芩、大黄以利之；胃寒喜热，加肉桂、干姜以温之。

**六君汤**方见首卷。

加味温胆汤

热阻恶食喜凉浆，心烦愦闷温胆汤。橘半茯甘与枳竹，更加芩连芦麦姜。

【注】恶阻因于胃热者，必呕吐，心中热烦，愦闷喜饮凉浆也。宜用加味温胆汤，其方即陈皮、半夏、茯苓、甘草、枳实、竹茹、名温胆。更加黄芩、黄连、芦根、麦门冬，引生姜也。

## 胞阻总括

妊娠腹痛名胞阻，须审心腹少腹间。伤食心胃胎腰腹，小腹胞寒水尿难。

【注】孕妇腹痛，名为胞阻。须审其痛，或上在心腹之间者，多属食滞作痛；或下在腰腹之间者，多属胎气不安作痛；若在少腹之间者，则必因胞血受寒，或停水尿难作痛也。

## 胞阻证治

加味平胃散　延胡四物汤

心胃痛多伤食滞，苍朴陈甘果枳曲。便秘加军倍甘草，胎动延胡四物宜。

【注】孕妇心胃作痛者，多因伤食停滞。宜平胃散即陈皮、厚朴、苍术、

甘草也。加草果、枳壳、神曲以消之。若更大便秘结，日久则加硝、黄以攻之，然必倍甘草以缓其峻性，庶不伤胎。若腰腹作痛，胎动下血，则当用四物汤，君以延胡，以定痛而保胎也。

**四物汤**方见首卷。

加味胶艾四物汤　蜜硝汤

腹腰痛甚防胎堕，胶艾四物杜酒葱。外邪宜加羌独活，内热便秘蜜硝攻。

【注】胞蒂系于腰。凡腹腰痛者，须防胎堕。宜用胶艾四物汤，加杜仲、大豆淋酒、葱白以定痛而保胎。若因外感风寒之邪，则加羌活、独活以散之；若内热、大小便闭者，则用蜂蜜、芒硝煎汤以攻之。经曰有故无陨是也。

**胶艾四物汤**方见首卷。

加味芎归饮　导赤散　五苓散

胞血受寒少腹疼，参吴胶艾草归芎。尿涩热甚导赤散，木通生地甘草灵。水盛阳虚五苓效，术泽肉桂茯猪苓。

【注】少腹作痛者，乃胞中之血受寒也。宜加味芎归饮温之，其方即人参、吴茱萸、阿胶、蕲艾、炙甘草、当归、川芎也。若因尿涩而痛，则是膀胱水病热甚，则以导赤散清利之，其方即生地、木通、甘草也。若水盛阳虚不化，则以五苓散渗利之，其方即茯苓、白术、泽泻、猪苓、肉桂也。

## 子肿子气子满脆脚皱脚总括

头面四肢肿子肿，自膝至足子气名，肿胀喘满曰子满，但脚肿者脆皱称。

【注】头面遍身浮肿，小水短少者，属水气为病，故名曰子肿。自膝至足肿，小水长者，属湿气为病，故名曰子气。遍身俱肿，腹胀而喘，在六七个月时者，名曰子满。但两脚肿而肤厚者，属湿，名曰皱脚。皮薄者，属水，名曰脆脚。大凡水之为病多喘促，气之为病多胀满。喘促属肺，胀满属脾也。以其人素有水气湿邪，故受孕有肿满之证。儿未成形，被水浸渍，其胎每致损坏。成形尚可调治，故在五六月后有是证者，

多有生育者也。

## 子肿子气子满脆脚皱脚证治

茯苓导水汤

妊娠肿满与子气，水气湿邪脾肺间，水气浸胎喘难卧，湿气伤胎胀难堪。均宜茯苓导水治，香瓜槟腹四苓攒，桑砂苏陈胀加枳，腿脚防己喘葶添。

【注】妊娠水肿胀满、子气、皱脚、脆脚等证，皆由水气湿邪，伤于脾肺为病也。若水气盛而浸胎，则必喘而难卧；若湿气盛而伤胎，则胀满难堪。皆宜用茯苓导水汤治之，方用木香、木瓜、槟榔、大腹皮、白术、茯苓、猪苓、泽泻、桑皮、砂仁、苏叶、陈皮，以和脾肺而利水湿。胀甚者，加枳壳以破结；腿脚肿者，加防己以利下；湿喘者，加苦葶苈以泄上水也。

## 子烦证治

知母饮

孕妇时烦名子烦，胎热乘心知母痊，子芩知麦苓芪草，犀热参虚膏渴煎。

【注】孕妇别无他证，惟时时心烦者，名曰子烦，由胎中郁热上乘于心也。宜用知母饮，即子芩、知母、麦冬、茯苓、黄芪、甘草。热甚者加犀角，气虚加人参，口渴加石膏煎服。

## 子悬胎上逼心证治

紫苏饮

胸膈胀满子悬名，喘甚由胎上逼心，紫苏饮用归芎芍，陈腹苏甘虚入参。

【注】孕妇胸膈胀满，名曰子悬。更加喘甚者，名曰胎上逼心。俱宜紫苏饮，即当归、川芎、白芍、陈皮、大腹皮、苏梗叶、甘草。虚者加人参煎服。

## 子痫证治

羚羊角散　钩藤汤

暴仆抽搐不识人，须臾自醒子痫名。羚羊角散防独杏，五加枣草薏苡仁，茯苓木香羚羊角；抽搐钩藤汤寄生，人参茯神归桔梗，口祸肢废中风成。

【注】孕妇忽然颠仆抽搐，不省人事，须臾自醒，少顷复如好人，谓之子痫。乃肝、心二经风热所致，宜用羚羊角散，即防风、独活、杏仁、酸枣仁、五加皮、甘草、薏苡仁、茯苓、木香、羚羊角也。抽搐甚者用钩藤汤，乃钩藤、桑寄生、人参、茯神、当归、桔梗也。若口眼㖞斜，半身不遂，则已成中风废证，当参风门治之。

## 子嗽证治

枳桔二陈汤　桔梗汤

妊娠咳嗽名子嗽，阴虚痰饮感风寒。痰饮二陈加枳桔；风寒桔梗汤可安。紫苏桔梗麻桑杏，赤苓天冬合贝前。久嗽阴虚宜清润，麦味地黄汤自痊。

【注】妊娠咳嗽，谓之子嗽，嗽久每致伤胎。有阴虚火动痰饮上逆，有感冒风寒之不同。因痰饮者，用二陈汤加枳壳、桔梗治之；因感冒风寒者，用桔梗汤，即紫苏叶、桔梗、麻黄、桑白皮、杏仁、赤茯苓、天冬、百合、川贝母、前胡也。若久嗽，属阴虚，宜滋阴润肺以清润之，用麦味地黄汤治之。

**六味地黄汤**方见首卷。

## 转胞证治

举胎四物汤　阿胶五苓散

饮食如常烦不卧，不得小便转胞称。举胎救急丹溪法，四物升麻参术陈。服后探吐吐再服，不应阿胶入五苓。

【注】妊娠胎压，胞系了戾不得小便，饮食如常，心烦不得卧者，名曰转胞。宜用丹溪举胎法：令稳婆香油涂手举胎起，则尿自出，以暂救

其急。然后以四物汤加升麻、人参、白术、陈皮煎服。服后以指探吐，吐后再服再吐，如此三四次，则胎举而小便利矣。如不应，则是有饮，用五苓散加阿胶以清利之。

**四物汤**方见首卷。

## 子淋证治

加味五淋散

子淋频浊窘涩疼，五淋栀苓归芍芩，甘草再加生地泽，车前滑石木通寻。

【注】孕妇小便频数窘涩，点滴疼痛，名曰子淋。宜五淋散，即黑栀、赤茯苓、当归、白芍、黄芩、甘草，加生地、泽泻、车前子、滑石、木通，以清热而利水，则小便自通矣。

## 激经胎漏尿血总括

妊娠经来名激经，胎漏下血腹不疼。若是伤胎腹必痛，尿血漏血要分明。

【注】妇人受孕之后，仍复行经者，名曰激经，为血有余。若孕妇无故下血，或下黄汁豆汁而腹不痛者，谓之胎漏。若其胎已伤而下血者，其腹必疼。孕妇又有尿血一证，腹亦不痛，然与胎漏之证又不同。盖尿血出于溺孔，漏血出自人门。三者俱下血而各不同治者，不可不详辨也。

## 激经胎漏尿血证治

阿胶汤　黄芪汤　银苎酒　加味四物汤

激经无病不须治，子大能食经自停。胎漏下血多因热，四物阿胶栀侧芩。或下黄汁豆汁样，黄芪糯米苎根银。若是尿血膀胱热，四物血余共茅根。

【注】激经无他证相兼者，不须用药，其胎壮子大能食其血，而经自停。若胎漏下血，多属血热，宜阿胶汤清之。其方即四物汤加阿胶、黑栀、侧柏叶、黄芩也。或漏下黄汁，或如豆汁甚多者，其胎干枯必倚而堕，宜用黄芪汤，即黄芪二两，糯米一合煎服；或银苎酒，即苎麻根，

纹银煎酒服。若尿血，则是膀胱血热，宜四物汤加血余、白茅根以凉之。

**四物汤**方见首卷。

## 胎不安小产堕胎总括

气血充实胎自安，冲任虚弱损胎原，暴怒房劳伤肝肾，疾病相干跌扑颠。五月成形名小产，未成形象堕胎言。无故至期数小产，须慎胎为欲火煎。

【注】孕妇气血充足，形体壮实，则胎气安固。若冲、任二经虚损，则胎不成实。或因暴怒伤肝，房劳伤肾，则胎气不固，易致不安；或受孕之后，患生他疾，干犯胎气，致胎不安者亦有之；或因跌扑筑磕，从高坠下，以致伤胎、堕胎者亦有之。然小产、堕胎，亦自有别：五、七月已成形象者，名为小产；三月未成形象者，谓之堕胎。以上小产、堕胎皆出有因。若怀胎三、五、七月，无故而胎自堕，至下次受孕亦复如是，数数堕胎，则谓之滑胎。多因房劳太过，欲火煎熬，其胎因而不安，不可不慎者也。

## 胎不安小产堕胎证治

加味圣愈汤　加味佛手散　十圣散加味芎䓖汤　益母丸

胎伤腹痛血未下，圣愈汤加杜续砂。下血腹痛佛手散，胶艾杜续术芩加。十全续缩减苓桂，因病伤胎十圣夸。跌扑芎䓖调益母，怒劳逍遥地黄佳。

【注】妊娠胎伤，若腹痛不下血者，宜用圣愈汤加杜仲、续断、砂仁安之。若下血腹痛者，宜用佛手散加阿胶、蕲艾、杜仲、续断、白术、条芩安之。若因母病，以致伤胎欲堕者，宜十圣散，即十全大补汤减茯苓、肉桂，加续断、砂仁。若因跌扑筑磕，伤胎欲堕者，宜芎䓖汤调益母丸服之。芎䓖汤即川芎、当归也。若暴怒、房劳伤肝肾，以致胎动不安者，宜逍遥散、地黄汤治之。

**圣愈汤　佛手散　逍遥散　地黄汤**方俱见首卷。

## 堕胎下血不止血瘀不出证治

独参汤 回生丹

堕胎暴下血不止，面黄唇白独参汤，恶血不出凝胀痛，回生益母酌相当。

【注】妊娠胎堕后血暴下不止，面黄唇白者，名脱荣。宜用独参汤峻补其气，以生其血，所谓无形能生有形也。若恶血瘀滞不行，腹胁胀痛者，宜于回生丹、益母丸，酌其虚实缓急相当而用之。

**回生丹**见产后汇方。

## 子死腹中总括

子死腹中须急下，舌青腹痛冷如冰，时久口中秽气出，寒热峻缓详斟平。

【注】凡一应伤胎，子死腹中者，须当急下，勿使上奔心胸。然必验其舌青面赤，肚腹胀大，腹冷如冰，久之口中有秽气出者，方可议下。然犹必审其人之虚实寒热，或宜寒下、热下、峻下、缓下，随其宜而施之。

## 子死腹中证治

佛手散 平胃散加芒硝方

下胎缓剂佛手散，峻剂平胃加芒硝。宜热宜寒须细审，产妇虚实莫溷淆。

【注】孕妇子死腹中宜下者，缓下用佛手散，峻下用平胃散加芒硝。或宜寒下，或宜热下，须细细详审而投之。盖以产母之虚实，或缓或峻，不可溷淆轻率以致误也。

**佛手散**方见首卷。

## 辨子母存亡

妊娠一切垂危候，母子存亡可预推：面赤舌青必子死，面青舌赤母命危，面舌俱青口吐沫，子母俱亡二命亏。

【注】凡妊娠一切凶危之候，欲知母子存亡者，当于孕妇面、舌之色定之。若面赤舌青，则其子必死；面青舌赤，则其母必亡；若面舌二者俱见青色，口角两边流涎沫者，则子母二命俱不能保也。

## 胎兼癥瘕

妊娠有病当攻下，衰其大半而止之。经云有故而无殒，与病适当又何疑。

【注】凡孕妇素有癥瘕旧疾，或有新病应攻下者，但攻其大半，余俟其自消，不可尽攻。经云：有故无殒。言药虽峻，有病则病受之，不能伤胎也。攻其大半，与病相当，又何疑于有妊必不可攻之说耶？

## 胎不长证治

*八珍汤　六君子汤*

胎萎不长失滋养，气血不足宜八珍，脾虚胃弱六君子，谷化精微气血生。

【注】妊娠五六个月，胎萎不长，由于妊母禀赋虚弱。若属气血两虚者，宜用八珍汤；若脾虚胃弱者，宜用六君子汤。但使饮食强壮，俾水谷运化精微，则气血日生而胎自长矣！

**八珍汤　六君子汤**方俱见首卷。

## 子喑证治

子喑声哑细无音，非谓绝然无语声，九月胎盛阻其脉，分娩之后自然通。

【注】妊娠九月，孕妇声音细哑不响，谓之子喑。非似子哑绝然无语也。盖少阴之脉络于舌本，九月肾脉养胎，至其时胎盛阻遏其脉，不能上至舌本，故声音细哑。待分娩之后，肾脉上通，其音自出矣。

## 子啼腹内钟鸣证治

*黄连煎*

腹内钟鸣与儿哭，子啼之证出偶然。空房鼠穴土能治，黄连煎汤亦可捐。

【注】孕妇腹内有钟声，或婴儿在内啼哭者，名曰子啼。古书虽载其证，然不经见，或偶然有之。古方用空房中鼠穴土，同川黄连煎汤，名黄连煎，饮之自愈。

## 脏躁证治

甘麦大枣汤

脏躁无故自悲伤，象若神灵大枣汤，甘草小麦与大枣，方出《金匮》效非常。

【注】孕妇无故，时时伤悲哀痛，象若神灵凭依者，名曰脏躁，宜用《金匮》甘麦大枣汤服之。其方即甘草、小麦、大枣三味，煎服，其效非常也。

## 鬼胎总括

邪思情感鬼胎生，腹大如同怀子形，岂缘鬼神能交接，自身血气结而成。

【注】鬼胎者，因其人思想不遂，情志相感，自身气血凝结而成，其腹渐大如怀子形状。古云实有鬼神交接，其说似属无据。妇人石瘕、肠覃二证亦俱如怀孕之状，由气血凝结而成，则可知其必无是理矣！

## 肠覃石瘕证治

香棱丸

肠覃石瘕气血分，寒客肠外客子门。二证俱如怀子状，辨在经行经不行。石瘕吴萸汤最效，肠覃香棱丸若神：丁木茴香川楝子，青皮广茂与三棱。

【注】经云：寒气客于肠外，与卫气相搏，气不得荣，因有所系，瘕而内着，恶气乃起，息肉乃生。始如鸡卵，稍以益大如怀子状，按之则坚，推之则移，月事以时下。石瘕生于胞中，寒气客于子门，子门闭塞，气不得通，恶血当下不下，衃以留止，日以益大，状如怀子，月事不以时下。皆生于女子，可导而下。由经文观之，二证虽皆如怀子状，肠覃

气病而血不病，故月事以时下；石瘕先气病而后血病，故月事不来也。石瘕宜吴萸汤。肠覃宜香棱丸，即木香、丁香、茴香、川楝子、青皮、广茂、三棱，醋煮面糊为丸也。

**吴茱萸汤**方见首卷。

## 胎前母子盛衰

**母盛子衰胎前病，母衰子盛产后殃，子母平和无衰盛，坦然分娩不须忙。**

【注】此言观孕妇与所怀之胎有盛衰之辨也。若娠母气血壮盛，而胎元弱者，胎前必多病；若孕妇衰弱而胎元壮实，则产后其母必多病；若子母俱和平无偏盛偏衰，则胎前产后均平安无疾，可坦然无忧也。

**胎前有余详不足，产后不足审有余。产后惟多亏损病，胎前子母盛衰知。**

【注】古云：胎前无不足，产后无有余。此言其常也。然胎前虽多有余之证，亦当详察其亦有不足之时；产后虽多不足之病，亦当详审其每夹有余之证也。欲知产后常多亏损之故，于胎前子母盛衰求之，可预知也。

## 胎前门汇方

**保生汤**

人参　甘草各二钱半　白　术　香附子　乌药　橘红各五钱

上剉，每服三钱。姜五片，煎服。

**加味六君汤**

人参　白术土炒　茯苓　陈皮　半夏制。各一钱五分　甘草炙，五分　藿香叶　枇杷叶炙。各一钱　缩砂仁　枳壳炒。各八分

上剉，加生姜煎服。

**加味温胆汤**

陈皮　半夏制　茯苓各一钱　甘草炙，五分　枳实　竹茹　黄芩各一钱　黄连　八分　麦冬二钱　芦根一钱

上剉，姜、枣煎服。

**加味平胃散**

厚朴姜汁炒　苍术米泔浸，炒　陈皮　甘草炙　人参各一钱

上为末，每服三钱，加姜煎服。

**延胡四物汤**

当归　川芎　白芍　熟地各七钱五分　延胡索酒煮，二两

上剉，水煎服。

**加味胶艾四物汤**

当归　熟地　阿胶　白芍各二钱　杜仲一钱五分　川芎　蕲艾各八分

上加葱白三寸，大豆淋酒煎服。

**蜜硝煎**

蜂蜜芒硝

上煎，溶化服。

**加味芎归饮**

川芎二钱　当归五钱　人参一钱　吴茱萸五分　阿胶二钱　蕲艾八分　甘草炙，五分

上剉，水煎服。

**导赤散**

生地三钱　木通二钱　甘草梢一钱

灯心一团，煎服。

**五苓散**

白术土炒　茯苓　猪苓　泽泻各二钱半　桂三分

上剉，作一服，水煎服。

**茯苓导水汤**

茯苓　槟榔　猪苓　缩砂　木香　陈皮　泽泻　白术　木瓜　大腹皮桑　白皮　苏梗各等分

上加姜煎服。胀，加枳壳；喘，加苦葶苈子；腿脚肿，加防己。

**知母饮**

知母　麦冬　甘草各五钱　黄芪　子芩　赤苓各七钱五分

上㕮咀，每服四钱。水一盏，煎至七分，去滓，入竹沥一合温服。

**紫苏饮**

当归　川芎　白芍各二两　陈皮　苏茎叶　大腹皮各一两　甘草炙，五钱　人参量虚实用

上㕮咀，每服五钱。水二盏，生姜五片，煎至一盏，去滓服。日进二服。有热，加黄芩竹茹；心烦，加羚羊角；有食，加神曲、山楂。

**羚羊角散**

羚羊角镑　独活　酸枣仁　五加皮　防风　薏苡仁　杏仁　当归酒浸　川芎　茯神去木。各五分　甘草　木香各二分

上㕮咀，加生姜五片，水煎服。

**钩藤汤**

钩藤钩　当归　茯神　人参各一两　苦桔梗一两五钱　桑寄生五钱

上为粗末，每服五六钱。水二盏，煎至一盏，去滓温服，无时。忌猪肉、菘菜。烦热，加石膏二两半；临产月，加桂心一两。

**枳桔二陈汤**

陈皮　半夏　茯苓各二钱　枳壳　甘草炙，五分　桔梗各一钱

上剉，姜煎服。

**桔梗汤**

天冬去心　赤苓各一钱　桑皮　桔梗　紫苏各五分　麻黄去节，三分　贝母　人参　甘草炙。各二分

上剉，加生姜，水煎服。一方有杏仁无贝母。

**举胎四物汤**

当归　白芍　熟地　川芎　人参　白术各二钱　陈皮　升麻各一钱

上剉，水煎服。

**麦味地黄汤**

熟地四钱　山萸肉二钱　山药二钱　泽泻　茯苓　丹皮各一钱五分　麦冬二钱　五味子十二粒

上剉，水煎服。

**五淋散**

赤芍　山栀子各二钱　赤茯苓一钱二分　当归一钱　子芩六分　甘草五分

上水煎服。

**阿胶汤**

阿胶炙燥　熟地焙　艾叶微炒　芎䓖　当归切，焙　杜仲去粗皮，炙，剉　白术各一两

上㕮咀，每服四钱。水一盏半，枣三枚，擘破，同煎至八分，去滓，食前温服。

**黄芪汤**

糯米一合　黄芪二两　川芎一两

上细剉，水二大盏，煎至一盏，温服。一方无川芎。

**银苎酒**

苎麻根剉，二两　纹银五两　清酒一盏

上以水二大盏，煎至一大盏，去渣，分温二服。

**十圣散**

人参　黄芪　白术　熟地黄　砂仁各五分　甘草炙　当归　川芎　白芍炒。各一钱　川续断八分

上剉，水煎服。

**独参汤**

用好人参二两或四两

上水煎，徐徐服。

**益母丸**

益母草五月五日，或六月六日采之，阴干，忌铁器

上一味，以石器碾为细末，炼蜜丸，弹子大。每用一丸，童便好酒各半，研化服之。

**六味地黄丸**

熟地蒸、晒九次，八两　山药四两　茯苓乳拌，三两　山萸肉酒浸，四两　丹皮三两　泽泻三两

炼蜜为丸，如梧桐子大，每服三钱。

**桂附地黄丸**

即六味地黄丸加肉桂、附子。

**黄连煎**

黄连

上一味煎汤，调空房中鼠穴内土服。

**甘麦大枣汤**

甘草三两　小麦一升　大枣十枚

上以水六升，煮取三升，温分三服。亦补脾气。

**香棱丸**

木香　丁香各半两　枳壳麸炒　三棱酒浸一夕　莪茂细剉，每一两用巴豆三十粒，去壳同炒，待巴豆黄色，去巴豆不用　青皮炙　川楝子肉　蘹香[1]炒，各等分

上为末，醋煮，面糊丸如桐子大，朱砂为衣每服三十丸，姜盐汤送下，或温酒下，无时。

[1] 蘹（huái 怀）香：即茴香。

# 卷四十七

## 生育门

### 临产

妊娠临产要安详，腹内虽疼切莫慌，舒身仰卧容胎转，静待生时不用忙。

【注】妊娠月足临产，腹内如觉动转疼痛，须要安详，莫自慌乱。舒体仰卧，时时缓步，使儿身转正，静以待之，至其生育之时，自然顺生，不用忙也。

### 产室

产室寒温要适时，严寒酷热总非宜，夏要清凉冬要暖，病者医人俱要知。

【注】产室之内，四时俱要寒温适中，若太热、太寒，均不相宜。夏月必须清凉，勿令炎热，致产母中暑晕迷。倘有其事，不妨少与凉水以解之。冬月必须温暖，勿令寒冷，以致血凝难产。当多备火炉，使产母腰背下身就火烘之。此临产之家及医人，皆当知之者也。

### 择收生婆

临产稳婆须预择，老成历练又精明，无故莫教使手法，宽心宁耐待时生。

【注】临产之家必用收生婆，须预先择老成历练明白经事之人。无故切勿令其先使手法，如试水探浆等事，但嘱令宽心宁耐，以待生时可也。

### 惊生

人语喧哗产母惊，心虚气怯号惊生，急须止静休嘈杂，产母心安胎自宁。

【注】产房之内不可多人，人多则语声喧哗，产母之心必惊。惊则心气虚怯，至产时多致困乏，号曰惊生。有如此者，须急急摒出，只留服役一二人，使寂静而无嘈杂之声，则母心始安，安则其胎亦宁静矣。

## 试胎弄胎

月数未足腹中痛，痛定如常名试胎。临月腹痛腰不痛，或作或止名弄胎。二者均非正产候，但须宁静莫疑猜。

【注】妊娠八九个月时，或腹中痛，痛定仍然如常者，此名试胎，宜养血以安其胎。若月数已足，腹痛或作或止，腰不痛者，此名弄胎，不宜轻动。二者均非正产之时，切勿躁扰疑惑，惟宜宁静以待其时。

## 坐草

坐草须知要及时，儿身未顺且迟迟。若教产母用力早，逼胎不正悔难追。

【注】凡产妇坐草，最要及时，不可太早。若儿身未顺，宁可迟迟，宽心以待。倘坐草太早，非正产之时，妄使产母用力，往往逼胎不正，遂至横倒者有之，虽悔无及矣！

## 临盆

儿身转顺顶当门，胞浆已破腹腰疼，中指跳动谷道挺，临盆用力送儿生。

【注】凡儿之生自有其时，时至则儿身转顺，头顶正当产门，胞浆大来，腰重腹痛，谷道挺进，产母中指中节或本节跳动。此方为正产之时，方可临盆用力送儿，自顺生矣！

## 交骨不开

交骨不开须细审，或因不足或初胎。总宜开骨通阴气，佛手龟板妇发灰。若因不足加参妙，一服能令骨立开。

【注】产妇交骨不开，有因气血不足者，有因初次胎产者，二者均宜用开骨散通其阴气。其方即佛手散加败龟板，与生过子女妇人头发也。

气血不足者加人参，服之可使其骨立开。

## 盘肠生

盘肠未产肠先出，已产婴儿肠不收，顶贴蓖麻服升补，肠干润以奶酥油。

【注】妊娠妇人有盘肠生者，临产之时其肠先拖出，及儿已产下，其肠有仍不收者。须以蓖麻仁捣烂贴于顶心，内服升补之剂，如补中益气汤或八珍、十全大补等汤加升麻，以升补之，其肠自收矣。

**补中益气汤　十全大补汤**方俱见首卷。

## 难产

难产之由不一端，胎前安逸过贪眠，惊恐气怯用力早，胞破血壅血浆干。

【注】妊娠难产之由，非只一端。或胎前喜安逸不耐劳碌，或过贪眠睡，皆令气滞难产；或临产惊恐气怯，或用力太早，则产母困乏难产；或胞伤血出，血壅产路；或胞浆破早，浆血干枯，皆足以致难产。临证之工不可不审也。

# 产后门

## 胞衣不下证治

胞衣不下因初产，用力劳乏风冷凝，下血过多产路涩，血入胞衣腹胀疼。急服夺命没竭散，勿使冲心喘满生。谕令稳婆随胎取，休惊产母莫教闻。

【注】产妇胞衣不下者，或因初产用力困乏，风冷相干致血瘀凝；或因下血过多，血枯产路干涩；或血入胞衣，胀满疼痛，皆能使胞衣不下。均当急用夺命散，即没药、血竭二味为散也。免致上攻心胸，胀满喘急，为害不小。且宜谕令稳婆随胎取下，莫使产母闻之，恐被惊则愈难下也。

## 产门不闭证治

产门不闭由不足，初产因伤必肿疼，不足十全大补治，甘草汤洗肿伤平。

【注】凡产后玉门不闭者，多由气血不足所致。亦有因初产伤重者，必肿而疼也。气血不足者，用十全大补汤治之；因伤肿痛者，浓煎甘草汤洗之，其肿伤自平。

**十全大补汤**方见首卷。

## 血晕证治

清魂散

产后血晕恶露少，面唇色赤是停瘀。恶露去多唇面白，乃属血脱不须疑。虚用清魂荆芥穗，人参芎草泽兰随，腹痛停瘀佛手散，醋漆熏法总相宜。

【注】产后血晕，有因恶露去少，内有停瘀上攻迷晕者，面唇必赤色；有因去血过多，血脱而晕者，面唇必色白。血弱者宜用清魂散，即荆芥穗、人参、川芎、甘草、泽兰叶也。若停瘀腹痛者，用佛手散。二者俱宜频烧干漆及用火烧铁钉淬醋，不时熏之。

**佛手散**方见首卷。

## 恶露不下证治

恶露不下是何因？风冷气滞血瘀凝，若还不下因无血，面色黄白不胀疼。风冷血凝失笑散，去多圣愈补而行。

【注】产后恶露不下，有因风冷相干，气滞血凝而不行者，必腹中胀痛；有因产时去血太多，无血不行者，面色必黄白，腹必不疼，以此辨之。血凝者用失笑散逐而行之；无血者用圣愈汤补而行之。

**失笑散　圣愈汤**方俱见首卷。

## 恶露不绝证治

恶露不绝伤任冲，不固时时淋漓行，或因虚损血不摄，或因瘀血腹中停。审色污淡臭腥秽，虚补实攻要辨明，虚用十全加胶续，瘀宜佛手补而行。

【注】产后恶露，乃裹儿污血，产时当随胎而下。若日久不断，时时淋漓者，或因冲任虚损，血不收摄；或因瘀行不尽，停留腹内，随化随行者。当审其血之色，或污浊不明，或浅淡不鲜，或臭，或腥，或秽，辨其为实、为虚而攻补之。虚宜十全大补汤加阿胶、续断，以补而固之。瘀宜佛手散，以补而行之。

**十全大补汤　佛手散**方俱见首卷

## 头疼证治

产后头疼面黄白，无表无里血虚疼，恶露不行兼腹痛，必因瘀血上攻冲，逐瘀芎归汤最效，虚用八珍加蔓荆。

【注】产后头疼，若面色黄白，无寒热身痛之表证，又无便秘之里证，则是因产后去血过多，血虚头痛也。若恶露不行，兼腹痛者，乃属瘀血上攻之痛也。去瘀以芎归汤，补虚以八珍汤加蔓荆子。

**八珍汤**方见首卷。

## 心胃痛证治

大岩蜜汤

心痛厥逆爪青白，寒凝大岩蜜温行，四物去芎加独活，姜桂茱萸草远辛。因食恶食多呕吐，曲麦香砂入二陈，大便燥结小便赤，兼热饮冷玉烛攻。

【注】产后心胃痛，若四肢厥逆，爪甲青白，乃风冷寒凝，气血滞涩，宜用大岩蜜汤温以行之，即生地、当归、赤芍、独活、干姜、桂心、吴茱萸、甘草、远志、细辛也。若因饮食停滞，中脘作痛，必恶食呕吐，宜二陈汤加神曲、麦芽、木香、砂仁。若大便结硬，小便赤涩，渴欲饮冷者，乃内有实热也，宜玉烛散攻之。

**玉烛散**方见首卷。

## 腹痛证治

香桂散

去血过多血虚痛，去少壅瘀有余疼，伤食恶食多胀闷，寒入胞中见冷形。血虚当归建中治，瘀壅失笑有奇功，伤食异功加楂曲，胞寒香桂桂归芎。

【注】产后腹痛，若因去血过多而痛者，为血虚痛；若因恶露去少，及瘀血壅滞而痛者，为有余疼；若因伤食而痛者，必恶食胀闷；若因风寒乘虚入于胞中作痛者，必见冷痛形状。血虚宜当归建中汤，血瘀宜失笑散，伤食宜异功散加山楂、神曲，胞寒宜香桂散，即佛手散加桂心也。

**当归建中汤　失笑散　异功散**方俱见首卷。

## 少腹痛证治

延胡索散

少腹痛微名儿枕，硬痛尿利血瘀疼，尿涩淋痛蓄水证，红肿须防痍疝癃。儿枕瘀血延胡散，归芍蒲桂琥珀红。蓄水须用五苓散，痍疝吴萸温散行。

【注】产后少腹痛，其痛若微，乃产时血块未净，名儿枕。痛若少腹坚硬，小便利者，为瘀血痛；少腹硬而小便不利，淋涩胀痛者，乃蓄水作痛；若坚硬红肿而痛者，须防成痍、疝、癃之证。因儿枕瘀血者，宜延胡索散，即当归、赤芍、蒲黄、肉桂、琥珀、红花也。因水蓄者，宜五苓散。若将成痍、疝、癃者，当以吴茱萸汤温散之。

**吴茱萸汤**方见首卷　**五苓散**方见三卷。

## 胁痛证治

胁痛瘀滞犯肝经，左血右气要分明：血用延胡散可治，气宜四君加柴青。去血过多属虚痛，八珍加桂补其荣。

【注】产后胁痛，因气血瘀滞，干犯肝经。在左多属血，在右多属气。血宜延胡索散，气宜四君子汤加柴胡、青皮。若因去血过多而痛者，为虚痛，宜八珍汤加肉桂以补其荣血，自愈。

**四君子汤　八珍汤**方俱见首卷。

## 腰痛证治

腰疼下注两股痛，风冷停瘀滞在经。佛手散加独活桂，续断牛膝桑寄生。血多三阴伤气血，地黄桂附续杜寻。

【注】产后腰疼下注两股皆痛者，乃产时风冷乘之，瘀血滞于肝经，宜用佛手散加独活、肉桂、续断、牛膝、防风、桑寄生，以温散而行之。若因去血过多，三阴经气血亏损者，则当用六味地黄汤，加肉桂、附子、续断、杜仲，以温补之。

**佛手散　六味地黄汤**方俱见首卷。

## 遍身疼痛证治

趁痛散

产后身疼荣不足，若因客感表先形。趁痛散用归芪术，牛膝甘独薤桂心。血瘀面唇多紫胀，四物秦艽桃没红。

【注】产后遍身疼痛，多因去血过多，荣血不足，或因风寒外客，必有表证。二者俱宜用趁痛散，即当归、黄芪、白术、牛膝、甘草、独活、薤白、桂心也。若面唇紫色身胀痛者，必是停瘀所致，宜用四物汤，加秦艽、桃仁、没药、红花以行之。

**四物汤**方见首卷。

## 腹中块痛证治

产后积血块冲疼，多因新产冷风乘。急服延胡散可逐，日久不散血瘕成。更有寒疝亦作痛，吴萸温散不须攻。

【注】产后腹中有块，坚硬攻痛，多因新产之后，风冷乘虚而入，以致瘀血凝结，宜服延胡索散以逐之。若迟久不散，必结成血瘕矣。又有寒疝之证，亦在少腹中攻筑而痛，此属寒气滞涩，宜用吴茱萸汤，温散其寒，自愈，不必攻也。

**吴茱萸汤**方见首卷

## 筋挛证治

产后筋挛鸡爪风，血亏液损复乘风。无汗养荣兼散邪，四物柴瓜桂钩藤。有汗八珍加桂枝，黄芪阿胶大补荣。

【注】产后筋脉拘挛疼痛，不能舒展，俗名鸡爪风。皆由产后血液亏损，不能荣筋，又被风乘，故令拘挛疼痛也。无汗者，宜于养荣之中兼祛外邪，用四物汤加柴胡、木瓜、桂枝、钩藤。若有汗者，宜八珍汤加桂枝、黄芪、阿胶，以大补其荣血可也。

**四物汤　八珍汤**方俱见首卷。

## 伤食呕吐证治

产后伤食心下闷，恶食嘈杂吞吐酸，六君楂曲香砂共，呕逆痰涎二陈煎。

【注】产后过食肉面，伤于饮食者，必心胸饱闷，恶闻食气，懊侬嘈杂，吞酸吐酸，宜用六君汤加山楂、神曲、香附、缩砂，以补而消之。若更呕逆痰涎，必是兼痰兼饮，宜二陈汤加减调治。

**六君子汤**见首卷　**二陈汤**见三卷。

## 呃逆证治

丁香豆蔻散　茹橘饮

产后呃逆胃虚寒，丁香白蔻伏龙肝，桃仁吴萸汤冲服，不应急将参附添。热渴面红小便赤，竹茹干柿橘红煎。

【注】产后呃逆，皆因气血两伤，脾胃虚寒，中焦之气厥而不顺所致。宜服丁香豆蔻散，即丁香、白豆蔻、伏龙肝为末也，用桃仁、吴茱萸煎汤冲服。如不效，当以参附汤峻补之。若发热面红，小便赤色，属热实者，宜用竹茹、干柿、橘红煎服之，名茹橘饮。

## 气喘证治

二味参苏饮

产后气喘为危候，血脱气散参附煎。败血上攻面紫黑，二味参苏夺命痊。

【注】产后气喘，极危证也。因下血过多，荣血暴竭，卫气无倚，孤阳上越。宜骤补其气，用参、附煎汤，不时饮之。若因恶露不行，败血上攻于肺而喘者，必面色紫黑，宜夺命散下瘀，瘀去喘自定。虚者参苏饮，即人参一两为末，苏木二两煎汤冲服也。

## 浮肿证治

*枳术汤　小调中汤*

产后肿分气水血，轻浮胀满气之形，水肿喘嗽小便涩，皮如熟李血之情。气肿枳术汤最效，水肿茯苓导水灵，血肿调中归芍术，茯陈煎冲小调经。归芍珀麝辛桂没，理气调荣瘀血行。

【注】产后浮肿，由于败血乘虚流入经络，血化为水，故令浮肿。然有气肿、水肿之别，不可不辨也。若轻虚浮肿，心胸胀满者，因素有水饮所作，名曰气分也。宜用枳术汤，即枳实、白术煎汤服之。若喘嗽小便不利者，则为水肿，宜茯苓导水汤利之。若皮如熟李，或遍身青肿者，则为血分，宜小调中汤治之。其方即当归、白芍药、白术、茯苓、陈皮煎汤，冲小调经散服之，即当归、赤芍、琥珀、麝香、细辛、肉桂心、没药也。

**茯苓导水汤**方见三卷。

## 发热总括

产后发热不一端，内伤饮食外风寒，瘀血血虚与劳力，三朝蒸乳亦当然，阴虚血脱阳外散，攻补温凉细细参。

【注】产后发热之故，非止一端。如食饮太过，胸满呕吐恶食者，则为伤食发热；若早起劳动，感受风寒，则为外感发热；若恶露不去，瘀血停留，则为瘀血发热；若去血过多，阴血不足，则为血虚发热。亦有因产时伤力劳乏发热者，三日蒸乳发热者。当详其有余不足，或攻或补，或用凉药正治，或用温热反治，要在临证细细参考也。

## 发热证治

*加味四物汤　加味异功散　生化汤*

产后发热多血伤，大法四物加炮姜。头疼恶寒外感热，四物柴胡葱白良。呕吐胀闷伤食气，异功楂曲厚朴姜。脾不化食六君子，瘀血腹痛生化汤。当归川芎丹参共，桃仁红花炮干姜。

【注】产后发热，多因阴血暴伤，阳无所附。大法宜四物汤加炮姜，从阴引阳为正治。若头疼恶寒而发热者，属外感，不当作伤寒治，惟宜用四物加柴胡、葱白服之。若呕吐胀闷，属伤食；若倦怠气乏者，属伤气，宜用异功散加山楂、神曲、厚朴、生姜治之。若因脾虚不能化食而停食发热者，宜六君子汤。若因瘀血发热者，必兼腹痛，宜用生化汤，即当归、川芎、丹参、桃仁、红花、姜炭也。

**六君子汤　异功散　四物汤**方俱见三卷。

*十全大补汤　八珍汤　当归补血汤　参附煎*

劳力发热用十全，气血两虚八珍痊，血脱躁热补血效，虚阳外越参附煎。

【注】产后发热，因产时用力劳乏者，宜十全大补汤；气血两虚者，八珍汤；去血过多，血脱烦躁干渴，面赤而热者，宜当归补血汤。若阴血暴脱，孤阳无附而外越发热者，急进参附汤。迟则必大汗大喘，是阳欲亡，虽药必无救矣！

**十全大补汤　八珍汤　当归补血汤**方俱见首卷。

## 寒热总括

寒热往来递更换，乍寒乍热时热寒，寒热似疟按时发，壮热憎寒热畏寒。

【注】产后寒热，名既不同，其证亦异，当先明辨之。如曰寒热往来者，谓寒去热来，热去寒来，递相更换也。曰乍寒乍热者，谓有时寒有时热，寒热无定时也。曰寒热似疟者，谓或先寒后热，或先热后寒，一定不移，至其时而始作也。曰壮热憎寒者，谓其身既壮热，而复时时畏寒也。

往来寒热阴阳格，时热时寒荣卫乖，寒热似疟瘀兼食，壮热憎寒带表推。

【注】产后血气虚损，阴阳不和，则寒热往来；阴阳相乘，荣卫不调，则时寒时热；败血不散，饮食停滞，则寒热似疟；汗出遇风，则壮热憎寒。有诸内，自形诸外，辨之既明，然后治无不愈矣。

## 寒热证治

往来寒热阴阳格，柴胡四物各半汤。荣卫不和乍寒热，归芍芎参甘草姜。寒热似疟瘀兼食，生化柴胡楂曲良。憎寒壮热更生散，归地芎参荆穗姜。

【注】产后阴阳不和，往来寒热者，宜柴胡四物汤。若荣卫不调，乍寒乍热者，用增损四物汤，其方即当归、白芍、川芎、人参、甘草、干姜也。若停瘀兼食，寒热似疟者，用生化汤加柴胡、山楂、神曲。若感受风寒，憎寒壮热者，宜更生散，即当归、熟地、川芎、人参、荆芥穗、干姜也。

**柴胡四物汤**方见首卷。

## 自汗头汗总括

产后阴虚阳气盛，微微自汗却无妨。头汗阴虚阳上越，周身大汗是亡阳。

【注】产后血去过多则阴虚，阴虚则阳盛。若微微自汗，是荣卫调和，故虽汗无妨。若周身无汗，独头汗出者，乃阴虚阳气上越之象也。若头身俱大汗不止，则恐有亡阳之虑矣。

## 自汗头汗证治

当归六黄汤　黄芪汤

虚热上蒸头汗出，治用当归六黄汤，黄芩连柏炒黑用，归芪生熟二地黄。自汗黄芪汤牡蛎，芪术苓甘麦地防，大汗不止阳外脱，大剂参附可回阳。

【注】产后亡血阴虚，阳热上蒸，头上汗出至颈而还者，宜当归六黄

汤。即黄连、黄芩、黄柏、当归、黄芪、生地、熟地也，内芩、连、柏三味俱炒黑用。若自汗太甚，宜黄芪汤，即牡蛎粉、黄芪、白术、茯苓、甘草、麦冬、熟地、防风也。若阴血大脱，孤阳外越，大汗不止，非大剂参附不能回阳也。

## 中风证治

产后中风惟大补，火气风痰末治之，十全大补为主剂，临证详参佐使宜。

【注】产后气血大虚，虽患中风，惟宜大补。即有火热、风痰、气闭，亦当末治。总以十全大补汤主之，临证详参其火气风痰而佐使之。

**十全大补汤**方见首卷。

## 痉病证治

加味八珍汤

新产血虚多汗出，易中风邪痉病成，口噤项强身反折，八珍芪附桂防风。摇头气促寒不止，两手撮空莫望生。

【注】产后血气不足，脏腑皆虚，多汗出，腠理不密，风邪乘虚袭入，遂成痉证。手三阳之筋结于颔颊，风入颔颊则口噤。阴阳经络周环于身，风中经络，则头项、肩背强直，如角弓反张之状。产后患此，皆属虚象。惟宜用八珍汤加黄芪、附子、肉桂，大补其阴阳，少佐防风以治之。若见头摇喘促，汗出不止，两手撮空者，则为真气去，邪气独留，必死之候，故曰莫望生也。

**八珍汤**方见首卷。

## 瘛疭抽搐证治

加味八珍汤

阴血去多阳气炽，筋无所养致抽搐，发热恶寒烦又渴，八珍丹地钩藤钩。抽搐无力戴眼折，大汗不止命将休。

【注】产后血去太多，阳气炽盛，筋无所养，必致瘛疭抽搐、发热恶寒、心烦口渴，不宜作风治。惟当气血兼补，用八珍汤加丹皮、生地、

钩藤钩治之。若无力抽搐，戴眼反折，大汗不止者，则为不治之证，故曰命将休也。

**八珍汤**方见首卷。

## 不语证治

加味八珍汤　星连二陈汤　七珍散

产后不语分虚实，痰热乘心败血冲，气血两虚神郁冒，实少虚多要辨明。虚用八珍藤菖志，痰热星连入二陈。败血冲心七珍散：芎地辛防朱蒲参。

**【注】**产后不语，须分虚实治之。有痰热乘心者，有败血冲心者，有气血两虚而郁冒神昏者，大抵产后属虚者多，而实者少也。虚宜八珍汤加钩藤、菖蒲、远志，痰热宜二陈汤加胆星、黄连，败血冲心宜七珍散，即川芎、生地、细辛、防风、朱砂、菖蒲、人参也。

**八珍汤方**方见首卷　**二陈汤**方见首卷。

# 卷四十八

## 惊悸恍惚证治

茯神散　加味归脾汤

产后血虚心气弱，惊悸恍惚不安宁。养心须用茯神散，参芪地芍桂茯神，琥珀龙齿归牛膝；忧思归脾砂齿灵。

【注】产后血虚，心气不守，神志怯弱，故令惊悸恍惚不宁也。宜用茯神散，其方乃人参、黄芪、熟地、白芍、桂心、茯神、琥珀、龙齿、当归、牛膝也。若因忧愁思虑伤心脾者，宜归脾汤加朱砂、龙齿治之。

**归脾汤**方见首卷。

## 妄言见鬼发狂证治

妙香散

产后谵狂见鬼神，败血冲心小调经，心虚闷乱妙香散，二茯参芪远志辰，甘桔木麝山药末，归地煎调效若神。

【注】产后败血冲心，狂乱见鬼，谵言妄语者，宜服小调经散。若因心血虚，神不守舍而闷乱者，则用妙香散，即茯苓、茯神、人参、黄芪、远志、辰砂、甘草，桔梗、木香、麝香、山药为散，以当归、熟地煎汤。调服即愈，其效如神。

## 虚烦证治

人参当归汤

产后血虚烦短气，人参当归汤最良，参麦归芍熟地桂，瘀血冲心失笑方。去血过多烦躁甚，须用当归补血汤。

【注】产后血虚，心烦短气者，宜人参当归汤，即人参、麦冬、当归、白芍、熟地、肉桂也。若因败血冲心者，宜服失笑散。若去血过多，烦而躁者，乃亡血证也，宜当归补血汤。

**当归补血汤失笑散**方俱见首卷。

## 发渴证治

参麦饮　加味四物汤　竹叶归芪汤

气虚津短参麦饮，血虚四物粉麦煎。渴甚竹叶归芪效，参术归芪竹叶甘。

【注】产后气虚津液不足而渴者，宜参麦饮，即人参、麦冬、五味子也。血虚而渴者，宜四物汤加花粉、麦冬；若渴甚不解者，用竹叶归芪汤，其方乃人参、白术、当归、黄芪、竹叶、甘草，煎服也。

**四物汤**方见首卷。

## 咳嗽证治

旋覆花汤　麦味地黄汤　加味佛手散

产后咳嗽感风寒，旋覆花汤荆穗前，麻杏半苓赤芍药，五味甘草枣姜煎。虚火上炎冲肺嗽，麦味六黄滋化源。瘀血入肺佛手散，加入桃红杏贝延。

【注】产后咳嗽，若因起动太早，感冒风寒者，用旋覆花汤，即荆芥穗、前胡、麻黄、杏仁、半夏、茯苓、赤芍药、五味子、甘草、旋覆、枣、姜也。若因阴虚火炎，上烁肺金而嗽者，宜六味地黄加麦冬、五味子，名麦味地黄汤，滋其化源。若因瘀血上冲入肺而嗽者，宜佛手散，加桃仁、红花、杏仁、川贝母、延胡索，以破其瘀，其嗽自愈。

**六味地黄汤　佛手散**方俱见首卷。

## 衄血证治

人参泽兰叶汤

产后口鼻黑而衄，胃绝肺败药难医，参兰丹膝生熟地，童便多冲冀万一。

【注】产后恶露不下，虚火载血上行，溢出鼻窍，不循经脉，变黑色见于口鼻，为热极反兼水化，故曰胃绝肺败，药难医也。或用人参泽兰叶汤，即人参、泽兰叶、丹皮、牛膝、生地、熟地煎汤，多冲童便饮之，间有得生者，然亦希冀于万一者耳。

## 痢证总括

产后痢名产子痢，饮食生冷暑寒干。里急后重有余病，日久滑脱不足看，赤黄稠黏多是热，清澈鸭溏定属寒。寒热温清调补涩，虚实新久要详参。

【注】产后痢者，名产子痢。多因饮食不调、贪食生冷，或起居不慎，冲寒受暑所致。若腹中疞痛，里急后重者，属有余之证；若日久虚寒滑脱者，属不足之证。痢色黄赤稠黏，多属于热；清稀澄澈如鸭粪者，则属于寒。治之之法：热者清之，寒者温之，冷热不和者调之，虚者补之，实者泻之。虚实新久之间，宜细心详参也。

## 痢疾证治

槐连四物汤　芍药汤　真人养脏汤

热痢槐连四物效，冷热有余芍药汤，芍药芩连归木草，枳桂坠槟痛大黄。虚寒滑脱参术桂，芍药诃蔻广木香，甘草粟壳名养脏，日久十全大补良。

【注】热者清之，故热痢宜槐连四物汤，即四物汤加槐花、黄连，以清热而坚肠也。冷热不和者调之，故宜芍药汤，即白芍药、黄芩、黄连、当归、木香、甘草、肉桂、槟榔；坠者倍加槟榔，痛加生大黄也。若虚寒滑脱，则宜温补而固涩之，宜真人养脏汤，即人参、白术、白芍药、肉桂、肉豆蔻、诃子、木香、甘草、罂粟壳同煎服也。若日久不止，气血大虚，宜十全大补汤补之。

**四物汤　十全大补汤**方俱见首卷。

人参败毒散　香连丸　加味四物汤

有表痢用败毒散，羌独枳梗共柴前，参苓芎草姜葱引；暑湿成痢用香连，血渗大肠成血痢，四物胶榆余鲗添。

【注】外感风寒成痢者，宜人参败毒散，即羌活、独活、枳壳、桔梗、柴胡、前胡、人参、茯苓、川芎、甘草，姜、葱引也。若因暑湿致痢，宜香连丸，即黄连、木香为丸也。若败血渗入大肠成血痢者，宜四物加阿胶、地榆、血余、乌鲗鱼骨服之。

**四物汤**方见首卷。

## 疟疾

加味生化汤　加味二陈汤　藿香正气汤

产后疟多因瘀血，荣卫不和热又寒，生化汤中加柴甲，痰食二陈楂朴添。外感不正正气散，陈半苓术苏朴甘，腹皮桔梗藿香芷，引加姜枣一同煎。

【注】产后患疟，多因瘀血停留，荣卫不和，故寒热往来也。宜用生化汤加柴胡、鳖甲服之。若因痰饮食积者，宜二陈汤加山楂、厚朴。若果外感风寒，方可用藿香正气散治之，其方即陈皮、半夏、茯苓、白术、苏叶、厚朴、甘草、大腹皮、桔梗、藿香、白芷也。

**二陈汤**方见首卷。

## 蓐劳虚羸总括

产后失调气血弱，风寒外客内停瘀，饮食过伤兼劳怒，不足之中夹有余。寒热往来脐腹痛，懒食多眠头晕迷，骨蒸盗汗痰嗽喘，面黄肌瘦力难支，蓐劳先须调脾胃，后调荣卫补其虚。

【注】产后气血两虚，起居不慎，风寒外袭，瘀血内停，更或饮食厚味过伤，忧劳忿怒，乃不足之中夹有余之证。致生寒热往来，脐腹胀痛，懒进饮食，喜眠卧，起则头晕昏迷，骨蒸潮热，盗汗自汗，痰喘咳嗽，面色萎黄，肌肉削瘦，气力难支，名为蓐劳，医治甚难。凡欲疗斯疾者，必当先调理其脾胃，使饮食强健，能胜药力，然后调其荣卫，补其虚损，始能痊愈。

## 蓐劳虚羸证治

三合散

扶脾益胃六君子，谷化精微气血强，能食渐觉精神爽，调卫和荣三合良。八珍去术小柴共，随证加减效非常。病退虚羸补气血，八珍十补养荣方。

【注】产后蓐劳治法，当先扶脾益胃，宜六君子汤加减用之。使脾胃

强壮，能食能消，则后天水谷之气，化生精微，气血自然壮盛，精神自然渐爽。然后调其卫气，和其荣血，宜三合散，即八珍汤去白术加小柴胡汤，乃人参、柴胡、黄芩、半夏、甘草也，随证加减治之。如寒热往来，脐腹胀痛，则去人参、黄芩、生地，加延胡、桃仁；如懒食、喜睡、头眩，则去柴胡，加黄芪、缩砂、陈皮；如骨蒸、盗汗、自汗，则去川芎、柴胡，加鳖甲、地骨皮、牡蛎；如痰喘、咳嗽，则去人参、柴胡，加麦冬、川贝母、百合；如面黄肌瘦，乏力，则去柴胡、川芎，加黄芪，倍用人参，临证消息之。服后如诸证已瘥，惟觉虚羸者，则以八珍、十全、养荣等方培补之。

**六君子汤　八珍汤　十全大补汤　益气养荣汤**方俱见首卷。

## 血崩

加味十全大补汤　加味逍遥散

**产后亡血更血崩，血脱气陷病非轻。十全大补胶升续，枣仁山萸姜炭寻。若因暴怒伤肝气，逍遥栀地白茅根。瘀停少腹多胀痛，佛手失笑效如神。**

【注】产后阴血已亡，更患崩证，则是血脱气陷，其病非轻，当峻补之。宜用十全大补汤加阿胶、升麻、续断、枣仁、山萸、炮姜炭，以升补其脱陷可也。若因暴怒伤肝血妄行者，宜逍遥散加黑栀、生地、白茅根以清之。若因内有停瘀者，必多小腹胀痛，当用佛手散、失笑散，以补而逐之。

**十全大补汤　逍遥散　佛手散　失笑散**方俱见首卷。

## 大便秘结

**产后去血亡津液，胃燥肠枯大便难，饮食如常无所苦，不须妄下损真元，量其虚实通利导，血旺津回听自然。**

【注】产后去血过伤其津液，多致胃燥肠枯，故令大便秘结。若饮食如常，无胀满之苦者，不宜轻下，反伤元气。惟宜量其虚实，用诸导法，待血旺津回，大便自然顺利也。

## 小便淋闭

加味四物汤

产后淋闭腹胀痛，热邪夹血渗胞中，四物蒲瞿桃仁膝，滑石甘草木香通。

【注】产后热邪夹瘀血流渗胞中，多令小便淋闭，宜四物汤加蒲黄、瞿麦、桃仁、牛膝、滑石、甘草梢、木香、木通治之。

**四物汤**方见首卷。

## 小便频数不禁淋沥

黄芪当归散　加味地黄汤

产后小便数且白，肾虚不固自遗尿。因产伤胞多淋沥，频数补中益气宜；胞伤黄芪当归治，参芪术芍草当归；不禁六味加桂附，益智螵蛸补骨脂。

【注】产后气虚下陷，多令小便频数而色白。肾虚不固，小便自遗。因产时稳婆不慎，伤其胞脬，多致小便淋沥。气虚频数者，宜补中益气汤升举之。伤胞淋沥者，宜黄芪当归散补之，其方即黄芪、当归、人参、白术、白芍、甘草也，引用猪草胞同煮服。肾虚遗尿不禁者，宜六味地黄汤加肉桂、附子，名桂附地黄汤，更加益智仁、桑螵蛸、补骨脂治之。

**补中益气汤　六味地黄汤**方俱见首卷。

## 大便出血

加味芩连四物汤

产后便血大肠热，四物芩连酒炒黑，地榆阿胶荆穗炒，蜜制升麻棕榈灰。脾虚不摄归脾效，气虚下陷补中宜。

【注】产后大便出血，有因大肠经热者，宜芩连四物汤，黄芩、黄连俱酒炒黑用，更加地榆、阿胶、荆芥穗微炒，蜜制升麻、棕榈皮灰治之。若因脾虚不能摄血者，宜归脾汤。中气下陷者，补中益气汤。

**芩连四物　汤归脾汤　补中益气汤**方俱见首卷

## 败血成痈

加味生化汤

荣气不从逆肉理，败血留内发痈疽。只用生化加连翘，银花甘草乳没宜；切勿败毒施过剂，致令溃腐必难医。

【注】产后气血两虚，荣气不从，逆于肉理，或败血留内结成痈疽者，只宜用生化汤加连翘、金银花、甘草节、乳香、没药治之。切不可用寒凉败毒之药，恐溃后腐烂，必难医治。

## 产后虚实宜审

震亨产后惟大补，从正莫作不足看，二说须合形证脉，攻补虚实仔细参。

【注】朱震亨云：产后气血两虚，惟宜大补，虽有他证，以末治之。张从正云：产后慎不可作诸虚不足治之。二说各有偏处，当合形、证、脉三者细参，方不致误。

## 产后门汇方

**开骨散**

当归五钱　龟板醋炙，研，三钱　川芎二钱　妇人发一团

水煎服。

**夺命散**

没药　血竭各等分

上研为细末。才产下，便用童便细酒各半杯，煎一两沸，调下二钱，良久再服。其恶血自下行，便不冲上，免生百疾。

**清魂散**

泽兰叶　人参各二钱　川芎五钱　荆芥穗一两　甘草炙，二钱

上为末。用温酒热汤各半杯，调一钱灌之，下咽眼即开，气定即醒。

**大岩蜜汤**

当归　熟地　白芍各二钱　干姜　肉桂各一钱　吴茱萸　独活　远志炙　细辛　甘草炙。各八分

上水煎服。

**香桂散**

当归　肉桂　川芎各等分

上为末，酒调服。

**延胡索散**

当归　赤芍　生蒲黄　桂心　琥珀　红花　延胡索各等分

上以好醋浸一宿，焙干为末。每服二钱，酒调。

**趁痛散**

当归　官桂　白术　黄芪　独活　牛膝　生姜各五钱　甘草炙　薤白各三钱　半桑寄生五钱

上㕮咀，每服五钱，水煎服。

**丁香豆蔻散**

公丁香　白豆蔻仁　伏龙肝各等分

上为末，生姜汤点服[1]。

**茹橘饮**

竹茹　橘红各三钱　干柿一枚

水、姜煎服。

**参附汤**

人参一两　附子炮，五钱

上作一服，姜、枣水煎，徐徐服。去人参加黄芪，名芪附汤。

**二味参苏饮**

人参为末，一两　苏木二两

上以苏木煎汤，冲人参末服。

**枳术汤**

枳实炒，二两　白术土炒，二两

水、姜煎服。

**小调中汤**

茯苓　当归　白芍　陈皮各一钱　白术一钱五分

[1] 点服：用开水冲调散剂的服药方法。

上作一剂，煎汤服。

**小调经散**

白芍 当归 没药 琥珀 桂心各一钱 细辛 麝香各五分

上为细末，每服五分。姜汁、温酒各少许调服。

**更生散**

当归 生地 川芎 人参各二钱 荆芥穗三钱 干姜炮，八分

水煎服。

**当归六黄汤**

当归 熟地自制 黄芪炙。各二钱 生地 黄柏炒黑 黄芩炒黑 黄连炒黑。各一钱

上水煎服。

**黄芪汤**

黄芪炙，三钱 牡蛎粉二钱 白术土炒，二钱 茯苓一钱 麦冬二钱 熟地三钱 防风一钱 甘草炙，七分

上加浮小麦一合，煎服。

**七珍散**

人参 石菖蒲 生地 川芎各一两 细辛一钱 防风 辰砂另研。各五钱

上为细末，每服一钱。薄荷煎汤调服。

**茯神散**

茯神去木，一两 人参 黄芪炙 赤芍 牛膝 琥珀 龙齿研。各一钱五分 生地一两五钱 桂心五钱 当归二两

上为末，每服三钱，水煎服。

**妙香散**

甘草炒，五钱 远志制、去心 山药姜汁炙 茯苓 茯神去木 黄芪炙。各一两 人参 桔梗各五钱 辰砂另研，三钱 麝香另研，二钱 木香一钱五分

上为细末，每服二钱。当归、熟地煎汤调下。

**参麦饮**

人参 麦冬

上水煎服。

**人参当归汤**

人参　当归　熟地　麦冬　白芍各二钱　五味子三分　桂枝一钱

上剉，水煎服。

**竹叶归芪汤**

人参　白术土炒　当归　黄芪炙。各二钱　竹叶二十片　甘草炙，五分

上剉，水煎服。

**旋覆花汤**

旋覆花　赤芍药　荆芥穗　半夏曲　前胡　甘草炙　茯苓　五味子　杏仁去皮尖，麸炒　麻黄各等分

上㕮咀，每服四钱。水一盏半，生姜三片，枣一枚，煎至七分，去滓，食前温服。有汗不宜用。

**人参泽兰叶汤**

人参五钱　泽兰叶　丹皮　牛膝各二钱　生地三钱　熟地五钱

藕节五枚煎，冲童便服。

**槐连四物汤**

当归　川芎　赤芍药　生地　槐花　黄连炒。各一钱　御米壳去蒂，蜜炙，五分

上剉，水煎服。

**芍药汤**

芍药炒　当归　黄连炒。各半两　槟榔　木香　甘草炙。各二钱　桂二钱五分　黄芩炒，三钱

上每服半两，水煎。如不减，加大黄。此证又有因中气虚弱，脾气郁结者，治当审察。

**真人养脏汤**

人参　白术　白芍药各二钱　肉桂　肉豆蔻　诃子煨。各一钱　木香　甘草　罂粟壳各八分

上剉，姜、枣煎服。

**人参败毒散**

羌活　独活　柴胡　前胡各一钱五分　枳壳　桔梗　人参　茯苓各一钱　川芎八分　甘草五分

上剉，姜、葱煎服。

**香连丸**

黄连净，十二两　吴茱萸去枝梗，十两

上先将二味用热水拌和，入磁器内，置热汤炖一日，同炒至黄连紫黄色，去茱用连为末。每末四两，入木香末一两，淡醋米饮为丸，梧桐子大。每服二三十丸，滚汤下。久痢中气下陷者，用补中益气汤下；中气虚者，用四君子下；中气虚寒者，加姜、桂。

**藿香正气散**

藿香一钱五分　桔梗　大腹皮　紫苏　茯苓　白术炒　白芷　半夏曲　陈皮　厚朴炙。各一钱　甘草炙，五分

上剉，加姜、枣，水煎服。

**三合散**

当归　白芍　茯苓　熟地各一两　柴胡　人参各一两五钱　黄芩　半夏制　甘草各六钱　川芎一两

上为粗末，每服一两。水一钟半，煎服，日三。

**黄芪当归散**

人参　白术土炒　黄芪　当归　白芍各三钱　甘草八分

上剉，姜、枣水煎服。

**桂附地黄汤**

熟地四钱　山萸肉　山药各二钱　丹皮　泽泻　茯苓各一钱五分　附子制　肉桂各一钱

上剉，水煎服。

**回生丹**

锦纹大黄为末，一斤　苏木打碎，用河水五碗煎汁三碗听用，三两　大黑豆水浸取壳，用绢袋盛壳，同豆煮熟，去豆不用，将壳晒干，其汁留用，三升　红花炒黄色，入好酒四碗，煎三五滚，去渣，取汁听用，三两　米醋陈者佳，九斤

将大黄末一斤入净锅，下米醋三斤，文火熬之，以长木箸不住手搅之成膏。再加醋三斤熬之，又加醋三斤，次第加毕，然后下黑豆汁三碗，再熬。次下苏木汁，次下红花汁，熬成大黄膏。取入瓦盆盛之，大黄锅粑亦铲下，入后药同磨：

人参　当归酒洗　川芎酒洗　香附醋炒　延胡索酒炒　苍术米泔浸，炒　蒲黄隔纸炒　茯苓　桃仁去皮、尖、油。各一两　川牛膝酒洗，五钱　甘草炙　地榆　酒洗　川羌活　广橘红　白芍酒炒。各五钱　木瓜　青皮去瓤，炒。各三钱　乳香　没药各二钱　益母草三两　木香四钱　白术米泔浸，炒，三钱　乌药去皮，二两五钱　良姜四钱　马鞭草五钱　秋葵子三钱　熟地酒浸，九次蒸晒，如法制就。一两　三棱醋浸透，纸裹煨，五钱　五灵脂醋煮化，焙干，研细，五钱　山萸肉酒浸，蒸捣，五钱

上三十味，并前黑豆壳共晒为末，入石臼内，下大黄膏拌匀，再下炼熟蜜一斤，共捣千杵，取起为丸。每丸重二钱七八分，静室阴干，须二十余日。不可日晒，不可火烘，干后只重二钱有零。铄蜡护之，即蜡丸也。用时去蜡壳调服。

# 卷四十九

## 乳证门

### 乳汁不行证治

加味四物汤

产后血虚乳汁少，四物花粉不留行，木通猪蹄汤熬服，葱白煎汤乳房淋。

【注】产后乳汁不行，因去血过多，血少不行者，宜四物汤加花粉、王不留行、木通，猪蹄熬汤，煎药服。外用葱白煎汤，时时淋洗乳房，以通其气。

涌泉散

气脉壅塞乳胀痛，涌泉散用白丁香，王不留行天花粉，漏芦僵蚕猪蹄汤。

【注】产后乳汁不行，因瘀血停留，气脉壅滞者，其乳必胀痛，宜用涌泉散，即白丁香、王不留行、花粉、漏芦、僵蚕，猪蹄汤煎服也。

### 乳汁自涌证治

免怀散　麦芽煎

产后乳汁暴涌出，十全大补倍参芪。食少乳多欲回乳，免怀红花归芎膝。无儿食乳乳欲断，炒麦芽汤频服宜。

【注】产后乳汁暴涌不止者，乃气血大虚，宜十全大补汤，倍用人参、黄芪。若食少乳多，欲回其乳者，宜免怀散，即红花、归尾、赤芍、牛膝也；若无儿食乳，欲断乳者，用麦芽炒熟，熬汤作茶饮之。

### 乳证总括

乳房忽然红肿痛，往来寒热乳痈成。乳被儿吹因结核，坚硬不通吹乳名。初起结核不肿痛，年深内溃乳岩凶。乳头生疮名妒乳，细长垂痛乳悬称。

【注】妇人乳房忽然红肿坚硬疼痛，憎寒壮热头痛者，此欲成乳痈也。若乳儿之时，乳被儿口中气吹，以致乳管不通结核者，名曰吹乳。更有乳内结核如围棋子，不肿不痛，但坚硬不散，日久内溃者，谓之乳岩，其证甚凶。若乳头生小细疮痛者，为妒乳。若瘀血上攻，乳房忽然细小下垂，长过于腹，此名乳悬，惟产后有之。

## 乳痈证治

消毒饮

乳痈初起消毒饮，青芷归柴浙贝蚕，花粉银花甘草节，寒热荆防羌独添，脓成皂刺穿山甲，溃后益气养荣煎。

【注】乳痈乃阳明、厥阴二经，风热壅盛。初起宜服消毒饮，即青皮、白芷、当归、柴胡、浙贝母、僵蚕、花粉、金银花、甘草节也。若兼憎寒壮热者，加荆芥、防风、羌活、独活，以解散之；若服后不消，其脓已成者，宜加皂角刺、穿山甲，以穿发之；若溃后气血虚者，宜益气养荣汤培补之。他如溃久脓清不敛，又须急服大剂参、芪、桂、附矣。

**益气养荣汤**方见前首卷汇方内。

## 吹乳证治

栝蒌散　外敷法

吹乳结核栝蒌散，乳没归甘用酒熬，更加皂刺名立效，已成脓溃未成消。外敷星夏蚕芷刺，草乌为末蜜葱调。

【注】吹乳结核不散者，当早消之，久则成痈。宜用栝蒌散，即栝蒌实、乳香、没药、当归、甘草，酒熬服也。若服后不散者，加皂角刺，名立效散，脓成者溃，未成者消。外用南星、半夏、僵蚕、白芷、皂角刺、草乌为末，用葱汁合蜜调敷。

## 乳岩证治

十六味流气饮　青皮甘草散

乳岩郁怒损肝脾，流气饮归芍参芪，芎防苏芷枳桔草，槟榔乌朴桂通随。外熨木香生地饼，青皮甘草服无时。溃后不愈须培补，十全八珍或归脾。

【注】乳岩之证，初起结核如围棋子大，不痛不痒。五七年或十余年，从内溃破，嵌空玲珑，洞窍深陷，有如山岩，故名乳岩。皆缘抑郁不舒，或性急多怒，伤损肝脾所致。宜速服十六味流气饮，其方即当归、白芍、人参、黄芪、川芎、防风、苏叶、白芷、枳壳、桔梗、甘草、槟榔、乌药、厚朴、官桂、木通。外以木香、生地捣饼，以热器熨之，且不时以青皮、甘草为末，煎浓姜汤调服。戒七情，远荤味，解开郁怒，方始能愈。若溃后久不愈，惟宜培补其气血，或十全大补汤、八珍汤、归脾汤选用之。

**十全大补汤　八珍汤　归脾汤**方俱见首卷。

## 妒乳乳悬证治

鹿角散　连翘散

妒乳甘草鹿角散，鸡子黄调炙敷之，连翘散防升元芍，敛射硝黄甘杏宜。瘀血上攻乳悬证，芎归汤饮更熏鼻；不应蓖麻贴顶上，乳收即去莫迟迟。

【注】乳头生疮，谓之妒乳，宜鹿角散敷之，即鹿角、甘草为末，鸡子黄调铜器内，炙敷之。内服连翘散，即防风、升麻、元参、白芍、白敛、射干、芒硝、大黄、甘草、杏仁也。若产后瘀血上攻，两乳细长下垂过腹者，谓之乳悬，宜浓煎芎归汤，不时饮之，以其余药熏鼻，则瘀散乳即上升。如不上者，更以蓖麻仁捣贴顶心，收即去之。

**芎归饮**即佛手散方见首卷。

## 乳证门汇方

**消毒饮**

青皮　白芷　当归　柴胡　浙贝母　僵蚕　花粉　金银花　甘草节各等分

上剉，水煎服。

**栝蒌散**

栝蒌　乳香　没药　当归　甘草各等分

上为末，酒煎服。加皂角刺，名立效散。

**十六味流气饮**

当归　白芍　人参　黄芪各二钱　川芎　防风　苏叶　白芷　枳壳　桔梗各一钱　甘草　槟榔各五分　乌药　厚朴　官桂　木通各八分

上剉，每服五钱，水煎服。

**青皮甘草散**

青皮　甘草各一钱

上为末，煎浓姜汤调服。

**鹿角散**

鹿角　甘草各等分

上为末，鸡子黄调铜器内，炙敷之。

**连翘散**

防风　元参各二钱　白敛　芒硝　大黄　射干各一钱　升麻五分　白芍一钱　甘草五分　杏仁二十粒

上剉，姜水煎服。

**加味四物汤**

当归　白芍　熟地　川芎　花粉　王不留行炒　木通各二钱

上猪蹄熬汤，煎药服。

**涌泉散**

白丁香　王不留行　花粉　漏芦各一钱

上猪蹄汤煎服。

**免怀散**

红花　赤芍　归尾　牛膝各二钱

上剉，水煎服。

**麦芽煎**

麦芽三两

上一味，水煎作茶饮。

# 前阴诸证门

## 阴肿证治

龙胆泻肝汤　熏洗法　腾熨法

妇人㽲㽲两拗痛，玉门肿胀坠而疼。湿热龙胆泻肝治，导赤车前泽泻芩，当归栀子龙胆草。气虚下陷补中升，艾防大戟熬汤洗，枳实陈皮炒热腾。

【注】妇人子户肿胀坠痛，及两拗疼痛者，谓之㽲㽲。乃肝、心二经火盛，湿热下流所致。宜服龙胆泻肝汤，其方即导赤散，生地、木通、甘草。再加车前子、泽泻、黄芩、当归、黑栀子、龙胆草也。若因中气素虚，下陷重坠者，用补中益气汤以升举之；外用蕲艾、防风、大戟熬汤熏洗，更以枳实、陈皮二味为末，炒热腾之，其肿自消而痛自定也。

## 阴痛证治

加味逍遥散　乳香四物敷法

阴中痛名小户嫁，痛极手足不能舒。内服加味逍遥散，四物乳香捣饼敷。

【注】妇人阴中作痛，名小户嫁痛，痛极往往手足不能伸舒。由郁热伤损肝脾，湿热下注所致。宜内服逍遥散加丹皮、栀子；外以四物汤料合乳香捣饼，纳阴中，其痛即定。

**逍遥散　四物汤**俱见首卷。

## 阴痒证治

桃仁雄黄膏

湿热生虫阴户痒，内服逍遥龙胆方，桃仁膏合雄黄末，鸡肝切片纳中央。

【注】妇人阴痒，多因湿热生虫。甚则肢体倦怠，小便淋漓。宜服逍遥散、龙胆泻肝汤。外以桃仁研膏，合雄黄末，鸡肝切片，蘸药纳户中。

其虫一闻肝腥，皆钻肝内吮食，将肝提出，其病即愈。

**逍遥散**方见首卷。　**龙胆泻肝汤**方见前阴肿条。

## 阴挺证治

蛇床洗法　藜芦敷法

阴挺下脱即㿗疝，突物如蛇或如菌。湿热肿痛溺赤数，气虚重坠便长清。气虚补中青栀入，湿热龙胆泻肝寻。外熬蛇床乌梅洗，猪油藜芦敷自升。

【注】妇人阴挺，或因胞络伤损，或因分娩用力太过，或因气虚下陷，湿热下注，阴中突出一物如蛇，或如菌如鸡冠者，即古之㿗疝类也。属热者，必肿痛小便赤数，宜龙胆泻肝汤；属虚者，必重坠小便清长，宜补中益气汤加青皮、栀子。外用蛇床子、乌梅熬水熏洗之，更以猪油调藜芦末敷之，无不愈者。

**逍遥散**方见首卷。　**龙胆泻肝汤**方见前阴肿条。

## 阴疮证治

加味四物汤

䘌蚀成疮浓水淋，时疼时痒若虫行，少腹胀闷溺赤涩，食少体倦晡热蒸。四物柴栀丹胆草，溃腐逍遥坠补中。

【注】妇人阴疮，名曰䘌。由七情郁火伤损肝脾，气血凝滞，湿热下注，久而虫生。虫蚀成疮，浓水淋漓，时疼时痒，有若虫行。少腹胀闷，溺赤频数，食少体倦，内热晡热，经候不调，赤白带下，种种证见。宜分治之：肿痛者，用四物汤加柴胡、栀子、龙胆草；若溃烂出水而痛者，用加味逍遥散；若重坠者，用补中益气汤。

**加味逍遥散**方见前阴痛条。

**四物汤**　**补中益气汤**方俱见首卷。

## 阴痔证治

乌头熏法

阴中突肉名阴痔，或名茄子疾俗称。黄水易治白难治，乌头存性醋熬熏。内服逍遥与龙胆，补中归脾酌量行。

【注】妇人阴中有肉突出者，名曰阴痔，俗称茄子疾也。流黄水者易治，流白水者难治。用乌头烧存性，酽醋熬熏。内服逍遥散、补中益气汤、归脾汤，量其虚实，酌而行之。

**逍遥散　归脾汤　补中益气汤**方俱见首卷。

## 阴冷证治

温中坐药

阴冷风寒客子脏，桂附地黄丸最宜。远志干姜蛇床子，吴萸为末裹纳之。

【注】妇人阴冷，皆由风寒乘虚客于子脏，久之血凝气滞，多变他证，且艰于受孕。宜多服桂附地黄丸，外以远志、干姜、蛇床子、吴茱萸研细，绵裹纳阴中，日二易。

**桂附地黄丸**方见首卷。

## 阴吹证治

膏发煎

胃气下泄阴吹喧，《金匮》方用膏发煎，猪膏乱发同煎服，导从溺去法通元。气虚下陷大补治。升提下陷升柴添。

【注】妇人阴吹者，阴中时时气出有声，如谷道转矢气状。《金匮》谓由谷气实，胃气下泄。用膏发煎，即猪膏煎乱发服也。导病从小便而出，其法甚奥。若气血大虚，中气下陷者，宜十全大补汤加升麻、柴胡，以升提之。

**十全大补汤**方见首卷。

## 交接出血证治

加味归脾汤　桂心釜墨散

交接出血伤心脾，伏龙肝末入归脾。《千金》桂心釜底墨，酒服方寸匕相宜。

【注】妇人每交接辄出血者，由伤损心、脾二经也。宜用归脾汤加

伏龙肝煎服，或用《千金方》中桂心、釜底墨二味为末，酒冲服方寸匕，自愈。

## 前阴诸证门汇方

**龙胆泻肝汤**

生地二钱　木通　车前子各一钱五分　泽泻　黄芩各二钱　当归二钱　黑栀仁　龙胆草各一钱　生甘草五分

上灯草一团，水煎服。

**洗方**

防风三钱　蕲艾一团　大戟一钱

上熬汤熏洗。

**腾方**

枳实　广皮各等分

上为末，炒热腾之。

**敷方**

四物汤一料　乳香一钱

上捣饼，纳户中，其痛即定。

**桃仁雄黄膏**

桃仁研膏，五钱　雄黄末，三钱

上二味研匀，用鸡旽肝切片，蘸药纳户中，其虫即钻入肝，而痒自止。

**阴挺洗法**

蛇床子五钱　乌梅九枚

上二味，熬汤乘热熏洗。

**敷方**

藜芦为末

上用猪脂油调敷自收。

**阴痔熏法**

乌头

上用酽醋熬熏自消。

**温中坐药方**

远志　干姜　吴茱萸　蛇床子各等分

上为末，绵裹纳户内，一日二次换。

**膏发煎**

妇人乱发一团

上用猪膏熬化服之，小便利则愈。

**桂心釜墨散**

桂心　釜底墨各等分

上二味为末，酒服方寸匕。

# 杂证门

## 热入血室

加味小柴胡汤

热入血室经适断，邪热乘虚血室潜，寒热有时如疟状，小柴胡加归地丹。

【注】《金匮》云：妇人中风七八日，续来寒热，发作有时，经水适断，此为热入血室，其血必结，故使如疟状，发作有时，小柴胡汤主之。此言邪热未尽，值经来，乘虚入于血室之间而潜藏之，故令血结，而寒热有时如疟状也。血室肝主之，肝与胆为表里，胆因肝受邪而病寒热，故用小柴胡汤主之也。加当归、生地、丹皮者，所以清血分之热也。

**小柴胡汤**方见首卷柴胡四物汤注中。

热入血室经适来，昼日明了夜谵妄，无犯胃气上二焦，热随血去自无恙。

【注】《金匮》云：妇人伤寒发热，经水适来，昼日明了，夜则谵语如见鬼状，此为热入血室。治之无犯胃气及上二焦，必自愈也。此言热虽入于血室，然经行不断，则热不留结。勿谓谵妄，遂以硝、黄犯其胃气刺伤荣血，小柴和解犯上二焦。但俟其热随血去，病必自愈。《伤寒论》曰：血自下，下者愈。此之谓也。

刺期门法　清热行血汤

热入血室成结胸，下血谵语头汗出。二者皆当刺期门，随其实取泄而去。清热行血桃红丹，灵脂地草穿山赤。

【注】《金匮》云：妇人中风发热恶寒，经水适来，得七八日热除，脉迟身凉，胸胁满，如结胸状，谵语者，此为热入血室也。当刺期门，随其实而取之。又云：阳明病下血谵语者，此为热入血室，但头汗出，当刺期门，随其实而泻之，濈然汗出者愈。此二条，一言适来即断，血结在里为实证；一言阳明病亦有热入血室，但下血头汗出为不同，故为热入血室，亦由肝实，故均谓当刺期门也。不能刺者，以清热行血汤治之，其方即桃仁、红花、丹皮、五灵脂、生地、甘草、穿山甲、赤芍也。合四证观之，大抵有寒热如疟之证，方可用小柴胡。否则或不药自愈，或刺期门而清热行血，以随其实而泻之。此仲景心法也，不得概以小柴胡治之也。

## 血分水分总括

经水先闭后病肿，任冲寒湿血壅经。先发水肿后经闭，水溢皮肤泛滥行。血分难医水易治，二者详参要辨明。

【注】妇人经水先闭后病肿者，乃寒湿伤于冲、任，血壅经隧也，名曰血分。若先病肿，而后经闭者，乃土不制水，水邪泛滥，溢于皮肤也，名曰水分。血分难治，水分易治，二者须当详辨。

## 血分证治

加味小调经散

血分血壅不能行，四肢浮肿病非轻，但使经通肿自散，红丹膝入小调经。

【注】血分肿，乃血壅不行，流于四肢，故令浮肿。此不必治肿，但调其经，经通其肿自消，宜小调经散加红花、丹皮、牛膝治之。

**小调经散**方见三卷浮肿。

## 水分证治

**先肿后闭名水分，停饮膀胱气不行，水消肿退经自至，茯苓导水效通神。**

【注】水分肿，乃水饮内停，膀胱之气化不行，水溢皮肤，故令浮肿经闭也。此但宜治水，水消肿退，其经自通，用茯苓导水丸治之。

**茯苓导水汤**方见胎前门子肿条。

## 梦与鬼交证治

加味归脾汤

**独笑独悲畏见人，神虚夜梦鬼邪侵。归脾汤调辰砂珀，定志清心魂魄宁。**

【注】妇人七情内伤，亏损心脾，神无所护，鬼邪干正，魂魄不宁，故夜梦鬼交；独笑独悲，如有对忤，是其候也。宜用归脾汤，调辰砂、琥珀末服之，则志定心清，魂魄安而无邪梦矣！

**归脾汤**方见首卷。

## 梅核气证治

半夏厚朴汤

**妇人咽中如炙脔，或如梅核结咽间，半夏厚朴汤最效，半朴苏茯姜引煎。**

【注】《千金方》云：咽中帖帖如有炙肉，吐之不出，吞之不下，即所谓咽中如有炙脔也，俗名梅核气。盖因内伤七情，外伤寒冷所致，宜用金匮半夏厚朴汤主之，即半夏、厚朴、苏叶，茯苓、生姜煎也。

## 血风疮证治

加味逍遥散

**遍身瘖瘰如丹毒，痒痛无时搔作疮，血风风湿兼血燥，加味逍遥连地方。愈后白屑肌肤强，血虚不润养荣汤。**

【注】妇人血风疮证，遍身起瘖瘰，如丹毒状，或痒或痛，搔之则

成疮，由风湿血燥所致。宜用加味逍遥散加黄连、生地。如疮结痂而愈，复起白屑，肌肤强硬者，乃血少不润也，宜服益气养荣汤。

**加味逍遥散**方见前阴痛条。

**益气养荣汤**方见首卷。

## 臁疮证治

桂附地黄丸

**忧思郁怒肝脾损，湿热生疮长两臁，外属三阳为易治，内属三阴治每难。初起红肿败毒散，浓水淋漓补中煎，晡热阴虚宜六味，食少畏寒桂附丸。**

【注】妇人忧思郁怒，伤损肝脾，或饮食不调，损其胃气，则湿热下注；更被寒湿外邪所客，则必两臁生疮。外臁足三阳经，尚属易治；若生于内臁属足三阴经，每多难愈。初起红肿，宜人参败毒散；溃后浓水淋漓，宜补中益气汤；若更晡热，是为阴亏，宜兼服六味地黄丸；若食少体倦畏寒，则为真阳不足，宜服桂附地黄丸，即六味地黄丸加肉桂、附子也。

**人参败毒散**方见产后痢条。

**补中益气汤**方见首卷血崩条。

**六味地黄丸**方见首卷。

## 足跟痛证治

**督脉发源肾经过，三阴虚热足跟疼。六味地黄滋真水，肿溃流脓用八珍。**

【注】足跟乃督脉发源之地，足少阴肾经从此所过。若三阴虚热，则足跟疼痛。宜用大剂六味地黄丸料煎服，以峻补其真水。若痛久不愈，肿溃流脓者，宜服八珍汤，以大补其气血。

## 杂证门汇方

**半夏厚朴汤**

半夏　厚朴　苏叶　茯苓各二钱

上生姜煎服。

**清热行血汤**

桃仁一钱　红花一钱　丹皮　五灵脂　生地各二钱　甘草五分　穿山甲　赤芍各一钱

上水煎服。

**八珍汤**方见首卷。